Thieme

Referenz Radiologie – Mammadiagnostik

Uwe Fischer
Friedemann Baum

1274 Abbildungen

Georg Thieme Verlag
Stuttgart • New York

Prof. Dr. med. Uwe **Fischer**
Dr. med. Friedemann **Baum**
Diagnostisches Brustzentrum Göttingen
Bahnhofsallee 1d
37081 Göttingen

Bibliografische Information der Deutschen Nationalbibliothek
Die Deutsche Nationalbibliothek verzeichnet diese Publikation in der Deutschen Nationalbibliografie; detaillierte bibliografische Daten sind im Internet über http://dnb.d-nb.de abrufbar.

Georg Thieme Verlag KG
Oswald-Hesse-Straße 50, 70469 Stuttgart, Germany
www.thieme.com

Printed in Germany

Covergestaltung: © Thieme
Coverabbildung: © Thieme/Prof. Dr. med. Uwe Fischer, Göttingen
Zeichnungen: WEYOU GmbH, Stuttgart
Redaktion: Dr. Doris Kliem, Urbach
Satz: L42 GmbH, Berlin
Druck: Beltz Grafische Betriebe GmbH, Bad Langensalza

MIX
Papier | Fördert gute Waldnutzung
FSC® C089473

DOI 10.1055/b-006-163233

ISBN 978-3-13-241654-3

1 2 3 4 5 6

Auch erhältlich als E-Book:
eISBN (PDF) 978-3-13-241661-1
eISBN (epub) 978-3-13-241662-8

Vorwort

Brustkrebs ist in weiten Teilen dieser Erde einer der häufigsten malignen Tumoren der Frau. Darüber hinaus stellt er eine der häufigsten Todesursachen unter den malignen Tumoren dar. Im Gegensatz zu vielen anderen Krebserkrankungen ermöglichen moderne bildgebende Diagnoseverfahren die frühzeitige Entdeckung maligner Mammatumoren. Je früher eine maligne Entartung in der Brustdrüse entdeckt werden kann, desto besser ist im Allgemeinen auch die Prognose.

Mehrere Jahrzehnte stellte die Mammografie die zentrale Basisdiagnostik in der Brustkrebsfrüherkennung der Frau dar. Sie kam im Rahmen individueller Untersuchungen und später in Screening-Programmen zum Einsatz. Die Stärken der Mammografie zeigten sich hierbei im zuverlässigen Nachweis karzinomassoziierter Mikroverkalkungen sowie von Herdsetzungen bei geringer Brustdrüsendichte. Ergänzt wurde sie bei auffälligem Befund oder höherer Gewebedichte durch die Mammasonografie. Insbesondere die Screening-Programme in europäischen Ländern und in den USA haben jedoch auch die Schwächen der Mammografie aufgezeigt. Limitationen dieses Verfahrens finden sich insbesondere bei Frauen mit hoher Gewebedichte, bei denen die Sensitivität für den Nachweis von Brustkrebs auf unter 50% fällt. Die Tomosynthese als Weiterentwicklung der digitalen Mammografie kompensiert diese Schwächen nur partiell. Inzwischen ist klar, dass bei Frauen mit hoher Gewebedichte kontrastmittelgestützte Untersuchungsverfahren die besten Ergebnisse erzielen. Dies betrifft in erster Linie die bereits seit mehreren Jahrzehnten etablierte kontrastmittelgestützte Mamma-MRT, die unter der Voraussetzung einer hohen Qualität Sensitivitäten über 95 % erreicht. Die MRT erfuhr zudem in den letzten Jahren technische und methodische Optimierungen, sodass sie gegenwärtig in sehr hoher Auflösung (MIO-Mamma-MRT) mit geringer Kontrastmitteldosierung (5 ml pauschal) inklusive der Abbildung sämtlicher lokoregionärer Lymphknotenstationen (Sandwich-Protokoll) innerhalb einer Gesamtuntersuchungszeit von unter 10 min zur Verfügung steht. EUSOBI empfiehlt die Mamma-MRT seit 2022 bei extrem dichten Brüsten als bevorzugte Untersuchungsmethode und bei unauffälliger MRT als „Stand-alone"-Verfahren. Ergänzt wird die Palette kontrastmittelgestützter Untersuchungsverfahren durch die Kontrastmittel-Spektralmammografie, die sich allmählich etabliert, und die Kontrastmittel-Brust-CT, die noch in Entwicklung begriffen ist.

Neben der Früherkennung kommt den bildgebenden Untersuchungsverfahren der Brust ein hoher Stellenwert im Rahmen der Abklärung unklarer Befunde in Inspektion und Palpation und im Follow-up von Patientinnen nach Behandlung von Brustkrebs zu. Spezielle Indikationen betreffen überdies das lokale prätherapeutische Staging bei gesichertem Mammakarzinom, das Monitoring im Rahmen eines neoadjuvanten Behandlungskonzepts von Brustkrebs und die Beurteilung von Implantaten, allogenen Aufbauplastiken und Statuserhebungen nach plastisch-kosmetischen Eingriffen.

Perkutan-bioptische Gewebeentnahmen schließen üblicherweise die diagnostische Kette bei auffälligem Befund in der Bildgebung ab. Hier stehen neben der Feinnadel- in erster Linie die Stanz- und die Vakuumbiopsie zu Verfügung, die mit jedem der aufgeführten Untersuchungsverfahren gezielt eingesetzt werden können. Sie erlauben eine zuverlässige histologische Befundeinschätzung, aufgrund derer eine drastische Reduktion unnötiger offener Biopsien resultiert. Komplettiert wird das Spektrum an interventionellen Möglichkeiten durch ein diverses Angebot an Equipment zur Befundmarkierung.

Im Rahmen der vom Thieme Verlag aufgelegten Reihe Referenz Radiologie stellt die Mammadiagnostik neben den anderen Themenbereichen einen Kosmos für sich dar, in dem im Bereich der Bildgebung, aber auch in der Intervention Tumorentitäten und Vorgehensweisen vorkommen, die der Mamma eigen sind. Dazu kommen rasante technische und methodische Weiterentwicklungen in den letzten Jahren, die uns inzwischen erlauben, bei konsequentem und individuell angepasstem Vorgehen Brustkrebs zuverlässig in einem sehr frühen Stadium zu detektieren und die Mortalität in der Konsequenz nennenswert zu senken.

Im ersten Part werden aus dem Bereich der Mammadiagnostik zunächst umfassend die Grundlagen der unterschiedlichen bildgebenden Untersuchungsverfahren wie Mammografie, Sonografie und Mamma-MRT sowie deren Weiterentwicklungen (Tomosynthese, Kontrastmittel-Spektralmammografie und MIO-Mamma-MRT) einschließlich der dazugehörigen qualitätssichernden Maßnahmen präsentiert. Vorgehensweisen bei der interventionellen Befundabklärung und geeignetes Equipment ergänzen reichlich illustriert das einleitende Thema. Am Point of Care geben die weiteren Parts mit den weiteren Kapiteln eine Übersicht über die bildmorphologischen und -dynamischen Befunde bei allen relevanten benignen Veränderungen, bei Läsionen mit unklarem biologischem Potenzial sowie bei den malignen intraduktalen und invasiven Tumoren. In standardisierter Reihung gibt es u. a. Informationen zu Epidemiologie, Ätiologie, Pathogenese, Risikoprofil und Differenzialdiagnostik. Kapitel zur Thematik postoperativer Befunde und zur Diagnostik bei Implantaten und Plastiken vervollständigen das Werk in der oben genannten Weise.

Der besondere Dank gilt an dieser Stelle dem Thieme Verlag und hier ausdrücklich Frau Susanne Huiss, die immer eine intensive Zusammenarbeit und sehr angenehme Kooperation ermöglicht hat. Vielen Dank auch an Frau Larissa Dürrschmidt von der Firma le-tex, Leipzig, für die professionelle Herstellung des Buches.

Zum Schluss dieses Vorworts bleiben die Hoffnung und der Wunsch, dass möglichst viele der „mammophilen" Kolleginnen und Kollegen in diesem Werk ein ständig verfügbares Nachschlagewerk inklusive regelmäßiger Online-Aktualisierungen sehen, das sie in ihrer täglichen Mammadiagnostik hilfreich unterstützt und vielleicht auch die eine oder andere Anregung bringt. Den weniger „mammophilen" Kolleginnen und Kollegen sei vermittelt, dass die Mammadiagnostik ein faszinierendes Tätigkeitsfeld darstellt, das neben Bildgebung und Intervention auch ein breites Feld für Kommunikation mit Klientinnen und Klienten sowie Patientinnen und Patienten innerhalb der ärztlichen Tätigkeit bietet. Vielleicht hilft dieses Werk Ihnen, in sich eine neue Passion zu entdecken.

Göttingen, im Dezember 2025
Uwe Fischer
Friedemann Baum

Anmerkung

Dieses Werk ist Teil der fächerübergreifenden Referenz- Reihe, die speziell auf die Bedürfnisse klinisch tätiger Ärztinnen und Ärzte ausgerichtet ist. Im Rahmen von fachlichen Überschneidungen steht dieses Werk im inhaltlichen Austausch mit anderen Referenz-Werken.

Folgende Werke der Referenz-Reihe sind bereits erschienen oder im Druck und über Thieme Webshop erhältlich oder vorbestellbar (unter https://shop.thieme.de – Suchbegriff „Referenz"):

Anästhesie, Intensiv- und Notfallmedizin

- **Referenz Anästhesie** (Zacharowski, Marx)
- **Referenz Intensivmedizin** (Marx et al.)
- **Referenz Notfallmedizin** (Scholz et al.)

Chirurgie

- **Referenz Allgemein- und Viszeralchirurgie – Leber und Gallenwege** (Pratschke, Schmelzle)
- **Referenz Allgemein- und Viszeralchirurgie – Pankreas** (Grützmann)
- **Referenz Allgemein- und Viszeralchirurgie – Unterer Gastrointestinaltrakt** (Sailer et al.)
- **Referenz Herzchirurgie** (Ennker et al.)
- **Referenz Orthopädie und Unfallchirurgie – Becken und Hüfte** (Grützner et al.)
- **Referenz Orthopädie und Unfallchirurgie – Knie** (Roth et al.)
- **Referenz Orthopädie und Unfallchirurgie – Wirbelsäule** (Rauschmann et al.)

Dermatologie

- **Referenz Dermatologie** (Ludwig, Boehncke)

Gynäkologie, Geburtshilfe und Perinatalmedizin

- **Referenz Geburtshilfe und Perinatalmedizin** (Rath et al.)
- **Referenz Gynäkologie** (Fehm et al.)

Hals-, Nasen- Ohrenheilkunde

- **Referenz HNO-Heilkunde** (Guntinas-Lichius et al.)

Innere Medizin

- **Referenz Endokrinologie und Diabetologie** (Diederich et al.)
- **Referenz Gastroenterologie** (Riemann et al.)
- **Referenz Hämatologie** (Kreuzer)
- **Referenz Kardiologie** (Ertl, Frantz)
- **Referenz Nephrologie** (Alscher)
- **Referenz Pneumologie** (Kroegel et al.)

Neurologie und Psychiatrie

- **Referenz Neurologie** (Diener et al.)
- **Referenz Psychische Störungen** (Bauer et al.)

Pädiatrie

- **Referenz Pädiatrie** (Kerbl et al.)

Radiologie

- **Referenz Radiologie – Gastrointestinales System** (Brambs et al.)
- **Referenz Radiologie – Gefäße** (Grozdanovic)
- **Referenz Radiologie – Gehirn** (Forsting, Jansen)
- **Referenz Radiologie – Hand** (Schmitt, Grunz)
- **Referenz Radiologie – Herz** (Maintz)
- **Referenz Radiologie – Interventionen** (Waldeck)
- **Referenz Radiologie – Kinderradiologie** (Staatz)
- **Referenz Radiologie – Knochentumoren** (Uhl et al.)
- **Referenz Radiologie – Kopf/Hals** (Cohnen et al.)

Urologie

- **Referenz Urologie – Krankheitsbilder** (Merseburger et al.)
- **Referenz Urologie – Operationsmethoden** (Albers, Heidenreich)

Inhaltsverzeichnis

I Methoden

II Benigne Befunde

VI Implantate und Plastiken

Abkürzungen

A., Aa.	Arteria, Arteriae
ACR	American College of Radiology
BIA-ALCL	brustimplantatassoziiertes anaplastisches großzelliges Lymphom
BIRADS	Breast-Imaging-Reporting and Data System
CAD	Computer-assisted Detection
CC-Projektion	kraniokaudale Projektion
CLOVE-Syndrom	Syndrom mit kongenitalem lipomatösem Überwuchs, vaskulären Anomalien, epidermalen Nävi und Skelettanomalien
CUP	Cancer of unknown Primary
DIEP	Deep inferior epigastric Perforator Flap
HCG	humanes Choriongonadotropin
LM-Projektion	lateromediale Projektion
M., Mm.	Musculus, Musculi
MIP	Maximumintensitätsprojektion
ML-Projektion	mediolaterale Projektion
MLO-Projektion	mediolateral-oblique Projektion
MTRA	medizinisch-technische Radiologieassistenz
SIGBIC	silikoninduziertes Granulom der Brustimplantatkapsel
T 1w/T 2w	T 1-/T 2-gewichtet
TRAM	Transverse Rectus Abdominis myocutaneous
TSH	thyreoideastimulierendes Hormon
UICC	Union Internationale Contre le Cancer
V., Vv.	Vena, Venae

I Methoden

1 Mammasonografie

Friedemann Baum

1.1 Steckbrief

Die Mammasonografie ist eine individuelle (untersucherabhängige), dynamische Echtzeituntersuchung (Real-Time-Untersuchung), deren Bilder durch Reflexion von mechanischen Schallwellen in Geweben entstehen. Die Schallwellen werden in einem Schallkopf von Piezokristallen erzeugt und auch empfangen. Die Mammasonografie ist ein wichtiges bildgebendes Verfahren in der Früherkennung sowie in der Abklärungsdiagnostik von unklaren Befunden der Brustdrüse. Intraduktale Karzinome können sonografisch im Allgemeinen allerdings nicht dargestellt werden. Des Weiteren ist die Mammasonografie die meistgenutzte Bildgebung zur Steuerung perkutan-bioptischer Gewebeentnahmen.

1.2 Aktuelles

- Neben dem handgeführten Ultraschall kommen automatisierte Brustultraschallsysteme zum Einsatz. Die Akquirierung der Ultraschallsequenzen wird dabei quadrantenweise durch einen medizinischen Technologen oder eine medizinische Technologin für Radiologie vorgenommen.
- Die ärztliche Beurteilung erfolgt in einem späteren, 2. Schritt. Dazu stehen Bildrekonstruktionen in 3 Dimensionen zur Verfügung.

1.3 Synonyme

- Ultraschall
- Sonografie
- Echografie

1.4 Keywords

- Mammasonografie
- Mammadiagnostik
- automatisiertes Brustultraschallsystem
- ABUS
- Bildgebung
- Mammakarzinom

1.5 Definition

Unter dem Begriff „Mammasonografie" wird die Ultraschalluntersuchung der weiblichen (und auch der männlichen) Brust verstanden. Das bildgebende Ultraschallsystem nutzt Schallwellen, die in einem Schallkopf von Piezokristallen erzeugt und wieder empfangen werden. Dabei kommen üblicherweise Frequenzen zwischen 7 und 15 MHz zum Einsatz. Physikalisch werden Aspekte wie z. B. Reflexion, Ablenkung und Absorption der Schallwellen genutzt.

1.6 Indikationen

- Generell können 4 Einsatzbereiche für die Sonografie unterschieden werden:
  - *Sonografie im Rahmen der Früherkennung:*
    - Prinzipiell ist die Sonografie bei alleinigem Einsatz nicht zur Früherkennung von Brustkrebs geeignet.
    - Trotzdem gilt: Bei jungen, asymptomatischen Frauen wird die Sonografie vor dem 40. Lebensjahr bevorzugt als bildgebendes Verfahren eingesetzt, da sie, anders als die Mammografie, keine schädlichen Nebenwirkungen besitzt.
    - Aufgrund der mit dem Lebensalter abnehmenden Empfindlichkeit des Drüsengewebes für Röntgenstrahlen kommt ab dem 40. Lebensjahr primär die Mammografie zum Einsatz. In dieser Altersstufe stellt die Sonografie bei dichten Drüsenstrukturen sowie zur weiteren Abklärung unklarer Mammografiebefunde ein wichtiges ergänzendes Diagnoseverfahren dar.
  - *Sonografie im Rahmen der Abklärung auffälliger klinischer Befunde:*
    - Die Sonografie ist ein wichtiges Verfahren zur Abklärung klinischer Beschwerden und Befunde wie Knoten, Verhärtung, Hauteinziehung, pathologischer Mamillensekretion, lokalem Schmerz, Entzündung und Mamillenveränderungen.
    - Besonders bei jungen Frauen unter 40 Jahren ist der Einsatz ionisierender Strahlen zu vermeiden. Aus diesem Grund stellt die Sonografie in dieser Altersgruppe das primäre bildgebende Verfahren in der Abklärungsdiagnostik dar.
  - *Sonografie im Follow-up nach Brustkrebs:*
    - Die Sonografie erlaubt keine zuverlässige Differenzierung zwischen postoperativer Narbe und Rezidiv.
    - Nach brusterhaltender Therapie ergänzt die Sonografie die ebenfalls limitierte Mammografie.
    - Nach Mastektomie wird die Sonografie der Brustwand jährlich empfohlen.
  - *Ultraschallgesteuerte Interventionen (Lokalisation, Biopsie):*
    - Befunde der Kategorie BIRADS 4 und 5 sollten histologisch abgeklärt werden. Dies sollte bevorzugt ultraschallgesteuert geschehen, sofern ein zuverlässiges sonografisches Korrelat des Befunds vorliegt.
    - Nur in Ausnahmefällen soll eine offene Exzisionsbiopsie durchgeführt werden.

1.7 Kontraindikationen

- Es existieren keine definitiven Kontraindikationen für die Mammasonografie.

1.8 Technik, Methodik

- In einem Ultraschallkopf befindet sich eine Vielzahl von Piezoelementen, die sowohl einen Ultraschallimpuls erzeugen als auch die zurückkehrenden Echosignale empfangen. Wechselspannungen an der Oberfläche des Piezokristalls erzeugen Schwingungen. So entsteht ein mechanischer Schallimpuls. Medizinische Ultraschallgeräte arbeiten mit einer Schallfrequenz von 7–15 MHz.
- Für die Mammasonografie werden Frequenzen zwischen 7 und 15 MHz eingesetzt. Durch die parallele Verarbeitung der gewonnenen Informationen zu Graustufen werden Bilder errechnet und Real-Time-Untersuchungen möglich.
- Schallwellen, die im rechten Winkel auf eine glatte Grenzfläche treffen, breiten sich optimal aus. Ein Teil der Energie wird in Abhängigkeit des Impedanzunterschieds zum Schallkopf reflektiert, der andere Teil wird fortgeleitet. Solch optimale Voraussetzungen sind im menschlichen Körper selten. Wechselwirkungen wie Absorption, Reflexion, Brechung und Streuung sind dort die Regel:
  - *Reflexion:* Impedanzunterschiede im normalen Brustgewebe sind normalerweise gering. Daher wird nur ein kleiner Energieanteil an Grenzflächen reflektiert, der der Bilderzeugung dient.
  - *Absorption:* Mit zunehmender Eindringtiefe wird der Schall abgeschwächt. Diese Absorption beruht auf mechanischen Energieverlusten durch Umwandlung in Wärme und ist proportional zur Schallfrequenz.
  - *Brechung:* Des Weiteren kommt es in Abhängigkeit von Impedanzunterschieden, Einfallswinkel und Grenzflächenrauigkeit an Grenz-

flächen von Gewebestrukturen unterschiedlicher Dichte zu Ablenkungen der Schallausbreitungsrichtung (Brechung). Diese Schallanteile, die nicht zum Schallkopf reflektiert und als Echo empfangen werden, gehen der Bilderzeugung verloren.

- Dokumentierte Bilder sollten eine hohe Qualität besitzen, die es Dritten erlaubt, Befunde zu beurteilen und nachzuvollziehen. Darüber hinaus müssen die Bilder Daten zur Identität des Patienten, zum Untersuchungsdatum und zu den technischen Einstellungen des Geräts enthalten. Befunde sollten in 2 senkrecht zueinander stehenden Ebenen dokumentiert werden. Im Falle multipler, ähnlicher und benigner Befunde (z. B. Zysten) wird eine entsprechende Auswahl dokumentiert. Im Falle von Untersuchungen ohne Befund sollte ein repräsentatives Schnittbild des Parenchyms abgebildet werden. So kann ein Eindruck von Beurteilbarkeit und Aussagekraft der Untersuchung vermittelt werden.
- Auffällige Befunde werden auf der Basis der standardisierten Auswertekriterien und Nomenklatur des BIRADS-Lexikons des ACR beschrieben. Neben Aussagen zu auffälligen Befunden sollte der schriftliche Befund auch eine Einschätzung der sonografischen Beurteilbarkeit des Drüsengewebes (Parenchymtyp) enthalten.

✔ Merke

Die optimale Schallkopffrequenz ist ein Kompromiss zwischen der erforderlichen Eindringtiefe und der gewünschten Ortsauflösung.

1.9 Dichtetypen

- Von Frau zu Frau ist ein unterschiedliches Verteilungsmuster von Fett und Drüsengewebe in der Brustdrüse normal. Analog der mammografischen Einteilung nach ansteigendem Drüsenanteil werden lipomatöse, fibroglanduläre, inhomogen dichte und extrem dichte Parenchymtypen unterschieden (▸ Abb. 1.1).
- Typischerweise weist die jüngere Frau einen ausgeprägten Parenchymkörper auf, der bei homogen echodichter Ausprägung im Sonogramm meist sehr zuverlässig zu beurteilen ist. Aus diesem Grund ist die Sonografie die ideale Ergänzung bei röntgenmammografisch hoher Gewebedichte. Dementsprechend nimmt die Zuverlässigkeit der Sonografie mit zunehmender Fettgewebskomponente im Rahmen der peri- und postmenopausalen Involution des Drüsengewebes ab (▸ Tab. 1.1).
- Da die Echodichte einen großen Einfluss auf die Aussagekraft der Untersuchung hat, stellt sie eine wichtige Information im sonografischen Befundbericht dar.

✔ Merke

Auch der Menstruationszyklus kann Auswirkungen auf die sonografische Bildgebung haben. Denn durch die hormonelle Stimulation des Gestagens nach dem Eisprung kann es zu ödematösen Wassereinlagerungen des Drüsengewebes kommen.

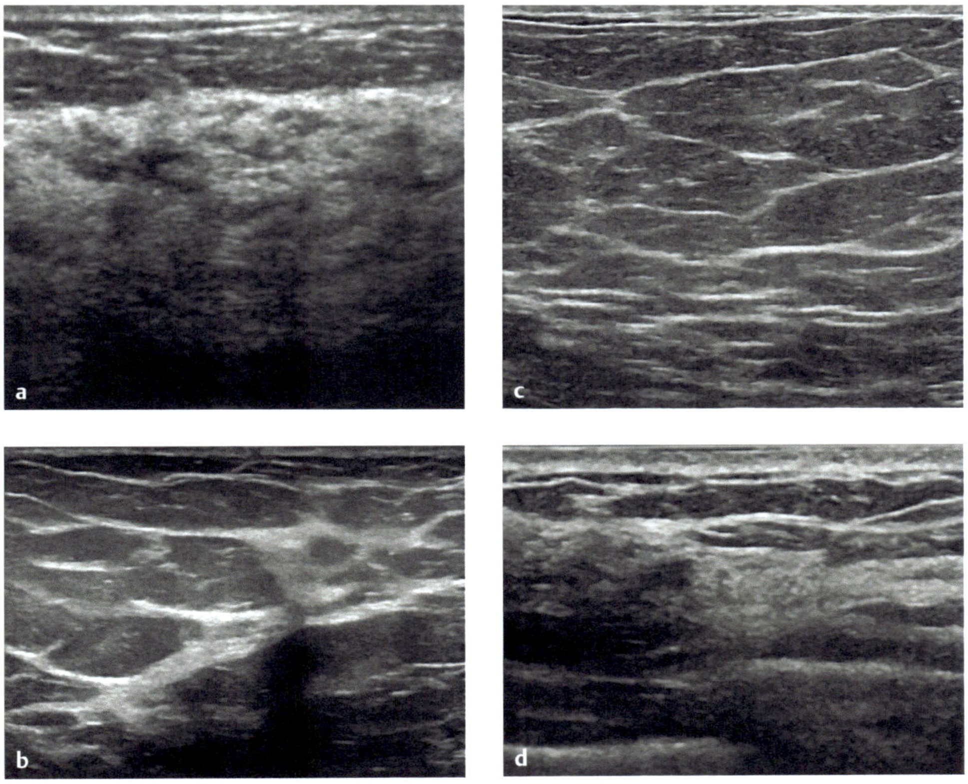

Abb. 1.1 Mammasonografie. Gewebetyp im Sonogramm: typische Beispiele der unterschiedlichen Echotexturen.
a Homogen drüsenreich.
b Gemischt lipomatös/parenchymäquivalent.
c Homogen lipomatös.
d Inhomogen fibrös-zystisch.

Tab. 1.1 Zusammenhang zwischen der Zusammensetzung der Brustdrüse und der Zuverlässigkeit der Mammasonografie (Göttinger 4-Stufen-Modell).

Stufen	Echotextur	Aussagekraft
A	homogen, parenchymäquivalent	sehr hoch
B	homogen, gemischt lipomatös/parenchymäquivalent	hoch
C	homogen lipomatös	limitiert
D	inhomogen, fibrös-zystisch	deutlich limitiert

Tab. 1.2 Anforderungen an die apparative Ausstattung zur Untersuchung der Brustdrüse.

Parameter	Beschreibung
Organregion	Brustdrüse, ggf. regionale Lymphknoten
Modus	B-Modus
Schallkopf	Linear-Array
Sendefrequenz	≥ 7,0 MHz
sendeseitige Fokussierung	Lateralauflösung: elektronisch veränderbarer Fokusabstand
Sendeapertur	Lateralauflösung: elektronisch veränderbarer Fokusabstand
Empfangsverstärkung	einstellbare tiefenabhängige Empfangsverstärkung
Empfangsdynamik	mindestens 60 dB
Bildfeld	Tiefe ≥ 6 cm, Breite ≥ 3,8 cm
Bildwiederholungsfrequenz	mindestens 15 Bilder/s
bit-Tiefe der Signaldarstellung	mindestens 8 bit

Tab. 1.3 Geräteanforderungen und erforderliche technische Bedingungen.

Geräteanforderungen	Technische Bedingungen
• Bildgüte im klinischen Einsatz • 128 Graustufen • differenzierte Darstellung von Brustgewebe (Weichteildifferenzierung) • Darstellung von Strukturunregelmäßigkeiten im Brustgewebe • Darstellung von Wandunregelmäßigkeiten bei Tumoren • differenzierte Darstellung von Zysten ab 2 mm Größe • differenzierte Darstellung von soliden Tumoren ab 5 mm Größe • Schallpenetration von mindestens 4 cm Schichtdicke mit guter Auflösung • Darstellung einer 20-G-Nadel im Brustgewebe entlang der Bildebene	• Dokumentation: Digital- oder Hardcopy-System (Multiformatfilm, Videoprinter, Polaroid) • 5-MHz- bzw. Multifrequenz-Transducer (vorausgesetzt, dass die Anforderungen des Phantomtests erfüllt werden) • Bildrate ≥ 12 Bilder/s • Bildfeldbreite ≥ 3,8 cm • fest adaptierbare Vorlaufstrecke, wenn die Auflösung im Nahbereich nicht ausreicht • Bildschirm-Display (Patienten-ID, Datum, Schallkopf, Messkaliber, Bodymarker o. Ä., Leistung, Tiefenausgleich, Preset, Tiefenskalierung) • Gerätesicherheit entsprechend der medizinischen Geräteverordnung • Biopsie freihändig oder Punktionsführung mit Bildschirm-Display (eine 5-mm-Läsion muss in allen Tiefenbereichen erreichbar sein) • Überprüfung der Geräteleistung am Phantom, ergänzt durch eine klinische Beurteilung am Brustgewebe • Qualitätskontrolle durch technischen Experten alle 6 Monate

1.10 Qualitätssicherung

- Grundlage ist die Vereinbarung von Qualitätssicherungsmaßnahmen nach § 135 Abs. 2 SGB V zur Ultraschalldiagnostik vom 31.10.2008 (Auszüge aus der Fassung vom 01.01.2018; ▶ Tab. 1.2).
- Seitens der Qualitätssicherungskommission „Mammasonografie“ der Deutschen Gesellschaft für Senologie wurden konkrete Anforderungen an Geräte und technische Kenndaten formuliert (▶ Tab. 1.3)

1.11 Fehler

- Fehler bei der sonografischen Untersuchung entstehen einerseits bei der Schallübertragung. Andererseits kann auch die Signalverarbeitung zu Einschränkungen der Bildqualität führen (▶ Abb. 1.2, ▶ Abb. 1.3, ▶ Abb. 1.4, ▶ Abb. 1.5, ▶ Abb. 1.6, ▶ Abb. 1.7 und ▶ Abb. 1.8).
- Mängel bei der Detektion und Charakterisierung von Befunden sowie sich daraus ableitende Konsequenzen stellen in erster Linie Fehler durch den auswertenden Arzt dar:
  - Nichterkennen suspekter Befunde (Detektion),
  - Fehlinterpretation auffälliger Befunde (Charakterisierung),
  - Ableiten falscher Schlüsse aus erhobenen Befunden (Prozedere).

Praxistipp

Da bei Verstärkung des Schallkopfandrucks ein Befund in der Brust verschoben wird, muss darauf geachtet werden, die gleiche Befundebene bei der Beurteilung und Dokumentation eines Befunds mit und ohne Kompression einzustellen.

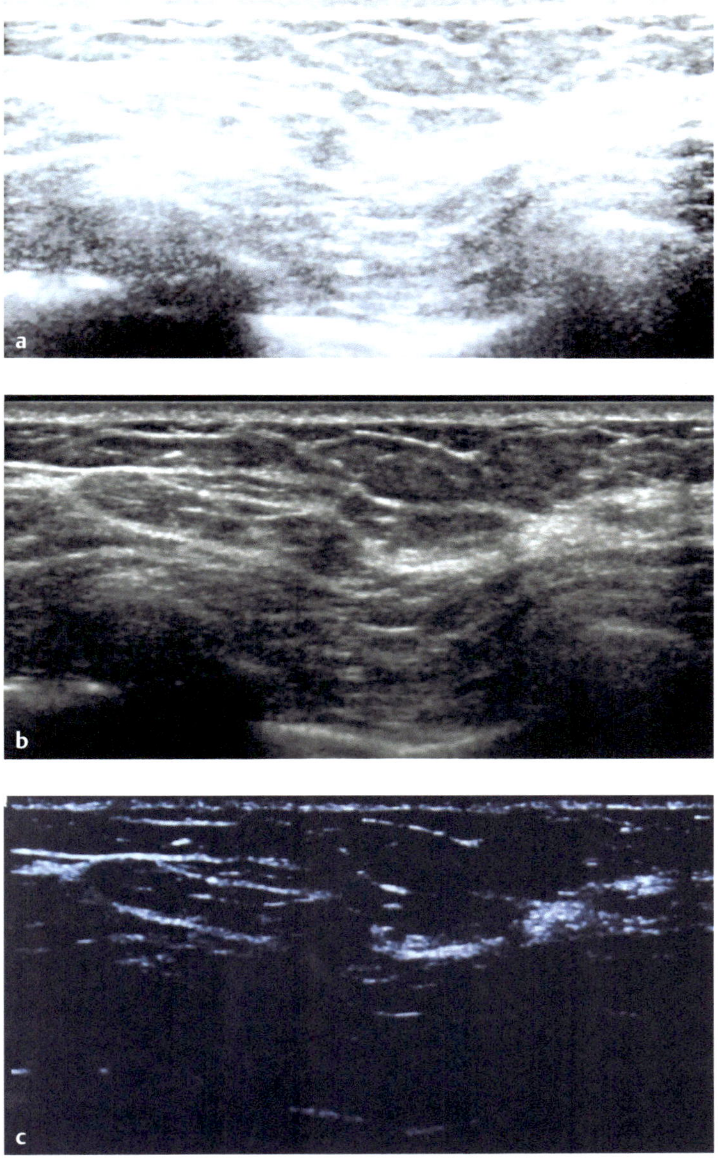

Abb. 1.2 Mammasonografie. Helligkeitseinstellung des Bildschirms.
a Helligkeitseinstellung zu hell.
b Helligkeitseinstellung optimal.
c Helligkeitseinstellung zu dunkel.

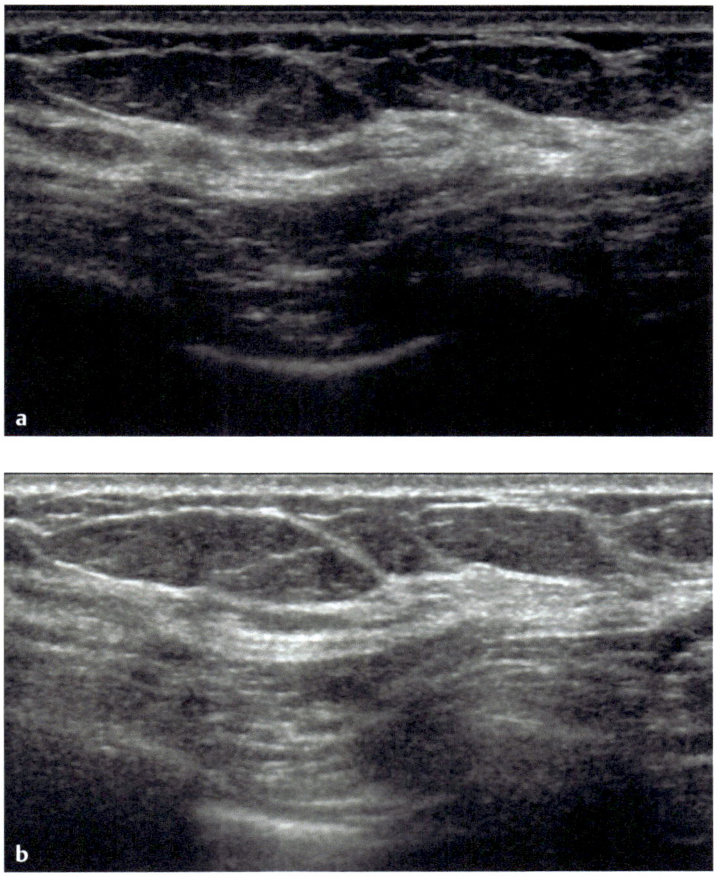

Abb. 1.3 Mammasonografie. Sendeleistung des Schallkopfs.
a Bildgebung mit 20 % Sendeleistung.
b Bildgebung mit 100 % Sendeleistung.

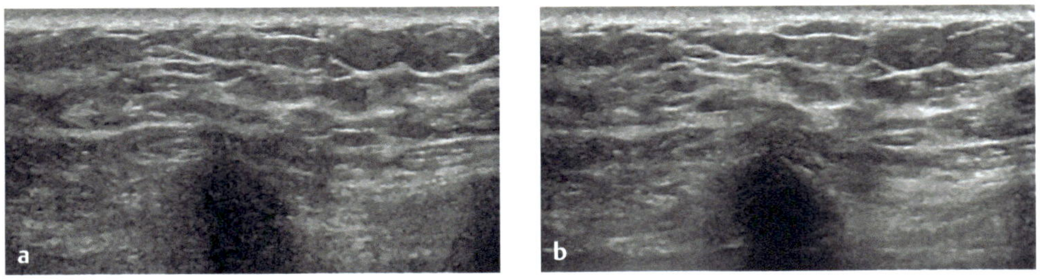

Abb. 1.4 Mammasonografie. Untersuchungsfrequenz.
a Bildeindruck bei 9 MHz.
b Bildeindruck bei 15 MHz.

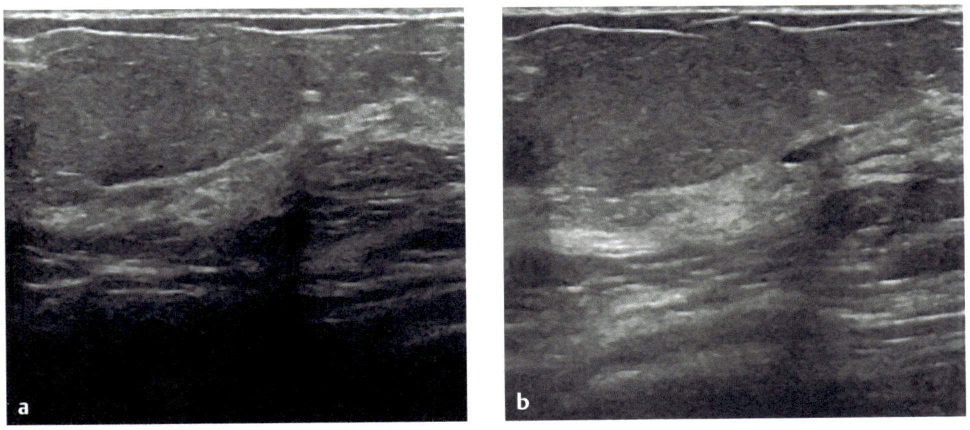

Abb. 1.5 Mammasonografie. Tiefenausgleich.
a Ungenügender Tiefenausgleich.
b Optimaler Tiefenausgleich.

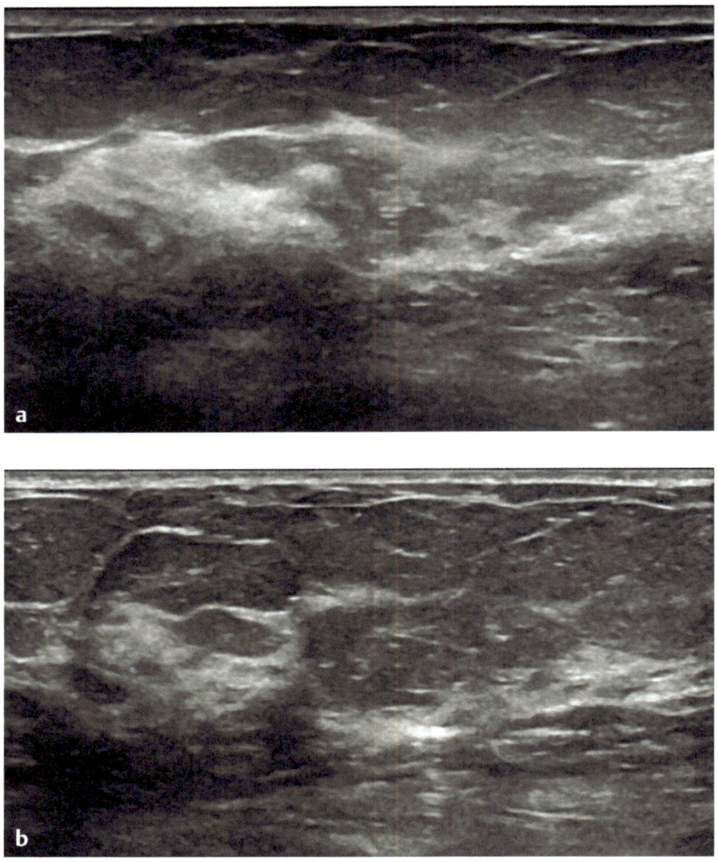

Abb. 1.6 Mammasonografie. Schallfokussierung.
a Ungenügende Fokussierung.
b Optimale Fokussierung.

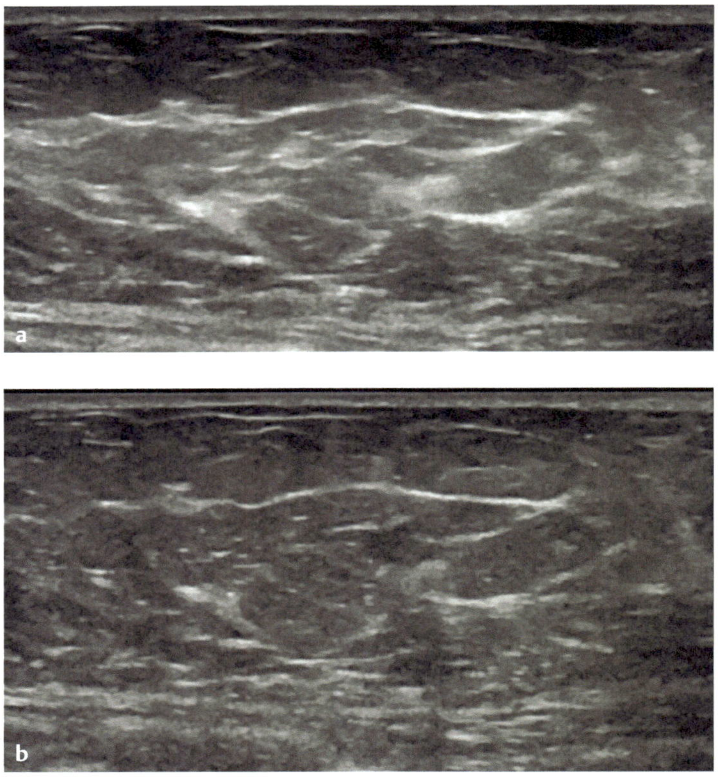

Abb. 1.7 Mammasonografie. Real-Time-Compound-Scan.
a Bildeindruck ohne Compounding.
b Bildeindruck mit Compounding.

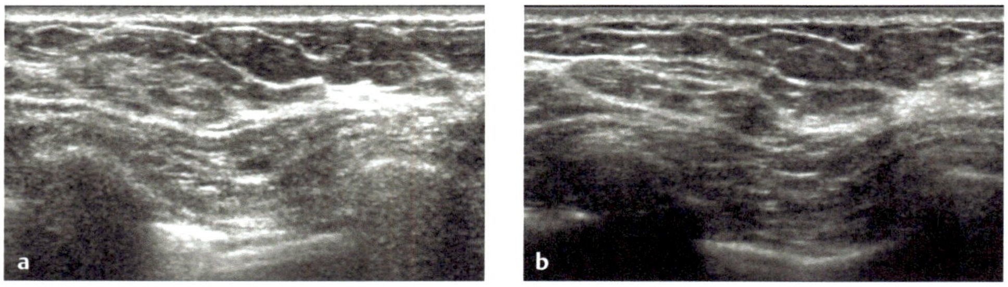

Abb. 1.8 Mammasonografie. Tissue-harmonic Imaging.
a Bildeindruck ohne Tissue-harmonic Imaging.
b Bildeindruck mit Tissue-harmonic Imaging.

1.12 Auswertungskriterien

- Neben der Analyse eines Bildes ist die Beschreibung der Befunde von großer Bedeutung. Um dabei eine optimale Kommunikation zu gewährleisten, hat man sich auf gemeinsame Begrifflichkeiten geeinigt. Grundlage dafür ist das sog. BIRADS-Lexikon des ACR zur systematischen und standardisierten Befundung der Röntgenmammografie. Im Jahr 2003 wurden vom ACR in die 2. Fassung des 1999 erstmals erschienenen BIRADS-Lexikons auch Kriterien zur Kategorisierung von Ultraschallbefunden aufgenommen. Diese international einheitliche Terminologie ist die Basis für eine standardisierte Bildevaluation. Die Deutsche Gesellschaft für Ultraschall in der Medizin erarbeitete auf dieser Basis die entsprechenden Modifikationen für den deutschsprachigen Raum.
- Die Mammasonografie erlaubt die Abbildung von Herdbefunden ab einer Größe von ca. 5 mm. Neben Herdbefunden sind es gelegentlich auch Architekturstörungen der Brustdrüse, die auf Befunde wie z. B. das invasiv-lobuläre Mammakarzinom hinweisen. Dabei ist vor allem auf Veränderungen bzw. Unterbrechungen der normalen anatomischen Strukturen, z. B. der Cooper-Ligamente oder der Milchgänge, zu achten. Auch Makroverkalkungen können ab einer Größe von ca. 3 mm problemlos erkannt werden. Ein zuverlässiger Nachweis von Mikroverkalkungen ist sonografisch allerdings nicht möglich und bleibt die Domäne der Mammografie.
- Ein Herdbefund ist eine umschriebene, raumfordernde Struktur, die bei der Rotation des Schallkopfs in 3 Dimensionen abgrenzbar ist. Im Gegensatz dazu lassen sich Pseudoläsionen wie z. B. eine Fettgewebsinsel nicht in allen Ebenen abgrenzen.
- Zur Einschätzung von Herdbefunden werden die in ▶ Tab. 1.4 aufgeführten Kriterien Form, Orientierung, Begrenzung, Echogenität, Randsaum, Binnenstruktur, Schallfortleitung, Verkalkungen, Komprimierbarkeit, Verschieblichkeit und Veränderungen der umgebenden Strukturen herangezogen:
  - *Größe:* Die Größe eines Herdbefunds wird durch das Ausmessen der beiden maximalen Durchmesser in 2 senkrecht aufeinander stehenden Ebenen bestimmt.
  - *Position:* Die Position eines Befunds sollte durch Benennung der Seite, der Orientierung in Form der Uhrzeit und des Abstands zur Mamille beschrieben werden. Diese Informationen können auch auf einem Diagramm der Brust abgebildet werden.
  - *Form:* Sprechen runde, ovale und lobulierte Formen eher für benigne Herdbefunde, so weist eine irreguläre Form eher auf Malignität hin.
  - *Begrenzung:* Gleiches gilt für die Begrenzung, also den Rand der Läsion: Benigne Befunde sind eher glatt und scharf begrenzt, maligne dagegen eher unscharf, mikrolobuliert, anguliert oder spikuliert (▶ Abb. 1.9).

Tab. 1.4 Sonografische Befundkriterien eines Herdes.

Kriterien	Niedriges Karzinomrisiko	Hohes Karzinomrisiko
Form	oval, rund, lobuliert	irregulär
Orientierung	parallel zur Kutis	senkrecht zur Kutis
Begrenzung (Rand)	glatt, scharf	unscharf, mikrolobuliert, anguliert, spikuliert
Randsaum	fehlt	echoreich
Echogenität	echofrei, echoreich	echoarm
Binnenstruktur	homogen	inhomogen
Schallfortleitung	dorsale Verstärkung	dorsale Abschwächung
Randschatten	beidseitig	–
Verkalkungen	Makrokalk	–
Veränderungen im umgebenden Gewebe	Kompression und Verdrängung	Unterbrechung oder Architekturstörung durch Infiltration
Komprimierbarkeit	gut	fehlt oder gering
Verschieblichkeit	gut	fehlt oder gering
3-D-Kriterien	Kompressionsmuster	Retraktionsmuster
Durchblutung	kein Gefäßnachweis	verstärkt im Tumorrandbereich oder im Tumor
Lymphknoten	echoreicher, zentraler Hilus	echoarm, evtl. irreguläre Begrenzung
Milchgänge	regelrecht (<2 mm Durchmesser)	Kalibersprünge, Gangabbrüche, solide Binnenstruktur

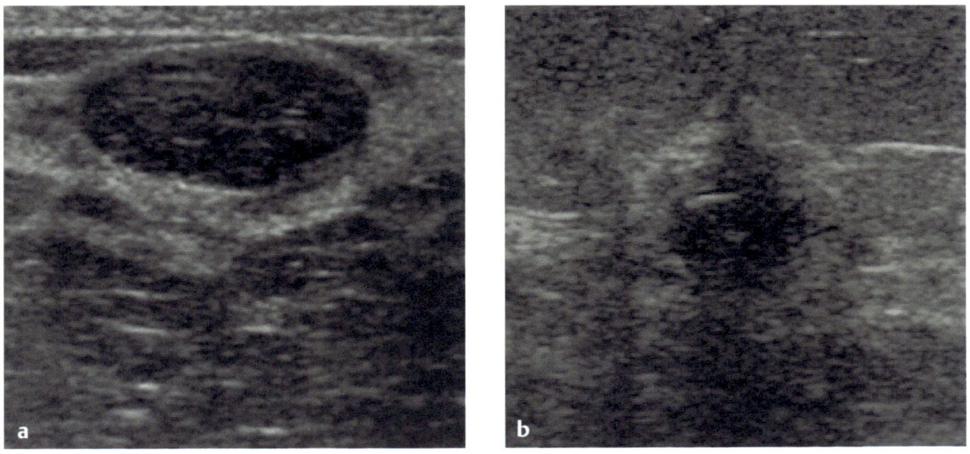

Abb. 1.9 Mammasonografie. Herdbefunde.
a Beispiel für einen benignen Herdbefund mit den Kriterien oval, glatt begrenzt und hypoechogen. (Quelle: Fischer U, Baum F. Diagnostik und Therapie des Mammakarzinoms. Stuttgart: Thieme; 2014. Abb. 6.7a)
b Beispiel für einen malignen Herdbefund mit den Kriterien irregulär, spikuliert, hypoechogen, hyperechogener Randsaum, dorsale Schallauslöschung und Unterbrechung umgebender Strukturen.

- *Orientierung:* Ist die Längsachse eines Herdbefunds parallel zur Hautoberfläche orientiert, hat er ein geringes Karzinomrisiko, ist die Längsachse dagegen senkrecht zur Kutis ausgerichtet, ist der Befund eher malignomverdächtig.
- *Echogenität:* Die Echogenität eines Herdbefunds bezieht sich auf die Echotextur des Drüsenparenchyms. Sind homogen echofreie oder echoreiche Herde mit großer Wahrscheinlichkeit benigne, so kommt eine echoarme Binnenstruktur sowohl bei benignen als auch bei malignen Herden vor.
- *Randsaum:* Ein echogener Randsaum gilt als stark malignomverdächtiges Kriterium und ist das Korrelat reaktiver Veränderungen des Organismus im direkten Kontaktbereich mit einer malignen Läsion. Meist steht dieser Randsaum auch in Verbindung zu begleitenden Architekturstörungen. Der echogene Randsaum wurde in der überarbeiteten Fassung des BIRADS-Lexikons von 2013 vom ACR wegen geringer Spezifität aber als Auswertekriterium gestrichen.
- *Binnenstruktur*: Die Homogenität der Binnenstruktur ist ein schwaches diagnostisches Kriterium. Es gibt große Überlappungen der Erscheinungsbilder, da sowohl homogene maligne Tumoren als auch inhomogene benigne Tumoren nicht selten sind.
- *Dorsale Schallverstärkung:* Diese wird vor allem bei Zysten und homogenen, soliden Tumoren mit hohem Flüssigkeitsgehalt wegen der guten Schallfortleitung gesehen (z. B. bei myxoidem Fibroadenom). Sie spricht für Benignität. Eine dorsale Schallabschwächung oder Schallauslöschung kommt bei Karzinomen häufig, aber nicht zwingend vor. Differenzialdiagnostisch muss dabei jedoch auch an Narben oder fibrozystisch verändertes Brustdrüsengewebe gedacht werden.
- *Verkalkungen:* Makroverkalkungen wie z. B. in regressiv veränderten Fibroadenomen verursachen oft eine erhebliche Schallauslöschung, besitzen aber meist auch einen sehr ausgeprägten ventralen Echoreflex.
- *Komprimierbarkeit und Verschieblichkeit:* Dynamische Kriterien einer Ultraschalluntersuchung sind die Komprimierbarkeit und die Verschieblichkeit eines Befunds.

- Während die Kriterien Form und Begrenzung ebenfalls als mammografische Befundkriterien berücksichtigt werden, kommen die Kriterien Orientierung, Randsaum, Echogenität, Binnenstruktur, Schallfortleitung, Komprimierbarkeit, Verschieblichkeit und Veränderungen der umgebenden Strukturen nur im Ultraschall zur Anwendung.
- 3-D-Abbildungen von Befunden wie auch die Farb-Doppler- bzw. die Durchblutungsanalyse erfordern den Einsatz spezieller Schallköpfe und sind fakultativ.
- Selbst bei Nutzung aller Befundungskriterien ist eine 100 %ige Spezifität zur Differenzierung benigner und maligner Befunde nicht erreichbar. Dies gilt besonders für inhomogen-echogene Drüsenstrukturen. In solchen Fällen sollten ergänzende Untersuchungsverfahren genutzt werden. Im Zweifel sollte immer eine ultraschallgestützte Stanzbiopsie erfolgen.

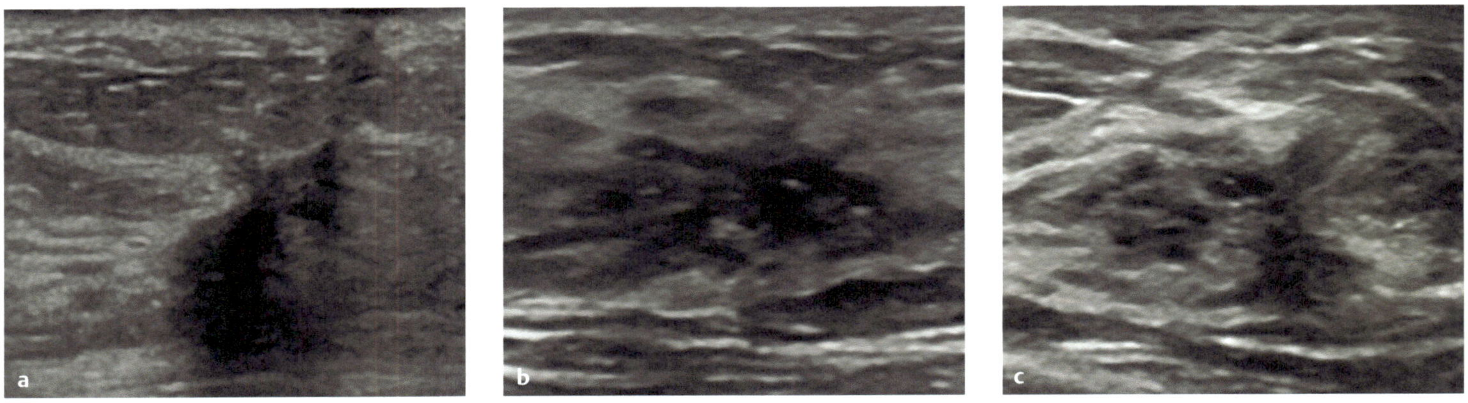

Abb. 1.10 Mammasonografie. Architekturstörungen.
a Beispiel einer postoperativen Narbe. (Quelle: Fischer U, Baum F. Diagnostik und Therapie des Mammakarzinoms. Stuttgart: Thieme; 2014. Abb. 6.8a)
b Beispiel einer radiären Narbe. (Quelle: Fischer U, Baum F. Diagnostik und Therapie des Mammakarzinoms. Stuttgart: Thieme; 2014. Abb. 6.8b)
c Beispiel eines tubulären Mammakarzinoms. (Quelle: Fischer U, Baum F. Diagnostik und Therapie des Mammakarzinoms. Stuttgart: Thieme; 2014. Abb. 6.8c)

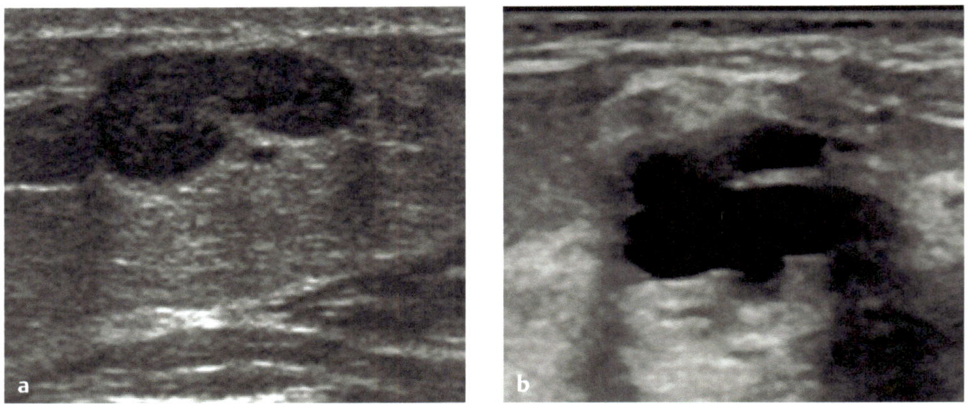

Abb. 1.11 Mammasonografie. Spezialfälle.
a Beispiel für einen intramammären Lymphknoten.
b Beispiel für traubenförmig gruppierte Mikrozysten.

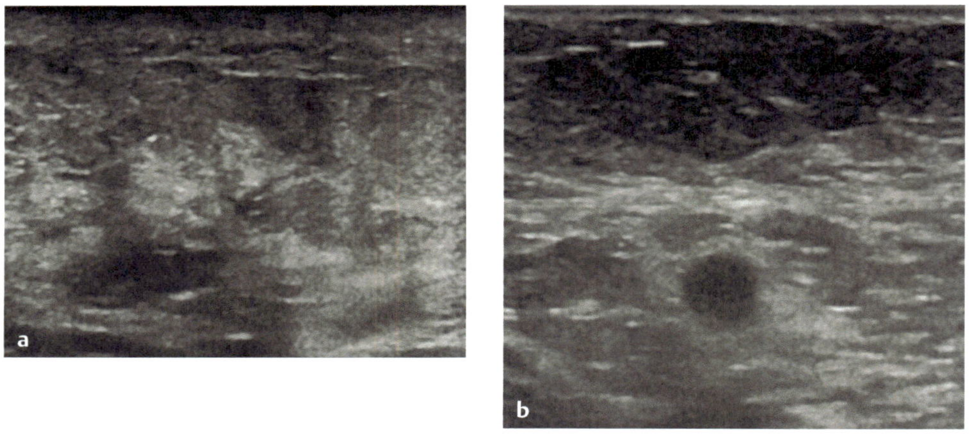

Abb. 1.12 Mammasonografie. Assoziierte Befunde.
a Beispiel für eine Kutisverdickung.
b Beispiel für eine Lymphadenopathie.

- Im Falle sonografisch sichtbarer Architekturstörungen führen meist echoarme Befunde zu einer Verziehung oder Unterbrechung der homogen echogenen Bruststrukturen. Derartige Veränderung können auch ohne klinischen Befund vor allem auf ein invasiv-lobuläres Mammakarzinom hinweisen. Dabei ist besonders auf Veränderungen bzw. Unterbrechungen der normalen anatomischen Strukturen wie z. B. der Cooper-Ligamente oder der Milchgänge zu achten. Differenzialdiagnostisch muss bei Architekturstörungen an postoperative und radiäre Narben sowie fibrozystische Veränderungen und neben dem invasiv-lobulären auch an das tubuläre und das invasiv-duktale Mammakarzinom gedacht werden (▶ Abb. 1.10).
- Befunde, die nach den standardisierten Beurteilungskriterien des BIRADS-Lexikons nicht sinnvoll beschrieben werden können, werden als „Spezialfälle“ bezeichnet. Darunter fallen traubenförmig gruppierte Mikrozysten (▶ Abb. 1.11b), komplizierte Zysten, intramammäre Lymphknoten (▶ Abb. 1.11a), Hautläsionen, Fremdkörper sowie vaskuläre Befunde wie arteriovenöse Malformationen und der Morbus Mondor. Dazu zählen aber auch postoperative Veränderungen wie Serome und Ölzysten. In der Regel handelt es sich dabei um harmlose Befunde ohne relevanten Krankheitswert.
- Befunde, die im Zusammenhang mit Malignomen stehen, werden als „assoziierte Befunde“ bezeichnet. Dazu zählen Ödeme, lokale Kutisverdickungen (▶ Abb. 1.12a) oder -retraktionen, Unterbrechungen der normalen Architektur, eine verwaschene Echotextur, eine Thoraxwandinfiltration sowie vergrößerte axilläre Lymphknoten bzw. axilläre Lymphknoten mit veränderter Binnenstruktur (▶ Abb. 1.12b).

Praxistipp
Um die Distanz zwischen Mamille und einem sonografischen Befund abzuschätzen, kann bei größeren Distanzen die Länge des Schallkopfs (meist 4 cm) als Maß genutzt werden.

✔ Merke
Da sich das morphologische Erscheinungsbild benigner und maligner Tumoren überlappt, ist kein diagnostisches Einzelkriterium beweisend. Im Zweifelsfall ist der Einsatz der ultraschallgestützten Stanzbiopsie zur histologischen Absicherung zu empfehlen.

Tab. 1.5 BIRADS-Kategorisierung in der Mammasonografie (US-BIRADS). Befundbeschreibung und befundabhängige Wahrscheinlichkeit für das Vorliegen eines malignen Tumors in Abhängigkeit von der BIRADS-Kategorisierung.

US-BIRADS-Kategorien	Beurteilung	Karzinomrisiko (%)	Konsequenzen
0	abschließende Beurteilung nicht möglich	nicht einschätzbar	weitere bildgebende Diagnostik
1	unauffällig	0	keine weiteren Maßnahmen
2	benigne	0	keine weiteren Maßnahmen
3	wahrscheinlich benigne	< 2	kurzfristige Verlaufskontrolle, typischerweise nach 6 Monaten optional: perkutane Biopsie
4	möglicherweise maligne	4a: 2–30 4b: 30–60 4c: 60–90	histologische Abklärung, typischerweise durch perkutane Biopsie
5	hochsuspekt auf Malignität	90–100	histologische Abklärung, typischerweise durch perkutane Biopsie
6	histologisch gesicherte Malignität	100	Einleitung adäquater prätherapeutischer und/oder therapeutischer Maßnahmen

Tab. 1.6 Empfohlene Vorgehensweise in Abhängigkeit von der jeweiligen US-BIRADS-Kategorie.

US-BIRADS-Kategorie	Empfohlene Vorgehensweise
1	Wiedervorstellung im Rahmen üblicher Früherkennungsintervalle
2	Wiedervorstellung im Rahmen üblicher Früherkennungsintervalle
3	Kontrolle nach 6 Monaten, ggf. ultraschallgesteuerte Stanzbiopsie
4	diagnostische Abklärung durch perkutane Biopsie, üblicherweise durch ultraschallgesteuerte Stanze
5	prätherapeutische Abklärung durch perkutane Biopsie, üblicherweise durch ultraschallgesteuerte Stanze

1.13 BIRADS

- **US-BIRADS-Lexikon:** Die Bildanalyse wird mit der Beurteilung des sonografischen Befunds abgeschlossen. Diese erfolgt in Anlehnung an das US-BIRADS-Lexikon des ACR. Es werden grundsätzlich 7 Kategorien unterschieden; den Kategorien BIRADS 0 und BIRADS 6 kommt dabei eine gesonderte Stellung zu. Mittels der BIRADS-Kategorien 1–5 (▸ Tab. 1.5) wird das Karzinomrisiko eines Befunds eingeschätzt und gleichzeitig auch das weitere Prozedere definiert (▸ Tab. 1.6).
- **US-BIRADS 0:**
  - Die Kategorie BIRADS 0 wird in den Fällen vergeben, in denen ein Befund noch nicht abschließend beurteilt werden kann. Dies ist z. B. der Fall, wenn die Schallpenetration durch fibrös-zystische Veränderungen so erheblich eingeschränkt ist, dass eine abschließende sonografische Beurteilung unmöglich wird. Gelegentlich sind es auch postoperative narbige Veränderungen, bei denen die endgültige sonografische Einschätzung erheblich erschwert ist und dann die US-BIRADS-Kategorie 0 vergeben wird.
  - Die BIRADS-Kategorie 0 weist darauf hin, dass zur Einschätzung eine ergänzende Bildgebung (Mammografie, Mamma-MRT) oder eine Biopsie notwendig ist.
- **US-BIRADS 1:**
  - Die Kategorie BIRADS 1 wird in den Fällen vergeben, in denen bei ausreichender Beurteilbarkeit ein Normalbefund ohne jegliche Auffälligkeiten vorliegt.
  - Das Karzinomrisiko beträgt 0 %.
  - Eine Wiedervorstellung sollte im Rahmen der üblichen Früherkennungs- bzw. Nachsorgeintervalle empfohlen werden.
- **US-BIRADS 2:**
  - Die Kategorie BIRADS 2 wird in den Fällen vergeben, in denen bei ausreichender Beurteilbarkeit ein erwähnenswerter, eindeutig benigner Befund vorliegt. Dabei handelt es sich meist um Zysten (▸ Abb. 1.13a), unauffällige Lymphknoten oder im Verlauf unveränderte, fibroadenomtypische Herdbefunde (▸ Abb. 1.13b). Auch Brustimplantate können in dieser Kategorie erfasst werden. Ebenso sollten verlaufskonstant gut darstellbare Operationsnarben als BIRADS-2-Befund klassifiziert werden. Es ergeben sich aus der Feststellung eines solchen Befundes keine Konsequenzen.

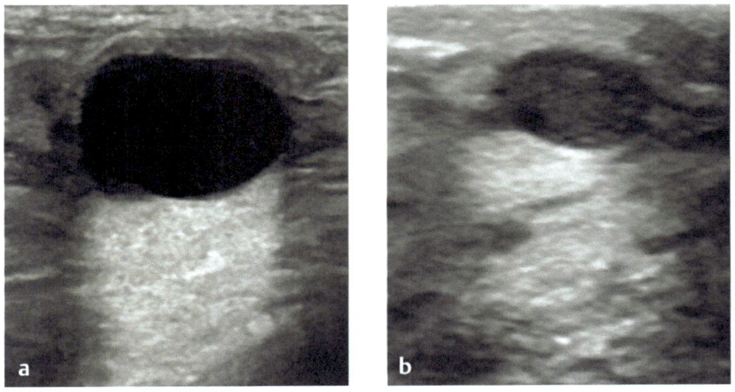

Abb. 1.13 Mammasonografie. BIRADS 2.
a Beispiel für eine Makrozyste.
b Beispiel für ein seit Jahren befundkonstantes Fibroadenom.

  - Das Karzinomrisiko beträgt 0 %.
  - Eine Wiedervorstellung sollte im Rahmen der üblichen Früherkennungs- bzw. Nachsorgeintervalle empfohlen werden.
- **US-BIRADS 3:**
  - Die Kategorie BIRADS 3 wird in den Fällen vergeben, in denen bei ausreichender Beurteilbarkeit ein Befund vorliegt, der mit sehr großer Wahrscheinlichkeit benigne ist, aber nicht mit letzter Sicherheit als benigne eingestuft werden kann.
  - Das Karzinomrisiko ist definitionsgemäß geringer als 2 %.
  - Es handelt sich beispielsweise um ovale, scharf begrenzte Herdbefunde in paralleler Längsachse zur Kutis, mit dem Erscheinungsbild eines Fibroadenoms (▸ Abb. 1.14b) oder einer komplizierten Zyste (▸ Abb. 1.14a), die bei fehlender Voruntersuchung zum ersten Mal diagnostiziert werden. Auch traubenförmige Mikrozysten fallen in diese Kategorie.

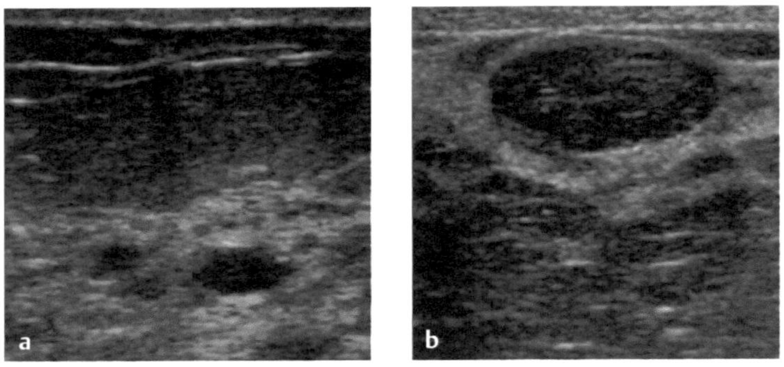

Abb. 1.14 Mammasonografie. BIRADS 3.
a Beispiel für eine komplizierte Zyste. (Quelle: Fischer U, Baum F. Diagnostik und Therapie des Mammakarzinoms. Stuttgart: Thieme; 2014. Abb. 6.14b)
b Beispiel für einen fibroadenomtypischen Erstbefund. (Quelle: Fischer U, Baum F. Diagnostik und Therapie des Mammakarzinoms. Stuttgart: Thieme; 2014. Abb. 6.7a)

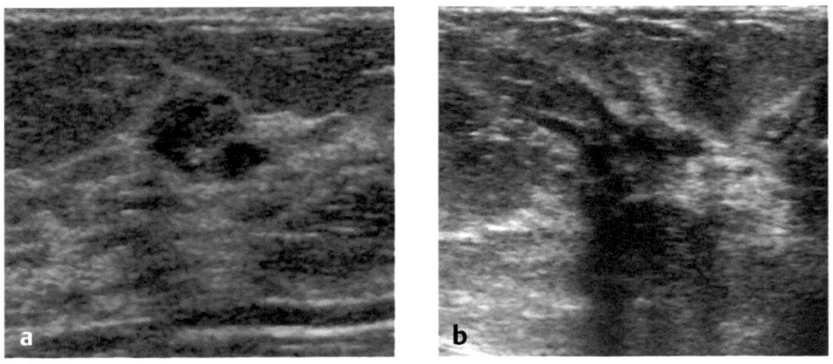

Abb. 1.15 Mammasonografie. BIRADS 4.
a Beispiel für einen irregulären, inhomogenen Herd. (Quelle: Fischer U, Baum F. Diagnostik und Therapie des Mammakarzinoms. Stuttgart: Thieme; 2014. Abb. 6.15a)
b Beispiel für eine tastbare Architekturstörung. (Quelle: Fischer U, Baum F. Diagnostik und Therapie des Mammakarzinoms. Stuttgart: Thieme; 2014. Abb. 6.15b)

  - In diesen Fällen sollte eine Verlaufskontrolle nach 6 Monaten erfolgen. Bei unverändertem Befund sollten weitere Kontrollen durchgeführt werden, bis eine Befundkonstanz über 2 Jahren belegt ist. Nach 2 Jahren ist dann eine Herabstufung in die Kategorie US-BIRADS 2 gerechtfertigt. Tritt im Verlauf jedoch ein Progress des Befunds auf, ist eine Höherstufung in die Kategorie BIRADS 4 mit der Konsequenz einer perkutan-bioptischen Abklärung die Folge.
  - Da die Ungewissheit, selbst mit Blick auf das sehr geringe Karzinomrisiko, für viele Frauen eine erhebliche seelische Belastung darstellt, kann der entsprechende Stress durch großzügigen Einsatz der ultraschallgesteuerten Stanzbiopsie zur Abklärung solcher Befunde vermieden werden. Dieses einfache, schnelle, komplikationsarme und kostengünstige Vorgehen ermöglicht die histologische Abklärung und so die zeitnahe Beantwortung aller offenen Fragen.
- **US-BIRADS 4:** Die Kategorie BIRADS 4 wird in den Fällen vergeben, in denen bei ausreichender Beurteilbarkeit ein Befund vorliegt, der möglicherweise maligne sein kann (▸ Abb. 1.15). Es fehlen ausreichende Kriterien der Benignität, hingegen sind einzelne Kriterien der Malignität vorhanden. Definitionsgemäß haben diese Befunde ein Malignitätsrisiko von 2–90 %. Das weitere Prozedere sieht in diesen Fällen eine histologische Abklärung mittels ultraschallgesteuerter Stanzbiopsie vor. Aufgrund der großen Spannweite des Malignitätsrisikos dieser Kategorie kann sie in 3 Subgruppen unterteilt werden:
  - *US-BIRADS 4A:*
    - In diesen Fällen handelt es sich um Befunde mit dem geringen Malignitätsrisiko von 2–30 %. Beispiele dafür sind u. a. teils glatt, teils unscharf begrenzte, echoarme und ovale Herdbefunde sowie tastbare komplizierte Zysten.
    - Bei Befunden in dieser Kategorie sollte eine histologische Abklärung mittels ultraschallgesteuerter Stanzbiopsie erfolgen. Bei benignem Ergebnis sollte von Fall zu Fall über eine Verlaufskontrolle entschieden werden.
    - In seltenen Ausnahmefällen kann auch ein abwartendes Vorgehen erwünscht sein. Dann empfiehlt sich eine kurzfristige Kontrolluntersuchung nach 6 Monaten. Bei unverändertem Befund sollten weitere sonografische Kontrollen erfolgen, bis eine Befundkonstanz über 2 Jahre dokumentiert ist. Bei Progress der Veränderung und Zunahme des Malignitätsverdachts folgt die perkutan-bioptische Abklärung.
  - *US-BIRADS 4B:*
    - In diesen Fällen handelt es sich um Befunde mit einem Malignitätsrisiko von 31–60 %. Beispiele dafür sind u. a. unscharf begrenzte, inhomogen echoarme und runde Herdbefunde sowie tastbare echoärmere Areale mit Architekturstörung.
    - Bei Befunden in dieser Kategorie sollte immer eine histologische Abklärung mittels ultraschallgesteuerter Stanzbiopsie erfolgen. Bei benignem Ergebnis sollte die Kompatibilität des histologischen Befunds und der Bildgebung geprüft werden. Dann sollte eine kurzfristige Verlaufskontrolle nach 6 Monaten durchgeführt oder im Falle eines möglichen Mismatch eine erneute perkutane Stanz- oder Vakuumbiopsie bzw. eine offene Biopsie veranlasst werden.
    - Sonderfall: Intrazystische und intraduktale Proliferationen gehören auch in die Kategorie US-BIRADS 4B. In diesen besonderen Fällen wird allerdings keine perkutane Stanzbiopsie empfohlen, denn bei der Nadelbiopsie wird der zystische Anteil zerstört. Im Falle einer Operationsindikation lässt sich die intrazystische Proliferation dann nur noch schwer oder gar nicht von der Umgebung abgrenzen. Dies gilt natürlich nicht, wenn der Befund auch mammografisch oder im MRT zur Darstellung kommt und somit eine alternative Option der präoperativen Lokalisation besteht.
  - *US-BIRADS 4C:*
    - In diesen Fällen handelt es sich um Befunde mit einem Malignitätsrisiko von 61–90 %, die jedoch noch nicht die klassischen Malignitätskriterien von BIRADS-5-Befunden erfüllen. Beispiele dafür sind u. a. unscharf begrenzte, inhomogen echoarme, runde Herdbefunde mit dorsaler Schallabschwächung, tastbare echoarme Areale mit deutlicher Architekturstörung oder neu aufgetretene, echoarme, nicht zystische Herdbefunde.
    - Bei Befunden in dieser Kategorie sollte immer eine histologische Abklärung mittels ultraschallgesteuerter Stanzbiopsie erfolgen. Bei benignem Ergebnis muss sehr kritisch überprüft werden, ob der Befund mit der Bildgebung kompatibel ist. Das weitere Vorgehen sollte möglichst in einer interdisziplinären Konferenz besprochen werden. Im Zweifelsfall sollte eine erneute perkutane Stanz- oder Vakuumbiopsie oder eine offene Biopsie erfolgen.
- **US-BIRADS 5:**
  - Die Kategorie BIRADS 5 wird in den Fällen vergeben, in denen bei ausreichender Beurteilbarkeit ein Befund vorliegt, der sehr wahrscheinlich maligne ist. Es finden sich üblicherweise mehrere malignitätstypische Merkmale (▸ Abb. 1.16), sodass das Malignitätsrisiko 91–100 % beträgt. Klassische Beispiele dafür sind u. a.:
    - irregulär geformte, echoarme Herdbefunde mit dorsaler Schallabschwächung oder -auslöschung, echoreichem Randsaum und Unterbrechung der normalen Parenchymarchitektur,
    - tastbare echoarme, irregulär begrenzte Areale mit deutlicher Architekturstörung und dorsaler Schallabschwächung oder -auslöschung sowie evtl. gesteigerter Vaskularisation,
    - irregulär geformte, echoarme Herdbefunde in Korrelation mit neu aufgetretenen oder suspekten Herdbefunden in der Mammografie oder in der Mamma-MRT.
  - Bei Befunden in dieser Kategorie sollte immer eine histologische Abklärung mittels ultraschallgesteuerter Stanzbiopsie erfolgen. Bei benignem Ergebnis muss von einem Mismatch ausgegangen werden. Wahrscheinlich wurde der Befund nicht getroffen, sodass zur diagnostischen Klärung üblicherweise eine erneute perkutane Stanz- oder Vakuumbiopsie bzw. eine operative Exzision veranlasst werden muss.

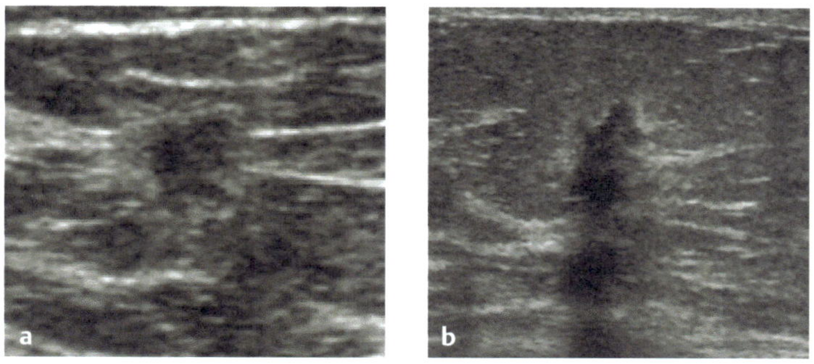

Abb. 1.16 Mammasonografie. BIRADS 5.

a Beispiel für karzinomtypische Herdbefunde mit zahlreichen Malignitätskriterien, u. a. echogenem Randsaum und Architekturstörung. (Quelle: Fischer U, Baum F. Diagnostik und Therapie des Mammakarzinoms. Stuttgart: Thieme; 2014. Abb. 6.16a)

b Beispiel für karzinomtypische Herdbefunde mit zahlreichen Malignitätskriterien, u. a. vertikaler Orientierung und dorsaler Schallabschwächung. (Quelle: Fischer U, Baum F. Diagnostik und Therapie des Mammakarzinoms. Stuttgart: Thieme; 2014. Abb. 6.16b)

- **BIRADS 6:**
  - Die Kategorie BIRADS 6 wird in den Fällen vergeben, in denen ein Mammakarzinom bereits histologisch gesichert wurde. Dies geschieht meist im Rahmen der weiteren prätherapeutischen Diagnostik beispielsweise bei einer neoadjuvanten Therapie oder beim präoperativen lokalen Staging. Es handelt sich dabei um Befunde der histologischen B-Klassifikationen B5a, B5b, B5c oder B5d. Die Zuordnung eines Befunds in diese Kategorie ist demnach unabhängig von den morphologischen Kriterien in der Bildgebung.
  - Die Kategorie BIRADS 6 wird nur so lange geführt, bis der maligne Befund operativ exzidiert wurde. Postoperativ erfolgt dann die weitere Klassifikation nach dem TNM-System der UICC.
- **Gesamtbeurteilung:** Am Ende der Untersuchungskette von Anamnese, Klinik und Bildgebung (Mammografie, Sonografie, Mamma-MRT) steht die Gesamtbeurteilung. Dafür sollte eine abschließende Gesamtdiagnose gefunden werden. Unter Berücksichtigung der methodenspezifischen Zuverlässigkeit erfolgt an dieser Stelle die zusammenfassende Einschätzung aller Untersuchungsergebnisse in Form des sog. Gesamt-BIRADS der Kategorie 1, 2, 3, 4 oder 5.

✔ **Merke**

Wenn vorhanden, sollte zur bestmöglichen Einschätzung eines Befunds grundsätzlich ein Vergleich mit Voraufnahmen vorgenommen werden.

1.14 Aufklärung und spezielle Risiken

- **Aufklärung:** Ein Patientenaufklärung ist nicht notwendig.
- **Spezielle Risiken:** Die sonografische Untersuchung hat keinerlei gesundheitsgefährdende Risiken oder Nebenwirkungen. Aus diesem Grund muss nicht auf Kontraindikationen hingewiesen werden.

1.15 Vorbereitende Diagnostik

- Eine vorbereitende Diagnostik ist für die Mammasonografie nicht notwendig.

1.16 Durchführung

1.16.1 Lagerung

- Idealerweise steht das Untersuchungsgerät in der Blickrichtung des Untersuchers (▶ Abb. 1.17). Bei der sonografischen Untersuchung der Brust liegt die Patientin auf dem Rücken, die Hände hinter dem Kopf verschränkt. So ist die Brust gleichmäßig auf der Brustwand verteilt und leicht gestrafft. Aus der Abflachung der Gewebestrukturen resultiert eine Verringerung der Schichtdicke und in der Folge eine bessere Schallpenetration.

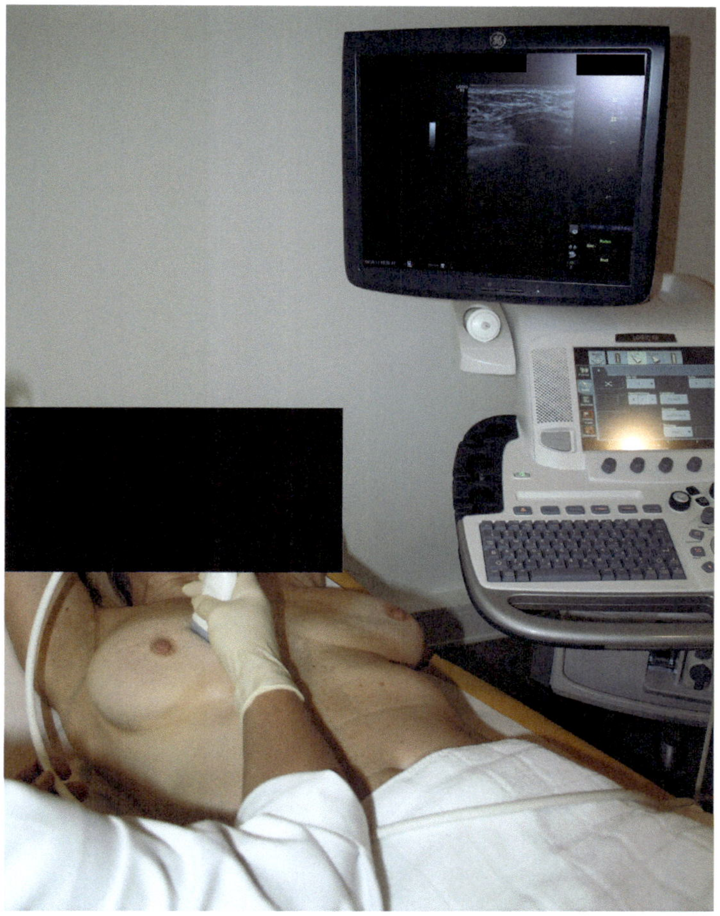

Abb. 1.17 Mammasonografie. Ausrichtung des Ultraschallgeräts. Idealerweise steht das Untersuchungsgerät in direkter Blickrichtung des untersuchenden Arztes. Zusätzlich besteht so die Möglichkeit für die Patientin, die Untersuchung auf dem Monitor zu verfolgen. (Quelle: Fischer U, Baum F. Diagnostik und Therapie des Mammakarzinoms. Stuttgart: Thieme; 2014. Abb. 6.2)

- Bei großen Mammae ermöglicht das seitliche Anheben der Brustwand, z. B. mithilfe eines Keilkissens, eine optimale Lagerung. Das seitliche Absinken der Brust wird so vermieden, und die quadrantenorientierte systematische Untersuchung wird erleichtert.
- Im Falle von Tastbefunden, die im Liegen nicht reproduziert werden können, sind ggf. auch Untersuchungen im Sitzen sinnvoll.

1.16.2 Durchführung Schritt für Schritt

- Für eine systematische Untersuchung sollte die gesamte Brust mit reichlich Ultraschallgel bedeckt werden. Dies ermöglicht die optimale Übertragung der Schallwellen vom Schallkopf in die Brust. Durch Vermeidung von Luftschichten werden so erhebliche Reflexionen durch Impedanzsprünge verhindert.
- Optimalerweise sitzt der Untersucher in gleicher Höhe neben der Patientin, sodass der Unterarm leicht dem Körper aufliegt. Dies ermöglicht sowohl ein gutes Raumgefühl als auch eine gute Kontrolle der Schallkopfbewegungen.
- Der Schallkopf wird senkrecht zur Hautoberfläche geführt. Der Ankopplungsdruck entspricht dem Gewicht von Hand und Schallkopf. Höhere Kompression der Drüsenstrukturen ist nur zur gezielten Untersuchung von Arealen geminderter Schallpenetration nötig. Zu hoher Ankopplungsdruck kann die Orientierung verschlechtern. Bruststrukturen werden dann vor dem Schallkopf hergeschoben. So können Tumoren aus der Schallebene verdrängt und möglicherweise übersehen werden.
- Die systematische Untersuchung der Brust ist elementare Voraussetzung für die sichere Detektion aller Befunde. Es werden mäanderför-

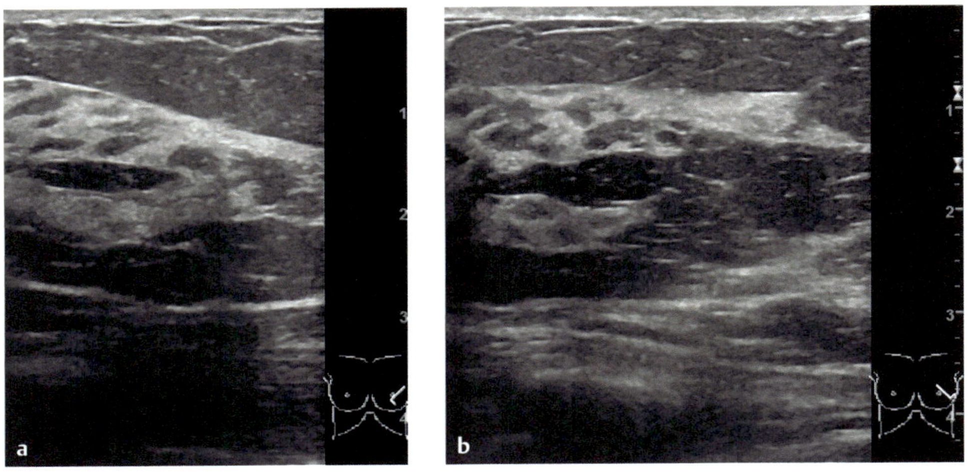

Abb. 1.18 Mammasonografie. Veränderung der Schnittebene zur Differenzierung eines echten Herdbefunds von einem Pseudotumor.

a Echoarmer Herdbefund in der sagittalen Schallkopfhaltung.

b Durch Drehung des Schallkopfs zeigt sich, dass der Befund nicht 3-dimensional abgrenzbar ist (Pseudotumor), sondern Teil des intramammären Fettgewebes.

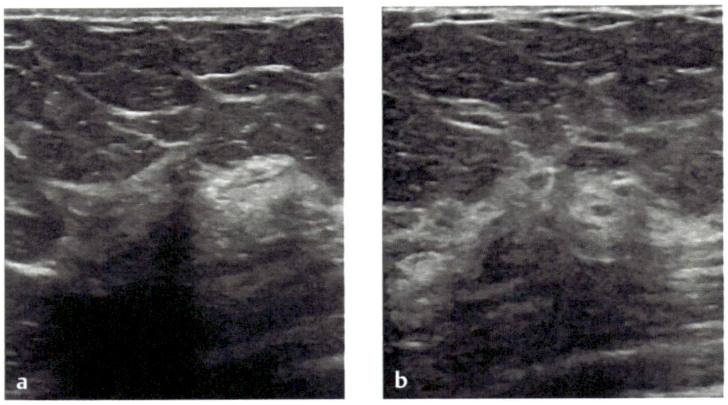

Abb. 1.19 Mammasonografie. Auswirkung des erhöhten Schallkopfdrucks auf die Schallpenetration und Bildqualität bei inhomogenem Parenchym.

a Normale Untersuchung ohne zusätzliche Kompression durch den Schallkopf mit Inhomogenitäten sowie dorsalen Schallauslöschungen.

b Gleicher Bildausschnitt mit erhöhter Brustkompression: sichtbare Verbesserung der Schallpenetration.

mige und radiäre Untersuchungstechniken unterschieden. Dabei wird die gesamte Brust in überlappenden Bahnen lückenlos untersucht:
  - Im Falle der mäanderförmigen Untersuchungstechnik bleibt dem Untersucher die Wahl der Ebene überlassen. Häufig wird die sagittale Ebene vorgezogen und die transversale ergänzend durchgeführt, um zusätzliche Sicherheit zu erhalten.
  - Eine optimale Ergänzung bietet die radiäre Führung des Schallkopfs, die sich, von der Areola ausgehend, am Verlauf der Milchgänge orientiert.
- Die Beurteilung der retroareolären Drüsenstrukturen ist häufig durch Schallschattenbildung eingeschränkt. In diesen Fällen kann, im Gegensatz zur üblichen Untersuchungstechnik, ein Kippen des Schallkopfs hilfreich sein.
- Veränderungen der Bildebene durch Drehen des Schallkopfs erlauben die 3-dimensionale Beurteilung der Drüsenstrukturen. Ein in allen Bildebenen abgrenzbarer Herdbefund kann so von einem Pseudotumor unterschieden werden (▸ Abb. 1.18).
- Darüber hinaus kann durch Veränderung des Schallkopfandrucks die Elastizität des Gewebes beurteilt werden (▸ Abb. 1.19). Weiche Gewebe wie Drüsenparenchym und Fettgewebe sind dabei leicht verformbar. Maligne Tumoren hingegen sind aufgrund ihrer festen Konsistenz wenig oder gar nicht komprimierbar.

Praxistipp

Bei schlechter Schalltransmission (inhomogenes Parenchym, Narben) kann die Schallfortleitung oft durch Erhöhung der Brustkompression durch den Schallkopf verbessert werden.

1.17 Ergebnisse

- Die Aussagekraft der Mammasonografie hängt in entscheidendem Maße von der Parenchymdichte in der Brust ab. Die Sensitivität für den Nachweis invasiver Karzinome ist bei homogener hoher Drüsendichte am höchsten.
- Bei hoher Transparenz der parenchymalen Strukturen (Dichtetypen A und B gemäß ACR) sowie ausgeprägtem fibrös-zystischem Gewebeumbau ist die Sensitivität der Mammasonografie für den Nachweis von invasiven Karzinomen limitiert.
- Invasive Karzinome sind mit der Mammasonografie ab durchschnittlich 8 mm Größe zuverlässig nachweisbar.
- Für den Nachweis der intraduktalen Karzinome (duktales Carcinoma in Situ) ist die Mammasonografie drastisch limitiert.

1.18 Besonderheiten bei bestimmten Personengruppen

1.18.1 Besonderheiten bei Schwangeren

- Bei der Interpretation der Mammasonografie von Schwangeren sind die speziellen und sehr ausgeprägten graviditätsbedingten Veränderungen zu berücksichtigen.
- Die Mammasonografie ist bei gegebener Fragestellung bei Schwangeren die Methode der Wahl. Aufgrund der Verwendung ionisierender Strahlung verbietet sich bei ihnen die Mammografie, wegen der nicht zugelassenen Kontrastmittel zudem auch die Mamma-MRT.

1.18.2 Besonderheiten bei Kindern und Jugendlichen

- Die Mammasonografie ist bei Kindern möglich, aber nur sehr selten indiziert.

1.19 Literatur

Quellenangaben

[1] Fischer U, Baum F. Diagnostik und Therapie des Mammakarzinoms. Stuttgart: Thieme; 2014

Literatur zur weiteren Vertiefung

[2] Alvarenga AV, Infantosi AF, Pereira WC et al. Assessing the combined performance of texture and morphological parameters in distinguishing breast tumors in ultrasound images. Med Phys 2012; 39 (12): 7350–7358

[3] American College of Radiology. ACR Breast Immaging and Reporting Data System. Breast Imaging Atlas. Reston, VA: American College of Radology; 2003

[4] Amy D. The differentiation of the character of solid lesions in the breast in the compression sonoelastography. Part I and II. J Ultrason 2013; 13 (54): 350–353

[5] Athanasiou A, Tardivon A, Ollivier L et al. How to optimize breast ultrasound. Eur J Radiol 2009; 69 (1): 6–13. doi:10.1016/j.ejrad.2008.07.034

[6] Baez E, Huber A, Vetter M et al. Minimal invasive complete excision of benign breats tumors using a three-dimensional ultrasound-guided mammotome vacuum device. Ultrasound Obstet Gynecol 2003; 21: 267–227. doi:10.1002/uog.74

[7] Baker JA, Soo MS. Breast US: assessment of technical quality and image interpretation.Radiology 2002; 223: 229–238

[8] Costantini M, Belli P, Ierardi C et al. Solid breast mass characterisation: use of the sonographic BI-RADS classification. Radiol Med 2007; 112 (6): 877–894

[9] Das Fünfte Buch Sozialgesetzbuch (SGB) – Gesetzliche Krankenversicherung – (Artikel 1 des Gesetzes vom 20. Dezember 1988, BGBl. I S. 2477, 2482), das zuletzt durch Artikel 3 des Gesetzes vom 30. Mai 2024 (BGBl. 2024 I Nr. 173) geändert worden ist

[10] Dobruch-Sobczak K. The differentiation of the character of solid lesions in the breast in the compression sonoelastography. Part I: The diagnostic value of the ultrasound B-mode imaging in the differentiation diagnostics of solid, focal lesions in the breast in relation to the pathomorphological verification. J Ultrason 2012; 12 (51): 402–419

[11] Hong AS, Rosen EL, Soo MS et al. BI-RADS for sonography: positive and negative predictive values of sonographic features. Am J Roentgenol 2005; 184: 1260–1265

[12] Jakubowski W, Dobruch-Sobczak K, Migda B. Errors and mistakes in breast ultrasound diagnostics. J Ultrason 2012; 12 (50): 286–298. doi:10.15557/JoU.20120014

[13] Kassenärztliche Bundesvereinigung. Vereinbarung von Qualitätssicherungsmaßnahmen nach § 135 Abs. 2 SGB V zur Ultraschalldiagnostik (Ultraschall-Vereinbarung), 2008. Im Internet: https://www.kbv.de/media/sp/Ultraschall-vereinbarung.pdf (Stand: 30.07.2024)

[14] Leitlinienprogramm Onkologie der Arbeitsgemeinschaft der Wissenschaftlichen Medizinischen Fachgesellschaften e. V. (AWMF), Deutsche Krebsgesellschft e. V. (DKG), Deutsche Krebshilfe e. V. (DKH). Interdisziplinäre S 3-Leitlinie für die Diagnostik, Therapie und Nachsorge des Mammakarzinoms, 2012. AWMF Register-Nr. 032–045OL. Im Internet: https://www.leitlinienprogramm-onkologie.de/fileadmin/user_upload/Downloads/Leitlinien/Mammakarzinom/S 3-Brustkrebs-v2012-OL-Langversion.pdf (Stand: 17.06.2024)

[15] Levy L, Suissa M, Chiche JF. BIRADS ultrasonography. Eur J Radiol 2007; 61 (2): 202–211

[16] Madjar H. Kursbuch Mammasonografie: Ein Lehratlas nach den Richtlinien der DEGUM und der KBV. 4. Aufl. Stuttgart: Thieme; 2017

[17] Mundinger A, Madjar H. Mammasonografie update, breast ultrasound update. Radiol up2date 2015; 15 (02): 107–134

[18] Nouf A, Mesurolle B, El-Khoury M et al. Breast imaging and reporting data system lexicon for US: interobserver agreement for assessment of breast masses. Radology 2009; 252: 665–672. doi: 10.1148/radiol.2523080670

[19] Skaane P, Engedal K. Analysis of sonographic features in the differential diagnosis of fibroadenomas and invasive ductal carcinoma. Am J Roentgenol 1998; 170: 109–114

[20] Tozaki M, Fukuma E. Does power Doppler ultrasonography improve the BI-RADS category assessment and diagnostic accuracy of solid breast lesions? Acta Radiol 2011; 52 (7): 706–710

[21] Wenkel E, Heckmann M, Heinrich M. Automated breast ultrasound: lesion detection and BI-RADS classification – a pilot study. Fortschr Röntgenstr 2008; 180: 804–808

Wichtige Internetadressen

- Deutsche Gesellschaft für Senologie: www.senologie.org
- Strahlenschutzkommission (SSK): www.ssk.de
- Deutsche Röntgengesellschaft: www.drg.de
- Deutsche Krebsgesellschaft (DKG): www.krebsgesellschaft.de
- Deutsches Krebsforschungszentrum (dkfz): Krebsinformationsdienst: www.krebsinformationsdienst.de

2 Ultraschallgesteuerte Interventionen

Friedemann Baum

2.1 Steckbrief

Die ultraschallgesteuerte Stanzbiopsie ist das Standardverfahren zur minimalinvasiven perkutan-bioptischen Abklärung unklarer Befunde. Es werden Gewebezylinder im Zellverbund entnommen, die eine histologische Beurteilung erlauben. Sehr selten erfolgt dies durch Einsatz der Vakuumbiopsie, dann meist zur minimalinvasiven Komplettentfernung von Risikoläsionen. Die Feinnadelaspirationspunktion kommt nur noch in Ausnahmefällen wie z. B. zur Abklärung von Lymphknoten zum Einsatz, häufiger aber zur Entlastung bzw. Abklärung schmerzhafter oder auffälliger Zysten. Auch die Markierung von Befunden vor einer Chemotherapie bzw. von nicht tastbaren Befunden vor einer Operation erfolgt, wenn möglich, ultraschallgestützt.

2.2 Synonyme

- Feinnadelaspirationspunktion
- FNAP
- Feinnadelpunktion
- ultraschallgestützte Stanzbiopsie
- ultraschallgestützte Hochgeschwindigkeitsstanzbiopsie
- ultraschallgestützte Vakuumbiopsie
- sonografische Hakendrahtmarkierung
- sonografische Befundmarkierung

2.3 Keywords

- Ultraschallgestützt
- Feinnadelaspirationspunktion
- Stanzbiopsie
- Mammabiopsie
- Mammalokalisation
- Zystenpunktion
- BIRADS 4 und 5
- Vakuumbiopsie
- minimalinvasive Therapie

2.4 Definition

Die ultraschallgestützte Feinnadelaspirationspunktion und die ultraschallgestützte Stanzbiopsie sind Verfahren zur minimalinvasiven Abklärung unklarer Befunde. Beide Verfahren werden unter sonografischer Kontrolle durchgeführt. Das Ziel der Feinnadelpunktion ist es, einzelne Zellen aus dem Zellverband zu lösen, sodass eine zytologische Beurteilung möglich ist. Bei der Hochgeschwindigkeitsstanzbiopsie werden durch die Punktion der Befunde Gewebezylinder entnommen, die eine histologische Beurteilung im Zellverband erlauben. Sie ist heute das Standardverfahren der histologischen Abklärung.

Die ultraschallgestützte Vakuumbiopsie ist ein therapeutisches Verfahren zur Entfernung kleiner Herdbefunde, in der Regel Risikoläsionen.

Nicht tastbare Befunde sollen vor einer geplanten operativen Entfernung mit Drähten markiert werden. In dieser Situation erfolgt eine ultraschallgeführte präoperative Hakendrahtmarkierung. Clip-Markierungen erlauben die Detektion von Befunden nach diagnostischen Eingriffen (Biopsie) oder therapeutischen Maßnahmen (neoadjuvante Chemotherapie).

2.5 Indikationen

- **Stanzbiopsie:** Indikationen zur perkutan-bioptischen Abklärung mittels Stanzbiopsie sind Befunde der BIRADS-Kategorien 4 und 5, sofern ein eindeutiges sonografisches Korrelat vorliegt.
- **Feinnadelaspirationspunktion:** Deren Indikationen sind suspekte Lymphknoten. Sie können mit Feinnadelaspirationspunktion oder Stanzbiopsie abgeklärt werden. Darüber hinaus wird die Feinnadelaspirationspunktion auch zur Entlastung bzw. Abklärung schmerzhafter oder komplizierter Zysten eingesetzt.
- **Vakuumbiopsie:** Diese wird in der Sonografie üblicherweise zur perkutanen kompletten Exzision kleiner Herdbefunde (z. B. Papillome) eingesetzt. In seltenen Fällen kommt sie auch zur histologischen Abklärung unklarer Befunde zum Einsatz.
- **Befundmarkierung:**
  - Mit zunehmender Leistungsfähigkeit der Früherkennung wird auch eine steigende Anzahl nicht tastbarer Befunde gefunden. In diesen Fällen ist eine Markierung dieser Befunde vor dem operativen Eingriff notwendig, üblicherweise mit einem Hakendraht.
  - Neben der präoperativen Drahtmarkierung werden im Rahmen minimalinvasiver Gewebeentnahmen auch Clip-Markierungen durchgeführt. Diese ermöglichen eine spätere operative Behandlung, auch im Falle der vollständigen Entfernung des Befunds im Rahmen einer Vakuumbiopsie.
  - Vor der neoadjuvanten Therapie ausgedehnter oder besonders aggressiver Karzinome wird die prätherapeutische Clip-Markierung empfohlen. So ist besonders im Falle einer vollständigen Remission im Rahmen der Chemotherapie die operative Revision der ursprünglichen Tumorgrenzen gesichert.

2.6 Kontraindikationen

- Kontraindikationen der Stanzbiopsie sind alle gerinnungshemmenden Behandlungen. Dies gilt bedingt auch für Feinnadelpunktionen. Bei Behandlung mit Cumarinen ist nach Absetzen ein Absinken der International normalized Ratio auf unter 1,5 notwendig. Faktor-IIa- und Faktor-Xa-Inhibitoren sind am Vortag, Azetylsalizylsäure ist 7 Tage vorher abzusetzen.
- Es gibt keine wirkliche Kontraindikation zur präoperativen Markierung eines Befunds.

2.7 Technik, Methodik

- **Leitlinienempfehlung:** Zur Vermeidung unnötiger operativer Eingriffe wird in den Leitlinien eine perkutan-bioptische Gewebeentnahme zur histologischen Abklärung unklarer Befunde gefordert. Eine primäre Operation ist begründeten Einzelfällen vorbehalten (▸ Abb. 2.1).

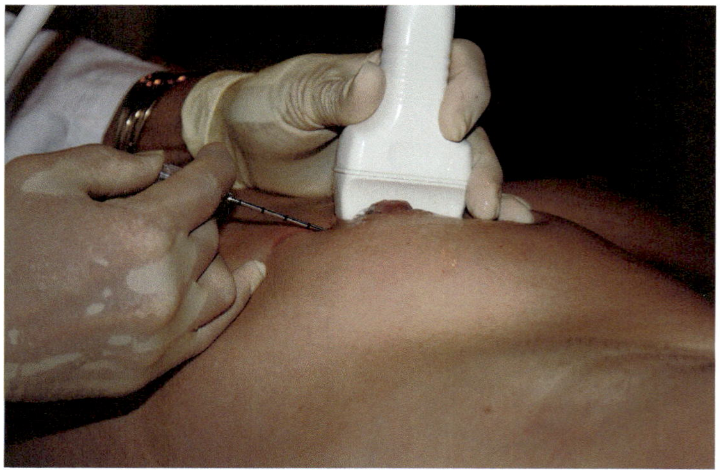

Abb. 2.1 Ultraschallgesteuerte Interventionen. Positionierung der Patientin in Rückenlage und Ausrichtung von Schallkopf und Biopsieequipment. (Quelle: Fischer U, Baum F. Diagnostik und Therapie des Mammakarzinoms. Stuttgart: Thieme; 2014. Abb. 9.5a)

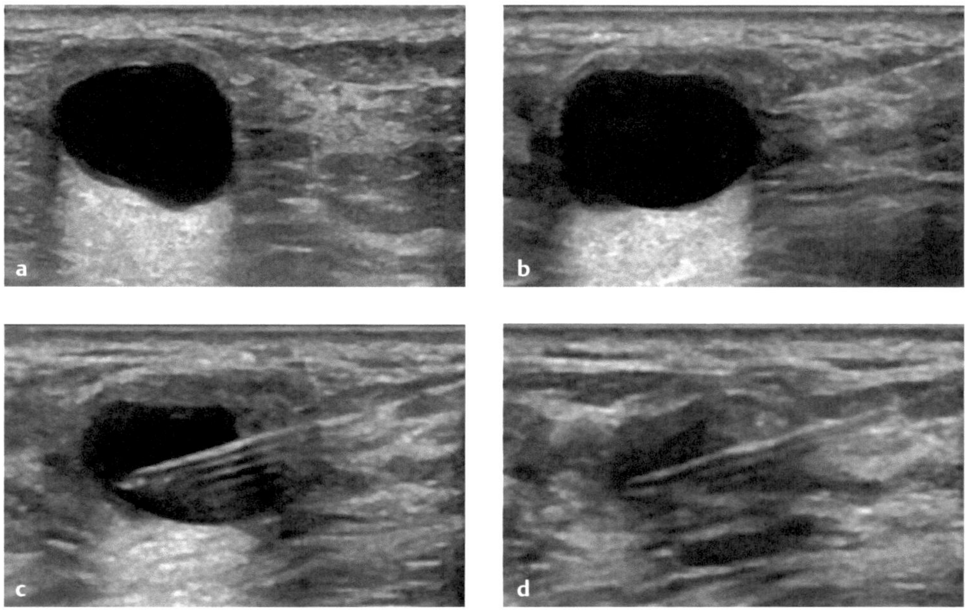

Abb. 2.2 Ultraschallgesteuerte Interventionen. Vorgehen bei ultraschallgesteuerter Zystenpunktion mit Feinnadel.
a Zyste im Ultraschallbild. (Quelle: Fischer U, Baum F. Diagnostik und Therapie des Mammakarzinoms. Stuttgart: Thieme; 2014. Abb. 9.2a)
b Feinnadel vor der Zyste. (Quelle: Fischer U, Baum F. Diagnostik und Therapie des Mammakarzinoms. Stuttgart: Thieme; 2014. Abb. 9.2b)
c Feinnadel in der Zyste. (Quelle: Fischer U, Baum F. Diagnostik und Therapie des Mammakarzinoms. Stuttgart: Thieme; 2014. Abb. 9.2c)
d Aspiration des Zysteninhalts unter Sog. (Quelle: Fischer U, Baum F. Diagnostik und Therapie des Mammakarzinoms. Stuttgart: Thieme; 2014. Abb. 9.2d)

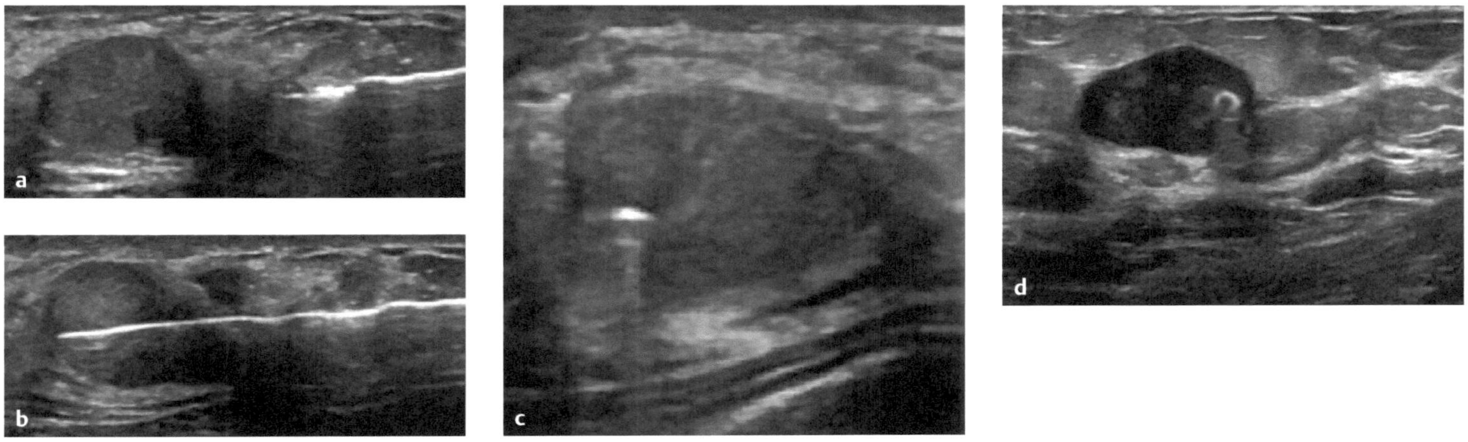

Abb. 2.3 Ultraschallgesteuerte Interventionen. Dokumentation der korrekten Durchführung der ultraschallgesteuerten Stanzbiopsie.
a Pre-Fire-Aufnahme längs.
b Post-Fire-Aufnahme längs.
c Post-Fire-Aufnahme quer.
d Endotumoraler Marker-Clip.

- **Feinnadelpunktion:**
  - Nach sonografischer Darstellung des unklaren Befunds wird dieser minimalinvasiv mit einer Nadel unter Bildkontrolle punktiert. Im Falle der Feinnadelaspirationspunktion geschieht dies üblicherweise ohne vorherige Lokalanästhesie. Durch fächerförmiges Vorschieben und Zurückziehen der Nadelspitze im Herdbefund werden unter gleichzeitiger Aspiration Zellen aus dem Zellverband gelöst.
  - Nach Punktion einer Zyste unter Ultraschallsicht kann der Zysteninhalt aspiriert und ggf. zytologisch untersucht werden (▶ Abb. 2.2).
- **Stanzbiopsie:**
  - Nach vorangehender Lokalanästhesie werden im Rahmen der ultraschallgestützten Punktion nach Platzierung einer Koaxialkanüle üblicherweise 3(–5) Gewebezylinder entnommen, die eine histologische Diagnose im Zellverband erlauben.
  - Im Verlauf der Gewebeentnahme unter sonografischer Kontrolle soll die regelrechte Lage der Biopsienadel in 3 Ebenen dokumentiert werden: Pre-Fire längs vor Abschuss der Nadel (▶ Abb. 2.3a), Post-Fire danach längs und quer (▶ Abb. 2.3b und ▶ Abb. 2.3c). Bei der Stanzbiopsie wird die Entnahme von mindestens 3 Gewebeproben gefordert.
  - Nach vollständiger Entfernung eines abzuklärenden Befunds werden Marker-Clips in die Biopsiehöhle eingebracht, um eine Lokalisation im Falle einer notwendigen Operation zu ermöglichen (▶ Abb. 2.3d).
  - Die korrekte Lage der Marker-Clips sollte mammografisch in 2 senkrecht aufeinander stehenden Ebenen überprüft und dokumentiert werden, da es beim Entfernen der Punktionskanüle gelegentlich zu Verlagerungen des Clips in den Stichkanal kommt.
  - Die Position der Hakendrähte nach ultraschallgestützter Hakendrahtlokalisation sollte nach dem Freisetzen mammografisch in 2 senkrecht aufeinander stehenden Ebenen (CC- und ML-Projektion) abgebildet werden. Dies erleichtert dem Operateur die Orientierung und ermöglicht im Falle eines abgrenzbaren Herdbefunds oder eines Marker-Clips, den Erfolg des Eingriffs in einer postoperativen Präparateradiografie zu dokumentieren.
- **Vakuumbiopsie:**
  - In der ultraschallgestützten Gewebeentnahme kommt gelegentlich auch die Vakuumbiopsie zur minimalinvasiven Entfernung von Herdbefunden mit einem Durchmesser von maximal 1,5–2,0 cm wie z. B. Papillomen zum Einsatz (▶ Abb. 2.4). Gelegentlich wird sie auch mit nachfolgender Clip-Markierung zur histologischen Abklärung sehr kleiner Befunde eingesetzt.
  - Wegen des technischen Aufwands zur Applikation des Unterdrucks wie auch der rotierenden Hohlnadel sind zur Gewinnung aussagekräftiger Zellverbände größere Nadeldurchmesser notwendig. Diese betragen im Falle der Vakuumbiopsie üblicherweise 11–8 G (ca. 2,5–5,0 mm).

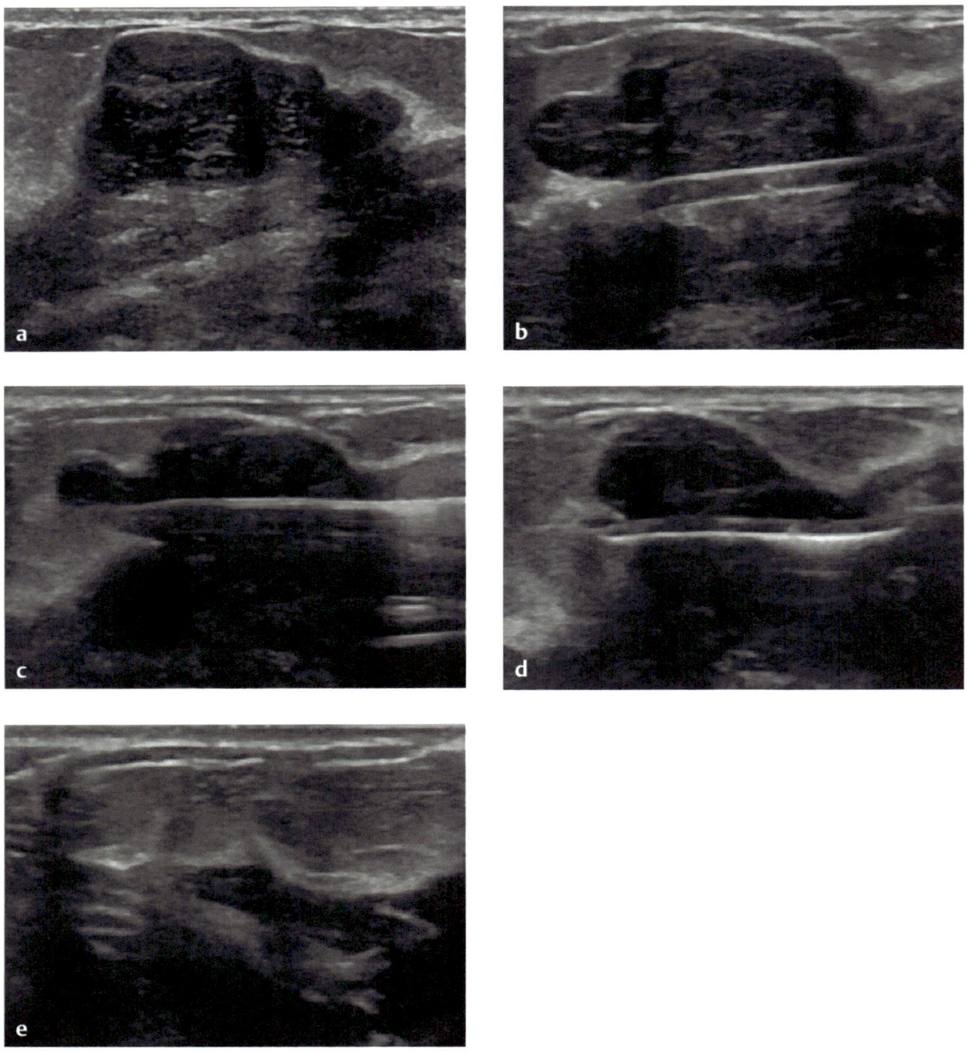

Abb. 2.4 Ultraschallgesteuerte Interventionen. Dokumentation der korrekten Durchführung der Vakuumbiopsie.
a Zu entfernender Herdbefund.
b Vakuumbiopsienadel unter dem Befund (Notch in Richtung Befund).
c Zylinderweise Entfernung des Herdes in Kutisrichtung.
d Subtotale Herdentfernung.
e Komplettentfernung des Herdes.

- Im Rahmen der Vakuumbiopsie mit einer 10-G-Nadel sollen 12 Biopsate entnommen werden bzw. eine äquivalente Gewebemenge bei Verwendung anderer Nadelstärken.
- Handelsübliche Systeme verwenden Sammelbehälter, aus denen sämtliche Gewebeproben am Ende des Eingriffs entnommen werden können. In diesem Fall kann die Nadel während des gesamten Biopsievorgangs in der Brust verbleiben.
- Neuere Nadelsysteme verfügen über Sammelkartuschen mit Fächern, in denen die Gewebeproben einzeln abgelegt und dem Ort der Probenentnahme im Verlauf der Vakuumbiopsie zugeordnet werden können.

Leitlinien

S 3-Leitlinie für die Früherkennung, Diagnostik, Therapie und Nachsorge des Mammakarzinoms (2021)

Bildgebungsgesteuerte minimalinvasive Biopsie

„Zur feingeweblichen Abklärung bildgebend suspekter Lymphknoten sollte primär die Stanzbiopsie eingesetzt werden.“ (Empfehlungsgrad A, Level of Evidence 2a)

„Bei der interventionellen, vorzugsweise sonographisch gesteuerten Stanzbiopsie sollten ≥ 3 Proben bei ≤ 14 G entnommen werden.“ (STAG-5, Empfehlungsgrad B, Level of Evidence 3b)

2.8 Fehler

- **Probennahme an der falschen Stelle:** Die korrekte histologische Abklärung eines Befunds ist nur möglich, wenn die Biopsie auch an der richtigen Stelle entnommen wird; aus diesem Grund soll die korrekte Nadellage innerhalb des Befunds in 2 Ebenen kontrolliert und auch dokumentiert werden.
- **Mismatch:** Sowohl mammografische als auch MRT-Befunde werden häufig mittels histologischer Untersuchung eines sonografischen Korrelats abgeklärt. Bei diesem Vorgehen muss im Falle eines benignen Untersuchungsergebnisses an ein Mismatch gedacht und die Biopsie ggf. mithilfe einer anderen Bildgebungstechnik wiederholt werden.

2.9 Auswertungskriterien

- Im Falle der histologischen Abklärung von Mikrokalk sollte nicht auf die Präparateradiografie verzichtet werden, da so die repräsentative Gewinnung des abzuklärenden Befunds belegt und dokumentiert werden kann.
- Der Markierungsdraht soll bei der präoperativen Markierung nicht tastbarer Befunde vor der offenen Exzisionsbiopsie den Herd penetrieren und ihn um weniger als 1 cm überragen. Wenn der Draht den Herd nicht penetriert, soll die Entfernung zwischen Draht und Herdrand maximal 1 cm betragen. Ist ein Befund auch mammografisch darstellbar, so sollte zur Dokumentation der vollständigen Exzision intraoperativ eine Präparateradiografie erfolgen.

2.10 Aufklärung und spezielle Risiken

- **Aufklärung:**
  - Vor der Durchführung einer Biopsie wird juristisch ein Aufklärungsgespräch gefordert. In diesem Gespräch soll der Ablauf des Eingriffs beschrieben und es soll auf die Risiken der Untersuchung hingewiesen werden. Eventuelle Kontraindikationen sollen erfragt werden.
  - Bei den Kontraindikationen sind es vor allem die antikoagulativen Therapien, die es zu erfragen gilt. Aber auch angeborene Blutgerinnungsstörungen sollten bekannt sein.
  - Das Aufklärungsgespräch muss dokumentiert und von Patientin und Arzt unterschrieben werden. Dazu werden im Fachhandel Vordrucke angeboten.
- **Spezielle Risiken:** Im Aufklärungsgespräch muss auf das mögliche postinterventionelle Hämatom sowie auch auf das Risiko einer Infektion hingewiesen werden. Mögliche Verletzungen von Rippen, Pleura und Lunge gehören nicht zum Standard der Aufklärung, da Verletzungen dieser Strukturen bei korrekter Durchführung der Biopsie obsolet sind.

2.11 Vorbereitende Diagnostik

- Bei der ultraschallgestützten Nadelbiopsie wird nach kutaner Sprühdesinfektion generell eine Lokalanästhesie durchgeführt. Dabei werden die Haut und das darunterliegende Gewebe bis zum abzuklärenden Befund mit einem Lokalanästhetikum infiltriert. Deshalb sollte die Lage des abzuklärenden Befunds vorher bildgebend ermittelt worden sein.
- Üblicherweise ist bis zu einer präoperativen Markierung eine hinreichende oder sogar jegliche Form der Bildgebung erfolgt. Deren Ergebnisse sollten im Moment der Lokalisation vorliegen.

2.12 Anästhesie

- Bei der ultraschallgestützten Nadelbiopsie wird generell eine Lokalanästhesie durchgeführt. Dabei werden die Haut und das darunterliegende Gewebes bis zum abzuklärenden Befund mit einem Lokalanästhetikum infiltriert.
- Es wird in erster Linie Mepivacain, bei Allergien und Unwirksamkeit Bupivacain eingesetzt.

2.13 Material

- Im Rahmen ambulanter perkutaner Gewebeentnahmen aus der Brust kommen aktuell unterschiedliche Punktionsverfahren zum Einsatz. Dies sind neben der Feinnadelaspiration die Stanzbiopsie und die Vakuumbiopsie. Je nach Verfahren sind unterschiedliche Geräte und Materialien erforderlich.
- Zur Befundmarkierung werden Hakendrähte verwendet, die es in unterschiedlichen Konfigurationen gibt. Zusätzlich stehen Clips und Coils zur Verfügung.

Leitlinien

S 3-Leitlinie für die Diagnostik, Therapie und Nachsorge des Mammakarzinoms (2012)

Bildgebungsgesteuerte minimalinvasive Biopsie

„Die Feinnadelaspiration soll nicht als Standardmethode zur Diagnosesicherung solider Tumoren an der Mamma eingesetzt werden.“ (Empfehlungsgrad A, Level of Evidence 2b)

2.14 Mögliche Komplikationen

2.14.1 Intraoperative Komplikationen

- Extrem selten kommt es im Rahmen einer Hochgeschwindigkeitsstanzbiopsie zu einer arteriellen Blutung. Die Befundabklärung wird durch diese Komplikation üblicherweise nicht behindert. Die Kompression und Kühlung des Stanzareals im Anschluss an die Biopsie sollte in solchen Fällen länger und intensiver erfolgen.

2.14.2 Postoperative Komplikationen

- Gelegentlich treten nach Stanzbiopsien kleine Hämatome auf, die vom Körper üblicherweise innerhalb von 2–3 Wochen im Rahmen einer leicht schmerzhaften Entzündungsreaktion resorbiert werden. Nur sehr selten bilden sich größere Hämatome, die dann ggf. mittels Punktion aspiriert und entlastet werden können.
- Nur extrem selten kommt es nach Stanzbiopsien zu Infektionen. In diesen besonderen Fällen erfolgt dann eine entsprechende Antibiose, wenn möglich, nach Antibiogramm.

2.15 OP-Bericht

- Der schriftliche Befund sollte die Art der Lokalanästhesie, die bildgebende Reproduzierbarkeit des abzuklärenden Befunds und die Anzahl der entnommenen Gewebeproben benennen.
- Es müssen darin auch eventuelle Komplikationen Erwähnung finden.

2.16 Postoperatives Management

- Nach der Gewebeentnahme wird die Brust mit einem Kühlelement für ca. 15 min gekühlt.
- Im Anschluss wird die Einstichstelle mit einem Klammerpflaster versorgt. Dieses Areal wird dann mit einem kleinen Flächenpflaster abgedeckt.

2.17 Ergebnisse

- Die Feinnadelpunktion schmerzhafter Zysten erlaubt die Druckentlastung der Zyste und ermöglicht konsekutiv einen Rückgang der Mastodynie. Zudem ist eine zytologische Untersuchung des Zysteninhalts möglich.
- Die Feinnadelbiopsie unklarer Lymphknoten macht die zytologische Untersuchung von gewonnenem Zellmaterial zur Differenzierung zwischen Lymphadenitis und metastatischem Lymphknotenbefall möglich.
- Die Stanzbiopsie erlaubt eine zuverlässige histopathologische Abklärung von Befunden der Kategorien BIRADS 4 und 5.
- Die Vakuumbiopsie ermöglicht eine Komplettentfernung von definierten, kleineren Befunden.
- Im optimalen Falle erlaubt die mammografische Abgrenzbarkeit eines Befunds die Dokumentation des erfolgreichen Eingriffs.

✔ Merke

Um falsch-negative Operationsergebnisse zu vermeiden, müssen diese später mit den präoperativen Untersuchungsbefunden abgeglichen werden.

2.18 Literatur

Quellenangaben

[22] Fischer U, Baum F. Diagnostik und Therapie des Mammakarzinoms. Stuttgart: Thieme; 2014

Literatur zur weiteren Vertiefung

[23] Albert US. Stufe-3-Leitlinie Brustkrebs-Früherkennung in Deutschland. München: Zuckschwerdt-Verlag; 2008

[24] American College of Radiology. ACR Breast Immaging and Reporting Data System. Breast Imaging Atlas. Reston, VA: American College of Radology; 2003

[25] Baez E, Huber A, Vetter M et al. Minimal invasive complete excision of benign breats tumors using a three-dimensional ultrasound-guided mammotome vacuum device. Ultrasound Obstet Gynecol 2003; 21: 267–227. doi:10.1002/uog.74

[26] Berg WA. Image-guided breast biopsy and management of high-risk lesions. Radiol Clin North Am 2004; 42 (5): 935–946

[27] Brancato B, Crocetti E, Bianchi S et al. Accuracy of needle biopsy of breast lesions visible on ultrasound: audit of fine needle versus core needle biopsy in 3233 consecutive samplings with ascertained outcomes. Breast 2012; 21 (4): 449–454. doi:10.1016/j.breast.2011.10.008

[28] Cassano E, Urban LABD, Pizzamiglio M et al Ultrasound guided vacuum-assitetd core breast biopsy: experiance with 406 cases. Breast Cancer Res Treat 2007; 102: 103–110. doi:10.1007/s10549-006-9305-x

[29] Friedrich M. Lehratlas der Mammasonographie. Stuttgart: Wissenschaftliche Verlagsgesellschaft; 1999

[30] Hahn M, Krainick-Strobel U, Toellner T et al. Interdisciplinary consensus recommendations for the use of vacuum-assisted breast biopsy under sonographiic guidanc: First update 2012. Ultraschall Med 2012; 33 (4): 366–371. doi:10.1055/s-0032-1312831

[31] Helbich TH, Matzek W, Fuchsjäger MH. Stereotactic and ultrasound-guided breast biopsy. Eur Radiol 2004; 14 (3): 383–393. doi:10.1007/s00330-003-2141-z

[32] Leitlinienprogramm Onkologie der Arbeitsgemeinschaft der Wissenschaftlichen Medizinischen Fachgesellschaften e. V. (AWMF), Deutsche Krebsgesellschft e. V. (DKG), Deutsche Krebshilfe e. V. (DKH). Interdisziplinäre S 3-Leitlinie für die Diagnostik, Therapie und Nachsorge des Mammakarzinoms, 2012. AWMF Register-Nr. 032–045OL. Im Internet: https://www.leitlinienprogramm-onkologie.de/fileadmin/user_upload/Downloads/Leitlinien/Mammakarzinom/S 3-Brustkrebs-v2012-OL-Langversion.pdf (Stand: 17.06.2024)

[33] Leitlinienprogramm Onkologie der Arbeitsgemeinschaft der Wissenschaftlichen Medizinischen Fachgesellschaften e. V. (AWMF), Deutsche Krebsgesellschft e. V. (DKG), Deutsche Krebshilfe e. V. (DKH). Interdisziplinäre S 3-Leitlinie für die Diagnostik, Therapie und Nachsorge des Mammakarzinoms, 2017. AWMF Register-Nr. 032–045OL

[34] Leitlinienprogramm Onkologie der Arbeitsgemeinschaft der Wissenschaftlichen Medizinischen Fachgesellschaften e. V. (AWMF), Deutsche Krebsgesellschft e. V. (DKG), Deutsche Krebshilfe e. V. (DKH). Interdisziplinäre S 3-Leitlinie für die Früherkennung, Diagnostik, Therapie und Nachsorge des Mammakarzinoms, 2021. AWMF Register-Nr. 032–045OL. Im Internet: https://register.awmf.org/assets/guidelines/032–045OLl_S 3_Mammakarzinom_2021–07.pdf (Stand: 18.06.2024)

[35] Madjar H. Kursbuch Mammasonographie. Stuttgart: Thieme; 2005

[36] Madjar H. Kursbuch Mammasonografie: Ein Lehratlas nach den Richtlinien der DEGUM und der KBV. 4. Aufl. Stuttgart: Thieme; 2017

[37] Sakamoto N, Ogawa Y, Tsunoda Y et al. Evaluation of the sonographic visibility and sonographic appearance of the breast biopsy marker (UltraClip®) placed in phantoms and patients. Breast Cancer 2017; 24 (4): 585–592. doi:10.1007/s12282-016-0741-0

Wichtige Internetadressen

- Leitlinienprogramm Onkologie: https://www.leitlinienprogramm-onkologie.de/home
- Deutsche Gesellschaft für Senologie: https://www.senologie.org/

3 Mammografie

Uwe Fischer

3.1 Steckbrief

Die digitale Mammografie ist ein 2-dimensionales Untersuchungsverfahren, bei dem ein Röntgenbild der Brust angefertigt wird. Die Domäne der Mammografie ist der Nachweis von Karzinomen, die mit Mikroverkalkungen assoziiert sind, und von nicht verkalkten Tumoren, sofern eine geringe mammografische Gewebedichte vorliegt. Die Mammografie zeigt drastische Limitationen ihrer Aussagekraft für Tumoren, die nicht mit Mikroverkalkungen assoziiert sind, sofern eine hohe mammografische Gewebedichte vorliegt. Haupteinsatzbereiche für die Mammografie sind die Früherkennung von Brustkrebs, die Abklärung von auffälligen Symptomen und der Verlauf nach behandeltem Mammakarzinom. Weiterentwicklungen der digitalen Mammografie sind Tomosynthese, kontrastmittelgestützte Spektralmammografie und Brust-CT.

3.2 Aktuelles

- Auf der Basis der digitalen Mammografie wurden folgende Untersuchungstechniken entwickelt:
  - Tomosynthese,
  - kontrastmittelgestützte Spektralmammografie,
  - Brust-CT.

3.3 Synonyme

- Digitale Mammografie
- DM
- Röntgenmammografie
- digitale Vollfeldmammografie
- FFDM

3.4 Keywords

- Mammografie
- digitale Mammografie
- Mammadiagnostik
- Bildgebung
- Mammakarzinom

3.5 Definition

Unter dem Begriff „Mammografie" wird die Röntgenuntersuchung der weiblichen (und auch der männlichen) Brust verstanden. Das bildgebende Mammografiesystem besteht dabei aus einem Generator, der die Strahlung erzeugt, und einem Empfängersystem, von dem die resultierende Strahlung empfangen wird. Grundsätzlich wird bei der Röntgenmammografie „weiche", d. h. niederenergetische, ionisierende Strahlung in die Brust eingestrahlt. Die resultierende Austrittsstrahlung wird auf einem Röntgenfilm (analoge Technik) oder von einem Detektor (digitale Technik) zur bildgebenden Darstellung der Brust genutzt.

3.6 Indikationen

- Generell können 3 Einsatzbereiche der Mammografie unterschieden werden:
  - *Früherkennungsmammografie:*
    - vor dem 40. Lebensjahr keine Früherkennungsmammografie,
    - ab dem 40. Lebensjahr Früherkennungsmammografie alle 2 Jahre im Rahmen individualisierter und risikoadaptierter Konzepte (Informed Consent),
    - bei definiertem Hochrisikoprofil ab dem 40. Lebensjahr Früherkennungsmammografie alle 2 Jahre, aus strahlenhygienischen Überlegungen bevorzugt als Ein-Ebenen-Mammografie in MLO-Projektion,
    - zwischen dem 50. und dem 75. Lebensjahr Screening-Mammografie alle 2 Jahre.
  - *Abklärung auffälliger klinischer Befunde:*
    - Knoten,
    - Verhärtung,
    - Hauteinziehung,
    - pathologische Mamillensekretion,
    - lokaler Schmerz,
    - Entzündung,
    - Mamillenveränderungen.
  - *Follow-up nach Brustkrebs:*
    - jährliche Mammografie für 5 Jahre nach brusterhaltender Therapie, anschließend Mammografie alle 2 Jahre,
    - Mammografie der Gegenseite nach Mastektomie alle 2 Jahre.

✔ Merke

Vor dem 40. Lebensjahr ist die Mammografie im Rahmen der Früherkennung nicht indiziert.

3.7 Kontraindikationen

- Keine definitiven Kontraindikationen für die Mammografie
- als primäres bildgebendes Verfahren bei Frauen unter 40 Jahren im Rahmen der Früherkennung nicht indiziert
- bei symptomatischen Frauen unter 40 Jahren allenfalls ergänzendes Verfahren nach Ultraschall- und ggf. MRT-Untersuchung
- bei Frauen mit gesichertem BRCA-Gendefekt Reduktion der Mammografien auch nach dem 40. Lebensjahr auf die geringstmögliche Anzahl (aufgrund erhöhter Vulnerabilität gegenüber ionisierender Strahlung)

! Cave

Frauen mit BRCA-Gendefekt weisen eine erhöhte Vulnerabilität gegenüber ionisierender Strahlung auf. Bei ihnen sollte der Einsatz der Mammografie generell auf ein Minimum reduziert werden.

3.8 Technik, Methodik

- **Aufbau des Mammografiegeräts:** Moderne Mammografiegeräte setzen sich aus den Komponenten Generator, Röntgenröhre (▸ Abb. 3.1), Zusatzfilter, Kompressionsvorrichtung, Streustrahlenraster, Belichtungsautomatik und digitales Empfängersystem (Detektor) zusammen (▸ Abb. 3.2).

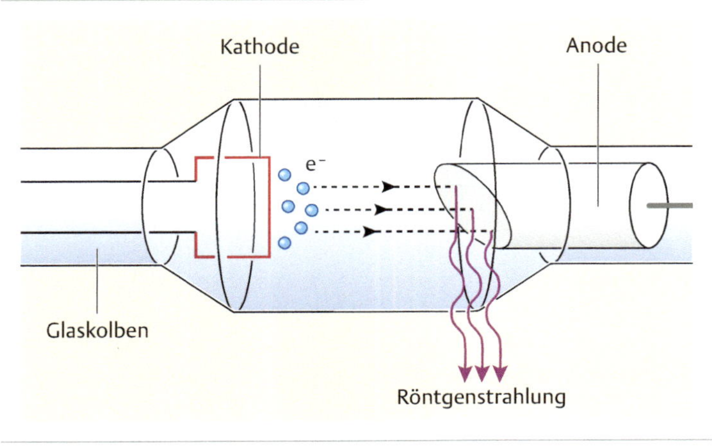

Abb. 3.1 Mammografie. Schematischer Aufbau einer Röntgenröhre mit Kathode, Festanode und austretender Röntgenstrahlung.
e⁻ = Elektron (Quelle: Fischer U, Baum F. Diagnostik und Therapie des Mammakarzinoms. Stuttgart: Thieme; 2014. Abb. 5.2)

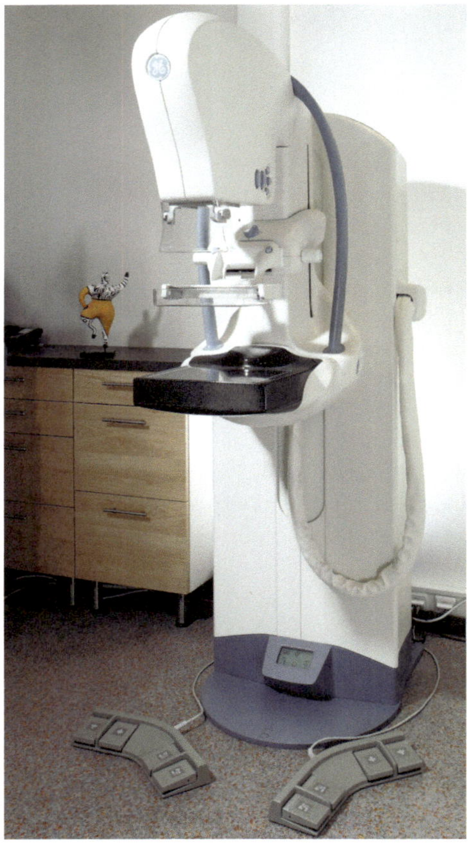

Abb. 3.2 Mammografie. Digitales Mammografievollfeldsystem: Mammografiegerät (Fa. GE Healthcare, Milwaukee, WI, USA) mit den wesentlichen Komponenten Generatorarm, Röntgenröhre, Kompressionsvorrichtung und Detektor (schwarz). (Quelle: Fischer U, Baum F. Diagnostik und Therapie des Mammakarzinoms. Stuttgart: Thieme; 2014. Abb. 5.1)

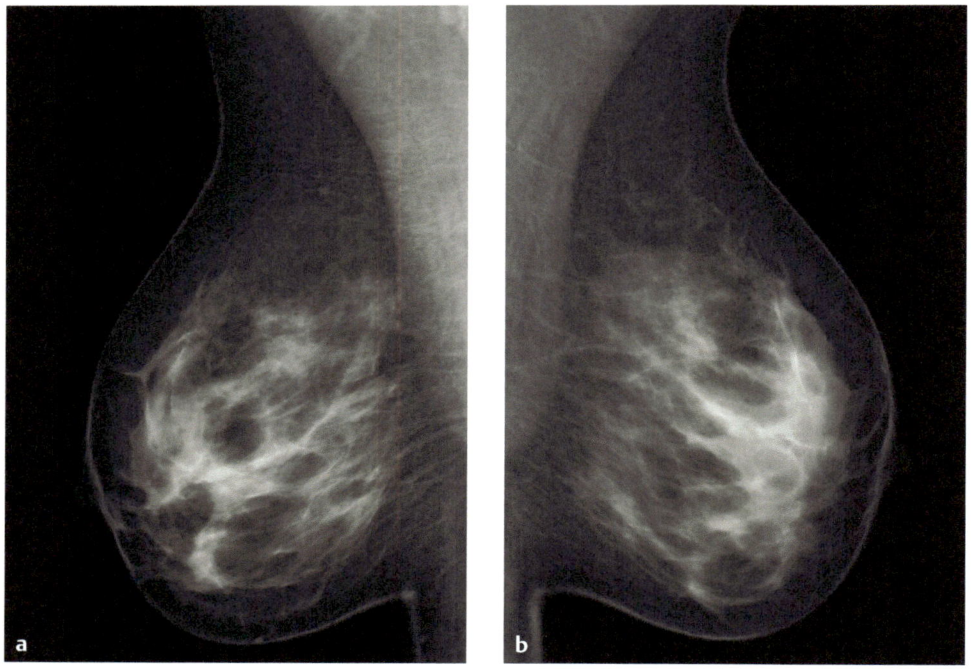

Abb. 3.3 Mammografie. Perfekt eingestellte MLO-Aufnahme mit Abbildung der größtmöglichen Brustdrüsenanteile, Pektoraliswinkel größer als 20° und Pektoralisvorderrand bis unterhalb der Nippellinie reichend, im Profil nachweisbarer Brustwarze und frei entfalteter unterer Umschlagfalte.
a Rechte Mamma in MLO-Projektion.
b Linke Mamma in MLO-Projektion.

- **Standardaufnahmen:**
  - Die MLO-Projektion ist die wichtigste Projektion in der Mammografie der weiblichen (und männlichen) Brust (▸ Abb. 3.3). Sie wird in Abhängigkeit von der Konstitution der untersuchten Frau mit einer Röhrenkippung zwischen 45° (eher fülligere Frau) bis 60° (eher schlanke Frau) angefertigt.
  - Die CC-Projektion (▸ Abb. 3.4) ergänzt die MLO-Projektion. Sie stellt die zweitwichtigste Aufnahmeebene dar. Bei dieser Aufnahme ist der Strahlengang streng von oben (kranial) nach unten (kaudal) ausgerichtet.
- **Detailaufnahmen:**
  - Die Vergrößerungsmammografie (Magnification View) hat die verbesserte räumliche Auflösung und Darstellung von intramammären Strukturen zum Ziel, insbesondere von unklaren Mikroverkalkungen (▸ Abb. 3.5).
  - Die Tubuskompressionsaufnahme (Spot View) dient der Darstellung von Strukturen in einem umschriebenen intramammären Areal mit hoher Druckkomponente. Die Tubuskompressionsaufnahme wird üblicherweise zur Abklärung von unklaren Verdichtungen oder fraglichen Architekturstörungen eingesetzt (▸ Abb. 3.6).

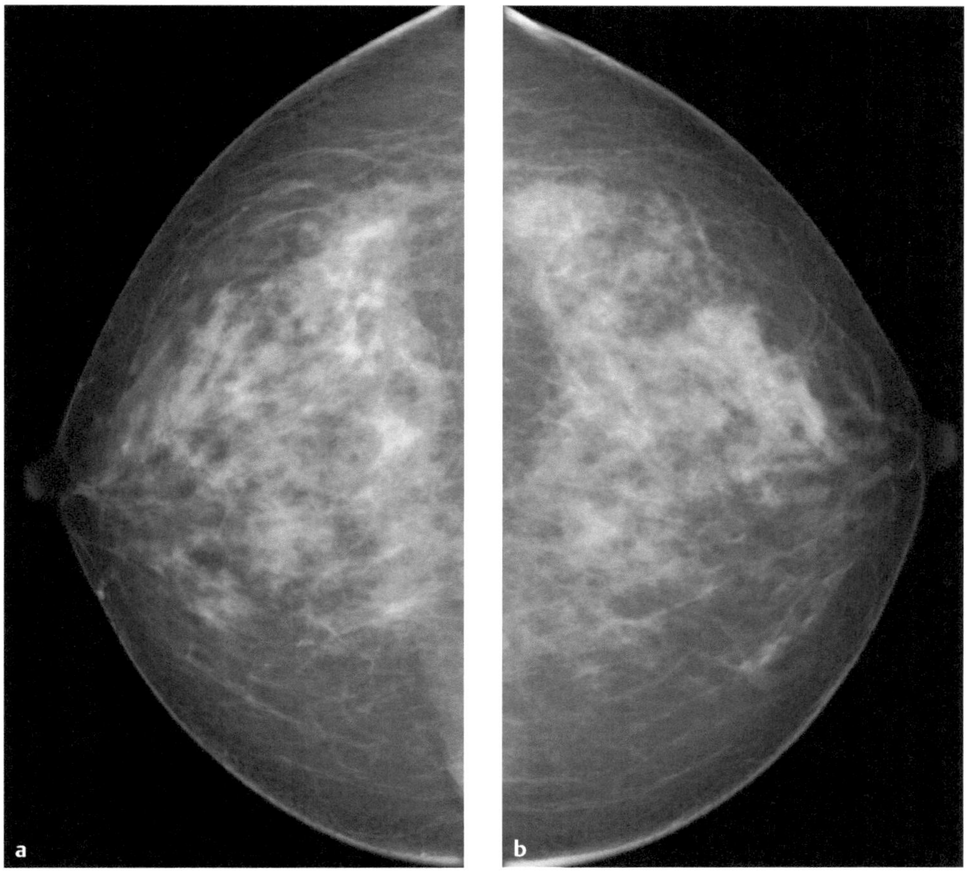

Abb. 3.4 Mammografie. Perfekt eingestellte CC-Aufnahme einer beidseitigen Mammografie mit kompletter Abbildung der medialen und größtmöglicher Abbildung der lateralen Brustdrüsenanteile. Brustwarze im Profil und leicht medial.

a Rechte Mamma in CC-Projektion.
b Linke Mamma in CC-Projektion.

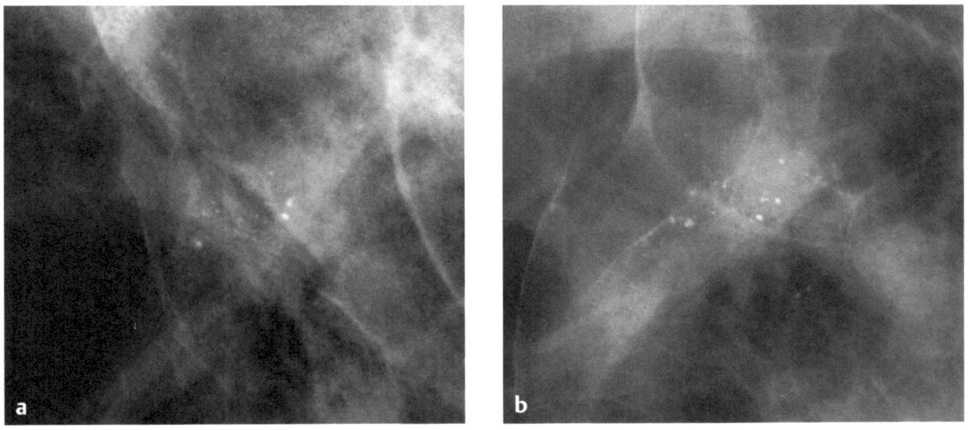

Abb. 3.5 Mammografie. Magnification View.

a Unklare Mikroverkalkungen in der mammografischen Standardprojektion (Bildausschnitt).
b Darstellung der Verkalkungen in der Vergrößerungsmammografie mit besserer räumlicher Auflösung der einzelnen Kalkkonkremente (Bildausschnitt).

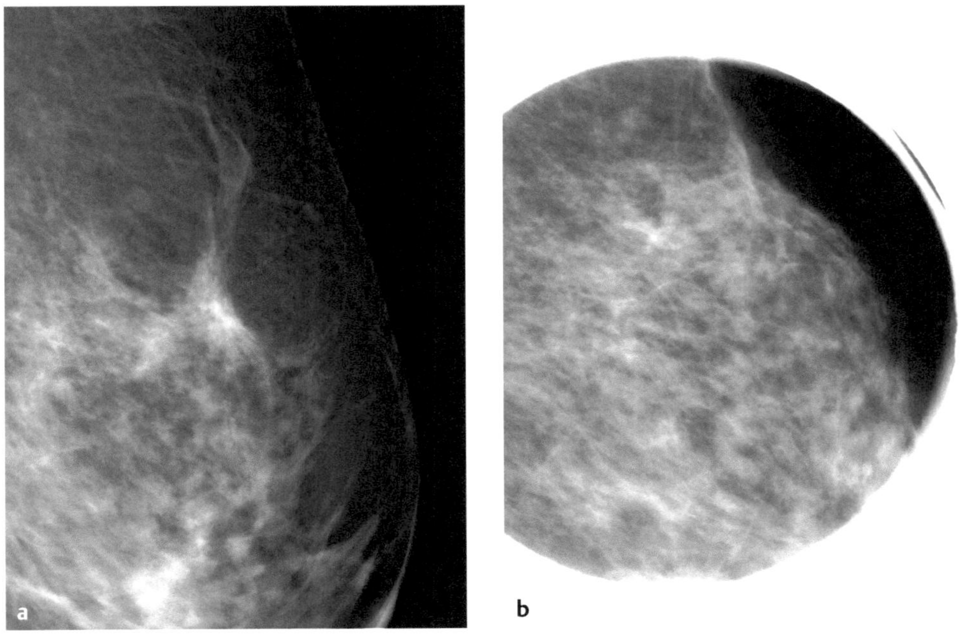

Abb. 3.6 Mammografie. Tubuskompressionsaufnahme.

a Unklare Verdichtung in der mammografischen Standardprojektion MLO.
b Komplette Auflösung dieses auffälligen Befunds unter gezielter Kompression.

- **Zusatzaufnahmen:**
  - Die seitliche Aufnahme (ML-Projektion, LM-Projektion) erlaubt die Darstellung der intramammären Strukturen in der 3. Aufnahmeebene (▶ Abb. 3.7a). Diese Einstellung kann indiziert sein, wenn ein Befund in MLO- und CC-Aufnahme unklar geblieben ist. Zudem ermöglicht die seitliche Aufnahme die Darstellung von Sedimentationseffekten (▶ Abb. 3.7b und ▶ Abb. 3.7c). Vor Durchführung von Interventionen und im Rahmen einer Galaktografie wird zudem die Anfertigung einer entsprechenden Aufnahme empfohlen.
  - Bei der Kleopatra-Aufnahme (laterale CC-Projektion) erfolgt die komplette Darstellung lateral gelegener Brustdrüsenabschnitte in kraniokaudaler Blickrichtung. Eingesetzt wird die Kleopatra-Aufnahme zur kompletten Abbildung nicht oder nur teilweise erfasster Befunde in den lateralen Abschnitten der Brust (▶ Abb. 3.8).
  - Die Cleavage-Aufnahme (syn.: Busenaufnahme) ermöglicht die komplette Darstellung medial gelegener, thoraxwandnaher Brustdrüsenabschnitte in kraniokaudaler Blickrichtung. Eingesetzt wird die Cleavage-Aufnahme zur kompletten Abbildung nicht oder nur teilweise erfasster Befunde in den „busennahen", weit medial und thoraxwandnah gelegenen Abschnitten der Brust (▶ Abb. 3.9).
  - Bei der Eklund-Aufnahme handelt es sich um eine Spezialeinstellung der Mammografie bei Frauen mit einem Brustimplantat. Dabei wird das Kompressionspaddel ventralseitig des Implantats positioniert, sodass keine signifikante Druckkomponente für das Implantat entsteht (▶ Abb. 3.10).

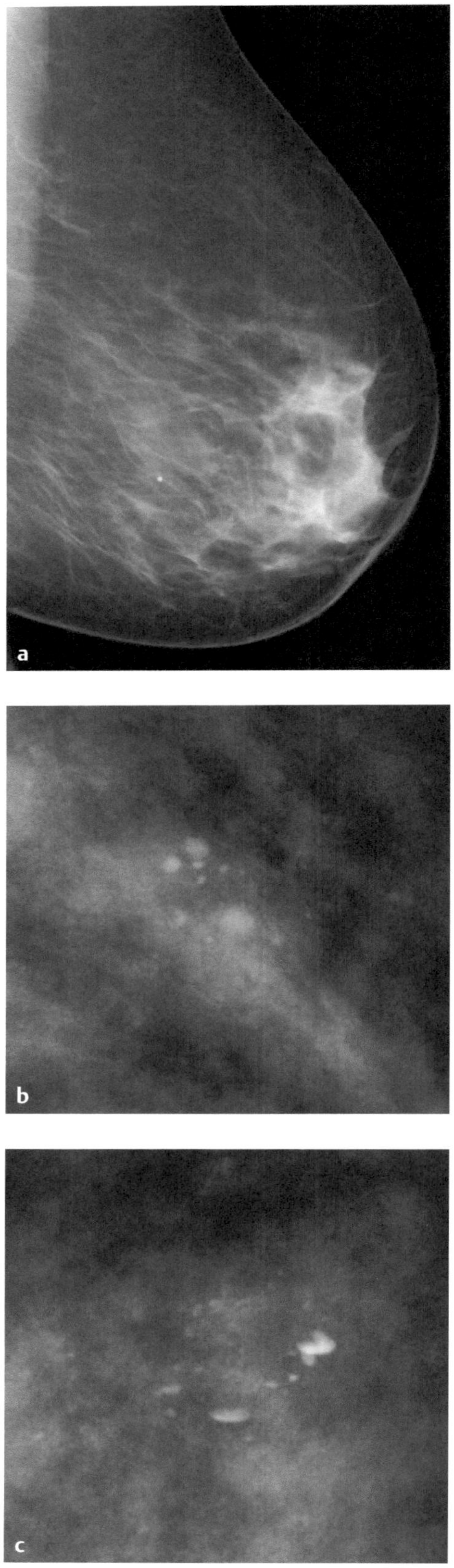

Abb. 3.7 Mammografie. Seitliche Aufnahmen.
a LM-Aufnahme.
b Amorph imponierender Kalk in der Aufsicht in CC-Projektion.
c Typisches Teetassenphänomen mit teesatzartiger, sichelförmiger Darstellung der sedimentierten Kalkpartikel in der LM-Seitaufnahme.

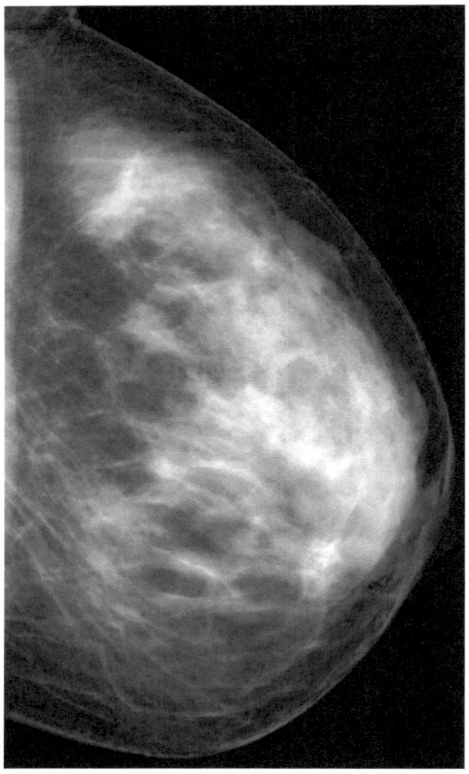

Abb. 3.8 Mammografie. Kleopatra-Aufnahme mit vollständiger Abbildung der lateralen Parenchymabschnitte sowie der lateralen Anteile des Pektoralismuskels.

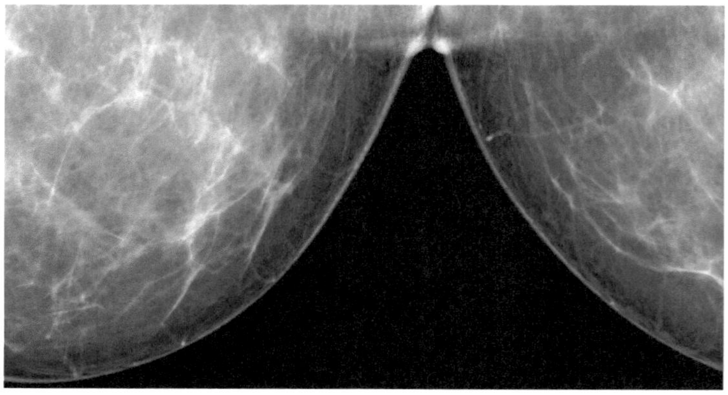

Abb. 3.9 Mammografie. Cleavage-Aufnahme: sog. Busenaufnahme mit Abbildung der medialen Abschnitte beider Brüste.

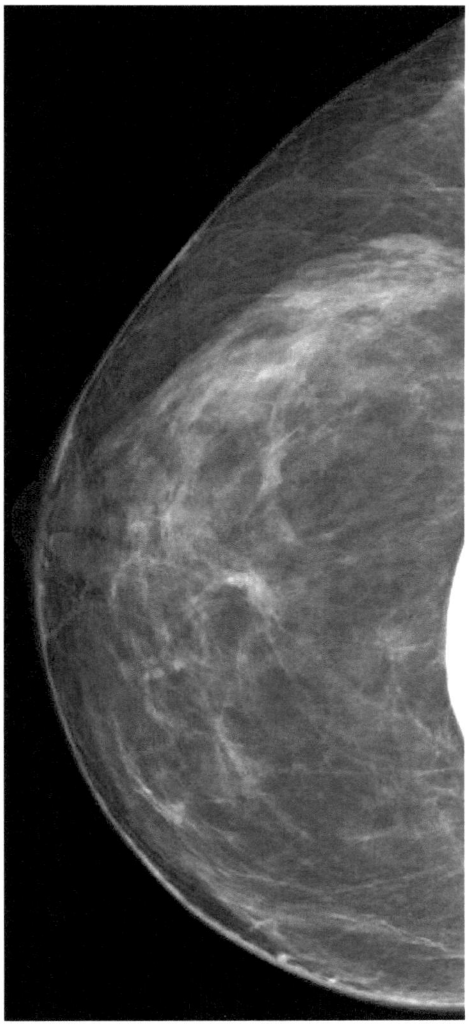

Abb. 3.10 **Mammografie.** Eklund-Aufnahme bei Brustimplantat: Darstellung der präkapsulären Parenchymanteile mit Positionierung der Kompressionsplatte ventralseitig des Implantats.

- **Monitorbefundung:**
  - Bildschirmdiagonale von mindestens 21 Zoll (LCD 19),
  - ansteuerbarer Pixelbereich mindestens 2000 × 2500 Bildpunkte (2 k × 2,5 k, kurz: 5-Megapixel-Monitor),
  - Workstation mit Lupenvergrößerung (Zooming) und Verschiebefunktion (Panning),
  - Leuchtdichte mindestens 1 c/cmm und maximal ca. 320 cd/cmm,
  - Kontrastverhältnis über 250.
- **Computergestützte Befundauswertung (CAD):** In Ergänzung zur Bildanalyse durch ärztliche Auswerter stehen computergestützte Diagnosesysteme zur Verfügung. CAD-Systeme beschränken sich üblicherweise darauf, auffällige Strukturen und Bereiche zu markieren (Detektion, Erhöhung der Sensitivität; ▶ Abb. 3.11). Bestrebungen gehen dahin, das CAD-Spektrum um eine zusätzliche computerassistierte Charakterisierung von Befunden zu erweitern (Computer-assisted Diagnosis).
- **Bildnachbearbeitung:** Im Rahmen der Bildnachbearbeitung können u. a. folgende Optionen umgesetzt werden:
  - Kontraständerung (▶ Abb. 3.12),
  - Helligkeitsänderung (▶ Abb. 3.13),
  - Inversion (▶ Abb. 3.14),
  - Zooming (▶ Abb. 3.15),
  - metrische Quantifizierung (▶ Abb. 3.16).

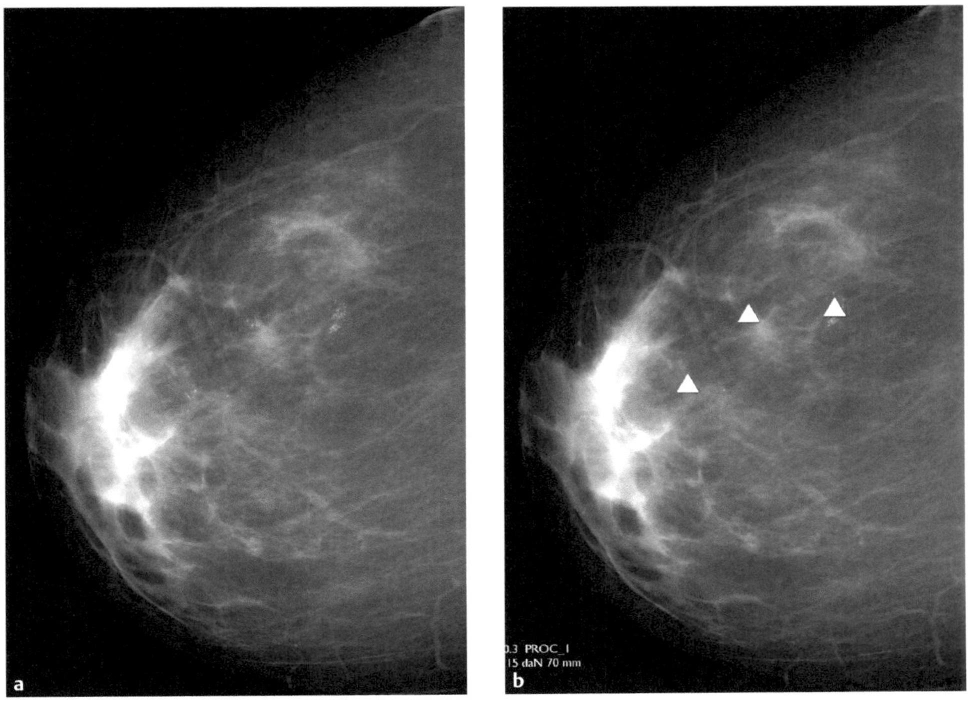

Abb. 3.11 **Mammografie.** Computergestützte Befundauswertung.
a Digitales Mammografiebild mit gruppierter Ansammlung pleomorpher Mikroverkalkungen oben außen.
b Computergestützte Detektion und Markierung dieser Verkalkungen (Dreiecke).

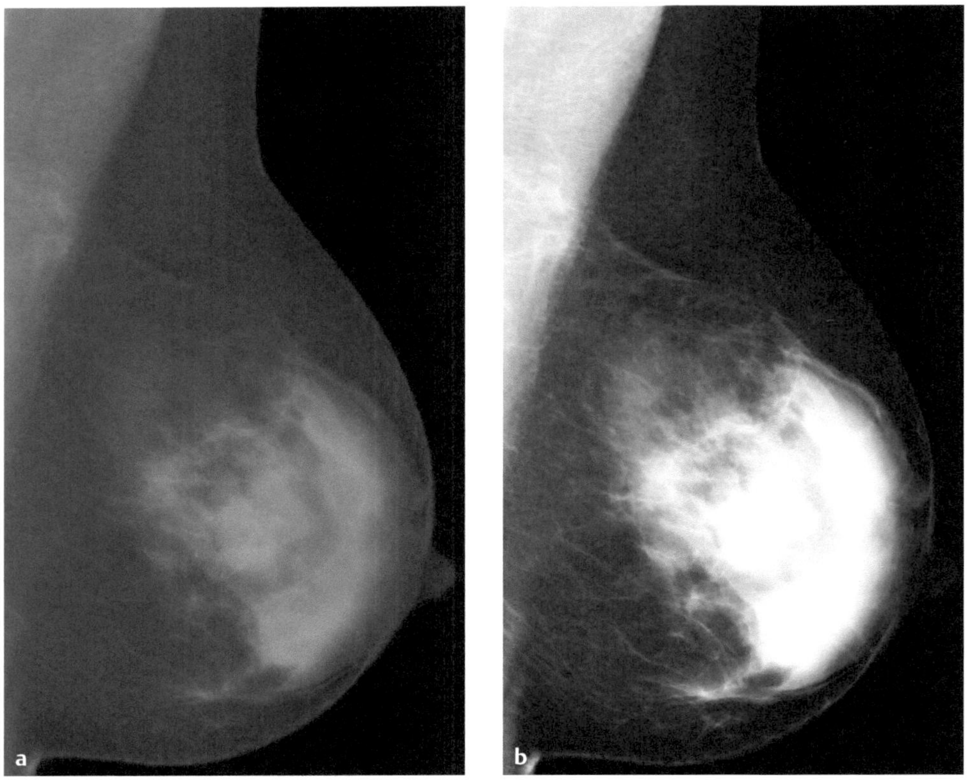

Abb. 3.12 Mammografie. Änderung des Kontrasts.
a Ausspielung einer Mammografieaufnahme mit geringem Kontrast. (Quelle: Fischer U, Baum F. Diagnostik und Therapie des Mammakarzinoms. Stuttgart: Thieme; 2014. Abb. 5.4a)
b Ausspielung einer Mammografieaufnahme mit starkem Kontrast. (Quelle: Fischer U, Baum F. Diagnostik und Therapie des Mammakarzinoms. Stuttgart: Thieme; 2014. Abb. 5.4b)

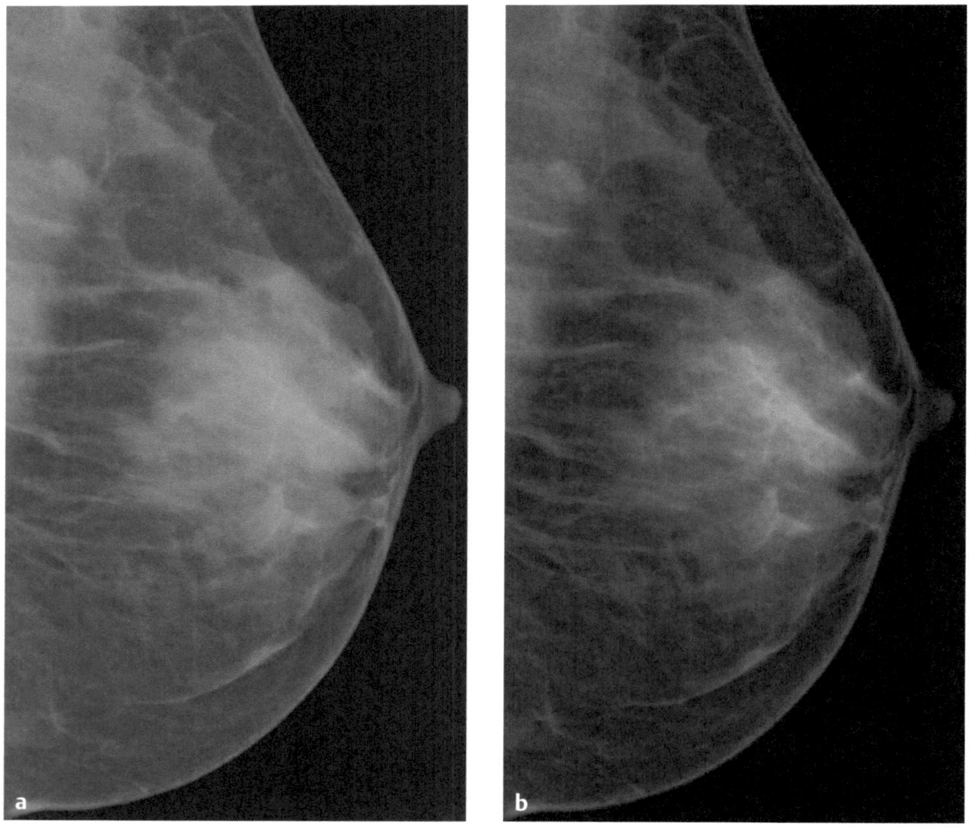

Abb. 3.13 Mammografie. Änderung der Helligkeit.
a Ausspielung einer Mammografieaufnahme mit großer Helligkeit. (Quelle: Fischer U, Baum F. Diagnostik und Therapie des Mammakarzinoms. Stuttgart: Thieme; 2014. Abb. 5.12a)
b Ausspielung einer Mammografieaufnahme mit geringer Helligkeit. (Quelle: Fischer U, Baum F. Diagnostik und Therapie des Mammakarzinoms. Stuttgart: Thieme; 2014. Abb. 5.12b)

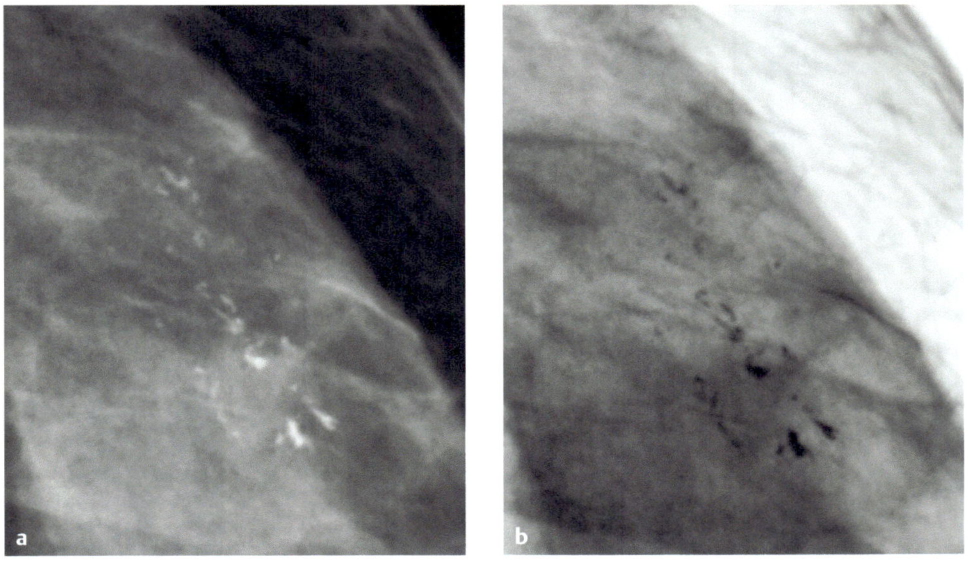

Abb. 3.14 Mammografie. Inversion.
a Ausspielung von Mikroverkalkungen in herkömmlichem Graustufenbild.
b Ausspielung von Mikroverkalkungen in Inversion.

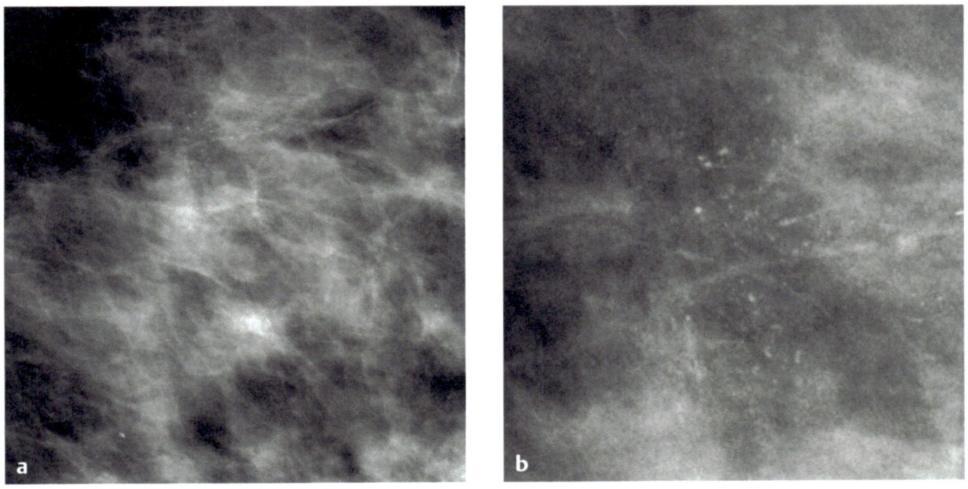

Abb. 3.15 Mammografie. Zooming.
a Ursprüngliches digitales Mammogramm.
b Gezielte Darstellung der Mikroverkalkungen im Zooming (Zoom-Faktor 2).

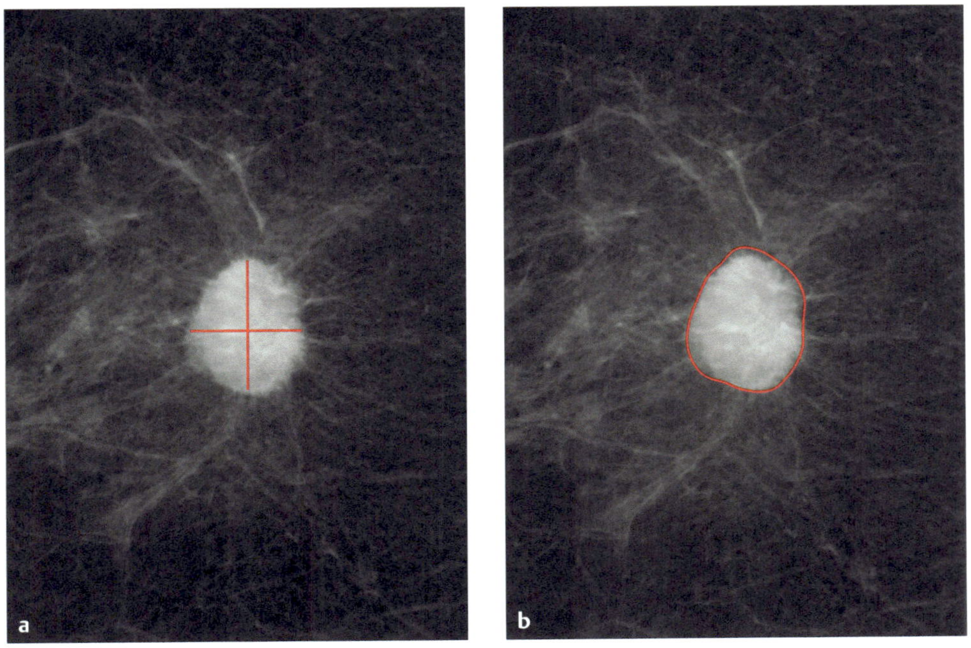

Abb. 3.16 Mammografie. Tumorausmessung onkologisch relevanter Größenparameter eines malignen Mammabefunds.
a Maximaler Durchmesser.
b Flächenkalkulation.

3.9 Dichtetypen

- In Abhängigkeit vom Anteil des Drüsengewebes am Brustvolumen wird der sog. Dichtetyp in Form einer 4-stufigen Skala unterteilt. Primär erfolgte diese Klassifikation für die Röntgenmammografie, die Dichtestufen wurden als ACR I, II, III und IV festgelegt. Inzwischen wurde diese Terminologie in ACR A, B, C und D geändert (▶ Abb. 3.17).
- Moderne Definitionen orientieren sich daran, welche Tumorgröße innerhalb des jeweils vorliegenden Dichtetyps nicht zuverlässig erkennbar ist (▶ Tab. 3.1):
  - *Typ A:* bis 5 mm maskierbar,
  - *Typ B:* bis 10 mm maskierbar,
  - *Typ C:* bis 20 mm maskierbar,
  - *Typ D:* über 20 mm maskierbar.

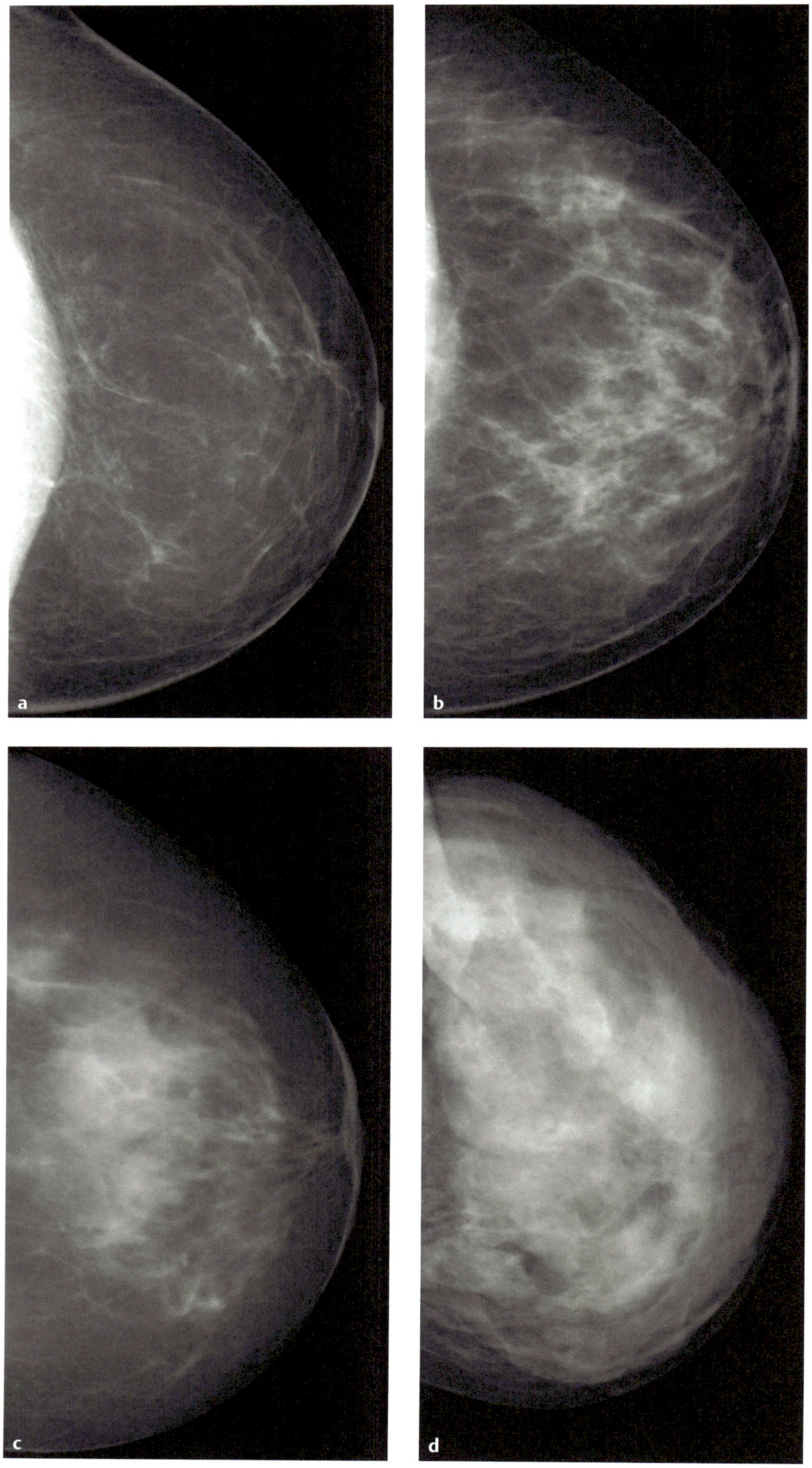

Abb. 3.17 Mammografie. Dichtetypen ACR A–D.
a Dichtetyp ACR A. (Quelle: Fischer U, Baum F. Diagnostik und Therapie des Mammakarzinoms. Stuttgart: Thieme; 2014. Abb. 5.45a)
b Dichtetyp ACR B. (Quelle: Fischer U, Baum F. Diagnostik und Therapie des Mammakarzinoms. Stuttgart: Thieme; 2014. Abb. 5.45b)
c Dichtetyp ACR C. (Quelle: Fischer U, Baum F. Diagnostik und Therapie des Mammakarzinoms. Stuttgart: Thieme; 2014. Abb. 5.45c)
d Dichtetyp ACR D. (Quelle: Fischer U, Baum F. Diagnostik und Therapie des Mammakarzinoms. Stuttgart: Thieme; 2014. Abb. 5.45d)

Tab. 3.1 Mammografische Dichtetypen ACR A–D.

Dichtetypen	Früher gebräuchliche Typbezeichnung	Beschreibung des Parenchyms
MX-ACR Typ A	I	überwiegend lipomatöses Gewebe
MX-ACR Typ B	II	fibroglanduläres Gewebe
MX-ACR Typ C	III	inhomogen dichtes Gewebe
MX-ACR Typ D	IV	sehr dichtes Gewebe

ACR = American College of Radiology, MX = Mammografie

Tab. 3.2 Größe potenziell maskierter Befunde in der Mammografie in Abhängigkeit von der Parenchymdichte und konsekutive Zuverlässigkeit der Mammografie für die Karzinomdetektion.

Dichtetypen	Maskierbare Tumorgröße	Zuverlässigkeit (%)
MX-ACR A	bis 5 mm	>95
MX-ACR B	bis 10 mm	80
MX-ACR C	bis 20 mm	60
MX-ACR D	bis 20 mm und größer	<50

ACR = American College of Radiology, MX = Mammografie

✔ Merke

Der Dichtetyp der Brust bestimmt die Aussagekraft der jeweiligen Mammografie (▸ Tab. 3.2).

3.10 Qualitätssicherung

- **Fehler und Mängel:** Prinzipiell muss im Rahmen der Qualitätssicherung für die Mammografie zwischen technisch-methodischen Mängeln und Fehlern bei der Befundinterpretation unterschieden werden. Technisch-methodische Defizite betreffen in erster Linie Mängel an der Hardware und die Bilderstellung durch die MTRA:
  - Mängel bei der Positionierung der Brust (Thema: inkomplette Abbildung),
  - Mängel beim Ausstreichen der Brust im Rahmen der Lagerung (Thema: Falten),
  - Mängel bei der Kompression der Brust im Rahmen der Lagerung (Thema: Unschärfe).
- **PGMI-System:** Die Grundlagen für eine Qualitätssicherung der Röntgenmammografie wurden im National Health Service Breast Screening Program im Rahmen des britischen Mammografie-Screenings in Form des sog. PGMI-Systems geschaffen. Dieses international verwendete System unterscheidet 4 Qualitätsstufen:
  - *Stufe P:* perfekt,
  - *Stufe G:* gut,
  - *Stufe M:* moderat,
  - *Stufe I:* inakzeptabel.
- **Perfekte und inakzeptable Mammografieaufnahmen:** Die Qualität von Mammografieaufnahmen gilt als gesichert, wenn mehr als 75 % der Aufnahmen die Qualitätsstufen „P" und „G" haben und die Anzahl der Aufnahmen mit „I" weniger als 3 % beträgt (▸ Abb. 3.18). Das PGMI-System kommt bei Mammografieaufnahmen nach brusterhaltender operativer Therapie, Reduktionsplastik oder Protheseneinbringung nicht zum Einsatz. In Deutschland wurde die Beurteilung der mammografischen Bildqualität in Form eines 3-stufigen Systems geregelt. Stufe I (Qualität regelrecht) entspricht dabei den Kategorien „P" und „G" aus dem PGMI-System. Stufe II stimmt mit der Kategorie „M" und Stufe III mit der Kategorie „I" überein. Kriterien:

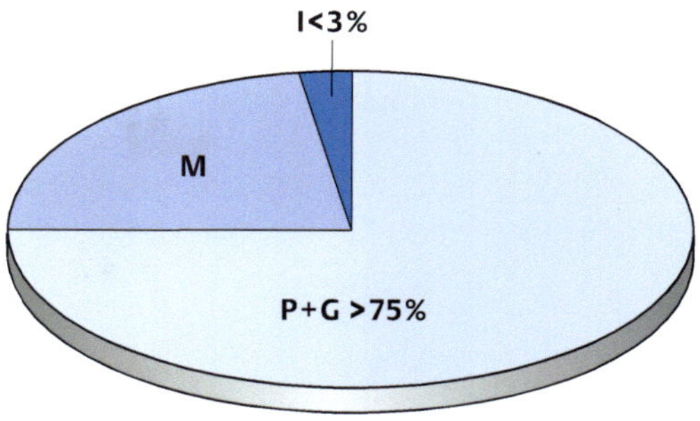

Abb. 3.18 Mammografie. Qualitätssicherung in der mammografischen Einstelltechnik. Mindestens 75 % der Aufnahmepaare sollten der Qualitätsstufe „P" und „G" entsprechen. Höchstens 3 % der Aufnahmen sollten inakzeptabel (Stufe „I") sein. Die Beurteilung der Mammografieaufnahmen erfolgt im PGMI-System immer paarweise. Im Unterschied zum britischen System sieht das nationale System eine Beurteilung des Einzelbilds vor. (Quelle: Fischer U, Baum F. Diagnostik und Therapie des Mammakarzinoms. Stuttgart: Thieme; 2014. Abb. 5.39)

  - *Kriterien einer perfekten Mammografieaufnahme* (Stufe „P", perfekt): Alle aufgelisteten Kriterien müssen erfüllt sein, damit eine Aufnahme als „perfekt" klassifiziert werden kann (modifiziert für die digitale Mammografie):
    - vollständige Abbildung des Parenchyms,
    - korrekte und eindeutige Beschriftung,
    - geeignete Belichtung (optische Dichte 0,8–2,5),
    - gute Kompression,
    - keine Bewegungsunschärfe,
    - keine Artefakte,
    - keine Hautfalten,
    - symmetrische Anordnung der Aufnahmen.
  - *Kriterien einer inakzeptablen Mammografieaufnahme* (Stufe „I", inadäquat): Die Qualität des Mammografiebilds (national) oder -bildpaars (international) gilt als inadäquat, wenn eines der aufgelisteten Kriterien erfüllt ist (modifiziert für die digitale Mammografie):
    - grob unvollständige Abbildung des Parenchyms (z. B. Pektoralismuskel in MLO-Projektion am oberen Bildeck),
    - inkorrekte oder unklare Beschriftung (z. B. vertauschte Seitenbezeichnung),
    - ungeeignete Belichtung (z. B. deutliche Unter- oder Überbelichtung),
    - ungenügende Kompression (z. B. Verzicht auf Kompression auf Patientenwunsch),
    - Bewegungsunschärfen (z. B. durch geringes Wegziehen der Mamma während der Aufnahme),
    - relevante Artefakte (z. B. Abbildung des Haarzopfs auf dem Mammografiebild),
    - Hautfalten im Bereich des Parenchyms (z. B. detektornahe kutane Einfaltungen bei atropher Brust),
    - Mamille in das Parenchym projiziert (z. B. Fehlinterpretation der Mamille als intramammärer Herdbefund).
- **Einstelltechnische Mängel der MLO-Aufnahme:** Die Zielsetzung der Mammografie ist die vollständige Abbildung der jeweiligen Brust in der gewünschten Einstellposition. Für die MLO-Aufnahmeebene werden folgende Kriterien gefordert:
  - Pektoralismuskel bis in Höhe der Mamille abgebildet (▸ Abb. 3.19),
  - Pektoralismuskel über 20° zum Bildrand (Kassenärztliche Vereinigungen in Deutschland: über 10°),
  - Mamille im Profil (▸ Abb. 3.20),
  - untere Umschlagfalte erkennbar und frei entfaltet (▸ Abb. 3.21).

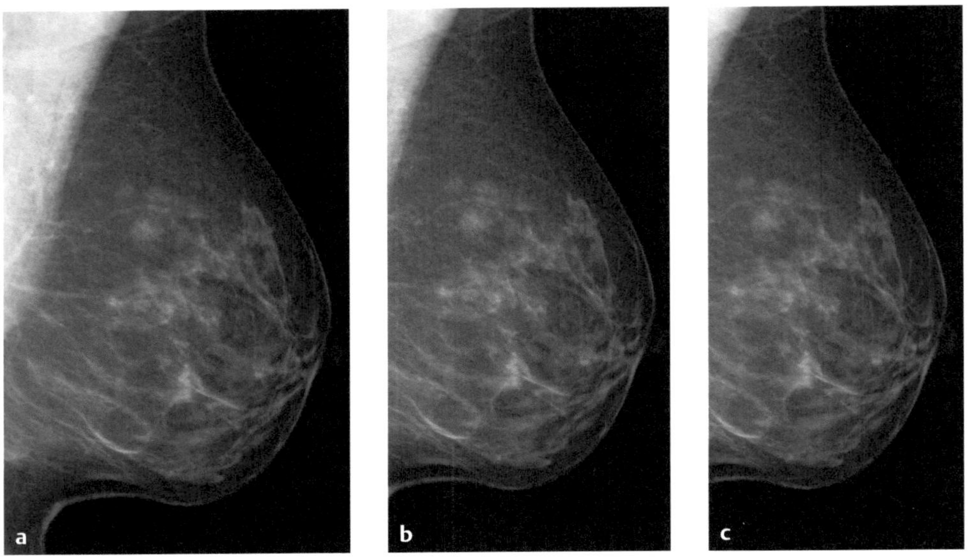

Abb. 3.19 Mammografie. Qualitätsstufen der MLO-Aufnahme.
a MLO-Aufnahme der Qualitätsstufe „P/G" (Stufe I) mit Abbildung der größtmöglichen Brustdrüsenanteile, Pektoraliswinkel über 20° und Pektoralismuskel bis unterhalb der Nippellinie reichend, im Profil nachweisbarer Brustwarze und frei entfalteter unterer Umschlagfalte.
b Reduktion der Bildqualität auf „M" (Stufe II) bei nicht ausreichend weit nach kaudal reichendem Pektoralismuskel und fehlender Darstellung der unteren Umschlagfalte.
c Inadäquate Aufnahme (Stufe III) bei nur randständig erfasstem Pektoralismuskel und unvollständiger Abbildung des Parenchyms sowie fehlender unterer Umschlagfalte.

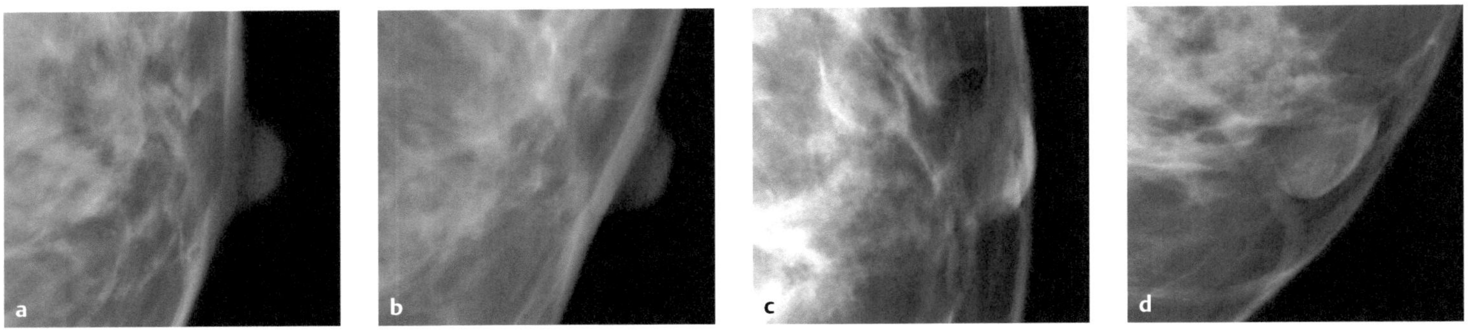

Abb. 3.20 Mammografie. Mamille im Profil.
a Mammogramm mit optimaler Einstellung der Brustwarze im Profil (Stufe „P").
b Mammogramm mit diskreter Projektion der Mamille in das kutane Niveau (Stufe „G").
c Mammogramm mit Projektion der Brustwarze in das subkutane Fettgewebe (Stufe „M").
d Mammogramm mit rundherdähnlicher Projektion der Mamille in das Drüsenparenchym (Stufe „I").

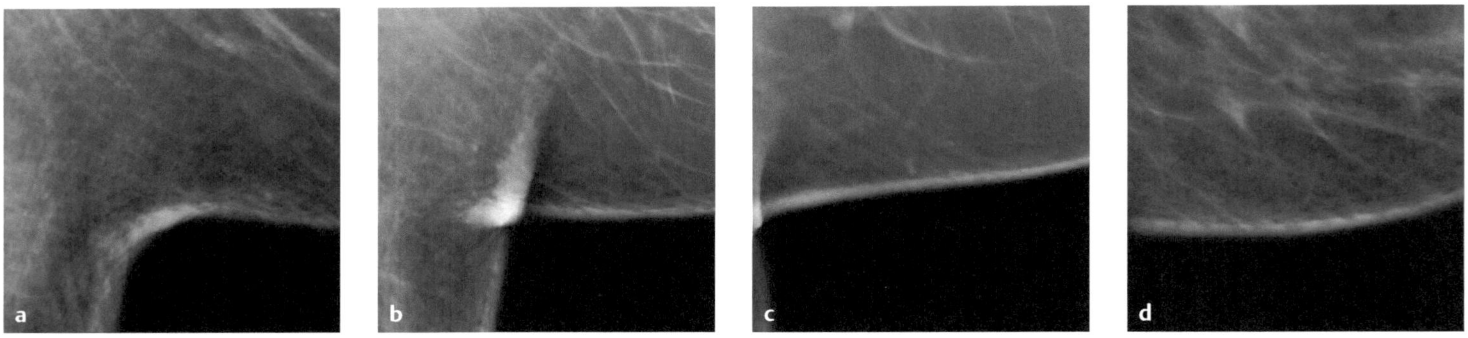

Abb. 3.21 Mammografie. Untere Umschlagfalte erkennbar und frei entfaltet.
a MLO-Aufnahme mit optimaler Einstellung der klar entfalteten Inframammärfalte (Stufe „P").
b MLO-Aufnahme mit Einfaltung im Bereich der Inframammärfalte (Stufe „G").
c MLO-Aufnahme mit gerade eben erkennbarer Falte (Stufe „M").
d MLO-Aufnahme mit fehlender Abbildung der Inframammärfalte (Stufe „I").

- **Einstelltechnische Mängel der CC-Aufnahme:** Die Zielsetzung der Mammografie ist die vollständige Abbildung der jeweiligen Brust in der gewünschten Einstellposition. Für die CC-Aufnahmeebene werden folgende Kriterien gefordert:
  - komplette Abbildung der medialen Anteile des Drüsenkörpers (s. ▶ Abb. 3.19),
  - Brustwarze mittig oder leicht medialisiert (Kassenärztliche Vereinigungen in Deutschland: leicht medialisiert, mittig oder lateralisiert, je 20°; s. ▶ Abb. 3.19),
  - möglichst umfangreiche Darstellung der lateralen Anteile des Drüsenkörpers (▶ Abb. 3.22),
  - Mamille im Profil (s. ▶ Abb. 3.20).
- **Pektoralis-Nippel-Linie:** Diese definiert sich als eine Strecke, die auf dem Mammografiebild in MLO-Projektion als Senkrechte von der vorderen Begrenzung des Pektoralismuskels bis zur Basis der Brustwarze verläuft (▶ Abb. 3.23a). Sie wird in Zentimetern gemessen und liefert eine Information über die Größe der Brust. Sie dient als Basis für die Beantwortung der Frage, ob die Brust in der CC-Projektion ausreichend weit in die Aufnahmeebene gezogen wurde. Definitionsgemäß darf die Pektoralis-Nippel-Linie in CC-Projektion höchstens 15 mm kürzer sein als die Pektoralis-Nippel-Linie in MLO-Projektion (▶ Abb. 3.23b und ▶ Abb. 3.24).
- **Einzelne typische Mängel:** ▶ Abb. 3.25, ▶ Abb. 3.26, ▶ Abb. 3.27, ▶ Abb. 3.28, ▶ Abb. 3.29, ▶ Abb. 3.30, ▶ Abb. 3.31, ▶ Abb. 3.32, ▶ Abb. 3.33, ▶ Abb. 3.34, ▶ Abb. 3.35, ▶ Abb. 3.36, ▶ Abb. 3.37, ▶ Abb. 3.38 und ▶ Abb. 3.39 zeigen einzelne typische Mängel und die entsprechende PGMI-Stufe.

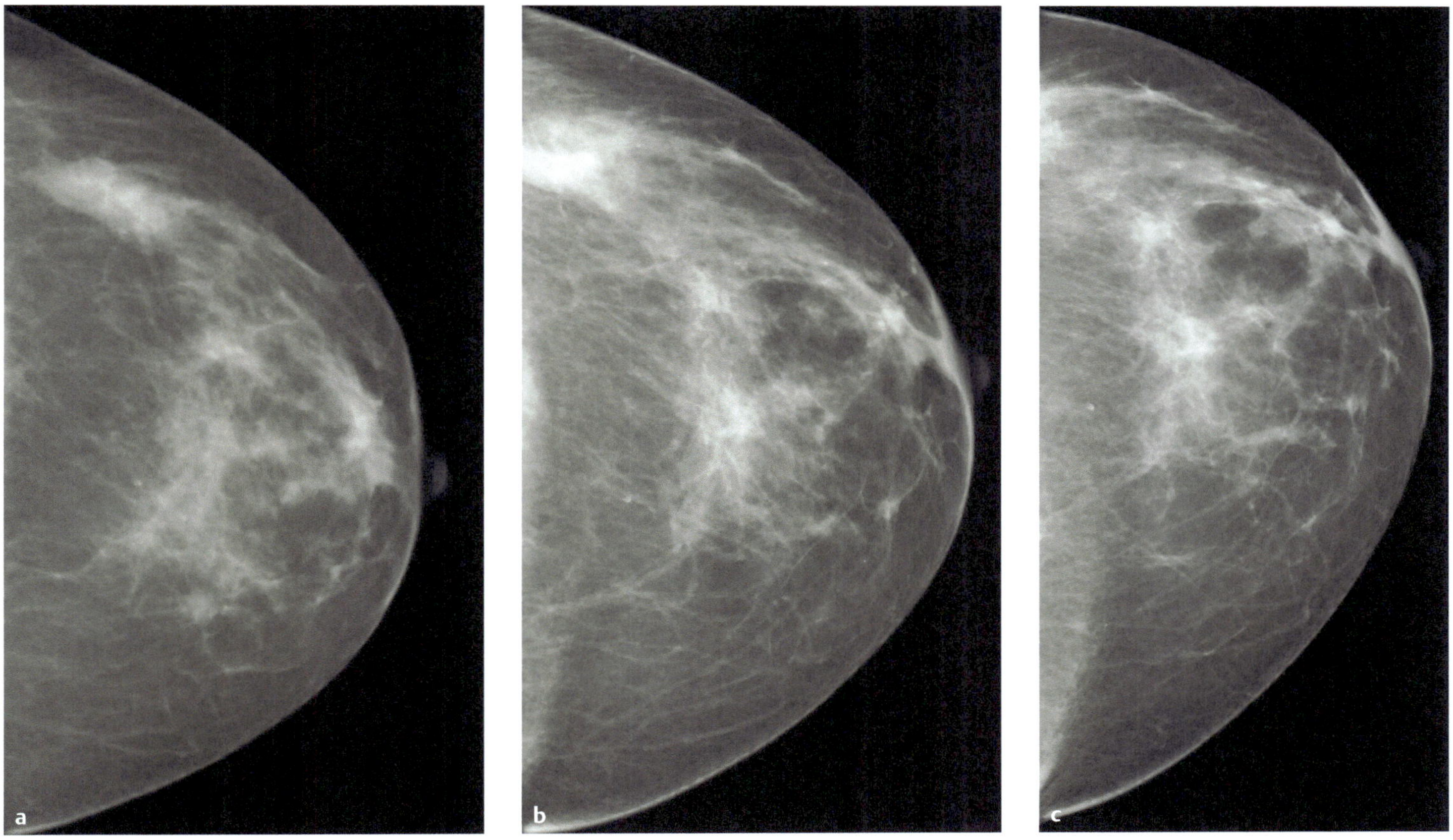

Abb. 3.22 Mammografie. Qualitätsstufen der CC-Aufnahme.

- **a** CC-Aufnahme der Qualitätsstufe „P/G“ (Stufe I) mit kompletter Abbildung der medialen Brustdrüsenabschnitte, möglichst umfassender Darstellung der lateralen Brustdrüsenabschnitte und im Profil nachweisbarer Brustwarze, die gering nach medial projiziert ist.
- **b** CC-Aufnahme mit kompletter Darstellung der medialen Parenchymabschnitte, jedoch milder Lateralisation der Mamille und daher inkomplett abgebildeten lateralen Brustdrüsenanteilen. Dadurch Reduktion der Bildqualität auf „M“ (Stufe II).
- **c** Inadäquate CC-Aufnahme (Stufe III) bei nicht akzeptabler Lateralisation der Mamille und in der Folge grob inkompletter Darstellung der lateralen Parenchymabschnitte.

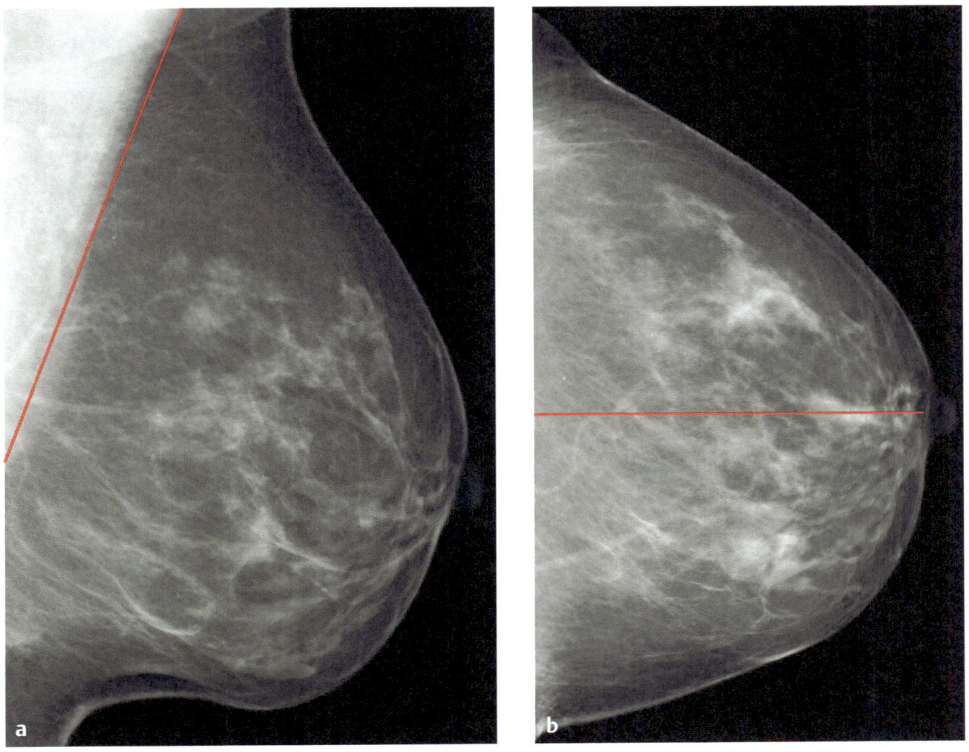

Abb. 3.23 Mammografie. Pektoralis-Nippel-Linie.

- **a** MLO-Aufnahme mit Einzeichnung der Pektoralisvorderfläche und der Pektoralislinie in MLO-Projektion.
- **b** Einzeichnung der Pektoralislinie in CC-Projektion senkrecht von der Bildberandung bis zur Rückfläche der Brustwarze reichend.

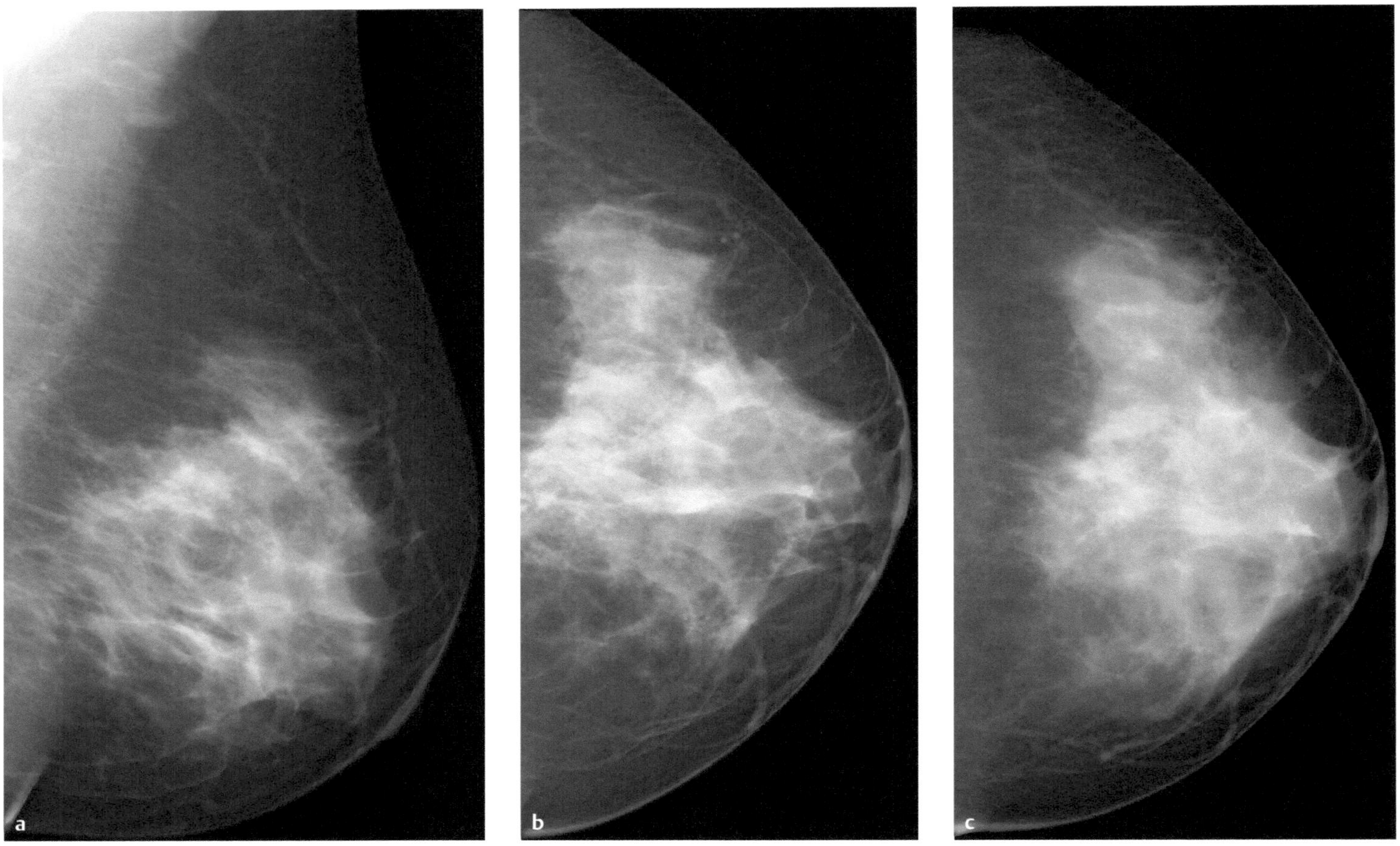

Abb. 3.24 Mammografie. Unzureichende Darstellung der Pektoralis-Nippel-Linie.

- **a** Akzeptable MLO-Aufnahme mit einer Pektoralis-Nippel-Linie von 12 cm.
- **b** Dazugehörige CC-Aufnahme, bei der die Brust nicht ausreichend weit auf die Detektorfläche positioniert wurde, mit einer Pektoralis-Nippel-Linie von 9 cm (inakzeptable Aufnahme, Stufe „I").
- **c** Wiederholung der CC-Projektion mit höher eingestelltem Detektor, konsequenterer Mobilisation der kaudalen Brustanteile und besserem Ausstreichen der Brust in Detektorrichtung. Nunmehr komplette Darstellung der präpektoralen Anteile des Drüsenkörpers (Pektoralis-Nippel-Linie 11,5 cm).

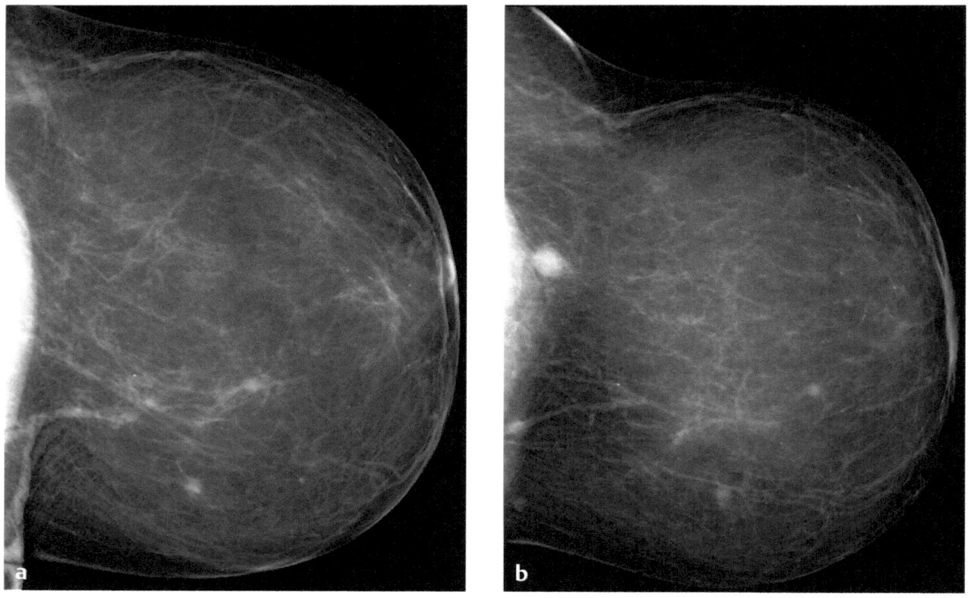

Abb. 3.25 Mammografie. Schlechte Lagerung der Mamma in CC-Projektion.

- **a** Grobe Hautfalten und Projektion von schulternahem Weichgewebe in die CC-Aufnahme (vorgetäuschter Pektoralisschatten) der linken Mamma bei torquierter Lagerung der Mamma (PGMI-Stufe „I"). (Quelle: Fischer U, Baum F. Diagnostik und Therapie des Mammakarzinoms. Stuttgart: Thieme; 2014. Abb. 5.40a)
- **b** Nach Korrektur der Lagerung brustwandnahe Abbildung des tatsächlichen Pektoralisschattens und drastische Reduzierung der Hautfalten, insbesondere medialseitig. Zudem nunmehr Darstellung eines intramammären präpektoralen Rundherds, der vorher nicht abgebildet war. (Quelle: Fischer U, Baum F. Diagnostik und Therapie des Mammakarzinoms. Stuttgart: Thieme; 2014. Abb. 5.40b)

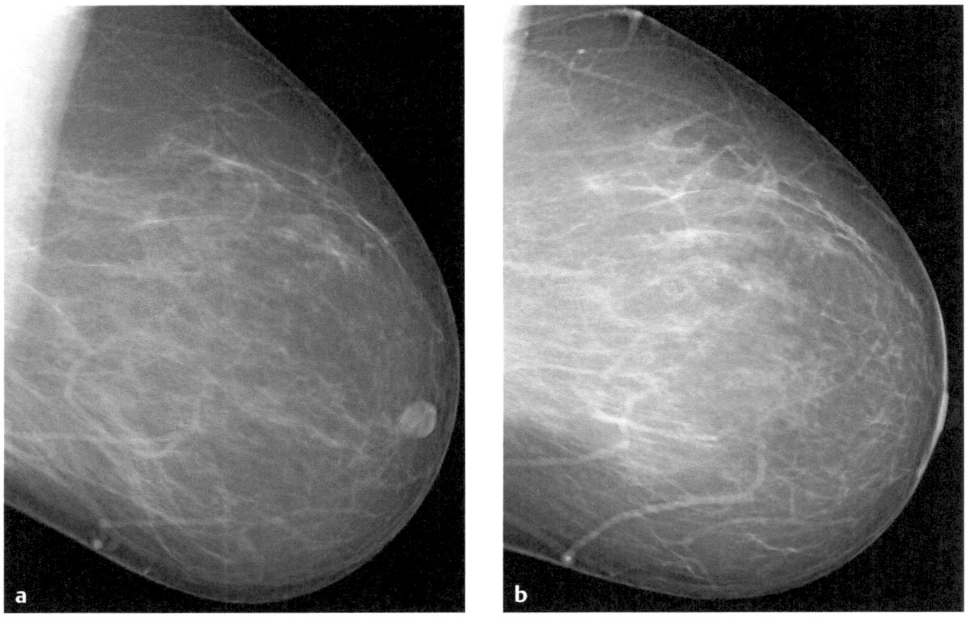

Abb. 3.26 Mammografie. Mamille in Projektion auf das Drüsengewebe.

a Fehleinstellung mit Projektion des Mamillenschattens in das Parenchym und potenzieller Gefahr einer Fehlinterpretation als intramammärer Herdbefund (inakzeptable Aufnahme, Stufe „I").

b Wiederholung der Aufnahme mit freier Projektion der (flachen) Mamille außerhalb des Drüsenkörpers. Die schlechtere Abbildung des Pektoralismuskels ist tolerabel, da dieser Bereich auf der primären, fehlerhaften Aufnahme bereits abgebildet wurde.

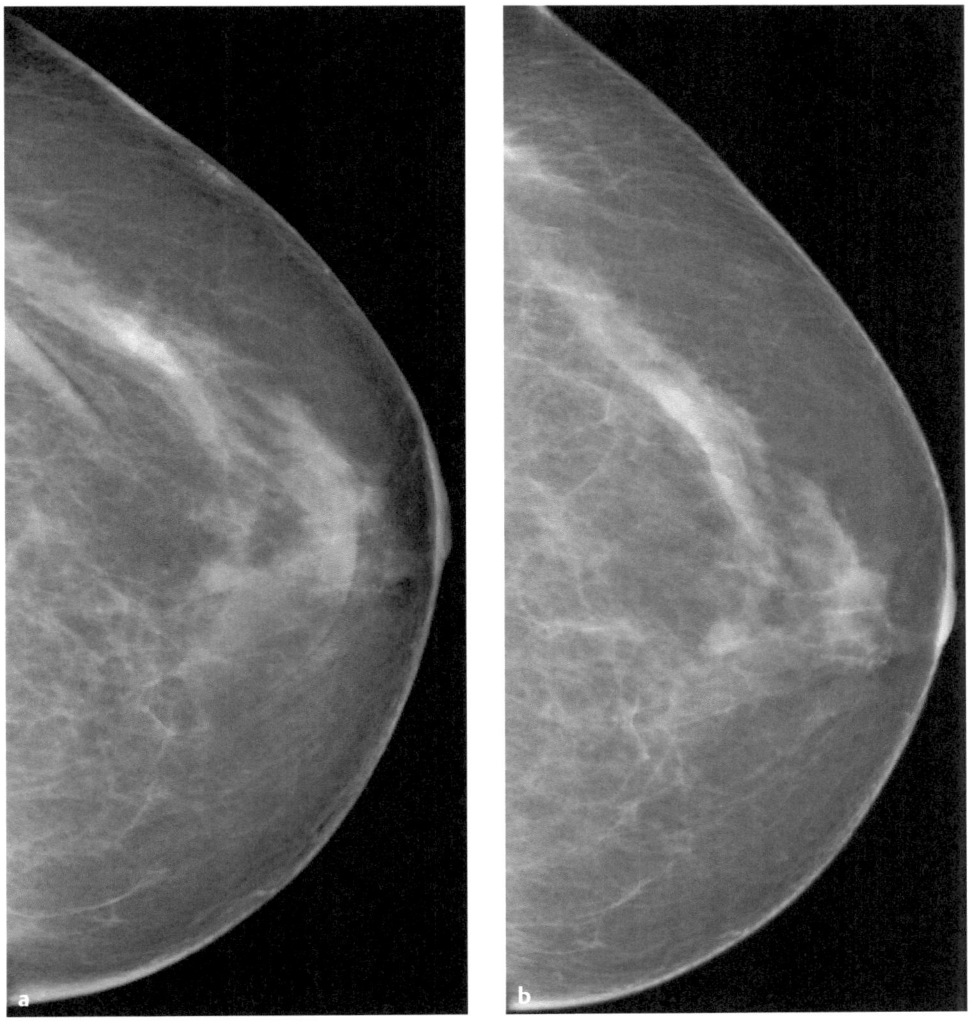

Abb. 3.27 Mammografie. Hautfalten.

a Grobe Falten in der CC-Aufnahme (PGMI-Stufe „I") . (Quelle: Fischer U, Baum F. Diagnostik und Therapie des Mammakarzinoms. Stuttgart: Thieme; 2014. Abb. 5.41a)

b Aufnahme nach Korrektur. (Quelle: Fischer U, Baum F. Diagnostik und Therapie des Mammakarzinoms. Stuttgart: Thieme; 2014. Abb. 5.41b)

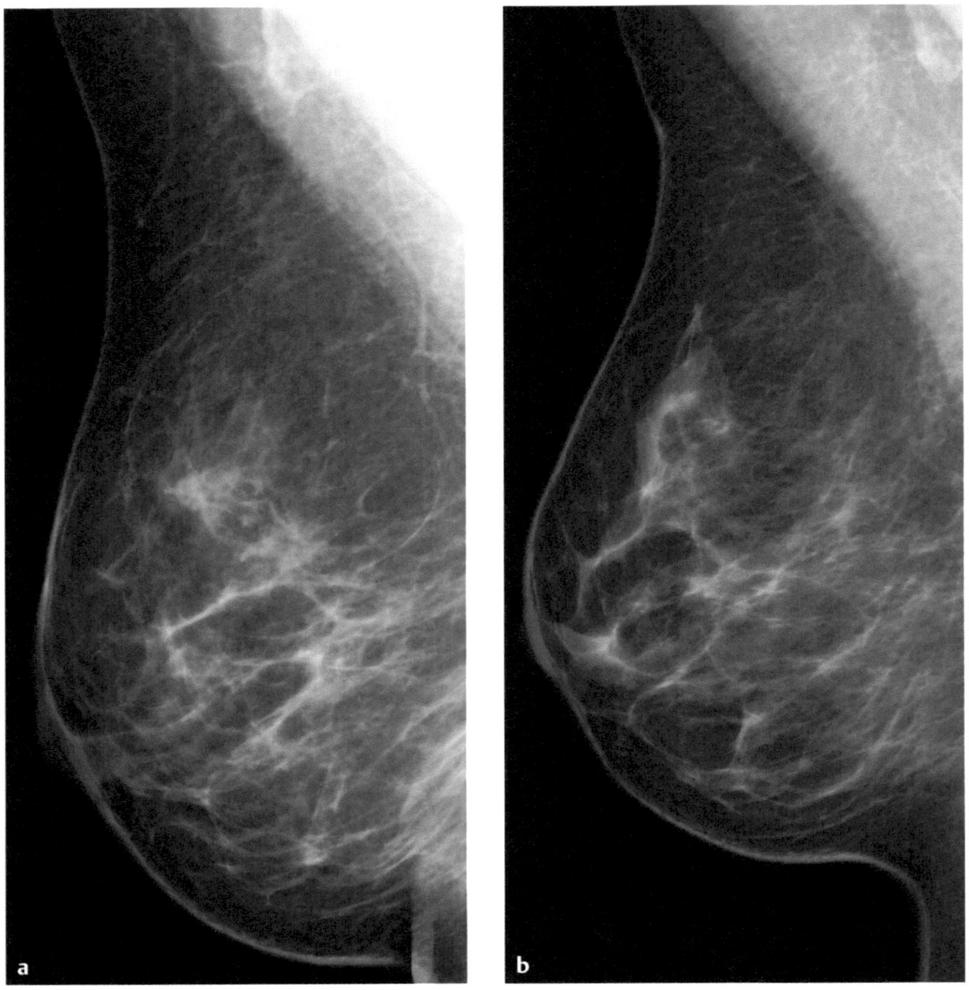

Abb. 3.28 Mammografie. Grob fehlpositionierte MLO-Aufnahme.

a Stauchung der Parenchymstrukturen in der MLO-Aufnahme bei zu flach eingestelltem Schwenkarm und ungenügendem Ausstreichen der Brust in Richtung Detektor. Konsekutiv nicht bis zur Mamillenebene reichender Pektoralisschatten und eingefaltete Inframammärfalte (inakzeptable Aufnahme, Stufe „I").

b Wiederholung der MLO-Projektion mit steilerem Aufnahmewinkel des Schwenkarms und konsequent in Richtung Detektor ausgestrichener Brust. Als Resultat optimal eingestellte MLO-Aufnahme mit sehr gut gespreizten Parenchymstrukturen, insbesondere in den kaudalen Anteilen.

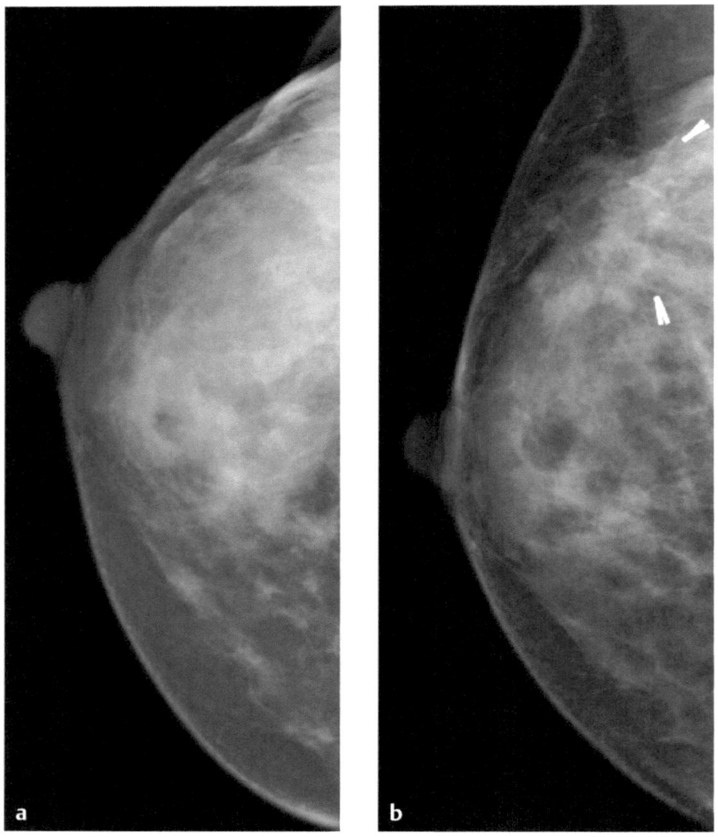

Abb. 3.29 Mammografie. Fehlerhaft weit lateralisierte Mamille in der CC-Projektion.

a Fehlerhafte Einstellung der CC-Aufnahme mit Lateralisation der Mamille um mehr als 20° und konsekutiven Faltenbildungen in den nicht vollständig abgebildeten lateralen Anteilen der rechten Mamma (inakzeptable Aufnahme, Stufe „I").

b Wiederholung der Aufnahme in Kleopatra-Einstellung mit medial abgebildeter Mamille und größtmöglicher Abbildung der lateralen Parenchymabschnitte inklusive der nunmehr erkennbaren intramammären Clips.

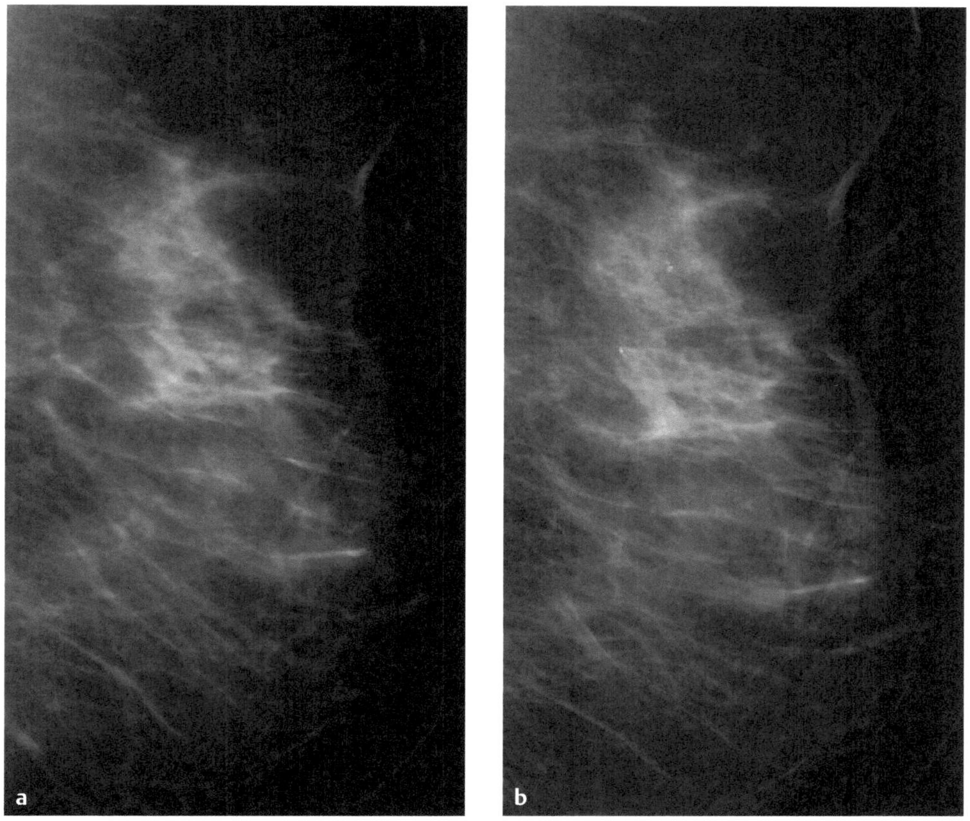

Abb. 3.30 Mammografie. Bewegungsunschärfe.
a Bewegungsunschärfe der parenchymalen Strukturen bei ungenügender Kompression (PGMI-Stufe „I“).
b Aufnahme nach Korrektur mit hoher Strukturschärfe und nunmehr erkennbaren Kalzifikationen.

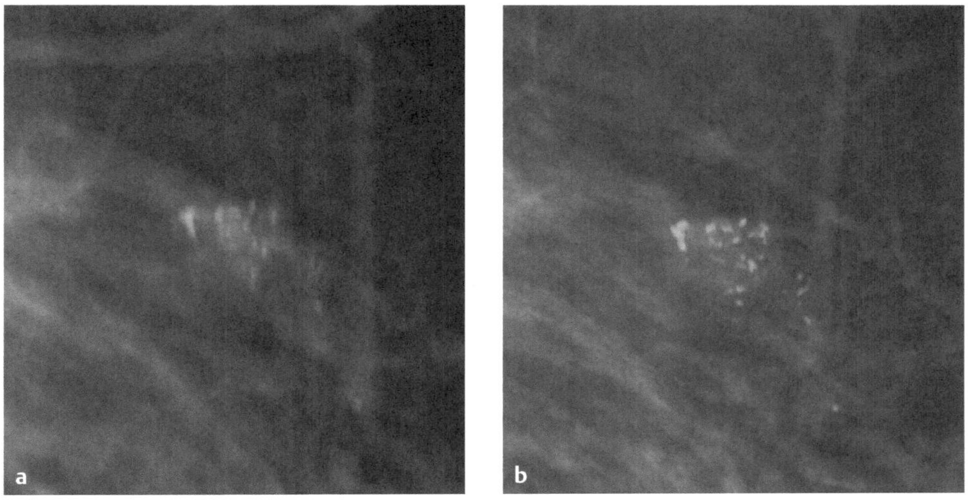

Abb. 3.31 Mammografie. Verzerrung von Mikroverkalkungen durch Bewegungsunschärfe.
a Verzerrte Abbildung von gruppierten Mikroverkalkungen, die aufgrund von Bewegungsunschärfe allesamt länglich imponieren (PGMI-Stufe „I“).
b Wiederholung der Aufnahme mit präziser Darstellung der gruppierten Ansammlung pleomorpher Mikroverkalkungen (PGMI-Stufe „P“).

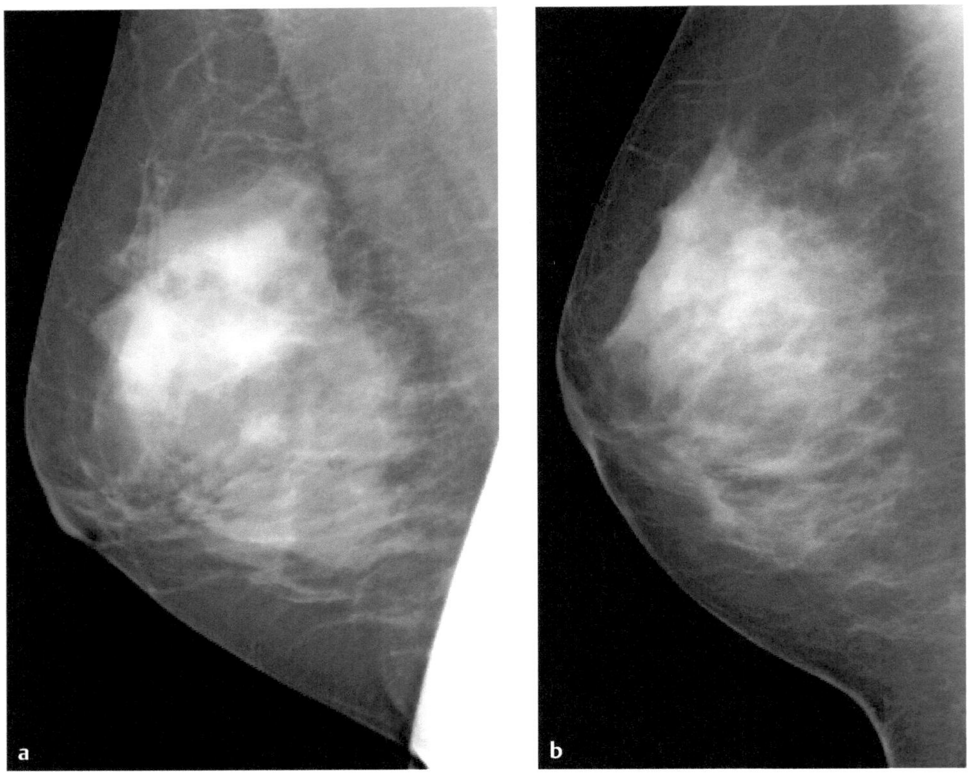

Abb. 3.32 Mammografie. Überlagerung der MLO-Aufnahme durch kontralaterale Hand.

a Verzerrte Überlagerung der kaudalen Anteile der rechten Mamma in MLO-Projektion durch die linke Patientinnenhand, mit der die gegenseitige Brust aus dem Strahlengang gehalten wird (inakzeptable Aufnahme, Stufe „I").

b Wiederholung der Aufnahme mit besserer Positionierung des Patientinnenarms und überlagerungsfreier MLO-Aufnahme.

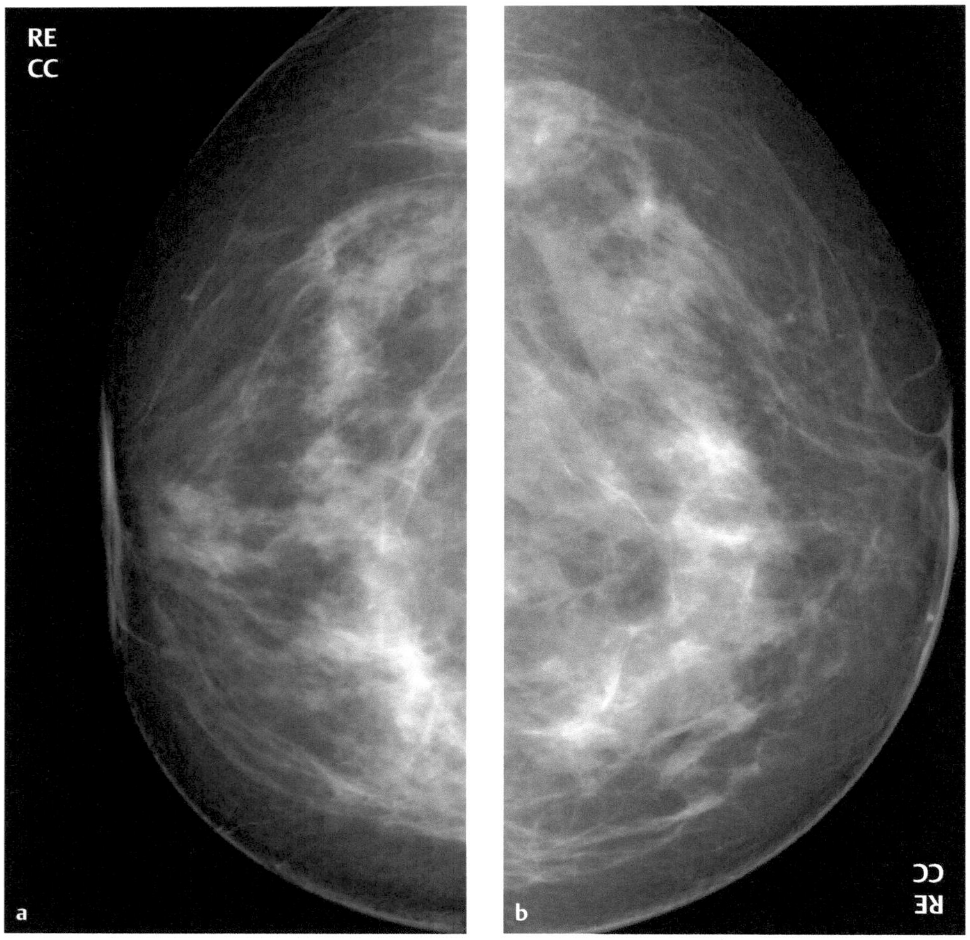

Abb. 3.33 Mammografie. Fehlerhafte Beschriftung der CC-Aufnahme.

a Korrekte Beschriftung der CC-Aufnahme der rechten Mamma mit der Kennzeichnung „RE CC" im Bereich der lateralen Anteile der Mamma.

b Fehlerhafte Beschriftung der CC-Aufnahme der linken Mamma mit Wahl der falschen Seitenbezeichnung („RE CC" statt „LI CC") sowie fehlerhafter Positionierung der Beschriftung im Bereich der medialen Anteile der Brust. Formal inakzeptable Aufnahme (Stufe „I"), die natürlich nicht wiederholt, sondern hinsichtlich der Beschriftung korrigiert wurde.

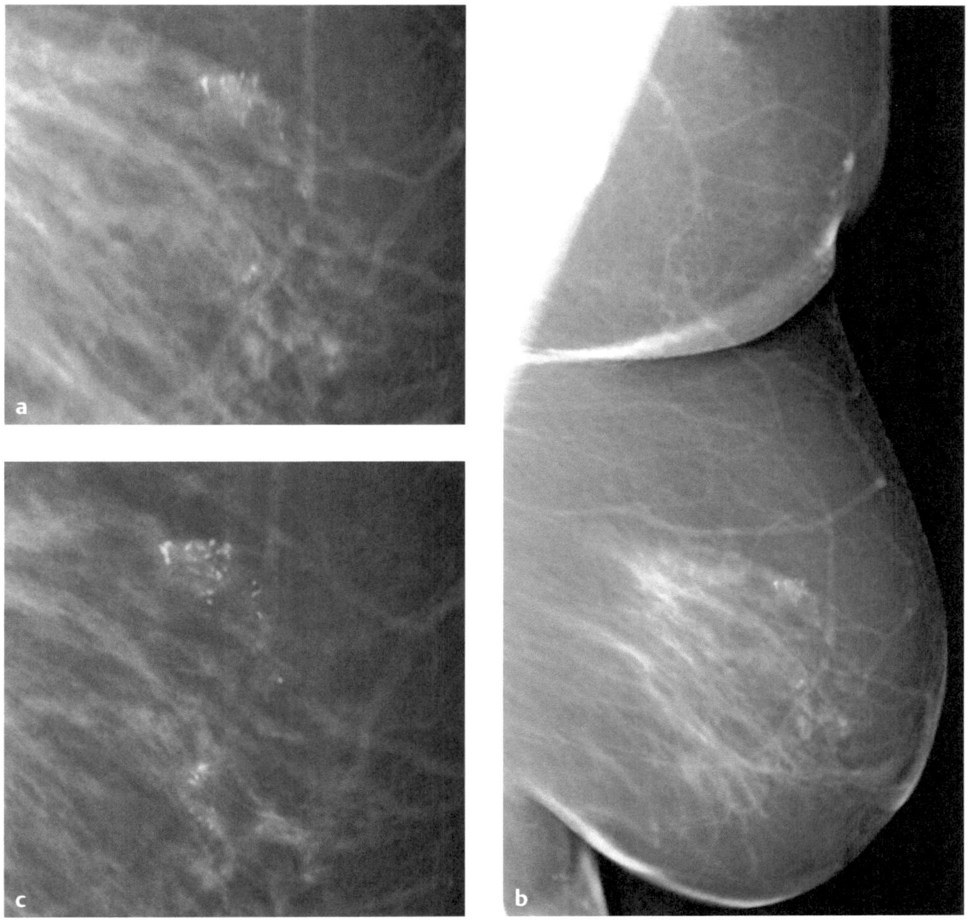

Abb. 3.34 Mammografie. Ungenügende Kompression.

- **a** Unscharfe Darstellung zahlreicher Mikroverkalkungen (inakzeptable Aufnahme, Stufe „I") infolge einer nicht ausreichenden Kompression.
- **b** Die ungenügende Kompression kommt durch die Mitnahme von supramammären Fettpolstern in das Kompressionsfeld und dadurch bedingten ungenügenden Druck auf die eigentliche Brustdrüse zustande.
- **c** Wiederholung der Aufnahme nach Ausstreichen des Fettpolsters in Richtung Oberarm mit nunmehr scharfer Abbildung der gruppierten Mikroverkalkungen.

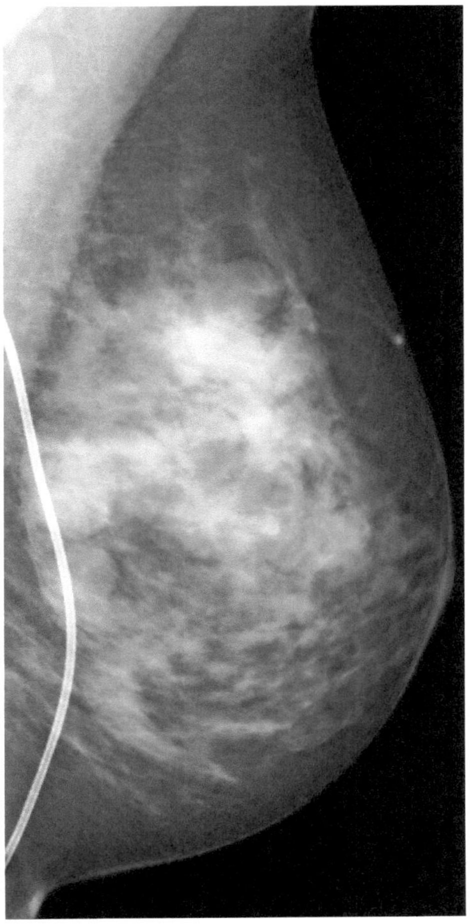

Abb. 3.35 Mammografie. Überlagerung intramammärer Strukturen durch einen zerebroperitonealen Shunt: Kunststoffschlauch in den thoraxwandnahen Abschnitten der Mamma in MLO-Projektion zur Behandlung einer Hirndrucksymptomatik mit Ableitung des Hirnwassers aus den Ventrikeln in das Peritoneum (gute Aufnahme, Stufe „G"). Beschreibung des Shunts empfohlen. Keine Indikation zur Wiederholung der Aufnahme trotz potenzieller Überlagerung diagnostisch relevanter Details.

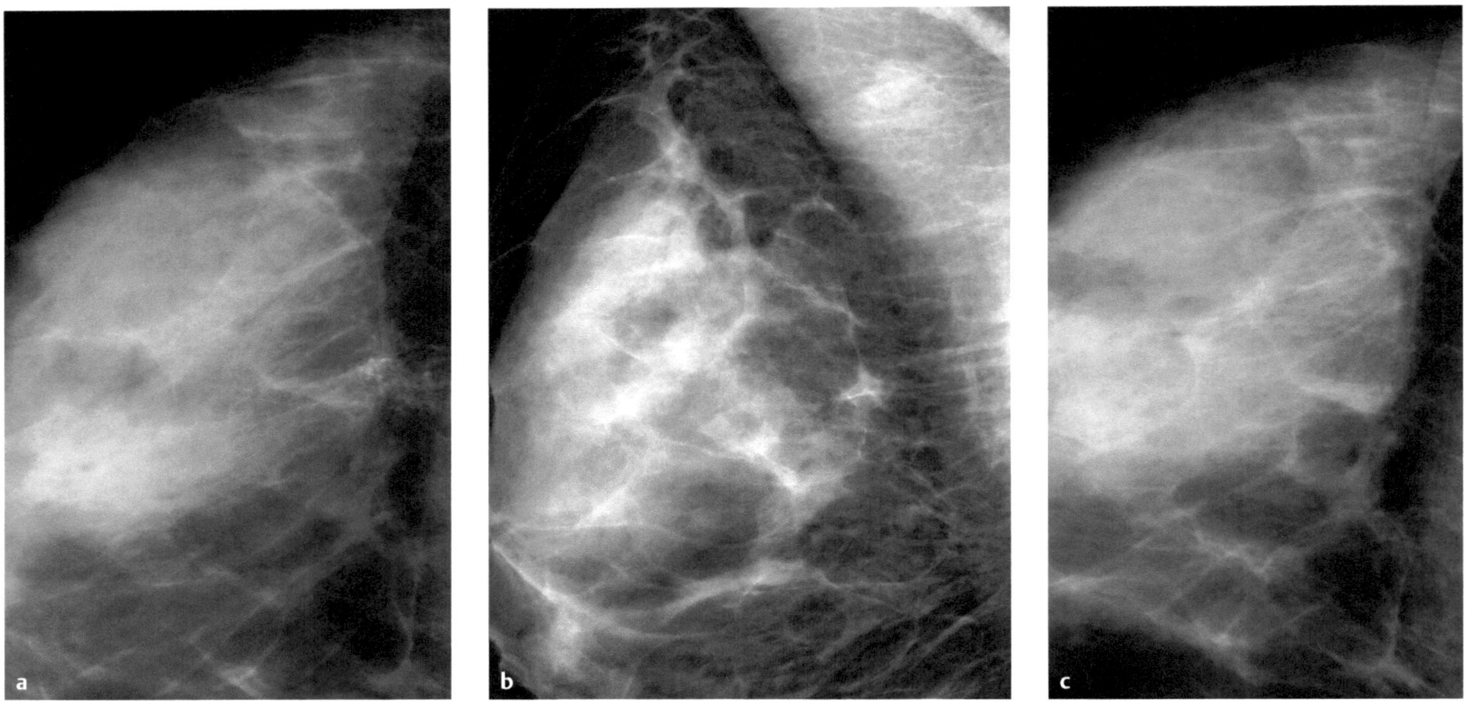

Abb. 3.36 Mammografie. Überlagerung durch Zopfgummi.

a Unklare „kalkdichte" Struktur am Parenchymhinterrand in der CC-Aufnahme. Zudem in der unmittelbaren Umgebung strähnige Verdichtungsstrukturen.

b Inhaltliche Diskrepanz bei potenziellem Nachweis von Kalk in der CC-Projektion und fehlendem Nachweis von Verkalkungen in der MLO-Aufnahmeebene.

c Zopf mit Haltegummi, das nach der Kompression und vor dem Anfertigen der Aufnahme auf die Kompressionsplatte gefallen ist, als Ursache der kalkähnlichen Struktur (inakzeptable Aufnahme, Stufe „I"). Wiederholung der Aufnahme nach Fixieren des Zopfes mit einem Stirnband.

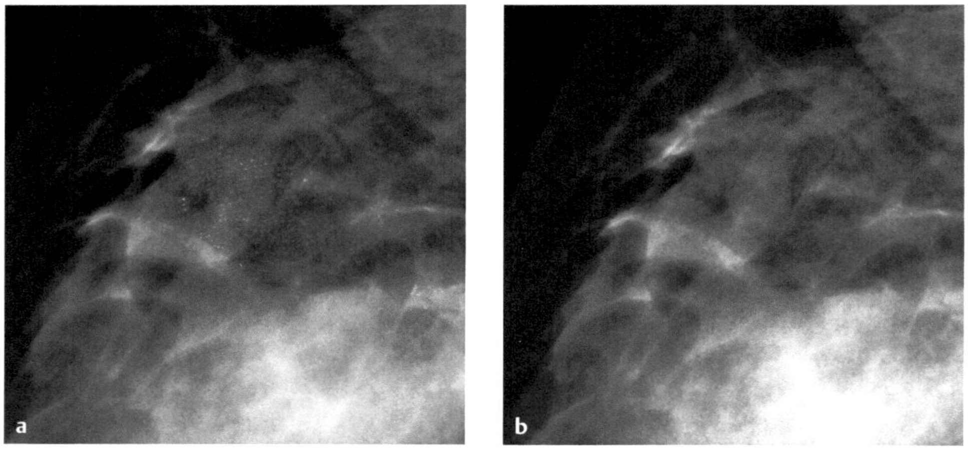

Abb. 3.37 Mammografie. Vorgetäuschte Mikroverkalkungen durch Fingerabdruck.

a Digitales Mammogramm mit finderabdrucktypischer Konfiguration mikrokalkähnlicher Artefakte auf dem ausgedruckten Mammografiebild.

b Fehlender Nachweis dieser Veränderungen auf dem Monitorbild. Ursache dafür ist ein Kontakt beim Verpacken des Filmmaterials ab Werk. Keine Einstufung als inakzeptable Aufnahme und natürlich auch keine Wiederholung der Aufnahme. Lediglich erneutes Ausdrucken des Bildes auf einem neuen Laserfilm.

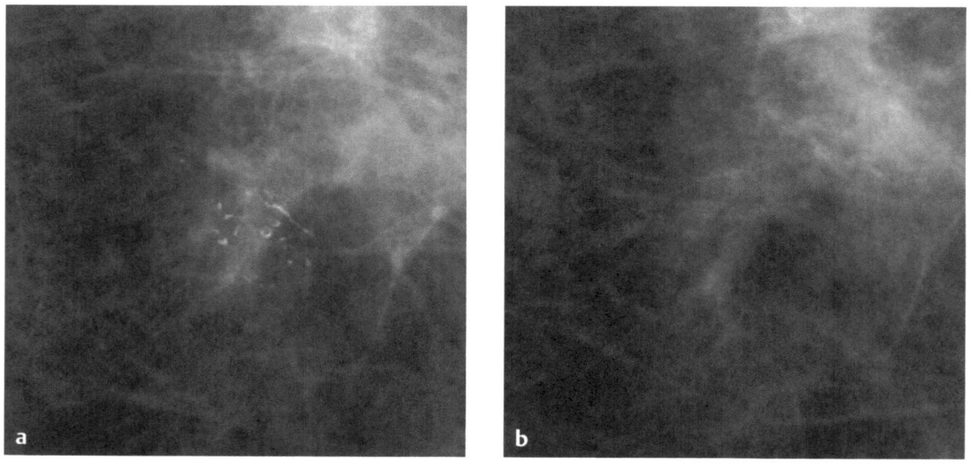

Abb. 3.38 Mammografie. Durch Creme vorgetäuschte Kalzifikate.

a Vorgetäuschte Kalkgruppe im Mammogramm (Ausschnitt). (Quelle: Fischer U, Baum F. Diagnostik und Therapie des Mammakarzinoms. Stuttgart: Thieme; 2014. Abb. 5.44a)

b Penaten-Creme als Ursache der „Kalzifikate". Unauffälliges Mammogramm nach Entfernen der Creme. (Quelle: Fischer U, Baum F. Diagnostik und Therapie des Mammakarzinoms. Stuttgart: Thieme; 2014. Abb. 5.44b)

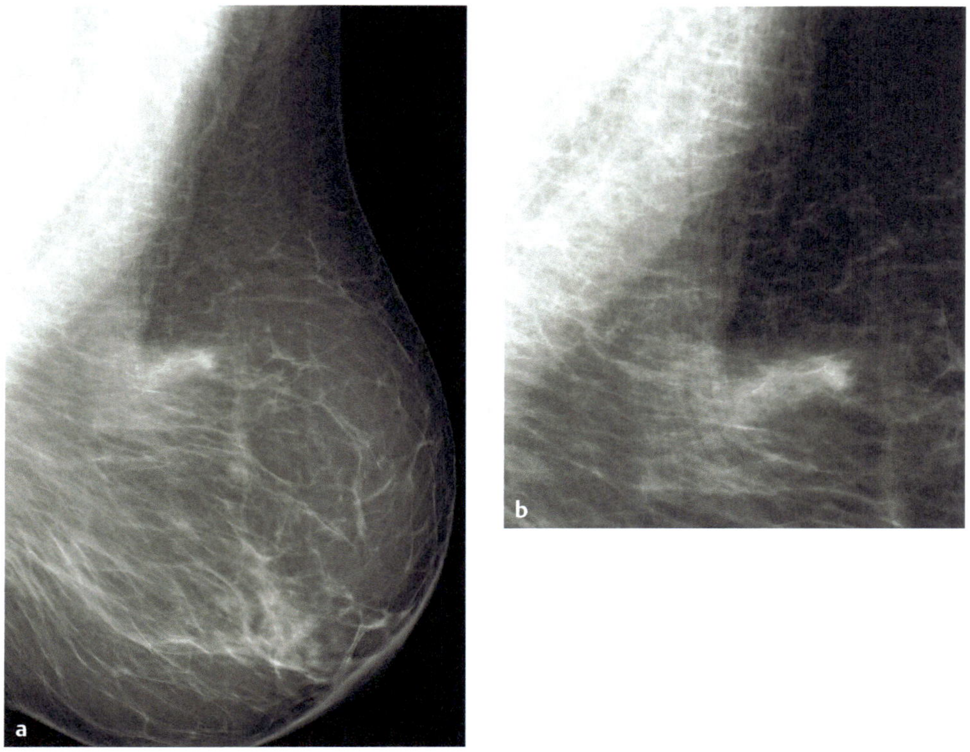

Abb. 3.39 Mammografie. Hautfalte.
a Vorgetäuschte Störung der Gewebearchitektur infolge einer groben kutanen Falte in der MLO-Projektion der linken Mamma (inakzeptable Aufnahme, Stufe „I").
b Ausschnittsvergrößerung der Hautfalte. Wiederholung der Aufnahme nach optimalem Ausstreichen der Mamma mit beiden Händen (ohne Abbildung).

3.11 Fehler

- Prinzipiell muss im Rahmen der Qualitätssicherung für die Mammografie zwischen technisch-methodischen Mängeln und Fehlern bei der Befundinterpretation unterschieden werden.
- Mängel bei der Detektion und Charakterisierung von Befunden sowie sich daraus ableitenden Konsequenzen stellen in erster Linie Fehler durch den auswertenden Arzt dar:
  - Nichterkennen suspekter Befunde (Detektion),
  - Fehlinterpretation auffälliger Befunde (Charakterisierung),
  - Ableiten falscher Schlüsse aus erhobenen Befunden (Prozedere).

3.12 Auswertungskriterien

- **Normalbefund im Mammogramm:** Der mammografische Normalbefund ist durch folgende Kriterien gekennzeichnet:
  - 2–3 mm dicke Kutis, die in der digitalen Mammografie durch einen Bearbeitungsalgorithmus zusätzlich betont wird,
  - subkutaner Fettgewebssaum mit fettäquivalenten Dichtewerten, der von dünnen hyperdensen Cooper-Ligamenten durchzogen wird,
  - isodenser Drüsenkörper, der von hypodensen Fettläppchen durchzogen sein kann,
  - retroparenchymaler Fettgewebssaum,
  - intramammäre Venen und Arterien (sichtbar, sofern arteriosklerotisch verkalkt),
  - Lymphknoten periparenchymal, axillär und/oder im axillären Ausläufer.
- **Pathologische Befunde in der Mammografie:** Prinzipiell wird in der Mammografie zwischen 3 wesentlichen Veränderungen unterschieden: Verkalkungen, Herdbefunden und Architekturstörungen. Darüber hinaus gibt es noch eine Vielzahl an sekundären, oft mit Malignität assoziierten Veränderungen.
- **Verkalkungen:**
  - Die Domäne der Mammografie ist das Erkennen und in geringerem Umfang auch die Bewertung von Mikroverkalkungen. Diese sind – unabhängig von der vorliegenden Brustdichte – zuverlässig nachweisbar. Die Charakterisierung von nachgewiesenen Verkalkungen ist gelegentlich schwierig, da es breite Überlappungsbereiche zwischen benignen und malignen Kalzifikationen gibt. Im Zweifelsfall muss eine Abklärung unklarer Verkalkungen in Form einer stereotaktischen oder tomosynthesegesteuerten Vakuumbiopsie erfolgen.
  - Bei der Beschreibung und Bewertung von Verkalkungen im Mammogramm wird prinzipiell zwischen Makro- und Mikroverkalkungen unterschieden:
    - Kalkpartikel in einer Größenordnung von 0,5 mm und größer werden als Makrokalk beschrieben. Die häufig mit dem bloßen Auge erkennbaren Makrokalzifikationen sind üblicherweise benigne (▸ Abb. 3.40).
    - Demgegenüber sind Kalkpartikel, die mit malignen Befunden einhergehen, üblicherweise kleiner als 0,5 mm. In etwa 50 % der Fälle begleiten sie die Entstehung von Brustkrebs schon in seiner intraduktalen Phase. Milchgangskarzinome von geringer Aggressivität (langsam wachsend, duktales Low-Grade-Carcinoma in Situ) bilden eher intraduktale Mikroverkalkungen aus als die schnell wachsenden duktalen High-Grade-Carcinomae in Situ. Von den invasiven Mammakarzinomen sind hingegen nur etwa 30 % mit Mikroverkalkungen vergesellschaftet.
  - Verteilungsmuster von Mikroverkalkungen (▸ Abb. 3.41):
    - gruppiert (Areal kleiner als 2 cm^3),
    - linear,
    - segmental,
    - regional,
    - diffus.
  - Form von Mikroverkalkungen (▸ Abb. 3.42):
    - monomorph,
    - amorph,
    - pleomorph.

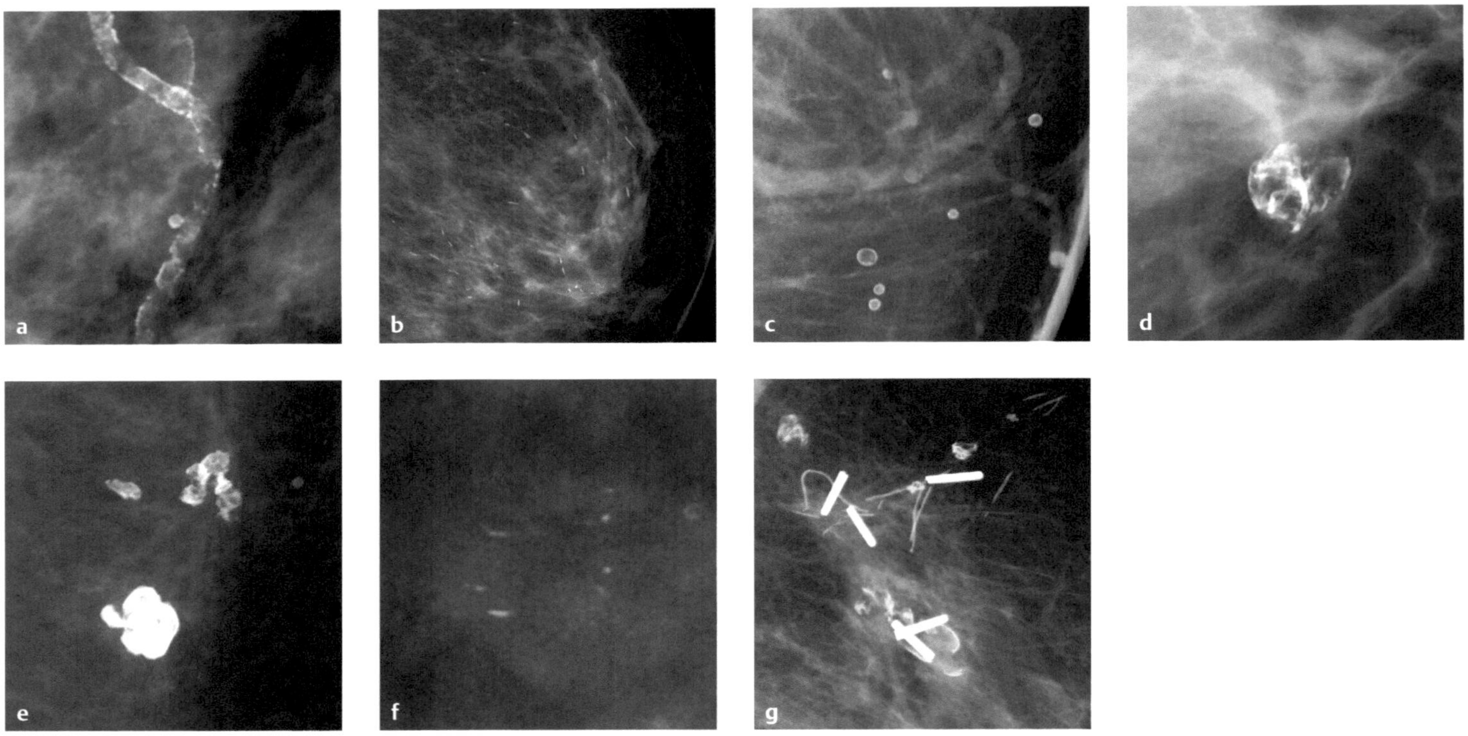

Abb. 3.40 Mammografie. Beispiele für harmlose Makroverkalkungen.
a Arteriosklerose.
b Plasmazellmastitis.
c Liponekrosen.
d Fettgewebsnekrose.
e Fibrosierte Fibroadenome (Popkornkalk).
f Teetassenförmige Verkalkungen bei zystischer Adenose.
g Verkalktes Nahtmaterial.

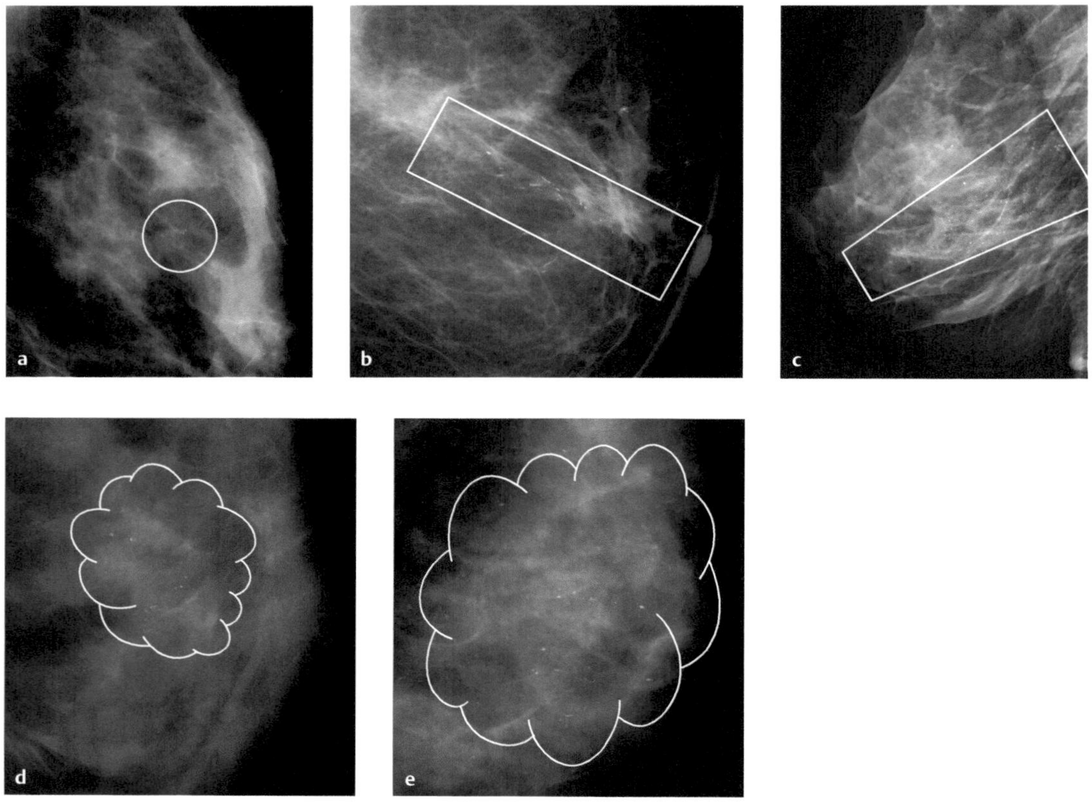

Abb. 3.41 Mammografie. Verteilungsmuster von Mikroverkalkungen.
a Mikroverkalkungen in gruppierter Anordnung.
b Mikroverkalkungen in linearer Anordnung.
c Mikroverkalkungen in segmentaler Anordnung.
d Mikroverkalkungen in regionaler Anordnung.
e Mikroverkalkungen in diffuser Anordnung.

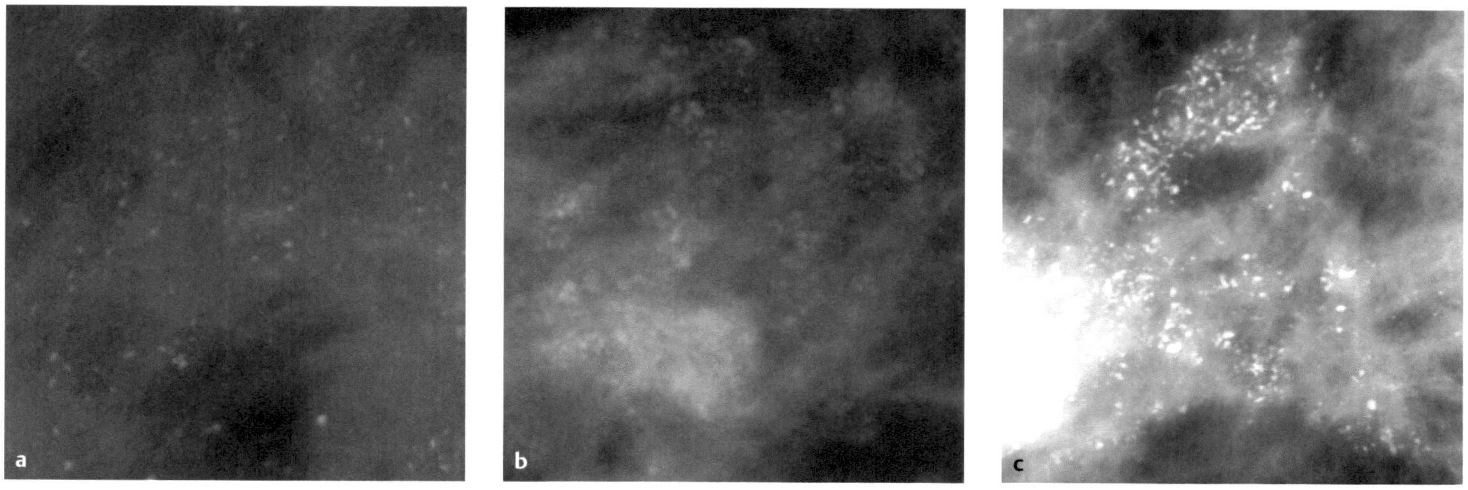

Abb. 3.42 Mammografie. Morphe von Mikroverkalkungen.
a Mikroverkalkungen mit monomorpher Form.
b Mikroverkalkungen mit amorpher Form.
c Mikroverkalkungen mit pleomorpher Form.

- **Herdbefunde:**
  - Herdbefunde sind raumfordernde Veränderungen, die in mindestens 2 Ebenen darstellbar sind (3-dimensionale Läsionen). Im Gegensatz dazu sind Verdichtungen nur in einer Ebene abgrenzbar.
  - Form von Herdbefunden (▸ Abb. 3.43):
    - rund,
    - oval,
    - irregulär.
  - Begrenzung von Herdbefunden (▸ Abb. 3.44):
    - scharf,
    - mikrolobuliert,
    - unscharfer Rand,
    - unklar,
    - spikuliert.
  - Dichte von Herdbefunden (▸ Abb. 3.45):
    - hyperdens,
    - isodens,
    - hypodens,
    - fettäquivalent.

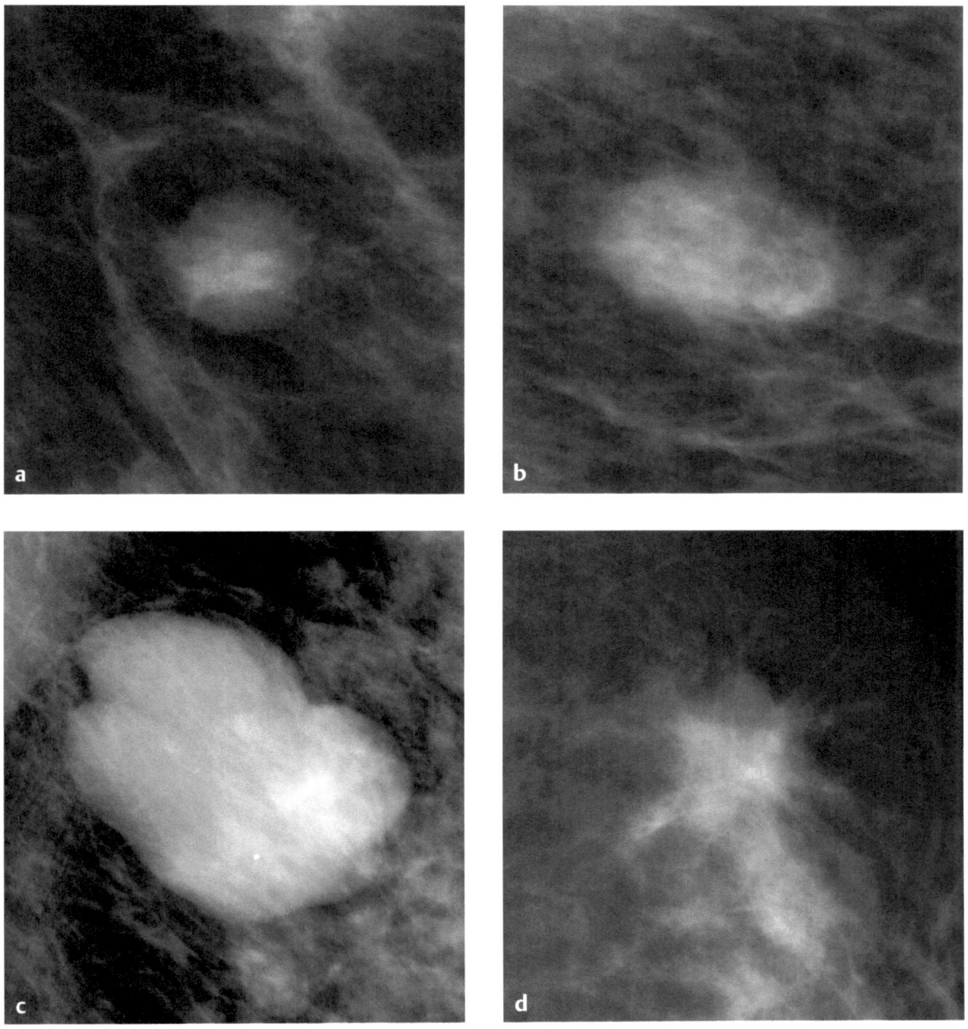

Abb. 3.43 Mammografie. Formen von Herdbefunden. Irregulär sind alle Formen, die nicht zu den ersten 3 Kategorien gerechnet werden.
a Herdbefund mit runder Form.
b Herdbefund mit ovaler Form.
c Herdbefund mit lobulierter Form (zuletzt im BIRADS-Lexikon gestrichen).
d Herdbefund mit irregulärer Form.

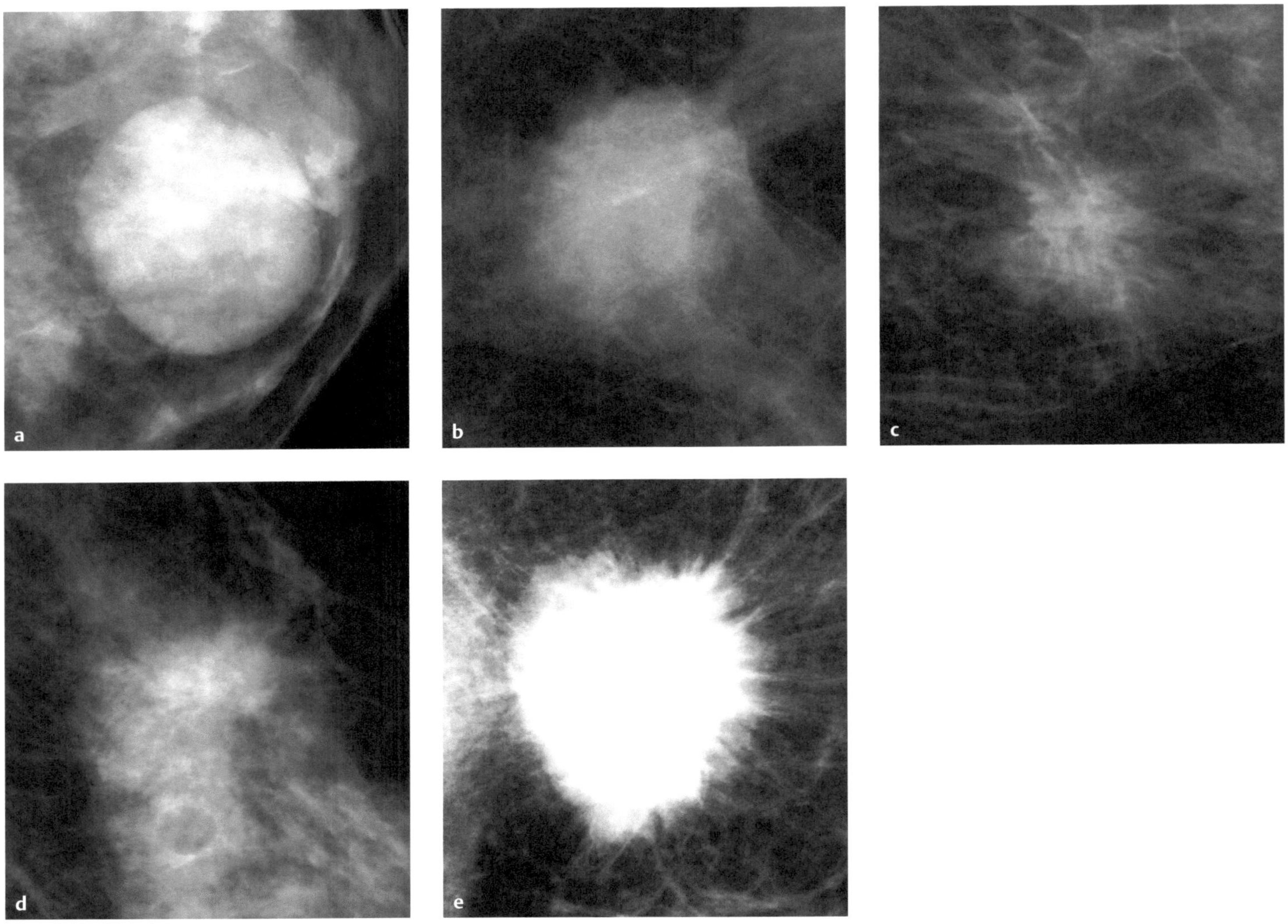

Abb. 3.44 Mammografie. Begrenzung von Herdbefunden.
a Herdbefund mit scharfer Begrenzung.
b Herdbefund mit mikrolobulierter Begrenzung.
c Herdbefund mit unscharfer Begrenzung.
d Herdbefund mit unklarer (z. B. partiell überlagerter) Begrenzung.
e Herdbefund mit spikulierter Begrenzung.

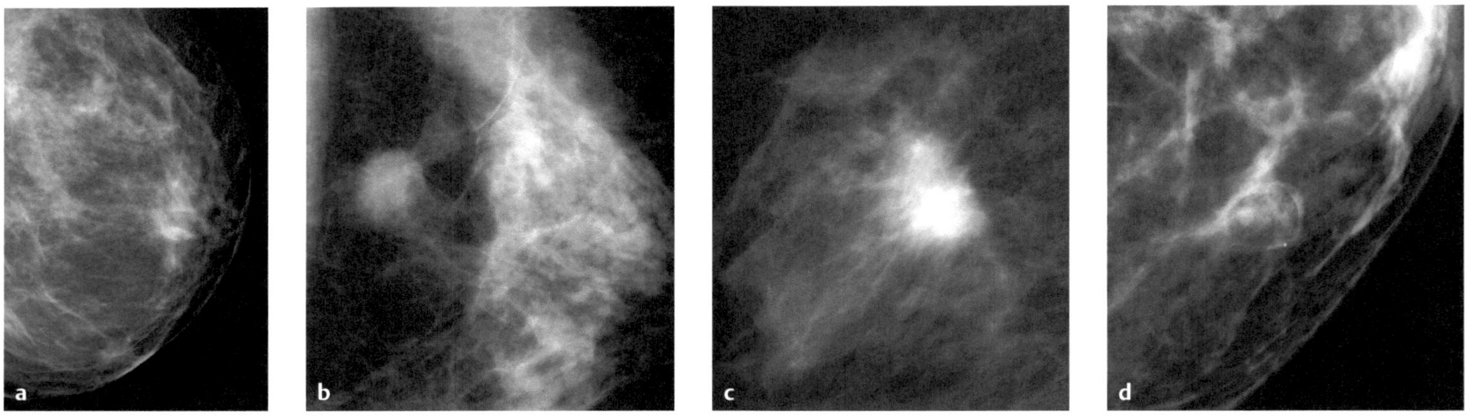

Abb. 3.45 Mammografie. Dichte von Herdbefunden.
a Herdbefund mit hypodenser Dichte.
b Herdbefund mit isodenser Dichte.
c Herdbefund mit hyperdenser Dichte.
d Herdbefund mit fettäquivalenter Dichte.

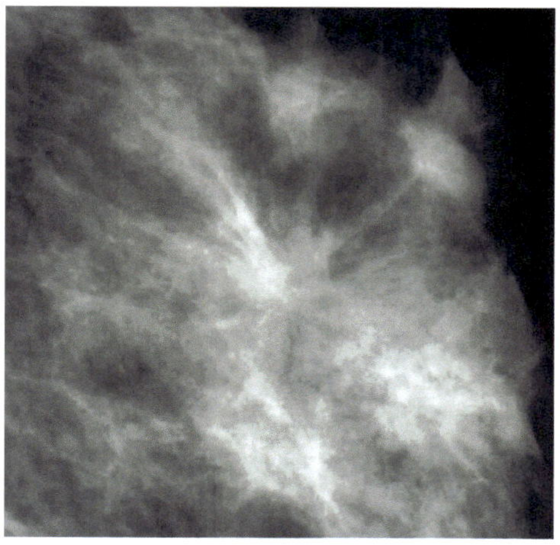

Abb. 3.46 Mammografie. Architekturstörung: radiär gestörte Architektur des Gewebes mit definiertem Zentrum.

- **Architekturstörungen:**
  - Architekturstörungen sind sternförmige (radiäre) Strukturveränderungen des Drüsengewebes mit einem definierten Zentrum, jedoch ohne einen raumfordernden Charakter. Gelegentlich weisen sie assoziierte Mikroverkalkungen auf.
  - Architekturstörungen sind in der Mammografie oft gut nachweisbar. Die überlagerungsfreie Darstellung der intramammären Strukturen in der Tomosynthese erhöht die Detektionsrate von Architekturstörungen. Im Zweifel schafft häufig auch eine ergänzende Tubuskompressionsaufnahme Klarheit.
  - Differenzialdiagnostisch kommen bei Architekturstörungen neben der postoperativen Narbe und der radiären Narbe in erster Linie das invasiv-lobuläre Karzinom sowie Mammakarzinome anderer Histologie in Betracht (▸ Abb. 3.46).
- **Weitere beschreibenswerte Befunde im Mammogramm:**
  - intramammäre Lymphknoten,
  - Hautläsionen,
  - solitäre Milchgangserweiterungen,
  - Haut- und Brustwarzeneinziehung,
  - Haut- und Trabekelverdichtung,
  - axilläre Lymphadenopathien.

3.13 BIRADS

- Die abschließende Beurteilung von mammografischen Befunden erfolgt grundsätzlich nach dem ACR-BIRADS-Mammografielexikon. Ein Befund wird in der Zusammenschau aller Einzelkriterien abschließend in eine von 7 Mammografie-BIRADS-Kategorien eingeteilt. Aus der konkreten Verschlüsselung eines Befunds nach BIRADS ergeben sich konkrete Empfehlungen zur weiteren Vorgehensweise (▸ Tab. 3.3 und ▸ Tab. 3.4).
- In der Gesamtbeurteilung am Ende einer Untersuchungskette (klinische Untersuchung, Mammografie, Sonografie, Mamma-MRT) steht die abschließende Diagnose. Dabei wird unter Berücksichtigung der methodenspezifischen Zuverlässigkeit eine zusammenfassende Einschätzung der Ergebnisse aller bildgebenden Verfahren in Form eines sog. Gesamt-BIRADS der Kategorie 1, 2, 3, 4 oder 5 vergeben.

Tab. 3.3 Karzinomrisiko in Abhängigkeit von der BIRADS-Kategorisierung in der Mammografie (MX-BIRADS) .

MX-BIRADS-Kategorien	Beurteilung	Karzinomrisiko (%)	Konsequenzen
0	abschließende Beurteilung nicht möglich	nicht einschätzbar	weitere bildgebende Diagnostik
1	unauffällig	0	keine weiteren Maßnahmen
2	benigne	0	keine weiteren Maßnahmen
3	wahrscheinlich benigne	< 2	kurzfristige Verlaufskontrolle, typischerweise nach 6 Monaten optional: perkutane Biopsie
4	möglicherweise maligne	4a: 2–30 4b: 30–60 4c: 60–90	histologische Abklärung, typischerweise durch perkutane Biopsie
5	hochsuspekt auf Malignität	90–100	histologische Abklärung, typischerweise durch perkutane Biopsie
6	histologisch gesicherte Malignität	100	Einleitung adäquater prätherapeutischer und/oder therapeutischer Maßnahmen

Tab. 3.4 Empfohlene Vorgehensweise in Abhängigkeit von der BIRADS-Kategorisierung in der Mammografie.

MX-BIRADS-Kategorien	Empfohlene Vorgehensweise
1	Wiedervorstellung im Rahmen üblicher Früherkennungsintervalle
2	Wiedervorstellung im Rahmen üblicher Früherkennungsintervalle
3	Kontrolle nach 6 Monaten
4	diagnostische Abklärung durch perkutane Biopsie
5	prätherapeutische Abklärung durch perkutane Biopsie

BIRADS = Breast-Imaging-Reporting and Data System, MX = Mammografie

3.14 Aufklärung und spezielle Risiken

- **Spezielle Risiken:**
  - Vor jeder Mammografie muss von einem Arzt mit Fachkunde im Strahlenschutz festgestellt werden, dass der gesundheitliche Nutzen der Röntgenmammografie gegenüber einem möglichen Strahlenrisiko überwiegt (rechtfertigende Indikation für den Einsatz der Mammografie; § 23 Strahlenschutzverordnung). Eine solche rechtfertigende Indikation muss auch dann gestellt werden, wenn die Anforderung eines überweisenden Arztes vorliegt. Eine Ausnahme stellt dabei lediglich die Mammografie innerhalb eines von zuständiger Stelle zugelassenen qualitätsgesicherten, populationsbezogenen Mammografie-Screening-Programms dar.
  - Die Röntgenmammografie ist mit dem Einsatz ionisierender Strahlung verbunden, sodass eine Strahlenexposition und die daraus potenziell resultierenden Folgen für das untersuchte Gewebe zu beachten sind. Für die Mammografie ist letztendlich die mittlere Parenchymdosis (Average glandular Dose; ▶ Abb. 3.47 und ▶ Abb. 3.48) im Zentrum der Brust die relevante Größe. Sie kann berechnet, aber nicht direkt gemessen werden. Die Einheit der mittleren Parenchymdosis ist das Gray (mGy).
  - Als „Strahlenrisiko" bezeichnet man die Wahrscheinlichkeit, mit der eine bestimmte Bevölkerungsgruppe, die ionisierender oder anderer energiereicher Strahlung ausgesetzt wurde, an den Folgen dieser zusätzlichen Strahlenbelastung erkrankt oder stirbt. Das Risiko, an einem strahleninduzierten Brustkrebs zu sterben, ist nicht nur von der Strahlenmenge, sondern auch stark vom Alter der Frau bei der Strahlenexposition abhängig (▶ Abb. 3.49). Von diesem Mortalitätsrisiko ist das um etwa den Faktor 2,3 höhere Erkrankungsrisiko deutlich zu unterscheiden. Dieses Erkrankungsrisiko ist für junge Frauen sehr viel höher als für ältere Frauen. Bei Frauen ab einem Alter über 60 Jahren geht das Risiko, strahleninduziert einen malignen Tumor zu bekommen, tendenziell gegen 0 (s. ▶ Abb. 3.49). Im Rahmen der Nutzen-Risiko-Abwägung sollten Früherkennungsmammografien daher nicht bei Frauen unter 40 Jahren durchgeführt werden.

! Cave
Vor jeder Mammografie muss von einem Arzt mit Fachkunde im Strahlenschutz die rechtfertigende Indikation gestellt werden.

3.15 Vorbereitende Diagnostik

- Eine vorbereitende Diagnostik ist für die Mammografie nicht notwendig.

3.16 Ergebnisse

- Die Aussagekraft der Mammografie hängt in entscheidendem Maße von der Parenchymdichte in der Brust ab. Bei hoher Transparenz der parenchymalen Strukturen (Dichtetypen A und B gemäß ACR) kann von einer Sensitivität der Mammografie für den Nachweis von invasiven Karzinomen in einer Größenordnung von 95–100 % ausgegangen werden.
- Diese Nachweisrate sinkt auf Werte zwischen 35 und 50 %, wenn eine höhere oder sehr hohe Parenchymdichte vorliegt (Dichtetypen C und D gemäß ACR). In dieser Konstellation sind invasive Tumoren, die nicht mit Mikrokalk assoziiert sind, innerhalb des dichten Drüsengewebes nur schwer oder gar nicht detektierbar.
- Für den Nachweis der intraduktalen Karzinome (duktales Carcinoma in Situ), die in etwa der Hälfte der Fälle mit Mikroverkalkungen vergesellschaftet sind, weist die Mammografie – unabhängig von der Gewebedichte – eine Sensitivität von etwa 50 % auf. Hinsichtlich der Spezifität schwanken die Angaben in der Literatur zwischen 97 und 99 %.

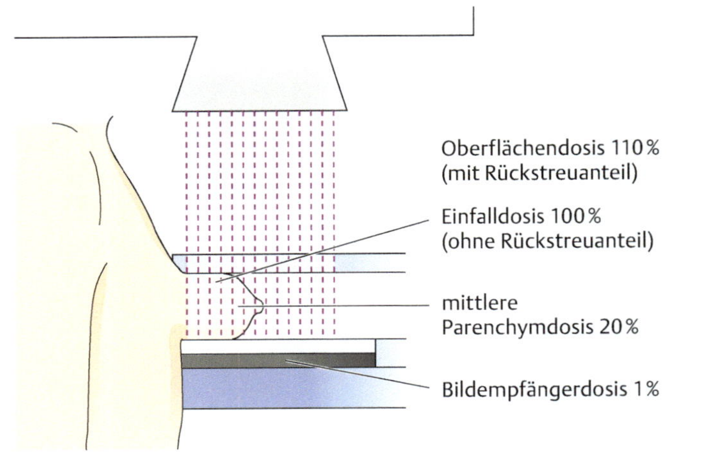

Abb. 3.47 Mammografie. Mittlere Parenchymdosis und weitere Dosisbegrifflichkeiten und Messpunkte in der Mammografie. (Quelle: Fischer U, Baum F. Diagnostik und Therapie des Mammakarzinoms. Stuttgart: Thieme; 2014. Abb. 5.26)

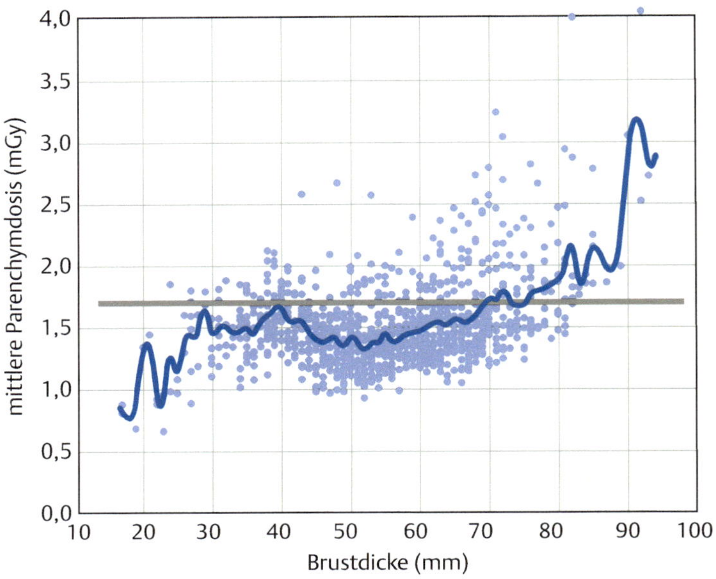

Abb. 3.48 Mammografie. Mittlere Parenchymdosis in Abhängigkeit von der Brustdichte und -dicke: Die mittlere Parenchymdosis beträgt bei einer durchschnittlich dicken und dichten Brust bei Einsatz der digitalen Mammografie etwa 1,5 mGy pro Aufnahme. Die mittlere Parenchymdosis weist interindividuell – in Abhängigkeit von Dicke und Dichte des Drüsengewebes – einen deutlichen Schwankungsbereich auf (1,2–2,8 mGy).

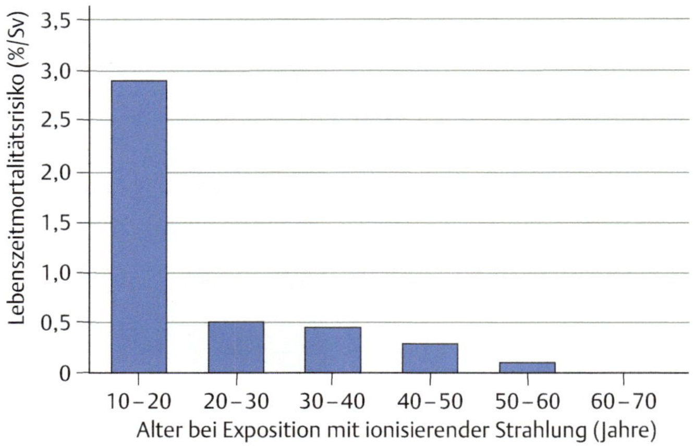

Abb. 3.49 Mammografie. Mammografiebedingtes Mortalitätsrisiko auf Lebenszeit in Abhängigkeit vom Alter: ab dem 20. Lebensjahr abnehmendes Risiko eines strahleninduzierten Karzinoms in Abhängigkeit vom Lebensalter. (Quelle: Fischer U, Baum F. Diagnostik und Therapie des Mammakarzinoms. Stuttgart: Thieme; 2014. Abb. 5.27)

3.17 Besonderheiten bei bestimmten Personengruppen

3.17.1 Besonderheiten bei Schwangeren

- Aufgrund der Verwendung ionisierender Strahlung verbietet sich der Einsatz der Mammografie bei Schwangeren im Rahmen der Früherkennung.
- Im Rahmen der Abklärungsdiagnostik sollte bei ihnen bevorzugt die Mammasonografie zum Einsatz kommen.
- Bei gesichertem Karzinom oder hochsuspektem Ultraschallbefund ist eine Röntgenmammografie nach Ergreifen adäquater Strahlenschutzmaßnahmen (Bleischutz) denkbar, z. B. zum Ausschluss oder Nachweis von relevanten Kalzifikationen.

3.17.2 Besonderheiten bei Kindern und Jugendlichen

- Die Mammografie ist bei Kindern nicht indiziert.

3.18 Literatur

Quellenangaben

[38] Fischer U, Baum F. Diagnostik und Therapie des Mammakarzinoms. Stuttgart: Thieme; 2014

Literatur zur weiteren Vertiefung

[39] American College of Radiology. ACR BI-RADS® Atlas. Breast Imaging Reporting and Data System. 5. Aufl. Berlin: Springer; 2013

[40] Bloomquist AK, Yaffe MJ, Pisano ED et al. Quality control for digital mammography in the ACRIN DMIST trial: part I. Med Phys 2006; 33: 719

[41] European Commission. European guidelines for quality assurance in mammography screening, 3 rd. Luxemburg: Office for Official Publications of the European Communities; 2001

[42] Fischer U. Röntgenmammographie. Verstehen, anwenden und optimieren. Stuttgart: Thieme; 2003

[43] Fischer U. Leit- und richtlinienkonforme Mammadiagnostik in Früherkennung, Abklärung und Nachsorge. Frauenheilk up2date 2016; 287–304

[44] Fischer U, Baum F. Mammadiagnostik für MTRA/RT. Stuttgart: Thieme; 2015

[45] Kuhl CK, Weigel S, Schrading S et al. Prospective multicenter cohort study to refine management recommendations for women at elevated familial risk of breast cancer: the EVA trial. J Clin Oncol 2010; 28: 1450–1457

[46] Perry N, Broeders M, de Wolf C et al. European guidelines for quality assurance in breast cancer screening and diagnosis. Fourth edition – summary document. Ann Oncol 2008; 19: 614–622

[47] Pisano E, Yaffe M, Hemminger B et al. Current status of full-field digital mammography. Acad Radiol 2000; 7: 266–280

[48] Sardanelli F, Podo F, Santoro F et al. Multicenter surveillance of women at high genetic breast cancer risk using mammogra- phy, ultrasonography, and contrast-enhanced magnetic resonance imaging (the high breast cancer risk italian 1 study): final results. High Breast Cancer Risk Italian 1 (HIBCRIT-1) Study. Invest Radiol 2011; 46: 94–105

[49] Skaane P, Skjennald A. Screen-film mammography versus full-field digital mammography with soft-copy reading: randomized trial in a population-based screening program: the Oslo II study. Radiology 2004; 232: 197–204

[50] Strahlenschutzkommission. Orientierungshilfe für bildgebende Untersuchungen. Änderungen zu Kapitel J. Brusterkrankung. Empfehlung der Strahlenschutzkommission, 2010. Im Internet: https://www.referenzzentrum-ms.de/site/assets/files/2132/ssk1007_kapitel_j_ueberarbeitet_2010.pdf (Stand: 07.05.2024)

[51] Verordnung zum Schutz vor der schädlichen Wirkung ionisierender Strahlung (Strahlenschutzverordnung – StrlSchV) vom 29. November 2018 (BGBl. I S. 2034, 2036; 2021 I S. 5261), die zuletzt durch Artikel 2 der Verordnung vom 17. April 2024 (BGBl. 2024 I Nr. 132) geändert worden ist

[52] Wienbeck S, Fischer U. Digitale Mammografie und ihre Weiterentwicklungen. Radiologie up2date 2015; 3: 215–232

Wichtige Internetadressen

- Deutsche Gesellschaft für Senologie (DGS): www.senologie.org
- Strahlenschutzkommission (SSK): www.ssk.de
- Deutsche Röntgengesellschaft (DRG): www.drg.de
- Deutsche Krebsgesellschaft (DKG): www.krebsgesellschaft.de
- Deutsches Krebsforschungszentrum (dkfz): Krebsinformationsdienst: www.krebsinformationsdienst.de
- Mammografie Screening Programm: www.mammo-programm.de

3

4 Tomosynthese

Uwe Fischer

4.1 Steckbrief

Die Tomosynthese ist ein 2-D-Röntgenverfahren, das eine Darstellung der Brust in überlagerungsfreien Einzelschichten erlaubt. Zudem kann aus diesen Einzelschichten ein synthetisiertes Gesamtbild (2-D-Mammografie) berechnet werden. Gegenüber der digitalen Vollfeldmammografie bietet die Tomosynthese eine Verbesserung der Sensitivität und der Spezifität, insbesondere in der Detektion von Architekturstörungen sowie im Nachweis und in der Charakterisierung von Herdbefunden oder Pseudoläsionen. Dies gilt in besonderem Maße für die mammografischen Dichtetypen ACR B und C, nicht aber unbedingt für ACR D. Ein wichtiger Einsatzbereich der Tomosynthese sind Screening-Programme.

4.2 Aktuelles

- Auf der Basis der digitalen Mammografie wurden folgende Untersuchungstechniken entwickelt:
  - Tomosynthese,
  - kontrastmittelgestützte Spektralmammografie,
  - Brust-CT.

4.3 Synonyme

- Schichtmammografie
- 2-D-Mammografie
- Digital Breast Tomosynthesis
- DBT
- (irrtümlich: 3-D-Mammografie)

4.4 Keywords

- Digitale Mammografie
- Tomosynthese
- Mammadiagnostik
- Bildgebung
- Mammakarzinom

4.5 Definition

Bei der Digital Breast Tomosynthesis werden auf der Basis einer begrenzten Anzahl von Niedrigdosis-Röntgenaufnahmen der Brust aus variablen Aufnahmewinkeln überlagerungsfreie Schichtaufnahmen angefertigt. Aus diesen Aufnahmen wiederum ist die Berechnung eines synthetisierten Summationsbilds möglich.

4.6 Indikationen

- Die Indikationen für den Einsatz der Tomosynthese stimmen prinzipiell mit den Indikationen der herkömmlichen digitalen Mammografie überein, insbesondere bei Vorliegen von Dichtetyp ACR B oder C:
  - *Früherkennung:*
    - vor dem 40. Lebensjahr keine Früherkennungsmammografie,
    - ab dem 40. Lebensjahr Früherkennungsmammografie alle 2 Jahre im Rahmen individualisierter und risikoadaptierter Konzepte (Informed Consent),
    - bei definiertem Hochrisikoprofil ab dem 40. Lebensjahr Früherkennungsmammografie alle 2 Jahre, aus strahlenhygienischen Überlegungen bevorzugt als Ein-Ebenen-Mammografie in MLO-Projektion,
    - zwischen dem 50. und dem 75. Lebensjahr Screening-Mammografie alle 2 Jahre.
  - *Abklärung auffälliger klinischer Befunde:*
    - Knoten,
    - Verhärtung,
    - Hauteinziehung,
    - pathologische Mamillensekretion,
    - lokaler Schmerz,
    - Entzündung,
    - Mamillenveränderungen.
  - *Follow-up nach Brustkrebs:*
    - jährliche Mammografie für 5 Jahre nach brusterhaltender Therapie, anschließend Mammografie alle 2 Jahre,
    - Mammografie der Gegenseite nach Mastektomie alle 2 Jahre.
- Indikationen in Abhängigkeit vom Dichtetyp:
  - *Dichtetyp ACR A:* Beim Dichtetyp ACR A (lipomatöse Brust) treten parenchymale Strukturüberlagerungen nicht auf, da kein oder kaum Drüsengewebe vorhanden ist. Bei diesem Dichtetyp ist die Tomosynthese folglich nicht indiziert.
  - *Dichtetyp ACR B und C:* Mit Blick auf die Technik der überlagerungsfreien Darstellung intramammärer Strukturen in einer Schichtebene erscheint der Einsatz der Tomosynthese insbesondere bei Frauen mit fibroglandulären (Dichtetyp ACR B) oder inhomogen dichten Parenchymstrukturen (Dichtetypen ACR C) sinnvoll. Denn bei diesen Dichtetypen kann es bei der herkömmlichen Mammografie zu Überlagerungen relevanter Befunde durch umgebendes Drüsengewebe kommen.
  - *Dichtetyp ACR D:* Bei diesem Dichtetyp liegt typischerweise eine derart hohe Parenchymdichte vor, dass auch in der Tomosynthese eine Abgrenzung eines relevanten Tumors innerhalb des umgebenden Drüsengewebes nur sehr schwer oder nicht möglich ist. In diesen Fällen fehlt das intramammäre Fettgewebe, das zur Abgrenzung eines auffälligen Befunds gegenüber dem Umgebungsgewebe notwendig ist. Das Problem der „dichten" Brust wird also auch durch die Tomosynthese nicht gelöst.

4.7 Kontraindikationen

- Keine definitiven Kontraindikationen für die Tomosynthese
- als primäres bildgebendes Verfahren bei Frauen unter 40 Jahren im Rahmen der Früherkennung nicht empfohlen
- bei Frauen mit gesichertem BRCA-Gendefekt Reduktion der Tomosyntheseuntersuchungen auch nach dem 40. Lebensjahr auf die geringstmögliche Anzahl (aufgrund erhöhter Vulnerabilität gegenüber ionisierender Strahlung)

4.8 Technik, Methodik

- Die digitale Tomosynthese der Brust ist eine Aufnahmetechnik, bei der sich die Röntgenröhre während des Aufnahmevorgangs in einem begrenzten Winkel über die komprimierte Brust hinwegbewegt (▸ Abb. 4.1). Während dieser Bewegung werden in rascher Folge aus verschiedenen Projektionswinkeln Röntgenaufnahmen der Brust angefertigt.
- Durch entsprechende Rekonstruktionsalgorithmen können anschließend beliebig viele Schichten mit Schichtdicken von 0,5–10,0 mm ohne erneute Strahlenexposition berechnet werden. Das Ergebnis ist eine Serie von Schichtaufnahmen, die die Strukturen in der jeweiligen Tiefenlage scharf abbilden. Hingegen werden die darüber und darunter liegenden Strukturen verwischt und tragen kaum oder nicht mehr zum Bildeindruck bei (▸ Abb. 4.2).

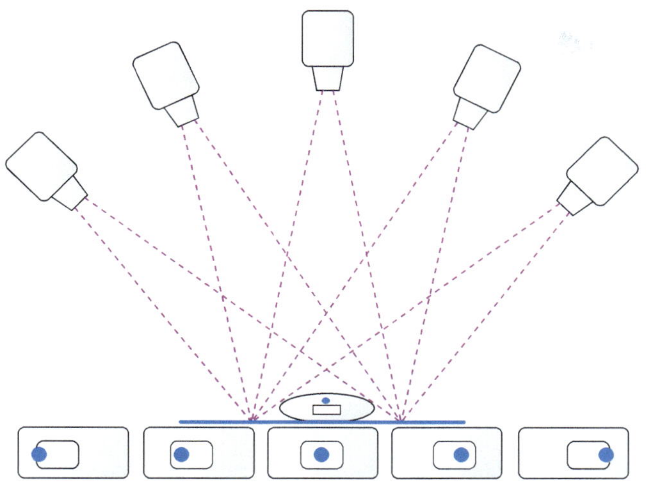

Abb. 4.1 **Tomosynthese.** Prinzip dieser Technik. In unterschiedlichen Angulierungen des Strahlerkopfs werden mehrere Röntgenaufnahmen der Brust angefertigt. Konsekutiv verschieben sich intramammäre Strukturen in Abhängigkeit von ihrem Abstand zum Detektor. (Quelle: Fischer U, Baum F. Diagnostik und Therapie des Mammakarzinoms. Stuttgart: Thieme; 2014. Abb. 5.18)

- Alle Schichten können als hochauflösende Einzelbilder angezeigt werden. Sie können jedoch auch zu einem 2-D-Bild der Brust zusammengesetzt werden, dessen Tiefenauflösung aber nicht die Auflösung der Einzelschichten erreicht. Man spricht dann von einer synthetisierten 2-D-Mammografie (▶ Abb. 4.3).
- Viele Parameter der Tomosynthese, die mit einem Einfluss auf Bildqualität und Strahlenexposition einhergehen, sind nicht fest definiert und weiterhin Gegenstand aktiver Entwicklungen und wissenschaftlicher Diskussionen. Bislang existiert für die folgenden Parameter noch kein allgemein anerkannter Standard:
  - Scan-Winkel,
  - Anzahl der Einzelbilder,
  - Anzahl der Projektionsrichtungen,
  - Gesamtdosis der Tomosynthese,
  - rekonstruierte Schichtdicke,
  - Anzahl der Schichten,
  - Detektortechnologie,
  - Strahlungsqualität (Röhrenspannung, Anoden-Filter-Kombination),
  - Kompressionskraft,
  - Rekonstruktionsalgorithmus.

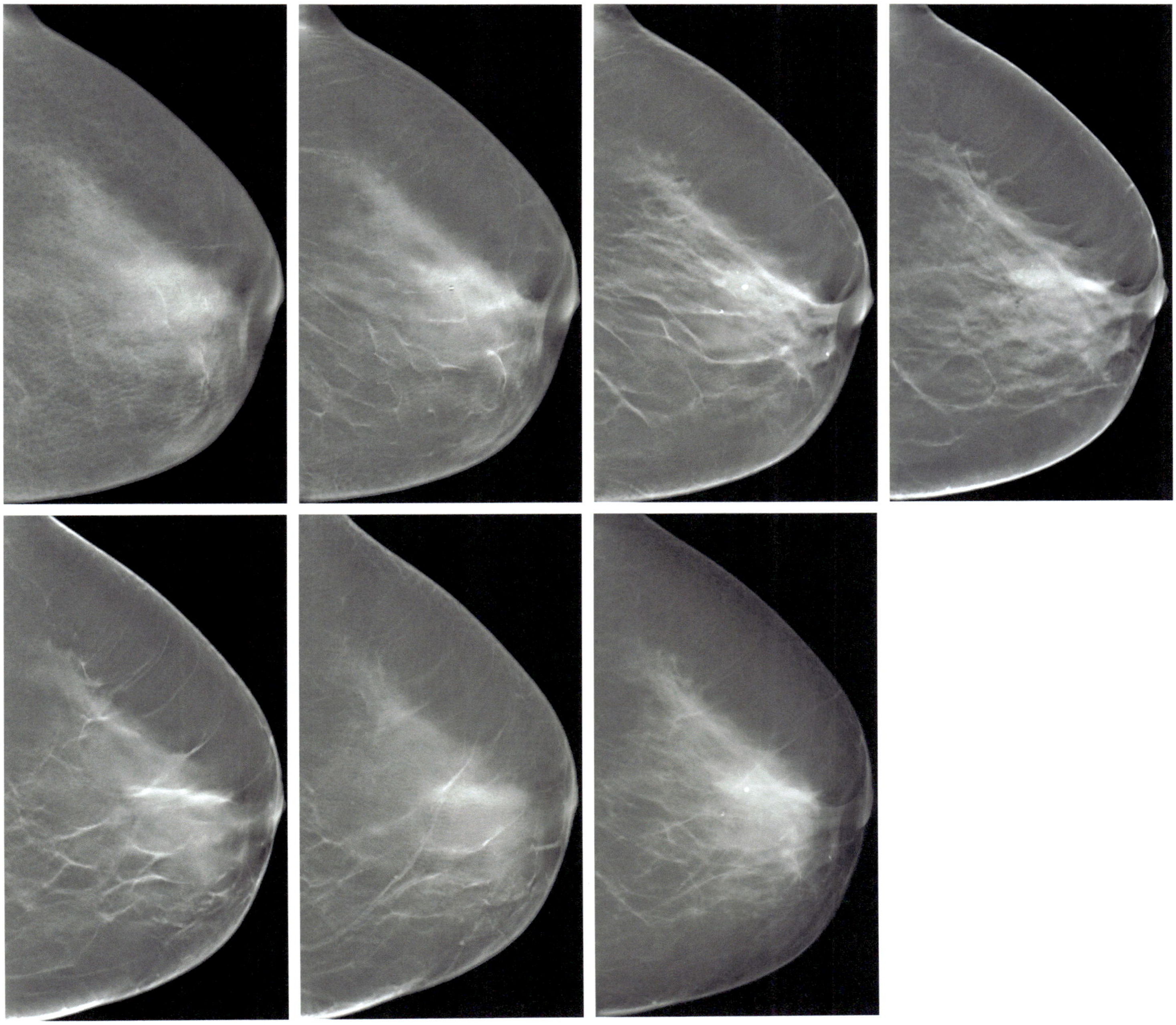

Abb. 4.2 **Tomosynthese.** Repräsentative Auswahl an Tomosynthese-Einzelschichtaufnahmen der linken Mamma.

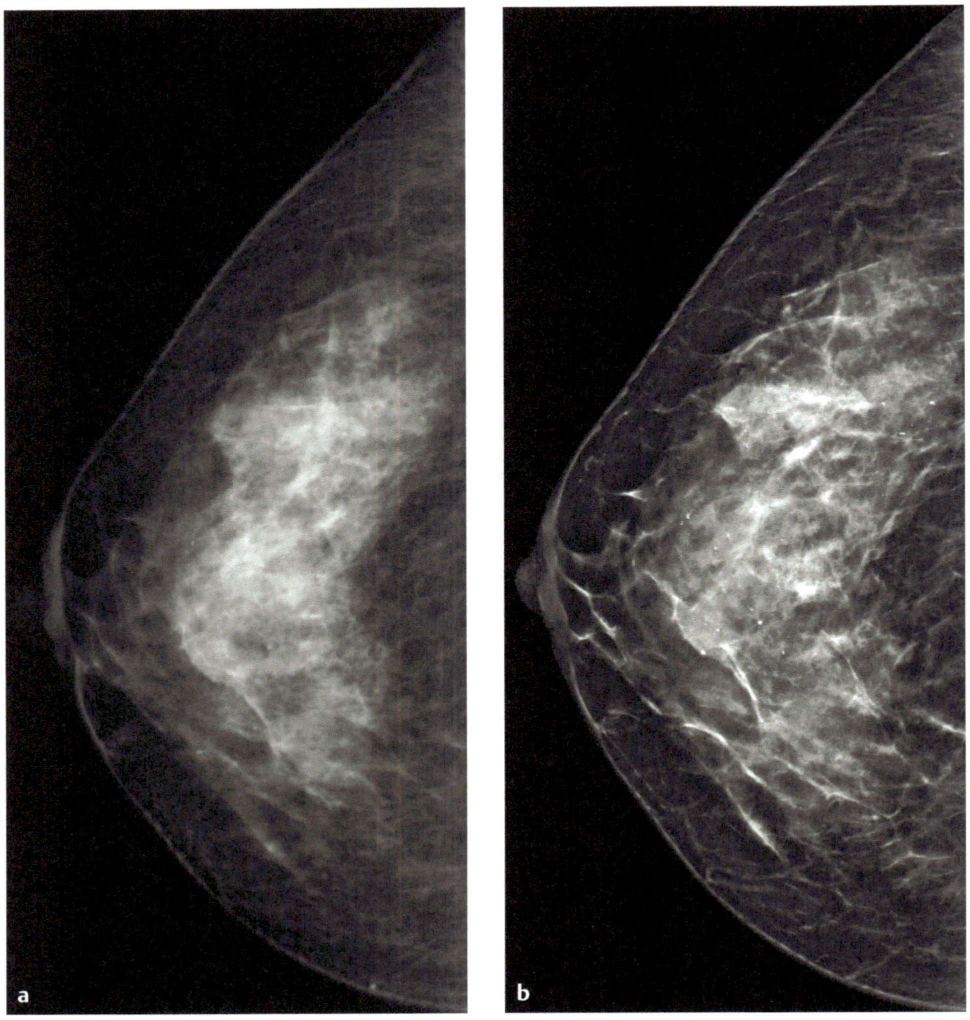

Abb. 4.3 Tomosynthese. Gegenüberstellung eines digitalen Vollfeldmammogramms als Projektionsaufnahme (**a**) mit einem aus dem Datensatz der Tomosynthese synthetisierten 2-D-Mammografiebild (**b**). Normalbefund.
a Digitales Vollfeldmammogramm als Projektionsaufnahme.
b Aus dem Datensatz der Tomosynthese synthetisiertes 2-D-Mammografiebild.

4.9 Dichtetypen

- Die Sensitivität für den Nachweis von Brustkrebs ist auch in der Tomosynthese stark an das Vorhandensein von intramammärem Fettgewebe gekoppelt. Nur dadurch ist nämlich eine Abgrenzung von Form und Begrenzung des Karzinomgewebes gegenüber dem Umgebungsgewebe möglich:
  - *Dichtetyp ACR A:* Bei Frauen mit transparenter Brust bringt die Tomosynthese gegenüber der digitalen Vollfeldmammografie keine Vorteile, sodass auf sie verzichtet werden kann.
  - *Dichtetyp ACR B und C:* Gegenüber der digitalen Vollfeldmammografie zeigt die Tomosynthese insbesondere beim Dichtetyp ACR B und C Vorteile.
  - *Dichtetyp ACR D:* Bei Frauen mit sehr dichter Brust weist auch die Tomosynthese Limitationen in der Detektion des Mammakarzinoms auf.

4.10 Qualitätssicherung

- **Fehler und Mängel:** Prinzipiell muss im Rahmen der Qualitätssicherung zwischen technisch-methodischen Mängeln und Fehlern bei der Befundinterpretation unterschieden werden. Technisch-methodische Defizite betreffen in erster Linie Mängel an der Hardware und die Bilderstellung durch die MTRA:
  - Mängel bei der Positionierung der Brust (Thema: inkomplette Abbildung),
  - Mängel beim Ausstreichen der Brust im Rahmen der Lagerung (Thema: Falten),
  - Mängel bei der Kompression der Brust im Rahmen der Lagerung (Thema: Unschärfe).
- **PGMI-System:** Die Grundlagen für eine Qualitätssicherung der Röntgenmammografie wurden im National Health Service Breast Screening Program im Rahmen des britischen Mammografie-Screenings in Form des sog. PGMI-Systems geschaffen. Dieses international verwendete System unterscheidet 4 Qualitätsstufen:
  - *Stufe P:* perfekt,
  - *Stufe G:* gut,
  - *Stufe M:* moderat,
  - *Stufe I:* inakzeptabel.
- **Perfekte und inakzeptable Aufnahmen:** Die Qualität von Mammografieaufnahmen gilt als gesichert, wenn mehr als 75 % der Aufnahmen die Qualitätsstufen „P“ und „G“ haben und die Anzahl der Aufnahmen der Stufe „I“ weniger als 3 % beträgt. Das PGMI-System kommt bei Mammografieaufnahmen nach brusterhaltender operativer Therapie, Reduktionsplastik oder Protheseneinbringung nicht zum Einsatz. In Deutschland wurde die Beurteilung der mammografischen Bildqualität in Form eines 3-stufigen Systems geregelt. Stufe I (Qualität regelrecht) entspricht dabei den Kategorien „P“ und „G“ aus dem PGMI-System. Stufe II stimmt mit der Kategorie „M“ und Stufe III mit der Kategorie „I“ überein. Kriterien:
  - *Kriterien einer perfekten Mammografieaufnahme* (Stufe „P“, perfekt): Alle aufgelisteten Kriterien müssen erfüllt sein, damit eine Aufnahme als „perfekt“ klassifiziert werden kann (modifiziert für die digitale Mammografie):
    - vollständige Abbildung des Parenchyms,
    - korrekte und eindeutige Beschriftung,
    - geeignete Belichtung,
    - gute Kompression,
    - keine Bewegungsunschärfe,
    - keine Artefakte,
    - keine Hautfalten,
    - symmetrische Anordnung der Aufnahmen.

- *Kriterien einer inakzeptablen Aufnahme* (Stufe „I", inadäquat): Die Qualität des Mammografiebilds (national) oder -bildpaars (international) gilt als inadäquat, wenn eines der aufgelisteten Kriterien erfüllt ist (modifiziert für die digitale Mammografie, auch übertragbar auf die Tomosynthese):
  - grob unvollständige Abbildung des Parenchyms (z. B. Pektoralismuskel in MLO-Projektion am oberen Bildeck),
  - inkorrekte oder unklare Beschriftung (z. B. vertauschte Seitenbezeichnung),
  - ungeeignete Belichtung (z. B. deutliche Unter- oder Überbelichtung),
  - ungenügende Kompression (z. B. Verzicht auf Kompression auf Patientenwunsch),
  - Bewegungsunschärfen (z. B. durch geringes Wegziehen der Mamma während der Aufnahme),
  - relevante Artefakte,
  - Hautfalten im Bereich des Parenchyms,
  - Projektion der Mamille in das Parenchym.
- **Einstelltechnische Mängel der MLO-Aufnahme:** Die Zielsetzung der Mammografie ist die vollständige Abbildung der jeweiligen Brust in der gewünschten Einstellposition. Für die MLO-Aufnahmeebene werden folgende Kriterien gefordert:
  - Pektoralismuskel bis in Höhe der Mamille abgebildet,
  - Pektoralismuskel über 20° zum Bildrand (Kassenärztliche Vereinigungen in Deutschland: über 10°),
  - Mamille im Profil,
  - untere Umschlagfalte erkennbar und frei entfaltet.
- **Einstelltechnische Mängel der CC-Aufnahme:** Die Zielsetzung der Mammografie ist die vollständige Abbildung der jeweiligen Brust in der gewünschten Einstellposition. Für die CC-Aufnahmeebene werden folgende Kriterien gefordert:
  - komplette Abbildung der medialen Anteile des Drüsenkörpers,
  - Brustwarze mittig oder leicht medialisiert (Kassenärztliche Vereinigungen in Deutschland: leicht medialisiert, mittig oder lateralisiert, je 20°),
  - möglichst umfangreiche Darstellung der lateralen Anteile des Drüsenkörpers,
  - Mamille im Profil.
- **Pektoralis-Nippel-Linie:** Diese definiert sich als eine Strecke, die auf dem Mammografiebild in MLO-Projektion als Senkrechte von der vorderen Begrenzung des Pektoralismuskels bis zur Basis der Brustwarze verläuft. Sie wird in Zentimetern gemessen und liefert eine Information über die Größe der Brust. Sie dient als Basis für die Beantwortung der Frage, ob die Brust in der CC-Projektion ausreichend weit in die Aufnahmeebene gezogen wurde. Definitionsgemäß darf die Pektoralis-Nippel-Linie in CC-Projektion höchstens 15 mm kürzer sein als die Pektoralis-Nippel-Linie in MLO-Projektion.

✔ Merke

Eine methodenspezifische Qualitätssicherung für die Tomosynthese existiert bisher nicht.

4.11 Fehler

- Prinzipiell muss auch für die Tomosynthese im Rahmen der Qualitätssicherung zwischen technisch-methodischen Mängeln und Fehlern bei der Befundinterpretation unterschieden werden:
  - Die möglichen technisch-methodischen Mängel entsprechen dabei denen, die auch für die digitale Mammografie gelten.
  - Auch die Befundinterpretation orientiert sich an den Kriterien der Vollfeldmammografie.
- Mängel bei der Detektion und Charakterisierung von Befunden sowie sich daraus ableitenden Konsequenzen stellen in erster Linie Fehler durch den auswertenden Arzt dar:
  - Nichterkennen suspekter Befunde (Detektion),
  - Fehlinterpretation auffälliger Befunde (Charakterisierung),
  - Ableiten falscher Schlüsse aus erhobenen Befunden (Prozedere).

4.12 Auswertungskriterien

- **Normalbefund der Tomosynthese:** Der Normalbefund ist gekennzeichnet durch folgende Kriterien:
  - 2–3 mm dicke Kutis, die in der digitalen Mammografie durch einen Bearbeitungsalgorithmus zusätzlich betont wird,
  - subkutaner Fettgewebssaum mit fettäquivalenten Dichtewerten, der von dünnen hyperdensen Cooper-Ligamenten durchzogen wird,
  - isodenser Drüsenkörper, der von hypodensen Fettläppchen durchzogen sein kann,
  - retroparenchymaler Fettgewebssaum,
  - intramammäre Venen und Arterien (sichtbar, sofern arteriosklerotisch verkalkt),
  - Lymphknoten periparenchymal, axillär und/oder im axillären Ausläufer.
- **Pathologische Befunde in der Tomosynthese:** Prinzipiell wird zwischen 3 wesentlichen Veränderungen unterschieden: Verkalkungen, Herdbefunden und Architekturstörungen. Darüber hinaus gibt es noch eine Vielzahl an sekundären, oft mit Malignität assoziierten Veränderungen.
- **Verkalkungen:**
  - Die Domäne der Mammografie ist die Erkennung und in geringerem Umfang auch die Bewertung von Mikroverkalkungen. Diese sind – unabhängig von der vorliegenden Brustdichte – zuverlässig nachweisbar. Die Charakterisierung von nachgewiesenen Verkalkungen ist gelegentlich schwierig, da es breite Überlappungsbereiche zwischen benignen und malignen Kalzifikationen gibt. Im Zweifelsfall muss eine Abklärung unklarer Verkalkungen in Form einer stereotaktischen oder tomosynthesegesteuerten Vakuumbiopsie erfolgen.
  - Bei der Beschreibung und Bewertung von Verkalkungen im Mammogramm wird prinzipiell zwischen Makro- und Mikroverkalkungen unterschieden:
    - Kalkpartikel in einer Größenordnung von 0,5 mm und größer werden als Makrokalk beschrieben. Die häufig mit dem bloßen Auge erkennbaren Makrokalzifikationen sind üblicherweise benigne.
    - Demgegenüber sind Kalkpartikel, die mit malignen Befunden einhergehen, üblicherweise kleiner als 0,5 mm. In etwa 50 % der Fälle begleiten sie die Entstehung von Brustkrebs schon in seiner intraduktalen Phase. Milchgangskarzinome von geringer Aggressivität (langsam wachsend, duktales Low-Grade-Carcinoma in Situ) bilden eher intraduktale Mikroverkalkungen aus als die schnell wachsenden duktalen High-Grade-Carcinomae in Situ. Von den invasiven Mammakarzinomen sind hingegen nur etwa 30 % mit Mikroverkalkungen vergesellschaftet.
  - Verteilungsmuster von Mikroverkalkungen:
    - gruppiert (Areal kleiner als 2 cm^3),
    - linear,
    - segmental,
    - regional,
    - diffus.
  - Form von Mikroverkalkungen:
    - monomorph,
    - amorph,
    - pleomorph.

- **Herdbefunde:**
  - Herdbefunde sind raumfordernde Veränderungen, die in mindestens 2 Ebenen darstellbar sind (3-dimensionale Läsionen). Im Gegensatz dazu sind Verdichtungen nur in einer Ebene abgrenzbar.
  - Form von Herdbefunden:
    - rund,
    - oval,
    - irregulär.
  - Begrenzung von Herdbefunden:
    - scharf,
    - mikrolobuliert,
    - unscharfer Rand,
    - unklar,
    - spikuliert.
  - Dichte von Herdbefunden:
    - hyperdens,
    - isodens,
    - hypodens,
    - fettäquivalent.
- **Architekturstörungen:**
  - Architekturstörungen sind sternförmige (radiäre) Strukturveränderungen des Drüsengewebes mit einem definierten Zentrum, jedoch ohne einen raumfordernden Charakter. Gelegentlich weisen sie assoziierte Mikroverkalkungen auf.
  - Architekturstörungen sind in der Mammografie oft gut nachweisbar. Die überlagerungsfreie Darstellung der intramammären Strukturen in der Tomosynthese erhöht die Detektionsrate von Architekturstörungen. Im Zweifelsfall schafft häufig auch eine ergänzende Tubuskompressionsaufnahme Klarheit.
  - Differenzialdiagnostisch kommen bei Architekturstörungen neben der postoperativen Narbe und der radiären Narbe in erster Linie das invasiv-lobuläre Karzinom sowie Mammakarzinome anderer Histologie in Betracht.
- **Weitere beschreibenswerte Befunde im Mammogramm:**
  - intramammäre Lymphknoten,
  - Hautläsionen,
  - solitäre Milchgangserweiterungen,
  - Haut- und Brustwarzeneinziehung,
  - Haut- und Trabekelverdichtung,
  - axilläre Lymphadenopathien.
- **Auswertungskriterien von Tomosynthese und Vollfeldmammografie:** Prinzipiell gelten für die Tomosynthese dieselben Auswertekriterien wie auch für die herkömmliche digitale Vollfeldmammografie. Mit beiden Verfahren werden letztendlich morphologische Kriterien auf der Basis der Absorption von ionisierender Strahlung evaluiert.

4.13 BIRADS

- Eine dedizierte BIRADS-Klassifikation für die Tomosynthese existiert bisher nicht.
- Mit Blick auf die Übereinstimmung der morphologischen Auswertekriterien von Tomosynthese und Vollfeldmammografie sollte aus pragmatischen Überlegungen heraus eine deckungsgleiche Übernahme der mammografischen Terminologie und BIRADS-Kategorisierung erfolgen. Statt des Terminus „MX-BIRADS“ ist an dieser Stelle eine Begrifflichkeit im Sinne von „TOMO-BIRADS“ sinnvoll.

4.14 Aufklärung und spezielle Risiken

- **Spezielle Risiken:**
  - Die Tomosynthese wird an handelsüblichen digitalen Mammografiesystemen durchgeführt. Dabei kommt genau wie bei der Mammografie ionisierende niederenergetische Strahlung zum Einsatz.
  - Vor jeder Tomosynthese muss von einem Arzt mit Fachkunde im Strahlenschutz festgestellt werden, dass der gesundheitliche Nutzen der Tomosynthese gegenüber einem möglichen Strahlenrisiko überwiegt (rechtfertigende Indikation für den Einsatz der Mammografie; § 23 Strahlenschutzverordnung). Eine solche rechtfertigende Indikation muss auch dann gestellt werden, wenn die Anforderung eines überweisenden Arztes vorliegt. Eine Ausnahme stellt dabei lediglich die Tomosynthese innerhalb eines von zuständiger Stelle zugelassenen qualitätsgesicherten, populationsbezogenen Mammografie-Screening-Programms dar.
  - Die Tomosynthese ist mit dem Einsatz ionisierender Strahlung verbunden, sodass eine Strahlenexposition und die potenziell daraus resultierenden Folgen für das untersuchte Gewebe zu beachten sind. Auch für die Tomosynthese ist letztendlich die mittlere Parenchymdosis (Average glandular Dose) im Zentrum der Brust die relevante Größe. Sie kann berechnet, aber nicht direkt gemessen werden. Die Einheit der mittleren Parenchymdosis ist das Gray (mGy).
  - Die Strahlenexposition einer tomosynthetischen Untersuchung ergibt sich als Summe der Dosis der Einzelaufnahmen. Alle Hersteller streben an, die Strahlenexposition einer Tomosynthese unterhalb des Dosiswerts für eine digitale Vollfeldmammografie in 2 Ebenen zu halten. Zum gegenwärtigen Zeitpunkt kann davon ausgegangen werden, dass die verschiedenen Systeme eine zur digitalen Mammografie äquivalente oder gering erhöhte mittlere Parenchymdosis aufweisen.
  - Als „Strahlenrisiko“ bezeichnet man die Wahrscheinlichkeit, mit der eine bestimmte Bevölkerungsgruppe, die ionisierender oder anderer energiereicher Strahlung ausgesetzt wurde, an den Folgen dieser zusätzlichen Strahlenbelastung erkrankt oder stirbt. Das Risiko, an einem strahleninduzierten Brustkrebs zu sterben, ist nicht nur von der Strahlenmenge, sondern auch stark vom Alter der Frau bei der Strahlenexposition abhängig. Von diesem Mortalitätsrisiko ist das um etwa den Faktor 2,3 höhere Erkrankungsrisiko deutlich zu unterscheiden. Dieses Erkrankungsrisiko ist für junge Frauen sehr viel höher als für ältere Frauen. Bei Frauen ab einem Alter über 60 Jahren geht das Risiko, strahleninduziert einen malignen Tumor zu bekommen, tendenziell gegen 0. Im Rahmen der Nutzen-Risiko-Abwägung sollte die Tomosynthese im Rahmen der Früherkennung daher nicht bei Frauen unter 40 Jahren durchgeführt werden.

4.15 Vorbereitende Diagnostik

- Eine vorbereitende Diagnostik ist für die Tomosynthese nicht notwendig.

4.16 Ergebnisse

- Die Tomosynthese bringt Vorteile gegenüber der digitalen Projektionsmammografie bei Vorliegen eines fibroglandulären oder inhomogen dichten Gewebetyps, also den ACR-Dichtetypen B und C. Bei diesen können durch Drüsengewebe überlagerte Befunde aufgrund der überlagerungsfreien Abbildung in der Einzelschicht im Einzelfall besser detektiert werden (Steigerung der Sensitivität gemäß Literaturangaben bis 27 %). Dies gilt in erster Linie für Architekturstörungen (▸ Abb. 4.4, ▸ Abb. 4.5 und ▸ Abb. 4.6), aber auch für Herdbefunde (▸ Abb. 4.7 und ▸ Abb. 4.8). Andererseits können in der Folge von Strukturüberlagerung suspekt erscheinende Befunde (sog. Pseudoläsionen) als harmlos beurteilt werden, wenn die Einzelschichten belegen, dass es sich bei dem besagten Befund um eine Superposition von Strukturen handelt (Verbesserung der Spezifität gemäß Literaturangaben bis 15 %; ▸ Abb. 4.9).
- In der Detektion und Charakterisierung von Mikroverkalkungen bringt die Tomosynthese gegenüber der Vollfeldmammografie in aller Regel keine Vorteile. Es liegen Mitteilungen darüber vor, dass die Morphe von Verkalkungen durch die Tomosynthese eher verzerrt wird (▸ Abb. 4.10).
- Bei dichten Gewebestrukturen(Dichtetyp ACR D) ist die Detektion von nicht mit Mikrokalk assoziierten Herdbefunden in der Tomosynthese deutlich erschwert oder unmöglich, da Fettgewebe zur Abgrenzung gegenüber dem Umgebungsgewebe des Tumors nicht vorliegt (▸ Abb. 4.11 und ▸ Abb. 4.12).

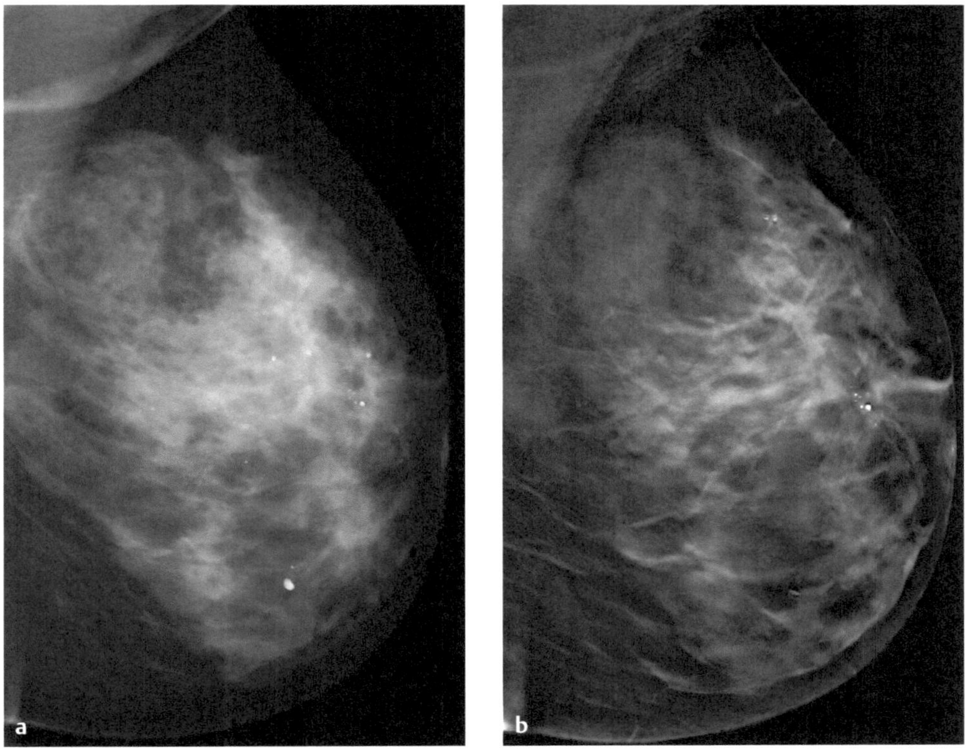

Abb. 4.4 Tomosynthese. Architekturstörung.
a In der Summationsaufnahme der linken Mamma in MLO-Projektion bei sehr dichtem Drüsengewebe einzelne harmlose Mikroverkalkungen. Keine weiteren Auffälligkeiten.
b In der entsprechenden Tomosyntheseschicht Darstellung einer gestörten Architektur des Gewebes im oberen Quadranten. Histologie: invasives Mammakarzinom.

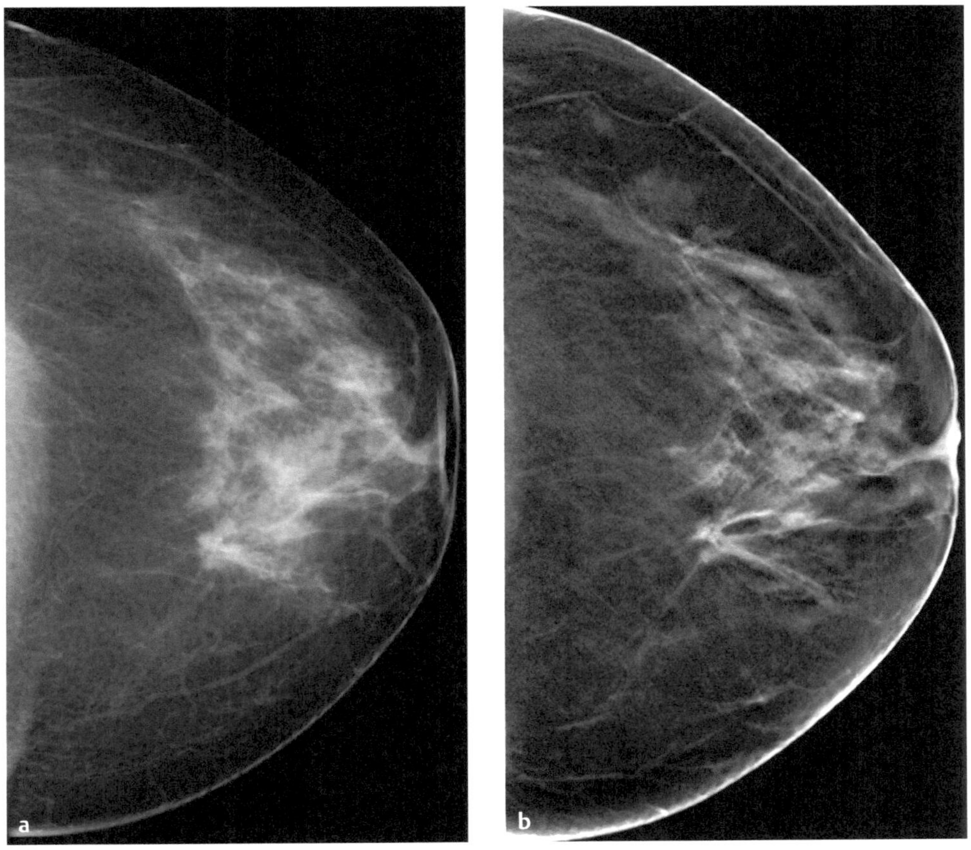

Abb. 4.5 Tomosynthese. Architekturstörung.
a In der Summationsaufnahme der linken Mamma in CC-Projektion bei inhomogen dichtem Drüsengewebe spikuliert anmutender Herdbefund medial.
b In der entsprechenden Tomosyntheseschicht deutlichere Darstellung des spikulierten Charakters des Herdbefunds. Histologie: invasives Mammakarzinom.

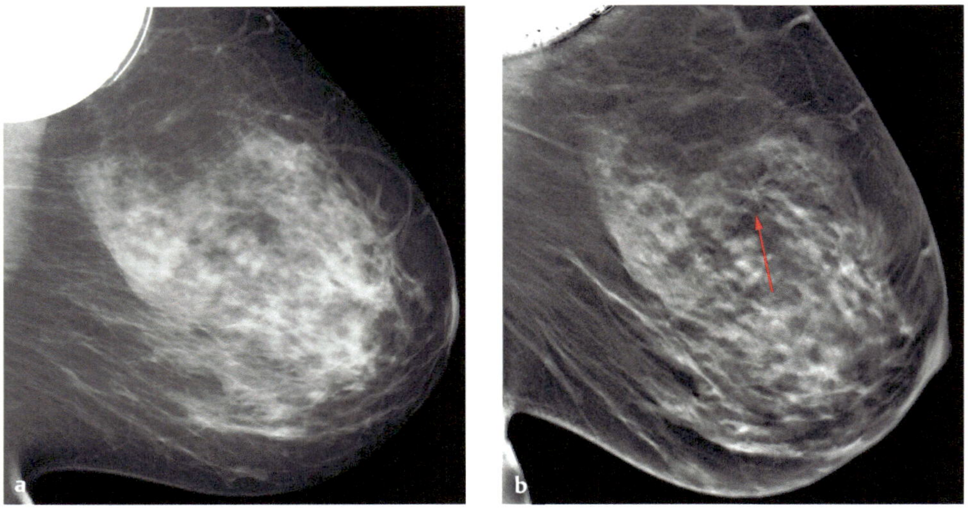

Abb. 4.6 Tomosynthese. Architekturstörung.

a Inhomogen dichtes Drüsengewebe der linken Mamma ohne eindeutige Abgrenzbarkeit eines auffälligen Befunds im Summationsmammogramm.

b In der Tomosyntheseeinzelschicht überlagerungsfreie Darstellung einer kleinen Architekturstörung innerhalb des Parenchyms (Pfeil). Befund unter Beobachtung. Nebenaspekt: Schrittmacher.

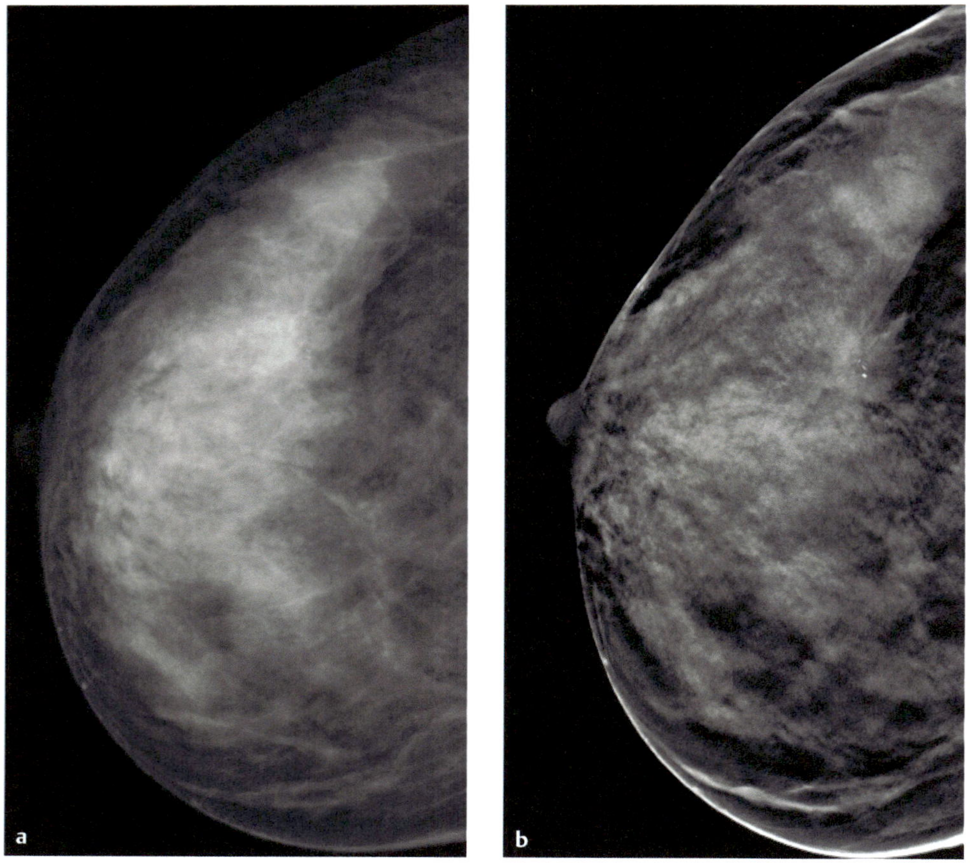

Abb. 4.7 Tomosynthese. Herdbefund.

a Gruppierte Ansammlung pleomorpher Mikroverkalkungen am dorsalen Parenchymrand bei sehr dichten Drüsenstrukturen im Summationsmammogramm.

b Eindeutige Präsentation der spikulierten Tumorbegrenzung in den pektoralisseitigen Anteilen. Allenfalls sehr diskrete Abgrenzbarkeit der Tumorzirkumferenz innerhalb der dichten Parenchymanteile ventralseitig. Histologie: invasives duktales Mammakarzinom.

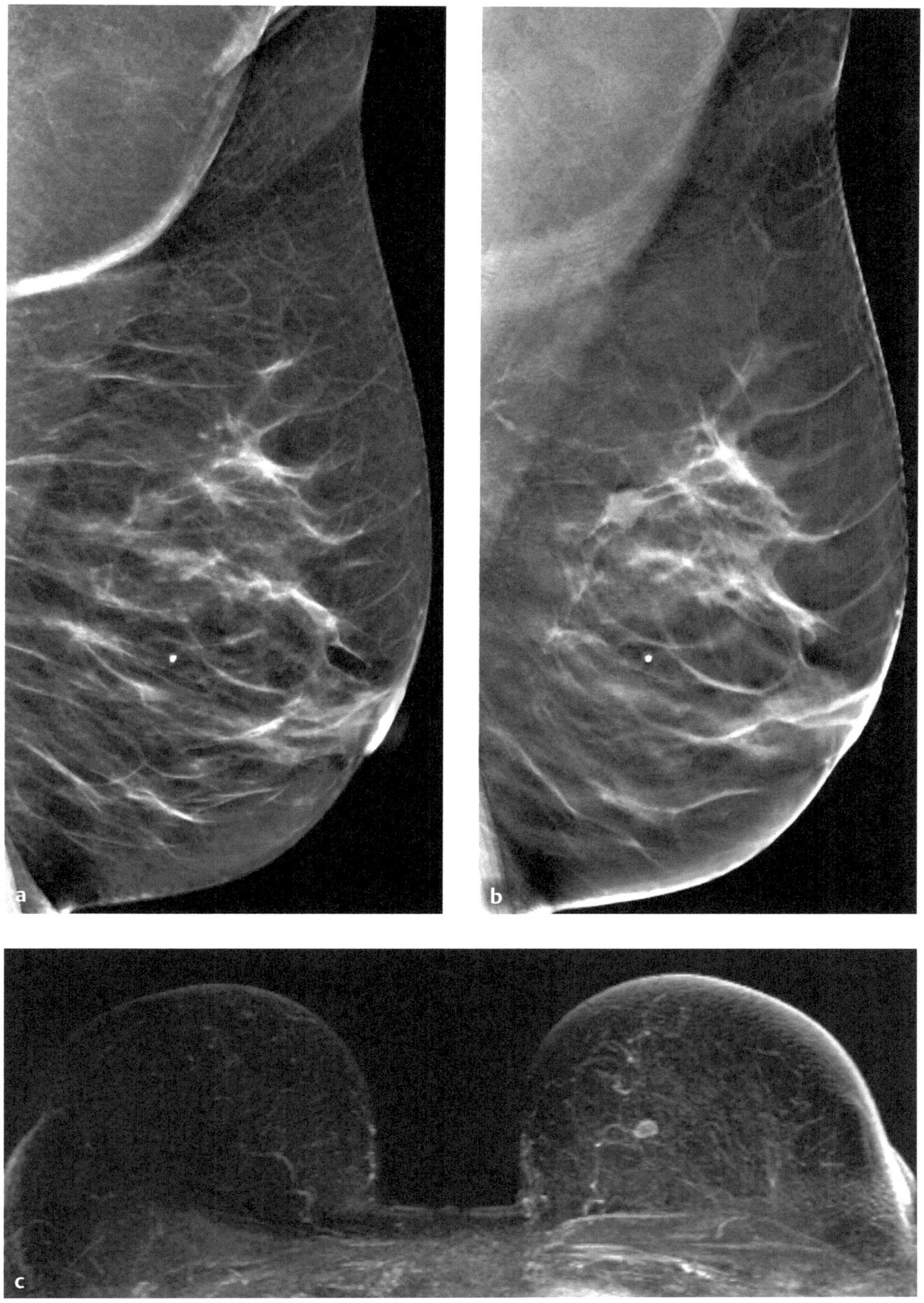

Abb. 4.8 Tomosynthese. Herdbefund.

a Überwiegend fibroglanduläres Drüsengewebe in der MLO-Projektion der Summationsmammografie der linken Mamma mit vagem Hinweis auf einen Rundherd in den zentralen präpektoralen Anteilen.

b In der entsprechenden Tomosyntheseschicht klare Abbildung eines rundlichen Herdbefunds mit glatter Begrenzung.

c Herdbefund mit ringförmiger Kontrastmittelanreicherung im Mamma-MRT-Bild. Histologie: invasives Mammakarzinom.

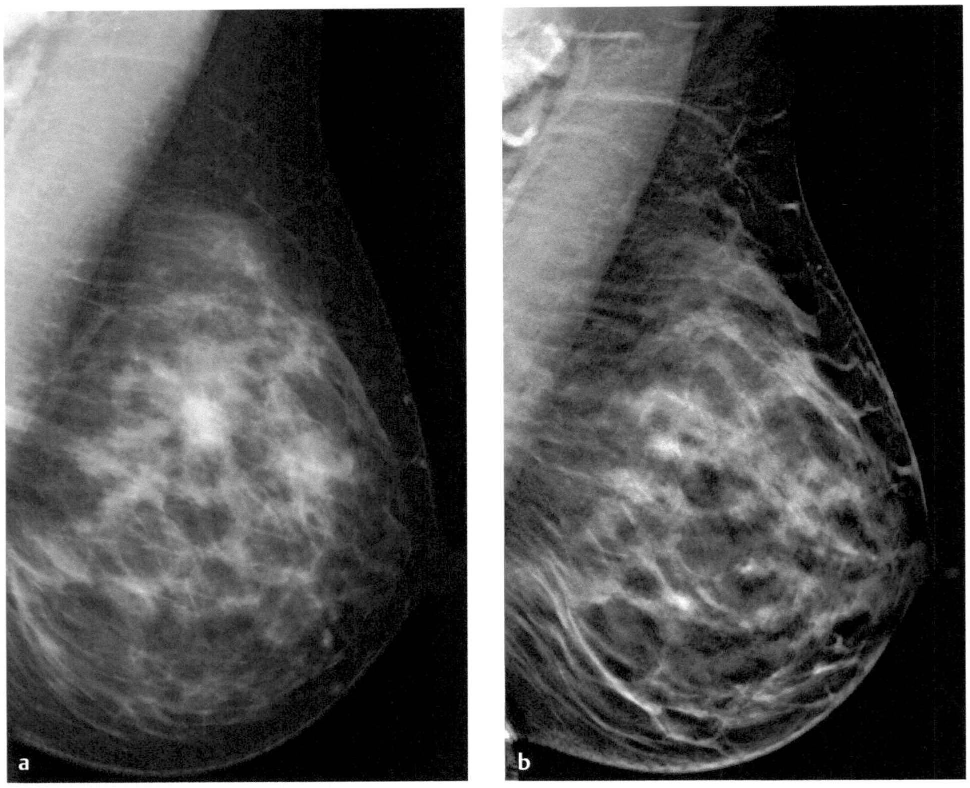

Abb. 4.9 Tomosynthese. Pseudoläsion.

a Mammografiesummationsaufnahme der linken Brust in MLO-Projektion mit unklarer Verdichtung in den zentralen Anteilen bei inhomogen dichtem Drüsengewebe.

b Auflösung des unklaren Befunds im Sinne einer Pseudoläsion in der Tomosynthese (repräsentative Tomosyntheseeinzelschicht).

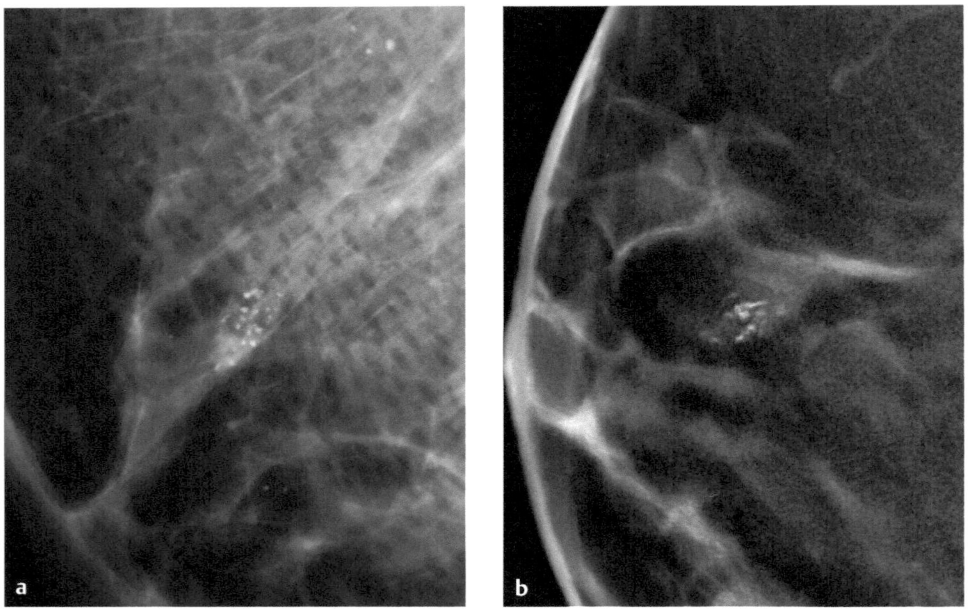

Abb. 4.10 Tomosynthese. Mikrokalk.

a Gruppierte Ansammlung eher rundlicher Verkalkungen im Mammografiesummationsbild.

b Verzerrung der Kalkmorphe mit tendenziell länglich imponierenden Partikeln in der Tomosynthese. Histologie: duktales Carcinoma in Situ.

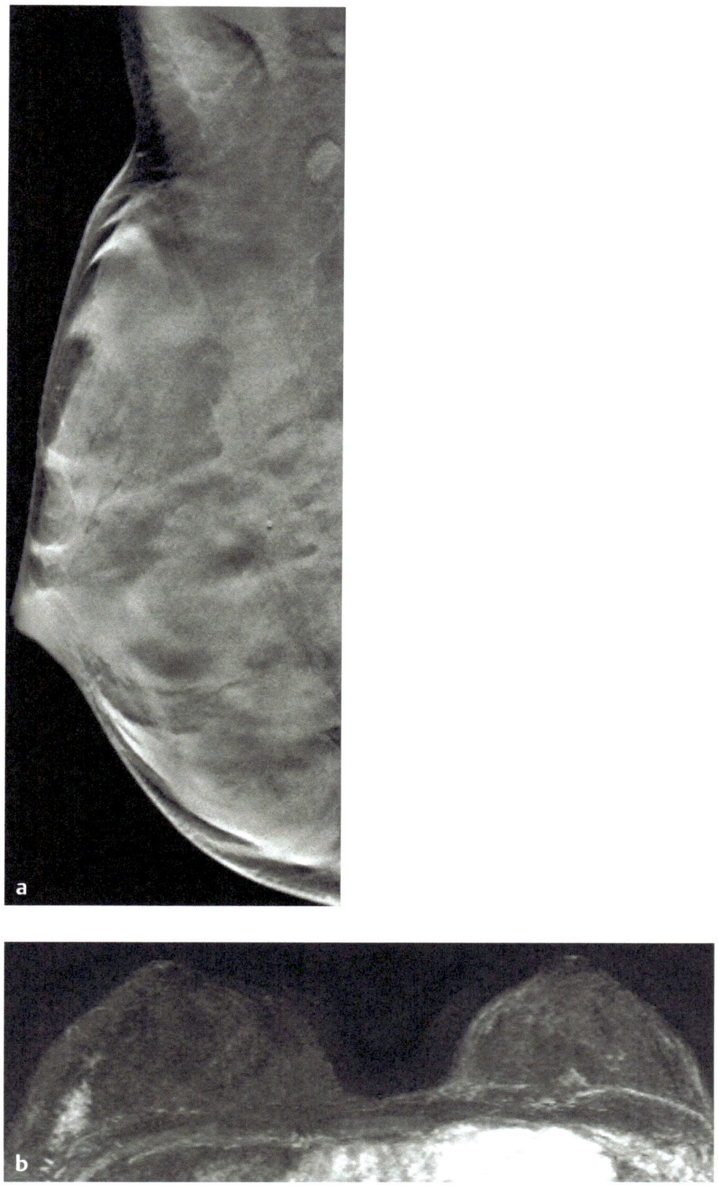

Abb. 4.11 Tomosynthese. Falsch-negativer Befund der Tomosynthese bei dichten Parenchymstrukturen.
- **a** Innerhalb extrem dichter Drüsengewebestrukturen keine Option einer Abgrenzung eines Tumorgeschehens im oberen äußeren Quadranten der rechten Mamma. Keine tumorassoziierten Kalzifikationen.
- **b** Tumordarstellung in der Mamma-MRT. Histologie: invasives Mammakarzinom.

4.17 Besonderheiten bei bestimmten Personengruppen

4.17.1 Besonderheiten bei Schwangeren

- Aufgrund der Verwendung ionisierender Strahlung verbietet sich der Einsatz der Tomosynthese bei Schwangeren im Rahmen der Früherkennung.
- Im Rahmen der Abklärungsdiagnostik sollte bei ihnen bevorzugt die Mammasonografie zum Einsatz kommen.
- Bei gesichertem Karzinom oder hochsuspektem Ultraschallbefund ist eine Tomosynthese nach Ergreifen adäquater Strahlenschutzmaßnahmen (Bleischutz) denkbar, z. B. zum Ausschluss oder Nachweis von relevanten Kalzifikationen.

4.17.2 Besonderheiten bei Kindern und Jugendlichen

- Die Tomosynthese ist bei Kindern nicht indiziert.

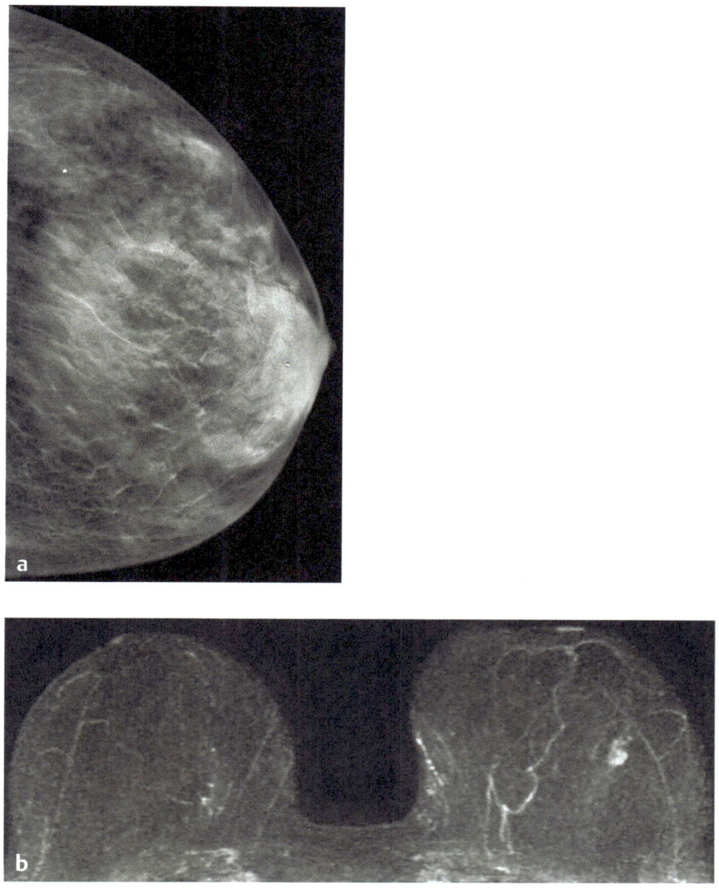

Abb. 4.12 Tomosynthese. Falsch-negativer Befund der Tomosynthese bei dichten Parenchymstrukturen.
- **a** Sehr dichtes Parenchym in der repräsentativen Tomosyntheseschicht der linken Mamma in CC-Projektion. Keine tumorassoziierten Kalzifikationen. Kein abgrenzbarer Herdbefund.
- **b** Kleines Karzinom in den lateralen Abschnitten der linken Mamma im Mamma-MRT-Bild. Histologie: invasives Mammakarzinom.

4.18 Literatur

Quellenangaben

[53] Fischer U, Baum F. Diagnostik und Therapie des Mammakarzinoms. Stuttgart: Thieme; 2014

Literatur zur weiteren Vertiefung

[54] Ambinder EB, Harvey SC, Panigrahi B et al. Synthesized mammography: the new standard of care when screening for breast cancer with digital breast tomosynthesis? Acad Radiol 2018; 25 (8): 973–976. doi:10.1016/j.acra.2017.12.015

[55] American College of Radiology. ACR BI-RADS® Atlas. Breast Imaging Reporting and Data System. 5. Aufl. Berlin: Springer; 2013

[56] Andersson I, Ikeda DM, Zackrisson S et al. Breast tomosynthesis and digital mammography: a comparison of breast cancer visibility and BIRADS classification in a population of cancers with subtle mammographic findings. Eur Radiol 2008; 18 (12): 2817–2825

[57] Barkhausen J, Rody A, Schäfer FKW. Digitale Tomosynthese der Brust. Stuttgart: Thieme; 2015

[58] Chou CP, Lewin JM, Chiang CL et al. Clinical evaluation of contrast-enhanced digital mammography and contrast enhanced tomosynthesis – comparison to contrast-enhanced breast MRI. Eur J Radiol 2015; 84: 2501–2508

[59] Comstock CE, Gatsonis C, Newstead G et al. Comparison of abbreviated breast MRI vs digital breast tomosynthesis for breast cancer detection among women with dense breasts undergoing screening. JAMA 2020;323 (8): 746–756. doi:10.1001/jama.20200572

[60] Gennaro G, Hendrick RE, Toledano A et al. Combination of one-view digital breast tomosynthesis with one-view digital mammography versus standard two-view digital mammography: per lesion analysis. Eur Radiol 2013; 23: 2087–2094

[61] Noroozian M, Hadjiiski L, Rahnama-Moghadam S et al. Digital breast tomosynthesis is comparable to mammographic spot views for mass characterization. Radiology 2012; 262: 61–68

[62] Rafferty EA, Park JM, Philpotts LE et al. Assessing radiologist performance using combined digital mammography and breast tomosynthesis compared with digital mammography alone: results of a multicenter, multireader trial. Radiology 2013; 266 (1): 104–113

[63] Rodriguez-Ruiz A, Gubern-Merida A, Imhof-Tas M et al. One-view digital breast tomosynthesis as a stand-alone modality for breast cancer detection: Do we need more? Eur Radiol 2017; 28: 1938–1948

[64] Schrading S, Distelmaier M, Dirrichs T et al. Digital breast tomosynthesis-guided vacuum-assisted breast biopsy: initial experiences and comparison with prone stereotactic vacuum-assisted biopsy. Radiology 2015; 274: 654–662

[65] Skaane P, Bandos AI, Gullien R et al. Prospective trial comparing full-field digital mammography (FFDM) versus combined FFDM and tomosynthesis in a population-based screening programme using independent double reading with arbitration. Eur Radiol 2013; 23 (8): 2061–2071

[66] Skaane P, Sebuødegård S, Bandos AI et al. Performance of breast cancer screening using digital breast tomosynthesis: results from the prospective population-based Oslo Tomosynthesis Screening Trial. Breast Cancer Res Treat 2018; 169 (3): 489–496. doi:10.1007/s10549-018-4705-2

[67] Spangler ML, Zuley ML, Sumkin JH et al. Detection and classification of calcifications on digital breast tomosynthesis and 2D digital mammography: a comparison. AJR Am J Roentgenol 2011; 196 (2): 320–324

[68] Verordnung zum Schutz vor der schädlichen Wirkung ionisierender Strahlung (Strahlenschutzverordnung – StrlSchV) vom 29. November 2018 (BGBl. I S. 2034, 2036; 2021 I S. 5261), die zuletzt durch Artikel 2 der Verordnung vom 17. April 2024 (BGBl. 2024 I Nr. 132) geändert worden ist

[69] Wallis MG, Moa E, Zanca F et al. Two-view and single-view tomosynthesis versus full-field digital mammography: high-resolution x-ray imaging observer study. Radiology 2012; 262: 788–796

[70] Wienbeck S, Fischer U. Digitale Mammografie und ihre Weiterentwicklungen. Radiologie up2date 2015; 3: 215–232

[71] Zuley ML, Guo B, Catullo VJ et al. Digital breast tomosynthesis versus supplemental diagnostic mammographic views for evaluation of noncalcified breast lesions. Radiology 2013; 266: 89–95

5 Kontrastmittelgestützte Spektralmammografie

Uwe Fischer

5.1 Steckbrief

Die kontrastmittelgestützte Spektralmammografie ist ein 2-D-Untersuchungsverfahren, das zusätzlich zum herkömmlichen Low-Energy-Mammografiebild durch eine High-Energy-Aufnahme und den Einsatz eines jodhaltigen Kontrastmittels eine Visualisierung der Tumorangiogenese maligner Läsionen in der Brust ermöglicht. Sie ist der herkömmlichen Mammografie hinsichtlich Sensitivität und Spezifität deutlich überlegen, besonders bei Frauen mit hoher Gewebedichte. Haupteinsatzbereich ist daher die Diagnostik bei Frauen mit dichten Parenchymstrukturen, mit Ergebnissen, die an die der Mamma-MRT heranreichen. Schilddrüsen- und Nierenfunktion müssen im Vorfeld abgeklärt werden.

5.2 Aktuelles

- Auf der Basis der digitalen Mammografie wurden folgende Untersuchungstechniken entwickelt:
  - Tomosynthese,
  - kontrastmittelgestützte Spektralmammografie,
  - Brust-CT.

5.3 Synonyme

- KM-Mammografie
- kontrastmittelgestützte Mammografie
- Contrast-enhanced digital Mammography
- CEDM
- CESM
- CEM

5.4 Keywords

- Mammografie
- kontrastmittelgestützt
- Spektralmammografie
- Tumorangiogenese

5.5 Definition

Die kontrastmittelgestützte Spektralmammografie stellt ein 2-dimensionales Untersuchungsverfahren dar, das zusätzlich zum herkömmlichen Low-Energy-Mammografiebild durch die Anfertigung einer High-Energy-Aufnahme und den Einsatz eines jodhaltigen Kontrastmittels eine Visualisierung der Tumorangiogenese maligner Läsionen in der Brust ermöglicht.

5.6 Indikationen

- Die Indikationen für den Einsatz der kontrastmittelgestützten Spektralmammografie stimmen prinzipiell mit den Indikationen der herkömmlichen digitalen Mammografie überein.
- Berücksichtigt man den aufwendigeren Einsatz (venöser Zugang, Kontrastmittelgabe), erscheint die kontrastverstärkte Spektralmammografie insbesondere bei Frauen mit dichten Parenchymstrukturen (Dichtetypen C und D nach ACR) sinnvoll, da die herkömmliche Mammografie bei ihnen eine Sensitivität von weniger als 50 % aufweist. Die kontrastmittelgestützte Mammografie zeigt sich demgegenüber überlegen, da sie zusätzlich zum gewohnten niederenergetischen Bild, das zuverlässig intramammäre Mikrokalzifikationen nachweist, eine aufgrund der Jodapplikation mögliche Visualisierung der Tumorangiogenese erlaubt.
- Mit Blick auf die nationale Strahlenschutzverordnung muss der Einsatz der kontrastmittelgestützten Spektralmammografie, bei der ionisierende Strahlung eingesetzt wird, aus Strahlenschutzüberlegungen prinzipiell gegenüber dem Einsatz der kontrastmittelgestützten Mamma-MRT abgewogen werden, die ohne Röntgenstrahlung auskommt. Allerdings können im Einzelfall Kontraindikationen gegen den Einsatz der Mamma-MRT vorliegen, sodass die kontrastmittelgestützte Spektralmammografie in einer solchen Situation eine gute Alternative darstellt. Dies betrifft Frauen mit Herzschrittmachern oder Ohrimplantaten sowie Patientinnen mit einer bekannten Unverträglichkeit von Gadolinium, aber auch Klientinnen mit Angst vor engen Räumen (Klaustrophobie).
- Bei der Indikationsstellung zur kontrastmittelgestützten Mammografie ist streng zu beachten: Vor der intravenösen Gabe jodhaltiger Kontrastmittel müssen Störungen der Nieren- und Schilddrüsenfunktion ausgeschlossen werden. Dazu sind vor der Untersuchung der Kreatinin- und der TSH-Wert abzuklären.

5.7 Kontraindikationen

- Durch die notwendige Applikation eines jodhaltigen Kontrastmittels zusätzliche Limitationen:
  - bekannte Allergie gegen jodhaltige Kontrastmittel
  - Schilddrüsenüberfunktion
  - Niereninsuffizienz
  - Metformineinnahme
- ansonsten keine definitiven Kontraindikationen der kontrastmittelgestützten Mammografie
- als primäres bildgebendes Verfahren bei Frauen unter 40 Jahren im Rahmen der Früherkennung nicht indiziert
- bei symptomatischen Frauen unter 40 Jahren allenfalls ergänzendes Verfahren nach Ultraschall und ggf. MRT
- bei Frauen mit gesichertem BRCA-Gendefekt Reduktion der kontrastmittelgestützten Mammografien auch nach dem 40. Lebensjahr auf die geringstmögliche Anzahl (aufgrund erhöhter Vulnerabilität gegenüber ionisierender Strahlung)

5.8 Technik, Methodik

- Bei der digitalen Kontrastmittelmammografie wird zur Visualisierung der Durchblutungsverhältnisse in der Mamma ein jodhaltiges Kontrastmittel verwendet. Dies ermöglicht die bildgebende Darstellung einer potenziell vorliegenden karzinombedingten Angiogenese. Diese Technik setzt eine an das Absorptionsverhalten von Jod angepasste Röhrenspannung in Form einer Dual-Energy-Technik voraus. Das bedeutet, dass das digitale Röntgenbild sowohl mit einer niederenergetischen (Low Energy) als auch mit einer hochenergetischen Spannung (High Energy) angefertigt wird. Zudem bedarf es einer erweiterten Filterkombination, die die Materialien Molybdän, Rhodium, Aluminium und Kupfer beinhaltet (▸ Abb. 5.1).
- Die sog. K-Kante ist ein kleiner, sprunghafter Anstieg der Schwächung der Röntgenstrahlung durch das Jod bei einer Photonenenergie von 33,2 keV. Sie führt dazu, dass Röntgenstrahlung mit einer geringfügig höheren Photonenenergie als die Energie dieser K-Kante stärker geschwächt wird als Strahlung mit geringerer Photonenenergie.
- Wird eine erste Aufnahme mit einer Röhrenspannung von etwa 25–30 kV (Low Dose) angefertigt und unmittelbar danach eine 2. Aufnahme mit einer deutlich höheren Röhrenspannung von etwa 40–50 kV (High Dose), so erhält man 2 Röntgenaufnahmen derselben Brust mit stark unterschiedlichem Kontrast. Die niederenergetische Aufnahme ist wie eine normale digitale Mammografie kontrastiert und muss klinisch ausgewertet werden (▸ Abb. 5.2a, ▸ Abb. 5.2b, ▸ Abb. 5.2c und ▸ Abb. 5.2d). Dagegen weist die hochenergetische Aufnahme eine diagnostisch nicht verwertbare Bildqualität auf. Diese Aufnahme dient letztendlich in Kombination mit der niederenergetischen Aufnahme lediglich der Berechnung eines kontrastmittelverstärkten Bildes, in dem eine Kumulation von jodhaltigem Kontrastmittel in der Folge der Anwendung eines Rechenalgorithmus hell kodiert wird.

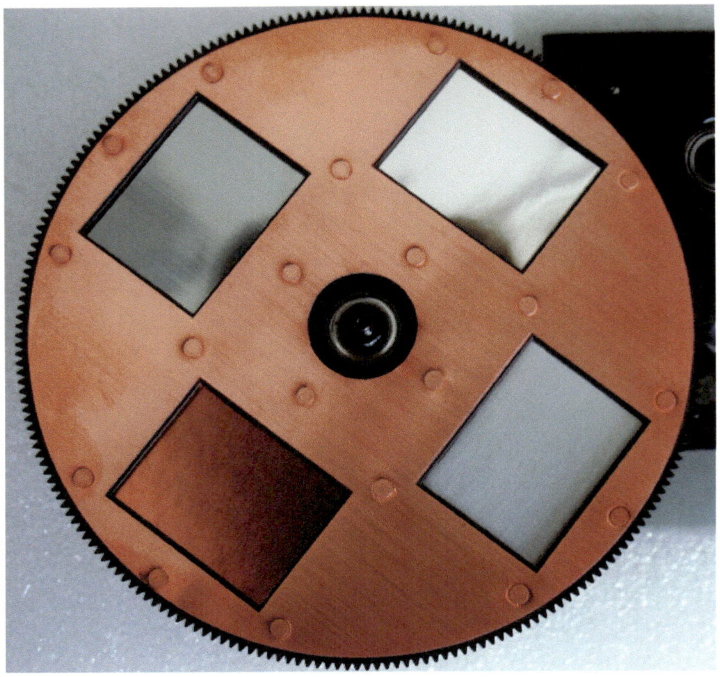

Abb. 5.1 Kontrastmittelgestützte Spektralmammografie. Filterhalterung zum schnellen Wechsel der Strahlungsqualität. Viererkombination des Filters für die Spektralmammografie. Filtermaterialien: Molybdän, Rhodium, Aluminium und Kupfer. (Quelle: Fischer U, Baum F. Diagnostik und Therapie des Mammakarzinoms. Stuttgart: Thieme; 2014. Abb. 5.21b)

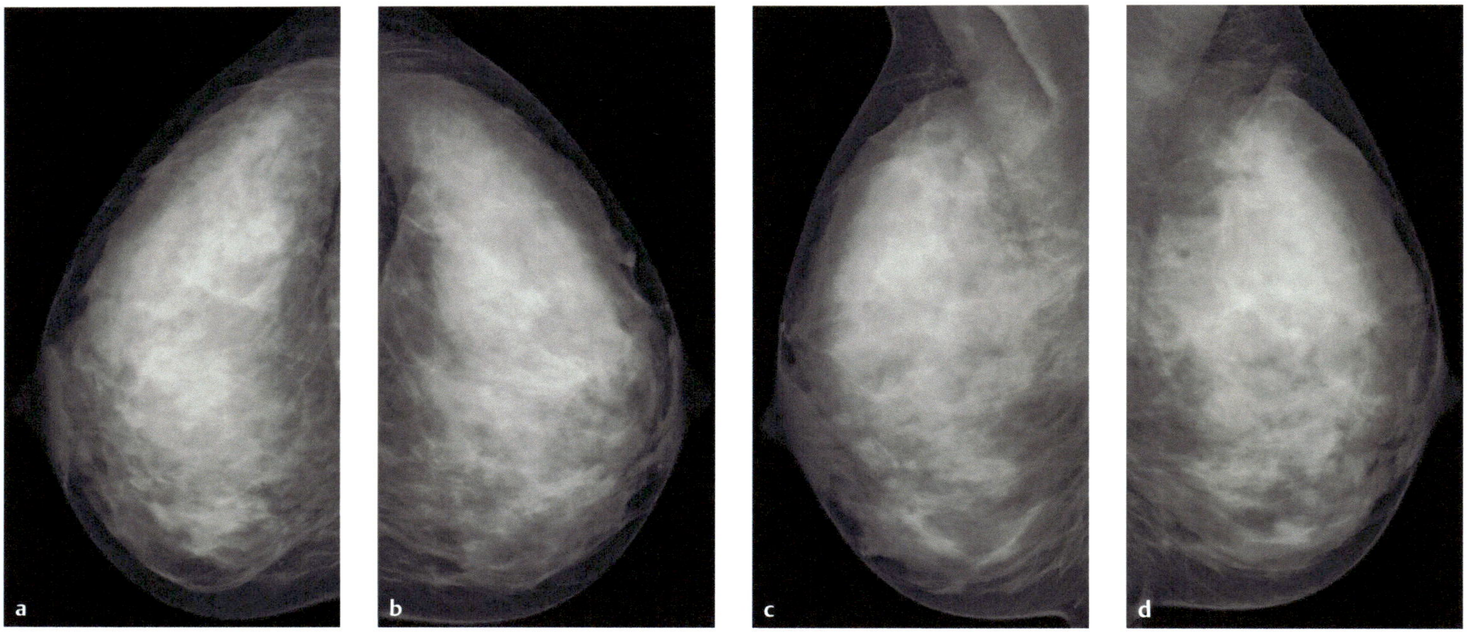

Abb. 5.2 Kontrastmittelgestützte Spektralmammografie. Normalbefund. Niederenergetische Aufnahme beider Mammae in CC- und MLO-Projektion (**a–d**) und resultierende kontrastmittelverstärkte Mammografie (**e–h**). Unauffälliger Befund.

a Niederenergetische Aufnahme der rechten Mamma in CC-Projektion.
b Niederenergetische Aufnahme der linken Mamma in CC-Projektion.
c Niederenergetische Aufnahme der rechten Mamma in MLO-Projektion.
d Niederenergetische Aufnahme der linken Mamma in MLO-Projektion.

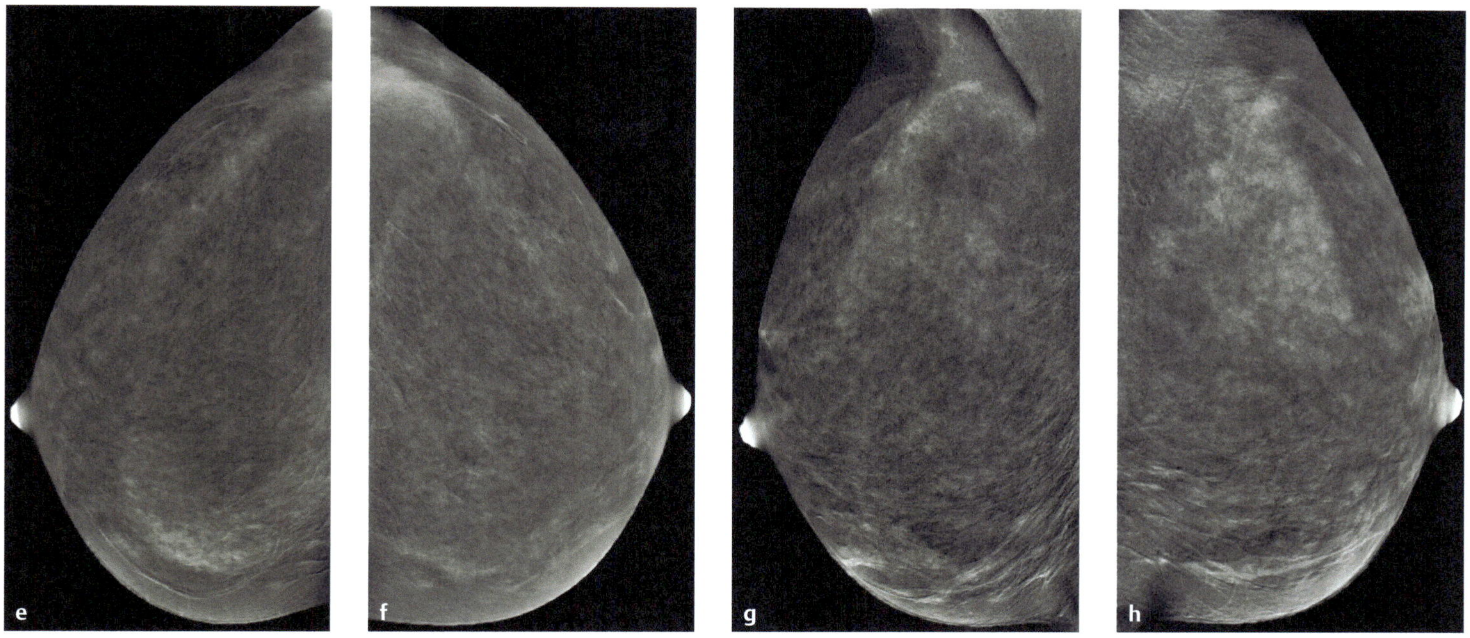

Abb. 5.2 Fortsetzung.
e Kontrastmittelverstärktes Mammogramm der rechten Mamma in CC-Projektion.
f Kontrastmittelverstärktes Mammogramm der linken Mamma in CC-Projektion.
g Kontrastmittelverstärktes Mammogramm der rechten Mamma in MLO-Projektion.
h Kontrastmittelverstärktes Mammogramm der linken Mamma in MLO-Projektion.

- Ein maligner Tumor lässt sich somit aufgrund seiner Tumorangiogenese und der damit verbundenen gesteigerten Durchblutung in Form einer Anreicherung des Kontrastmittels als „hyperdense" Struktur im Vergleich zur hypodensen Umgebung abgrenzen. Liegt kein maligner Tumor vor, so resultiert ein Algorithmusbild ohne hell kodierte Areale (▶ Abb. 5.2e, ▶ Abb. 5.2f, ▶ Abb. 5.2g und ▶ Abb. 5.2h). Die Untersuchung kann in beliebiger Projektionsrichtung durchgeführt werden.
- Die Methode ermöglicht sowohl die Akquisition von 2 Aufnahmen einer Brust in unterschiedlicher Orientierung als auch eine Ein-Ebenen-Aufnahme beider Brüste, z. B. bevorzugt in MLO-Projektion.
- Methodisch werden 100–150 ml eines jodhaltigen Kontrastmittels über einen peripheren venösen Zugang mit einem Fluss von etwa 2–3 ml/s appliziert. Mammografieaufnahmen werden danach innerhalb der nächsten 2–5 min angefertigt. Dabei ist eine Reduktion der angefertigten Anzahl an Aufnahmen auf eine MLO-Projektion beidseits bei fehlenden potenziellen Gewebeüberlagerungen im Algorithmusbild denkbar. Dies führt zu einer Dosisreduktion von etwa 30 % gegenüber einer herkömmlichen 2-Ebenen-Projektionsmammografie (CC-Projektion und MLO-Projektion).

5.9 Dichtetypen

- Bei der kontrastmittelgestützten Spektralmammografie kommt der Gewebedichte eine untergeordnete Bedeutung zu, da das Algorithmusbild eine hohe Transparenz aufweist. Lediglich im Bereich stark durchbluteter Befunde oder Regionen kommt es infolge der höheren Jodkonzentration zu einer „hyperdensen" Kontrastmittelanreicherung.
- Bei starker hormoneller Stimulation kann eine kräftige Anflutung des jodhaltigen Kontrastmittels in allen Parenchymabschnitten erfolgen. Daraus kann eine Limitation der Aussagekraft des Verfahrens resultieren.
- Definierte Dichtetypen liegen für die kontrastmittelgestützte Spektralmammografie nicht vor. Insofern ergibt sich das Problem der „dichten Brust" bei dieser Technik nicht.

5.10 Qualitätssicherung

- **Fehlerquellen:** Es resultieren potenzielle Fehlerquellen durch die notwendige intravenöse Applikation des Kontrastmittels:
  - paravasale Applikation des Kontrastmittels,
  - Jodkontamination kutaner Strukturen,
  - Nichterkennen jodanreichernder Befunde (Detektion),
  - Fehlinterpretation jodanreichernder Befunde (Charakterisierung).
- **Fehler und Mängel:** Prinzipiell muss im Rahmen der Qualitätssicherung für die Mammografie zwischen technisch-methodischen Mängeln und Fehlern bei der Befundinterpretation unterschieden werden. Technisch-methodische Defizite betreffen in erster Linie Mängel an der Hardware und die Bilderstellung durch die MTRA:
  - Mängel bei der Positionierung der Brust (Thema: inkomplette Abbildung),
  - Mängel beim Ausstreichen der Brust im Rahmen der Lagerung (Thema: Falten),
  - Mängel bei der Kompression der Brust im Rahmen der Lagerung (Thema: Unschärfe).
- **PGMI-System:** Die Grundlagen für eine Qualitätssicherung der Röntgenmammografie wurden im National Health Service Breast Screening Program im Rahmen des britischen Mammografie-Screenings in Form des sog. PGMI-Systems geschaffen. Dieses international verwendete System unterscheidet 4 Qualitätsstufen:
  - *Stufe P:* perfekt,
  - *Stufe G:* gut,
  - *Stufe M:* moderat,
  - *Stufe I:* inakzeptabel.
- **Perfekte und inakzeptable Mammografieaufnahmen:** Die Qualität von Mammografieaufnahmen gilt als gesichert, wenn mehr als 75 % der Aufnahmen die Qualitätsstufe „P" und „G" aufweisen und die Anzahl der Aufnahmen mit „I" weniger als 3 % beträgt. Das PGMI-System kommt bei Mammografieaufnahmen nach brusterhaltender operativer Therapie, Reduktionsplastik oder Protheseneinbringung nicht zum Einsatz. In Deutschland wurde die Beurteilung der mammografischen Bildqualität in Form eines 3-stufigen Systems geregelt. Stufe I (Qualität regelrecht) entspricht dabei den Kategorien „P" und „G" aus dem PGMI-System. Stufe II stimmt mit der Kategorie „M" und Stufe III mit der Kategorie „I" überein.

5.11 Fehler

- Prinzipiell muss im Rahmen der Qualitätssicherung für die kontrastmittelgestützte Mammografie zwischen technisch-methodischen Mängeln und Fehlern bei der Befundinterpretation unterschieden werden.
- Mängel bei der Detektion und Charakterisierung von Befunden sowie sich daraus ableitenden Konsequenzen stellen in erster Linie Fehler durch den auswertenden Arzt dar:
  - Nichterkennen suspekter Befunde (Detektion),
  - Fehlinterpretation auffälliger Befunde (Charakterisierung),
  - Ableiten falscher Schlüsse aus erhobenen Befunden (Prozedere).

5.12 Auswertungskriterien

- Derzeit gibt es (noch) keine definierten Auswertekriterien für die Algorithmusbilder der kontrastmittelverstärkten Spektralmammografie. Die Auswertung beruht letztendlich auf dem Nachweis kontrastmittelanreichernder Befunde und deren Morphologie. Die Anflutung des jodhaltigen Kontrastmittels zur Visualisierung von Durchblutungsphänomenen stimmt im Wesentlichen mit den dynamischen Kriterien der Mamma-MRT überein. Dabei spricht eine frühzeitige starke Anreicherung für einen stark vaskularisierten Prozess (z. B. Karzinom, Fibroadenom oder Entzündung). Auswascheffekte der Durchblutung lassen sich in der kontrastmittelgestützten Mammografie allerdings nicht erfassen, da aus strahlenhygienischen Überlegungen heraus nach der Kontrastmittelapplikation nur eine Aufnahme angefertigt wird.
- Das Low-Energy-Bild ist letztendlich identisch mit dem herkömmlichen digitalen Mammografiebild, sodass die Auswertungskriterien mit denen der herkömmlichen Mammografie übereinstimmen.
- Das High-Energy-Bild dient lediglich der Berechnung und Visualisierung jodanreichernder Befunde. Aufgrund der hohen kV-Zahl resultiert ein ausgesprochen kontrastarmes Bild, das einer sinnhaften Auswertung nicht zuträglich ist. Aus diesem Grunde erfolgt üblicherweise auch keine Darstellung dieses Bildes.

5.13 BIRADS

- Es existiert inzwischen eine dedizierte BIRADS-Klassifikation für die kontrastmittelgestützte Mammografie aus dem Jahre 2022.
- Mit Blick auf die Übereinstimmung der morphologischen Auswertungskriterien von Low-Dose-Bildern der kontrastmittelgestützten Mammografie und der Vollfeldmammografie sollten aus pragmatischen Überlegungen die mammografische Terminologie und die BIRADS-Kategorisierung deckungsgleich übernommen werden.
- Zusätzlich sind allerdings noch Kriterien der visualisierbaren Durchblutung infolge der Kontrastmittelgabe zu berücksichtigen. Diese können sich an den etablierten Auswertungskriterien der Kontrastmitteldynamik in der Mamma-MRT orientieren. In der Zusammenschau all dieser Kriterien ist statt des Terminus „MX-BIRADS" eine Begrifflichkeit „KM-MX-BIRADS" sinnhaft.

5.14 Aufklärung und spezielle Risiken

- **Aufklärung:**
  - Vor der Durchführung einer kontrastmittelgestützten Mammografie ist streng zu beachten: Wegen der intravenösen Gabe jodhaltiger Kontrastmittel müssen Störungen der Nieren- und Schilddrüsenfunktion ausgeschlossen werden. Dazu sind vor der Untersuchung der Kreatinin- und der TSH-Wert abzuklären.
  - Bei der kontrastmittelverstärkten Röntgenmammografie handelt es sich um ein Verfahren, bei dem ionisierende Strahlung am Menschen zum Einsatz kommt. Vor jeder Untersuchung ist daher unter Berücksichtigung der zu erwartenden Strahlenexposition die rechtfertigende Indikation gemäß Röntgenverordnung zu stellen.
- **Spezielle Risiken:**
  - Die kontrastmittelgestützte Spektralmammografie wird an handelsüblichen digitalen Mammografiesystemen durchgeführt. Dabei kommt genauso wie bei der Mammografie ionisierende niederenergetische Strahlung zum Einsatz. Für die kontrastmittelgestützte Mammografie ist letztendlich die mittlere Parenchymdosis (Average glandular Dose) im Zentrum der Brust die relevante Größe. Sie kann berechnet, aber nicht direkt gemessen werden. Die Einheit der mittleren Parenchymdosis ist das Gray (mGy). Angemerkt sei, dass die hochenergetische Aufnahme hinsichtlich der mittleren Parenchymdosis nur in geringem Maße (ca. 20 %) zur Gesamtdosis beiträgt.
  - Es muss vor Durchführung der Untersuchung über das Risiko einer potenziellen Jodunverträglichkeit mit den sich daraus möglicherweise ergebenden Konsequenzen (Stichwort: allergischer Schock) mündlich und schriftlich aufgeklärt werden.

5.15 Vorbereitende Diagnostik

- Bestimmung von Kreatinin und TSH

5.16 Ergebnisse

- Bisherige vergleichende Untersuchungen von herkömmlicher Vollfeldmammografie und kontrastmittelgestützter Spektralmammografie belegen die deutliche Überlegenheit der kontrastmittelgestützten Technik hinsichtlich der Sensitivität für den Nachweis von Brustkrebs. Insbesondere bei Vorliegen sehr dichter Parenchymstrukturen wird über eine Erhöhung der Sensitivität von etwa 50 % (Vollfeldmammografie) auf 85–95 % berichtet (▶ Abb. 5.3, ▶ Abb. 5.4a, ▶ Abb. 5.4b, ▶ Abb. 5.5 und ▶ Abb. 5.6). Im Vergleich zur Mamma-MRT konnte gezeigt werden, dass die Sensitivität der kontrastmittelgestützten Mammografie im Vergleich zur MRT etwas geringer oder sogar gleichwertig ist (90–95 %; ▶ Abb. 5.4c).
- Gegenüber der herkömmlichen digitalen Mammografie zeigt die kontrastmittelverstärkte Mammografie aufgrund der präziseren Charakterisierung von Befunden auch hinsichtlich der Spezifität eine Überlegenheit (▶ Abb. 5.7 und ▶ Abb. 5.8; s. auch ▶ Abb. 5.3). Im Vergleich zur Mamma-MRT wird die Spezifität der kontrastmittelgestützten Mammografie wegen des geringeren Hintergrundrauschens in einzelnen Studien sogar als etwas besser als die der MRT angegeben. Andere Autoren berichten allerdings von einer geringeren Spezifität (70–80 %) als die der MRT. Abschließende Daten an größeren Kollektiven liegen dazu derzeit nicht vor.

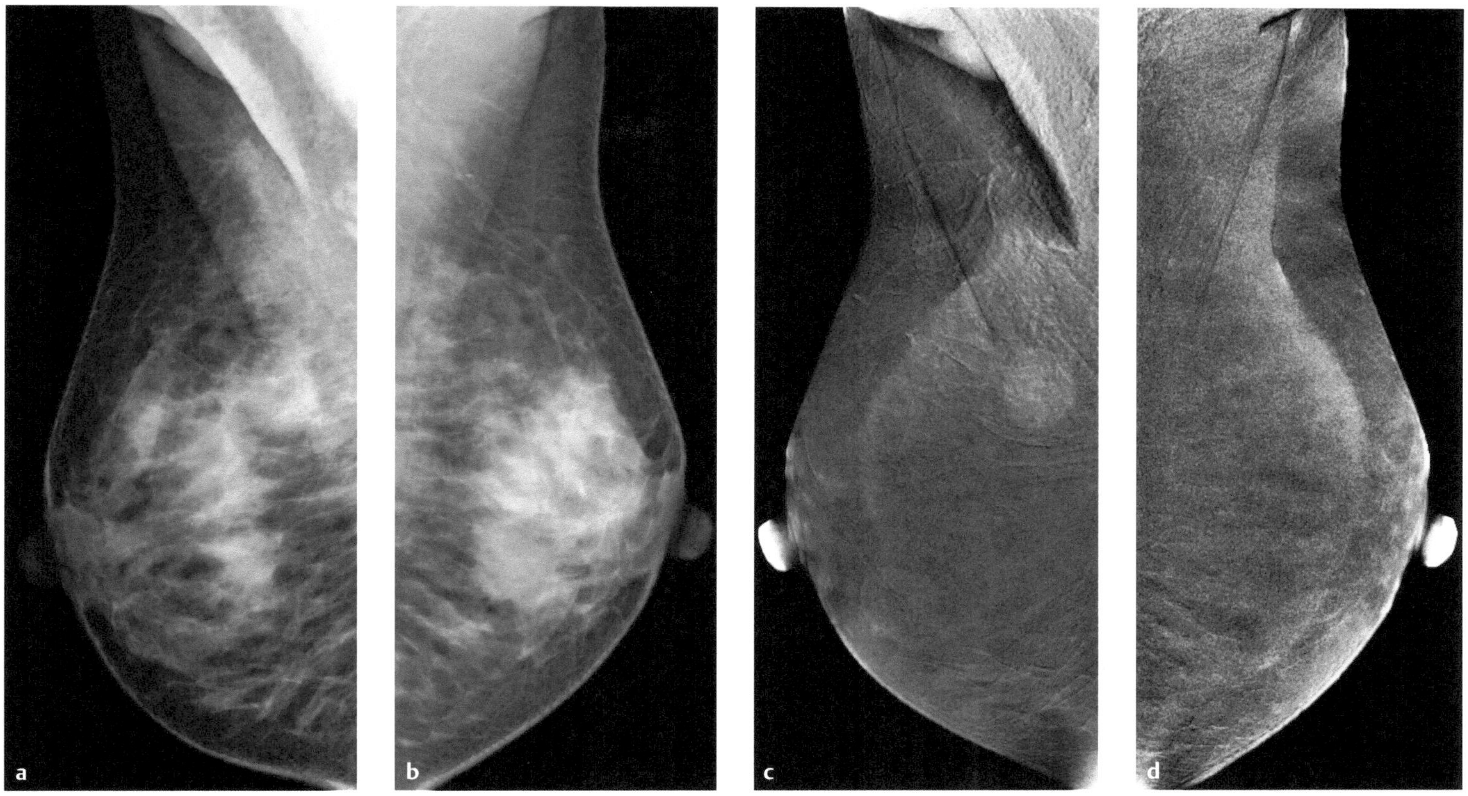

Abb. 5.3 Kontrastmittelgestützte Spektralmammografie. Mammografie beider Mammae in MLO-Projektion mit Rundherd unklarer Genese in der rechten Mamma pektoralisnah (**a**, **b**). Spezifizierung des Befunds in der kontrastmittelgestützten Spektralmammografie (**c**, **d**) als proliferierender Prozess mit gesteigerter Durchblutung. Histologie: invasives duktales Karzinom.

a Mammogramm der rechten Mamma in MLO-Projektion.
b Mammogramm der linken Mamma in MLO-Projektion.
c Kontrastmittelgestütztes Spektralmammogramm der rechten Mamma in MLO-Projektion.
d Kontrastmittelgestütztes Spektralmammogramm der linken Mamma in MLO-Projektion.

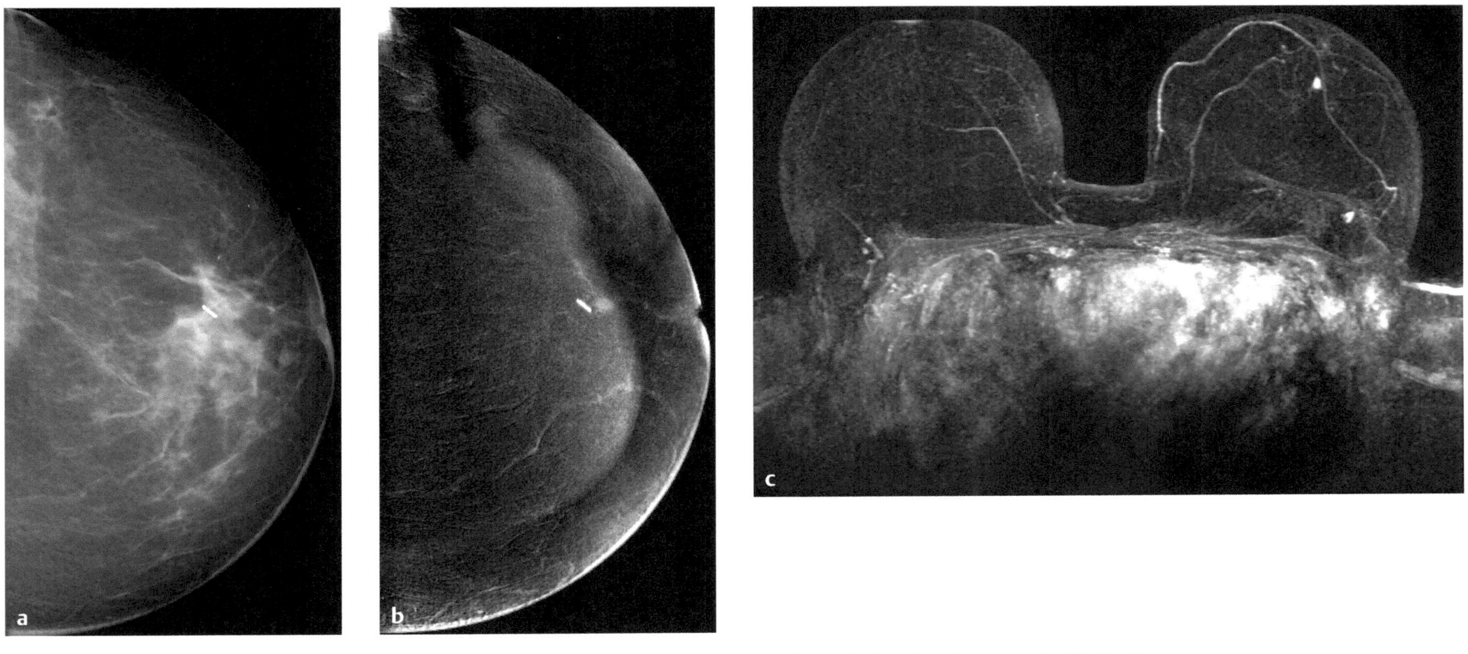

Abb. 5.4 Kontrastmittelgestützte Spektralmammografie. Mammografie und MRT nach brusterhaltender Therapie mit Clip-Markierung.

a Niederenergetische Aufnahme ohne auffälligen Befund.
b Jodbedingte Verstärkung des Kontrasts eines kleinen Herdbefunds in Clip-Nähe als Hinweis auf ein kleines Tumorrezidiv.
c Mamma-MRT-Bild mit hypervaskularisiertem Fokus links als Korrelat des In-Brust-Rezidivs (MIP-Präsentation). Histologie: In-Brust-Rezidiv.

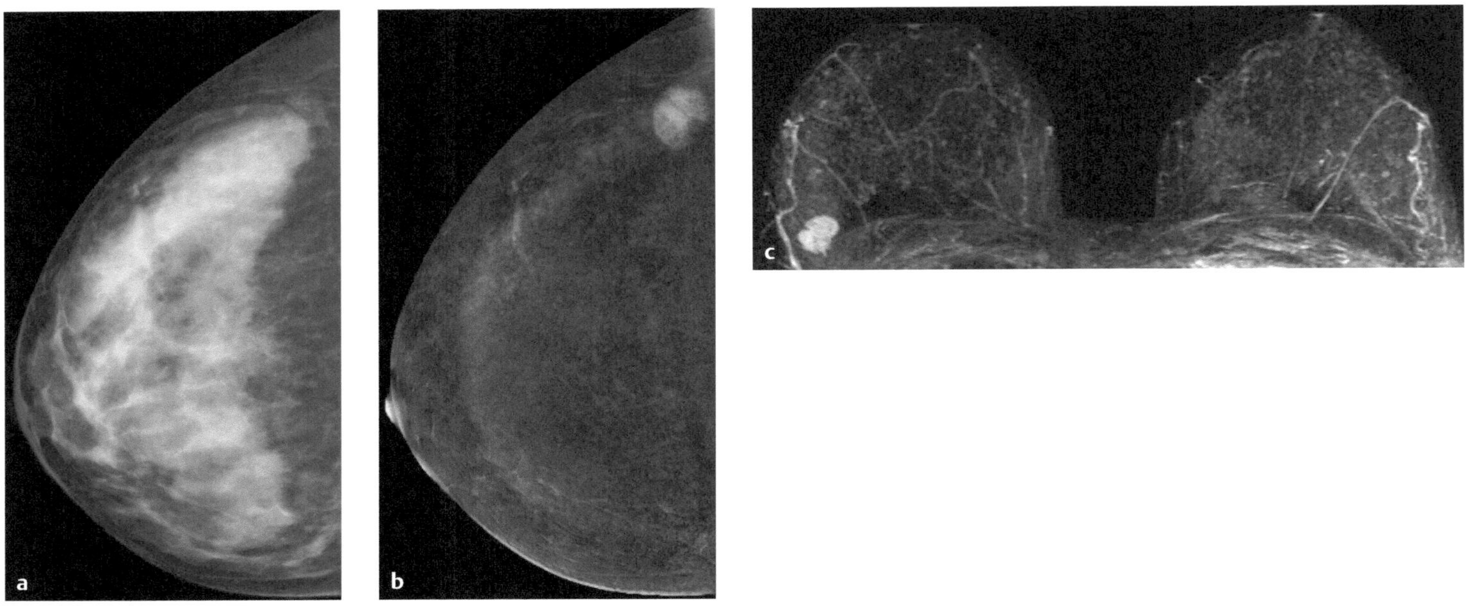

Abb. 5.5 Kontrastmittelgestützte Spektralmammografie. Mammografie mit extrem dichtem Drüsengewebe.
- **a** Rechte Brust in CC-Projektion: kein Nachweis eines auffälligen Befunds.
- **b** Im kontrastmittelgestützten Spektralmammogramm erhöhte Jodanreicherung in einem 18 mm messenden Tumorknoten in den lateralen Abschnitten der rechten Mamma.
- **c** Tumordarstellung in der Mamma-MRT. Histologie: invasiv-duktales Karzinom.

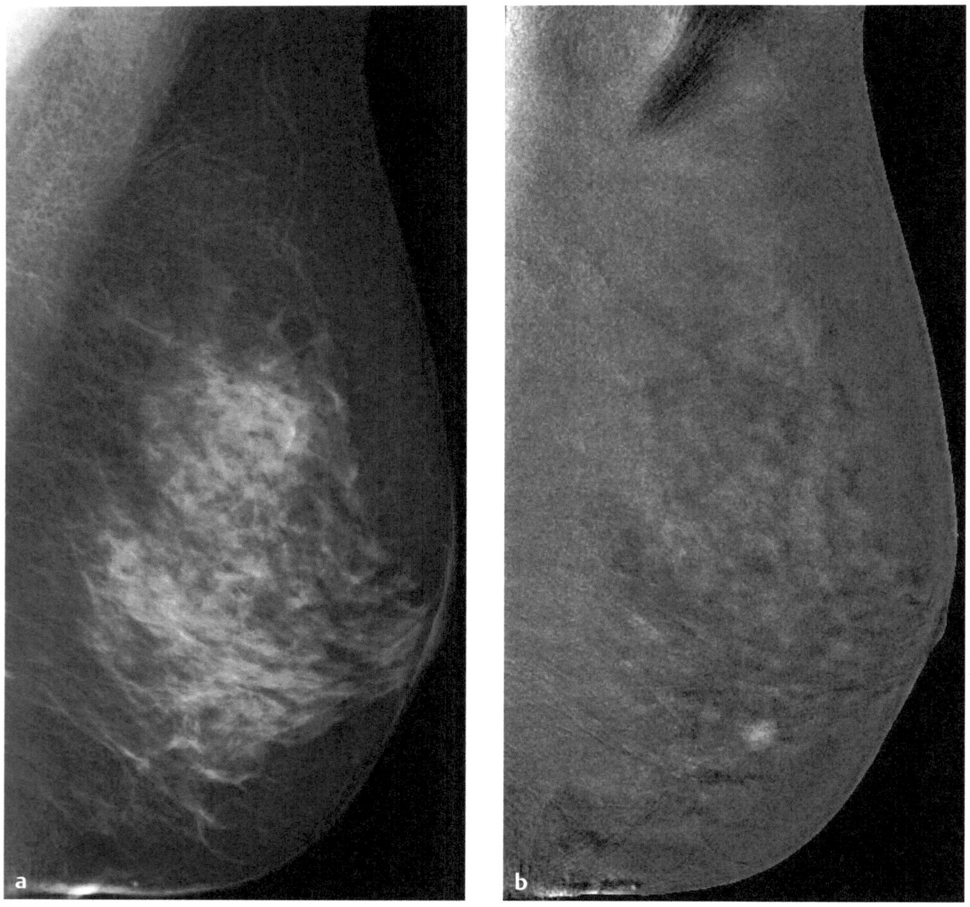

Abb. 5.6 Kontrastmittelgestützte Spektralmammografie. Patientin mit Herzschrittmacher. Mammografie mit sehr dichtem Drüsengewebe.
- **a** Linke Brust in MLO-Projektion ohne Auffälligkeit.
- **b** Im kontrastmittelgestützten Spektralmammogramm erhöhte Jodanreicherung in einem 5 mm messenden Tumorknoten links-kaudal. Histologie: invasiv-tubuläres Karzinom.

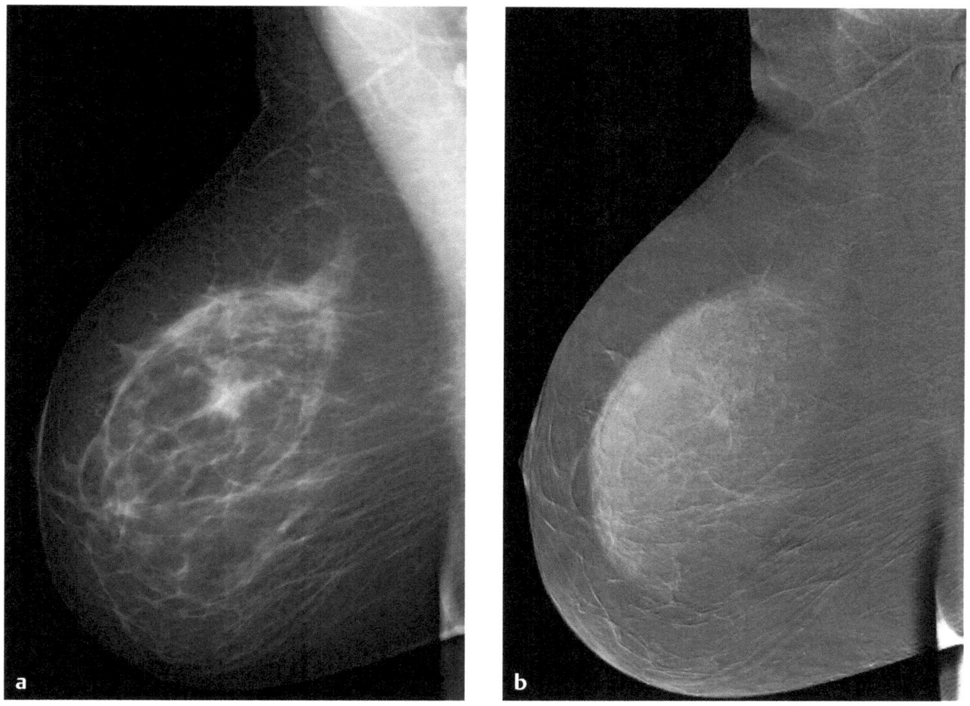

Abb. 5.7 Kontrastmittelgestützte Spektralmammografie.
a Mammografie mit umschriebener Verdichtung in den zentralen Anteilen der rechten Mamma in der MLO-Summationsaufnahme.
b Komplett unauffällige Darstellung der rechten Mamma im kontrastmittelgestützten Spektralmammogramm mit zuverlässigem Ausschluss eines Karzinoms als Ursache der Verdichtung in der Mammografie. Diagnose: Pseudoläsion.

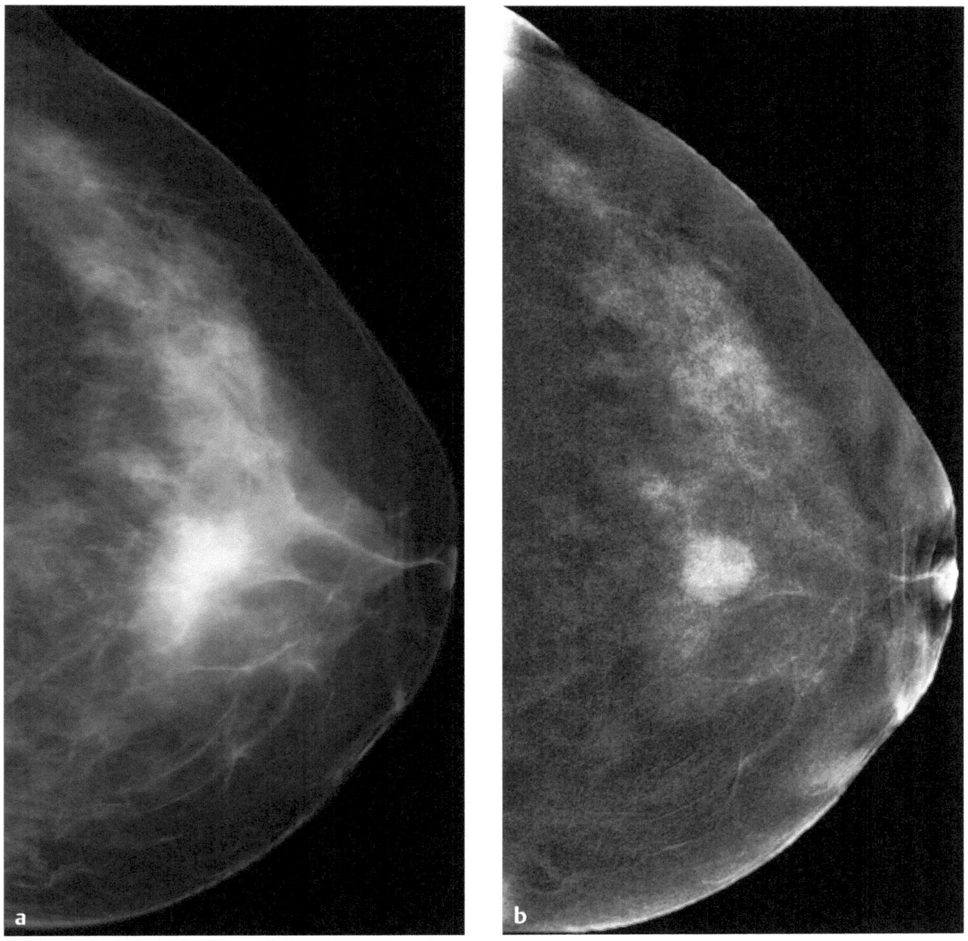

Abb. 5.8 Kontrastmittelgestützte Spektralmammografie. Mammografie mit sehr dichtem Drüsengewebe.
a Linke Brust in CC-Projektion: Eindruck eines maskierten Herdbefunds in den zentralen Brustabschnitten bei hier nachweisbarer erhöhter Dichte.
b Im kontrastmittelgestützten Spektralmammogramm erhöhte Jodanreicherung in einem 12 mm messenden Tumorknoten in den zentralen Abschnitten der rechten Mamma. Histologie: invasiv-duktales Karzinom.

5.17 Besonderheiten bei bestimmten Personengruppen

5.17.1 Besonderheiten bei Schwangeren

- Aufgrund der Verwendung ionisierender Strahlung verbietet sich der Einsatz der kontrastmittelgestützten Mammografie bei Schwangeren im Rahmen der Früherkennung.
- Zur Abklärungsdiagnostik sollte bevorzugt die Mammasonografie zum Einsatz kommen.
- Bei gesichertem Karzinom oder hochsuspektem Ultraschallbefund ist eine Röntgenmammografie nach Ergreifen adäquater Strahlenschutzmaßnahmen (Bleischutz) denkbar, z. B. zum Ausschluss oder Nachweis von relevanten Kalzifikationen. Aufgrund der notwendigen Kontrastmittelgabe sollte die kontrastmittelgestützte Mammografie auch in dieser Situation nicht eingesetzt werden.

5.17.2 Besonderheiten bei Kindern und Jugendlichen

- Die kontrastmittelgestützte Mammografie ist bei Kindern nicht indiziert.

5.18 Literatur

Quellenangaben

[72] Fischer U, Baum F. Diagnostik und Therapie des Mammakarzinoms. Stuttgart: Thieme; 2014

Literatur zur weiteren Vertiefung

[73] American College of Radiology (ACR). Contrast enhanced mammography (CEM) – a supplement to ACR BI-RADS® mammography. Reston, VA: American College of Radiology; 2022

[74] Chou CP, Lewin JM, Chiang CL et al. Clinical evaluation of contrast-enhanced digital mammography and contrast enhanced tomosynthesis – comparison to contrast-enhanced breast MRI. Eur J Radiol 2015; 84: 2501–2508

[75] Deng CY, Juan YH, Cheung YC et al. Quantitative analysis of enhanced malignant and benign lesions on contrast-enhanced spectral mammography. Br J Radiol 2018; 91 (1086): 20170605. doi:10.1259/bjr.20170605

[76] Fallenberg EM, Schmitzberger FF, Amer H et al. Contrast-enhanced spectral mammography vs. mammography and MRI – clinical performance in a multireader evaluation. Eur Radiol 2017; 27: 2752–2764

[77] Fischer U, Diekmann F, Helbich T et al. Einsatz der kontrastmittelverstärkten Mammographie in der Brustkrebsdiagnostik. Radiologie 2023; 63: 916–924. doi:10.1007/s00117-023-01222-8

[78] Houben IPL, Van de Voorde P, Jeukens CRLPN et al. Contrast-enhanced spectral mammography as work-up tool in patients recalled from breast cancer screening has low risks and might hold clinical benefits. Eur J Radiol 2017; 94: 31–37

[79] James JR, Pavlicek W, Hanson JA et al. Breast radiation dose with CESM compared with 2D FFDM and 3D tomosynthesis mammography. AJR Am J Roentgenol 2017; 208: 362–372

[80] Jochelson MS, Pinker K, Dershaw DD et al. Comparison of screening CEDM and MRI for women at increased risk for breast cancer: a pilot study. Eur J Radiol 2017; 97: 37–43

[81] Kariyappa KD, Gnanaprakasam F, Anand S et al. Contrast enhanced dual energy spectral mammogram, an emerging addendum in breast imaging. Br J Radiol 2016; 89: 2015–2023

[82] Lee-Felker SA, Tekchandani L, Thomas M et al. Newly diagnosed breast cancer: comparison of contrast-enhanced spectral mammography and breast MR imaging in the evaluation of extent of disease. Radiology 2017; 285: 389–400

[83] Li L, Roth R, Germaine P et al. Contrast-enhanced spectral mammography (CESM) versus breast magnetic resonance imaging (MRI): a retrospective comparison in 66 breast lesions. Diagn Interv Imaging 2017; 98: 113–123

[84] McGuire A, O'Leary DP, Livingstone V et al. Contrast-enhanced spectrum mammography – a useful adjunct to digital mammography in predicting tumor size. Breast J 2017; 23: 484–486

[85] Mori M, Akashi-Tanaka S, Suzuki S et al. Diagnostic accuracy of contrast-enhanced spectral mammography in comparison to conventional full-field digital mammography in a population of women with dense breasts. Breast Cancer 2017; 24: 104–110

[86] Patel BK, Davis J, Ferraro C et al. Value added of preoperative contrast-enhanced digital mammography in patients with invasive lobular carcinoma of the breast. Clin Breast Cancer 2018; 18: 1339–1345

[87] Patel BK, Ranjbar S, Wu T et al. Computer-aided diagnosis of contrast-enhanced spectral mammography: a feasibility study. Eur J Radiol 2018; 98: 207–213

[88] Sogani J, Morris EA, Kaplan JB et al. Comparison of background parenchymal enhancement at contrast-enhanced spectral mammography and breast MR imaging. Radiology 2017; 282: 63–73

[89] Suter MB, Pesapane F, Agazzi GM et al. Diagnostic accuracy of contrast-enhanced spectral mammography for breast lesions: a systematic review and meta-analysis. The Breast 2020; 53: 8–17

6 Computertomografie der Brust

Uwe Fischer

6.1 Steckbrief

Die Brust-CT stellt ein röntgenologisches 3-D-Untersuchungsverfahren dar, bei dem ein Datensatz einer Brust mit isotropen Voxeln erstellt wird. Aus diesem Datensatz können 2-D- und 3-D-Datensätze in allen gewünschten Angulierungen rekonstruiert werden. Die Untersuchung erfolgt an einem CT mit liegender Gantry. Dabei kreist der Strahler um die hängende Brust. Auf der Gegenseite wird die austretende Dosis mit einem hochauflösenden Detektor empfangen. Mit Kontrastmittel zeigt sich die Brust-CT der etablierten digitalen Mammografie deutlich überlegen, da sie zusätzlich zu morphologischen Kriterien eine Visualisierung der tumorbedingten Angiogenese ermöglicht. Die kontrastmittelgestützte Brust-CT ist derzeit in Subtraktionstechnik nur für eine Seite (rechte Mamma, linke Mamma) einsetzbar.

6.2 Aktuelles

- Auf der Basis der digitalen Mammografie wurden folgende Untersuchungstechniken entwickelt:
  - Tomosynthese,
  - kontrastmittelgestützte Spektralmammografie,
  - Brust-CT.

6.3 Synonyme

- Breast CT
- Cone-Beam Breast CT
- CBBCT
- Contrast-enhanced Cone-Beam Breast CT
- CE-CBBCT

6.4 Keywords

- CT
- Brust-CT
- digitale Mammografie
- Mammadiagnostik
- Bildgebung
- Mammakarzinom

6.5 Definition

Beim Brust-CT handelt es sich um ein dediziertes, für die Untersuchung der weiblichen Brust konfiguriertes röntgenbasiertes CT-System, das die Gewinnung eines echten 3-D-Datensatzes des Zielorgans mit isotropen Voxeln erlaubt. Mit einer solchen 3-D-Abbildung kann im Rahmen der Bildnachbearbeitung die Rekonstruktion des gewonnenen Datensatzes in allen gewünschten Raumrichtungen erfolgen. Darüber hinaus besteht die Option zur adäquaten Nachbearbeitung hinsichtlich Helligkeit und Kontrast, insbesondere aber die Möglichkeit zur 3-D-Rekonstruktion von Oberflächenbildern sowie von Einsichten in das Innere der Brust in jeder gewünschten Ansicht.

Prinzipiell kann die Brust-CT ohne Kontrastmittel (Nativ-Brust-CT) oder als kontrastmittelgestützte Brust-CT eingesetzt werden. Ohne Kontrastmittel weist sie keine signifikanten Vorteile gegenüber der herkömmlichen Mammografie hinsichtlich Sensitivität und Spezifität auf. Mit Kontrastmittel zeigt sie sich der etablierten digitalen Mammografie deutlich überlegen, da sie zusätzlich zu morphologischen Kriterien eine Visualisierung der tumorbedingten Angiogenese ermöglicht.

Der Hauptindikationsbereich für die Brust-CT wird dann wohl eher die ältere Frau mit hoher Gewebedichte (Typ ACR C und D) sein. Bei diesem Dichtetyp wird die kontrastmittelgestützte Brust-CT Ergebnisse erzielen, die an die der Mamma-MRT heranreichen. Für die eher jüngere Frau wird die kontrastmittelgestützte Brust-CT aufgrund der eher hohen Parenchymdosis nicht die Methode der Wahl sein. Zum gegenwärtigen Zeitpunkt wird keine sinnhafte Indikation für die Nativ-Brust-CT gesehen.

Für die Subtraktionstechnik sind obligat mindestens 2 Schichtstapel notwendig (vor und nach Kontrastmittelgabe). Zukünftige Weiterentwicklungen dieser Technik werden die Entwicklung iterativer Rekonstruktionsalgorithmen und die Implementierung der Dual-Energy-Technik betreffen. Damit können zeitnah nach Kontrastmittelgabe nacheinander beide Brüste mit nur einer Messung pro Brust untersucht werden.

6.6 Indikationen

- Prinzipiell stimmen die Indikationen der nativen Brust-CT mit den Indikationen der herkömmlichen digitalen Mammografie überein (▶ Abb. 6.1, ▶ Abb. 6.2 und ▶ Abb. 6.3). Allerdings muss in diesem Zusammenhang eine insgesamt etwa doppelt so hohe Röntgendosis in Betracht gezogen werden. Für die Nativ-Brust-CT ist die Diskussion um sinnhafte Indikationen und einen Ersatz der herkömmlichen Mammografie noch nicht abgeschlossen.
- Die Indikationen für den Einsatz der kontrastmittelgestützten Brust-CT stimmen prinzipiell ebenfalls mit den Indikationen der herkömmlichen digitalen Mammografie überein. Mit Blick auf den größeren Aufwand (venöser Zugang, Kontrastmittelgabe) und die höhere Parenchymdosis sollte die kontrastmittelgestützte Brust-CT allerdings insbesondere älteren Frauen mit hoher Parenchymdichte (Dichtetypen C und D nach ACR) vorbehalten sein. Die kontrastmittelgestützte Brust-CT zeigt sich bei diesen Dichtetypen der Mammografie überlegen, da sie zusätzlich zur Darstellung intramammärer Mikrokalzifikationen eine Visualisierung der Tumorangiogenese in der Tumormatrix erlaubt (▶ Abb. 6.4, ▶ Abb. 6.5 und ▶ Abb. 6.6).

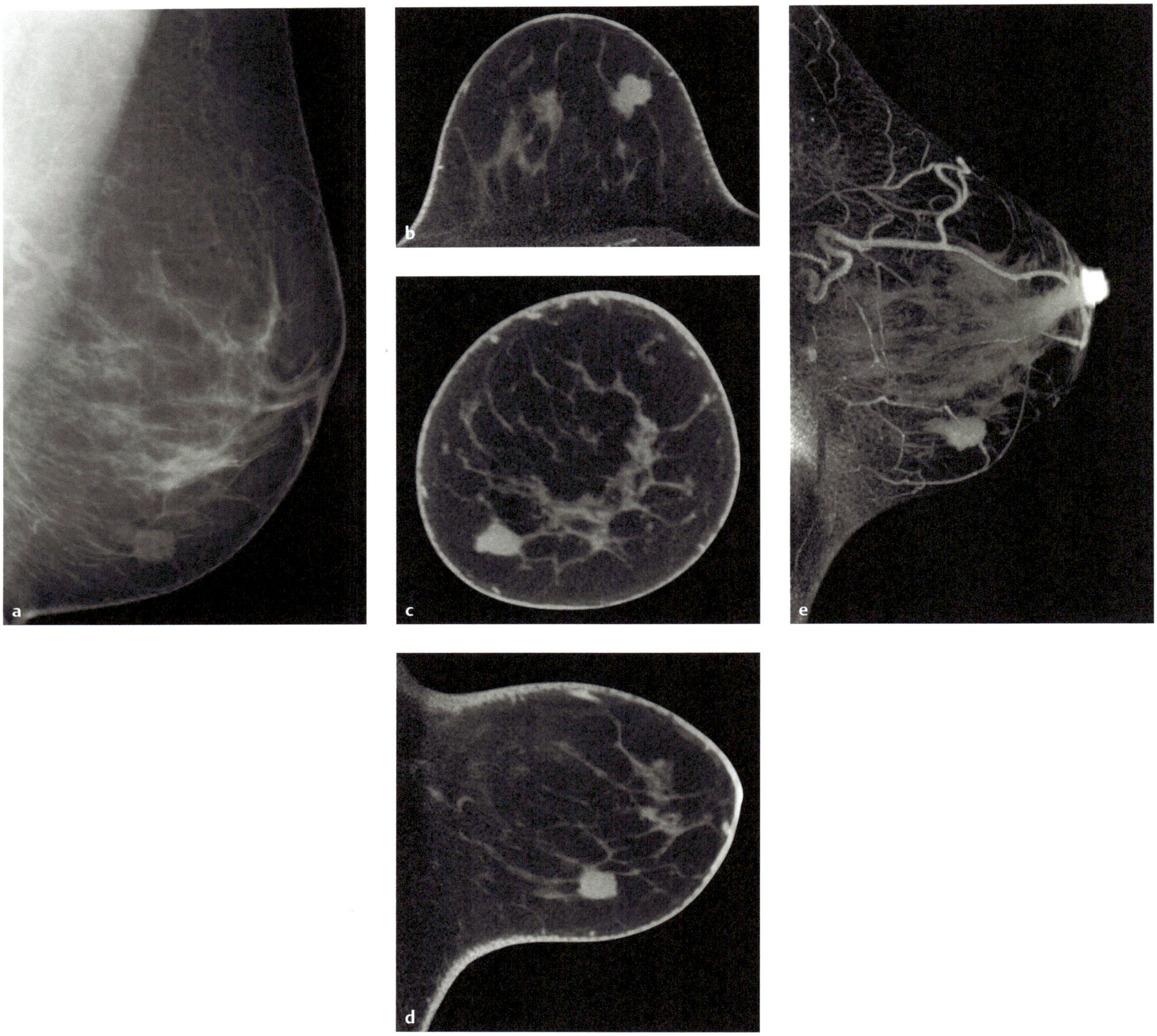

Abb. 6.1 Brust-CT ohne Kontrastmittel. Histologie: muzinöses Mammakarzinom.
a Mammogramm in MLO-Projektion mit Nachweis eines lobulierten, überwiegend glatt begrenzten Herdbefunds kaudal.
b Klarere Visualisierbarkeit dieses Herdbefunds und insbesondere der lobulierten Form mit partieller Unschärfe in den Einzelschichten des Brust-CT in axialer Ansicht.
c Brust-CT-Aufnahme, korrespondierende koronare Ansicht.
d Brust-CT-Aufnahme, korrespondierende sagittale Ansicht.
e Darstellung des Herdbefunds in der 3-D-MIP.

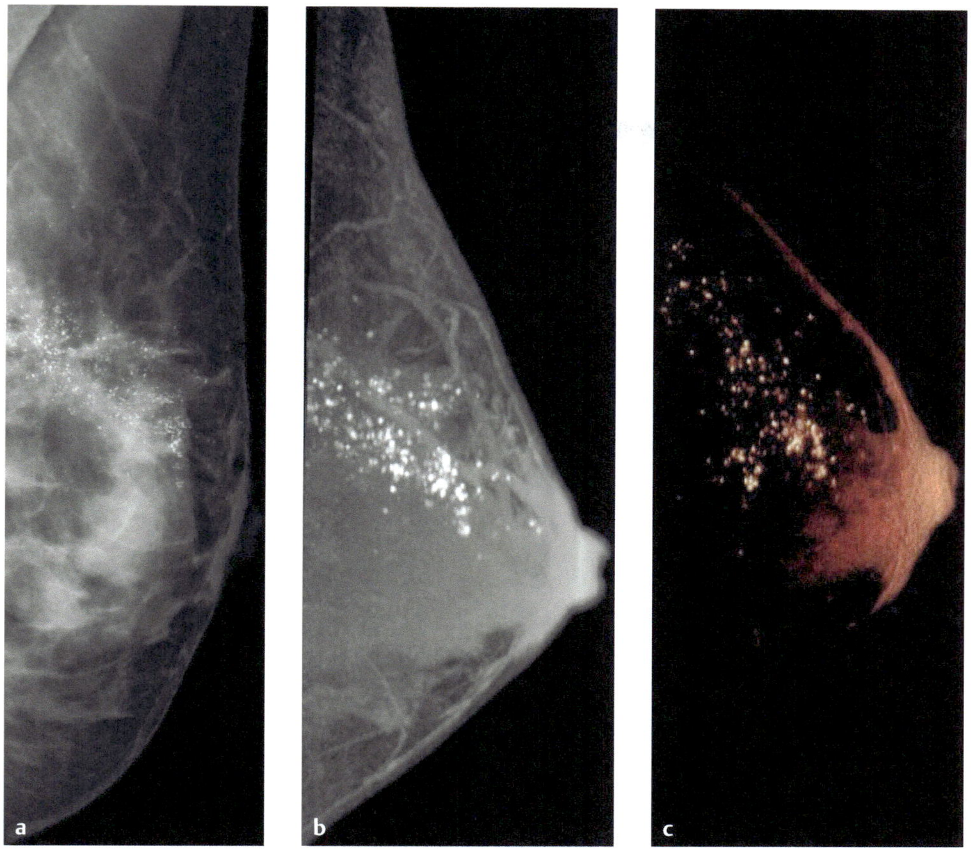

Abb. 6.2 Brust-CT ohne Kontrastmittel. Histologie: duktales Carcinoma in Situ.

a Mammogramm in MLO-Projektion mit segmentaler Anordnung pleomorpher Mikroverkalkungen.

b Darstellung der Verkalkungen in der Brust-CT-Aufnahme in sagittaler MIP.

c Darstellung der Verkalkungen in der Brust-CT-Aufnahme in farblicher 3-D-Ausspielung.

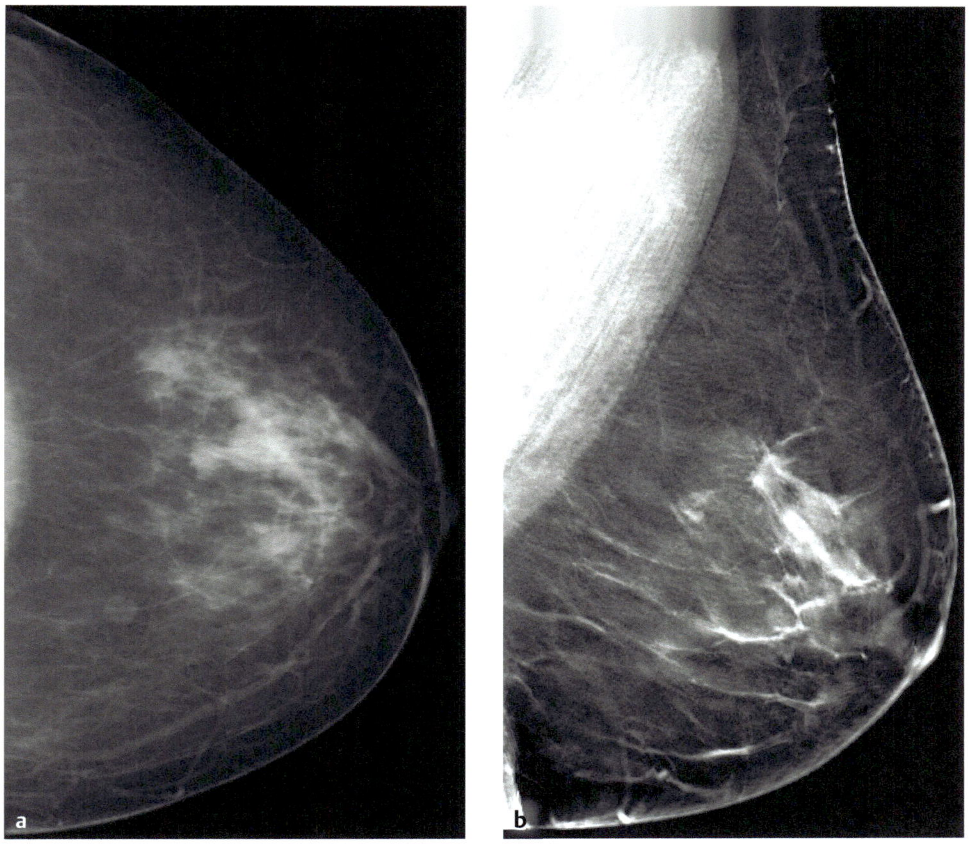

Abb. 6.3 Brust-CT ohne Kontrastmittel. Histologie: invasiv-duktales Mammakarzinom.

a Mammogramm in CC-Projektion mit Herdbefund in den zentralen Abschnitten der linken Mamma bei insgesamt inhomogen dichten Gewebestrukturen.

b Mammogramm in MLO-Projektion mit Darstellung des Herdbefunds.

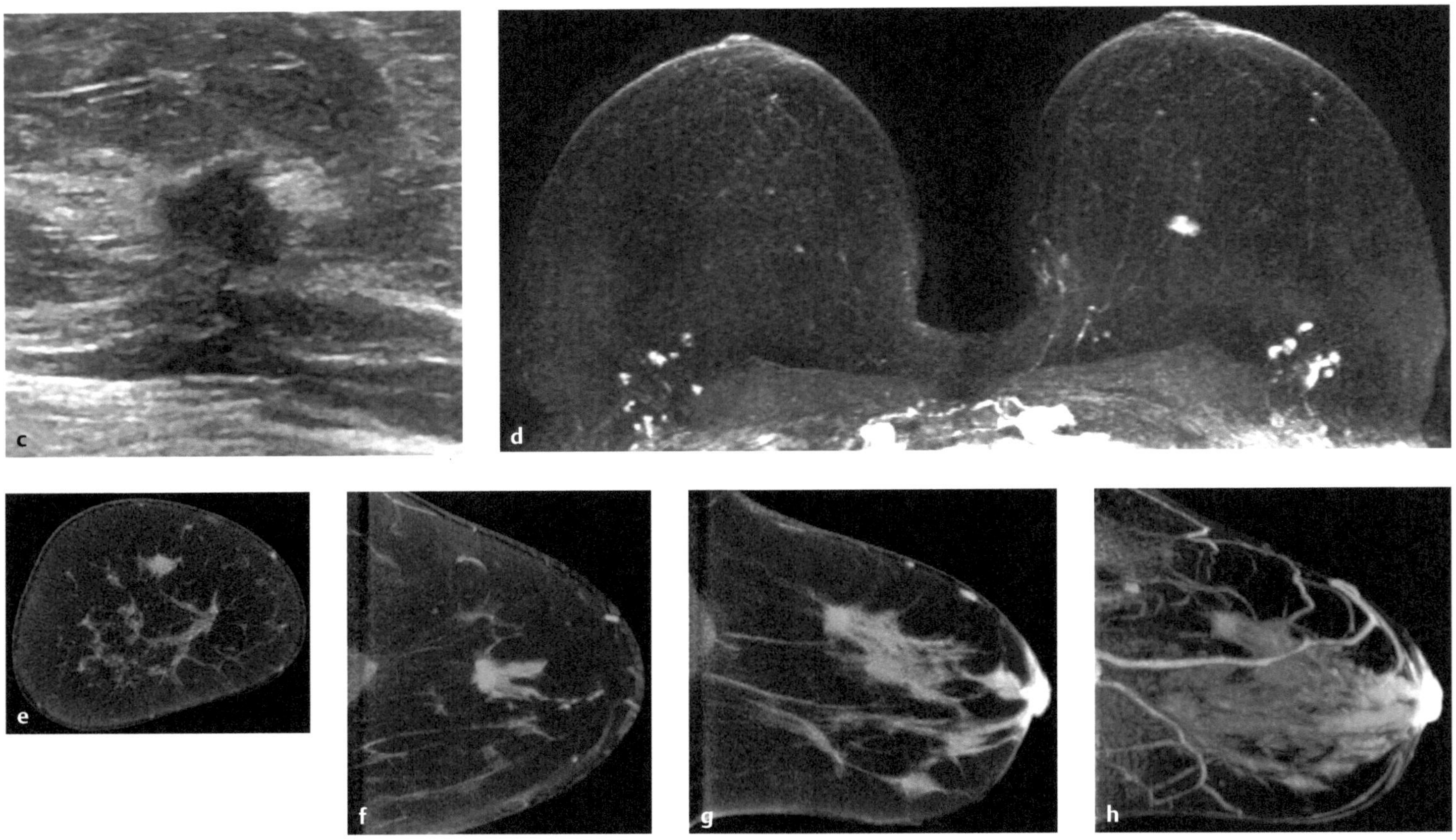

Abb. 6.3 Fortsetzung.
c Herdbefund links im Ultraschallbild mit eindeutigen Malignitätskriterien.
d MIP der Mamma-MRT mit karzinomtypischem Herdbefund in den zentralen Abschnitten der linken Mamma.
e Darstellung des hyperdensen Herdbefunds in der Brust-CT-Aufnahme in axialer Ansicht.
f Brust-CT-Aufnahme, korrespondierende koronare Ansicht.
g Brust-CT-Aufnahme, korrespondierende sagittale Ansicht.
h Darstellung in einer 3-D-Ausspielung.

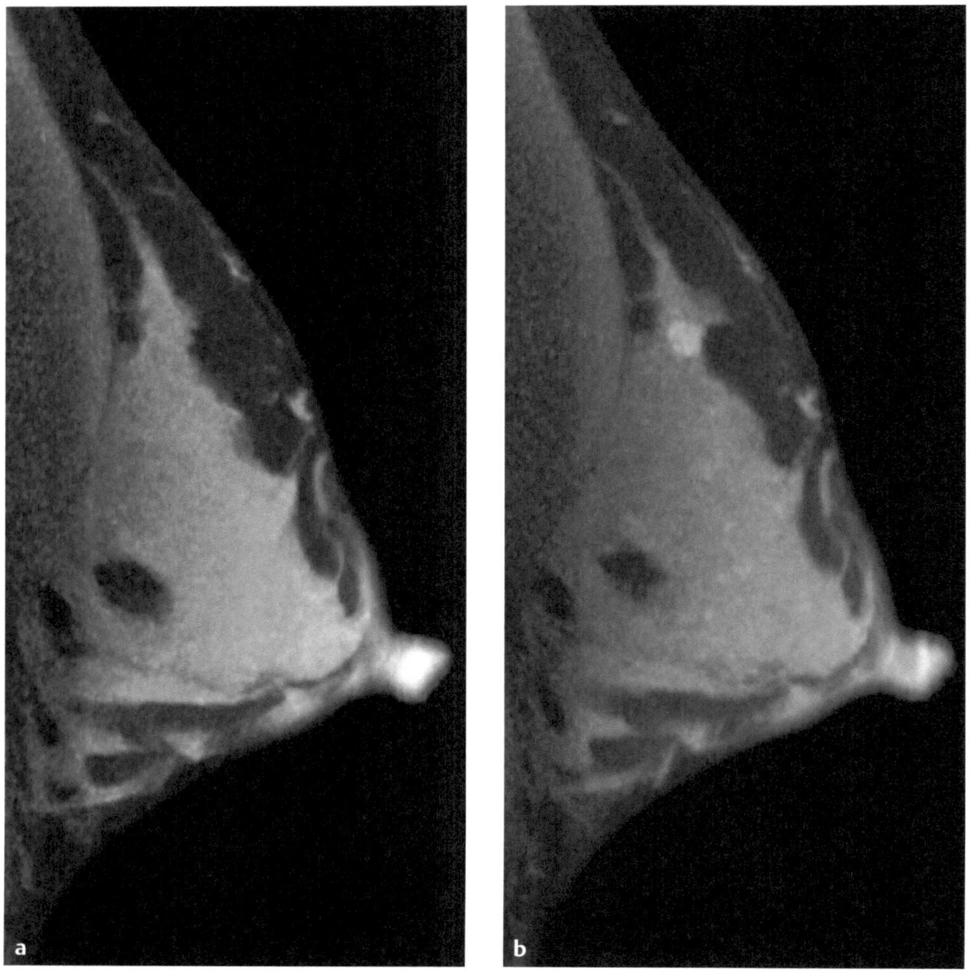

Abb. 6.4 Brust-CT mit Kontrastmittel.
a Sagittale Ansicht der Brust in der nativen Brust-CT ohne auffälligen Befund bei insgesamt sehr dichten Parenchymstrukturen.
b Nach Kontrastmittelgabe deutliche Anreicherung eines kleinen, hypervaskularisierten Herdbefunds in den kranialen Brustabschnitten. Histologie: invasiv-duktales Mammakarzinom.

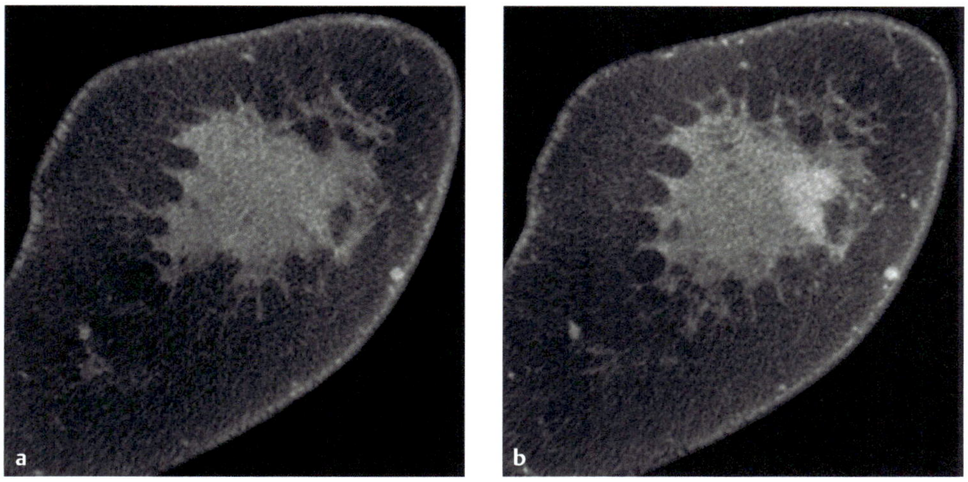

Abb. 6.5 Brust-CT mit Kontrastmittel.
a Koronare Ansicht der Brust in der nativen Brust-CT ohne auffälligen Befund bei insgesamt sehr dichten Parenchymstrukturen.
b Nach Kontrastmittelgabe deutliche Anreicherung eines nicht raumfordernden Areals in den lateralseitigen Brustabschnitten. Histologie: invasiv-duktales Mammakarzinom.

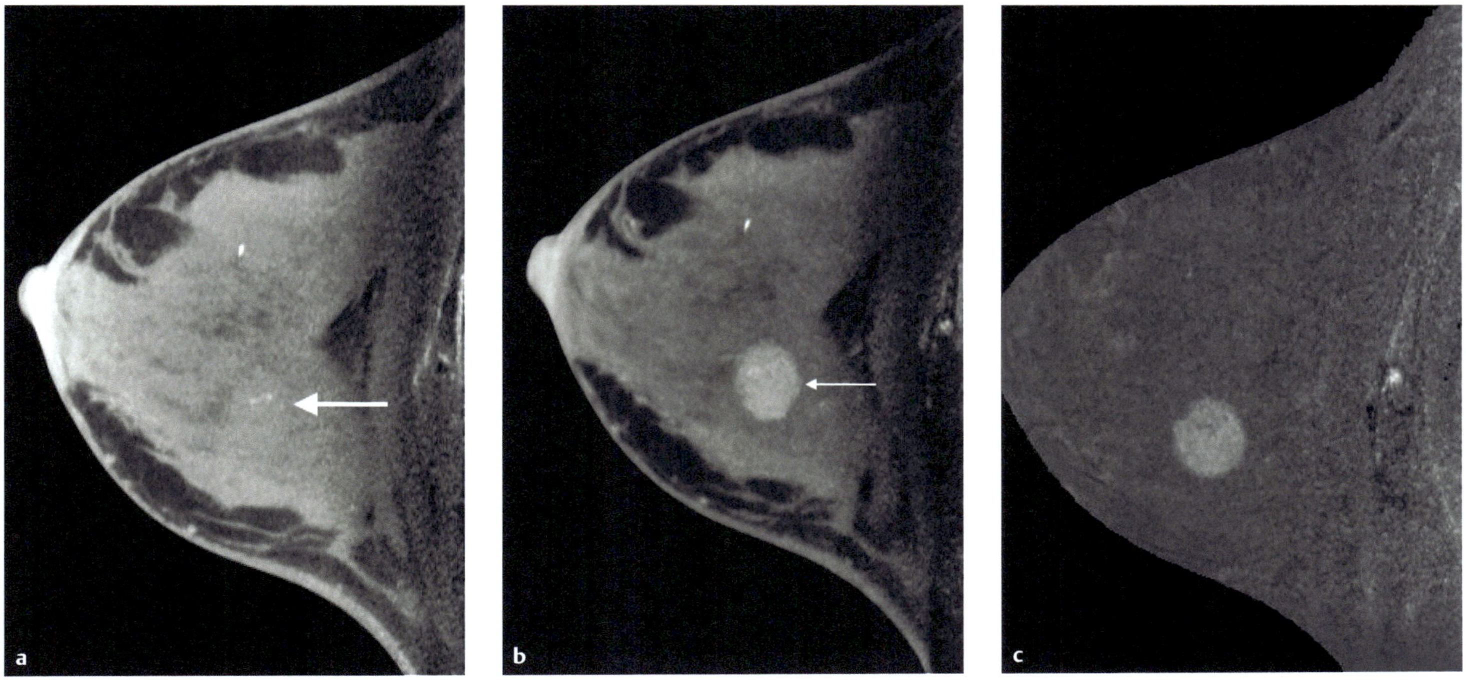

Abb. 6.6 Brust-CT. Histologie: invasiv-duktales Mammakarzinom.
a Sagittale Ansicht der Brust in der nativen Brust-CT. Gruppierte Ansammlung von Mikroverkalkungen zentral (Pfeil). Kein abgrenzbarer Herdbefund.
b Deutliche Kontrastmittelanreicherung eines Herdbefunds (Pfeil) mit endotumoralen Kalzifikationen nach intravenöser Kontrastmittelgabe.
c Befunddarstellung in der Brust-CT-MIP nach Bildsubtraktion.

6.7 Kontraindikationen

- Durch die notwendige Applikation eines jodhaltigen Kontrastmittels zusätzliche Limitationen:
  - bekannte Allergie gegen jodhaltige Kontrastmittel
  - Schilddrüsenüberfunktion
  - Niereninsuffizienz
  - Metformineinnahme
- ansonsten keine definitiven Kontraindikationen für die kontrastmittelgestützte CT
- als primäres bildgebendes Verfahren bei Frauen unter 40 Jahren im Rahmen der Früherkennung nicht indiziert
- bei symptomatischen Frauen unter 40 Jahren allenfalls als ergänzendes Verfahren nach Ultraschall und ggf. MRT und/oder Mammografie
- bei Frauen mit gesichertem BRCA-Gendefekt Reduktion des Einsatzes der CT auch nach dem 40. Lebensjahr auf die geringstmögliche Anzahl (aufgrund erhöhter Vulnerabilität gegenüber ionisierender Strahlung)

6.8 Technik, Methodik

- Für die Untersuchung der weiblichen Brust wurden in den letzten Jahren verschiedene CT-Typen konstruiert, bei denen die Abbildungsgeometrie den Gegebenheiten der weiblichen Brust angepasst wurde. Dazu wird die Patientin in Bauchlage untersucht. Die zu untersuchende Brust hängt durch eine Öffnung im Tisch nach unten, sodass die Röntgenröhre und der digitale Detektor um die Brust rotieren können und eine Exposition des gesamten Rumpfes vermieden wird (▸ Abb. 6.7). Konkret werden dabei 300 Projektionsbilder innerhalb einer Zeitspanne von etwa 10 s erzeugt.
- Aus den Bilddatensätzen mit isotroper Ortsauflösung können im Rahmen der automatisierten Bildnachbearbeitung verzerrungsfreie Rekonstruktionen in allen gewünschten Ebenen und Ansichten angefertigt werden (▸ Abb. 6.8). Letztendlich stellen diese Systeme damit eine Weiterentwicklung der 2-D-Tomosynthese in die 3. Dimension dar (3-D-Schnittbildgebung).

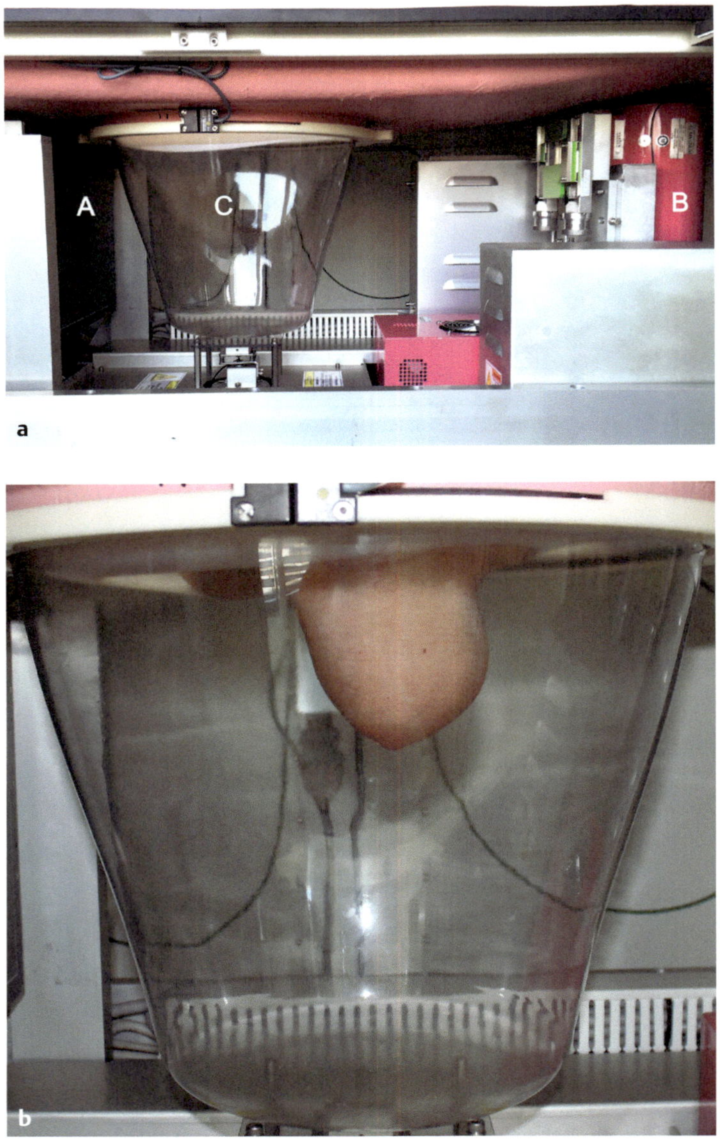

Abb. 6.7 Brust-CT. Brust-CT-Gerät für die Untersuchung der weiblichen Brust.
a Ansicht unterhalb der Liegefläche mit Detektor, Röntgenstrahler und Plexiglasschutzvorrichtung für die Brust.
b Positionierte hängende Brust mit umgebender Plexiglasschutzvorrichtung.

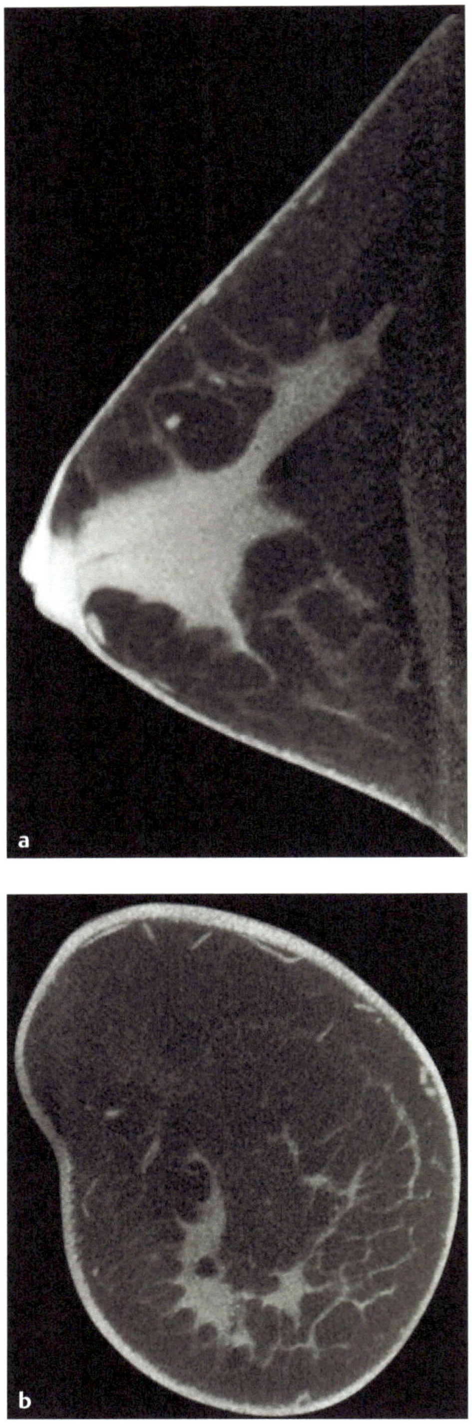

Abb. 6.8 Brust-CT. Beispiele für die Darstellungsmöglichkeiten eines Brust-CT-Bilddatensatzes.
a Brust-CT-Aufnahme in transversaler Ansicht.
b Brust-CT-Aufnahme in koronarer Ansicht.

- Prinzipiell kann zwischen dem Einsatz der Brust-CT ohne Kontrastmittel (Nativ-Brust-CT) und der kontrastmittelgestützten Brust-CT unterschieden werden:
  - Die kontrastmittelgestützte Brust-CT kann primär nach peripher-venöser Applikation eines jodhaltigen Kontrastmittels durchgeführt werden. Die Auswertung hat dann solche Areale zu erfassen, die aufgrund der Jodanflutung mit einer Kontrastmittelanreicherung einhergehen und sich gegenüber dem ohnehin hyperdensen Parenchym abgrenzen.
  - Einfacher für die Detektion von anreichernden Läsionen ist der Einsatz der kontrastmittelgestützten Brust-CT im Anschluss an eine Nativ-CT. In diesem Fall ist eine Subtraktion schichtidentischer Aufnahmen möglich, sodass ausschließlich jodanreichernde Strukturen hell abgebildet werden. Diese sog. Subtraktionstechnik, die von der kontrastmittelgestützten Mamma-MRT bestens bekannt ist, setzt allerdings die Anfertigung von 2 CT-Schichtstapeln voraus. Dies erhöht die Röntgendosis. Außerdem ist derzeit lediglich die Untersuchung einer Brust möglich, da die gegenseitige Brust bei der Subtraktionstechnik neu gelagert werden muss, sodass keine bewegungsartefaktfreie Subtraktion auf einer Pixel-zu-Pixel-Basis möglich ist.
- Bisherige Untersuchungen am Phantom, an Mastektomiepräparaten und am Menschen zeigen, dass Mikrokalk in der Brust-CT ab einer Größenordnung von 0,2 mm aufgelöst und abgebildet werden kann. Die räumliche Auflösung von Mikropartikeln ist damit erwartungsgemäß schlechter als die der digitalen Röntgenmammografie. Noch nicht geklärt ist, ob sich eine klinische Relevanz aus dem fehlenden Nachweis von Kalzifikaten ableitet, die kleiner als 0,2 mm sind (► Abb. 6.9 und ► Abb. 6.10).

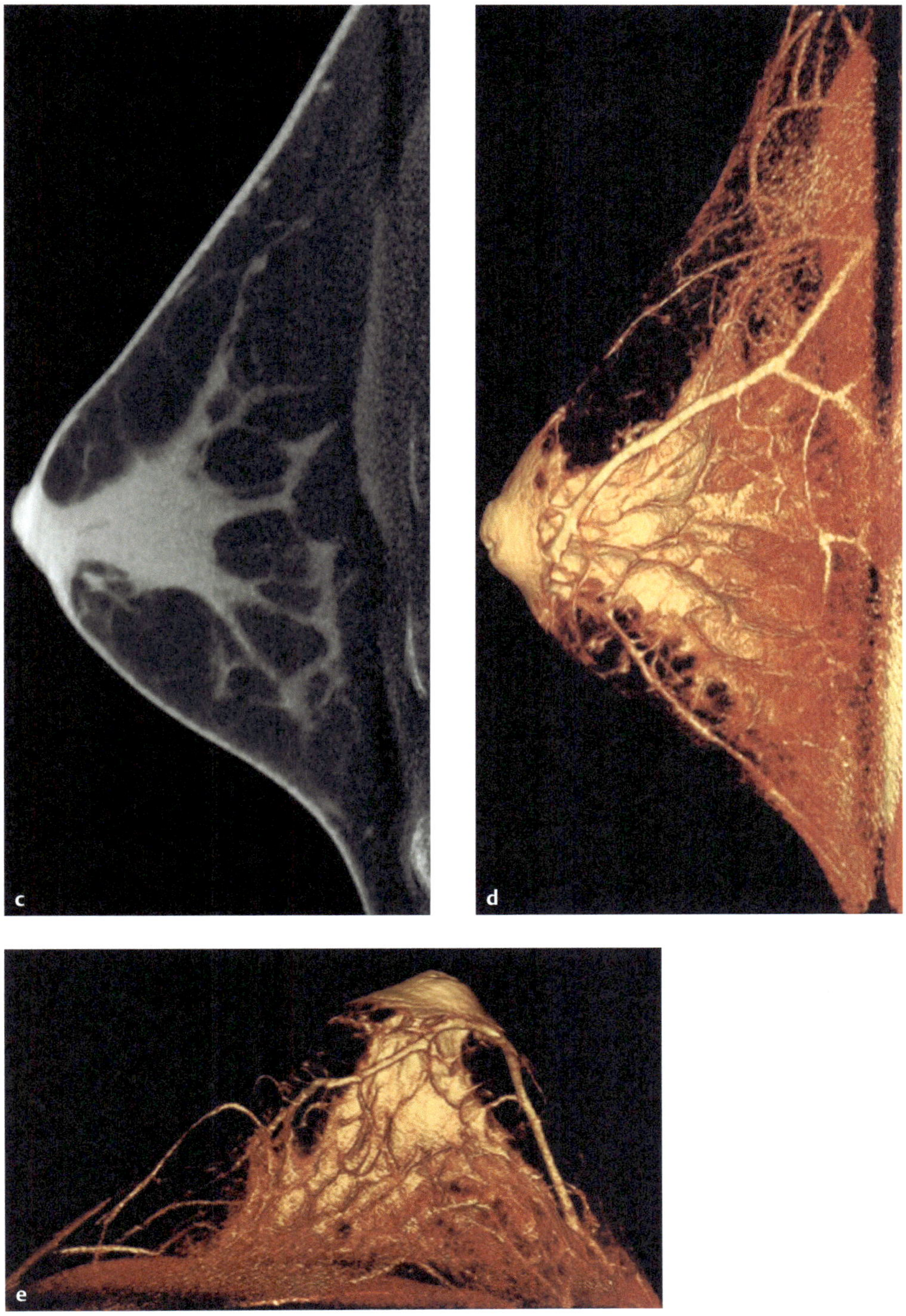

Abb. 6.8 Fortsetzung.
c Brust-CT-Aufnahme in sagittaler Ansicht.
d 3-D-Volumendarstellung der intramammären Strukturen in sagittaler Ansicht.
e 3-D-Volumendarstellung der intramammären Strukturen in axialer Ansicht.

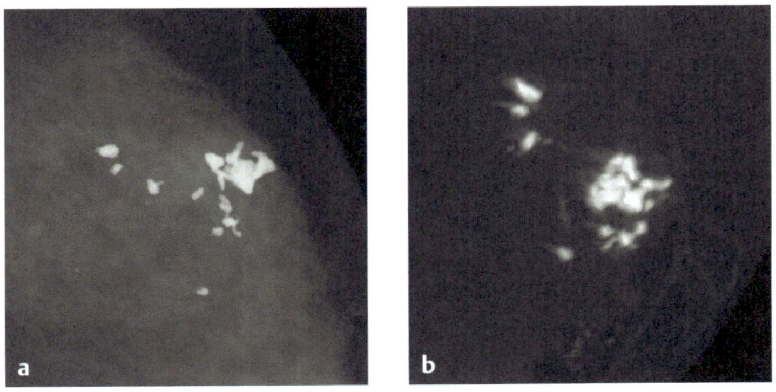

Abb. 6.9 Brust-CT. Grobe intramammäre Verkalkungen im Narbenbereich nach Operation. Ausschnitt aus der Mammografie (**a**) und der Brust-CT (**b**) mit vergleichbarer Darstellung der Kalzifikate.
a Mammogramm.
b Brust-CT-Aufnahme.

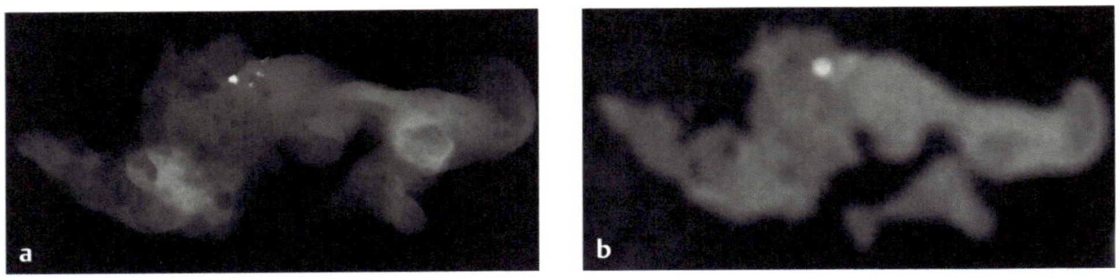

Abb. 6.10 **Brust-CT.**
a Im Präparateradiogramm nach stereotaktischer Vakuumbiopsie Darstellung eines gröberen Kalkpartikels (300 µm) sowie weiterer Mikroverkalkungen, die kleiner als 200 µm sind.
b In der Brust-CT-Aufnahme Darstellung der gröberen Verkalkung bei fehlender räumlicher Auflösung der weiteren Mikrokalkpartikel.

6.9 Dichtetypen

- Für den Einsatz der nativen Brust-CT gelten die limitierenden Faktoren bei hoher Gewebedichte in ähnlicher Weise wie für die Röntgenmammografie.
- Bei der kontrastmittelgestützten Brust-CT kommt der Gewebedichte eine untergeordnete Bedeutung zu, da das Durchblutungsbild nach Kontrastmittelgabe eine hohe Transparenz aufweist. Bei starker hormoneller Stimulation kann allerdings eine kräftige Anflutung des jodhaltigen Kontrastmittels in allen Parenchymabschnitten stattfinden. Daraus kann eine Limitation in der Aussagekraft des Verfahrens resultieren.

6.10 Qualitätssicherung

- Eine definitive Qualitätssicherung für die Brust-CT gibt es nicht.
- Potenzielle Fehlerquellen können aus der notwendigen intravenösen Applikation des Kontrastmittels bei der kontrastmittelgestützten Brust CT-resultieren:
  - paravasale Applikation des Kontrastmittels,
  - Jodkontamination kutaner Strukturen,
  - Bewegungsartefakte bei Anwendung der Subtraktionstechnik,
  - zu großes zeitliches Intervall zwischen den nacheinander durchzuführenden Untersuchungen für die rechte und die linke Mamma nach der Kontrastmittelapplikation bei Anwendung der Dual-Energy-Technik.

6.11 Fehler

- Fehler können sich bei der Detektion und Charakterisierung von Befunden sowie sich daraus ableitenden Konsequenzen durch den auswertenden Arzt ergeben:
  - Nichterkennen suspekter Befunde (Detektion),
  - Fehlinterpretation auffälliger Befunde (Charakterisierung),
  - Ableiten falscher Schlüsse aus erhobenen Befunden (Prozedere).

6.12 Auswertungskriterien

- Derzeit gibt es (noch) keine definierten Auswertungskriterien für die Aufnahmen der Brust-CT. Letztendlich orientiert sich die Auswertung zum einen an morphologischen Kriterien, die aus Mammografie und Mamma-MRT bekannt sind. Zum anderen kommen dynamische Kriterien der Tumordurchblutung hinzu, wie sie aus der kontrastmittelgestützten Mamma-MRT bekannt sind.
- Die Nativ-Brust-CT wird ihren Stellenwert somit in erster Linie aus dem Nachweis von karzinomassoziierten Mikroverkalkungen beziehen, während nicht kalzifizierte Herdbefunde in dichten Mammastrukturen eher nicht oder nur schwer zu erkennen sein werden.
- Im kontrastmittelgestützten CT-Bild spricht eine frühzeitige starke Kontrastmittelanreicherung für einen vaskularisierten Prozess (z. B. Karzinom, Fibroadenom oder Entzündung). Auswascheffekte der Durchblutung lassen sich in der Brust-CT allerdings nicht erfassen, da aus strahlenhygienischen Überlegungen die Anfertigung aufeinanderfolgender Schichtstapel nach der Kontrastmittelapplikation nicht praktikabel ist.

6.13 BIRADS

- Eine dedizierte BIRADS-Klassifikation für die Brust-CT existiert bisher nicht.
- Bedenkt man die Übereinstimmung der morphologischen Auswertekriterien der Nativ-CT mit denen der Vollfeldmammografie, könnten aus pragmatischen Überlegungen die mammografische Terminologie und die BIRADS-Kategorisierung deckungsgleich übernommen werden. Die kontrastmittelgestützte Brust-CT erlaubt zusätzlich die Visualisierung der intramammären Durchblutung, für die dieselben Kriterien gelten wie für die kontrastmittelgestützte Mamma-MRT. In der Zusammenschau all dieser Kriterien wäre dann statt des Terminus „MX-BIRADS" eine Begrifflichkeit „CT-BIRADS" bzw. „KM-CT-BIRADS" sinnvoll.

6.14 Aufklärung und spezielle Risiken

- **Aufklärung:**
  - Bei der Brust-CT handelt es sich um ein Verfahren, bei dem ionisierende Strahlung am Menschen zum Einsatz kommt. Vor jeder Untersuchung ist daher unter Berücksichtigung der zu erwartenden Strahlenexposition die rechtfertigende Indikation gemäß Röntgenverordnung zu stellen. Aktuelle Arbeiten beschreiben für die Brust-CT in Nativtechnik höhere Dosiswerte als für die Röntgenmammografie. Für die kontrastmittelgestützte Brust-CT wird eine Average glandular Dose von 5,8–16,6 mGy berichtet (durchschnittlich 7,2 mGy). Sie liegt damit höher als entsprechende Dosiswerte der digitalen 2-Ebenen-Mammografie von 1,8–5,1 mGy (durchschnittlich 2,9 mGy). Der mittlere Dosisunterschied beträgt in neueren Publikationen 4,4 mGy.
  - Wegen der intravenösen Gabe jodhaltiger Kontrastmittel bei der kontrastmittelgestützten Brust-CT müssen Störungen der Nieren- und Schilddrüsenfunktion ausgeschlossen werden. Dazu sind vor der Untersuchung der Kreatinin- und der TSH-Wert abzuklären.
- **Spezielle Risiken:** Es muss vor der Durchführung der Untersuchung über das Risiko einer potenziellen Jodunverträglichkeit mit den sich daraus möglicherweise ergebenden Konsequenzen (Stichwort allergischer Schock) mündlich und schriftlich aufgeklärt werden.

6.15 Vorbereitende Diagnostik

- Bestimmung von Kreatinin und TSH

6.16 Ergebnisse

- **Nativ-Brust-CT:**
  - Die bisherigen vergleichenden Untersuchungen belegen, dass die Brust-CT in Nativtechnik im Vergleich zur digitalen Mammografie eine eher gering höhere Sensitivität und eine gering höhere Spezifität bei Herdbefunden aufweist. Hinsichtlich der Sensitivität wird über eine Erhöhung von 2–11 % berichtet. Dies gilt in besonderem Maße für Frauen mit einer hohen Gewebedichte.
  - Heterogene Ergebnisse finden sich hingegen hinsichtlich der Bewertung von Spezifität und diagnostischer Genauigkeit für das Verfahren der Brust-CT in Nativtechnik im Vergleich zur Röntgenmammografie. Dabei zeigten sich bisher zum Teil höhere, zum Teil geringere Werte für die CT.

- **Kontrastmittelgestützte CT:**
  - In Studien konnte eine deutliche Verbesserung der Karzinomentdeckungsrate für maligne Herdbefunde insbesondere bei Frauen mit dichtem Drüsengewebe nachgewiesen werden.
  - An größeren Kollektiven konnte gezeigt werden, dass eine signifikant höhere Sensitivität der kontrastmittelgestützten Cone-Beam-Brust-CT (98,7 %) im Vergleich zur Röntgenmammografie (78,4 %) und zum Ultraschall (81,1 %) bei Frauen mit dichtem Drüsengewebe resultiert.
  - Intraindividuelle Vergleichsuntersuchungen zeigen, dass die Sensitivität der kontrastmittelgestützten Brust-CT im Vergleich zur Mamma-MRT gleichwertig ist.
  - Mit Blick auf die Spezifität konnte gezeigt werden, dass die kontrastmittelgestützte Brust-CT eine bessere Differenzierung von benignen und malignen Verkalkungen erlaubt als die Mammografie.

6.17 Besonderheiten bei bestimmten Personengruppen

6.17.1 Besonderheiten bei Schwangeren

- Aufgrund der Verwendung ionisierender Strahlung verbietet sich der Einsatz der nativen und der kontrastmittelgestützten Brust-CT bei Schwangeren.

6.17.2 Besonderheiten bei Kindern und Jugendlichen

- Die Brust-CT ist bei Kindern nicht indiziert.

6.18 Literatur

Literatur zur weiteren Vertiefung

[90] He N, Wu YP, Kong Y et al. The utility of breast cone-beam computed tomography, ultrasound, and digital mammography for detecting malignant breast tumors: a prospective study with 212 patients. Eur J Radiol 2016; 85: 392–403

[91] Kalender WA, Beister M, Boone JM et al. High-resolution spiral CT of the breast at very low dose: concept and feasibility considerations. Eur Radiol 2012; 22: 1–8

[92] Kalender WA, Kolditz D, Steiding C et al. Technical feasibility proof for high-resolution low-dose photon-counting CT of the breast. Eur Radiol 2017; 27: 1081–1086

[93] O'Connell A, Conover DL, Zhang Y et al. Cone-beam CT for breast imaging: radiation dose, breast coverage, and image quality. AJR Am J Roentgenol 2010; 195: 496–509

[94] Seifert P, Conover D, Zhang Y et al. Evaluation of malignant breast lesions in the diagnostic setting with cone beam breast computed tomography (breast CT): feasibility study. Breast J 2014; 20: 364–374

[95] Uhlig J, Fischer U, Surov A et al. Contrast-enhanced cone-beam breast-CT: analysis of optimal acquisition time for discrimination of breast lesion malignancy. Eur J Radiol 2018; 99: 9–16

[96] Wienbeck S, Fischer U, Perske C et al. Cone-beam breast computed tomography: CT density does not reflect proliferation potential and receptor expression of breast carcinoma. Transl Oncol 2017; 10: 599–603

[97] Wienbeck S, Lotz J, Fischer U. Feasibility of vacuum-assisted breast cone-beam CT-guided biopsy and comparison with prone stereotactic biopsy. AJR Am J Roentgenol 2017; 208: 1154–1162

[98] Wienbeck S, Lotz J, Fischer U. Review of clinical studies and first clinical experiences with a commercially available cone-beam breast CT in Europe. Clin Imaging 2017; 42: 50–59

[99] Wienbeck S, Nowak C, Zapf A et al. Artifacts caused by breast tissue markers in a dedicated cone-beam breast CT in comparison to full-field digital mammography. Acad Radiol 2017; 24: 908–915

[100] Wienbeck S, Uhlig J, Luftner-Nagel S et al. The role of cone-beam breast-CT for breast cancer detection relative to breast density. Eur Radiol 2017; 27: 5185–5195

[101] Wienbeck S, Fischer U, Luftner-Nagel S et al. Contrast-enhanced cone-beam breast-CT (CBBCT): clinical performance compared to mammography and MRI. Eur Radiol 2018; 28: 3731–3741

[102] Wienbeck S, Uhlig J, Fischer U. Stellenwert der Kegelstrahl („cone beam") Brust-CT im Rahmen der Brustkrebs-Früherkennung. Gyn Praxis 2018; 43: 1–11

[103] Zhao B, Zhang X, Cai W et al. Cone beam breast CT with multiplanar and three dimensional visualization in differentiating breast masses compared with mammography. Eur J Radiol 2015; 84: 48–53

7 Röntgengesteuerte Interventionen

Friedemann Baum

7.1 Steckbrief

Röntgengesteuerte Interventionen dienen zumeist der Abklärung bzw. der Markierung von Mikrokalzifikationen, aber auch der präoperativen Markierung mit Marker-Clips. Nur sehr selten werden mit diesem Verfahren auch Herdbefunde oder Verdichtungen abgeklärt oder markiert. Als bildgebende Verfahren kommen dabei die Mammografie bei den stereotaktischen Eingriffen, die Tomosynthese und auch die Brust-CT zum Einsatz. Gewebeentnahmen werden empfohlenermaßen mit Vakuumbiopsie vorgenommen. Für Markierungen steht eine Vielzahl an Clip-, Coil- und Drahtkonfigurationen zur Verfügung.

7.2 Synonyme

- Stereotaktische Mammabiopsie
- stereotaktische Vakuumbiopsie
- tomosynthesegesteuerte Vakuumbiopsie
- stereotaktische Drahtmarkierung
- tomosynthesegesteuerte Drahtmarkierung
- stereotaktische Clip-Markierung
- stereotaktische Coil-Markierung
- tomosynthesegesteuerte Clip-Markierung
- tomosynthesegesteuerte Coil-Markierung

7.3 Keywords

- Stereotaktisch
- Vakuumbiopsie
- Mikroverkalkungen
- Mammabiopsie
- präoperative Abklärung
- perkutane Biopsie
- Drahtmarkierung
- Clip-Markierung
- Coil-Markierung
- präoperative Markierung
- Lokalisation

7.4 Definition

Die röntgengesteuerte Biopsie ist ein zumeist mammografiegestütztes, minimalinvasives Biopsieverfahren mithilfe der klassischen Mammografie bzw. der Tomosynthese oder der Brust-CT. Sie dient ganz überwiegend der Abklärung von Mikrokalk. Diese erfolgt mithilfe der Vakuumbiopsie. Nur sehr selten werden so auch Herdbefunde oder Verdichtungen abgeklärt.

Die röntgensteuerten Verfahren kommen nicht nur bei der histologischen Abklärung von Befunden, sondern auch bei der prätherapeutischen bzw. präoperativen Markierung dieser Befunde zum Einsatz. Um nicht tastbare Befunde präoperativ zu markieren, wird eine präoperative Drahtmarkierung durchgeführt. Clip-Markierungen erlauben die Lokalisation von Befunden nach diagnostischen Eingriffen (Biopsie) oder therapeutischen Maßnahmen (neoadjuvante Chemotherapie).

7.5 Indikationen

- Indikationen zur minimalinvasiven bioptischen Abklärung sind suspekte Befunde der BIRADS-Kategorien 4 oder 5. Die röntgengesteuerten Biopsieverfahren dienen ganz überwiegend der Abklärung von Mikrokalzifikationen.
- Ziel einer operativen Behandlung ist die vollständige Entfernung des suspekten Befunds. Ist ein solcher Befund oder sind Anteile des Befundes nicht tastbar, bedarf es einer entsprechenden Befundmarkierung. Es wird die Markierung herdförmiger und nicht herdförmiger Läsionen unterschieden.
- Vor einer neoadjuvanten Therapie wird die prätherapeutische Clip-Markierung empfohlen.

7.6 Kontraindikationen

- Kontraindikationen der minimalinvasiven Biopsie sind alle gerinnungshemmenden Behandlungen. Bei Behandlung mit Cumarinen ist nach Absetzen ein Absinken der International normalized Ratio auf unter 1,5 notwendig. Faktor-IIa- und Faktor-Xa-Inhibitoren sind am Vortag, Azetylsalizylsäure ist 7 Tage vorher abzusetzen.
- Es gibt keine wirkliche Kontraindikation zur präoperativen Markierung eines Befunds.

7.7 Technik, Methodik

- Der abzuklärende Befund wird zunächst mithilfe mammografischer Aufnahmen lokalisiert. Durch definierte Projektionswinkel wird dann die Herdtiefe und damit die Einstichtiefe der Biopsienadel bestimmt.
- Während der x- und der y-Wert eines Befunds in einem Mammogramm ablesbar sind, ist dies bezüglich der Herdtiefe (z-Achse) in mammografischen Aufnahmen nicht möglich. Aus diesem Grund werden bei stereotaktischen Interventionen nach der Lokalisation des unklaren Befunds im Untersuchungsfeld zur weiteren Planung Bilder aus einem Winkel von + 15° und –15° gewonnen. Aus der resultierenden Verlagerung des Befunds wird die Herdtiefe mithilfe der Tangensfunktion vom Computer errechnet. So werden die Koordinaten des Befunds (x-, y- und z-Wert) stereotaktisch ermittelt.
- Auch die Tomosynthese wird zur Bildgebung bei der Abklärung mammografischer Befunde eingesetzt. Bei der Tomosynthese ist es die Schichtebene, die die Berechnung der Herdtiefe (z-Wert) ermöglicht.
- Mit der CT der Brust steht ein röntgengestütztes Schnittbildverfahren in der Bildgebung der Mamma zur Verfügung. Die Darstellung in Einzelschichten erlaubt auch die Lokalisation eines Befunds in seiner Schichtebene. In dieser Schicht kann die Herdtiefe direkt ausgemessen werden.
- Ist die regelrechte Lage der Nadelspitze dokumentiert, wird mit der Biopsie begonnen bzw. der Markierungsdraht oder der Marker-Clip wird aus dem Inneren der Kanüle freigesetzt.

7.8 Fehler

- **Vergessene Patientenaufklärung:** Die Aufklärung der Patientin vor dem Eingriff ist vom Gesetzgeber vorgeschrieben und sollte optimalerweise 24 h vor dem Eingriff erfolgen.
- **Unterlassene Erhebung der eingenommenen Medikamente:** Eine suffiziente Blutgerinnung muss sichergestellt sein. Aus diesem Grund muss vor dem Eingriff die Einnahme gerinnungshemmender Medikamente erfragt werden; ggf. müssen diese abgesetzt werden.
- **Unterlassene Erhebung der bestehenden Allergien:** Allergische Reaktionen auf Lokalanästhetika sind extrem selten, müssen jedoch vor der Applikation erfragt werden.
- **Fehlende Post-Biopsy-Aufnahme:** Vor dem Abschluss des Eingriffs muss der Situs auf den Verbleib von Restkalk untersucht werden (Post-Biopsy-Aufnahme). Im Zweifel muss eine Clip-Markierung erfolgen, um das Biopsieareal im Falle einer notwendigen Nachoperation lokalisieren zu können.

- **Fehlende Post-Biopsy-Mammografie:** Nach Beendigung des Eingriffs muss das Biopsieareal mammografisch mit 2 im rechten Winkel zueinander stehenden Aufnahmeebenen (CC- und ML-Projektion) dokumentiert werden, auch, um mögliche Verlagerungen des Marker-Clips in den Stichkanal beim Entfernen der Koaxial- bzw. Biopsienadel bzw. bei der Dekompression der Brust zu erkennen.
- **Unterlassene Präparateradiografie:** Suspekte Kalzifikate müssen in der Präparateradiografie nachweisbar sein.

> **✔ Merke**
> Am Ende jeder röntgengestützten Lokalisation steht eine mammografische Dokumentation in 2 aufeinander streng senkrecht stehenden Ebenen (CC- und ML-Projektion). Nur so ist die korrekte Lage des Markierungs-Clips bzw. Hakendrahts einzuschätzen.

7.9 Auswertungskriterien

- Bei der bioptischen Abklärung von Mikrokalzifikationen muss die repräsentative Entnahme der Biopsate durch den positiven Nachweis von Kalzifikaten in den entnommenen Gewebezylindern mittels Präparateradiografie bewiesen werden.

7.10 Aufklärung und spezielle Risiken

- **Aufklärung:**
  - Vor der Durchführung des Eingriffs wird juristisch ein Aufklärungsgespräch gefordert. In diesem Gespräch soll der Ablauf des Eingriffs beschrieben und es soll auf die Risiken der Untersuchung hingewiesen werden. Eventuelle Kontraindikationen sollen erfragt werden.
  - Bei den Kontraindikationen sind es vor allem antikoagulative Therapien, die es zu erfragen gilt, aber auch angeborene Blutgerinnungsstörungen sollten bekannt sein.
  - Das Aufklärungsgespräch muss dokumentiert und von Patientin und Arzt unterschrieben werden. Dazu werden im Fachhandel Vordrucke angeboten.
- **Spezielle Risiken:** Es muss nicht nur auf das mögliche postinterventionelle Hämatom, sondern auch auf das Risiko einer Infektion hingewiesen werden.

7.11 Vorbereitende Diagnostik

- Aufgrund der besonders unkomplizierten Durchführbarkeit von ultraschallgestützten Interventionen ist bei Nachweis suspekter Befunde in der Mammografie die Durchführung einer Second-Look-Sonografie Standard. So weisen gelegentlich suspekte Mikrokalzifikationen eine solide, sonografisch sichtbare Tumorkomponente auf. Auch Ein-Ebenen-Befunde sind hin und wieder sonografisch abgrenzbar.
- Üblicherweise ist bis zu einer präoperativen Markierung eine hinreichende oder sogar jegliche Form der Bildgebung erfolgt. Gelegentlich muss zur exakten Lokalisation von Mikrokalzifikationen in Ergänzung des diagnostischen Standards (MLO-Projektion) vor dem stereotaktischen Eingriff noch die streng seitliche ML-Aufnahme durchgeführt werden.

> **✔ Merke**
> Besonders im Falle mammografischer Herdbefunde ist eine sehr gewissenhafte sonografische Second-Look-Untersuchung indiziert.

7.12 Anästhesie

- Bei den minimalinvasiven Biopsien der Brust wird generell eine Lokalanästhesie durchgeführt. Dabei werden die Haut und das darunterliegende Gewebe bis zum abzuklärenden Befund mit einem Lokalanästhetikum infiltriert. Wegen der ausgeprägten Schmerzempfindlichkeit ist besonders auf die Betäubung der Haut zu achten. Es kommt in erster Linie Mepivacain zum Einsatz, bei Allergien und Unwirksamkeit auch Bupivacain.
- Im Falle der präoperativen Hakendrahtmarkierung werden Punktionskanülen mit einem Durchmesser von 21 G verwendet. Diese feinen Kanülen bedürfen nicht notwendigerweise einer Lokalanästhesie, zumal die Injektion des Anästhetikums zusätzlich zur Nadelpunktion stärkere Schmerzen verursacht als die einmalige Platzierung der Punktionskanüle.

7.13 Material

- **Untersuchungsgeräte:**
  - Für interventionelle Eingriffe unter Zuhilfenahme der mammografischen Bildgebung werden Stereotaxiegeräte benötigt, um die exakten Koordinaten des Befunds zu bestimmen. Dazu werden spezielle Untersuchungsgeräte eingesetzt, bei denen die Patientinnen entweder liegen (▸ Abb. 7.1a) oder sitzen (▸ Abb. 7.1b).
  - Neben speziellen Stereotaxietischen, auf denen die Patientinnen liegen, können auch Mammografiegeräte der täglichen Diagnostik zur Intervention genutzt werden. Durch ergänzendes Interventionszubehör werden diese für stereotaktische Eingriffe nutzbar. Gleiches gilt für die Tomosynthese.
  - Werden Geräte der täglichen Diagnostik zur Biopsie genutzt, ist es sinnvoll, eine Möglichkeit zur Präparateradiografie vorzuhalten, um den Erfolg des Eingriffs noch während der Untersuchung zu dokumentieren und ggf. noch vor seiner Beendigung reagieren zu können. Neuere Geräte haben einen parallelen Fokus der Röntgenröhre, der eine Präparateradiografie noch während der laufenden Untersuchung erlaubt. Alternativ gibt es separate Röntgengeräte zur zeitnahen Präparateradiografie noch während der Intervention (▸ Abb. 7.2).
  - Außer mit stereotaktischen und Tomosynthesegeräten kann die röntgengestützte Biopsie auch im Brust-CT durchgeführt werden. Dafür bedarf es aber einer speziellen Interventionslagerung.
- **Vakuumbiopsie:**
  - Wegen der geringen Trefferquote der Hochgeschwindigkeitsstanzbiopsie bei der Abklärung gruppierter Mikrokalzifikationen kommt in diesen Fällen die Vakuumbiopsie zum Einsatz.
  - Durch Drehung der Nadel um ihre Achse können nacheinander mehrere Proben entnommen werden. Bei einer Rotation von 360° und 12 Proben sind es ca. 1 cm^3, ungefähr ein kleines Stückchen Würfelzucker. Die Nadeldurchmesser betragen üblicherweise 11–8 G (ca. 2,5–5,0 mm).
- **Markierungen:**
  - Hakendrähte werden mithilfe einer Punktionskanüle in das Gewebe eingebracht. Die Spitze der Drähte besitzt einen einfachen oder einen doppelten Haken. Neben Hakendrähten, die, einmal im Gewebe platziert, nicht wieder in die Punktionskanüle zurückgezogen werden können, gibt es auch reponierbare Drähte. Die Spitze dieser Drähte hat einen sog. Memory-Effekt und nimmt nach Verlassen der Kanüle eine gebogene Form ein. Sie kann aber wieder in die Kanüle zurückgezogen und nach Bedarf neu platziert werden. So ist im Falle einer suboptimalen Hakendrahtlage eine Korrektur möglich. In manchen Fällen bestehen die Markierungsdrähte aus einer einzelnen Drahtseele, in anderen Fällen aus 2 miteinander verzwirbelten Drahtfäden.
  - Im Rahmen minimalinvasiver Eingriffe mit unklarer Reproduzierbarkeit nach der Gewebeprobe, z. B. nach Vakuumbiopsie von kleinen Herdbefunden oder kleinen Mikrokalkgruppen, kommen Marker-Clips oder -Coils zum Einsatz.

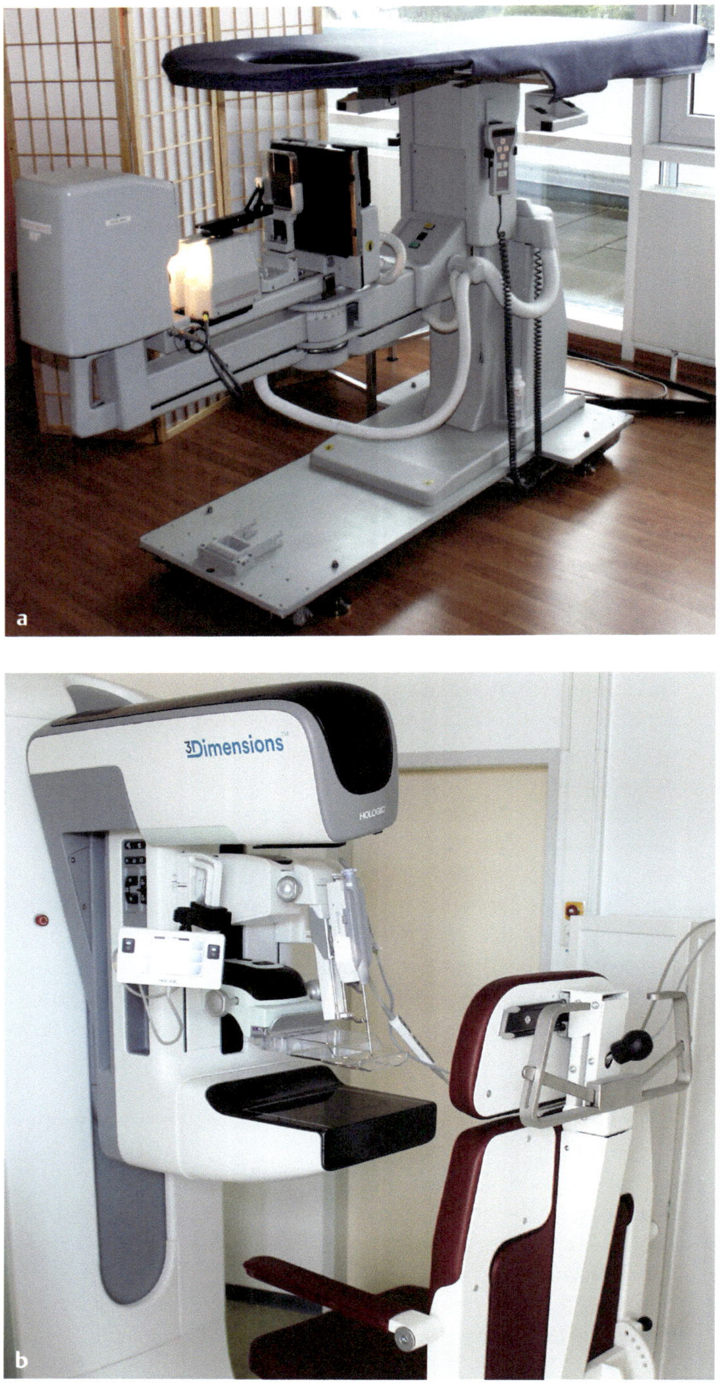

Abb. 7.1 **Röntgengesteuerte Interventionen.** Stereotaxiegeräte.
a Stereotaxietisch (Untersuchung im Liegen): Fischer-Tisch (Fa. Siemens Healthineers, München).
b Tomosynthesegerät (Untersuchung im Sitzen und in 3 Dimensionen) (Fa. Hologic Bedford, Massachusetts, USA).

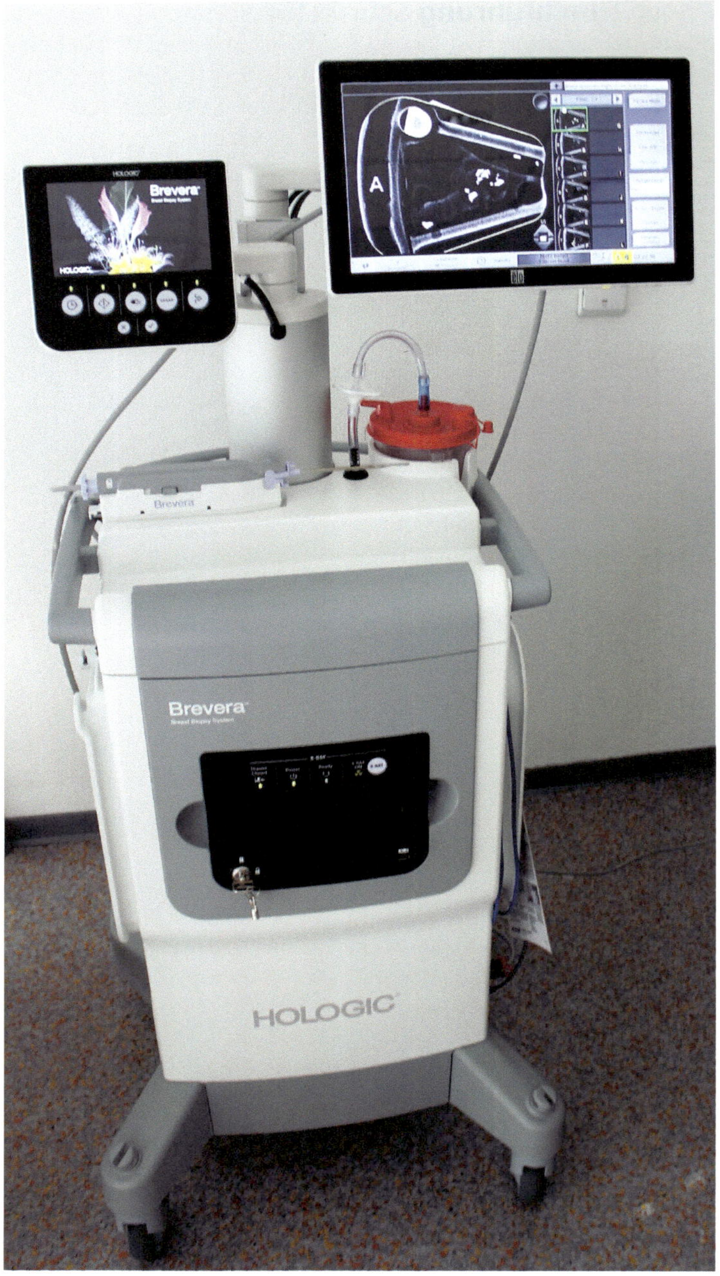

Abb. 7.2 **Röntgengesteuerte Interventionen.** Dediziertes Röntgengerät zur Präparateradiografie: Brevera (Fa. Hologic, Bedford, Massachusetts, USA).

7.14 Durchführung

7.14.1 Vor Beginn des Eingriffs

- Vor jedem interventionellen Eingriff sollte mit der Patientin noch einmal ein kurzes Gespräch geführt werden, das ihr die Möglichkeit gibt, Fragen zu stellen, die aus dem Aufklärungsgespräch resultieren. Dies vermittelt ihr nicht nur die notwendigen Informationen, sondern gibt ihr auch zusätzliche Sicherheit.

7.14.2 Zugangswege

- Der Zugangsweg sollte der optimalen Abbildung des abzuklärenden Befunds angepasst werden.
- Besteht die Option, kann die Einstichstelle so gewählt werden, dass sie später, im Falle einer kleinen Narbenbildung, möglichst wenig oder gar nicht auffällt. Besonders bietet sich dazu die untere Umschlagfalte an (nicht mit allen Untersuchungsgeräten möglich).
- Falls möglich, sollte der Zugangsweg durch das Dekolleté vermieden werden.

7.14.3 Lagerung

- Aufgrund einer Untersuchungsdauer zwischen 20 und 45 min sollte die Patientin sehr gewissenhaft gelagert werden. Die Patientin sollte auch auf die Unannehmlichkeiten einer längeren Liegezeit, z. B. Einschlafen der Arme, hingewiesen werden.
- Eine zusätzliche Herausforderung stellt gelegentlich die brustwandnahe Lage des Befunds dar. Dadurch ergeben sich je nach Gerät oft relevante Einschränkungen. Einige Geräte bieten für solche Fälle spezielle Lagerungshilfen.

7.14.4 Durchführung Schritt für Schritt

- **Stereotaktisch gesteuerte Biopsie:**
  - Ist der abzuklärende Befund in der mammografischen 0°-Aufnahme identifiziert, wird die Herdtiefe durch ergänzende + 15°- und –15°-Aufnahmen (▶ Abb. 7.3a, ▶ Abb. 7.3b und ▶ Abb. 7.3c) bzw. durch eine Tomosynthese bestimmt. Sind die Koordinaten des Befunds ermittelt, wird die Nadelposition computergestützt angefahren. Vor dem Biopsieeingriff wird eine lokale Sprühdesinfektion des Punktionsareals vorgenommen. Da es sich im Falle der Brust um ein talgdrüsenarmes Hautareal handelt, ist eine Einwirkzeit von 15 s ausreichend.
  - Nach der Lokalanästhesie und einer Stichinzision der Haut wird die Biopsienadel in der errechneten Position platziert. Die korrekte Nadellage vor dem Befund wird dokumentiert (mit + 15°- und –15°-Aufnahmen), und der ausreichende Abstand der Nadelspitze zur Detektorfläche (Strokemargin) wird überprüft (▶ Abb. 7.3d und ▶ Abb. 7.3e). Dann erfolgt der Nadelvorschub mithilfe eines Federmechanismus. Nach erneuter Dokumentation der regelrechten Lage der Nadelspitze im Befund (mit + 15°- und –15°-Aufnahmen) kann dann mit der Biopsie begonnen werden.
  - Bei der ganz überwiegenden Anzahl der Befunde, die stereotaktisch abgeklärt werden, handelt es sich um Mikrokalzifikationen, da diese Befunde ausschließlich mammografisch zuverlässig abzubilden sind. In diesen Fällen kommt als Biopsieverfahren die Vakuumbiopsie zum Einsatz, bei der die entsprechenden Trefferquoten zwischen 98 und 100 % liegen.
  - Die gewonnenen Gewebeproben (▶ Abb. 7.3f) werden je nach System auf unterschiedliche Art und Weise aus der Brust geborgen:
    - Etablierte Systeme verwenden einen Sammelbehälter, aus dem sämtliche Gewebeproben am Ende des Eingriffs entnommen werden können. In diesem Fall kann die Nadel während des gesamten Biopsievorgangs in der Brust verbleiben.
    - Neuere Nadelsysteme verfügen über Sammelkartuschen mit Fächern, in denen die Gewebeproben einzeln abgelegt und dem Ort der Probenentnahme im Verlauf der Vakuumbiopsie zugeordnet werden können.
    - Die Unterschiede in der Art der Probengewinnung haben erheblichen Einfluss auf den Zeitaufwand des jeweiligen Eingriffs. Die erforderlichen Zeiten liegen zwischen 1 und 6 min.
  - Die repräsentative Entnahme der Biopsate muss durch den positiven Nachweis von Kalzifikaten in den entnommenen Gewebezylindern bewiesen werden. Dazu ist die Anfertigung von Mammografieaufnahmen der Biopsate in Form einer sog. Präparateradiografie notwendig (▶ Abb. 7.3g). Alternativ ermöglichen Biopsiegeräte mit integrierter Präparateradiografie die Dokumentation des Mikrokalks noch während des Biopsievorgangs. Bei diesen Geräten werden die einzelnen Präparate geröntgt, nachdem sie in ihrem Kartuschenfach abgelegt worden sind. So ist schon während des Biopsievorgangs der Erfolg des Eingriffs kontrollierbar. Die Präparateradiografie auf einem separaten Mammografiegerät entfällt dann. Alternativ stehen zur Präparateradiografie auch Tischgeräte zur Verfügung, um die Präparate untersuchungsnah auf Kalzifikate zu prüfen.

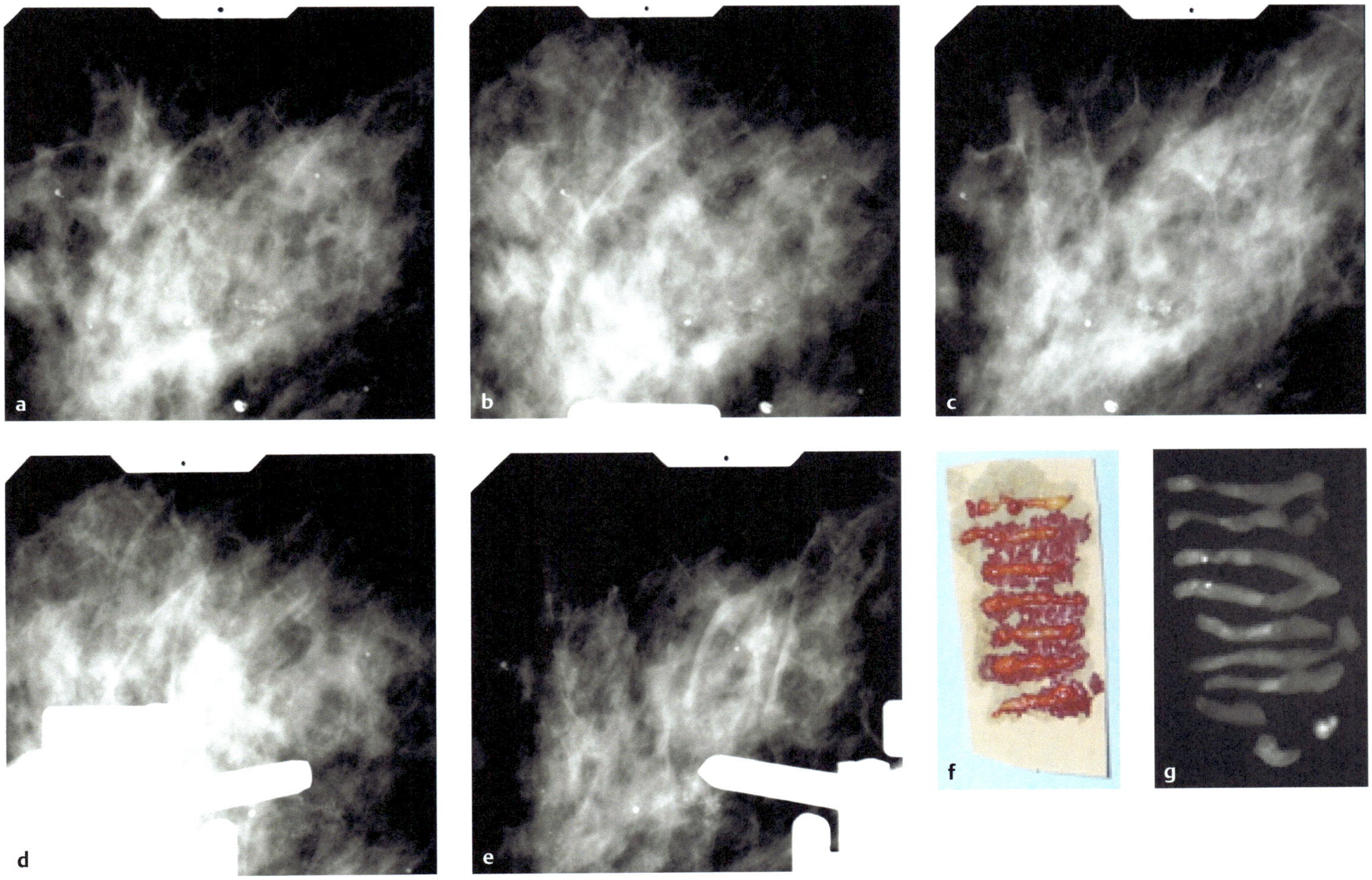

Abb. 7.3 Röntgengesteuerte Interventionen. Stereotaktische Vakuumbiopsie bei Mikrokalk.

a Reproduktion einer Mikrokalkgruppe im Interventionsfenster des stereotaktischen Untersuchungstisches. (Quelle: Fischer U, Baum F. Diagnostik und Therapie des Mammakarzinoms. Stuttgart: Thieme; 2014. Abb. 9.13b)
b Mikrokalkgruppe in der + 15°-Aufnahme. (Quelle: Fischer U, Baum F. Diagnostik und Therapie des Mammakarzinoms. Stuttgart: Thieme; 2014. Abb. 9.13c)
c Mikrokalkgruppe in der –15°-Aufnahme. (Quelle: Fischer U, Baum F. Diagnostik und Therapie des Mammakarzinoms. Stuttgart: Thieme; 2014. Abb. 9.13a)
d + 15°-Aufnahme mit Darstellung der Koaxialnadel vor der Mikrokalkgruppe. (Quelle: Fischer U, Baum F. Diagnostik und Therapie des Mammakarzinoms. Stuttgart: Thieme; 2014. Abb. 9.13e)
e –15°-Aufnahme mit Darstellung der Koaxialnadel vor der Mikrokalkgruppe. (Quelle: Fischer U, Baum F. Diagnostik und Therapie des Mammakarzinoms. Stuttgart: Thieme; 2014. Abb. 9.13d)
f Biopsiepräparate.
g Präparateradiogramm mit Nachweis der Mikrokalkgruppe.

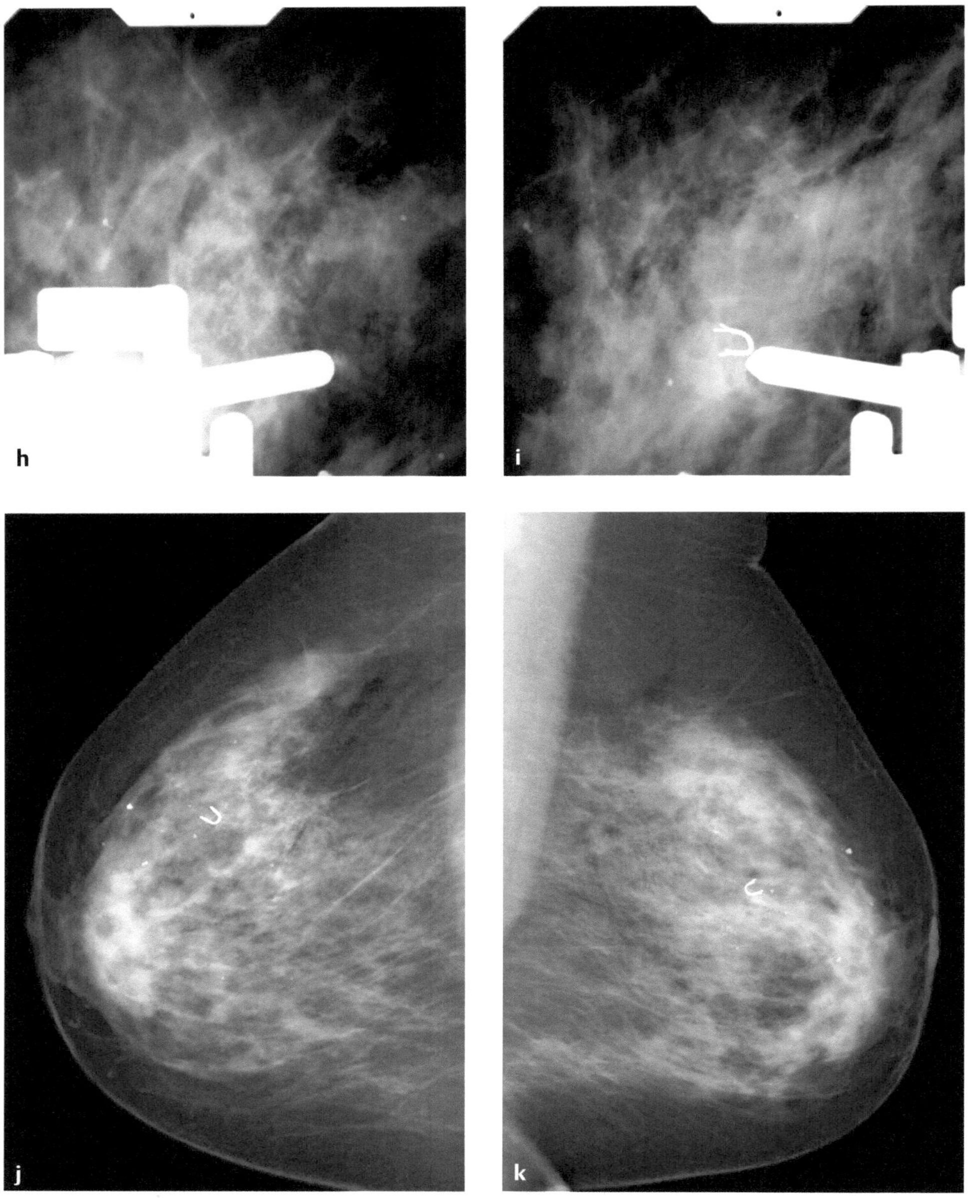

Abb. 7.3 Fortsetzung.
h Substanzdefekt nach Gewebeentnahme in der + 15°-Kontrollaufnahme ohne verbliebene Mikrokalzifikationen nach 12 Biopsieentnahmen mittels Vakuumbiopsie.
i Darstellung des applizierten Marker-Clips nach Biopsie im Mammogramm. (Quelle: Fischer U, Baum F. Diagnostik und Therapie des Mammakarzinoms. Stuttgart: Thieme; 2014. Abb. 9.13h)
j Darstellung des Marker-Clips postinterventionell im Mammogramm in CC-Projektion. (Quelle: Fischer U, Baum F. Diagnostik und Therapie des Mammakarzinoms. Stuttgart: Thieme; 2014. Abb. 9.13i)
k Darstellung des Marker-Clips postinterventionell im Mammogramm in ML-Projektion.

- Vor Beendigung des Eingriffs muss durch entsprechende Kontrollaufnahmen geprüft werden, ob noch Mikrokalzifikationen im Biopsieareal verblieben sind (▸ Abb. 7.3h). Ist dies nicht der Fall, so ist die Platzierung eines Marker-Clips in der Biopsiehöhle erforderlich. Dieser erlaubt eine Markierung der Biopsiehöhle, um später eine präoperative Hakendrahtmarkierung zu ermöglichen, falls das histologische Untersuchungsergebnis einen ergänzenden operativen Eingriff erforderlich macht (▸ Abb. 7.3i). Nach Beendigung des Eingriffs muss dieser mammografisch dokumentiert werden, um mögliche Verlagerungen des Clips bei der Dekompression der Brust zu erkennen und so Fehler bei der präoperativen Hakendrahtmarkierung zu vermeiden (▸ Abb. 7.3j und ▸ Abb. 7.3k).
- Selten werden auch Verdichtungen stereotaktisch abgeklärt, die mammografisch in der 2. Ebene nicht abgegrenzt werden können. Noch seltener kommt das Verfahren zur Abklärung von Herdbefunden zum Einsatz, die in beiden Mammografieebenen sichtbar sind. Denn solche Befunde haben fast immer ein sonografisches Korrelat und sollten dann bevorzugt ultraschallgesteuert stanzbiopsiert werden. Bestehen Zweifel an der Übereinstimmung zwischen mammografischem und sonografischem Befund, so kann in solchen Fällen die stereotaktische Gewebeentnahme auch mithilfe der Hochgeschwindigkeitsstanzbiopsie durchgeführt werden. Liegen keine assoziierten Kalzifikationen vor, so wird auf eine Präparateradiografie verzichtet.

- **Tomosynthesegestützte Biopsie:**
  - Alternativ zur stereotaktischen Befundabklärung ist diese auch tomosynthesegestützt möglich.
  - In diesem Fall sollte zunächst der interventionelle Zugangsweg gewählt werden. Neben der Reproduzierbarkeit der abzuklärenden Mikrokalkgruppe (▸ Abb. 7.4a und ▸ Abb. 7.4b) sollte dabei auch die Bequemlichkeit der Lagerung der Patientin berücksichtigt werden, da im Falle der Durchführung im Sitzen (▸ Abb. 7.4c) häufiger vasovagale Krisen auftreten. Aus diesem Grund sollte die Intervention, wenn möglich, im Liegen durchgeführt werden (▸ Abb. 7.4d).
  - Nach Durchführung der Tomografie (▸ Abb. 7.4e) wird die Kalkgruppe in der entsprechenden Schicht markiert (▸ Abb. 7.4f). So werden neben der Herdtiefe die weiteren Koordinaten des Befunds festgelegt.
  - Nach Desinfektion und Lokalanästhesie der Punktionsstelle wird nun die Biopsienadel eingeführt (▸ Abb. 7.4g) und in die Pre-Fire-Position direkt vor der Kalkgruppe gebracht (▸ Abb. 7.4h und ▸ Abb. 7.4i). Anschließend wird die Biopsienadel mithilfe des Federvorschubs in den Befund geschnellt.
  - Nach der Dokumentation der korrekten Nadelposition (▸ Abb. 7.4j und ▸ Abb. 7.4k) kann nun mit der Entnahme der Gewebeproben begonnen werden. Bei positivem Nachweis von Mikrokalzifikationen in der Präparateradiografie (▸ Abb. 7.4l, ▸ Abb. 7.4m und ▸ Abb. 7.4n) sind jedoch keine weiteren Gewebeentnahmen notwendig.

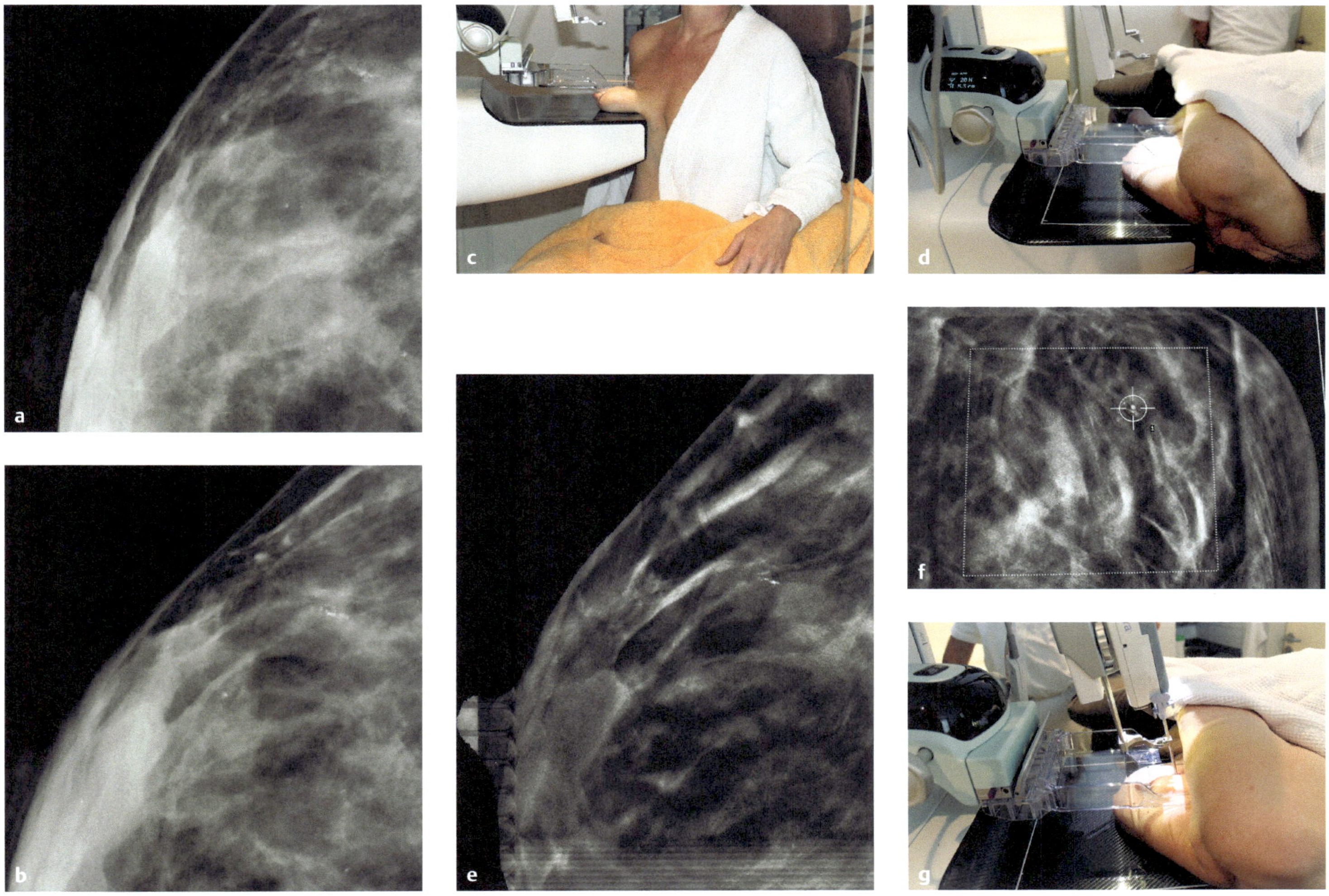

Abb. 7.4 Röntgengesteuerte Interventionen. Vakuumbiopsie bei Mikrokalk in der Tomosynthese.
a Mammogramm in CC-Projektion, Vergrößerung mit pleomorphem Mikrokalk.
b Mammogramm in MLO-Position, Vergrößerung mit pleomorphem Mikrokalk.
c Tomosynthesebild in sitzender Position.
d Tomosynthesebild in liegender Position.
e Reproduktion der Mikrokalkgruppe in der Tomosynthese.
f Reproduktion der Mikrokalkgruppe in der entsprechenden Schicht.
g Eingeführte Biopsienadel nach Desinfektion und Lokalanästhesie.

- Zum Abschluss des Eingriffs muss der Situs auf verbliebene Kalzifikate untersucht werden (▸ Abb. 7.4o). Sind keine Kalzifikate mehr nachweisbar, muss das Biopsieareal noch mit einem Clip markiert werden, um evtl. notwendige operative Nachbehandlungen zu ermöglichen.
- Nach Abschluss des Eingriffs und erfolgter Wundversorgung wird dann noch eine Mammografie in CC- und ML-Projektion angefertigt (▸ Abb. 7.4p und ▸ Abb. 7.4q).

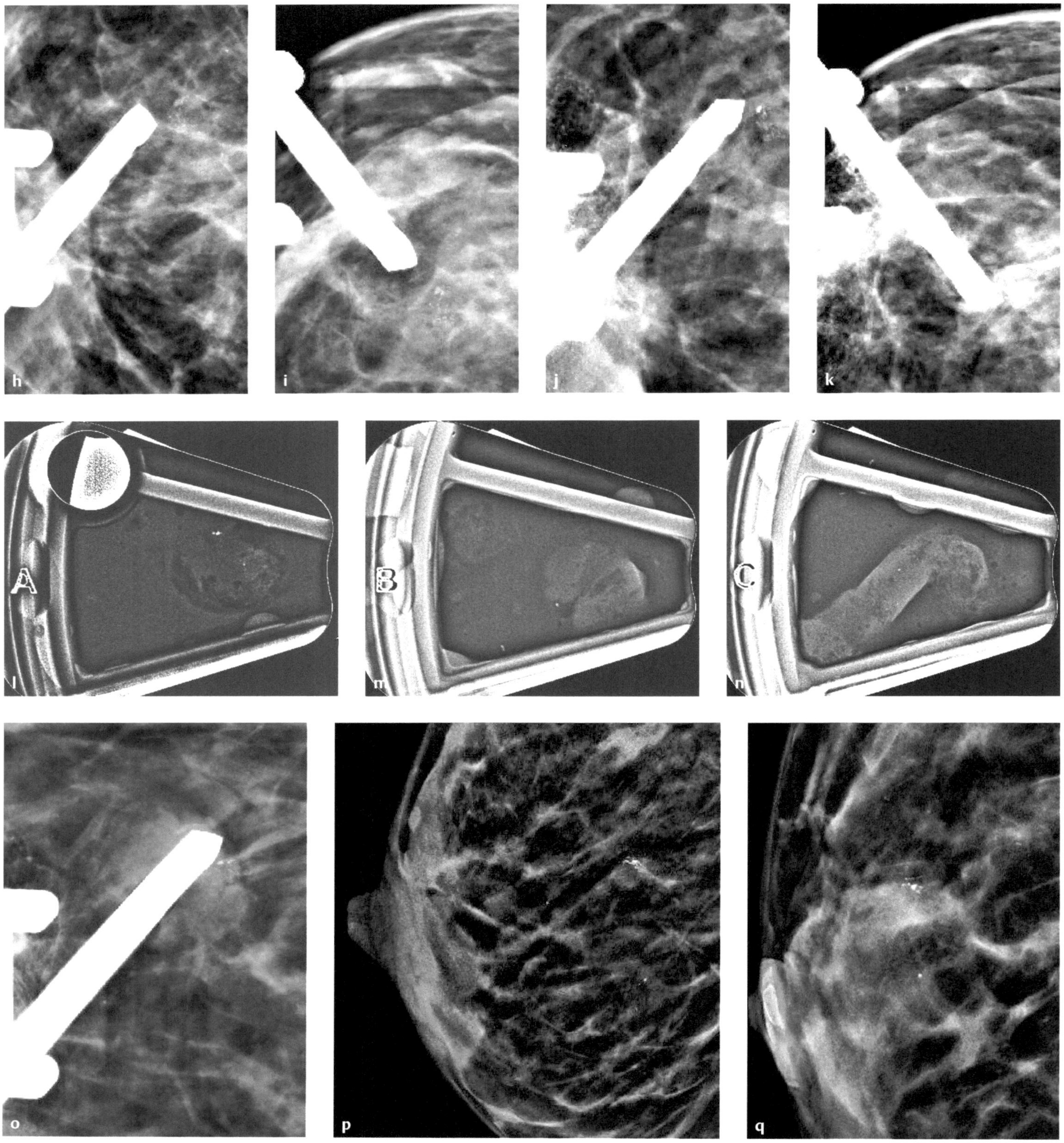

Abb. 7.4 Fortsetzung.
h Dokumentation der Nadelspitze vor der Kalkgruppe bei + 15°.
i Dokumentation der Nadelspitze vor der Kalkgruppe bei −15°.
j Dokumentation der Nadelspitze an der Kalkgruppe bei + 15°.
k Dokumentation der Nadelspitze an der Kalkgruppe bei −15°.
l Präparateradiogramm der ersten Gewebeprobe (A).
m Präparateradiogramm der 2. Gewebeprobe (B).
n Präparateradiogramm der 3. Gewebeprobe (C).
o Dokumentation von Restkalk bei −15°.
p Mammogramm in CC-Projektion nach der Biopsie mit Nachweis von Restkalk.
q Mammogramm in ML-Projektion nach der Biopsie mit Nachweis von Restkalk.

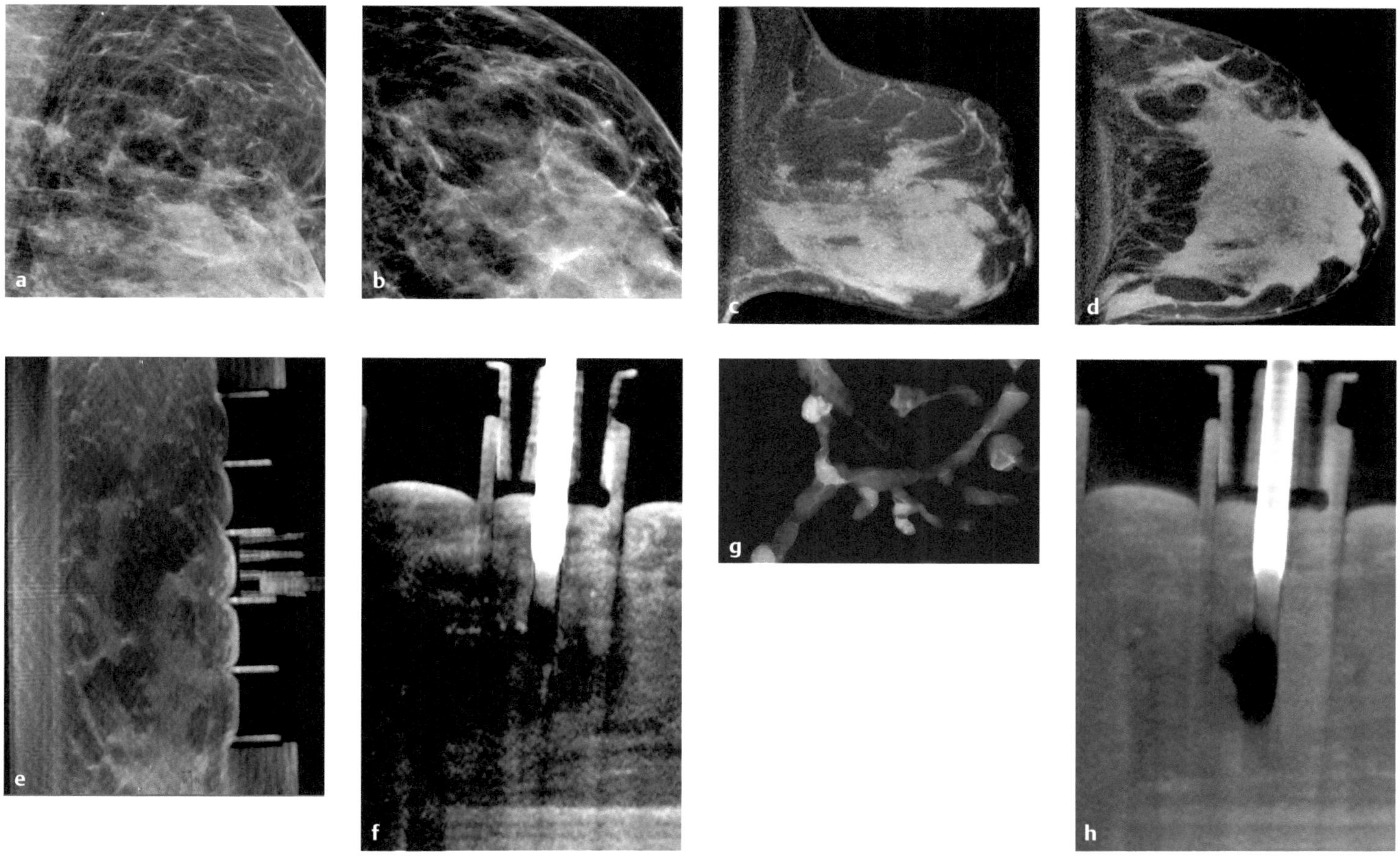

Abb. 7.5 Röntgengesteuerte Interventionen. Vakuumbiopsie bei Mikrokalk im Brust-CT: abklärungsbedürftiger Mikrokalk links außen mittig.
a Mammogramm in MLO-Projektion, Vergrößerung mit pleomorphem Mikrokalk.
b Mammogramm in CC-Projektion, Vergrößerung mit pleomorphem Mikrokalk.
c Brust-CT-Aufnahme mit Mikrokalk in der sagittalen Bildgebung.
d Brust-CT-Aufnahme mit Mikrokalk in der axialen Bildgebung.
e Intervention im Brust-CT mit Rasterplatte, Cube und Marker-Pin vor dem subkutanen Mikrokalk.
f Kontrolle der korrekten Positionierung der Koaxialnadel.
g Präparateradiogramm mit pleomorphem Mikrokalk (duktales Low-Grade-Carcinoma in Situ).
h Untersuchung des Biopsieareals auf den Verbleib von Restkalk: Substanzdefekt nach Gewebeentnahme.

- **CT-gestützte Biopsie:**
  - Seit auch die CT zur Untersuchung der Brustdrüse zur Verfügung steht, kann auch dieses Verfahren zur minimalinvasiven Abklärung von Befunden eingesetzt werden. Dazu erfolgt nach der diagnostischen Bildgebung (▸ Abb. 7.5a und ▸ Abb. 7.5b) die Untersuchung in einer stereotaktischen Lagerungshilfe mit Rasterplatte (Grid-Platte) und Kompressorium (▸ Abb. 7.5c und ▸ Abb. 7.5d).
  - Nach Reproduktion des Mikrokalks werden der betroffene Gewebewürfel (Cube) und das entsprechende Bohrloch identifiziert. In diesem Bohrloch wird ein Marker-Pin platziert, und die korrekte Zuordnung wird dokumentiert (▸ Abb. 7.5e).
  - Nach Desinfektion und Lokalanästhesie folgen dann zunächst die Punktion mit der Koaxialnadel und die Kontrolle der korrekten Positionierung (▸ Abb. 7.5f).
  - Im Anschluss kann mit der Vakuumbiopsie begonnen werden.
  - Nach der Präparateradiografie zum Nachweis der erfolgreichen Gewinnung von Mikrokalk (▸ Abb. 7.5g) wird nun das Biopsieareal auf den Verbleib von Restkalk untersucht (▸ Abb. 7.5h). Bei fehlender Abbildung von verbliebenen Mikrokalzifikationen erfolgt schließlich noch eine Clip-Markierung.
- **Drahtmarkierung:**
  - Zur präoperativen Markierung werden Hakendrähte eingesetzt.
  - Mithilfe von Punktionskanülen werden diese Drähte in die Brust eingebracht. Ist die Punktionsnadel in der gewünschten Lokalisation (▸ Abb. 7.6d und ▸ Abb. 7.6e), kann der Hakendraht aus der Kanüle herausgeschoben werden (▸ Abb. 7.6f und ▸ Abb. 7.6g). Das Metall der Drähte ist elastisch und an einem Ende mit einem Haken versehen, der an einen Angelhaken erinnert und sich in dem Befund verankert.
  - Der Verlauf des Drahtes weist dem Operateur später den Weg. So kann der Befund im Lagebereich des Hakens reseziert werden. Handelt es sich um mammografisch gut reproduzierbare Befunde wie z. B. Mikrokalzifikationen (▸ Abb. 7.6a, ▸ Abb. 7.6b und ▸ Abb. 7.6c), wird die vollständige Resektion mithilfe einer Präparateradiografie kontrolliert.
  - Hakendrähte sollten Herdbefunde optimalerweise im Zentrum penetrieren. Gelingt dies nicht, wird ein maximaler Abstand von 10 mm zum Befund toleriert.
  - Ausgedehnte, nicht herdförmige Läsionen (Non-Mass-like Lesions) werden unter Verwendung mehrerer Hakendrähte an ihren Rändern markiert (Markierung operationsrelevanter Eckpunkte, Volumenmarkierung).
  - Eine perfekte Kommunikation zwischen Operateur und Diagnostiker ist eine essenzielle Voraussetzung für die Qualität der Therapie. Dabei helfen Bilddokumentationen der Hakendrahtlage in Form einer Mammografie (in CC- und ML-Projektion; ▸ Abb. 7.6h und ▸ Abb. 7.6i). Darüber hinaus erleichtern Zeichnungen oder Fotodokumentationen der Nadellage das Verständnis des Operationssitus.

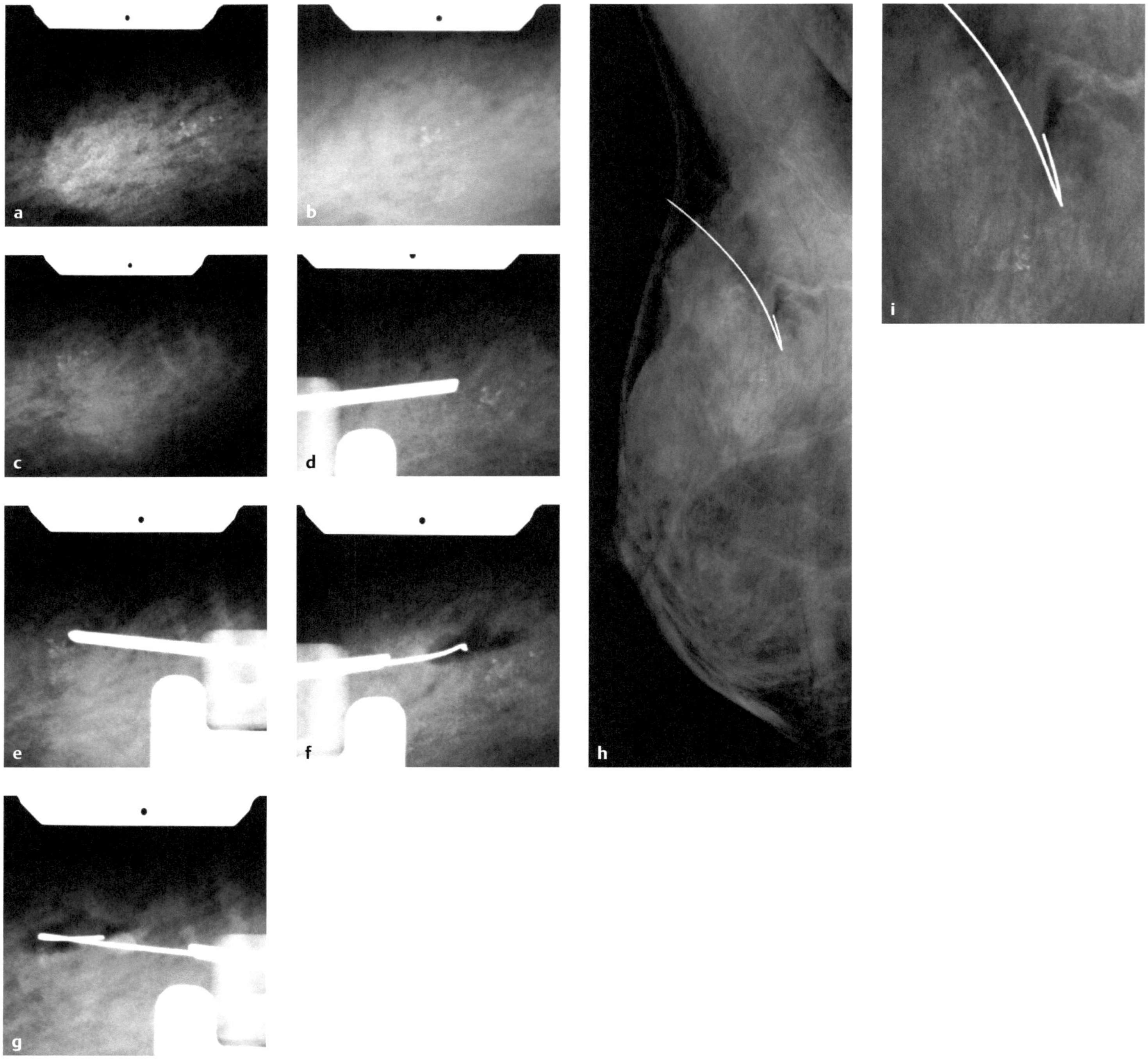

Abb. 7.6 Röntgengesteuerte Interventionen. Durchführung der stereotaktischen Hakendrahtmarkierung eines Befunds.
a Kalkgruppe bei –15°.
b Kalkgruppe bei 0°.
c Kalkgruppe bei + 15°.
d Kanülenspitze an der Kalkgruppe bei –15°.
e Kanülenspitze an der Kalkgruppe bei + 15°.
f Drahthaken an der Kalkgruppe bei –15°.
g Drahthaken an der Kalkgruppe bei + 15°.
h Hakendraht in der Mammografie.
i Ausschnittsvergrößerung von **h**.

- **Clip- und Coil-Markierung:**
  - Clips und Coils sind kleine Metallhaken oder Spiralen, die in der Brust verbleiben können. Gelegentlich besitzen diese Marker eine weitere Komponente (Sponge), die sie auch sonografisch erkennbar macht. Sie ermöglichen das Wiederfinden einer Lokalisation auch nach vollständiger Entfernung eines Befunds im Rahmen einer Gewebeprobe. Darüber hinaus erlauben derartige Markierungen einen Verfahrenswechsel: Befunde, die ursprünglich nur im MRT abzubilden waren, können dann nach Clip-Markierung mammografisch bzw. sonografisch gesteuert präoperativ mit einem Hakendraht markiert werden.
  - Entsprechende Marker werden im Falle der röntgengestützten Interventionen zumeist nach der Vakuumbiopsie von Mikrokalzifikationen in der Biopsiehöhle platziert (s. ▶ Abb. 7.3j und ▶ Abb. 7.3k). Stellt sich nach der histopathologischen Befundung die Notwendigkeit einer weiterführenden operativen Behandlung heraus, kann diese selbst nach vollständiger Entfernung des ursprünglichen Befunds mittels Hakendrahtmarkierung des Markers erfolgen.
  - Clip- und Coil-Markierungen werden aber auch im Rahmen sonografischer Stanzbiopsien durchgeführt, meist vor Beginn einer neoadjuvanten Chemotherapie.
  - Im Falle der röntgengestützten Interventionen handelt es sich bei Clip- und Coil-Markierungen meist um die prätherapeutische Markierung ausgedehnter Mikrokalzifikationen. Im Falle einer kompletten Remission mit vollständiger Auflösung des Tumors in allen bild-

gebenden Modalitäten garantieren diese Marker die Erkennbarkeit des Tumorbetts. So ist es auch in einem solchen Falle möglich, histologisch die Vollständigkeit der Remission zu belegen.
  - Die Platzierung der Marker wird nach Rücksprache mit dem Operateur vorgenommen. Abhängig von der geplanten Operationstechnik sollte z. B. im Falle einer Segment- oder Quadrantenresektion die Markierung der kranialen und kaudalen Segmentgrenze erfolgen.

> **Leitlinien**
>
> **S 3-Leitlinie für die Diagnostik, Therapie und Nachsorge des Mammakarzinoms (2017)**
>
> **Bildgebungsgesteuerte minimalinvasive Biopsie**
> „Bei Vorliegen von Mikrokalk ohne begleitenden Herdbefund soll die stereotaktisch gesteuerte Vakuumbiopsie eingesetzt werden.“ (Empfehlungsgrad A, Level of Evidence 2b)
>
> „Bei Vakuumbiopsien sollten ≥ 12 Proben bei Verwendung einer 10-G-Nadel gewonnen werden. Bei anderen Kalibern (zwischen 8-G und 11-G) sollte die Anzahl der Probenentnahmen ein äquivalentes Probenvolumen erbringen.“ (Empfehlungsgrad EK)
>
> „Die Steuerung der Biopsie soll mit Hilfe der Bildgebung erfolgen, die den Befund eindeutig darstellt. Bei der Wahl der Entnahmemethode sollen die diagnostische Sicherheit und das Nebenwirkungsrisiko berücksichtigt werden. Der Untersucher soll durch geeignete Maßnahmen sicherstellen, dass die Lokalisation des Befundes wieder zu finden ist (z. B. durch Clip-Einlage).“ (Empfehlungsgrad EK)

7.15 Mögliche Komplikationen

7.15.1 Intraoperative Komplikationen

- Biopsie:
  - Sehr kleine Brüste bergen gelegentlich ein Problem, das Vakuumfenster der Biopsienadel nach Lagerung und Kompression vollständig in der Brust unterzubringen. Dieses Problem tritt unterhalb einer Kompressionsdicke von ca. 2,5 cm auf. Zur Lösung dieses Problems gibt es Systeme, bei denen sich das Vakuumfenster verkleinern lässt, oder Aufschübe, die auf die Biopsienadel gesteckt werden, um das aus der Brust herausragende Vakuumfenster von außen abzudecken. Bei Nutzung dieser Aufschübe muss hinterher mit größeren Hautdefekten gerechnet werden.
  - Extrem selten kommt es im Rahmen der Vakuumbiopsie zu einer arteriellen Blutung. Aufgrund der kontinuierlichen Absaugung während der Biopsie wird die Befundabklärung durch diese Komplikation üblicherweise nicht behindert. Nur sehr selten wird der abzuklärende Befund durch das Hämatom verlagert. Auf diese Fälle muss in der postinterventionellen Kontrolle geachtet werden. Eventuell muss die Nadelführung an die veränderte Position des Befunds angepasst werden, und die Probenentnahme muss ggf. wiederholt werden. Die Kompression und die Kühlung des Biopsieareals im Anschluss an den Eingriff sollten im Falle großer Hämatome länger und intensiver als die üblichen 30 min erfolgen.
- Markierung:
  - Gelegentlich wird die Platzierung der Punktionskanüle durch extrem hartes Drüsengewebe stark behindert. Dies gilt besonders für Markierungen mit lateralem Zugangsweg und medialer Lokalisation des Befunds.
  - Durch Drehen der Nadel zwischen Daumen und Zeigefinger beim Vorschieben der Punktionskanüle kann deren Platzierung erleichtert werden. So wird einem Verbiegen der Nadel vorgebeugt.
  - In anderen Fällen ist es hilfreich, den Befund zu überstechen und dann die Nadel in die gewünschte Position zurückzuziehen.

> **Praxistipp**
>
> Bei kleinen Brüsten und einem Befund, der in der Mitte der Brust gelegen ist, ist der Strokemargin oft zu gering (Abstand der Nadelspitze in der Endposition zum Detektor). In diesen Fällen ist es oft ausreichend, die 2 cm lange Notch der Nadel in der Brust zu platzieren, weil damit auch ein Befund in der Mitte der Brust im Biopsieareal liegt.

7.15.2 Postoperative Komplikationen

- Biopsie:
  - Kleine Hämatome treten nach Vakuumbiopsien immer auf. Sie werden vom Körper üblicherweise innerhalb von 2–3 Wochen im Rahmen einer leicht schmerzhaften Entzündungsreaktion resorbiert. Nur sehr selten bilden sich größere Hämatome, die dann ggf. mittels Punktion aspiriert und entlastet werden können. Dazu sind üblicherweise Punktionskanülen größeren Durchmessers notwendig (z. B. 14 G). Dies ist der oft schon eintretenden Blutgerinnung geschuldet.
  - Trotz sehr vorsichtiger Entfernung der Koaxialnadel nach erfolgter Clip-Markierung ist eine Verlagerung des Marker-Clips in den Punktionskanal nicht immer zu verhindern. Deshalb ist postinterventionell die mammografische Dokumentation des Biopsieareals in 2 im rechten Winkel zueinander stehenden Ebenen unerlässlich (CC- und ML-Projektion). Nur so kann die Verlagerung des Clips erkannt werden, und die möglicherweise notwendige Operation an falscher Stelle kann vermieden werden.
  - Nur extrem selten kommt es nach Vakuumbiopsien zu Infektionen. In diesen besonderen Fällen wird dann eine entsprechende Antibiose durchgeführt, wenn möglich, nach Antibiogramm.
- Markierung:
  - Bei weiten, meist in den medialen Quadranten gelegenen Punktionszielen kommt es bei Clip-Markierungen nach CT-gesteuerten Vakuumbiopsien, aber auch bei stereotaktisch gesteuerten Vakuumbiopsien bei der Dekompression der Brust gelegentlich zu Verlagerungen des Markers. Aus diesem Grund ist postinterventionell die mammografische Dokumentation und Kontrolle der Hakendraht- bzw. Clip-Lage in 2 aufeinander senkrecht stehenden Ebenen (CC- und ML-Projektion) unerlässlich.
  - Im Anschluss an die Platzierung des Hakendrahts erfolgt die mammografische Dokumentation in 2 aufeinander senkrecht stehenden Ebenen (CC- und ML-Projektion). Im Rahmen des Aufklärungsgesprächs sollte der Patientin die Beschaffenheit der Markerdrähte beschrieben werden. Auch sollten die aus der Brust herausragenden Drahtenden erwähnt werden. So kann einer Verlagerung des Markerdrahts oder gar dem Herausreißen des Drahtes, z. B. bei der Mammografie, vorgebeugt werden.

7.16 OP-Bericht

- Der schriftliche Befund sollte die Art der Lokalanästhesie, die bildgebende Reproduzierbarkeit des abzuklärenden Befundes und die Anzahl der entnommenen Gewebeproben benennen.
- Darin müssen auch eventuelle Komplikationen Erwähnung finden.
- Des Weiteren muss auf die Korrelation von Befund und Histologie eingegangen werden. Ist diese nicht schlüssig, muss der Eingriff wiederholt oder es muss ein anderes Prozedere vorgeschlagen werden, z. B. eine offene Biopsie.
- Im Falle eines benignen Untersuchungsergebnisses ist eine Verlaufskontrolle nach 6 Monaten zu empfehlen.
- Der schriftliche Befund sollte den erfolgreichen Ablauf der Lokalisation und die exakte Position der Marker bezüglich des Befunds beschreiben. Dies sollte, wenn es hilfreich erscheint, durch eine Bilddokumentation des Situs (Zeichnung) ergänzt werden.

7.17 Postoperatives Management

- Nach der Gewebeentnahme wird die Brust mit einem Kühlelement für 15–30 min gekühlt, um durch die Gefäßkonstriktion mögliche Nachblutungen zu vermeiden.
- Im Anschluss wird die Einstichstelle mit Klammerpflastern versorgt und dieses Areal mit einem Flächenpflaster abgedeckt.

7.18 Ergebnisse

- **Befundklassifikation:** B-Klassifikation histologischer Präparate (Stanzbiopsie, Vakuumbiopsie):
  - Nach Stanz- und Vakuumbiopsien erfolgt eine histologische Beurteilung. Die entsprechenden Präparate werden in speziellen Behältern (Kapseln) bereits in Formalin an das pathologische Institut weitergeleitet.
  - Im Falle von Mikrokalzifikationen kann die Mitgabe einer Präparateradiografie der Kapsel sinnvoll sein. So kann vom Pathologen die Lokalisation des Befunds in der Gewebeprobe mit der im histologischen Präparat korreliert werden.
  - Klassifiziert wird das stanz- oder vakuumbioptisch entnommene Gewebe von den Pathologen nach der sog. B-Klassifikation (▶ Tab. 7.1).
  - Nach Markierungen sollte der schriftliche Befund den erfolgreichen Ablauf der Untersuchung beschreiben und die exakte Position der Marker bezüglich des Befunds in Millimetern angeben.
- **Befundkorrelation:**
  - Bei allen Biopsien muss die Korrelation zwischen dem histologischen Ergebnis und der klinischen Verdachtsdiagnose überprüft und dokumentiert werden. Ist das Ergebnis nicht plausibel, muss es in einer Konferenz zwischen interventionellem Arzt und Pathologen diskutiert werden. Gegebenenfalls ist der Eingriff zu wiederholen.
  - Im Falle benigner histologischer Untersuchungsergebnisse sollte eine einmalige bildgebende Kontrolle mit der entsprechenden Untersuchungsmethode nach 6 Monaten erfolgen.

Tab. 7.1 B-Klassifikation für die Beurteilung histologischer Präparate.

Klassen	Beschreibung
B1	normales Brustdrüsengewebe
B2	eindeutig benigne Veränderungen
B3	Befund mit unklarem biologischem Potenzial
B4	Verdacht auf Malignität bei eingeschränkter Beurteilbarkeit des Präparats
B5a	duktales Carcinoma in Situ
B5b	invasives Karzinom
B5c	maligner Tumor, fraglich invasiv
B5d	maligner Tumor, aber kein primärer Mammatumor

Leitlinien

S 3-Leitlinie für die Diagnostik, Therapie und Nachsorge des Mammakarzinoms (2021)

Bildgebungsgesteuerte minimalinvasive Biopsie

„Bei allen Biopsien ist die Korrelation zwischen dem histologischen Ergebnis und der klinischen Verdachtsdiagnose zu überprüfen und zu dokumentieren." (Empfehlungsgrad EK)

„Bei histopathologisch benignem Befund der bildgebenden Kategorie 4 oder 5, die repräsentativ biopsiert wurden, sollte einmalig eine bildgebende Kontrolle mit der entsprechenden Untersuchungsmethode nach 6 Monaten erfolgen." (Empfehlungsgrad EK)

7.19 Literatur

Quellenangaben

[104] Fischer U, Baum F. Diagnostik und Therapie des Mammakarzinoms. Stuttgart: Thieme; 2014

Literatur zur weiteren Vertiefung

[105] Albert US. Stufe-3-Leitlinie Brustkrebs-Früherkennung in Deutschland. München: Zuckschwerdt-Verlag; 2008

[106] American College of Radiology. ACR Breast Immaging and Reporting Data System. Breast Imaging Atlas. Reston, VA: American College of Radology; 2003

[107] Das Fünfte Buch Sozialgesetzbuch (SGB) – Gesetzliche Krankenversicherung – (Artikel 1 des Gesetzes vom 20. Dezember 1988, BGBl. I S. 2477, 2482), das zuletzt durch Artikel 3 des Gesetzes vom 30. Mai 2024 (BGBl. 2024 I Nr. 173) geändert worden ist

[108] Fischer U, Baum F. Diagnostische Interventionen der Mamma. Stuttgart: Thieme; 2017

[109] Leitlinienprogramm Onkologie der Arbeitsgemeinschaft der Wissenschaftlichen Medizinischen Fachgesellschaften e. V. (AWMF), Deutsche Krebsgesellschft e. V. (DKG), Deutsche Krebshilfe e. V. (DKH). Interdisziplinäre S3-Leitlinie für die Diagnostik, Therapie und Nachsorge des Mammakarzinoms, 2017. AWMF Register-Nr. 032–045OL

[110] Leitlinienprogramm Onkologie der Arbeitsgemeinschaft der Wissenschaftlichen Medizinischen Fachgesellschaften e. V. (AWMF), Deutsche Krebsgesellschft e. V. (DKG), Deutsche Krebshilfe e. V. (DKH). Interdisziplinäre S3-Leitlinie für die Früherkennung, Diagnostik, Therapie und Nachsorge des Mammakarzinoms, 2021. AWMF Register-Nr. 032-045OL. Im Internet: https://register.awmf.org/assets/guidelines/032-045OLl_S3_Mammakarzinom_2021-07.pdf; Stand: 18.06.2024

[111] Madjar H. Kursbuch Mammasonographie. Stuttgart: Thieme; 2005

8 Galaktografie

Uwe Fischer

8.1 Steckbrief

Die Galaktografie stellt ein 2-D-Untersuchungsverfahren dar, bei dem nach Sondierung eines Milchgangs intraduktal ein jodhaltiges Kontrastmittel eingebracht und anschließend eine Röntgenuntersuchung der Brust durchgeführt wird. Die Galaktografie erfolgt zur Abklärung einer pathologischen Sekretion. Unter einer pathologischen Sekretion versteht man in erster Linie die Absonderung eines sog. „blutigen" Sekrets (Sekretfarbe hellrot, rot, dunkelrot, braun oder schwarz). Die Zielsetzung der Mammografie ist der Nachweis oder Ausschluss eines intraduktalen Proliferats. Dieses stellt sich bildgebend in Form einer Kontrastmittelaussparung oder eines Kontrastmittelabbruchs dar. Die Galaktografie kann üblicherweise nicht zwischen benignen und malignen intraduktalen Wucherungen unterscheiden.

8.2 Aktuelles

- Als primäres Untersuchungsverfahren zur Abklärung einer pathologischen Sekretion wird die Galaktografie zunehmend durch die Mamma-MRT ersetzt.

8.3 Synonyme

- Milchgangsdarstellung

8.4 Keywords

- Mammografie
- digital
- Galaktografie
- pathologische Sekretion
- Mammadiagnostik
- Bildgebung
- Mammakarzinom

8.5 Definition

Bei der Galaktografie handelt es sich um eine Röntgenmammografie nach gezielter intraduktaler Einbringung eines wasserlöslichen Kontrastmittels zur direkten Abbildung eines oder mehrerer Milchgänge und der dazugehörigen Segmentäste in der weiblichen Brust zum Nachweis oder Ausschluss intraduktaler Proliferationen.

8.6 Indikationen

- Generell kommt die Galaktografie zum Einsatz, wenn bei pathologischer Sekretion in der herkömmlichen Mammografie kein klarer Befund erhoben werden kann, der die Sekretion hinreichend erklärt.
- Indikationen für den Einsatz der Galaktografie sind folgende:
  - klinischer Nachweis einer blutigen Sekretion (Sekretfarbe hellrot, rot, dunkelrot, braun oder schwarz),
  - zytologischer Nachweis einer blutigen Sekretion (Erythrozyten im Exfoliativabstrich, positiver Hämotest),
  - zytologischer Nachweis von papillären Zellen, Atypien oder Tumorzellen im Exfoliativabstrich,
  - unilaterale spontane, nicht blutige Sekretion aus einem Milchgang (fakultative Indikation).

8.7 Kontraindikationen

- Definitive Kontraindikationen für die Galaktografie bestehen nicht.
- Sollte anamnestisch eine definitive Jodallergie bekannt sein, so ist es ratsam, auf ein jodhaltiges Kontrastmittel zu verzichten und alternativ ein gadoliniumhaltiges Kontrastmittel (MR-Kontrastmittel) zu verwenden. Die Kosten relativieren sich dabei aufgrund des geringen Volumens, das appliziert wird.

8.8 Technik, Methodik

- Das Sondieren eines Milchgangs zur Einbringung eines geeigneten Kontrastmittels erfolgt unter Lupenbrillensicht mit speziellen stumpfen Galaktografienadeln (▸ Abb. 8.1).
- Nach Positionierung der Nadel werden unter vorsichtigem Druck 0,5–1,0 ml eines wasserlöslichen jodhaltigen Kontrastmittels appliziert. Dieses Volumen kann sich bei sehr ektatischen Milchgängen auf bis zu 3–5 ml erhöhen. Es ist unbedingt zu beachten, dass der zuführende Kontrastmittelschlauch primär gespült wird, um das Einbringen kleiner Gasbläschen zu verhindern, die fehlerhaft duktale Proliferationen vortäuschen können. Bei beginnendem Druckgefühl seitens der Patientin sollte die Kontrastmitteleinbringung beendet werden, um das Milchgangssegment nicht zu „überspritzen".
- Nach Kontrastmittelgabe wird der Milchgang üblicherweise mit einem Pflastersprühverband verschlossen, sodass das Kontrastmittel auf dem Weg der Patientin zum Mammografiegerät nicht vorzeitig herauslaufen kann.
- Mit mildem Kompressionsdruck werden anschließend 2 Mammografieaufnahmen angefertigt (CC- und ML-Projektion).
- Abschließend kann das Kontrastmittel nach Entfernen des Sprühverbands durch mildes Ausstreichen der Brust entfernt werden.

8.9 Dichtetypen

- Bei der Galaktografie kommt der Gewebedichte keine Bedeutung zu.

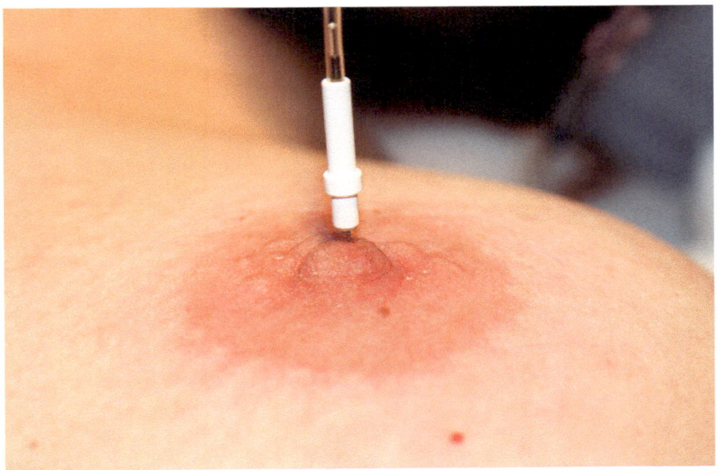

Abb. 8.1 Galaktografie. Situs nach Platzierung einer stumpfen Kanüle in dem sezernierenden Milchgang.

8.10 Qualitätssicherung

- Prinzipiell muss im Rahmen der Qualitätssicherung für die Galaktografie zwischen technisch-methodischen Mängeln und Fehlern bei der Befundinterpretation unterschieden werden.
- Mängel bei der Detektion und Charakterisierung von Befunden sowie sich daraus ableitenden Konsequenzen stellen in erster Linie Fehler durch den auswertenden Arzt dar:
  - Nichterkennen suspekter Befunde (Detektion),
  - Fehlinterpretation auffälliger Befunde (Charakterisierung),
  - Ableiten falscher Schlüsse aus erhobenen Befunden (Prozedere).

8.11 Fehler

- Allgemein für die Röntgenmammografie geltende Fehler
- potenzielle Fehlerquellen durch die notwendige Sondierung eines Milchgangs und die intraduktale Applikation des Kontrastmittels:
  - fehlende Anfertigung von Mammografieaufnahmen vor Durchführung der Galaktografie (potenzielle Maskierung von Mikroverkalkungen)
  - Fehlsondierung des Milchgangs mit periduktaler Applikation des Kontrastmittels (galaktografisch finden sich dann typischerweise ein retromamilläres Kontrastmitteldepot sowie gelegentlich kontrastierte Lymphgefäße)
  - Luftbläschen (Gas Bubble) im kontrastmittelgefüllten Milchgang bei primär insuffizienter Entlüftung des Schlauchsystems (▸ Abb. 8.2)
  - Überspritzen des Milchgangsystems mit Übertritt von Kontrastmittel in den periduktalen Raum
  - zu starker Kompressionsdruck bei der Anfertigung der Galaktografieaufnahme mit frühzeitigem Austritt des Kontrastmittels und konsekutiv ungenügender Milchgangskontrastierung

8.12 Auswertungskriterien

- Die Auswertungskriterien der Galaktografie stützen sich in erster Linie auf den Nachweis einer kontinuierlichen kompletten Kontrastmittelfüllung eines Milchgangssegments oder etwaiger Füllungsdefizite.
- Zudem liefert die Galaktografie eine Information über die Kaliber der dargestellten Milchgänge:
  - Normalbefund (glattwandiges Milchgangssegment mit zunehmender Kaliberverjüngung),
  - Milchgangsektasie (ohne Krankheitswert),
  - irreguläre Begrenzung des Milchgangslumens (Hinweis auf proliferierenden Prozess der duktalen Innenbewandung, z. B. bei duktalem Carcinoma in Situ),
  - Füllungsdefekt (Hinweis auf intraduktale Proliferation, z. B. Papillom oder duktales Carcinoma in Situ),
  - Kontrastmittelabbruch (Hinweis auf intraduktale Proliferation, z. B. Papillom oder duktales Carcinoma in Situ).

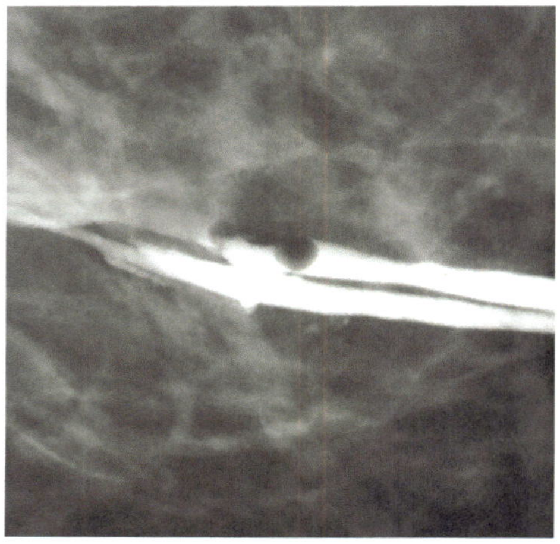

Abb. 8.2 Galaktografie. Runde Kontrastmittelaussparung durch ein Gas Bubble, verwechselbar mit einer intraduktalen Proliferation.

8.13 BIRADS

- Eine dedizierte BIRADS-Klassifikation für die Galaktografie existiert bisher nicht. Mit Blick auf die o. g. Auswertungskriterien ist statt des Terminus „MX-BIRADS" eine Begrifflichkeit „GAL-BIRADS" sinnvoll.
- Bei Darstellung eines normalen Gangsystems (GAL-BIRADS 1) oder ektatischer Milchgangsstrukturen (GAL-BIRADS 2) ergeben sich üblicherweise keine weiteren therapeutischen Konsequenzen (▸ Abb. 8.3). In diesem Fall ist ein abwartendes Verhalten gerechtfertigt, da häufig die pathologische Sekretion sistiert. Im Falle einer weiter bestehenden und von der Patientin als störend empfundenen Flüssigkeitsabsonderung kann eine operative Milchgangsentfernung im Sinne einer Duktektomie diskutiert werden.
- Kontrastmittelaussparungen oder -abbrüche (GAL-BIRADS 4) stellen einen pathologischen Befund dar und weisen auf intraduktale Proliferationen hin. Diese werden üblicherweise durch operative Gang- oder Segmententfernung oder – bei kleineren Befunden – vakuumbioptisch entfernt (▸ Abb. 8.4). Ursache sind am häufigsten papilläre Läsionen, während die Rate an Karzinomen bei pathologischer Sekre-

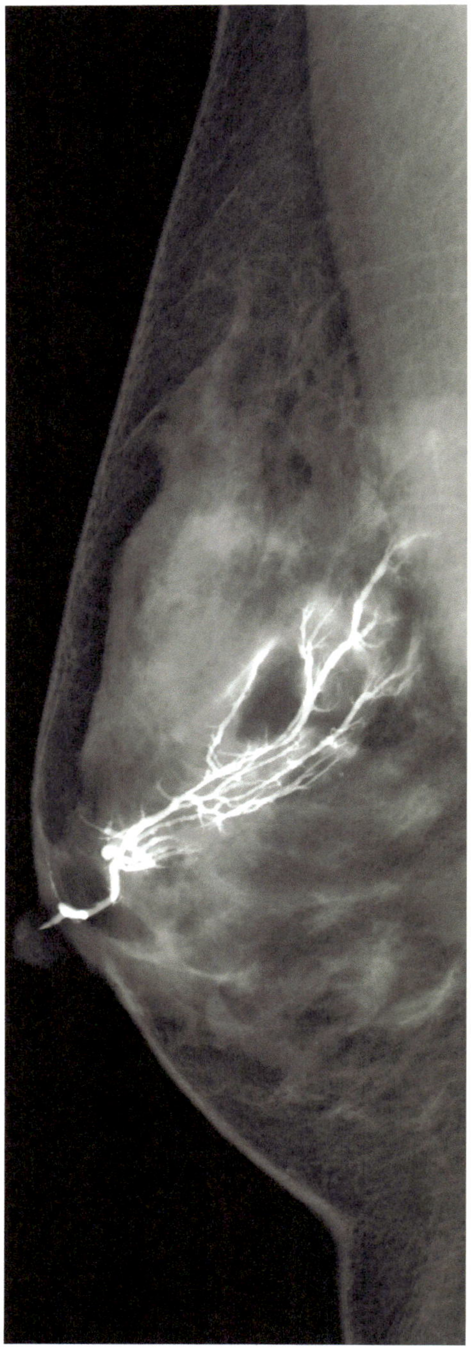

Abb. 8.3 Galaktografie. Normalbefund mit regelrechter Kontrastierung des Hauptmilchgangs sowie der Milchgänge höherer Ordnung innerhalb eines Milchgangssegments. (Quelle: Fischer U, Baum F. Diagnostik und Therapie des Mammakarzinoms. Stuttgart: Thieme; 2014. Abb. 5.37b)

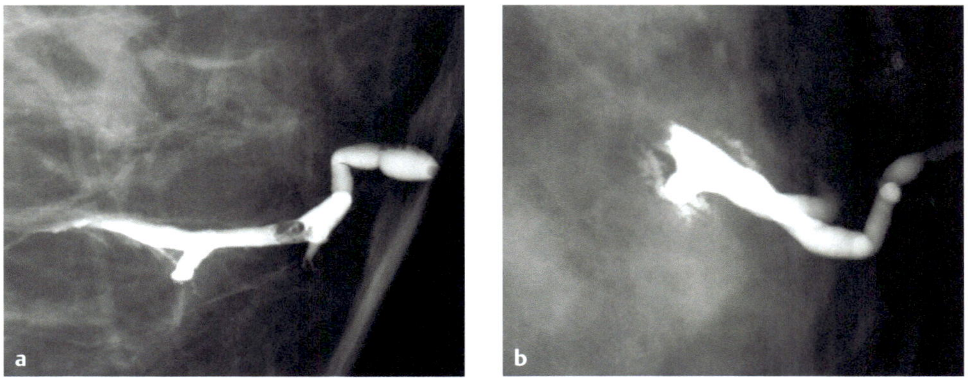

Abb. 8.4 Galaktografie. Nachweis intraduktaler Proliferationen. Galaktogramme mit Kontrastmittelaussparung (**a**) und Kontrastmittelgangabbruch (**b**) als Hinweise auf einen intraduktalen Prozess.
a Kontrastmittelaussparung. (Quelle: Fischer U, Baum F. Diagnostik und Therapie des Mammakarzinoms. Stuttgart: Thieme; 2014. Abb. 5.37c)
b Kontrastmittelgangabbruch. (Quelle: Fischer U, Baum F. Diagnostik und Therapie des Mammakarzinoms. Stuttgart: Thieme; 2014. Abb. 5.37d)

tion mit 3–5 % eher gering ist. Im Einzelfall kann auch eingedicktes Sekret oder Detritus zu pathologisch anmutenden Veränderungen im Galaktogramm führen.

8.14 Aufklärung und spezielle Risiken

- **Aufklärung:** Anamnestisch sollte nach einer bekannten Jodallergie gefragt werden, sodass ggf. auf ein gadoliniumhaltiges Kontrastmittel ausgewichen werden kann.
- **Spezielle Risiken:** Die Galaktografie wird an handelsüblichen digitalen Mammografiesystemen durchgeführt. Dabei kommt ionisierende niederenergetische Strahlung zum Einsatz. Für die Galaktografie ist letztendlich die mittlere Parenchymdosis (Average glandular Dose) im Zentrum der Brust die relevante Größe. Sie kann berechnet, aber nicht direkt gemessen werden. Die Einheit der mittleren Parenchymdosis ist das Gray (mGy).

8.15 Vorbereitende Diagnostik

- Eine vorbereitende Diagnostik ist für die Galaktografie nicht notwendig.

8.16 Ergebnisse

- Die Galaktografie bestätigt eine intraduktale Proliferation als Ursache einer pathologischen Sekretion mit sehr großer Zuverlässigkeit oder schließt sie mit gleicher Zuverlässigkeit aus. Diesbezüglich weist sie daher eine hohe Sensitivität auf.
- Eine Unterscheidung benigner und maligner intraduktaler Prozesse ist in aller Regel nicht möglich, sodass bei auffälligem Befund meist eine perkutan-bioptische oder eine primär operative Befundabklärung erfolgt. Die Galaktografie weist somit eine nur geringe Spezifität auf.

8.17 Besonderheiten bei bestimmten Personengruppen

8.17.1 Besonderheiten bei Schwangeren

- Aufgrund der Verwendung ionisierender Strahlung sollte der Einsatz der Galaktografie bei Schwangeren vermieden werden.
- Bei blutiger Sekretion während der Schwangerschaft sollte bevorzugt eine Exfoliativzytologie angefertigt werden.
- Nur bei ausreichenden Hinweisen auf Malignität ist die Anfertigung einer Ein-Ebenen-Mammografie zum Mikrokalkausschluss und ggf. einer ergänzenden Galaktografie nach Ergreifen adäquater Strahlenschutzmaßnahmen (Bleischutz) denkbar.

8.17.2 Besonderheiten bei Kindern und Jugendlichen

- Die Galaktografie ist bei Kindern nicht indiziert.

8.18 Literatur

Quellenangaben

[112] Fischer U, Baum F. Diagnostik und Therapie des Mammakarzinoms. Stuttgart: Thieme; 2014

Literatur zur weiteren Vertiefung

[113] Berger N, Luparia A, Di Leo G et al. Diagnostic performance of MRI versus galactography in women with pathologic nipple discharge: a systematic review and meta-analysis. AJR Am J Roentgenol 2017; 209: 465–471
[114] Berná-Serna JD, Torres-Ales C, Berná-Mestre JD et al. Role of galactography in the early diagnosis of breast cancer. Breast Care 2013; 8: 122–126
[115] Fischer U. Galaktographie. In: Fischer U, Hrsg. Röntgenmammographie. Stuttgart: Thieme; 2003: 45–46
[116] Fischer U, Kuhl CK. Paradigmenwechsel in der Mammadiagnostik im Zeitalter der Mamma-MRT. Radiologie up2date 2013; 3: 245–256
[117] Gregl A. Atlas der Galaktographie. Stuttgart: Schattauer; 1973
[118] Lubina N, Schedelbeck U, Roth A et al. 3.0 Tesla breast magnetic resonance imaging in patients with nipple discharge when mammography and ultrasound fail. Eur Radiol 2015; 25: 1285–1293
[119] Tokuda Y, Kuriyama K, Nakamoto A et al. Evaluation of suspicious nipple discharge by magnetic resonance mammography based on breast imaging reporting and data system magnetic resonance imaging descriptors. J Comput Assist Tomogr 2009; 33: 58–62

9 Magnetresonanztomografie der Brust

Uwe Fischer

9.1 Steckbrief

Die kontrastmittelgestützte Mamma-MRT ist ein bildgebendes Verfahren, bei dem in einem starken Magnetfeld intramammäre Strukturen in dünnen Schichten dargestellt werden. Ionisierende Strahlung kommt nicht zum Einsatz. Die Gabe von Kontrastmittel ermöglicht eine Visualisierung von intramammären Prozessen, die frühzeitig mit starker Durchblutung einhergehen. Dies betrifft Karzinome und einige benigne Tumoren sowie Entzündungen und hormonstimuliertes Drüsengewebe. Das Indikationsspektrum der qualitätsgesicherten hochauflösenden Mamma-MRT umfasst letztendlich alle Frauen, die eine hohe Drüsendichte aufweisen. Dies betrifft knapp 50 % der Frauen im brustkrebsrelevanten Alter (50–70 Jahre) und in besonderem Maße jüngere Frauen, insbesondere bei Vorliegen eines definierten Hochrisikoprofils.

9.2 Aktuelles

- Zukünftige Entwicklungen der Mamma-MRT:
  - maximale räumliche Auflösung (Mio-Mamma-MRT, Matrix mit mehr als 1000 × 1000 Pixeln)
  - Gesamtuntersuchungszeit zwischen 5 und 10 min (First-Pass-Technik)

9.3 Synonyme

- Mamma-MRT
- MR-Mammografie
- KM-Mamma-MRT
- Mio-Mamma-MRT

9.4 Keywords

- Mamma-MRT
- Mammadiagnostik
- Bildgebung
- Mammakarzinom

9.5 Definition

Unter dem Begriff der „kontrastmittelgestützten Mamma-MRT“ wird ein bildgebendes Schnittbildverfahren verstanden, bei dem in einem starken Magnetfeld eine Darstellung der intramammären Strukturen in dünnen Schichten erfolgt. Bilder vor Kontrastmittelgabe erlauben dabei eine Gewebedifferenzierung auf der Basis morphologischer Kriterien. Der sehr hohe Stellenwert der MRT der Brust resultiert allerdings aus dem Einsatz eines MRT-geeigneten paramagnetischen Kontrastmittels, das eine Visualisierung der Tumorneoangiogenese maligner Tumoren ermöglicht. Aufgrund dieser Durchblutungsdiagnostik erweist es sich insbesondere bei Frauen mit hoher Drüsengewebsdichte als allen anderen etablierten bildgebenden Untersuchungsverfahren (Sonografie, Mammografie und Tomosynthese) drastisch überlegen. Dies gilt in besonderem Maße für Frauen mit dichtem Drüsengewebe (Typ C und D). Darüber hinaus kommt es ohne die Verwendung ionisierender Strahlung aus.

9.6 Indikationen

- Generell erscheint der Einsatz kontrastmittelgestützter Untersuchungsverfahren immer dann sinnvoll, wenn Untersuchungsverfahren wie Mammografie und Sonografie an ihre Grenzen stoßen. Dies gilt in besonderem Maße für dichte und sehr dichte Brüste in der Röntgenmammografie (Dichtetyp ACR C und D) sowie für Bruststrukturen, die einen ausgeprägten fibrös-zystischen Gewebeumbau aufweisen, in der Mammasonografie.
- Indikationen für den sinnvollen Einsatz der Mamma-MRT:
  - Differenzierung zwischen narbigen Veränderungen und Lokalrezidiv bei Frauen nach brusterhaltender Therapie wegen Mammakarzinom,
  - Primärtumorsuche bei Patientinnen mit einem sog. CUP-Syndrom,
  - lokales präoperatives Staging bei Patientinnen mit einem Mammakarzinom:
    - Tumorgröße und exakte Lage,
    - umgebende Komponente eines duktalen Carcinoma in Situ (Extensive intraductal Component),
    - Multifokalität,
    - Multizentrizität,
    - Tumordistanz zur Brustwarze,
    - Tumorinfiltration in den Pektoralismuskel,
    - synchroner kontralateraler Zweittumor,
    - lokoregionärer Lymphknotenstatus,
  - Früherkennung bei Frauen mit einem sog. Hochrisikoprofil,
  - Monitoring während neoadjuvanter Behandlungskonzepte,
  - Diagnostik bei Frauen mit Implantaten,
  - Abklärung unklarer Befundkonstellationen in der klinischen Untersuchung und/oder Mammografie und/oder Mammasonografie als sog. Problem Solver,
  - generelle Brustkrebsfrüherkennung, insbesondere bei Frauen mit hoher Gewebedichte, z. B. in Form von modifizierten Untersuchungsprotokollen (Göttinger Optipack) bis hin zum primären Einsatz der Mamma-MRT im Rahmen der Brustkrebsfrüherkennung (First-Pass-MRT, Screening-MRT).

9.7 Kontraindikationen

- Kontraindikationen für die Mamma-MRT stehen in erster Linie im Zusammenhang mit dem starken Magnetfeld eines MRT sowie mit der Notwendigkeit der Kontrastmittelgabe. Sie entsprechen den allgemeinen Kontraindikationen einer kontrastmittelgesteuerten MRT und sind unabhängig von der untersuchten Körperregion:
  - *Herzschrittmacher und Defibrillatoren:* Bei MRT-tauglichen Geräten wird vorab die Rücksprache mit dem betreuenden Facharzt bzw. Kardiologen empfohlen; zusätzlich Check des Implantatausweises.
  - *Kochleaimplantate, implantierte Insulinpumpen, Neurostimulatoren:* Bei MRT-tauglichen Geräten wird vorab die Rücksprache mit dem betreuenden Facharzt bzw. Kardiologen empfohlen; zusätzlich Check des Implantatausweises.
  - *Linksventrikuläre Hilfssysteme:* Bei MRT-tauglichen Geräten wird vorab die Rücksprache mit dem betreuenden Facharzt bzw. Kardiologen empfohlen; zusätzlich Check des Implantatausweises.
  - *Ferromagnetische Metall-Clips in kritischen Regionen:* Diese werden z. B. nach Karotis-Thrombendarteriektomie oder neurochirurgischen Operationen gesetzt. In diesen Fällen sollten im Vorfeld der MRT die Herstellerinformationen besorgt werden.
  - *Metallsplitter in kritischen Organregionen:* Dies betrifft z. B. das Auge, das Gehirn, den Thorax oder Gewebe in Gefäßnähe.
  - *Großflächige Mamma-Tattoos mit metallhaltigen Farbstoffen.*
  - *Brust-Piercings.*
  - *Stark eingeschränkte Nierenfunktion:* Eine solche liegt z. B. bei einer glomerulären Filtrationsrate von maximal 30 ml/(min · 1,73 m^3) vor.

- *Dialysepflichtigkeit.*
- *Allergie gegen gadoliniumhaltige Präparate.*
- *Schwangerschaft:* Sämtliche MR-Kontrastmittel sind für den Einsatz bei Schwangeren nicht zugelassen.
- *Ausgeprägte Klaustrophobie:* Bei ausdrücklicher Indikationsstellung ist ggf. eine Untersuchung in Kurznarkose mit anästhesiologischem Stand-by möglich.

- Die Ablagerung von linearen gadoliniumhaltigen Kontrastmitteln im Stammganglienbereich sowie in bestimmten Abschnitten des Kleinhirns gilt als gesichert. Es wird aber davon ausgegangen, dass diese Effekte zu keiner Symptomatik führen. Die Thematik bleibt jedoch sicherlich noch eine geraume Zeit im Fokus wissenschaftlicher Diskussionen.

9.8 Technik, Methodik

- **Physiologische Grundlagen:**
  - Die Mamma-MRT erlaubt den sensitiven Nachweis vermehrt durchbluteter Areale in der Brust durch die Darstellung der intramammären Strukturen in sehr dünnen Schichten nach intravenöser Gabe eines MR-geeigneten Kontrastmittels. Solche anreichernden Areale sind charakterisiert durch eine vermehrte Vaskularisation, eine erhöhte Gefäßpermeabilität und einen vergrößerten interstitiellen Raum (Gewebematrix).
  - Diese Gewebeeigenschaften finden sich bei einem großen Teil der intraduktalen Karzinome, insbesondere jedoch bei invasiven Karzinomen der Mamma aufgrund der tumorassoziierten Tumorneoangiogenese.
  - Allerdings gehen auch einige benigne Prozesse in der Brust mit einem gesteigerten Durchblutungsmuster einher, sodass beim Nachweis hypervaskularisierter Bezirke in der Brust ein Überlappungsbereich zwischen benignen und malignen Prozessen resultiert.
- **Messparameter:**
  - Das Herzstück der Mamma-MRT stellt typischerweise eine T 1w Gradienten-Echo-Sequenz dar, die einmalig vor und mehrmalig nach periphervenöser Kontrastmittelgabe angefertigt wird. Zur Detektion auffälliger kontrastmittelanreichernder Areale ist eine Elimination bzw. Unterdrückung des störenden intramammären Fettsignals notwendig. Dies kann grundsätzlich auf 2 Wegen erfolgen:
    - durch die Subtraktion schichtidentischer Bilder vor und nach Kontrastmittelgabe (europäische Schule; ▸ Abb. 9.1a, ▸ Abb. 9.1b, ▸ Abb. 9.1c und ▸ Abb. 9.1e) oder
    - durch die Anfertigung primär fettgesättigter Sequenzen (amerikanische Schule; ▸ Abb. 9.2).
  - Ergänzend wird die Anfertigung einer T 2w Sequenz empfohlen, um eine signalreiche Darstellung wasserhaltiger oder stark ödematöser Strukturen zu erhalten (▸ Abb. 9.1d). Für die Mamma-MRT werden in erster Linie T 2w Spin-Echo- bzw. Turbo-Spin-Echo-Sequenzen oder Inversion-Recovery-Sequenzen eingesetzt, z. B. in Kombination mit einer simultanen Fettsättigung. Schichtdicke und Schichtposition der T 2w Messung sollten identisch mit denen der T 1w Messung sein (▸ Tab. 9.1). Die T 2w Messung dient nicht zur Tumordetektion, sondern zur Charakterisierung in der kontrastmittelgestützten T 1w Messung auffälliger Befunde.

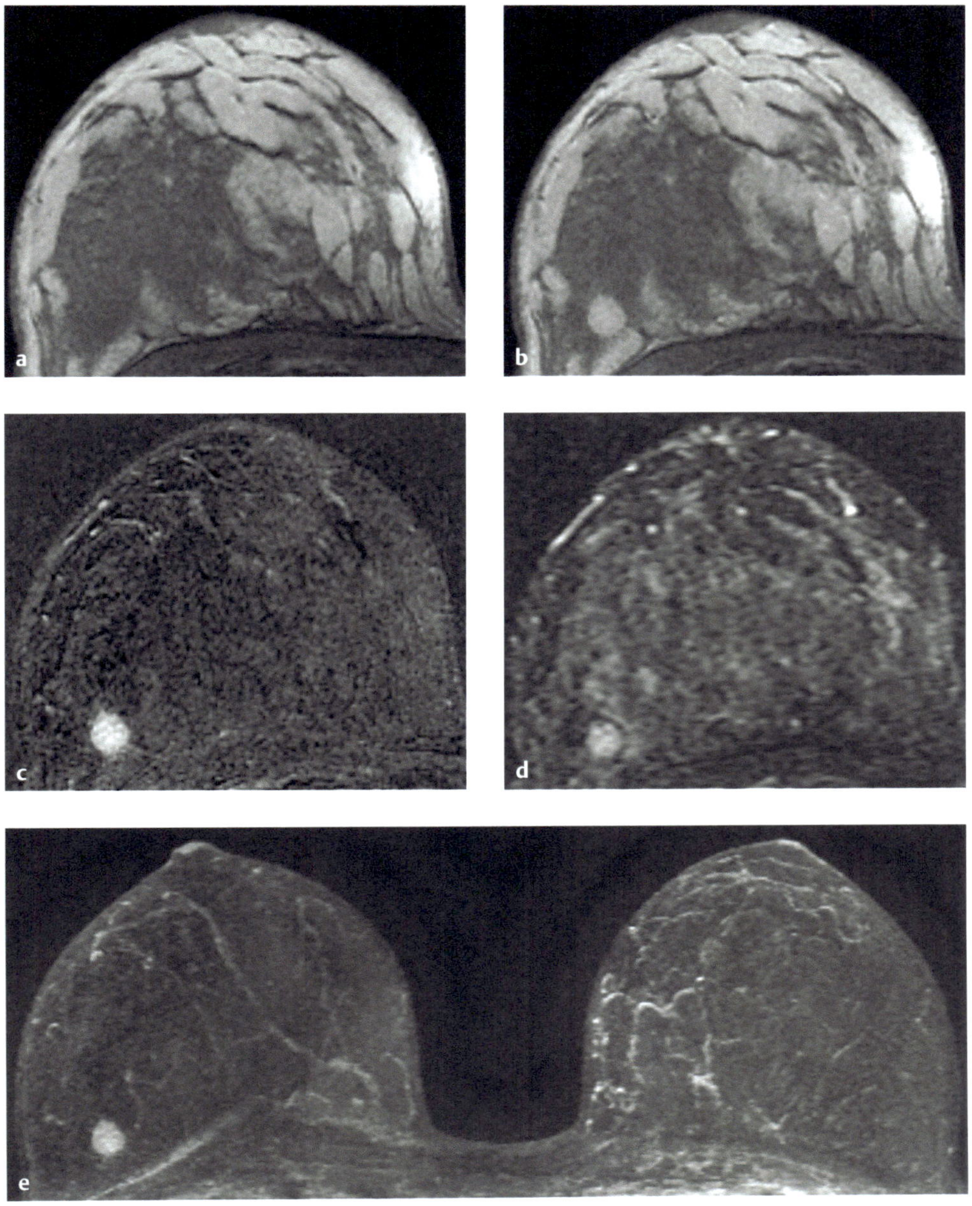

Abb. 9.1 Mamma-MRT. Fettsignaleliminierung durch Bildsubtraktion.
a Native T 1w MRT-Sequenz, primär fettbetonte Aufnahme der rechten Mamma.
b Zweite Messung in T 1-Gewichtung nach intravenöser Kontrastmittelgabe mit Anreicherung einer runden Raumforderung in den lateralen Anteilen des Parenchyms.
c Bessere Darstellung des anreichernden Herdbefunds in der Bildsubtraktion.
d T 2w Inversion-Recovery-Sequenz mit gering hyperintenser Darstellung des Tumors.
e Übersichtliche Darstellung aller Subtraktionsschichten beider Mammae in der MIP.

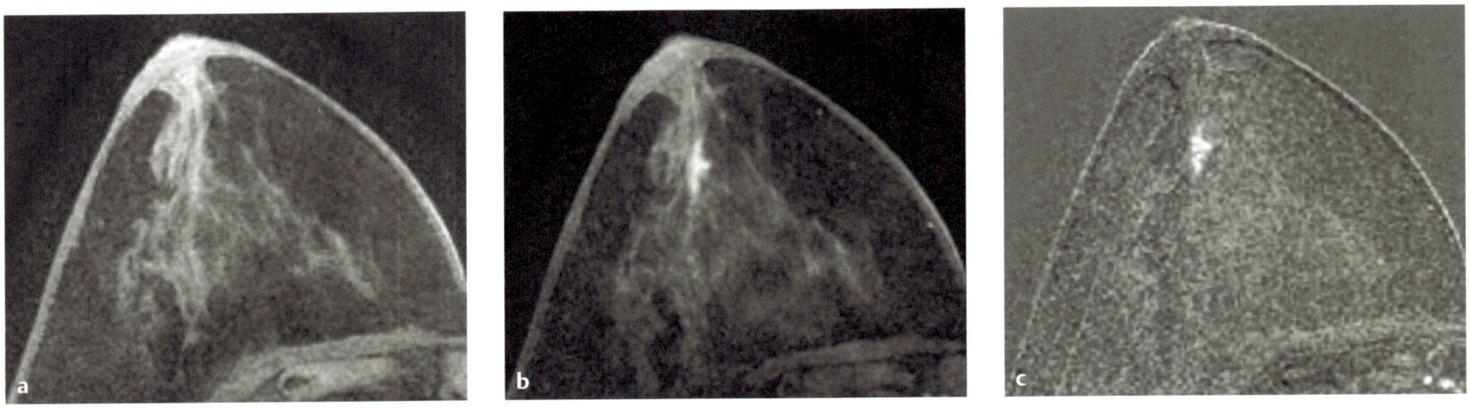

Abb. 9.2 Mamma-MRT. Fettsignaleliminierung durch primäre Fettsättigung.
a T 1w MRT-Sequenz, primär fettgesättigte Aufnahme der rechten Mamma.
b Identische Schicht in T 1-Gewichtung nach intravenöser Kontrastmittelgabe mit länglicher Mehranreicherung im Verlauf eines Milchgangs.
c Bessere Darstellung der länglichen Kontrastmittelanreicherung in der zusätzlich durchgeführten Bildsubtraktion.

Tab. 9.1 T 2w MRT-Untersuchungsprotokoll im Diagnostischen Brustzentrum Göttingen (Beispiel): Auflistung relevanter Einstellparameter und der entsprechenden Größen.

Parameter	Größe
Feldstärke	1,5 T 3,0 T
Angulierung	axial
Phasenkodiergradient	mediolateral
Sequenz	T 2w Inversion Recovery (inklusive Fettsättigung)
Repetitionszeit (TR)	7260 ms/7260 ms
Echozeit (TE)	74 ms/63 ms
Dynamik	eine Messung schichtidentisch zur T 1w Messung
räumliche Auflösung	1,5–2,5 mm, identisch zur T 1w Messung
Field of View (FOV)	380–400 mm/380–400 mm
Matrix	512 × 307 Pixel/512 × 307 Pixel
zeitliche Auflösung	2:41 min pro Sequenz/3:24 min pro Sequenz

T 1w/T 2w = T 1-/T 2-gewichtet

Tab. 9.2 T 1w Untersuchungsprotokoll im Diagnostischen Brustzentrum Göttingen (Beispiel): Auflistung relevanter Einstellparameter und der entsprechenden Größen am 1,5-T-System.

Parameter	Größe
Feldstärke	1,5 T 3,0 T
Angulierung	axial
Sequenz	T 1w Gradienten-Echo
Repetitionszeit (TR)	8,8 ms/5,7 ms
Echozeit (TE)	4,77 ms/2,46 ms
Dynamik	eine Messung vor Kontrastmittelgabe 2 Messungen nach Kontrastmittelgabe (First-Pass-Protokoll)
räumliche Auflösung	1,5–2,5 mm
Field of View (FOV)	380–400 mm/380–400 mm
Matrix	1024 × 1024/1024 × 1024
zeitliche Auflösung	2:15 min pro Sequenz/1:41 min pro Sequenz

T 1w = T 1-gewichtet

- **Zeitliche Auflösung:**
  - Die maximale Anreicherung des Kontrastmittels weisen maligne Tumoren in der Brust etwa 3 min nach periphervenöser Kontrastmittelgabe auf. Dagegen wird das Maximum der Anreicherung des umgebenden gesunden Drüsenparenchyms typischerweise erst Minuten danach erreicht. Die Matrix maligner Tumoren reichert das Kontrastmittel im Rahmen der ersten Kontrastmittelpassage an (First-Pass-Effekt). Karzinome haben ihr Signalmaximum somit in den ersten Minuten nach Kontrastmittelgabe in Form eines Peaks mit anschließendem Auswascheffekt (Wash-out).
  - Bei sehr starker hormoneller Stimulation verschiebt sich der Zeitpunkt der physiologischen Parenchymanreicherung auch in die ersten Minuten nach Untersuchungsbeginn, sodass eine Überschneidung mit dem Zeitfenster der Kontrastmittelanreicherung von malignen Tumoren resultieren kann (Maskierungseffekt).
  - Für eine qualitativ hochwertige Mamma-MRT wird für die kontrastmittelgestützten T 1w Gradienten-Echo-Sequenzen eine zeitliche Auflösung von maximal 2,0–2,5 min/Sequenz über einen Zeitraum von 4–6 min nach Kontrastmittelgabe gefordert (▸ Tab. 9.2).
- **Räumliche Auflösung:** Die räumliche Auflösung der Mamma-MRT wird durch verschiedene Faktoren beeinflusst:
  - Matrix (mindestens 512 × 512 Pixel),
  - Messfeld (Field of View, üblicherweise 300–350 mm),
  - Schichtdicke in Abhängigkeit von der Brustgröße (1,5–2,5 mm; s. ▸ Tab. 9.2).
- **Kontrastmittel:**
  - paramagnetisches zyklisches Kontrastmittel der 2. Generation,
  - maschinelle Injektion (2–3 ml/s),
  - bevorzugt kubitaler Venenzugang,
  - Pauschaldosis 5 ml, unabhängig vom Körpergewicht,
  - Nachinjektion von mindestens 20 ml physiologischer Kochsalzlösung.
- **Bildnachbearbeitung:** Das sog. Postprocessing dient der Detektion von kontrastmittelanreichernden Läsionen, der weiteren Charakterisierung von Befunden und der optimalen Befundpräsentation. Zur Bildnachbearbeitung gehören folgende Schritte:
  - Bildsubtraktion (Frühestsubtraktion, Frühsubtraktion),
  - MIP-Aufnahmen (▸ Abb. 9.3 und ▸ Abb. 9.4) und
  - Signalkurvenanalyse.
- **Computergestützte Bildauswertung:**
  - In der Literatur werden verschiedene Optionen für die computergestützte Auswertung dynamischer MR-Untersuchungen der Mamma präsentiert. Die Palette reicht dabei von farbkodierten Parameterbildern über automatisch definierte Regions of Interest, pulsatile Abspielsequenzen mit Wiederholungsraten von 1–2 Bildern/s (Cine Mode) bis hin zum Einsatz pharmakokinetischer Modelle.
  - Darüber hinaus stehen verschiedene Systeme zur computergestützten Bildauswertung zur Verfügung (CAD).

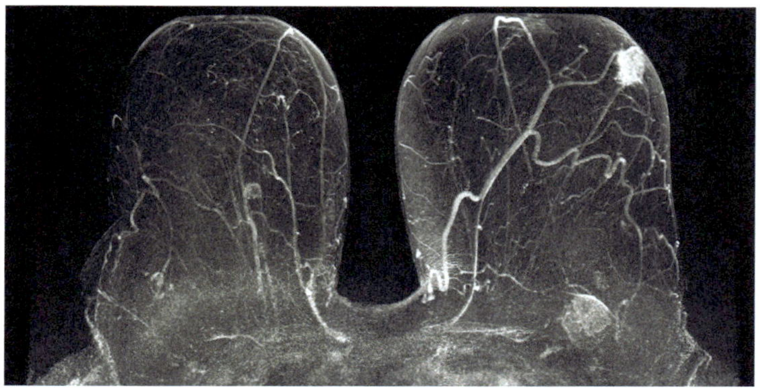

Abb. 9.3 Mamma-MRT. Mio-Mamma-MRT im First-Pass-Protokoll. Hochauflösende Mamma-MRT mit einer Schichtdicke von 2,5 mm und einer Matrix von 1024 × 1024 Pixeln. MIP der ersten Subtraktionsphase (First Pass). Rechts-zentral intramammäre Metastase eines Bronchialkarzinoms mit ringförmiger Kontrastmittelanreicherung. Links kutisnahes Mammakarzinom mit lymphogener Metastasierung.

9.9 Dichtetypen

- In der 5. Auflage des BIRADS-Lexikons des ACR werden Beurteilungskriterien für die Mamma-MRT aufgeführt. In der Rubrik „Dichte" werden dabei 2 Bewertungsparameter unterschieden:
  - prozentuale Verteilung von Drüsengewebe und Fettgewebe innerhalb der Mamma (▶ Tab. 9.3 und ▶ Abb. 9.5),
  - Ausmaß der Anreicherung des Drüsengewebes nach Kontrastmittelgabe (▶ Tab. 9.4 und ▶ Abb. 9.6).

Tab. 9.3 Klassifikation der in der MRT nachweisbaren Drüsengewebedichte anhand der T1w Nativuntersuchung (sog. Amount of fibroglandular Tissue).

MR-Gewebe-dichtetyp	Beschreibung der Dichte des Drüsengewebes
A	überwiegend lipomatöses Brustgewebe
B	vereinzelt nachweisbares Drüsengewebe
C	heterogen nachweisbares Drüsengewebe
D	extrem dichtes Drüsengewebe

MR- = Magnetresonanz-

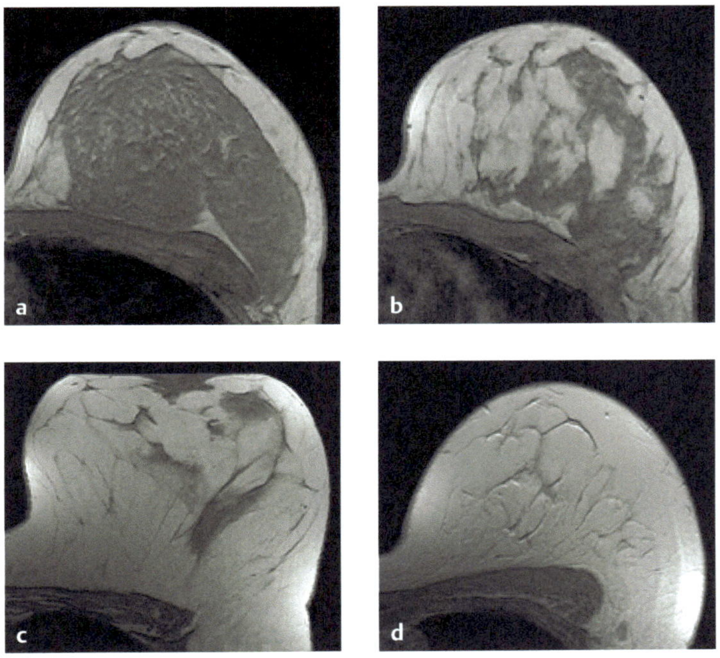

Abb. 9.5 Mamma-MRT. Altersabhängige Dichte des Drüsengewebes.
a Frau mit 20 Jahren.
b Frau mit 40 Jahren.
c Frau mit 60 Jahren.
d Frau mit 80 Jahren.

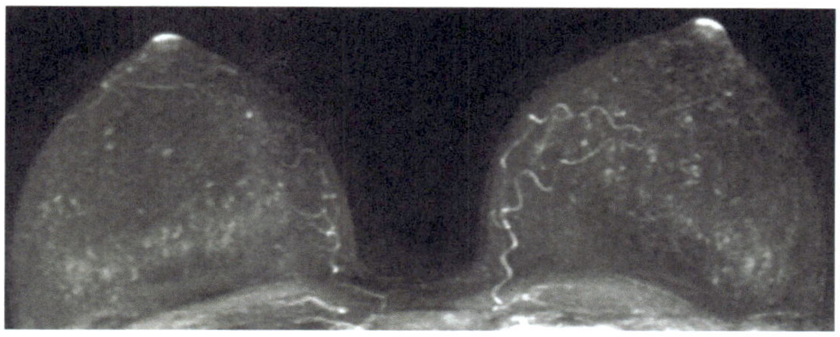

Abb. 9.4 Mamma-MRT. MIP aller Subtraktionseinzelschichten mit Gesamtdarstellung beider Brüste. Normalbefund.

Tab. 9.4 Klassifikation der Kontrastmittelanreicherungstypen MR-ACR A–D in der Mamma-MRT: Kontrastmittelanreicherung des Drüsengewebes in der Frühmessung, also der 2. Messung nach Kontrastmittelgabe (sog. Background parenchymal Enhancement).

MR-ACR-Typ	Beschreibung der parenchymalen Kontrastmittelanreicherung
A	frühzeitig keine Anreicherung
B	frühzeitig milde Anreicherung
C	frühzeitig mäßige Anreicherung
D	frühzeitig starke Anreicherung

ACR = American College of Radiology
MR- = Magnetresonanz-

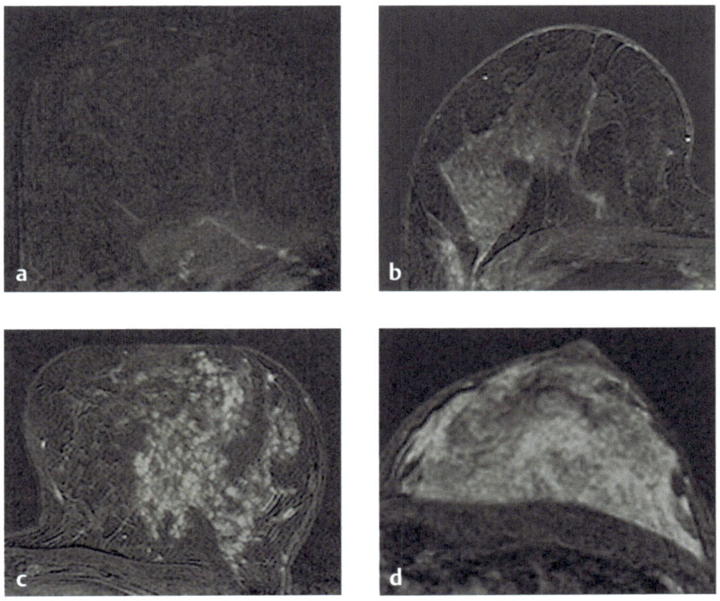

Abb. 9.6 Mamma-MRT. Ausmaß der Kontrastmittelanreicherung in Abhängigkeit von der physiologischen Durchblutung des Drüsengewebes in der 2. Messung nach Kontrastmittelgabe. Die Aussagekraft der Mamma-MRT nimmt von **a** nach **d** ab.
a Keine Kontrastmittelanreicherung (MR-ACR A). (Quelle: Fischer U, Baum F. Diagnostik und Therapie des Mammakarzinoms. Stuttgart: Thieme; 2014. Abb. 7.8a)
b Milde Kontrastmittelanreicherung (MR-ACR B). (Quelle: Fischer U, Baum F. Diagnostik und Therapie des Mammakarzinoms. Stuttgart: Thieme; 2014. Abb. 7.8b)
c Mäßige Kontrastmittelanreicherung (MR-ACR C). (Quelle: Fischer U, Baum F. Diagnostik und Therapie des Mammakarzinoms. Stuttgart: Thieme; 2014. Abb. 7.8c)
d Starke Kontrastmittelanreicherung (MR-ACR D). (Quelle: Fischer U, Baum F. Diagnostik und Therapie des Mammakarzinoms. Stuttgart: Thieme; 2014. Abb. 7.8d)

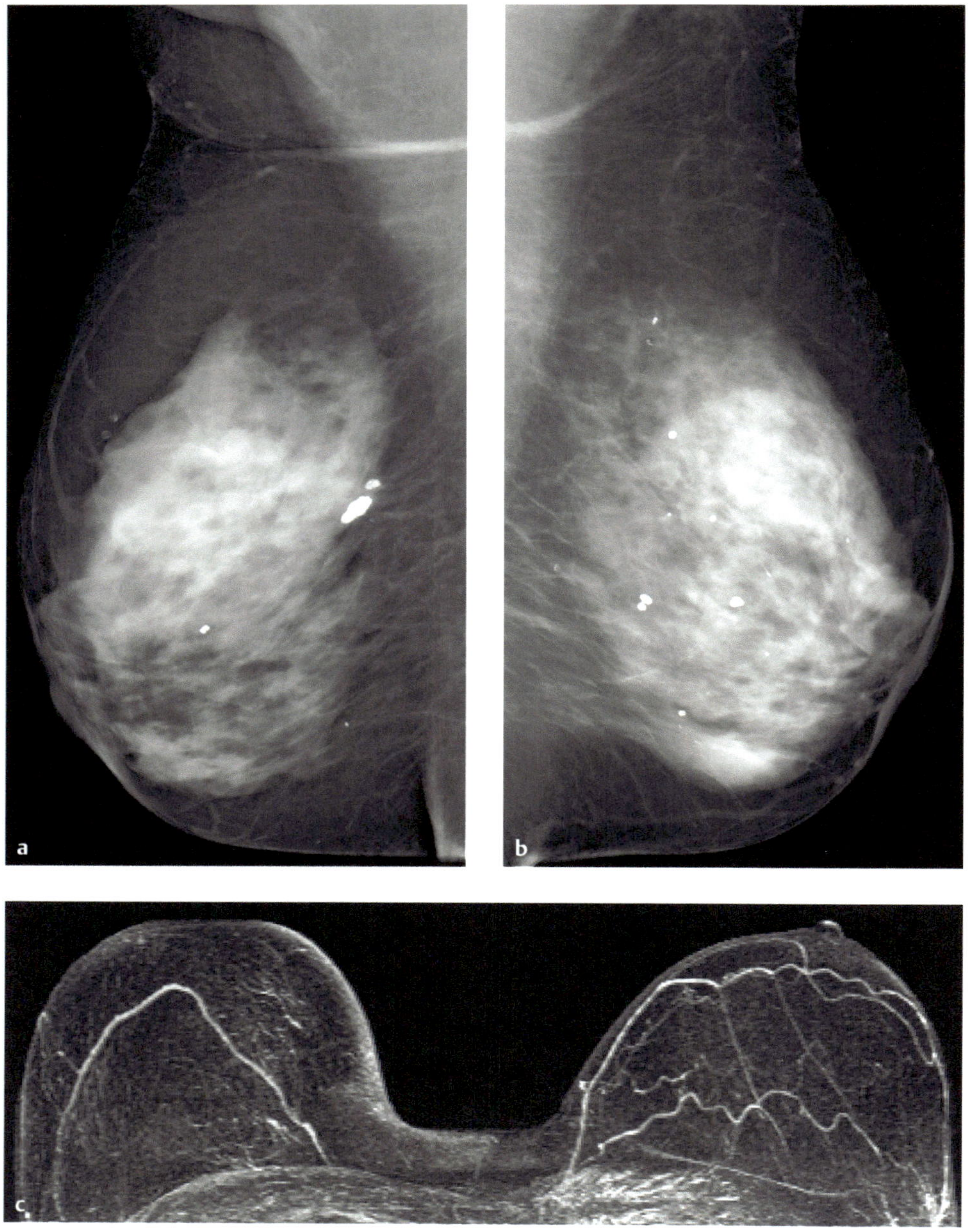

Abb. 9.7 Mamma-MRT. Fehlende Korrelation zwischen Gewebedichte und Durchblutung.
a Mammogramm der rechten Brust in MLO-Projektion mit sehr dichtem Drüsengewebe (MX-Dichtetyp D).
b Mammogramm der linken Brust in MLO-Projektion mit sehr dichtem Drüsengewebe (MX-Dichtetyp D).
c Keine ersichtliche parenchymale Kontrastmittelanreicherung in der Frühsubtraktion nach Kontrastmittelgabe (MR-Dichtetyp A).

- Dem Anteil an Drüsengewebe kommt in der MRT so gut wie keine Bedeutung in Bezug auf die Aussagekraft des Verfahrens zu, da die Drüsendichte in der Mammografie nicht mit dem Durchblutungsmuster in der Mamma-MRT korreliert (▸ Abb. 9.7).
- Im Gegensatz dazu stellt die parenchymale Anreicherung nach Kontrastmittelgabe, die mit der hormonellen Stimulation des Drüsengewebes korreliert, einen entscheidenden Faktor für die Zuverlässigkeit der MRT dar. Zur Vermeidung störender parenchymaler Mehrdurchblutungen und zur Optimierung der diagnostischen Aussagekraft der Mamma-MRT wird daher bei menstruierenden Frauen eine Untersuchung in der 2. Zykluswoche empfohlen.

✔ Merke

Die parenchymale Anreicherung in den ersten Minuten nach Kontrastmittelgabe bestimmt die Aussagekraft der jeweiligen Mamma-MRT.

9.10 Qualitätssicherung

- **Allgemein:**
  - Aufgrund der zahlreichen Einstellparameter sowie der mehrere Minuten dauernden Untersuchungszeit, die Phasen vor und nach Kontrastmittelgabe erfasst, stellt die Mamma-MRT ein vergleichsweise artefaktanfälliges Untersuchungsverfahren dar.
  - Der häufigste und wohl auch relevanteste Mangel sind Bewegungsartefakte, die oft aus der fehlenden Verwendung einer adäquaten Kompressionsvorrichtung für die Brust resultieren.
  - Weitere vermeidbare Mängel betreffen methodische Aspekte wie die Nutzung unpassender Messspulen, die Anwahl ungeeigneter Messparameter oder die inkorrekte Applikation des Kontrastmittels.
- **Bewegungsartefakte:**
  - Für die Kategorisierung potenzieller Bewegungsartefakte hat sich ein 4-stufiges Konzept etabliert, das sich an die Qualitätsstufen „P", „G", „M" und „I" in der Röntgenmammografie anlehnt (▸ Tab. 9.5 und ▸ Abb. 9.8). MR-Untersuchungen ohne Bewegungsartefakte (MRM-Artefaktstufe I) haben danach eine optimale Sensitivität für den Nachweis von Brustkrebs. MR-Untersuchungen mit inakzeptablen Bewegungsstörungen der MRM-Artefaktstufe IV sind hingegen für die Früherkennung von Brustkrebs nicht geeignet (▸ Abb. 9.9 und ▸ Abb. 9.10).

Tab. 9.5 Vierstufige Klassifikation der Artefakte in der Mamma-MRT in Abhängigkeit vom Ausmaß der Subtraktionsartefakte (Göttinger Modell).

MR-Artefaktstufe	Ausmaß der Artefakte (mm)	Limitierte Aussage für
I	keine	–
II	1–2	duktales Carcinoma in Situ
III	2–4	duktales Carcinoma in Situ, pT 1a, pT 1b
IV	>4	alle Karzinomstadien

MR- = Magnetresonanz-

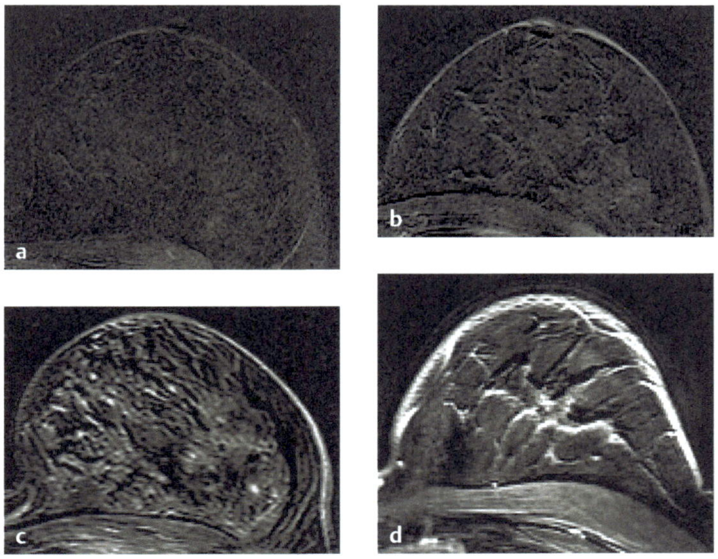

Abb. 9.8 Mamma-MRT. Vierstufige Klassifikation der Bewegungsartefakte in der Mamma-MRT.
a Kein Nachweis von Subtraktionsartefakten durch Bewegung (optimale Qualität; MR-Artefaktstufe I).
b Intramammäre Artefakte von 2 mm Stärke (Artefaktstufe II).
c Intramammäre Artefakte von bis zu 4 mm Stärke (Artefaktstufe III).
d Mehr als 4 mm betragende Subtraktionsartefakte in der Mamma (insuffiziente Qualität; MR-Artefaktstufe IV).

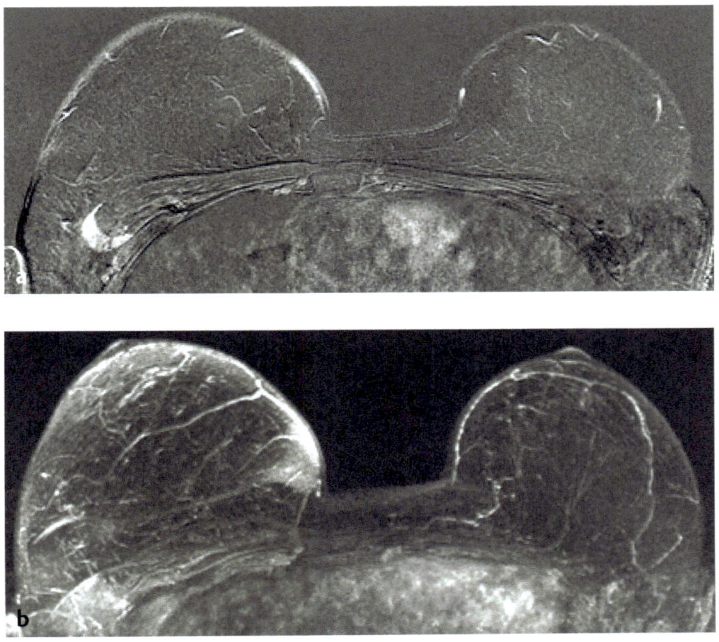

Abb. 9.9 Mamma-MRT. Subtraktionsaufnahme mit Bewegungsartefakt durch Relaxieren des M. pectoralis während der Untersuchung mit sog. Artefaktmanschette lateral des rechten Pektoralismuskels und „weißem“ bzw. „schwarzem“ Subtraktionsartefakt der kutanen Strukturen lateral und medialseitig.
a Linke Mamma ohne Artefakte.
b Artefakte in der MIP-Präsentation.

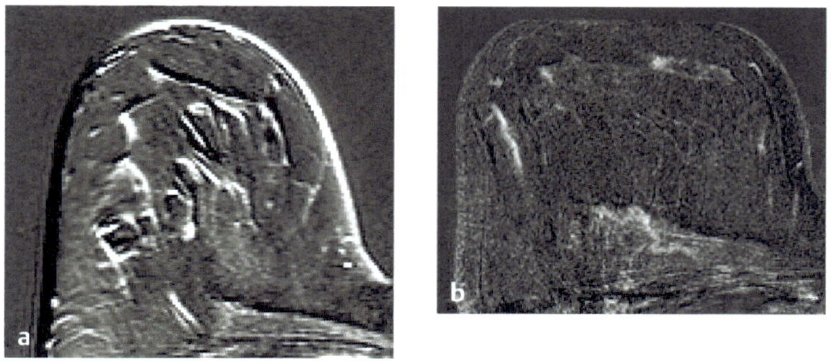

Abb. 9.10 Mamma-MRT.
a Ausgeprägte Bewegungsartefakte (Artefaktstufe III) bei auswärts angefertigter Mamma-MRT ohne adäquate Kompression. Befundinterpretation als auffällig im Sinne einer Non-Mass-like Lesion.
b Wiederholung der MRT-Untersuchung mit adäquater Fixierung der Mamma (Artefaktstufe I) und Präsentation eines Normalbefunds.

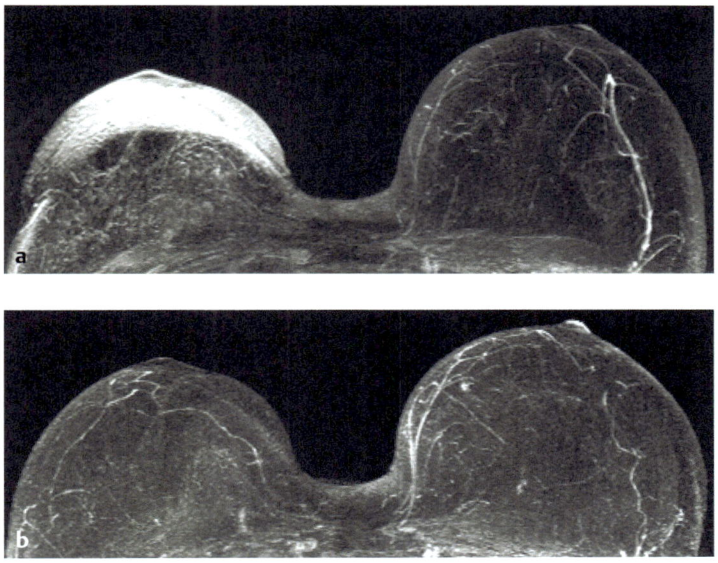

Abb. 9.11 Mamma-MRT. Bewegungsartefakte in der MIP-Präsentation als zuverlässigstes Kriterium einer bewegungsartefaktfreien Mamma-MRT.
a Schneekuppenartige Artefakte der rechten Mamma infolge ausgeprägter Bewegung in frontodorsaler Richtung während der dynamischen Frühphase. Optimale artefaktfreie Präsentation der linken Mamma.
b Wiederholung der Untersuchung mit bilateral artefaktfreier Darstellung der Mammae.

- Die zuverlässigste Information zur Frage potenziell vorliegender Bewegungsartefakte liefert die MIP-Präsentation, die bei exzellenter Qualität Artefakte durch Bewegung ausschließt (▸ Abb. 9.11).
- Prinzipiell sollte das Ausmaß der Bewegungsartefakte in der Mamma-MRT erfasst und im Befundbericht vermerkt werden. Dadurch wird zum Ausdruck gebracht, wie aussagekräftig die konkrete Untersuchung für das Auffinden pathologischer Befunde überhaupt ist.
- Störende Artefakte können durch die Wahl eines geeigneten Equipments (offene Mammaspule, Kompressorium) und ausführliche Information der Patientin vor der MRT eliminiert werden (▸ Abb. 9.12).
- Sind dennoch entsprechende Bewegungsartefakte in den Subtraktionsaufnahmen aufgetreten, so empfiehlt sich die subtile Durchsicht der Einzelbilder im dynamischen Verlauf. Hilfreich ist dabei die Evaluation von Bildern mit identischer Schichtposition in einer sog. Kinoschleife (Cine Mode), da Bewegungen der Mamma bis zu einem gewissen Ausmaß bei schneller Durchsicht der entsprechenden Bilder in Folge deutlich weniger störend sind.
- Zunehmend bewähren sich auch Nachbearbeitungsalgorithmen zum Ausgleich von Bewegungsartefakten (Motion Correction; ▸ Abb. 9.13). Bei Vorliegen extremer Bewegungsartefakte (MRM-Artefaktstufe IV, ggf. auch III) muss die Untersuchung zu einem späteren Zeitpunkt wiederholt werden.

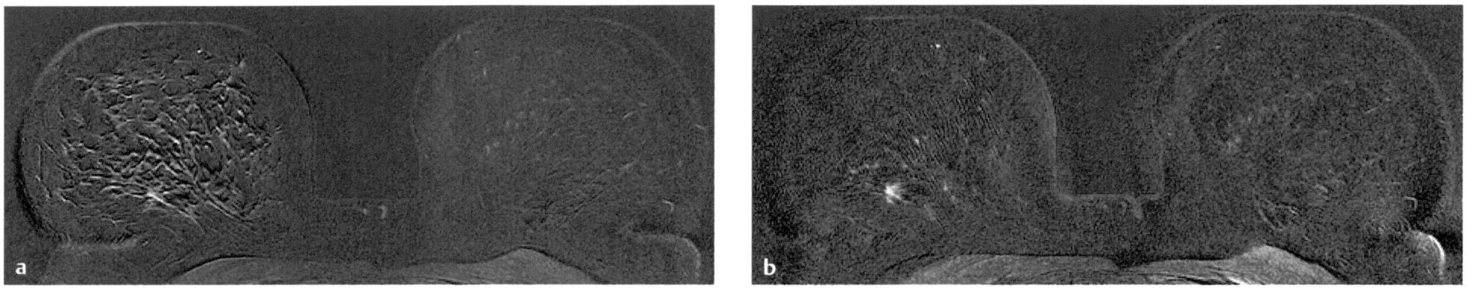

Abb. 9.12 Mamma-MRT. Maskierung eines duktalen Carcinoma in Situ durch Bewegungsartefakte.
a In der Subtraktionseinzelschicht lineare Bewegungsartefakte (Artefaktstufe II) der rechten Mamma bei idealer Darstellung der linken Brust. Beidseits keine ersichtlichen Auffälligkeiten.
b Nach Reduktion der Bewegungsartefakte (Artefaktstufe I) rechts nunmehr eindeutige Detektion einer umschriebenen Non-Mass-like Lesion rechts-zentral. Histologie: duktales Carcinoma in Situ.

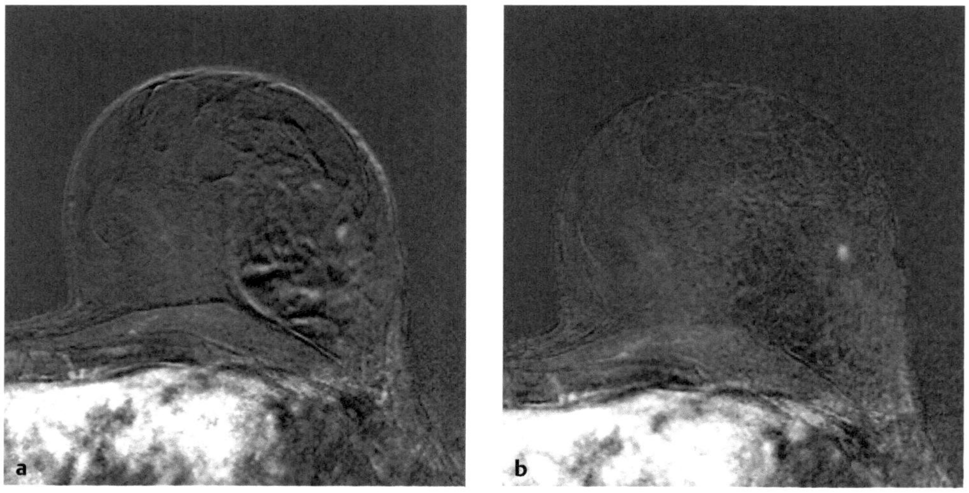

Abb. 9.13 Mamma-MRT.
a Ausgeprägte Bewegungsartefakte in den lateralen Anteilen der linken Mamma mit unklarem Fokus.
b Annähernd komplette Elimination der Bewegungsartefakte durch die automatisierte Artefaktkorrektur (Motion Correction) und nunmehr eindeutig bessere Beurteilung des solitären Fokus links.

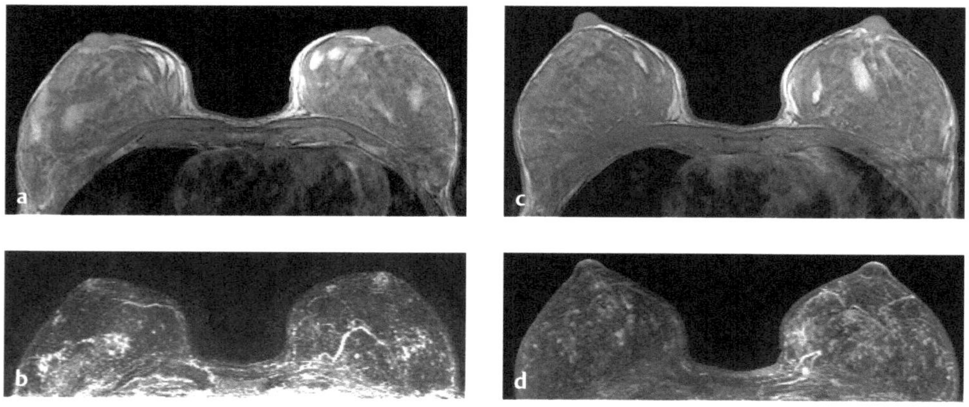

Abb. 9.14 Mamma-MRT. Schlechte Lagerung der Mammae mit insuffizienter Positionierung der Mamille.
a Nicht frei nach ventral positionierte Mamillen.
b Daraus resultierende vorgetäuschte beidseitige Mehranreicherung „retromamillär".
c Korrekte Lagerung der Mamillen.
d Physiologische Mehranreicherung der nun im Profil präsentierten Brustwarzen.

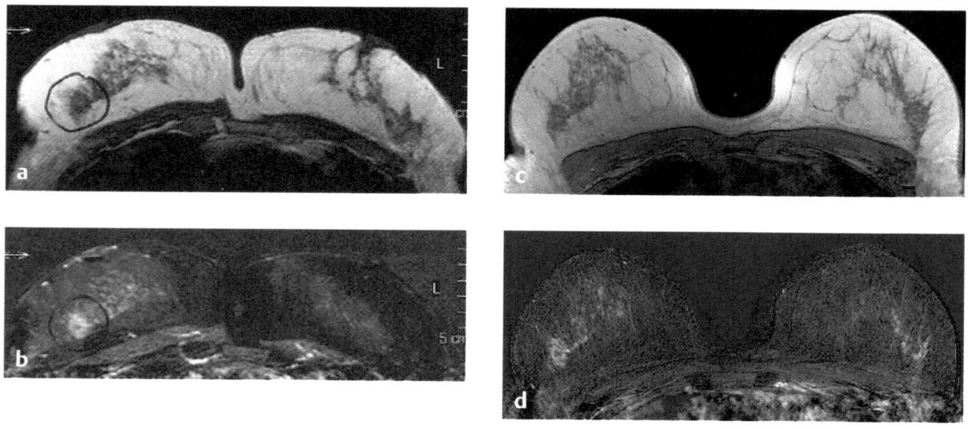

Abb. 9.15 Mamma-MRT. Schlechte Lagerung der Mammae mit ventraler Stauchung.
a Untersuchung der Mammae mit ventralseitiger Kompression.
b Kompressionsbedingt vorgetäuschte rundliche Läsion rechts-lateral (**a**, **b**, Markierung; auswärtige MRT).
c Wiederholung der Untersuchung mit korrekter Lagerung bei kaudokranialer Kompression.
d Wiederholung der Untersuchung ohne Reproduzierbarkeit des Herdbefunds rechts. Normalbefund.

- **Insuffiziente Lagerung der Brust in der Spule:**
  - Offene Spulen erlauben eine optimale Positionierung beider Brüste nach Lagerung der Patientin, da ein Zugang zu den Mammae von der Seite möglich ist (▸ Abb. 9.14 und ▸ Abb. 9.15).
  - Nicht mehr akzeptabel sind hingegen geschlossene Oberflächenspulen, die insbesondere bei kleineren Brüsten zusätzlich mit einem Kissen o. Ä. austamponiert werden.

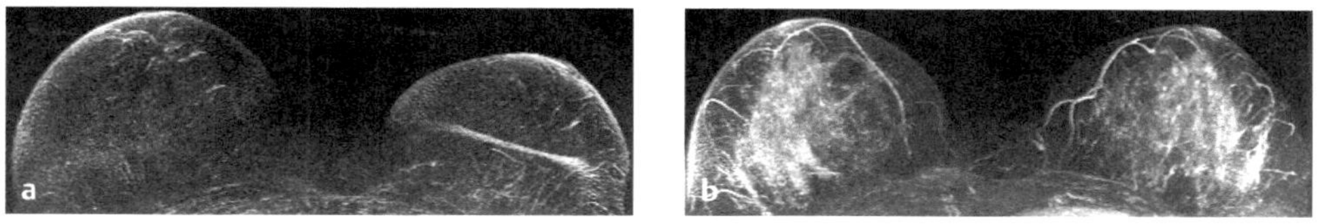

Abb. 9.16 Mamma-MRT. Fehlinjektion des Kontrastmittels in der Mamma-MRT.
a MIP der Subtraktionsaufnahme mit einzelnen strichförmigen Signalsteigerungen infolge diskreter Bewegungsartefakte, jedoch kein sicherer Hinweis auf korrekte Applikation des Kontrastmittels.
b Wiederholung der Untersuchung nach adäquater Konnexion des Schlauchsystems und definitiver intravenöser Applikation des Kontrastmittels (MIP).

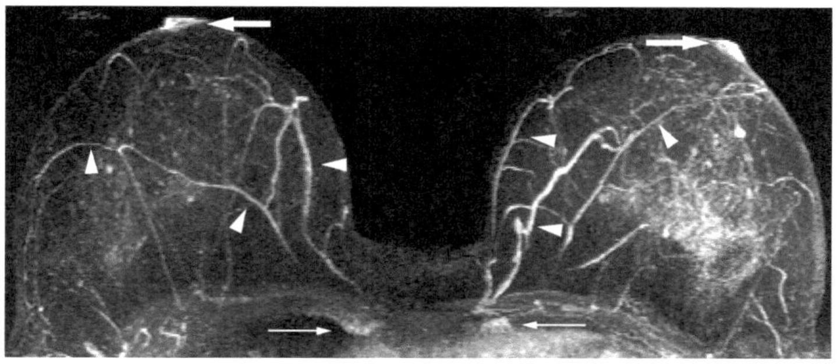

Abb. 9.17 Mamma-MRT. Referenzorte für die Gewähr einer korrekten intravasalen Kontrastmittelgabe sind die Kontrastmittelanreicherung in der jeweiligen A. mammaria (dünner Pfeil), in den Mamillen (dicker Pfeil) und in den intramammären Venen (Pfeilspitzen).

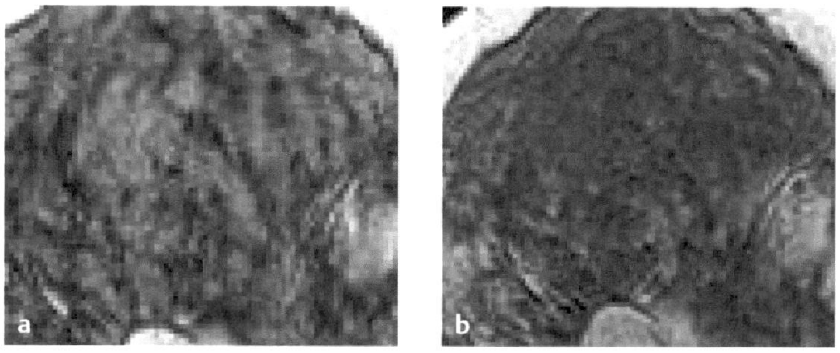

Abb. 9.18 Mamma-MRT.
a Inkorrekte Echozeit mit konsekutivem Opposed Phase Imaging und daraus resultierenden schwarzen Säumen an den Grenzflächen zwischen Fett- und Drüsengewebe.
b Elimination dieses Effekts durch Anwahl der korrekten Echozeit mit In Phase Imaging.

- **Paravasale Applikation des Kontrastmittels:**
  - Die paravenöse Injektion kann bei alleiniger Auswertung von Nativ- und Subtraktionsbildern unbemerkt bleiben, da insbesondere die subtrahierten Aufnahmen einen unauffälligen Befund vortäuschen können. Gelegentlich täuschen strichförmige Bewegungsartefakte anreichernde Venenstrukturen vor (▶ Abb. 9.16).
  - Die korrekte intravasale Kontrastmittelgabe muss daher anhand einer eindeutigen Anreicherung in typischen Referenzpunkten überprüft werden (z. B. A. mammaria interna, Mamillen, intramammäre Venen; ▶ Abb. 9.17).
  - Untersuchungen, bei denen das gesamte Kontrastmittel paravenös injiziert wurde, können nach Beseitigung der Fehlerquelle natürlich zeitnah wiederholt werden.
- **Ungeeignete Echozeit:**
  - In Abhängigkeit von der Feldstärke des Untersuchungsgeräts sollte eine geeignete Echozeit gewählt werden, um die Mamma-MRT „In Phase" und nicht „Opposed Phase" durchzuführen.
  - Bei inkorrekter Echozeit resultieren störende Auslöschphänomene an den Grenzflächen zwischen Fett und Parenchym (▶ Abb. 9.18). Im Extremfall können solche Veränderungen feine, linear verlaufende pathologische Befunde maskieren (▶ Abb. 9.19).
- **Herzflussartefakte:**
  - Herzflussartefakte führen zu störenden Überlagerungen in Richtung des Phasenkodiergradienten. Bei axialer Schichtführung ist der Phasenkodiergradient daher sinnvollerweise in mediolateraler Richtung zu wählen, sodass das Artefaktband dorsal der Mammae durch den Thorax verläuft.
  - Dabei kann es im Einzelfall allerdings zur inkompletten Abbildung der Parenchymstrukturen kommen, wenn diese weit nach lateral bzw. axillär reichen (▶ Abb. 9.20). Dieses Problem besteht häufig bei Patientinnen mit Implantaten, da diese sehr weit nach lateral reichen können, sodass die äußeren Anteile der Prothesen und das umgebende Gewebe nicht ausreichend beurteilt werden können. Nach eigenen Erfahrungen ist es günstig, in diesen Fällen ein modifiziertes Untersuchungsprotokoll mit primär und abschließend oder mit wechselweise gedrehtem Phasenkodiergradienten zu wählen.

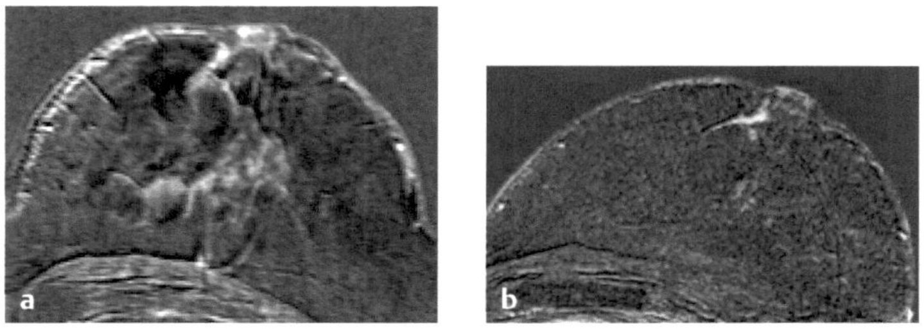

Abb. 9.19 Mamma-MRT. Maskierung eines linearen Tumors durch inkorrekte Echozeit.
a Inkorrekte Echozeit mit ausgeprägten schwarzen Signalsäumen im Grenzbereich zwischen Fett- und Drüsengewebe retromamillär. Kein zuverlässig abgrenzbarer Tumor (auswärtige Untersuchung).
b Wiederholung der Mamma-MRT mit korrekter Echozeit und zusätzlicher Reduktion von Bewegungsartefakten. Nunmehr klare Abgrenzbarkeit einer linearen Kontrastmittelanreicherung retromamillär im Verlauf eines Milchgangs. Histologie: duktales Carcinoma in Situ.

- **Spulenartefakte:**
  - Die Anordnung der Sende- und Empfangsspule erfolgt bei den verschiedenen Firmen üblicherweise in Form von zirkulär angeordneten Elementen, die die Mammae in koronarer Richtung partiell oder total umfassen. In Höhe der entsprechenden Spulenwicklungen resultiert eine höhere Signalgebung, sodass die Organabschnitte dort signalintenser zur Darstellung kommen (▶ Abb. 9.21).
  - Üblicherweise treten diese Effekte im Bereich des subkutanen Fettgewebes auf, sodass sie die Bildinterpretation nicht stören. Bei sehr parenchymreichen Mammae mit einem sehr schmalen subkutanen Fettgewebe ist allerdings eine Fehlinterpretation marginaler Drüsenabschnitte denkbar. In jedem Fall sollten in zweifelhaften Fällen die betreffenden Areale zusätzlich in einer adaptierten Fenstereinstellung evaluiert werden.
  - Unabhängig davon ist regelhaft die adäquate und symmetrische Signalausleuchtung beider Mammae zu kontrollieren (▶ Abb. 9.22).

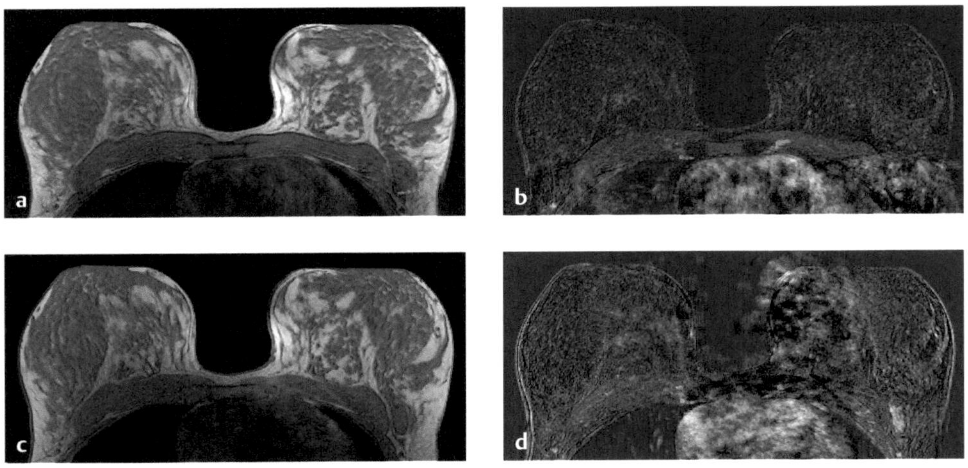

Abb. 9.20 Mamma-MRT. Maskierung eines Befunds durch Herzflussartefakte bei mediolateralem Phasenkodiergradienten.

- **a** Bei transversaler Schichtführung in üblicher Weise mediolateral angewählter Phasenkodiergradient in der T 1w Messung.
- **b** Einzelschichtsubtraktion mit Überlagerung der axillären Strukturen links durch Herzartefakte. Kein zuverlässig nachweisbarer Tumor.
- **c** Anhand der Untersuchung mit ventrodorsal gedrehtem Phasenkodiergradienten überlagerungsfreie Einsehbarkeit der axillären Strukturen.
- **d** Anhand der Untersuchung mit ventrodorsal gedrehtem Phasenkodiergradienten nach Kontrastmittelgabe eindeutige Erkennbarkeit eines Karzinoms links-axillär.

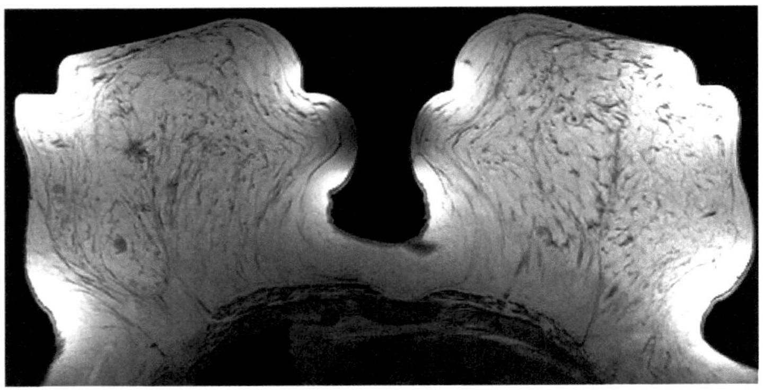

Abb. 9.21 Mamma-MRT. „Überstrahlung" spulennaher Abschnitte bei Makromamma. Große Brust mit extrem hoher, hinsichtlich der Binnentextur nicht mehr differenzierbarer Signalintensität im Bereich der Spulenwicklungen lateralseitig.

- **Ungenügende räumliche Auflösung:**
  - Die Mamma-MRT liefert nur dann exzellente Untersuchungsergebnisse, wenn sie technisch und methodisch auf einem hohen Niveau angefertigt und ausgewertet wird. Dazu gehört als essenzieller Bestandteil eine hohe räumliche Auflösung der Bildgebung in allen 3 Ebenen ohne Interpolationsprozess. Eine High-Resolution-Mamma-MRT definiert sich in diesem Zusammenhang als Untersuchung mit großer Matrix (512 × 512 Pixel) und geringer Schichtdicke (2–3 mm).
  - Räumlich geringer aufgelöste Untersuchungen reduzieren die Aussagekraft drastisch. Untersuchungen mit einer Matrix kleiner als 256 × 256 Pixel unterschreiten mit Blick auf die nationalen Empfehlungen das minimale Level der Mamma-MRT (▸ Abb. 9.23).
- **Negative Pixel:**
  - Bei Signalschwankungen der dynamischen Messungen vor und nach Kontrastmittelgabe kann es im Rahmen des Subtraktionsprozesses schichtidentischer Aufnahmen zu negativen Pixelwerten kommen. Aus diesen resultiert bildgebend eine „schwarze" Pixelkodierung. Über größere Flächen führt dies zu schwarzen Löchern, die keine weitere Graustufendifferenzierung erlauben (▸ Abb. 9.24).
  - Dieses Problem ist leicht lösbar, wenn industrieseitig im Rahmen des Rechenprozesses der Bildsubtraktion eine Konstante implementiert wird, die sog. Negativpixel eliminiert. Allerdings sind die resultierenden Bilder dann auf einem anderen Level zu fenstern.
- **Inkorrektes Pixel-Shifting:**
  - Nachbearbeitungsprogramme bieten inzwischen ein sog. Pixel-Shifting zur Korrektur störender Bewegungsartefakte an.
  - Aber Achtung: Die so bearbeiteten Untersuchungen erscheinen dem Auge sicherlich gefälliger und qualitativ hochwertiger. Der Korrekturalgorithmus unterscheidet jedoch nicht zwischen unerwünschtem Artefakt und ggf. sehr ähnlich aussehendem pathologischem Befund (▸ Abb. 9.25).

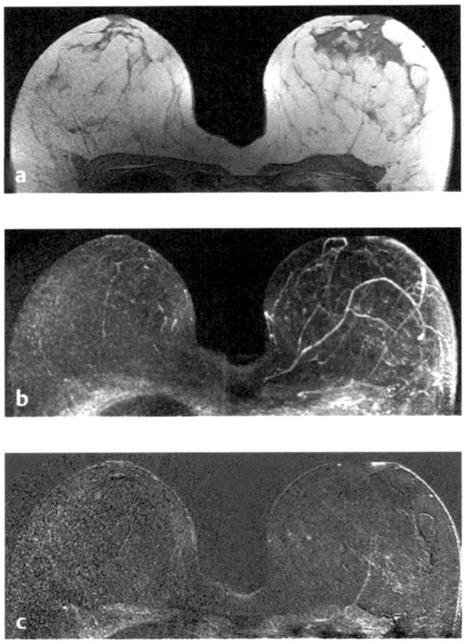

Abb. 9.22 Mamma-MRT. Defekte Empfängerspule rechts als Ursache der insuffizienten Bildgebung.

- **a** Bereits in der nativen T 1w Messung auffälliges Rauschen in der rechten Mamma.
- **b** Insbesondere in der dynamischen Messung nach Kontrastmittelgabe (MIP) auffälliges Rauschen in der rechten Mamma.
- **c** Auch in der Einzelschichtsubtraktion auffälliges Rauschen in der rechten Mamma.

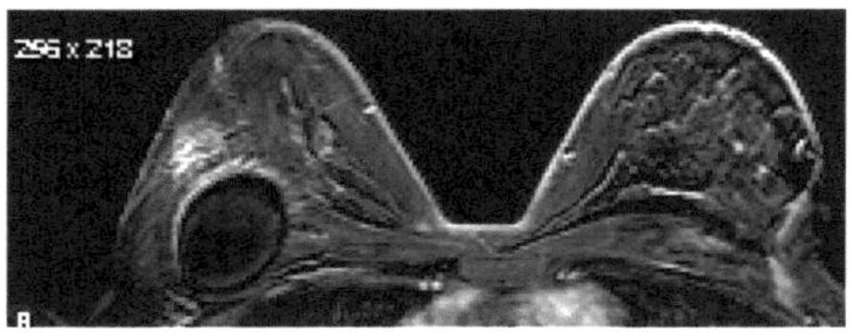

Abb. 9.23 Mamma-MRT. Ungenügende räumliche Auflösung: Mamma-MRT mit Matrix von 256 × 218 Bildpunkten. Insuffiziente Bildgebung.

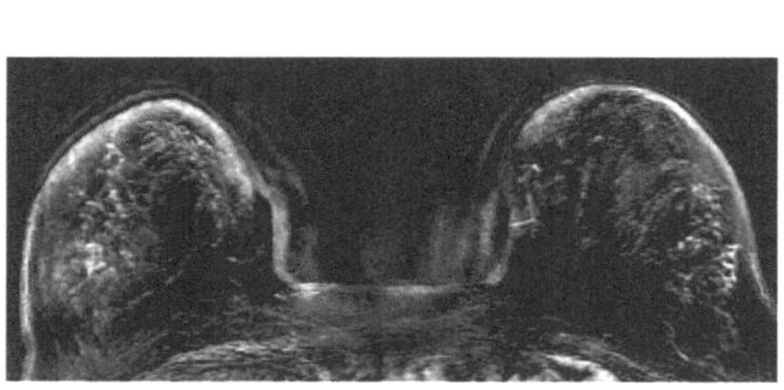

Abb. 9.24 Mamma-MRT. „Schwarze Löcher" in der Bildsubtraktion bei Negativpixeln: Mamma-MRT mit flächigen Negativpixeln und daraus resultierender flächiger Schwärzung großer Brustanteile.

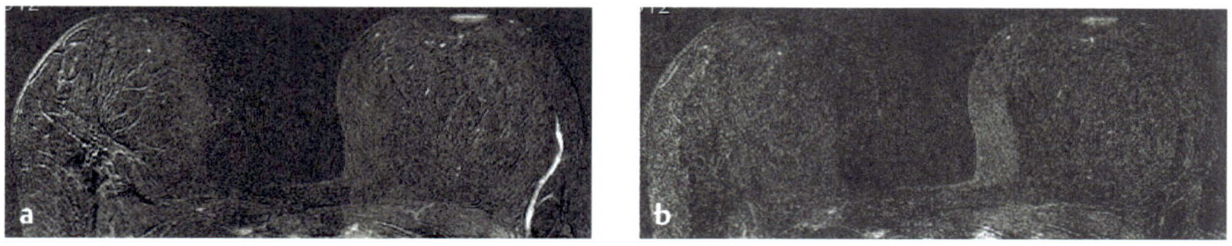

Abb. 9.25 Mamma-MRT. Tücken des automatisierten Pixel-Shiftings: milde Bewegungsartefakte der rechten Mamma in der Subtraktion.
a Signalintense Vene links.
b Nach Pixel-Shifting zur Korrektur von unerwünschten Bewegungsartefakten gefälligere Präsentation der rechten Mamma ohne weiterhin ersichtliche Artefakte. Allerdings auch komplette „Korrektur" der signalintensen Vene links.

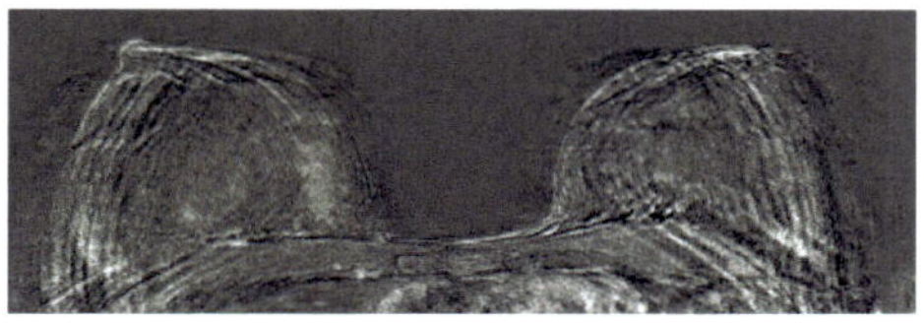

Abb. 9.26 Mamma-MRT. Ghosting: bewegungsbedingte Artefakte mit deutlicher Reduktion der Aussagekraft der MRT.

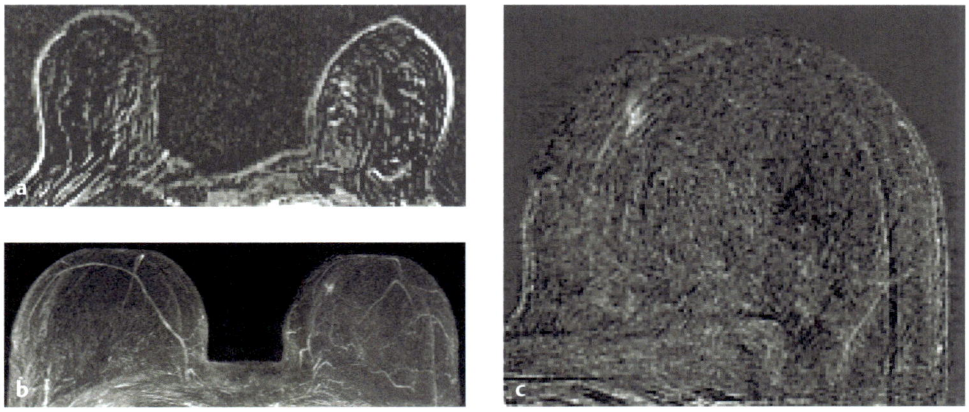

Abb. 9.27 Mamma-MRT. Multifaktorielle insuffiziente Bildqualität.
a Insuffiziente Untersuchungstechnik (Bewegung, geringe räumliche Auflösung) mit fleckförmigen „Anreicherungsphänomenen" in der linken Mamma innen, interpretiert als intraduktales Tumorgeschehen (auswärtige Untersuchung).
b Wiederholung der Untersuchung mit adäquatem Kompressorium und deutlich höherer räumlicher Auflösung. Nunmehr tatsächlich Verifikation einer umschriebenen Non-Mass-like Lesion links-innen, jedoch nicht korrespondierend mit den auswärts als suspekt eingestuften Artefakten (MIP).
c Korrespondierendes Subtraktionseinzelbild. Histologie: duktales Carcinoma in Situ.

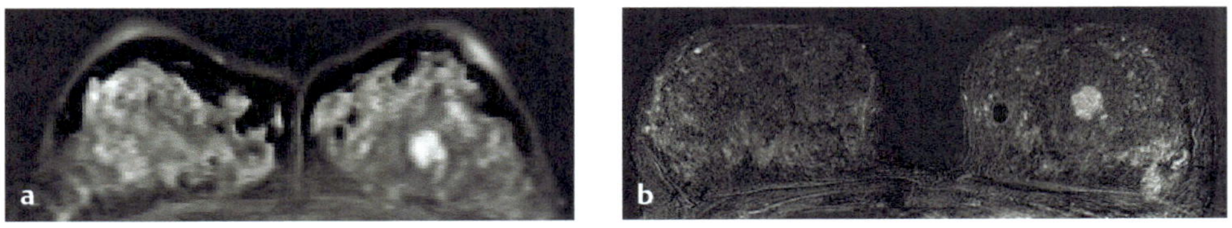

Abb. 9.28 Mamma-MRT. Multifaktorielle insuffiziente Bildqualität.
a Mamma-MRT-Bild mit ungenügender räumlicher Auflösung und inadäquater Subtraktionstechnik (Negativpixel) mit Darstellung eines als suspekt erachteten hypervaskularisierten Herdbefunds links-zentral. Aufgrund der fehlenden räumlichen Auflösung keine Option einer weitergehenden Charakterisierung der Binnentextur (auswärtige Untersuchung).
b Wiederholung der Mamma-MRT mit hoher Auflösung (512 × 512 Pixel) und nunmehr gegebener Möglichkeit zur Beurteilung der Binnentextur des Herdbefunds links sowie auch weiterer auszuwertender Strukturen. Histologie: Fibroadenom.

- **Ghosting:**
  - In Richtung des gewählten Phasenkodiergradienten sich wiederholende „geisterhafte" Konturierungen des originären Bildes aufgrund von Bewegungsartefakten führen oft zu einer insuffizienten Bildgebung, die keine höherwertige Bildinterpretation ermöglicht (▶ Abb. 9.26).
  - Solche unerwünschten „Geister" können zuverlässig durch adäquates Equipment in Form einer offenen Spule mit integriertem Kompressorium „vertrieben werden".
- **Multifaktorielle Mängel:** Gelegentlich treten mehrere der angesprochenen Mängel gleichzeitig auf, sodass daraus eine insuffiziente und für die Früherkennung von Brustkrebs nicht geeignete Gesamtbildgebung in der MRT resultiert (▶ Abb. 9.27, ▶ Abb. 9.28 und ▶ Abb. 9.29).

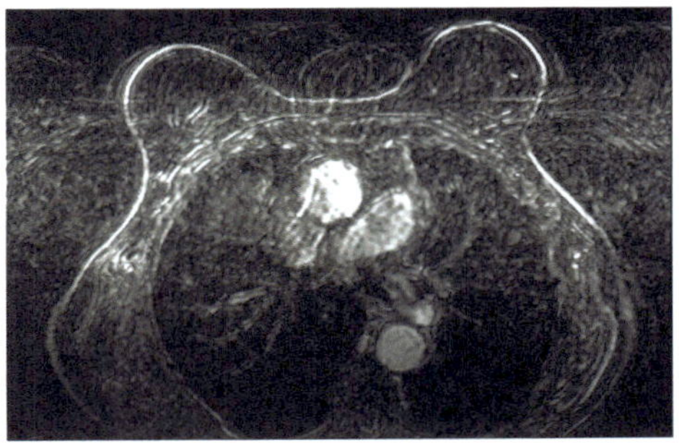

Abb. 9.29 Mamma-MRT. Multifaktorielle insuffiziente Bildqualität. Neben einer Vielzahl von Mängeln (räumliche Auflösung, Oberflächenspule, Bewegung) geisterhafte, auch entgegengesetzt zur Phasenkodierrichtung ersichtliche, bewegungsbedingte Artefakte mit deutlicher Reduktion der Aussagekraft der MRT. Untersuchung zur Früherkennung von Brustkrebs nicht geeignet.

✔ Merke
Bewegungsartefakte sind der häufigste Mangel der Mamma-MRT.

9.11 Fehler

- Prinzipiell muss im Rahmen der Qualitätssicherung für die Mamma-MRT zwischen technisch-methodischen Mängeln und Fehlern bei der Befundinterpretation unterschieden werden.
- Mängel bei der Detektion und Charakterisierung von Befunden sowie sich daraus ableitenden Konsequenzen stellen in erster Linie Fehler durch den auswertenden Arzt dar:
  - Nichterkennen suspekter Befunde (Detektion),
  - Fehlinterpretation auffälliger Befunde (Charakterisierung),
  - Ableiten falscher Schlüsse aus erhobenen Befunden (Prozedere).

9.12 Auswertungskriterien

- **Normalbefund:**
  - Die Mamma-MRT nutzt zum einen die Information der Signalgebung in den unterschiedlichen Gewichtungen (z. B. T 1w und T 2w). Zum anderen erhält sie die wesentlichen Informationen für die Detektion und Charakterisierung von Tumoren durch die Visualisierung der intramammären Durchblutungsverhältnisse.
  - In der regulären T 1w Messung erscheint intramammäres Fettgewebe hyperintens, nicht lipomatöses Gewebe (z. B. Drüsengewebe, Zysten und Narben, aber auch Tumoren wie Fibroadenome oder Karzinome) dagegen isointens oder hypointens. Durch eine primäre Fettsättigung der T 1w Messung wird auch das Signal des lipomatösen Gewebes unterdrückt.
  - In der T 2w Messung zeigen sich flüssigkeitshaltige Strukturen signalintens. Dies betrifft in erster Linie Zysten und Flüssigkeitsansammlungen innerhalb der Milchgänge, das flüssigkeitsimbibierte Drüsengewebe und in geringem Umfang auch das Fettgewebe. Für die Untersuchung der Brust erscheint eine fettgesättigte T 2w Messung von Vorteil, da dadurch eine störende Signalgebung durch das Fettgewebe definitiv eliminiert wird.
  - T 1w Messungen nach Kontrastmittelgabe zeigen Areale, die mit einer starken Durchblutung einhergehen, frühzeitig durch eine Kontrastmittelanreicherung an. Dies betrifft das Drüsengewebe in Abhängigkeit von der hormonellen Stimulation. Unabhängig davon gehen einige benigne Läsionen (z. B. Papillom oder Fibroadenom) mit einer gesteigerten Durchblutung und damit mit einer Anreicherung nach Kontrastmittelgabe einher. Aufgrund der Neoangiogenese maligner Tumoren kann davon ausgegangen werden, dass annähernd alle invasiven Karzinome Kontrastmittel anreichern. Bei den intraduktalen Karzinomen betrifft dies in erster Linie die aggressiveren Formen des duktalen Carcinoma in Situ.
  - Der Normalbefund im Mamma-MRT ist gekennzeichnet durch folgende Eigenschaften:
    - 2–3 mm dicke Kutis,
    - Brustwarzen mit typischer frühzeitiger Anreicherung (nach Kontrastmittelgabe),
    - subkutaner Fettgewebssaum mit hohem T 1w Signal, durchzogen von dünnen hypointensen Cooper-Ligamenten,
    - isointenser Drüsenkörper, durchzogen von hyperintensen Fettläppchen, in T 1w Sequenzen; Signalintensität des Drüsengewebes in T 2w Sequenzen hypo- bis hyperintens (in Abhängigkeit von der hormonellen Stimulation),
    - intramammäre Venen und Arterien (sichtbar nach Kontrastmittelgabe),
    - Lymphknoten periparenchymal, axillär oder im axillären Ausläufer, hypointens in T 1w Sequenzen mit hyperintensem Hilus,
    - Anreicherung des Parenchyms in Abhängigkeit von der hormonellen Stimulation.
- **Auffällige Befunde im T 1w Nativbild:**
  - endotumorales Fett, z. B. beim Hamartom (▸ Abb. 9.30),
  - Inhalt zystoider Veränderungen, z. B. Blut oder eiweißhaltige Flüssigkeit (▸ Abb. 9.31),
  - Suszeptibilitätsartefakte infolge der Tätigkeit mit dem Elektrokauter (▸ Abb. 9.32),
  - Fettgewebsnekrosen oder Ölzysten (▸ Abb. 9.33).
- **Auffällige Befunde im T 2w Bild:**
  - Spezifizierung unklarer hypervaskularisierter Herde oder Areale (▸ Abb. 9.34, ▸ Abb. 9.35, ▸ Abb. 9.36 und ▸ Abb. 9.37),
  - Nachweis endotumoraler hypoechogener Septen als Charakteristikum von Fibroadenomen (s. ▸ Abb. 9.37),
  - invasive Karzinome häufig mit eher geringem endotumoralem Flüssigkeitsgehalt im Vergleich z. B. zu myxoiden Fibroadenomen oder Papillomen (Ausnahmen: medulläres Karzinom und muzinöses Karzinom); allerdings keine zuverlässige Differenzierung zwischen benignen und malignen Veränderungen durch alleinige Einschätzung des Flüssigkeitsgehalts.
- **Auffällige Befunde in der kontrastmittelgestützten Mamma-MRT:**
  - Die eigentliche Detektion auffälliger Befunde in der Mamma-MRT ermöglichen erst die T 1w Bilder nach Kontrastmittelgabe. Neben der auffälligen Anreicherung einer Veränderung spielen zusätzlich insbesondere morphologische Kriterien eine große Rolle. Dagegen hat die Bedeutung der Signal-Zeit-Kurven aufgrund der ständigen Verbesserung der räumlichen Auflösung der Methode sehr stark abgenommen (▸ Abb. 9.38).
  - Prinzipiell wird in der kontrastmittelgestützten Mamma-MRT zwischen 3 wesentlichen Veränderungen unterschieden: Fokus bzw. Foki (fleckförmige Mehranreicherung kleiner als 5 mm), Herdbefunden (Herdbefund 5 mm und größer) und Non-Mass-like Lesions (Läsionen ohne raumfordernden Charakter).

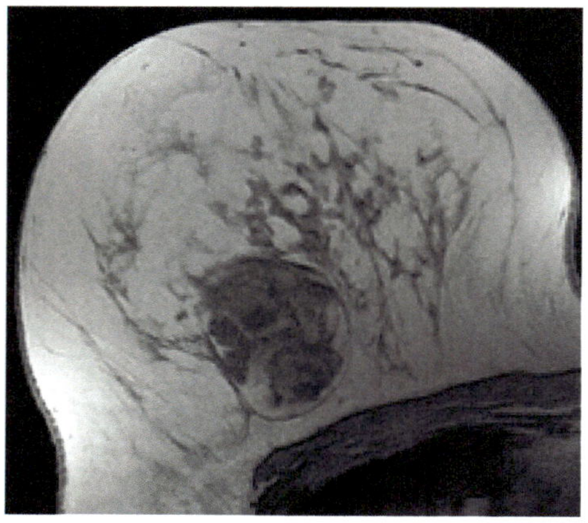

Abb. 9.30 Mamma-MRT. Hamartom im T 1w Nativbild (T 1w Gradienten-Echo-Sequenz). Rundlicher Knoten in den zentralen Abschnitten der Mamma mit teils parenchymalem, teils fettäquivalentem Binnensignal und umgebender Pseudokapsel als klassischer Befund eines Hamartoms.

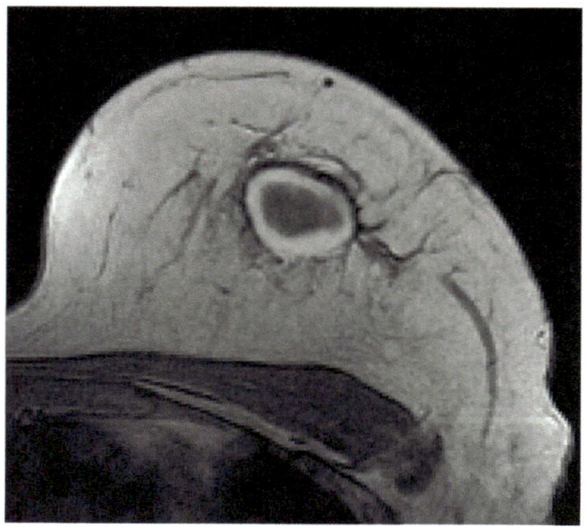

Abb. 9.31 Mamma-MRT. Intramammäres Hämatom nach Biopsie im T 1w Nativbild (T 1w Gradienten-Echo-Sequenz). Hämatom mehrere Tage nach perkutaner Vakuumbiopsie. Hyperechogene Ringbildung in den marginalen Abschnitten des Hämatoms aufgrund von Hämosiderinablagerungen bei reduziertem Signal im Zentrum.

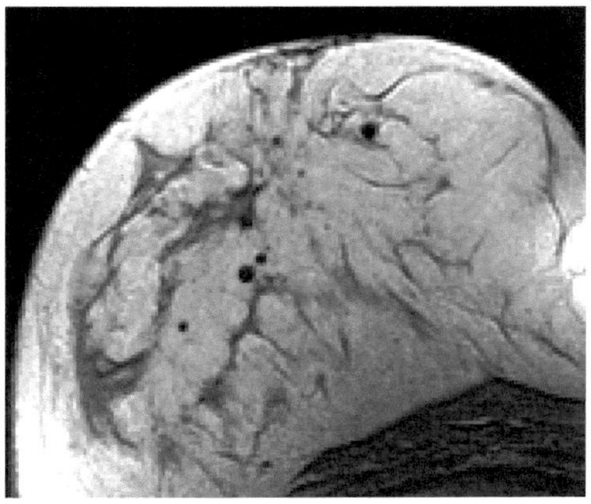

Abb. 9.32 Mamma-MRT. Suszeptibilitätsartefakte durch perioperative Blutungsstillung mit dem Elektrokauter im T 1w Nativbild (T 1w Gradienten-Echo-Sequenz). Diffuse Verteilung von hypointensen runden Signalauslöschungen im Bereich einer stattgehabten Operation.

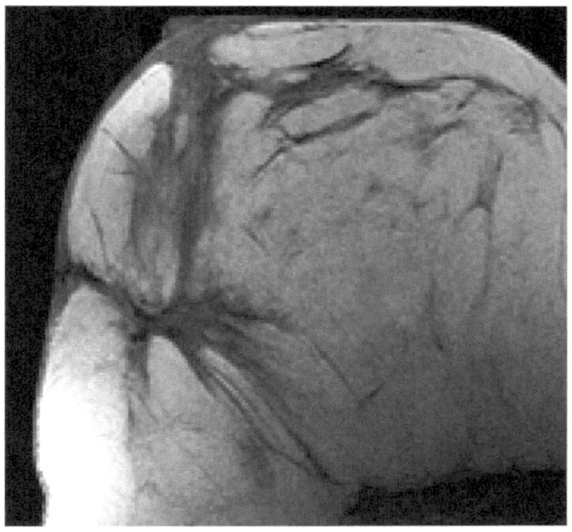

Abb. 9.33 Mamma-MRT. Postoperative Narbe im T 1w Nativbild (T 1w Gradienten-Echo-Sequenz). Irreguläre isointense Strukturveränderung in den zentralen Mammaabschnitten mit stegartigem Ausläufer zur umschriebenen narbigen Kutisverdickung. (Quelle: Fischer U, Baum F. Diagnostik und Therapie des Mammakarzinoms. Stuttgart: Thieme; 2014. Abb. 7.9d)

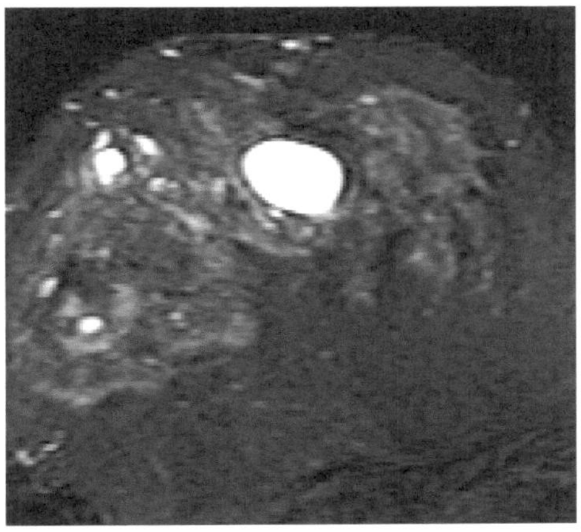

Abb. 9.34 Mamma-MRT. Blande Mammazyste im T 2w Bild (T 2w Inversion-Recovery-Sequenz mit Fettsättigung). Runde signalintense Läsionen in unterschiedlichen Lokalisationen. (Quelle: Fischer U, Baum F. Diagnostik und Therapie des Mammakarzinoms. Stuttgart: Thieme; 2014. Abb. 7.10a)

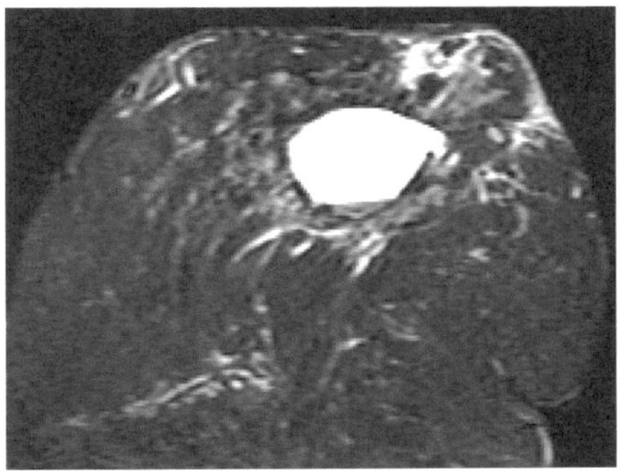

Abb. 9.35 Mamma-MRT. Serom im T 2w Bild (T 2w Inversion-Recovery-Sequenz mit Fettsättigung). Rundliche signalintense Läsion im Operationsbereich. (Quelle: Fischer U, Baum F. Diagnostik und Therapie des Mammakarzinoms. Stuttgart: Thieme; 2014. Abb. 7.10b)

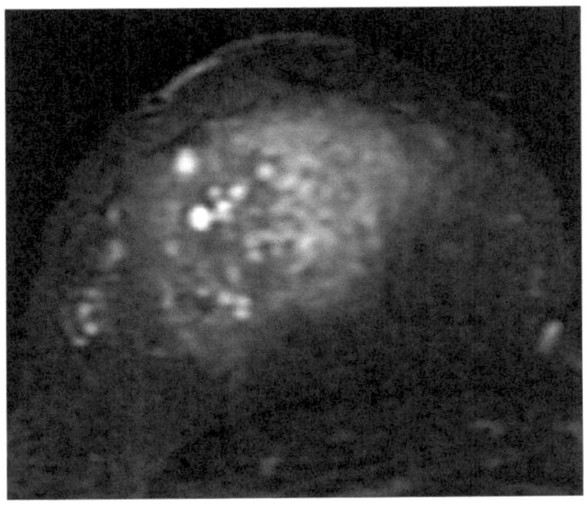

Abb. 9.36 Mamma-MRT. Mikrozystische Adenose im T 2w Bild (T 2w Inversion-Recovery-Sequenz mit Fettsättigung). Konglomerat kleinzystischer Veränderungen in den zentralen Abschnitten der Mamma.

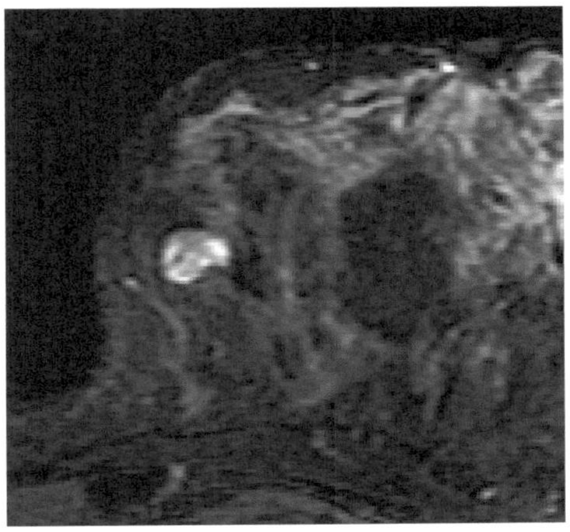

Abb. 9.37 Mamma-MRT. Myxoides Fibroadenom im T 2w Bild (T 2w Inversion-Recovery-Sequenz mit Fettsättigung). Ovaler hyperintenser, glatt begrenzter Herd mit endotumoralen hypoechogenen Septen. (Quelle: Fischer U, Baum F. Diagnostik und Therapie des Mammakarzinoms. Stuttgart: Thieme; 2014. Abb. 7.10d)

9

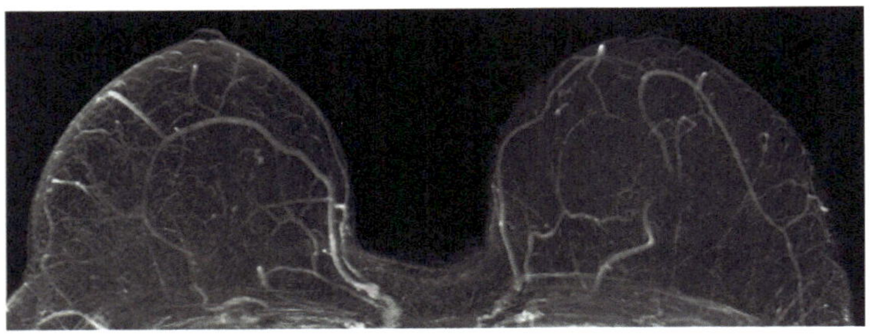

Abb. 9.38 Mamma-MRT. Typische MIP der Subtraktionsbilder nach Kontrastmittelgabe. Physiologisch frühzeitige Kontrastmittelanreicherung der Gefäße sowie der Mamillen beidseits.

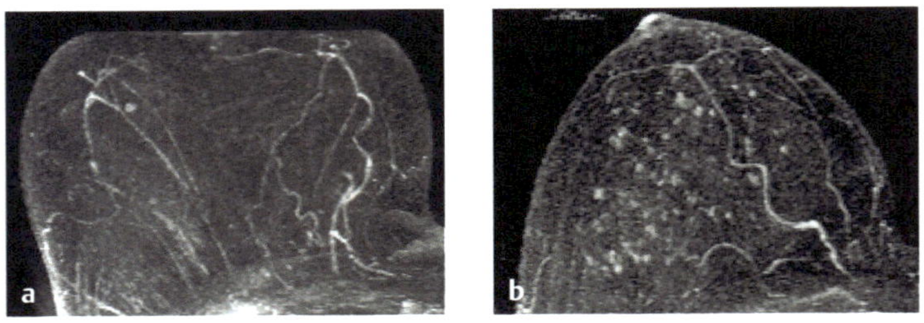

Abb. 9.39 Mamma-MRT.
a Solitärer Fokus in der Frühsubtraktion (MIP-Darstellung).
b Multiple Foki in der Frühsubtraktion (MIP-Darstellung).

Tab. 9.6 Göttingen-Score für die Evaluation von Herdbefunden in der Mamma-MRT. Zuordnung von Punkten (0–2) in Abhängigkeit von der Ausprägung definierter Auswertekriterien. Maximal erreichbare Punktzahl: 8.

Auswertungskriterien	Punktzahl		
	0	1	2
Form	rund, oval	irregulär, spikuliert	–
Begrenzung	glatt	unscharf	–
Kontrastmittelverteilung	homogen	inhomogen	ringförmig (Rim Sign)
initialer Signalanstieg (1.–3. Minute)	mild (< 50 %)	mäßig (50–100 %)	stark (> 100 %)
postinitialer Signalverlauf	kontinuierlich ansteigend	Plateauphase	Auswaschphänomen (Wash-out)

- *Fokus und Foki in der kontrastmittelgestützten Mamma-MRT:*
  - Der solitäre Fokus kann Ausdruck einer hormonellen Stimulation sein. Letztendlich muss differenzialdiagnostisch jedoch auch ein sehr frühes Stadium eines malignen Prozesses in Erwägung gezogen werden (▸ Abb. 9.39a). Strategisch wird beim solitären Fokus eine einmalige Kontroll-MRT 6 Monate später empfohlen.
  - Finden sich mehrere Foki, so ist typischerweise von einer physiologischen Mehrdurchblutung auszugehen. In diesem Fall sind keine gezielten Kontrollen indiziert (▸ Abb. 9.39b).
- *Herdbefund in der kontrastmittelgestützten Mamma-MRT:*
  - Herdbefunde sollten nach den Kriterien Form, Begrenzung und endotumorale Kontrastmittelverteilung sowie nach den in repräsentativen Regions of Interest bestimmten dynamischen Kriterien der initialen Kontrastmittelanflutung und des postinitialen Kontrastmittelverhaltens evaluiert werden (▸ Abb. 9.40).
  - Der Göttingen-Score sieht diesbezüglich eine Zuordnung von Punkten zu den jeweiligen Kriterien vor. Dabei werden stark auf Malignität hinweisende Phänomene (z. B. ringförmige Anreicherung, Auswascheffekt) höher mit Punkten bewertet als Phänomene, die eher mit benignen Befunden assoziiert sind (z. B. glatte Begrenzung, geringer initialer Signalanstieg). Die Addition aller Punkte ergibt für einen Herdbefund dessen Gesamtpunktzahl, die zwischen 1 und 8 Punkten liegen kann (▸ Tab. 9.6). Diese Gesamtpunktzahl erlaubt recht zuverlässig eine Einschätzung eines Herdbefunds und eine Zuordnung zu einer BIRADS-Stufe (▸ Tab. 9.7).
  - Von einzelnen Arbeitsgruppen wurde der Göttingen-Score um die Kriterien des endotumoralen Wassergehalts, des peritumoralen Ödems und/oder den Nachweis von endotumoralen Septierungen erweitert.

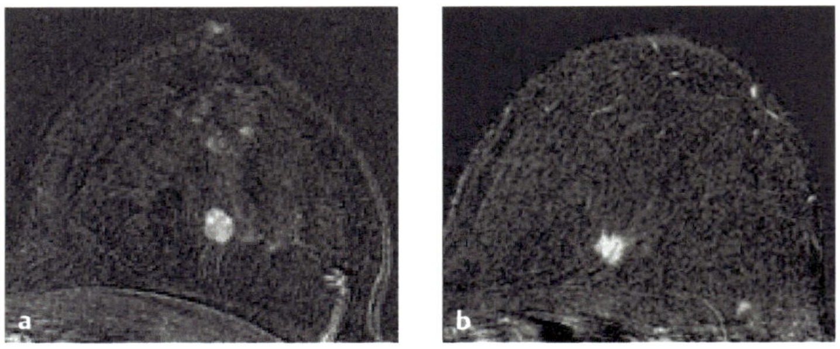

Abb. 9.40 Mamma-MRT. Herdbefunde.
a Benigner runder Herdbefund in der Frühsubtraktion mit endotumoralen Septen (Fibroadenom).
b Maligner irregulärer Herdbefund in der Frühsubtraktion mit peripheren Spikulae (Karzinom).

Tab. 9.7 Zuordnung der Gesamtpunktzahl im Göttingen-Score zur MR-BIRADS-Kategorie. Herdbefunde mit einer Gesamtpunktzahl unter 3 gelten typischerweise als benigne, während Läsionen mit 4 und mehr Punkten potenziell auf Malignität verdächtig sind. Herdbefunde mit 3 Punkten werden der Kategorie MRM-BIRADS 3 zugeordnet.

Gesamtpunktzahl im Göttingen-Score	MR-BIRADS-Kategorie
1	1
2	2
3	3
4, 5	4
6, 7, 8	5

BIRADS = Breast-Imaging-Reporting and Data System
MR- = Magnetresonanz-

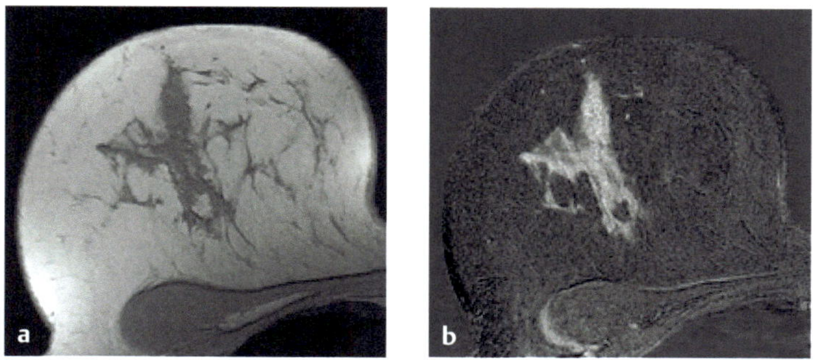

Abb. 9.41 Mamma-MRT. Non-Mass-like Lesion. Histologie: ausgedehntes duktales Carcinoma in Situ.
a Nicht raumfordernder Prozess in der T1w Nativmessung.
b Bildsubtraktion nach Kontrastmittelgabe. Das umgebende Fettgewebe wird bei der Non-Mass-like Lesion respektiert und zeigt daher typischerweise keine Anreicherung.

- *Nicht raumfordernde Veränderungen (Non-Mass-like Lesions) in der kontrastmittelgestützten Mamma-MRT:*
  - Mehranreicherungen ohne raumfordernden Charakter werden als sog. Non-Mass-like Lesions bezeichnet. Solche Befunde gehen typischerweise mit einer Anreicherung der Parenchym- oder Tumormatrix einher, während das intramammäre Fettgewebe ausgespart bleibt (▸ Abb. 9.41).
  - Differenzialdiagnostisch ist nicht nur an eine regional gesteigerte physiologische Mehrdurchblutung (Normalbefund), sondern auch an intraduktale Tumoren, invasiv-lobuläre Karzinome, radiäre Narben sowie entzündliche Veränderungen zu denken.

9.13 BIRADS

- Die abschließende Beurteilung der Mamma-MRT erfolgt obligat nach der MR-BIRADS-Kategorisierung des ACR. Grundsätzlich werden dabei 7 Kategorien unterschieden. Dabei kommt den Kategorien BIRADS 0 und BIRADS 6 eine gesonderte Stellung zu. Das Herzstück der MR-BIRADS-Verschlüsselung sind die Kategorien BIRADS 1–5, mit denen einerseits die Wahrscheinlichkeit verschlüsselt wird, dass es sich bei einer Auffälligkeit um einen malignen Prozess handelt (▸ Tab. 9.8). Andererseits ergeben sich aus der konkreten Verschlüsselung eines Befunds nach BIRADS konkrete Empfehlungen zur weiteren Vorgehensweise (▸ Tab. 9.9).
  - *MR-BIRADS 0:*
    - Die Kategorie BIRADS 0 ist auch in der MRT solchen Konstellationen vorbehalten, in denen die vorliegende MRT nicht endgültig beurteilt werden kann, da es noch weiterer diagnostischer Maßnahmen bedarf. Für die Mamma-MRT beinhaltet dies in erster Linie Untersuchungen, die technisch oder methodisch als unzureichend eingestuft werden und wiederholt werden müssen.
    - Denkbar sind auch Konstellationen, in denen zusätzliche Informationen durch andere bildgebende Modalitäten (Mammografie, Sonografie) oder die Korrelation mit der Anamnese vorgesehen sind.
  - *MR-BIRADS 1:*
    - Die Kategorie BIRADS 1 bringt zum Ausdruck, dass die Mamma-MRT abschließend beurteilt werden kann und ein unauffälliger Befund (Normalbefund) vorliegt.
    - In Abhängigkeit vom individuellen Brustkrebsrisiko sollte eine erneute Untersuchung im Rahmen der üblichen Früherkennungsintervalle empfohlen werden.
  - *MR-BIRADS 2:*
    - Auch die Kategorie BIRADS 2 bringt zum Ausdruck, dass die Mamma-MRT abschließend beurteilt werden kann. Im Gegensatz zur Kategorie MR-BIRADS 1 findet sich ein Befund, der als beschreibenswert erachtet wird und der eindeutig und zuverlässig als benigne bewertet werden kann. Die Wahrscheinlichkeit, dass es sich bei einem solchen Befund um ein Mammakarzinom handelt, beträgt daher letztendlich 0 %.
    - Das Prozedere beinhaltet die Empfehlung einer erneuten Untersuchung im Rahmen der üblichen Früherkennungsintervalle.
  - *MR-BIRADS 3:*
    - Die Kategorie BIRADS 3 beschreibt das Vorliegen eines Befunds in der Mamma-MRT, der zwar mit sehr großer Wahrscheinlichkeit einem benignen Geschehen entspricht, bei dem aber letztendlich eine minimale Restunsicherheit (unter 2 %) verbleibt.

Tab. 9.8 BIRADS-Kategorisierung für die Mamma-MRT (MR-BIRADS) und Karzinomrisiko.

MR-BIRADS-Kategorien	Beurteilung	Karzinomrisiko (%)	Konsequenzen
0	abschließende Beurteilung nicht möglich	nicht einschätzbar	weitere bildgebende Diagnostik
1	unauffällig	0	keine weiteren Maßnahmen
2	benigne	0	keine weiteren Maßnahmen
3	wahrscheinlich benigne	< 2	kurzfristige Verlaufskontrolle, typischerweise nach 6 Monaten optional: perkutane Biopsie
4	möglicherweise maligne	4a: 2–30 4b: 30–60 4c: 60–90	histologische Abklärung, typischerweise durch perkutane Biopsie
5	hochsuspekt auf Malignität	90–100	histologische Abklärung, typischerweise durch perkutane Biopsie
6	histologisch gesicherte Malignität	100	Einleitung adäquater prätherapeutischer und/oder therapeutischer Maßnahmen

Tab. 9.9 BIRADS-Kategorisierung für die Mamma-MRT (MR-BIRADS) und empfohlene Vorgehensweise.

MR-BIRADS-Kategorien	Empfohlene Vorgehensweise
1	Wiedervorstellung im Rahmen üblicher Früherkennungsintervalle
2	Wiedervorstellung im Rahmen üblicher Früherkennungsintervalle
3	Kontrolle nach 6 Monaten
4	diagnostische Abklärung durch perkutane Biopsie
5	prätherapeutische Abklärung durch perkutane Biopsie

BIRADS = Breast-Imaging-Reporting and Data System
MR- = Magnetresonanz-

  - Es erscheint sinnvoll, die Vergabe der Kategorie BIRADS 3 prinzipiell zu vermeiden, da sie bei benignen Befunden zu einer Überdiagnostik führt und bei malignen Befunden eine Diagnoseverschleppung riskiert. Aus der eigenen Erfahrung heraus gibt es jedoch 2 konkrete Konstellationen, in denen die Kategorie MR-BIRADS 3 sinnvoll ist und kein Risiko einer relevanten Prognoseverschlechterung im Falle eines Karzinoms resultiert: solitärer Fokus in der Erstuntersuchung und kleiner Herdbefund mit 3 Punkten im Göttingen-Score (Second-Look-Ultraschall unauffällig).
  - In jedem Fall sollten auch beim MRT sämtliche bildgebenden Möglichkeiten zur Befundabklärung ausgeschöpft werden, bevor ein Befund der Kategorie BIRADS 3 zugeordnet wird. Dies gilt insbesondere für den gezielten Second-Look-Ultraschall in genauer Kenntnis von Lage, Größe und Konfiguration des MR-Befunds.
  - Üblicherweise wird im Falle von Befunden der Kategorie MR-BIRADS 3 eine kurzfristige Kontrolle nach einem Intervall von 6 Monaten empfohlen. Auf Wunsch der Patientin kann alternativ zur Kontrolle nach 6 Monaten auch eine zeitnahe perkutan-bioptische Abklärung erfolgen. In der retrospektiven Überwachung sollte die Rate an Karzinomen in der MR-BIRADS-3-Gruppe innerhalb der empfohlenen Kontrolluntersuchungen weniger als 2 % betragen.
- *MR-BIRADS 4:*
  - Die Kategorie BIRADS 4 setzt eine endgültig bewertbare Mamma-MRT voraus, bei der Veränderungen auffallen, die zwar nicht die typischen Charakteristika eines Karzinoms aufweisen, bei denen jedoch eine definierte Wahrscheinlichkeit besteht (2–90 %), dass ein maligner Tumor vorliegt. Auch für das MRT ist eine Unterteilung des BIRADS 4 in die Untergruppen MR-BIRADS 4A (Karzinomwahrscheinlichkeit 2–30 %), MR-BIRADS 4B (Karzinomwahrscheinlichkeit 31–60 %) und MR-BIRADS 4C (Karzinomwahrscheinlichkeit 61–90 %) möglich.
  - Für Befunde der Kategorie MR-BIRADS 4 wird eine interventionelle Abklärung in Form einer perkutanen Biopsie empfohlen. Primär sollten allerdings der mammografische Befund nochmals überprüft sowie eine Second-Look-Ultraschalluntersuchung durchgeführt werden. Finden sich keine zweifelsfrei mit dem MRT-Befund übereinstimmenden Veränderungen in Mammografie und/oder Ultraschall, so ist eine Befundabklärung in Form einer MR-gesteuerten Vakuumbiopsie indiziert.
- *MR-BIRADS 5:*
  - Die Kategorie BIRADS 5 ist für solche Läsionen vorgesehen, die das typische MRT-Erscheinungsbild eines Mammakarzinoms bieten. Im Göttingen-Score werden bei Herdbefunden typischerweise 7–8 Punkte vergeben. Die Wahrscheinlichkeit, dass ein Malignom vorliegt, liegt statistisch zwischen 91 und 100 %, im Mittel bei 95 %.
  - Befunde der Kategorie MR-BIRADS 5 werden leitliniengemäß prätherapeutisch mit einer MR-gesteuerten Vakuumbiopsie abgeklärt, sofern es keine übereinstimmenden Veränderungen in Mammografie oder Sonografie gibt. Die Vorgehensweise entspricht letztendlich der bei Befunden der Kategorie MR-BIRADS 4.
- *MR-BIRADS 6:*
  - Die Kategorisierung als Befund BIRADS 6 ist unabhängig von den bildgebenden Befunden in der Mamma-MRT.
  - BIRADS 6 beschreibt einen histologisch als maligne gesicherten Befund (histologische B-Klassifikationen: B5a oder B5b).

9.14 Aufklärung und spezielle Risiken

- **Aufklärung:**
  - Vor der Durchführung der Untersuchung sollte in einem ausführlichen Gespräch über den Ablauf und die Besonderheiten einer Mamma-MRT informiert werden. Dies ist insbesondere von großer Bedeutung, wenn die Untersuchung erstmalig durchgeführt wird.
  - Folgende Punkte sollten dabei angesprochen und erläutert werden:
    - Notwendigkeit einer peripher platzierten Braunüle und der Applikation eines Kontrastmittels,
    - Geräuschkulisse während der Untersuchung,
    - Notwendigkeit des unbedingten Vermeidens von Bewegung während der Untersuchung bei Atmung in Atemmittellage,
    - bei unkomfortabler Lage Auspolstern potenzieller Druckstellen,
    - bei Unruhe bzw. Klaustrophobie Angebot einer medikamentösen Anxiolyse (z. B. Diazepam 0,25 mg) mit Pulsoxymeterüberwachung,
    - unmittelbar vor Kontrastmittelapplikation Ankündigen der nun folgenden Kontrastmittelgabe (Gefühl der Kälte im Arm, möglicher Metallgeschmack auf der Zunge).

9.15 Vorbereitende Diagnostik

- Eine vorbereitende Diagnostik ist für die Mamma-MRT nicht notwendig.

9.16 Material

- Ganzkörpermagneten der Feldstärke 1,5 und 3,0 T (▸ Abb. 9.42a)
- dedizierte bilaterale, offene Oberflächenspule (▸ Abb. 9.42b)
- integrierbare adäquate Kompressorien (▸ Abb. 9.42c)

9.17 Durchführung

9.17.1 Vor Beginn des Eingriffs

- **Zeitpunkt der Untersuchung bei menstruierenden Frauen:**
  - *optimal:* 2. Zykluswoche (7.–14. Zyklustag; ▸ Abb. 9.43b)
  - *akzeptabel:* 3. Zykluswoche
  - *nicht geeignet:* erste Zykluswoche, 4. Zykluswoche (▸ Abb. 9.43a)
- **Zeitpunkt der Mamma-MRT nach Intervention:**
  - *nach Feinnadelpunktion:* keine Limitationen
  - *nach Stanzbiopsie:* keine Limitationen
  - *nach Vakuumbiopsie:* keine Limitationen, allerdings typischerweise reaktiv-hyperämische Veränderungen im Randbereich der Resektionshöhle, deshalb Durchführung der MRT möglichst vor der Biopsie
  - *nach offener Biopsie:* 6 Monate keine Mamma-MRT
  - *nach Bestrahlung:* 12 Monate nach Bestrahlungsende keine Mamma-MRT

Praxistipp

Auch unter hormoneller Substitutionstherapie kann es zu unerwünschten frühzeitigen Anreicherungen des Kontrastmittels im Parenchym kommen. Im Einzelfall kann es daher sinnvoll sein, die Untersuchung nach Absetzen der Hormonpräparate über 4–6 Wochen zu wiederholen. Ein prinzipielles primäres Absetzen einer Hormonsubstitution vor einer Mamma-MRT wird allerdings nicht empfohlen.

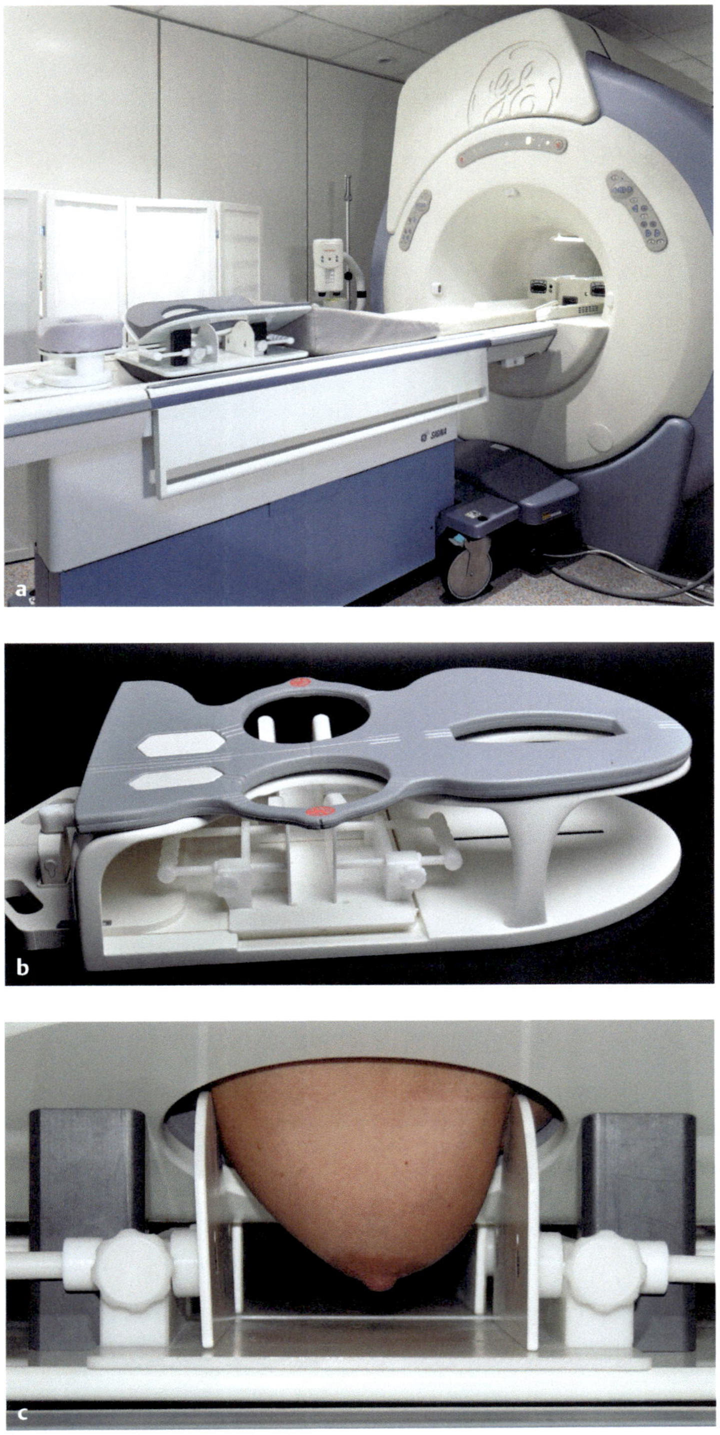

Abb. 9.42 Mamma-MRT. Equipment.

a 1,5-T-Untersuchungsgerät (Fa. GE Healthcare, Milwaukee, WI, USA) mit positionierter Oberflächenspule. (Quelle: Fischer U, Baum F. Diagnostik und Therapie des Mammakarzinoms. Stuttgart: Thieme; 2014. Abb. 7.1a)

b Offene Oberflächenspule mit integriertem Kompressorium (Fa. Noras, Hoechberg). (Quelle: Fischer U, Baum F. Diagnostik und Therapie des Mammakarzinoms. Stuttgart: Thieme; 2014. Abb. 7.1b)

c Blick auf das Kompressorium mit kraniokaudaler Fixierung der Brust (Fa. Noras, Hoechberg). (Quelle: Fischer U, Baum F. Diagnostik und Therapie des Mammakarzinoms. Stuttgart: Thieme; 2014. Abb. 7.1c)

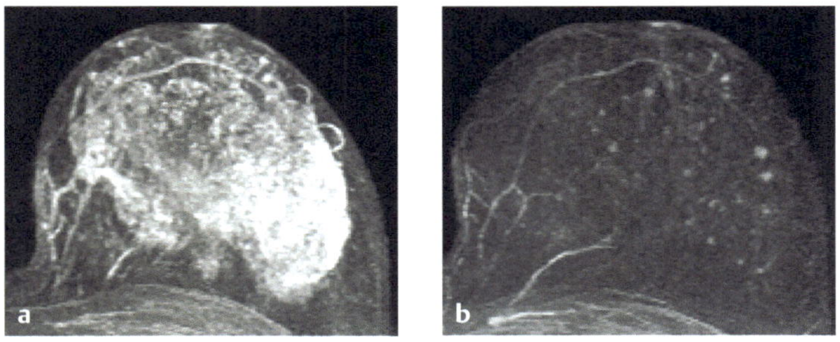

Abb. 9.43 Mamma-MRT. Ungeeignete und geeignete Zyklusphase für die Durchführung der Untersuchung.

a Sehr starke parenchymale Anreicherung des Kontrastmittels in der ungünstigen 4. Zykluswoche.

b Sehr hohe Transparenz der Brustdrüsenstrukturen nach Kontrastmittelgabe in der optimalen 2. Zykluswoche.

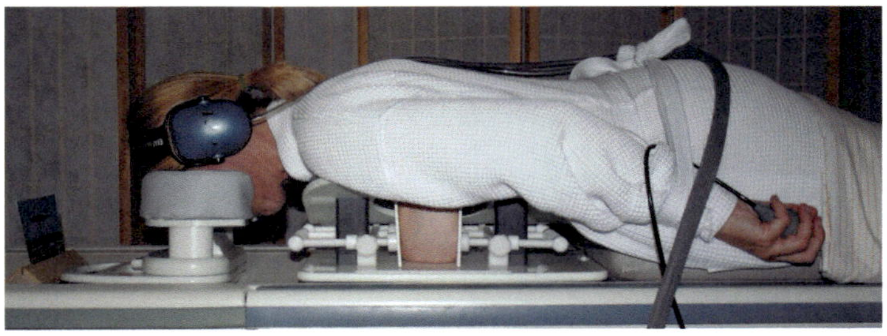

Abb. 9.44 Mamma-MRT. Lagerung in Bauchlage. Stirnseitige Kopfhalterung mit Kippspiegel und Bildmotiv zur Ansicht während der Untersuchung. Kopfhörer für die Einspielung von Musik. Kompressorium mit positionierter und fixierter Mamma. Arme längs am Körper mit entspannter Pektoralismuskulatur bei im Gürtel des Bademantels abgelegten Armen. Alarmball zum Abbruch der Untersuchung bei potenziellem Unbehagen. (Quelle: Fischer U, Baum F. Diagnostik und Therapie des Mammakarzinoms. Stuttgart: Thieme; 2014. Abb. 7.2)

9.17.2 Lagerung

- Lagerung für die Mamma-MRT (▶ Abb. 9.44):
  - Bauchlage
  - seitlich abgelegte Arme
  - gepolsterte Kopfhalterung, Kopf antegrad
  - Kippspiegel mit Bildmotiv

9.18 Ergebnisse

- Die hochaufgelöste, qualitätsgesicherte kontrastmittelgestützte Mamma-MRT gilt als allen anderen Untersuchungsverfahren im Nachweis von Brustkrebs deutlich überlegen. Dies gilt sowohl für intraduktale Tumorformen (duktales Carcinoma in Situ) als auch für invasive Karzinome. Die Studiendaten der letzten 25 Jahre belegen, dass die Mamma-MRT etwa 95 % aller diagnostisch auffindbaren Mammakarzinome detektiert. Diese Ergebnisse gelten sowohl für Frauen mit einem definierten Hochrisikoprofil als auch für Frauen mit einem normalen oder moderaten Lebenszeitrisiko für die Entstehung von Brustkrebs. Die verbleibenden 5 % werden aufgrund des Nachweises von Mikroverkalkungen in der Mammografie erkannt. Die Kombination aus hochauflösender Mamma-MRT und digitaler Ein-Ebenen-Mammografie in MLO-Projektion (sog. Göttinger Optipack) resultiert auf diesen Erkenntnissen. Es stellt das zuverlässigste Konzept für die Früherkennung von Brustkrebs dar.
- Der regelmäßige Einsatz der alleinigen Mamma-MRT in Untersuchungsintervallen von 1–2 Jahren erlaubt eine zuverlässige Detektion von Brustkrebs in einer prognostisch exzellenten Tumorgröße von durchschnittlich 9 mm. Die invasiven Karzinome weisen dabei einen Befall lokoregionärer Lymphknoten von weniger als 5 % auf. Die Quote an Intervallkarzinomen lässt sich auf unter 3 % reduzieren.

- Beim Nachweis intraduktaler Karzinome zeigt die Mamma-MRT für die aggressiveren duktalen High-Grade-Carcinomae in Situ eine höhere Sensitivität als die Mammografie. Für duktale Low-Grade-Carcinomae in Situ, bei denen zunehmend von einer Überdiagnostik mit anschließender Übertherapie ausgegangen wird, ist die Sensitivität der MRT geringer.
- Die Angaben zur Spezifität der Mamma-MRT schwanken in der Literatur. Sie liegen zwischen 88 und 98 %.

9.19 Besonderheiten bei bestimmten Personengruppen

9.19.1 Besonderheiten bei Schwangeren

- Bei Schwangeren sollte auf die Mamma-MRT prinzipiell verzichtet werden.
- Es besteht für diese Personengruppe ohnehin keine Zulassung für das Kontrastmittel.

9.19.2 Besonderheiten bei Kindern und Jugendlichen

- Bei Kindern ist die Mamma-MRT nicht indiziert.

9.20 Literatur

Quellenangaben

[120] Fischer U, Baum F. Diagnostik und Therapie des Mammakarzinoms. Stuttgart: Thieme; 2014

Literatur zur weiteren Vertiefung

[121] American College of Radiology. ACR BI-RADS® Atlas. Breast Imaging Reporting and Data System. 5. Aufl. Berlin: Springer; 2013

[122] Bakker MF, de Lange SV, Pijnappel RM et al. Supplemental MRI screening for women with extremely dense breast tissue. N Engl J Med 2019; 381 (22): 2091–2102. doi:10.1056/NEJMoa1903986

[123] Ballesio L, Savelli S, Angeletti M et al. Breast MRI: Are T2 IR sequences useful in the evaluation of breast lesions? Eur J Radiol 2009; 71: 96

[124] Chiarelli AM, Blackmore KM, Muradali D et al. Performance measures of magnetic resonance imaging plus mammography in the high risk ontario breast screening program. J Natl Cancer Inst 2020; 112 (2): 136–144. doi:10.1093/jnci/djz079

[125] Comstock CE, Gatsonis C, Newstead G et al. Comparison of abbreviated breast MRI vs digital breast tomosynthesis for breast cancer detection among women with dense breasts undergoing screening. JAMA 2020; 323 (8): 746–756. doi:10.1001/jama.20200572

[126] Dietzel M, Baltzer PA, Vag T et al. Potential of MR mammography to predict tumor grading of invasive breast cancer. Röfo 2011; 183 (9): 826–833

[127] Fischer U. Practical MR mammography. High resolution MRI of the breast. New York: Thieme; 2011

[128] Fischer U. Leit- und richtlinienkonforme Mammadiagnostik in Früherkennung, Abklärung und Nachsorge. Frauenheilkunde up2date 2016: 287–304

[129] Fischer U. Breast MRI – the champion in the millimeter league. MIO breast MRI – the method of choice in women with dense breasts. Eur J Radiol 2023; 167: 111053

[130] Fischer U. Tumor growth rate of luminal and nonluminal invasive breast cancer calcutated on MRI imaging. Clin Breast Cancer 2025; 18: 1526

[131] Fischer U, Kuhl CK. Paradigmenwechsel in der Mammadiagnostik im Zeitalter der Mamma-MRT. Radiologie up2date 2013: 245–256

[132] Fischer U, von Heyden, Vosshenrich R et al. Signalverhalten maligner und benigner Läsionen in der dynamischen 2D-MRT der Mamma. Röfo 1993; 158: 287

[133] Fischer U, Korthauer A, Baum F et al. Short first-pass MRI of the breast. Acta Radiol 2012; 53: 267–269

[134] Fischer U, El Hajab A, Meiser N et al. High-resolution-MRI of the breast including all locoregional lymph nodes: all-in-one with additional use of a body coil on the back (sandwich concept). JSM Breast Cancer Res 2025; 5: 6–9

[135] Girardi V, Carbognin G, Camera L et al. Fischer's score criteria correlating with histopathological prognostic factors in invasive breast cancer. Radiol Med 2010; 115 (3): 421–433

[136] Goto M, Ito H, Akazawa K et al. Diagnosis of breast tumors by contrast-enhanced MR imaging: comparison between the diagnostic performance of dynamic enhancement patterns and morphologic features. J Magn Reson Imaging 2007; 25: 104

[137] Harms SE, Flamig DP, Hesley KL et al. Fat-suppressed three-dimensional MR imaging of the breast. Radiographics 1993; 1: 247

[138] Heywang-Köbrunner SH, Beck R. Contrast-enhanced MRI of the breast. Berlin: Springer; 1995

[139] Kaiser WA. MR-mammography (MRM). Berlin: Springer; 1993

[140] Kelcz F, Furman-Haran E, Grobgeld D et al. Clinical testing of high-spatial-resolution parametric contrast-enhanced MR imaging of the breast. AJR Am J Roentgenol 2002; 179: 1485

[141] Kuhl CK. The current status of breast MR imaging, part I. Choice of technique, image interpretation, diagnostic accuracy, and transfer to clinical practice. Radiology 2007; 244: 356

[142] Kuhl CK, Jost P, Morakkabati N et al. Contrast-enhanced MR imaging of the breast at 3.0 and 1.5 T in the same patients: initial experience. Radiology 2006; 239: 666

[143] Kuhl CK, Weigel S, Schrading S et al. Prospective multicenter cohort study to refine management recommendations for women at elevated familial risk of breast cancer: the EVA trial. J Clin Oncol 2010; 28: 1450–1457

[144] Riedl CC, Luft N, Bernhart C et al. Triple-modality screening trial for familial breast cancer underlines the importance of magnetic resonance imaging and questions the role of mammography and ultrasound regardless of patient mutation status, age, and breast density. J Clin Oncol 2010; 33: 1128–1135

[145] Sardanelli F, Boetes C, Borisch B et al. Magnetic resonance imaging of the breast: recommendations from the EUSOMA working group. Eur J Cancer 2010; 46 (8): 1296–1316

[146] Sardanelli F, Podo F, Santoro F et al. Multicenter surveillance of women at high genetic breast cancer risk using mammography, ultrasonography, and contrast-enhanced magnetic resonance imaging (the high breast cancer risk italian 1 study): final results. High Breast Cancer Risk Italian 1 (HIBCRIT-1) Study. Invest Radiol 2011; 46: 94–105

[147] Tozaki M, Fukuda K. High-spatial-resolution MRI of non-masslike breast lesions: interpretation model based on BI-RADS MRI descriptors. AJR Am J Roentgenol 2006; 187: 330

[148] Van Goethem M, Schelfout K, Kersschot E. Enhancing area surrounding breast carcinoma on MR mammography: comparison with pathological examination. Eur Radiol 2004; 14: 1363

[149] Vassiou K, Kanavou T, Vlychou M et al. Characterization of breast lesions with CE-MR multimodal morphological and kinetic analysis: comparison with conventional mammography and high-resolution ultrasound. Eur J Radiol 2009; 70: 69–76

[150] Wiener JI, Schilling KJ, Adami C et al. Assessment of suspected breast cancer by MRI: a prospective clinical trial using a combined kinetic and morphologic analysis. AJR Am J Roentgenol 2005; 184: 878

[151] Williams TC, DeMartini WB, Partridge SC. Breast MR imaging: computer-aided evaluation program for discriminating benign from malignant lesions. Radiology 2007; 244: 94

10 Magnetresonanzgesteuerte Interventionen

Friedemann Baum

10.1 Steckbrief

Unklare Befunde der Kategorien BIRADS 4 oder 5, die ausschließlich in der MRT zur Darstellung kommen, werden MR-gestützt perkutan-bioptisch abgeklärt oder präoperativ markiert. Dazu ist neben speziellen Lagerungshilfen insbesondere ein MR-taugliches Equipment notwendig. Gewebeentnahmen erfolgen empfohlenermaßen durch Vakuumbiopsie. Für Markierungen steht eine Vielzahl an Clip-, Coil- und Drahtkonfigurationen zur Verfügung.

10.2 Synonyme

- MR-Vakuumbiopsie
- MR-VB
- MR-gestützte Vakuumbiopsie
- MR-Drahtmarkierung
- MR-gestützte Drahtmarkierung
- MR-Clip-Markierung
- MR-gestützte Clip-Markierung
- MR-Coil-Markierung
- MR-gestützte Coil-Markierung

10.3 Keywords

- MR-Vakuumbiopsie
- Mammabiopsie
- präoperative Abklärung
- perkutane Biopsie
- Drahtmarkierung
- Clip-Markierung
- Coil-Markierung
- präoperative Markierung

10.4 Definition

Die Sensitivität der Mamma-MRT für das Mammakarzinom ist größer als die der Mammografie und des Ultraschalls. Darum gibt es immer wieder suspekte Befunde, die ausschließlich in der MRT nachweisbar sind. In diesen Fällen muss die histologische Abklärung mithilfe der MR-gesteuerten Bildgebung erfolgen. Dabei sind im Gegensatz zur sonografischen und/oder mammografischen Intervention die Besonderheiten des extrem starken Magnetfelds im MRT zu berücksichtigen. Deshalb dürfen die verwendeten Materialien nur sehr geringe oder keine ferromagnetischen Eigenschaften besitzen. Dies gilt einerseits für die Biopsievorrichtung und die Nadelführung sowie andererseits für das verwendete Nadelmaterial, das typischerweise aus Titan-Nickel-Legierungen hergestellt wird. Diese Legierungen garantieren eine klare Visualisierbarkeit des Equipments, ohne dass resultierende Suszeptibilitätsartefakte zur Zerstörung des MR-Bildes führen.

Prinzipiell wird im Rahmen MR-gestützter Interventionen – genauso wie bei der diagnostischen Untersuchung – eine dynamische, kontrastmittelgestützte Untersuchungsserie gefahren. Denn nur auf diese Weise können kontrastmittelanreichernde Läsionen reproduziert und perkutan-bioptisch abgeklärt bzw. präoperativ markiert werden.

Markierungen werden vorgenommen, um Befunde erkennbar zu machen. Hakendrahtmarkierungen dienen der Vorbereitung zur operativen Entfernung von Befunden, die nicht tastbar sind. Clip-Markierungen erlauben die Detektion von Befunden nach diagnostischen Eingriffen (Biopsie) oder therapeutischen Maßnahmen (neoadjuvante Chemotherapie).

10.5 Indikationen

- **Biopsie:**
  - MR-Mammografiebefunde der Kategorien BIRADS 4 oder 5, die weder mithilfe der Sonografie noch mit der Mammografie zuverlässig reproduziert werden können, bedürfen der Abklärung mittels MR-gestützter Bildgebung.
  - Darüber hinaus gibt es Befunde, deren sonografisches bzw. mammografisches Korrelat so vage ist, dass die primäre MR-gesteuerte Abklärung indiziert ist.
  - Im begründeten Einzelfall können auch MRM-Befunde der Kategorie BIRADS 3, die weder mithilfe der Sonografie noch mit der Mammografie zuverlässig reproduziert werden können, MR-gestützt perkutan-bioptisch abgeklärt werden.
- **Markierung:**
  - Ziel einer operativen Behandlung ist die vollständige Entfernung des suspekten Befunds. Ist ein solcher Befund oder sind Anteile des Befunds nicht tastbar, bedarf es einer entsprechenden Befundmarkierung. Es wird die Markierung herdförmiger und nicht herdförmiger Läsionen unterschieden.
  - Neben der präoperativen Drahtmarkierung werden im Rahmen minimalinvasiver Gewebeentnahmen auch Clip-Markierungen durchgeführt.
  - Vor der neoadjuvanten Therapie ausgedehnter oder besonders aggressiver Karzinome wird die prätherapeutische Clip-Markierung empfohlen. So ist besonders im Falle einer vollständigen Remission im Rahmen der Chemotherapie die operative Revision der ursprünglichen Tumorgrenzen gesichert.

Leitlinie

S 3-Leitlinie für die Früherkennung, Diagnostik, Therapie und Nachsorge des Mammakarzinoms (2021)

Bildgebungsgesteuerte minimalinvasive Biopsie

„Die Steuerung der Biopsie soll mit Hilfe der Bildgebung erfolgen, die den Befund eindeutig darstellt. Bei der Wahl der Entnahmemethode sollen die diagnostische Sicherheit und das Nebenwirkungsrisiko berücksichtigt werden. Der Untersucher soll durch geeignete Maßnahmen sicherstellen, dass die Lokalisation des Befundes wiederzufinden ist (z. B. durch Clipeinlage)." (Empfehlungsgrad EK)

10.6 Kontraindikationen

- Grundsätzlich sind Schrittmacher und implantierte Defibrillatoren Kontraindikationen für das Mamma-MRT.
- Patienten mit Klaustrophobie sind bei zugewandter Patientenführung und unterstützender Sedierung meist gut zu untersuchen, zumal kürzere Untersuchungsprotokolle als in der Diagnostik gefahren werden. Darüber hinaus besteht durch die permanente Präsens des Interventionsteams ein sehr enger Patientenkontakt.
- Kontraindikation von Biopsien sind alle gerinnungshemmenden Behandlungen. Bei Behandlung mit Cumarinen ist nach Absetzen ein Absinken der International normalized Ratio auf unter 1,5 notwendig. Faktor-IIa- und Faktor-Xa-Inhibitoren sind am Vortag, Azetylsalizylsäure ist 7 Tage vorher abzusetzen.

10.7 Technik, Methodik

- In MR-gestützten Interventionen gilt es, hypervaskularisierte Befunde abzuklären. Aus diesem Grunde gleichen die T 1w Untersuchungsprotokolle denen der diagnostischen Bildgebung.

- Nach Reproduktion des abzuklärenden Befunds wird die Nadelführung in die entsprechende Position gebracht. Dann kann nach vorheriger Lokalanästhesie die Biopsie erfolgen.
- Da alle manuellen Maßnahmen ohne Echtzeitbildgebung außerhalb des Tomografen durchgeführt werden, nutzen MR-gestützte Eingriffe die Vakuumbiopsie, um geringe Abweichungen auszugleichen.
- Nicht tastbare Befunde werden präoperativ mit Hakendrähten markiert.
- Andere Befunde werden im Rahmen der Biopsie oder vor einer neoadjuvanten Chemotherapie mit Clips markiert.
- Mithilfe der entsprechenden Bildgebung wird der Befund dazu mit einer Punktionskanüle punktiert. Die Platzierung der Nadel geschieht im Falle der Mamma-MRT mittels einer stereotaktischen Lagerungshilfe.
- Ist die regelrechte Lage der Nadelspitze dokumentiert, wird ein Markierungsdraht bzw. der Marker-Clip aus dem Inneren der Kanüle freigesetzt.

Leitlinie

S 3-Leitlinie für die Früherkennung, Diagnostik, Therapie und Nachsorge des Mammakarzinoms (2021)

Bildgebungsgesteuerte minimalinvasive Biopsie

„Zur mammographischen oder MRT-gesteuerten Gewebegewinnung sollte die Vakuumbiopsie eingesetzt werden." (Empfehlungsgrad EK)

„Bei Vakuumbiopsien sollten ≥ 12 Proben bei Verwendung einer 10-G-Nadel gewonnen werden. Bei anderen Kalibern (zwischen 8-G und 11-G) sollte die Anzahl der Probenentnahmen ein äquivalentes Probenvolumen erbringen." (Empfehlungsgrad EK)

„Bei allen Biopsien ist die Korrelation zwischen dem histologischen Ergebnis und der klinischen Verdachtsdiagnose zu überprüfen und zu dokumentieren." (Empfehlungsgrad EK)

„Bei histopathologisch benignem Befund der bildgebenden Kategorie 4 oder 5, die repräsentativ biopsiert wurden, sollte einmalig eine bildgebende Kontrolle mit der entsprechenden Untersuchungsmethode nach 6 Monaten erfolgen." (Empfehlungsgrad EK)

10.8 Fehler

- **Unterlassene Aufklärung:** Die Aufklärung der Patientin vor dem Eingriff ist vom Gesetzgeber vorgeschrieben und sollte optimalerweise 24 h vor dem Eingriff erfolgen.
- **Kontinuierliche Einnahme gerinnungshemmender Medikamente:** Eine suffiziente Blutgerinnung muss sichergestellt sein. Aus diesem Grund muss vor dem Eingriff die Einnahme gerinnungshemmender Medikamente erfragt werden; ggf. müssen sie abgesetzt werden.
- **Vergessene Nachfrage nach Allergien:** Allergische Reaktionen auf Lokalanästhetika sind extrem selten, müssen jedoch vor der Applikation erfragt werden.
- **Biopsie ohne Setzen eines Marker-Clips:** Werden kleine Läsionen biopsiert, sollte nach Abschluss der Biopsie ein Marker-Clip platziert werden, um im Falle einer notwendigen Operation die Biopsieregion lokalisieren zu können.
- **Unterlassen der mammografischen Dokumentation nach Lokalisation:** Am Ende jeder Lokalisation steht eine mammografische Dokumentation in 2 aufeinander senkrecht stehenden Ebenen (CC- und ML-Projektion).

Praxistipp

Im Falle ausgedehnter, nicht herdförmiger Befunde sollte die Markierung nicht mit nur einem Markierungsdraht, sondern mit mehreren Drähten an den operationsrelevanten Eckpunkten erfolgen.

10.9 Auswertungskriterien

- Die Reproduktion eines hypervaskularisierten MR-Mammografiebefunds erfordert eine Kontrastmittelgabe. Die Wiedererkennung des abzuklärenden Befunds ist bisweilen sehr anspruchsvoll, zumal die bioptische Abklärung in einem Interventionskompressorium erfolgt. Im Gegensatz zur diagnostischen Untersuchung wird dabei die Brust mediolateral und nicht wie in der diagnostischen Untersuchung kaudokranial komprimiert. So wird während des Eingriffs die mechanische Verlagerung der Brust durch den Druck beim Platzieren der Interventionsnadel vermieden. Daraus ergeben sich lagerungsbedingte Veränderungen, die die Zuordnung des Befunds gelegentlich erheblich erschweren. In komplizierten Fällen kann der Vergleich der nicht subtrahierten Bildgebung, auch nach Kontrastmittelgabe, hilfreich sein, da darin dargestellte Charakteristika umgebender Strukturen zur Wiedererkennung herangezogen und zur hypervaskularisierten Läsion in Beziehung gesetzt werden können.
- Während der Entnahme der Gewebeproben kommt es fast immer zur Ausbildung eines Hämatoms. In seltenen Fällen, evtl. bei der Verletzung eines arteriellen Blutgefäßes, ist die Entstehung so rasant, dass abzuklärende Strukturen verlagert werden. Wenn sich dieses seltene Phänomen gleich zu Beginn der Intervention ereignet, kann das zu einem falsch-negativen Ergebnis des Eingriffs führen. Deshalb sollte besonders bei der Entstehung relevanter Hämatome sehr genau auf Strukturen geachtet werden, die auf derartige relevante Verlagerungen hinweisen.

10.10 Aufklärung und spezielle Risiken

- **Aufklärung:**
  - Vor der Durchführung einer Intervention wird juristisch ein Aufklärungsgespräch gefordert. In diesem Gespräch soll der Ablauf des Eingriffs beschrieben und es soll auf die Risiken der Untersuchung hingewiesen werden. Eventuelle Kontraindikationen sollen erfragt werden.
  - Bei den Kontraindikationen sind es vor allem antikoagulative Therapien, die es zu erfragen gilt, aber auch angeborene Blutgerinnungsstörungen sollten bekannt sein.
  - Das Aufklärungsgespräch muss dokumentiert und von Patientin und Arzt unterschrieben werden. Dazu werden im Fachhandel Vordrucke angeboten.
- **Spezielle Risiken:**
  - Es muss nicht nur auf ein postinterventionell möglicherweise auftretendes Hämatom, sondern auch auf das Risiko einer Infektion hingewiesen werden.
  - Mögliche Verletzungen von Rippen, Pleura und Lunge gehören nicht zum Standard der Aufklärung, da Verletzungen dieser Strukturen bei korrekter Durchführung der Biopsie vermieden werden.

10.11 Vorbereitende Diagnostik

- Aufgrund der besonders unkomplizierten Durchführbarkeit von ultraschallgestützten Interventionen ist bei Nachweis suspekter Befunde in der Mammografie oder in der MRT die Durchführung einer Second-Look-Sonografie Standard. Etwa in der Hälfte der Fälle können Befunde dabei reproduziert und dann weniger aufwendig und deutlich kostengünstiger abgeklärt werden. Dies sollte im Falle suspekter MR-Mammografiebefunde berücksichtigt werden; dann sollte eine sehr gewissenhafte sonografische Second-Look-Untersuchung erfolgen.
- Üblicherweise ist bis zu einer präoperativen Markierung eine hinreichende oder sogar jegliche Form der Bildgebung erfolgt. Deren Ergebnisse sollten spätestens am Vortag des Eingriffs vorliegen, um den Eingriff perfekt planen zu können und Zeit- und Planungsdruck am Untersuchungs- bzw. Behandlungstag zu vermeiden.

10.12 Anästhesie

- Bei den minimalinvasiven Biopsien der Brust wird generell eine Lokalanästhesie durchgeführt. Dabei werden die Haut und das darunterliegende Gewebe bis zum abzuklärenden Befund mit einem Lokalanästhetikum infiltriert.
- Es kommt in erster Linie Mepivacain, bei Allergien und Unwirksamkeit auch Bupivacain zum Einsatz.

10.13 Material

- **MRT-Steuerung:**
  - Interventionsspule (▶ Abb. 10.1),
  - Kompressorium (▶ Abb. 10.2).
- **Vakuumbiopsie:**
  - Abhängig vom Durchmesser der Biopsienadel wird nach den Leitlinien die Entnahme von ca. 12 Gewebeproben (bei 10 G) empfohlen. Das entspricht ungefähr dem Volumen eines Würfelzuckerstückchens (1 cm^3).
  - Die gewonnenen Gewebeproben werden je nach System auf unterschiedliche Art und Weise aus der Brust geborgen:
    - Etablierte Systeme verwenden einen Sammelbehälter, aus dem sämtliche Gewebeproben am Ende des Eingriffs entnommen werden können. In diesem Fall kann die Nadel während des gesamten Biopsievorgangs in der Brust verbleiben.
    - Neuere Nadelsysteme verfügen über Sammelkartuschen mit Fächern, in denen die Gewebeproben einzeln abgelegt und dem Ort der Probenentnahme im Verlauf der Vakuumbiopsie zugeordnet werden können.
  - Je nach Art der Biopsienadel beträgt der Zeitaufwand der Probengewinnung zwischen 1 und 6 min.
  - Für die Vakuumbiopsie stehen heute unterschiedliche Systeme zur Verfügung, die neben der Option des stereotaktischen Einsatzes auch MR-Kompatibilität aufweisen (▶ Abb. 10.3).

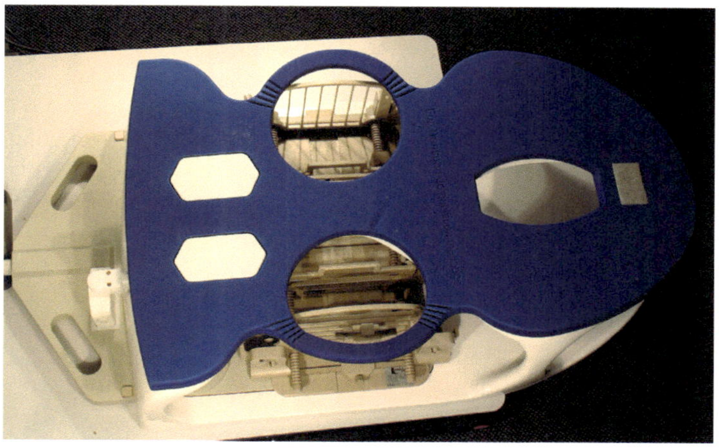

Abb. 10.1 MR-gesteuerte Interventionen. Aufsicht auf die Mammaspule mit integrierter Biopsievorrichtung.

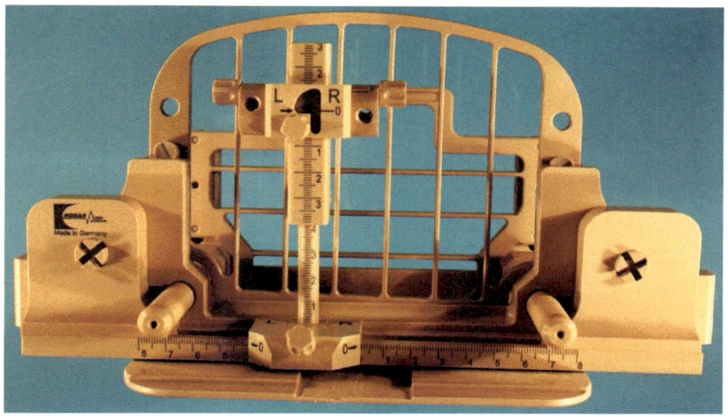

Abb. 10.2 MR-gesteuerte Interventionen. MR-Kompressorium für die MR-gesteuerte Vakuumbiopsie.

10

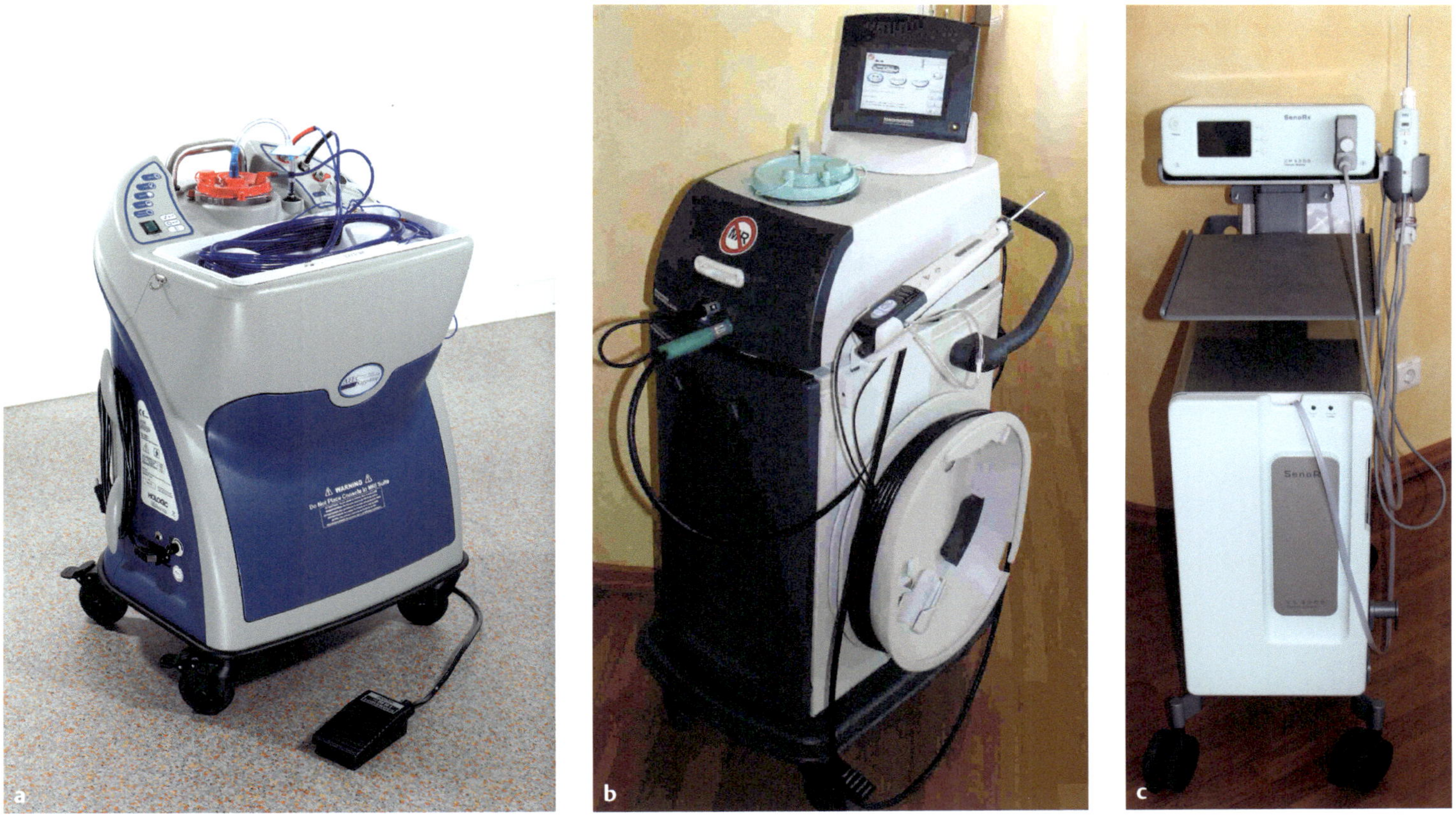

Abb. 10.3 MR-gesteuerte Interventionen. Für die Vakuumbiopsie benötigtes Equipment: MR-kompatible Geräte.
a ATEC (Fa. Hologic, Bedford, Massachusetts, USA). (Quelle: Fischer U, Baum F. Diagnostik und Therapie des Mammakarzinoms. Stuttgart: Thieme; 2014. Abb. 9.8b)
b Mammotome (Fa. Mammotome, Norderstedt). (Quelle: Fischer U, Baum F. Diagnostik und Therapie des Mammakarzinoms. Stuttgart: Thieme; 2014. Abb. 9.8c)
c SenorX (Fa. C.R. Bard GmbH, Karlsruhe). (Quelle: Fischer U, Baum F. Diagnostik und Therapie des Mammakarzinoms. Stuttgart: Thieme; 2014. Abb. 9.8d)

- **Befundlokalisation:**
  - Hakendrähte werden mithilfe einer Punktionskanüle in das Gewebe eingebracht. Die Spitze der Drähte besitzt einen einfachen oder einen doppelten Haken. Neben Hakendrähten, die, einmal im Gewebe platziert, nicht wieder in die Punktionskanüle zurückgezogen werden können, gibt es auch reponierbare Drähte.
  - Im Rahmen minimalinvasiver Eingriffe mit unklarer Reproduzierbarkeit nach der Gewebeprobe, z. B. nach Vakuumbiopsie von kleinen Herdbefunden, kommen Marker-Clips oder -Coils zum Einsatz. Diese Clips können zu einem späteren Zeitpunkt mammografisch dargestellt und lokalisiert werden. Sie bestehen aus wenige Millimeter großen, spiralförmigen Titandrähten bzw. Metallhaken.
  - Um ein sonografisches Auffinden der Marker zu ermöglichen, werden einige von ihnen mit kleinen Schwämmen kombiniert. Dies hat einen typischen Ultraschallbefund zur Folge. Andere sonografisch reproduzierbare Marker bestehen aus Kollagen bzw. Polyglykolsäure oder Polylaktat.

10.14 Durchführung

10.14.1 Vor Beginn des Eingriffs

- Vor jedem interventionellen Eingriff sollte mit der Patientin noch einmal ein kurzes Gespräch geführt werden, das ihr die Möglichkeit gibt, Fragen zu stellen, die aus dem Aufklärungsgespräch resultieren. Neben der notwendigen Information vermittelt dies der Patientin zusätzliche Sicherheit.

10.14.2 Zugangswege

- In der MR-Intervention wird üblicherweise mit einen lateralen Zugangsweg gearbeitet.
- Einige Mammaspulen erlauben auch einen medialen Zugang. Der weite und beengte Weg unter der Patientin hindurch ist im Handling für den Untersucher jedoch sehr beschwerlich.
- Bei weit medial gelagerten Befunden empfiehlt sich die hinreichende Betäubung der medialen subkutanen Areale, da dort das Schmerzempfinden besonders ausgeprägt ist. Dazu sollte die Kanüle im Rahmen der Anästhesie bis zum Kontakt mit dem medialen Widerlager des Kompressoriums vorgeschoben werden.

10.14.3 Lagerung

- Auch im Rahmen der MR-gesteuerten Gewebeentnahme wird die Patientin in Bauchlage untersucht. Dabei wird die Brust in einer speziellen Interventionslagerungshilfe platziert (▸ Abb. 10.4).

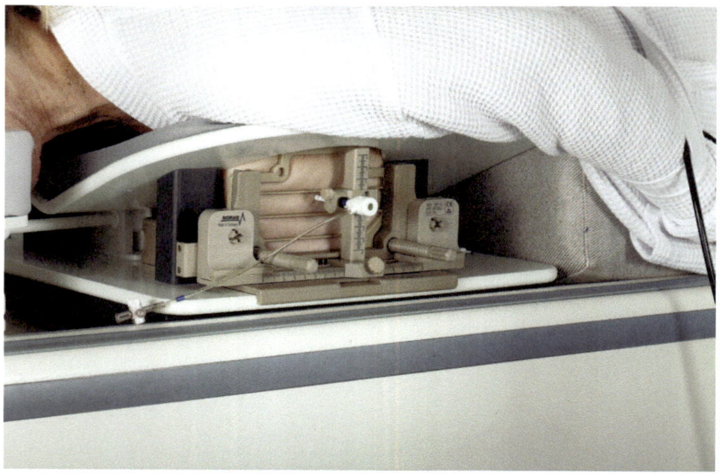

Abb. 10.4 MR-gesteuerte Interventionen. MR-gesteuerte Vakuumbiopsie. Lagerung der Patientin auf dem MR-Untersuchungstisch mit positioniertem Kompressorium und Nadelführung auf die Zielkoordinaten. (Quelle: Fischer U, Baum F. Diagnostik und Therapie des Mammakarzinoms. Stuttgart: Thieme; 2014. Abb. 9.14)

- Aufgrund einer Untersuchungsdauer zwischen 20 und 45 min sollte die Patientin komfortabel gelagert werden.
- Eine zusätzliche Herausforderung stellt gelegentlich die brustwandnahe Lage des Befunds dar. Es sollte versucht werden, dies bei der Lagerung zu berücksichtigen. In diesem Fall ist es gelegentlich hilfreich, die Patientin auf der Gegenseite anzuheben.

10.14.4 Durchführung Schritt für Schritt

- **MR-gesteuerte Biopsie:**
  - Im Rahmen MR-gestützter Interventionen wird wie in der diagnostischen Untersuchung eine dynamische, kontrastmittelgestützte Untersuchungsserie gefahren, da nur so die kontrastmittelanreichernden Läsionen reproduziert werden können.
  - Nach der Lokalisation des abzuklärenden Befunds (▸ Abb. 10.5a, ▸ Abb. 10.5b, ▸ Abb. 10.5c, ▸ Abb. 10.5d und ▸ Abb. 10.5e) erfolgt die Positionierung der mit einem im MRT sichtbaren Marker gekennzeichneten Nadelführung in der entsprechenden Schichtebene (z-Achse). Dabei muss die Position der Nadelführung auch an die Lage des Herdbefunds zwischen Mamille und Brustwand (y-Achse) angepasst werden. Dazu wird die Patientin aus dem Tomografen herausgefahren (▸ Abb. 10.6a). Die adäquate Korrektur der Nadelführung kann in einem erneuten Scan kontrolliert werden.
  - Vor dem Biopsieeingriff erfolgt eine lokale Sprühdesinfektion des Punktionsareals. Da es sich im Falle der Brust um ein talgdrüsenarmes Hautareal handelt, ist eine Einwirkzeit von 15 s ausreichend (▸ Abb. 10.6b).
  - Nach örtlicher Betäubung (▸ Abb. 10.6c) wird nun eine nicht magnetische Hohlnadel unmittelbar in dem Herdbefund platziert (▸ Abb. 10.6d und ▸ Abb. 10.6e). Ist die korrekte Nadelposition dokumentiert (▸ Abb. 10.5f), kann mit der Gewebeentnahme begonnen werden.
  - In der Regel wird für die MR-gesteuerte Intervention die Vakuumbiopsie zur Gewebeentnahme genutzt. Dabei wird das Arbeitsfenster der Biopsienadel bei rotierender Vorgehensweise um 360° um die Achse der Nadel gedreht. Es werden in der Regel 12 Proben entnommen (▸ Abb. 10.6f). Bei kleineren Befunden hat sich auch eine sektorförmige, unidirektionale Vorgehensweise mit Zylinderentnahme in Richtung des Befunds bewährt (▸ Abb. 10.7 und ▸ Abb. 10.8). Dabei wird die Biopsienadel neben dem Herd platziert, und die Probenentnahme erfolgt in einem 90°-Winkel pendelnd (ähnlich der Bewegung eines Scheibenwischers) in Richtung des Herdbefunds. Da die kernspintomografische Gewebeentnahme nicht in Echtzeit dokumentiert wird, können auf diese Weise geringe Abweichungen im Rahmen der Nadelplatzierung ausgeglichen werden.
  - Erst nach dem interventionellen Eingriff wird durch einen erneuten Scan die korrekte Lage der Biopsiehöhle kontrolliert (▸ Abb. 10.5g).
  - Bei kleinen Befunden, die im Rahmen der Vakuumbiopsie wahrscheinlich vollständig entfernt werden, wird am Ende der Intervention ein Marker-Clip in der Biopsiehöhle platziert (▸ Abb. 10.5h und ▸ Abb. 10.6g). Dies kann auch bei größeren Befunden geschehen, um im Falle einer notwendigen Operation präoperativ eine mammografische Befundmarkierung mithilfe des Marker-Clips zu ermöglichen. Ein erneuter Kontroll-Scan ist nicht sinnvoll, da sich der kleine Marker-Clip in den erheblichen Artefakten der Intervention oft nicht abgrenzen lässt.
  - Größere Non-Mass-Läsionen werden üblicherweise nicht mit einem Clip markiert, da für die evtl. notwendige offene Biopsie vorzugsweise die operationsrelevanten Eckpunkte markiert werden.
  - Nach Beendigung der Biopsie, Blutungsstillung und Versorgung der Wunde muss die Lokalisation des Marker-Clips mammografisch in 2 Ebenen dokumentiert werden (ML- und CC-Projektion; ▸ Abb. 10.5i und ▸ Abb. 10.5j). Dadurch kann sichergestellt werden, dass es im Rahmen der Dekompression der Brust nicht zu einer Verlagerung des Marker-Clips gekommen ist.

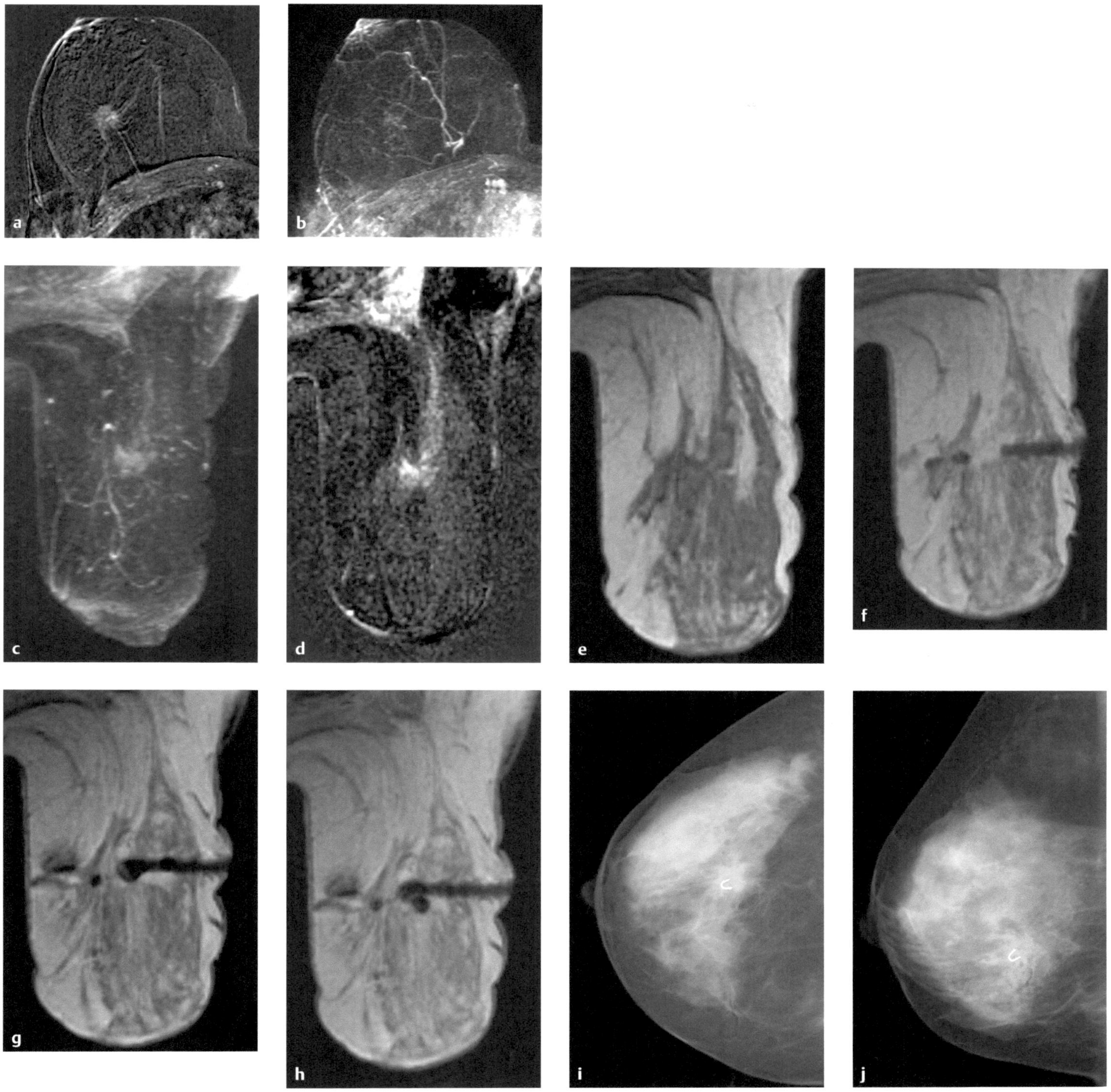

Abb. 10.5 MR-gesteuerte Interventionen. MR-Steuerung der Vakuumbiopsie.

a Hypervaskularisierter Herdbefund in der diagnostischen Mamma-MRT (Einzelschichtsubtraktion). (Quelle: Fischer U, Baum F. Diagnostik und Therapie des Mammakarzinoms. Stuttgart: Thieme; 2014. Abb. 9.15b)

b Hypervaskularisierter Herdbefund in der diagnostischen Mamma-MRT (Summations-MIP-Abbildung). (Quelle: Fischer U, Baum F. Diagnostik und Therapie des Mammakarzinoms. Stuttgart: Thieme; 2014. Abb. 9.15a)

c Hypervaskularisierter Herdbefund in der interventionellen Mamma-MRT (Summations-MIP-Abbildung). (Quelle: Fischer U, Baum F. Diagnostik und Therapie des Mammakarzinoms. Stuttgart: Thieme; 2014. Abb. 9.15c)

d Hypervaskularisierter Herdbefund in der interventionellen Mamma-MRT (Einzelschichtsubtraktion). (Quelle: Fischer U, Baum F. Diagnostik und Therapie des Mammakarzinoms. Stuttgart: Thieme; 2014. Abb. 9.15d)

e Hypervaskularisierter Herdbefund in der interventionellen Mamma-MRT (T 1-Gewichtung nativ). (Quelle: Fischer U, Baum F. Diagnostik und Therapie des Mammakarzinoms. Stuttgart: Thieme; 2014. Abb. 9.15e)

f Darstellung der Koaxialnadel mit Platzhalter in dem Herdbefund. (Quelle: Fischer U, Baum F. Diagnostik und Therapie des Mammakarzinoms. Stuttgart: Thieme; 2014. Abb. 9.15f)

g Abbildung des Substanzdefekts nach 12 Biopsieentnahmen mittels Vakuumbiopsie. (Quelle: Fischer U, Baum F. Diagnostik und Therapie des Mammakarzinoms. Stuttgart: Thieme; 2014. Abb. 9.15g)

h Darstellung des Marker-Clips nach Biopsie. (Quelle: Fischer U, Baum F. Diagnostik und Therapie des Mammakarzinoms. Stuttgart: Thieme; 2014. Abb. 9.15h)

i Darstellung des Marker-Clips postinterventionell in der Mammografie in CC-Projektion. (Quelle: Fischer U, Baum F. Diagnostik und Therapie des Mammakarzinoms. Stuttgart: Thieme; 2014. Abb. 9.15i)

j Darstellung des Marker-Clips postinterventionell in der Mammografie in ML-Projektion. (Quelle: Fischer U, Baum F. Diagnostik und Therapie des Mammakarzinoms. Stuttgart: Thieme; 2014. Abb. 9.15j)

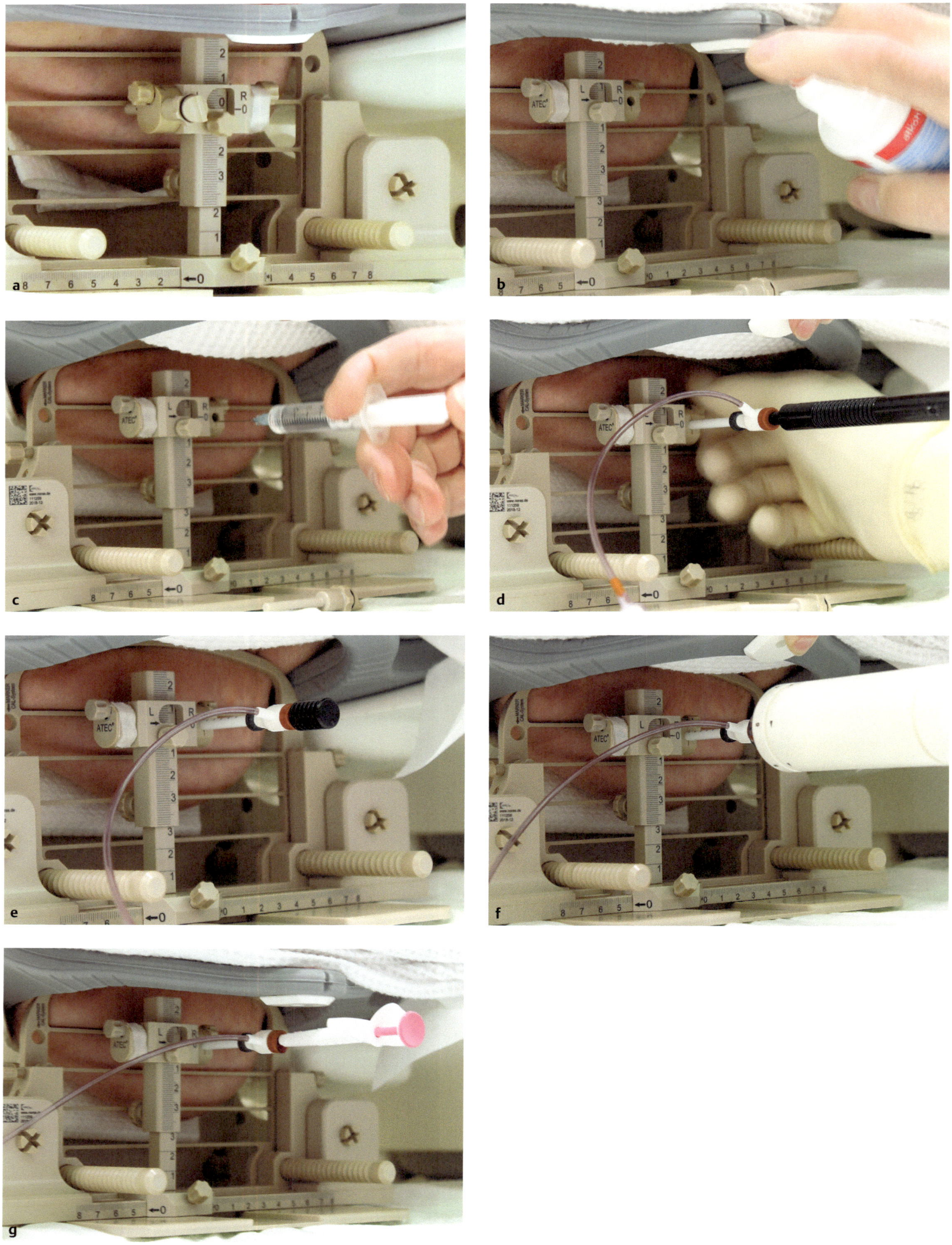

Abb. 10.6 MR-gesteuerte Interventionen. MR-gesteuerte Vakuumbiopsie: manuelle Durchführung der Vakuumbiopsie.

- **a** Markierungs-Stick in der Nadelführung.
- **b** Sprühdesinfektion vor Beginn der Intervention.
- **c** Lokale Betäubung an der Punktionsstelle.
- **d** Trochar zur Platzierung der Koaxialnadel.
- **e** Koaxialnadel mit Plastikplatzhalter zur Positionskontrolle.
- **f** Gewebeentnahme mit der Vakuumnadel.
- **g** Clip-Markierung des Biopsieareals.

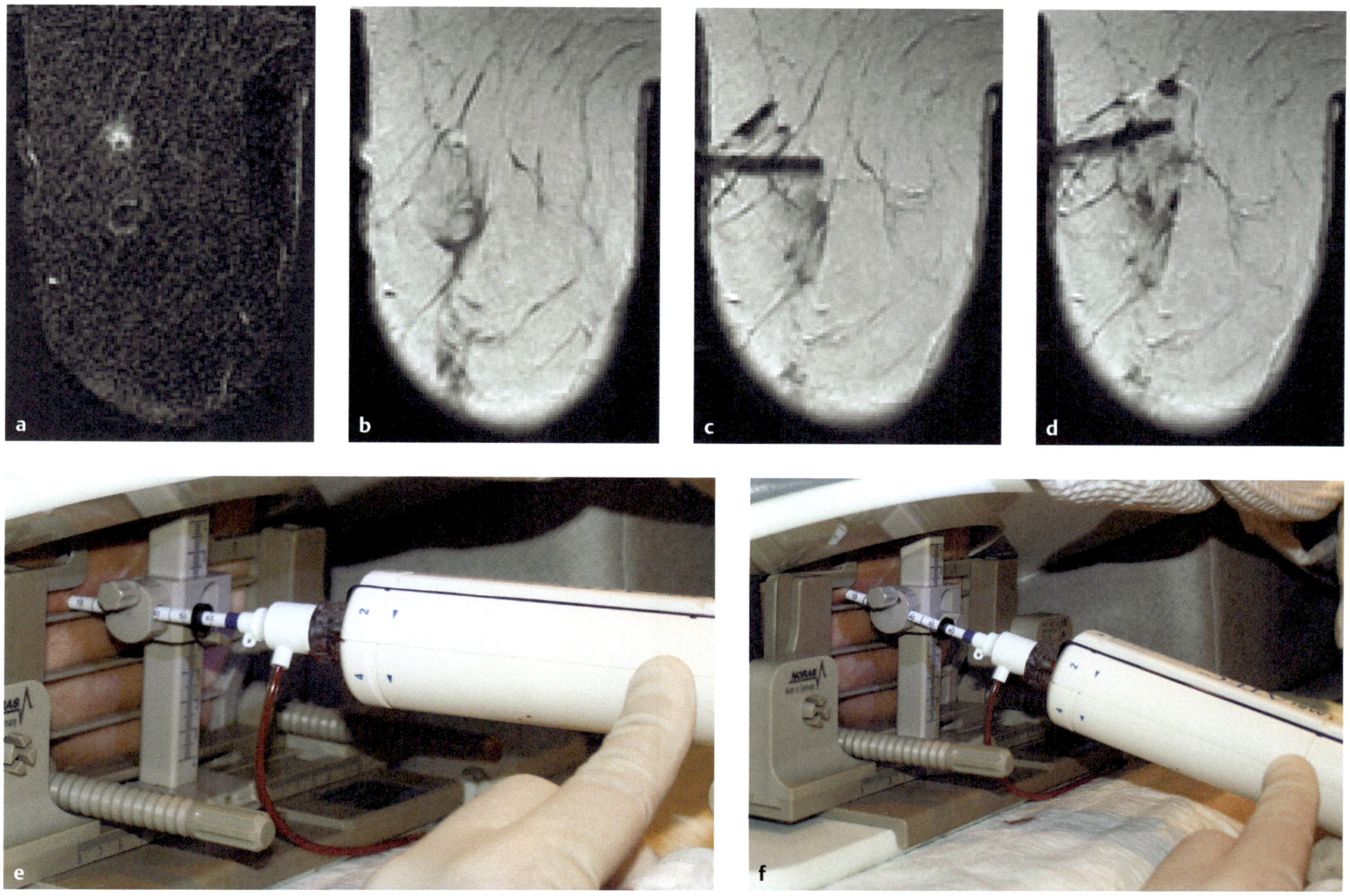

Abb. 10.7 MR-gesteuerte Interventionen. MR-gesteuerte Vakuumbiopsie: unidirektionale Probenentnahme.
a Hypervaskularisierter Herdbefund in der interventionellen Mamma-MRT (Einzelschichtsubtraktion).
b Hypervaskularisierter Herdbefund in der interventionellen Mamma-MRT (T 1-Gewichtung nativ).
c Darstellung der Koaxialnadel mit Platzhalter in dem Herdbefund.
d Angulierung der Biopsienadel in Richtung des Herdbefunds.
e Darstellung der Biopsienadel ohne Angulierung.
f Darstellung der Biopsienadel mit Angulierung.

- Nur in seltenen Fällen diffuser, sehr ausgedehnter Befunde kann eine MR-gesteuerte Gewebeentnahme mithilfe der Hochgeschwindigkeitsstanzbiopsie erfolgen. In diesen Fällen, in denen ein Befund aufgrund seiner Ausdehnung nicht verfehlt werden kann, kann der Einsatz dieses kostengünstigeren Verfahrens gerechtfertigt sein.
- Bei allen Biopsien muss die Korrelation zwischen dem histologischen Ergebnis und der klinischen Verdachtsdiagnose überprüft und dokumentiert werden. Ist das Ergebnis nicht plausibel, muss dies in einer Konferenz zwischen interventionellem Arzt und Pathologen diskutiert werden. Gegebenenfalls ist der Eingriff zu wiederholen.
- Im Falle beniger histologischer Untersuchungsergebnisse sollte eine einmalige bildgebende Kontrolle mit der entsprechenden Untersuchungsmethode nach 6–12 Monaten erfolgen.
- In besonderen Fällen hat die MR-Vakuumbiopsie auch eine therapeutische Zielsetzung: Ist ein Befund ausschließlich in der Mamma-MRT mit hinreichender Sicherheit abzubilden, kann die Vakuumexzision auch unter kernspintomografischer Kontrolle erfolgen (s. ▶ Abb. 10.8). Üblicherweise wird die Koaxialnadel bei diesem Eingriff zunächst im Herdbefund platziert. Bei korrekter Nadellage folgt dann die Exzision des Befunds durch konsekutive Probenentnahmen bei gleichzeitiger 360°-Rotation der Biopsienadel. Wenn nötig, können auch mehrere 360°-Rotationen durchgeführt werden. In besonderen Fällen kann bei der Vakuumexzision des Befunds auch eine unidirektionale Vorgehensweise gewählt werden. Ist der Befund sehr klein (ca. 5 mm), wird die Nadel neben und nicht in dem Herdbefund platziert (s. ▶ Abb. 10.8l). Ist die gewünschte Position dokumentiert, wird die Biopsie nur noch pendelnd in eine Richtung, in diesem Fall Richtung Brustwand, ähnlich einem Scheibenwischer durchgeführt (s. ▶ Abb. 10.8m).
- Um der Bildung größerer Hämatome vorzubeugen, wird das Biopsieareal im Anschluss noch ca. 30 min mit einem Kühlelement gekühlt und komprimiert.

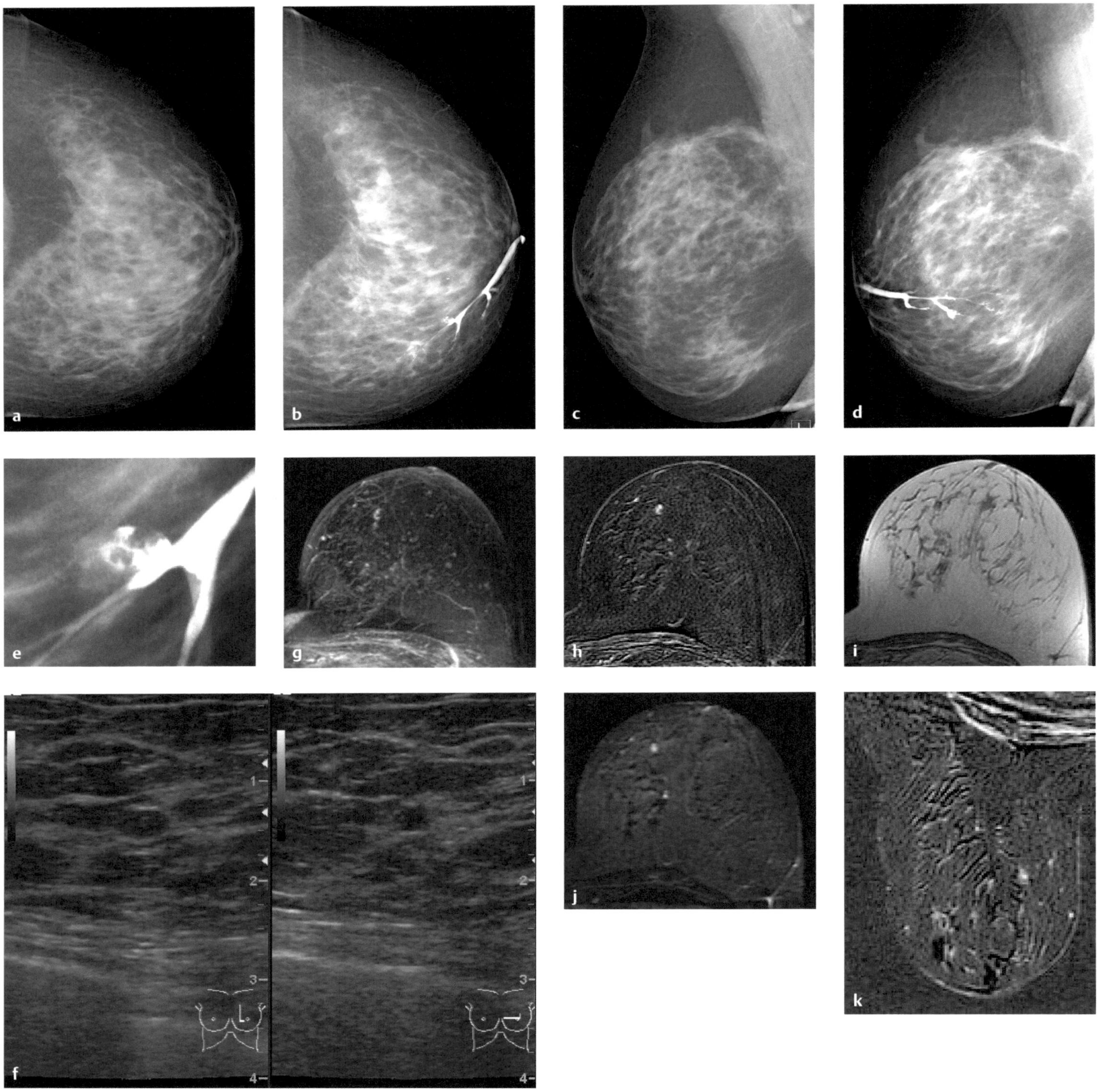

Abb. 10.8 MR-gesteuerte Interventionen. Tumorentfernung mittels MR-gestützter Vakuumbiopsie.
a Mammogramm links in CC-Projektion ohne Befund.
b Polypöse Kontrastmittelaussparung in einem dilatierten Milchgang links innen im Galaktogramm in CC-Projektion.
c Mammogramm links in MLO-Projektion ohne Befund.
d Polypöse Kontrastmittelaussparung in einem dilatierten Milchgang links innen im Galaktogramm in MLO-Projektion.
e Vergrößerung des Galaktogramms in CC-Projektion.
f Mögliches, 3 mm großes, echoarmes Korrelat im Sonografiebild.
g 4 mm großer, hypervaskularisierter Fokus in der diagnostischen Mamma-MRT (Summations-MIP-Abbildung).
h Einzelschicht in der Kontrastmittelsubtraktion.
i Einzelschicht in der nativen T 1-Gewichtung.
j Einzelschicht in der T 2-Gewichtung.
k Hypervaskularisierter Herdbefund in der interventionellen Mamma-MRT (Einzelschichtsubtraktion).

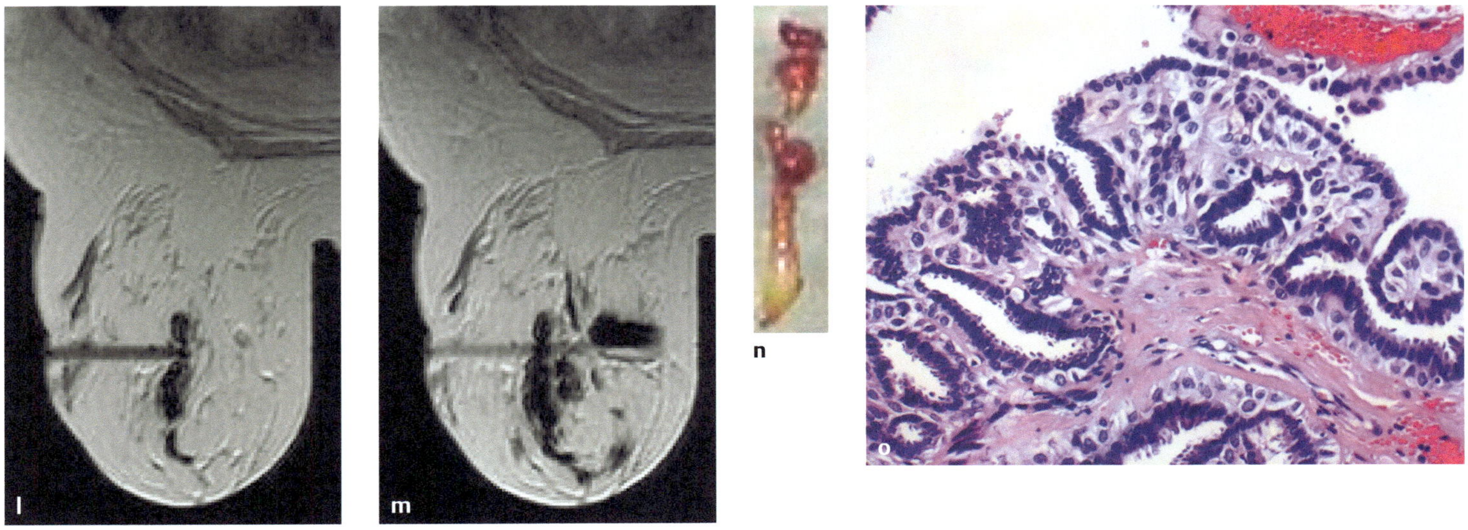

Abb. 10.8 Fortsetzung.
l Darstellung der Koaxialnadel unterhalb des Herdbefunds (unidirektionale Vorgehensweise) in T 1-Gewichtung.
m Abbildung des Substanzdefekts nach 12 Biopsieentnahmen mittels Vakuumbiopsie in T 1-Gewichtung.
n Erste Gewebeprobe mit Darstellung des kugelförmigen Papilloms.
o Histologisches Präparat.

- **MR-gesteuerte Befundlokalisation:**
  - Zur präoperativen Markierung werden Hakendrähte eingesetzt (▶ Abb. 10.9). Mithilfe von Punktionskanülen werden diese Drähte in die Brust eingebracht. Ist die Punktionsnadel in der gewünschten Lokalisation, kann der Hakendraht aus der Kanüle herausgeschoben werden. Das Metall der Drähte ist elastisch und an einem Ende mit einem Haken versehen, der an einen Angelhaken erinnert und sich in dem Befund verankert. Der Verlauf des Drahtes weist dem Operateur den Weg. So kann der Befund im Lagebereich des Hakens reseziert werden. Handelt es sich um mammografisch gut reproduzierbare Befunde wie z. B. Mikrokalzifikationen oder einen Marker-Clip, wird die vollständige Resektion mithilfe einer Präparateradiografie kontrolliert.
  - Hakendrähte sollten Herdbefunde optimalerweise im Zentrum penetrieren. Gelingt dies nicht, wird ein maximaler Abstand von 10 mm zum Befund toleriert.
  - Ausgedehnte, nicht herdförmige Läsionen (Non-Mass-like Lesions) werden unter Verwendung mehrerer Hakendrähte an ihren Rändern markiert (Markierung der operationsrelevanten Eckpunkte, Volumenmarkierung).
  - Zur Platzierung der Hakendrähte sollte die Bildgebung genutzt werden, mit der der Befund optimal reproduzierbar ist. In den meisten Fällen handelt es sich dabei um die Sonografie. MR-Befunde ohne sonografisches und mammografisches Korrelat werden MRT-gesteuert markiert. Das Prozedere gleicht dabei dem des Biopsievorgangs. Wie schon bei der Biopsie wird der Befund mit der Nadelspitze der Kanüle punktiert. Da bei der MR-mammografischen Lokalisation der Ablauf nicht in Echtzeit beobachtet werden kann, werden die korrekte Positionierung der Nadelspitze in bzw. hinter dem Befund wie auch die korrekte Lage des Hakendrahts in einer späteren Untersuchungssequenz dokumentiert. Nach Beendigung der MR-mammografischen Lokalisation wird die Lage des Hakendrahts mammografisch in 2 Ebenen dokumentiert (CC- und ML-Projektion).
  - Die MR-gesteuerte Markierung eines subkutanen Befunds zeigt ▶ Abb. 10.10.
  - Eine perfekte Kommunikation zwischen Operateur und Diagnostiker ist eine essenzielle Voraussetzung für die Qualität der Therapie.

Leitlinien

S 3-Leitlinie für die Früherkennung, Diagnostik, Therapie und Nachsorge des Mammakarzinoms (2021)

Bildgebungsgesteuerte minimalinvasive Biopsie

„Die Steuerung der Biopsie soll mit Hilfe der Bildgebung erfolgen, die den Befund eindeutig darstellt. Bei der Wahl der Entnahmemethode sollen die diagnostische Sicherheit und das Nebenwirkungsrisiko berücksichtigt werden. Der Untersucher soll durch geeignete Maßnahmen sicherstellen, dass die Lokalisation des Befundes wiederzufinden ist (z. B. durch Clipeinlage).“ (Empfehlungsgrad EK)

„Bei allen Biopsien ist die Korrelation zwischen dem histologischen Ergebnis und der klinischen Verdachtsdiagnose zu überprüfen und zu dokumentieren.“ (Empfehlungsgrad EK)

„Bei histopathologisch benignem Befund der bildgebenden Kategorie 4 oder 5, die repräsentativ biopsiert wurden, sollte einmalig eine bildgebende Kontrolle mit der entsprechenden Untersuchungsmethode nach 6 Monaten erfolgen.“ (Empfehlungsgrad EK)

Offene Exzisionsbiopsie

„Bei der präoperativen Markierung nicht tastbarer Befunde soll der Draht den Herd penetrieren und den Herd um weniger als 1 cm überragen. Wenn der Draht den Herd nicht penetriert, soll die Entfernung zwischen Draht und Herdrand ≤ 1 cm sein. Bei nicht raumfordernden Prozessen kann eine Markierung des operationsrelevanten Zielvolumens sinnvoll sein.“ (Empfehlungsgrad EK)

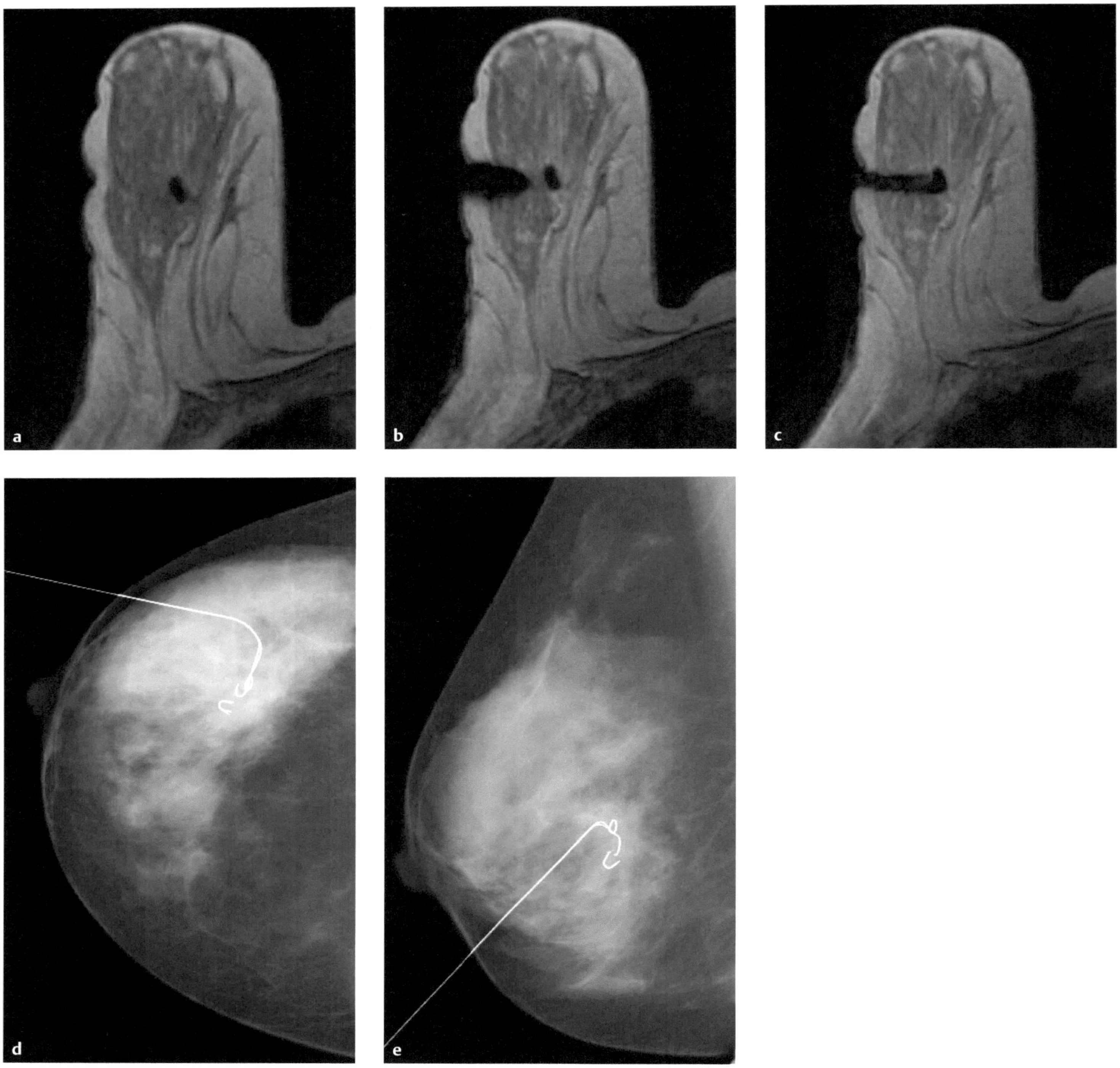

Abb. 10.9 MR-gesteuerte Interventionen. Durchführung der MRT-gesteuerten Hakendrahtmarkierung eines Befundes.
a Zentral gelegenes Clip-Artefakt in der nativen T 1w Einzelschicht.
b Punktionskanüle vor dem Herdbefund.
c Hakendrahtspitze in dem Herdbefund.
d Mammografie des Hakendrahts in CC-Projektion.
e Mammografie des Hakendrahts in ML-Projektion.

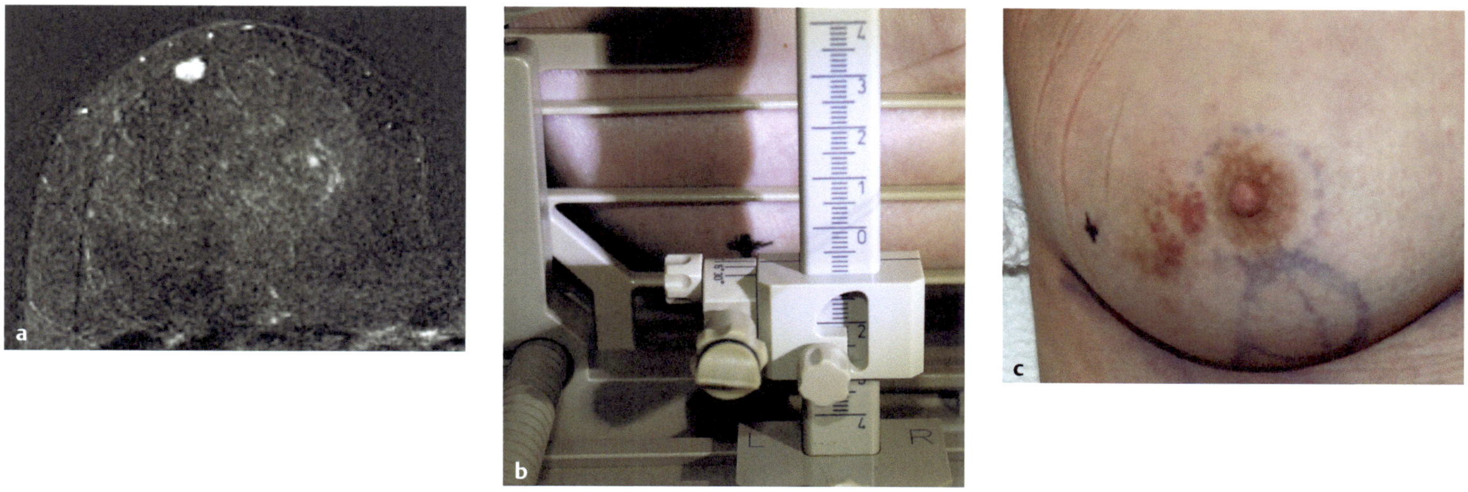

Abb. 10.10 MR-gesteuerte Interventionen. Durchführung der MRT-Markierung der Haut.
a Subkutan gelegene Kontrastmittelanreicherung in der Einzelschicht der Kontrastmittelsubtraktion.
b Hautmarkierung nach Berechnung und Platzierung des stereotaktischen Post-and-Pilar-Marker-Pins.
c Hautmarkierung nach Abschluss der Intervention.

10.15 Mögliche Komplikationen

10.15.1 Intraoperative Komplikationen

- Im Rahmen der Vakuumbiopsie ist die Entwicklung kleiner Hämatome üblich. Diese schränken die Entnahme der Gewebeproben üblicherweise nicht ein. Nur sehr selten kommt es zu einer Verlagerung des abzuklärenden Befunds durch das Hämatom. In diesen Fällen muss nach der postinterventionellen Kontrolle die Nadelführung an die Herdposition angepasst und es muss eine erneute Probenentnahme durchgeführt werden.
- Extrem selten kommt es im Rahmen der Vakuumbiopsie zu einer arteriellen Blutung. Aufgrund der Absaugung im Rahmen der Biopsie wird die Befundabklärung durch diese Komplikation üblicherweise nicht behindert. Die Kompression und Kühlung des Biopsieareals sollte in solchen Fällen im Anschluss an den Eingriff länger und intensiver als die üblichen 30 min erfolgen. Um stärkere Blutungen zu vermeiden, sollten im Falle brustwandnaher Läsionen Verletzungen des M. pectoralis vermieden werden, da in diesen Fällen Nachblutungen besonders ausgeprägt sein können.
- Gelegentlich ist die fehlende Reproduzierbarkeit hypervaskularisierter Befunde im Rahmen der MR-Mammografie-Vakuumbiopsie zu beobachten. Dies gilt besonders für Abweichungen infolge hormoneller Veränderungen. Extrem selten kann dies jedoch auch durch die relevante Kompression der Brust bei der Lagerung im Rahmen der Intervention verursacht werden. Vor Abbruch der Intervention sollte die Wiedererkennbarkeit des abzuklärenden Befunds in der nativen Bildgebung geprüft werden. Im positiven Falle sollte die Durchführung der Untersuchung erwogen werden. Im Falle eines Untersuchungsabbruchs wird in den S 3-Leitlinien die kurzfristige Verlaufskontrolle nach 6 Monaten gefordert. Je nach Bedrohlichkeit des Befunds, z. B. bei BIRADS-5-Befunden, kann jedoch auch eine kurzfristigere Verlaufskontrolle erfolgen.
- Gelegentlich wird die Platzierung der Punktionskanüle durch extrem hartes Drüsengewebe stark behindert. Dies gilt besonders für Markierungen mit lateralem Zugangsweg und medialer Lokalisation des Befunds. Ein Drehen der Nadel zwischen Daumen und Zeigefinger beim Vorschieben der Punktionskanüle kann deren Platzierung erleichtern und einem Verbiegen der Nadel vorbeugen.

10.15.2 Postoperative Komplikationen

- Kleine Hämatome treten nach Vakuumbiopsien immer auf. Sie werden vom Körper üblicherweise innerhalb von 2–3 Wochen im Rahmen einer leicht schmerzhaften Entzündungsreaktion resorbiert. Nur sehr selten bilden sich größere Hämatome, die dann ggf. mittels Punktion aspiriert und entlastet werden können.
- Trotz sehr vorsichtiger Entfernung der Koaxialnadel nach erfolgter Clip-Markierung ist eine Verlagerung des Marker-Clips in den Punktionskanal nicht immer zu verhindern. Deshalb ist postinterventionell die mammografische Dokumentation des Biopsieareals in 2 im rechten Winkel zueinander stehenden Ebenen unerlässlich (CC- und ML-Projektion). Nur so kann die Verlagerung des Clips erkannt werden und die möglicherweise notwendige Operation an falscher Stelle kann vermieden werden.
- Nur extrem selten kommt es nach Vakuumbiopsien zu Infektionen. In diesen besonderen Fällen wird dann eine entsprechende Antibiose durchgeführt, wenn möglich, nach Antibiogramm.

10.16 OP-Bericht

- Der schriftliche Befund sollte die Art der Lokalanästhesie, die bildgebende Reproduzierbarkeit des abzuklärenden Befunds, die korrekte Lage des Biopsieareals, die Anzahl der entnommenen Gewebeproben sowie das histologische Untersuchungsergebnis benennen.
- Es müssen darin auch eventuelle Komplikationen Erwähnung finden.
- Des Weiteren muss auf die Korrelation von Befund und Histologie eingegangen werden. Ist diese nicht schlüssig, muss dies gemeinsam mit dem Pathologen diskutiert werden. Gegebenenfalls muss der Eingriff wiederholt oder es muss ein anderes Prozedere vorgeschlagen werden, z. B. eine offene Biopsie.

10.17 Postoperatives Management

- Nach der Gewebeentnahme wird das Entnahmeareal mit einem Kühlelement für ca. 30 min gekühlt und komprimiert.
- Im Anschluss wird die Einstichstelle mit einem Klammerpflaster versorgt. Dieses Areal wird mit einem kleinen Flächenpflaster abgedeckt.
- Dann wird, wenn nötig, die Mammografie zur Dokumentation des Marker-Clips durchgeführt.

10.18 Ergebnisse

- **Befundklassifikation:** B-Klassifikation histologischer Präparate (Stanzbiopsie, Vakuumbiopsie):
  - Nach Stanz- und Vakuumbiopsien erfolgt eine histologische Beurteilung. Die entsprechenden Präparate werden in speziellen Behältern (Kapseln) bereits in Formalin an das pathologische Institut weitergeleitet.
  - Klassifiziert wird das stanz- oder vakuumbioptisch entnommene Gewebe von den Pathologen nach der sog. B-Klassifikation (▸ Tab. 10.1).

Tab. 10.1 B-Klassifikation für die Beurteilung histologischer Präparate.

Klassen	Beschreibung
B1	normales Brustdrüsengewebe
B2	eindeutig benigne Veränderungen
B3	Befund mit unklarem biologischem Potenzial
B4	Verdacht auf Malignität bei eingeschränkter Beurteilbarkeit des Präparats
B5a	duktales Carcinoma in Situ
B5b	invasives Karzinom
B5c	maligner Tumor, fraglich invasiv
B5d	maligner Tumor, aber kein primärer Mammatumor

- **Befundmarkierung:** Nach Markierungen sollte der schriftliche Befund den erfolgreichen Ablauf der Untersuchung beschreiben und die exakte Position der Marker bezüglich des Befunds in Millimetern angeben.
- **Befundkorrelation:**
  - Bei allen Biopsien muss die Korrelation zwischen dem histologischen Ergebnis und der klinischen Verdachtsdiagnose überprüft und dokumentiert werden. Ist das Ergebnis nicht plausibel, muss es in einer Konferenz zwischen interventionellem Arzt und Pathologen diskutiert werden. Gegebenenfalls ist der Eingriff zu wiederholen. In besonders komplexen Fällen kann auch eine offene Probeexzision nach Hakendrahtmarkierung erwogen werden.
  - Im Falle benigner histologischer Untersuchungsergebnisse sollte eine einmalige MR-mammografische Kontrolle nach 6–12 Monaten erfolgen.

Leitlinien

S 3-Leitlinie für die Früherkennung, Diagnostik, Therapie und Nachsorge des Mammakarzinoms (2021)

Bildgebungsgesteuerte minimalinvasive Biopsie

„Bei allen Biopsien ist die Korrelation zwischen dem histologischen Ergebnis und der klinischen Verdachtsdiagnose zu überprüfen und zu dokumentieren." (Empfehlungsgrad EK)

„Bei histopathologisch benignem Befund der bildgebenden Kategorie 4 oder 5, die repräsentativ biopsiert wurden, sollte einmalig eine bildgebende Kontrolle mit der entsprechenden Untersuchungsmethode nach 6 Monaten erfolgen." (Empfehlungsgrad EK)

10.19 Literatur

Quellenangaben

[152] Fischer U, Baum F. Diagnostik und Therapie des Mammakarzinoms. Stuttgart: Thieme; 2014

Literatur zur weiteren Vertiefung

[153] Albert US. Stufe-3-Leitlinie Brustkrebs-Früherkennung in Deutschland. München: Zuckschwerdt-Verlag; 2008

[154] American College of Radiology. ACR Breast Immaging and Reporting Data System. Breast Imaging Atlas. Reston, VA: American College of Radology; 2003

[155] Berg WA. Image-guided breast biopsy and management of high-risk lesions. Radiol Clin North Am 2004; 42 (5): 935–946

[156] Fischer U. Lehratlas der MR-Mammographie: Hochauflösende Mamma-MRT. Stuttgart: Thieme; 2010

[157] Fischer U, Baum F. Diagnostische Interventionen der Mamma. Stuttgart: Thieme; 2017

[158] Fischer U, Baum F, Luftner-Nagel S et al. MR-gesteuerte Interventionen der Brust. Radiologie up2date 2022; 22: 1–18

[159] Fischer U, Schwethelm L, Baum FT et al. Effort, accuracy and histology of MR-guided vacuum biopsy of suspicious breast lesions – retrospective evaluation after 389 interventions. Röfo 2009; 181 (8): 774–781. doi:10.1055/s-0028-1109532

[160] Hahn M, Gall C, Baur S et al Fehlerquellen bei minimalinvasiven Interventinon der Brust... Und wie man sie umgehen kann. Geburtsh Frauenheilk 2007; 67: 779–781

[161] Helbich TH. Localization and biopsy of breast lesions by magnetic resonance imaging guidance. J Magn Reson Imaging 2001; 13 (6): 903–911

[162] Hellerhoff K, Schlossbauer T, Herzog P et al. MR-gestützte Interventionen in der Mammadiagnostik: Indikationen, Techniken, Ergebnisse und Perspektiven. Radiologe 2008; 48 (4): 367–374

[163] Heywang-Köbrunner SH, Sinnatamby R, Lebeau A et al. Interdisciplinary consensus on the uses and technique of MR-guided vacuum-assisted breast biopsy (VAB): results of a European consensus meeting. Eur J Radiol 2009; 72 (2): 289–294

[164] Kuhl CK Interventional breast MRI: needle localization and core biopsy. J Exp Clin Cancer Res 2002; 21: 65–68

[165] Leitlinienprogramm Onkologie der Arbeitsgemeinschaft der Wissenschaftlichen Medizinischen Fachgesellschaften e.V. (AWMF), Deutsche Krebsgesellschft e.V. (DKG), Deutsche Krebshilfe e.V. (DKH). Interdisziplinäre S3-Leitlinie für die Diagnostik, Therapie und Nachsorge des Mammakarzinoms, 2012. AWMF Register-Nr. 032–045OL. Im Internet: https://www.leitlinienprogramm-onkologie.de/fileadmin/user_upload/Downloads/Leitlinien/Mammakarzinom/S 3-Brustkrebs-v2012-OL-Langversion.pdf (Stand: 17.06.2024)

[166] Leitlinienprogramm Onkologie der Arbeitsgemeinschaft der Wissenschaftlichen Medizinischen Fachgesellschaften e.V. (AWMF), Deutsche Krebsgesellschft e.V. (DKG), Deutsche Krebshilfe e.V. (DKH). Interdisziplinäre S3-Leitlinie für die Diagnostik, Therapie und Nachsorge des Mammakarzinoms, 2017. AWMF Register-Nr. 032–045OL

[167] Leitlinienprogramm Onkologie der Arbeitsgemeinschaft der Wissenschaftlichen Medizinischen Fachgesellschaften e.V. (AWMF), Deutsche Krebsgesellschft e.V. (DKG), Deutsche Krebshilfe e.V. (DKH). Interdisziplinäre S3-Leitlinie für die Früherkennung, Diagnostik, Therapie und Nachsorge des Mammakarzinoms, 2021. AWMF Register-Nr. 032–045OL. Im Internet: https://register.awmf.org/assets/guidelines/032–045OLl_S 3_Mammakarzinom_2021-07.pdf (Stand: 18.06.2024)

[168] Liberman L, Bracero N, Morris E et al. MRI-guided 9-gauge vacuum-assisted breast biopsy: initial clinical experience. AJR Am J Roentgenol 2005; 185 (1): 183–193. doi:10.2214/ajr.185.101850183

[169] Neal L, Sandhu NP, Hieken TJ et al. Diagnosis and management of benign, atypical, and indeterminate breast lesions detected on core needle biopsy. Mayo Clin Proc 2014; 89 (4): 536–547. doi:10.1016/j.mayocp.2014.02.004

[170] Nouf A, Benoît M, El-Khoury M et al. Breast imaging and reporting data system lexicon for US: interobserver agreement for assessment of breast masses. Radology 2009; 252: 665–672. doi:10.1148/radiol.2523080670

[171] Perlet C, Heywang-Kobrunner SH, Heinig A et al. Magnetic resonance-guided, vacuum-assisted breast biopsy: results from a European multicenter study of 538 lesions. Cancer 2006; 106 (5): 982–990. doi:10.1002/cncr.21720

11 Feinnadelpunktion und -biopsie

Uwe Fischer

11.1 Steckbrief

Die Feinnadelbiopsie war historisch Bestandteil der sog. Triple-Diagnostik (Palpation, Mammografie und Feinnadelbiopsie). Sie wurde inzwischen abgelöst durch die Stanzbiopsie. Aktuell beschränkt sich der Einsatzbereich der Interventionen mit Feinnadeln im Bereich der Mamma auf die Punktion von schmerzhaften Zysten sowie die Biopsie von lokoregionären, in aller Regel axillären Lymphknoten. Das bei der Feinnadelpunktion bzw. -biopsie gewonnene Zellmaterial kann zytologisch untersucht werden.

11.2 Synonyme

- FNAP
- FNAB

11.3 Keywords

- Feinnadelpunktion
- Feinnadelbiopsie
- Mammadiagnostik
- Bildgebung
- Mammakarzinom

11.4 Definition

Bei der Feinnadelpunktion und -biopsie handelt es sich um eine Gewebepunktion oder -entnahme unter Sog mit Nadeln mit einer durchschnittlichen Stärke von 21–26 G.

11.5 Indikationen

- Schmerzhafte Zysten
- unklare lokoregionäre Lymphknoten

11.6 Kontraindikationen

- Es gibt keine Kontraindikationen.

11.7 Technik, Methodik

- **Bildgebung:** unter Ultraschallsicht Direktpunktion der Zielläsion (Zyste, Lymphknoten)
- **Anästhesie:** üblicherweise Verzicht auf Lokalanästhesie
- **Techniken:**
  - Zystenpunktion
  - Lymphknotenpunktion

11.8 Qualitätssicherung

- Sonografische Dokumentation der Nadelplatzierung vor Beginn der Intervention und danach

11.9 Fehler

- Fehlpunktion
- Belassen des Unterdrucks bei Entfernen der Nadel aus der Brust

11.10 Auswertungskriterien

- Zytologische Beurteilung des gewonnenen Gewebematerials

11.11 Aufklärung und spezielle Risiken

- **Aufklärung:** Aufklärung der Patientin über die Vorgehensweise
- **spezielle Risiken:** keine signifikanten Risiken

11.12 Vorbereitende Diagnostik

- Eine vorbereitende Diagnostik ist für die Feinnadelpunktion oder -biopsie nicht notwendig.

11.13 Material

- Für die Feinnadelpunktion oder -biopsie erforderliches Material (▶ Abb. 11.1)

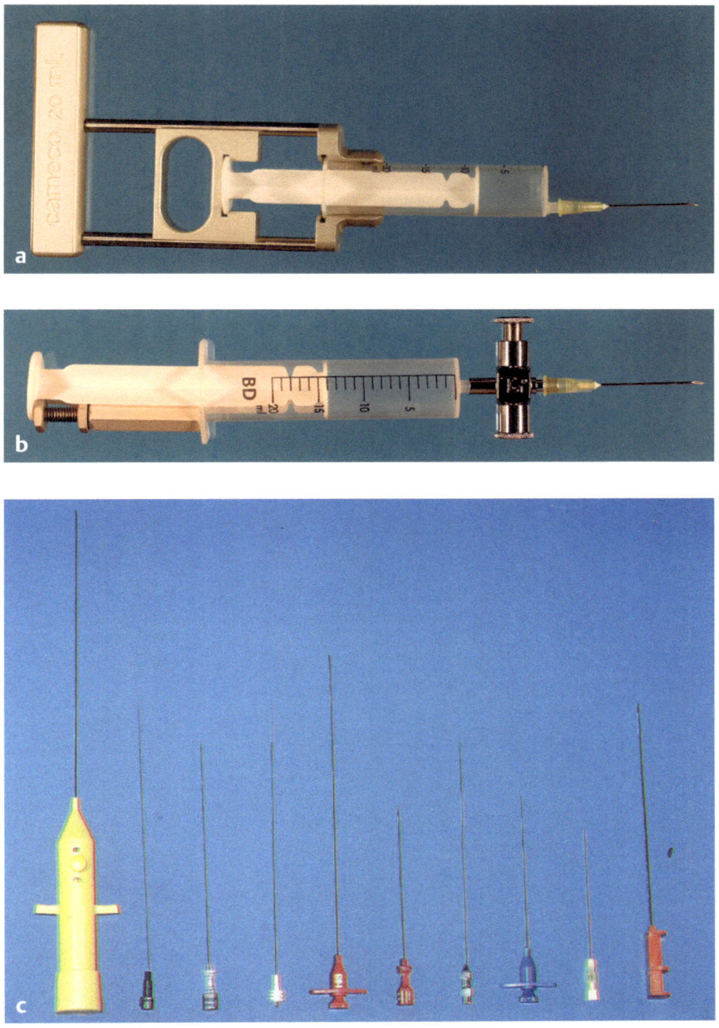

Abb. 11.1 Feinnadelintervention. Equipment für den Sogaufbau.
a Cameco-Griff mit integrierter 20-ml-Spritze (Fa. Mortonmedical, Cirencester, UK). (Quelle: Fischer U, Baum F. Diagnostik und Therapie des Mammakarzinoms. Stuttgart: Thieme; 2014. Abb. 9.1)
b Binder-Ventil in Kombination mit 20-ml-Spritze (Fa. Binder, Ulm).
c Feinnadeln (verschiedene Herstellerfirmen).

11.14 Durchführung

11.14.1 Durchführung Schritt für Schritt

- **Zystenpunktion:**
  - Durchstechen der Zystenwand mit der Nadel
  - Absaugen des Zysteninhalts unter Nutzung der 20-ml-Spritze in der Cameco-Halterung
  - ggf. Auffüllen der entleerten Zyste mit volumenidentischer Luftmenge
  - Entfernen der Nadel
  - ggf. Einsenden der gewonnenen Flüssigkeit zur zytologischen Untersuchung
- **Lymphknotenpunktion:**
  - Platzieren der Nadelspitze im Lymphknoten
  - unter Sog fächerförmige Entnahme von Zellmaterial aus dem Lymphknoten
  - vor Entfernen der Nadel Sogentlastung
  - Ausstreichen des gewonnenen Zellmaterials auf Objektträgern, Lufttrocknung
  - Versand zur zytologischen Untersuchung

11.15 Ergebnisse

- Die Feinnadelpunktion schmerzhafter Zysten erlaubt die Druckentlastung der Zyste und konsekutiv einen Rückgang der Dynie. Zudem kann eine zytologische Untersuchung des Zysteninhalts durchgeführt werden.
- Die Feinnadelbiopsie unklarer Lymphknoten ermöglicht die zytologische Untersuchung von gewonnenem Zellmaterial zur Differenzierung zwischen Lymphadenitis und metastatischem Lymphknotenbefall.

11.16 Literatur

Quellenangaben

[172] Fischer U, Baum F. Diagnostik und Therapie des Mammakarzinoms. Stuttgart: Thieme; 2014

Literatur zur weiteren Vertiefung

[173] Ahmed I, Nazir R, Chaudhary MY et al. Triple assessment of breast lump. J Coll Physicians Surg Pak 2007; 17: 535–538

[174] Choi YD, Choi YH, Lee JH et al. Analysis of fine needle aspiration cytology of the breast: a review of 1297 cases and correlation with histologic diagnoses. Acta Cytol 2004; 48: 801–806

[175] Day C, Moatamed N, Fimbres AM et al. A retrospective study of the diagnostic accuracy of fine-needle aspiration for breast lesions and implications for future use. Diagn Cytopathol 2008; 36: 855–860

[176] Domínguez F, Riera JR, Tojo S et al. Fine needle aspiration of breast masses. An analysis of 1398 patients in a community hospital. Acta Cytol 1997; 41: 341–347

[177] Fischer U, Baum F. Diagnostische Interventionen der Mamma. Stuttgart: Thieme; 2008

[178] Ishikawa T, Hamaguchi Y, Tanabe M et al. False-positive and false-negative cases of fine-needle aspiration cytology for palpable breast lesions. Breast Cancer 2007; 14: 388–392

[179] Rakha EA, Ellis IO. An overview of assessment of prognostic and predictive factors in breast cancer needle core biopsy specimens. J Clin Pathol 2007; 60: 1300–1306

[180] Rosa M, Mohammadi A, Masood S. The value of fine needle aspiration biopsy in the diagnosis and prognostic assessment of palpable breast lesions. Diagn Cytopathol 2012; 40: 26–34

12 Punch-Biopsie

Uwe Fischer

12.1 Steckbrief

Die Punch-Biopsie wird eingesetzt, wenn kutane Befunde im Bereich des Hautmantels oder der Areola histologisch abgeklärt werden sollen. Dort ist eine Feinnadel- oder Stanzbiopsie aus topografischen Gründen nicht möglich. Indikationen betreffen in erster Linie pagetoide Veränderungen des Hofes oder unklare inflammatorische Veränderungen der Kutis. Die gewonnene Gewebeprobe ermöglicht die histologische Untersuchung.

12.2 Synonyme

- Hautbiopsie

12.3 Keywords

- Digitale Mammografie
- Punch-Biopsie
- Mammadiagnostik
- Bildgebung
- Mammakarzinom

12.4 Definition

Die Punch-Biopsie erlaubt die Gewinnung von Haut- und Unterhautgewebe. Mit einer im Durchmesser 2–3 mm messenden zylinderförmigen Schneide lassen sich auf schonende Weise Hautproben entnehmen, die eine histologische Untersuchung des Gewebes ermöglichen.

12.5 Indikationen

- Pagetoide Veränderungen der Mamma
- inflammatorische Veränderungen der Kutis

12.6 Kontraindikationen

- Schwere Gerinnungsstörungen

12.7 Technik, Methodik

- Biopsie mit einer Punch-Nadel zur Gewinnung kutaner Gewebezylinder

12.8 Fehler

- Nicht repräsentativer Ort der Biopsie
- fehlende Bergung des basisnah fixierten Gewebezylinders

12.9 Auswertungskriterien

- Histologische Beurteilung des gewonnenen Gewebematerials

12.10 Aufklärung und spezielle Risiken

- **Aufklärung:** Aufklärung der Patientin über die Vorgehensweise
- **spezielle Risiken:** Risiko der Nachblutung und der Infektion

12.11 Vorbereitende Diagnostik

- Eine vorbereitende Diagnostik ist für die Punch-Biopsie nicht notwendig.

12.12 Material

- Runde Punch-Nadel (▸ Abb. 12.1)

12.13 Durchführung

12.13.1 Durchführung Schritt für Schritt

- Unter Ultraschallsicht Einbringen eines geeigneten Lokalanästhetikums kutan und subkutan im Bereich des zu biopsierenden Areals
- Eindrücken der Punch-Nadel senkrecht zur Kutis unter leichtem Drehen (▸ Abb. 12.2a)
- 2 Alternativen für weiteres Vorgehen (▸ Abb. 12.2b und ▸ Abb. 12.2c):
  - Ankanten der Punch-Nadel zum Abtrennen des herausgeschnittenen Gewebezylinders an der Basis und Herausziehen des abgetrennten Biopsats zusammen mit der Punch-Nadel
  - Entfernen der Punch-Nadel aus der Haut; Fassen des im Hautniveau verbliebenen Gewebezylinders mit einer Pinzette und basisnahes Abtrennen des Biopsats mit einem spitzen Skalpell
- Verband und Kompression zur Blutungsstellung
- Versand des Biopsats in Formalin zur histologischen Untersuchung

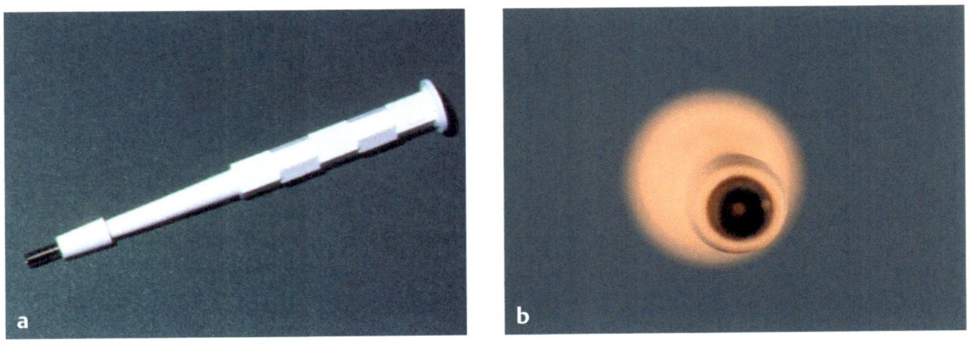

Abb. 12.1 Punch-Biopsie. Benötigtes Equipment.
a Griff (Fa. SMI AG, St. Vith, Belgien).
b Schneideinheit.

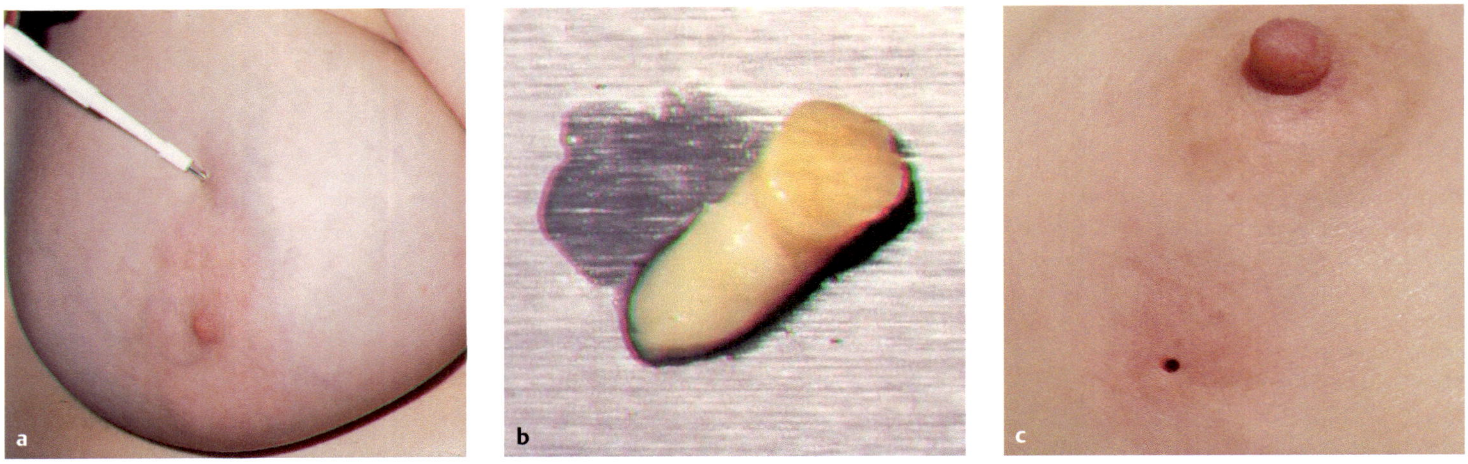

Abb. 12.2 Punch-Biopsie. Klinischer Einsatz.
a Abzuklärender Bereich der Brust mit Platzierung der Nadel.
b Entnommenes Punch-Biopsat.
c Kutaner Status nach Biopsie (andere Patientin).

12.14 Ergebnisse

- Die Punch-Biopsie erlaubt es, kutane Gewebezylinder zu gewinnen, die nach Formalineinlagerung einer histologischen Begutachtung zugänglich sind.

12.15 Literatur

Literatur zur weiteren Vertiefung

[181] Christensen LJ, Phillips K, Weaver AL et al. Primary closure vs second-intention treatment of skin punch biopsy sites. A randomised trial. Arch Dermatol 2005; 141: 1093–1099
[182] Fischer U, Baum F. Diagnostische Interventionen der Mamma. Stuttgart: Thieme; 2008
[183] Shin HJC, Sneige N, Staerkel GA. Utility of punch biopsy for lesions that are hard to aspirate by conventional fine needle aspiration. Cancer (Cancer Cytopathol) 1999; 87: 149–154
[184] Warren RC, Nerad JA, Carter KD. Punch biopsy technique for the ophthalmologist. Arch Opthalmol 1990; 108: 778–779
[185] Zuber TJ. Punch biopsy of the skin. Am Fam Physician 2002; 65: 1155–1158

13 Stanzbiopsie

Uwe Fischer

13.1 Steckbrief

Die Stanzbiopsie wird heutzutage in erster Linie ultraschallgesteuert zur Abklärung auffälliger Befunde der Kategorie BIRADS 4 und 5 mit einem zuverlässigen sonografischen Korrelat eingesetzt. Die Größenordnung der Nadeln beträgt zwischen 16 und 20 G. Typischerweise werden 3 oder mehr Gewebezylinder gemäß nationaler S 3-Leitlinie in Koaxialtechnik entnommen. Die gewonnenen Gewebeproben ermöglichen eine histologische Untersuchung.

13.2 Synonyme

- Hochgeschwindigkeitsstanzbiopsie
- Core Biopsy
- Jetbiopsie
- SB

13.3 Keywords

- Mammografie
- Stanzbiopsie
- Mammadiagnostik
- Bildgebung
- Mammakarzinom

13.4 Definition

Die Stanzbiopsie ist ein Biopsieverfahren zur perkutan-bioptischen Abklärung von auffälligen Mammabefunden in Koaxialtechnik.

13.5 Indikationen

- Befunde der Kategorie BIRADS 4 und BIRADS 5 mit eindeutigem sonografischem Korrelat
- im Einzelfall auch Abklärung von Befunden der Kategorie BIRADS 3

13.6 Kontraindikationen

- Gerinnungsstörungen

13.7 Technik, Methodik

- Für die Stanzbiopsie werden Einmal- und Mehrfachsysteme mit Halb- oder Vollautomatik verwendet.
- Über eine Koaxialkanüle wird die Biopsienadel eingeführt, mit der ein Gewebezylinder herausgetrennt wird.

13.8 Qualitätssicherung

- Sonografische Dokumentation der Nadelplatzierung:
  - vor Beginn der Intervention in Längsachse der Biopsienadel (Pre-Fire-Aufnahme) und
  - nach Auslösen des Schneidvorgangs mit der Nadel im Ziel in Längs- sowie Querachse (Post-Fire-Aufnahmen)

13.9 Fehler

- Nicht repräsentative Entnahmestelle
- Sampling Error
- nicht planparallele Ausrichtung der Biopsienadel zur Schallkopflängsachse
- Verletzung extramammärer Strukturen (z. B. Rippen)

13.10 Auswertungskriterien

- Histologische Beurteilung des gewonnenen Gewebematerials

13.11 Aufklärung und spezielle Risiken

- **Aufklärung:** Aufklärung der Patientin über die Vorgehensweise
- **spezielle Risiken:** Risiko der Nachblutung und der Infektion

13.12 Vorbereitende Diagnostik

- Eine vorbereitende Diagnostik ist für die Stanzbiopsie nicht notwendig.

13.13 Material

- Benötigt wird eine Hohlnadel mit Schneidmesser und Notch zur Gewinnung und Entnahme des Biopsats mit einer Nadelstärke zwischen 16 und 20 G (▸ Abb. 13.1 und ▸ Abb. 13.2).

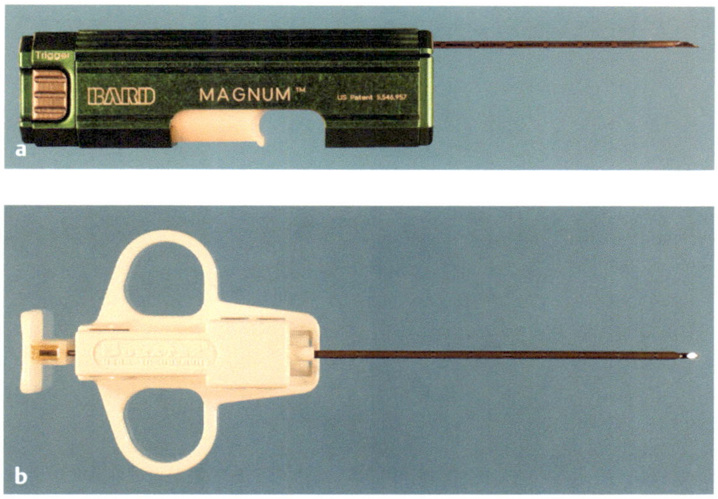

Abb. 13.1 Stanzbiopsie. Benötigtes Equipment.
a Einmalsystem (Fa. BD, Heidelberg).
b Mehrfachsystem (Fa. Hologic, Wien, Österreich).

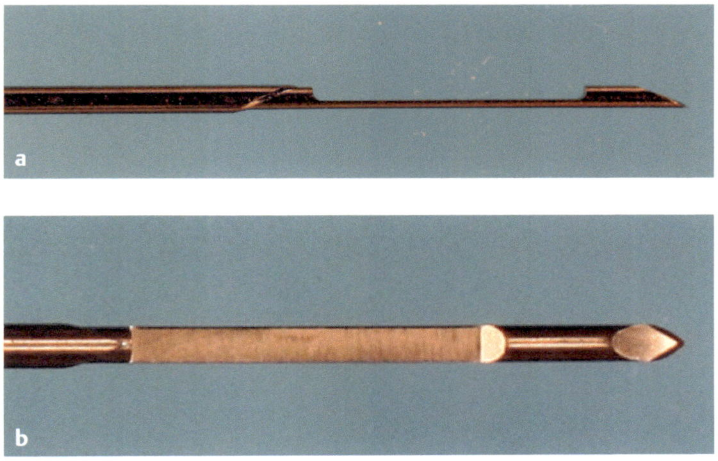

Abb. 13.2 Stanzbiopsie. Notch (Fa. BD, Heidelberg).
a Seitansicht.
b Aufsicht.

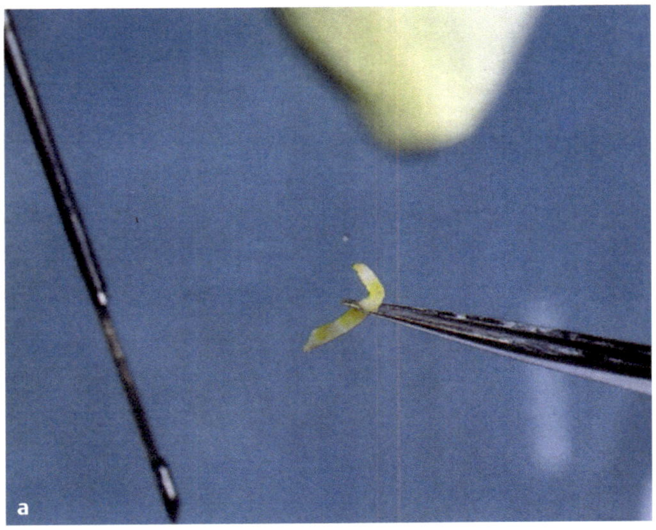

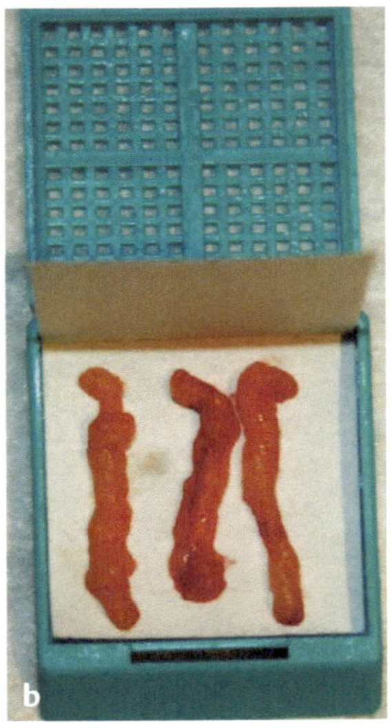

Abb. 13.3 Stanzbiopsie. Entnahme des gewonnenen Biopsiezylinders aus der Notch der Stanznadel.
a Entnahme des Biopsats mit einer Pinzette.
b Kassette mit 3 gewonnenen Gewebezylindern (Fa. Carl Roth GmbH + Co. KG, Karlsruhe).

13.14 Durchführung

13.14.1 Durchführung Schritt für Schritt

- Kutane Lokalanästhesie der geplanten Einstichstelle
- unter Ultraschallsicht Einbringen von Lokalanästhetikum im Bereich des intramammären Zugangswegs zur abzuklärenden Läsion
- Einbringen einer mandringefüllten Koaxialkanüle mit Positionierung des Kanülenendes unmittelbar vor dem abzuklärenden Befund
- Entfernen des Mandrins
- Einführen der Biopsienadel in die Koaxialkanüle, bis sich die Nadelspitze vor dem Befund befindet
- Abschuss der Biopsienadel und Heraustrennen eines Gewebezylinders
- Entfernen der Biopsienadel aus der Koaxialkanüle und Entnahme des gewonnenen Biopsiezylinders aus der Notch (▶ Abb. 13.3a)
- mindestens 2-maliges Wiederholen dieses Vorgangs, sodass insgesamt mindestens 3 Gewebezylinder vorliegen
- in Abhängigkeit von der Indikation Markierung der Biopsiehöhle mit einem Clip
- punktueller manueller Druck über dem Interventionsweg
- Versand der Biopsate in Formalin zur histologischen Untersuchung (▶ Abb. 13.3b)

13.15 Ergebnisse

- Die Stanzbiopsie erlaubt eine zuverlässige histopathologische Abklärung von Befunden der Kategorie BIRADS 4 und 5.

13.16 Literatur

Literatur zur weiteren Vertiefung

[186] Albert US, Altland H, Duda V et al. 2008 update of the guideline: early detection of breast cancer in Germany. J Cancer Res Clin Oncol 2009; 135: 339–354

[187] Bolívar AV, Alonso-Bartolomé P, García EO et al. Ultrasound-guided core needle biopsy of non-palpable breast lesions: a prospective analysis in 204 cases. Acta Radiol 2005; 46: 690–695

[188] Cassano E, Urban LA, Pizzamiglio M et al. Ultrasound-guided vacuum-assisted core breast biopsy: experience with 406 cases. Breast Cancer Res Treat 2007; 102: 103–110

[189] Crystal P, Koretz M, Shcharynsky S et al. Accuracy of sonographically guided 14-gauge core-needle biopsy: results of 715 consecutive breast biopsies with at least two-year follow-up of benign lesions. J Clin Ultrasound 2005; 33: 47–52

[190] Fischer U, Kuhl CK. Paradigmenwechsel in der Mammadiagnostik im Zeitalter der Mamma-MRT. Radiologie up2date 2013; 3: 245–256

[191] Hahn M, Krainick-Strobel U, Toellner T et al. Interdisciplinary consensus recommendations for the use of vacuum-assisted breast biopsy under sonographic guidance: first update 2012. Ultraschall Med 2012; 33: 366–371

[192] Liberman L, Feng TL, Dershaw DD et al. US-guided core breast biopsy: use and cost-effectiveness. Radiology 1998; 208: 717–723

[193] O'Flynn EA, Wilson AR, Michell MJ. Image-guided breast biopsy: state-of-the-art. Clin Radiol 2010; 65: 259–270

[194] Parker SH, Jobe WE, Dennis MA et al. US-guided automated large-core biopsy. Radiololgy 1993; 187: 507–511

[195] Parker SH, Klaus AJ. Performing a breast biopsy with a directional, vacuum-assisted biopsy instrument. Radiographics 1997; 17: 1233–1252

[196] Povoski SP, Jimenez RE, Wang WP. Ultrasound-guided diagnostic breast biopsy methodology: retrospective comparison of the 8-gauge vacuum-assisted biopsy approach versus the spring-loaded 14-gauge core biopsy approach. World J Surg Oncol 2011; 9: 87–101

[197] Sauer G, Deissler H, Strunz K et al. Ultrasound-guided large-core needle biopsies of breast lesions: analysis of 962 cases to determine the number of samples for reliable tumour classification. Br J Cancer 2005; 92: 231–235

[198] Schueller G, Jaromi S, Ponhold L et al. US-guided 14-gauge core-needle breast biopsy: results of a validation study in 1352 cases. Radiology 2008; 248: 406–413

14 Vakuumbiopsie

Uwe Fischer

14.1 Steckbrief

Die Vakuumbiopsie wird heutzutage in erster Linie mammografie- oder MRT-gesteuert zur Abklärung von auffälligen Befunden der Kategorie BIRADS 4 und 5 eingesetzt. Die Größenordnung der Nadeln beträgt zwischen 8 und 14 G. Typischerweise werden 12 Gewebezylinder der Stärke 11 G gemäß nationaler S 3-Leitlinie in Koaxialtechnik entnommen. Die gewonnenen Gewebeproben ermöglichen eine histologische Untersuchung.

14.2 Synonyme

- Vakuumsaugbiopsie
- Large Core Biopsy
- VB

14.3 Keywords

- Mammografie
- Vakuumbiopsie
- Mammadiagnostik
- Bildgebung
- Mammakarzinom

14.4 Definition

Die Vakuumbiopsie ist ein Biopsieverfahren zur perkutan-bioptischen Abklärung von auffälligen Mammabefunden in Koaxialtechnik.

14.5 Indikationen

- Befunde der Kategorie BIRADS 4 und BIRADS 5 ohne eindeutiges sonografisches Korrelat, im Einzelfall auch Abklärung von Befunden der Kategorie BIRADS 3
- typischerweise suspekte Mikroverkalkungen in der Mammografie oder kleine Befunde in der Mamma-MRT
- potenzieller Einsatz der Vakuumbiopsie für die Entfernung kleiner B3-Befunde, z. B. papillärer Läsionen (entsprechender therapeutischer Einsatz der Vakuumbiopsie auch ultraschallgesteuert)

14.6 Kontraindikationen

- Gerinnungsstörungen

14.7 Technik, Methodik

- Für die Vakuumbiopsie werden Mehrfachsysteme verwendet.
- Das Biopsat wird mithilfe einer Hohlnadel mit rotierendem Schneidmesser und Notch entnommen. Dazu wird das Gewebe mittels Vakuum in die Notch gesaugt.

14.8 Qualitätssicherung

- Präparateradiografie mit positivem Nachweis von entnommenen Kalkpartikeln als Beweis der repräsentativen Gewebeentnahme im Falle der Abklärung von Mikrokalk
- im Rahmen der Abklärung von auffälligen MR-Befunden ohne Korrelat in Mammografie und/oder Sonografie keine Option einer sinnvollen Präparatediagnostik

14.9 Fehler

- Nicht repräsentative Entnahmestelle
- Sampling Error
- Verletzung extramammärer Strukturen (z. B. Rippen)

14.10 Auswertungskriterien

- Histologische Beurteilung des gewonnenen Gewebematerials

14.11 Aufklärung und spezielle Risiken

- **Aufklärung:** Aufklärung der Patientin über die Vorgehensweise
- **spezielle Risiken:** Risiko der Nachblutung und der Infektion

14.12 Vorbereitende Diagnostik

- Laborchemischer Gerinnungsstatus (dieser sollte unauffällig sein)

14.13 Material

- Hohlnadel mit rotierendem Schneidmesser und Notch zur Gewinnung und Entnahme des Biopsats (Nadelstärke 8–14 G)

14.14 Durchführung

14.14.1 Durchführung Schritt für Schritt

- Kutane Lokalanästhesie der geplanten Einstichstelle
- unter Stereotaxie-, Tomosynthese- oder MR-Steuerung Einbringen von Lokalanästhetikum im Bereich des intramammären Zugangswegs zur abzuklärenden Läsion (▸ Abb. 14.1)
- Einbringen einer mandringefüllten Koaxialkanüle mit Positionierung des Kanülenendes unmittelbar vor dem abzuklärenden Befund
- Entfernen des Mandrins
- Einführen der Biopsienadel in die Koaxialkanüle mit Positionierung der Nadelspitze in dem abzuklärenden Gewebeareal (▸ Abb. 14.2 und ▸ Abb. 14.3 und ▸ Abb. 14.4)
- Beginn der Gewinnung der Gewebezylinder durch repetitiv aufgebauten Sog, konsekutiv Einsaugen von Gewebe in die Notch und jeweils Abtrennen des Gewebezylinders durch das rotierende Schneidmesser
- in Abhängigkeit von der gewählten Nadelstärke Gewinnung von 6–12 oder mehr Gewebezylindern
- je nach Gerätetyp kumulative Ansammlung der Gewebezylinder in einem Auffangnetz oder selektive Anordnung der einzelnen Gewebezylinder in einer revolverartigen Auffangvorrichtung (▸ Abb. 14.5)
- Entfernen der Biopsienadel
- in Abhängigkeit von der Indikation Markierung der Biopsiehöhle mit einem Clip
- punktueller manueller Druck über dem Interventionsweg
- Versand der Biopsate in Formalin zur histologischen Untersuchung

14.15 Ergebnisse

- Die Vakuumbiopsie erlaubt eine zuverlässige histopathologische Abklärung von Befunden der Kategorie BIRADS 4 und 5.

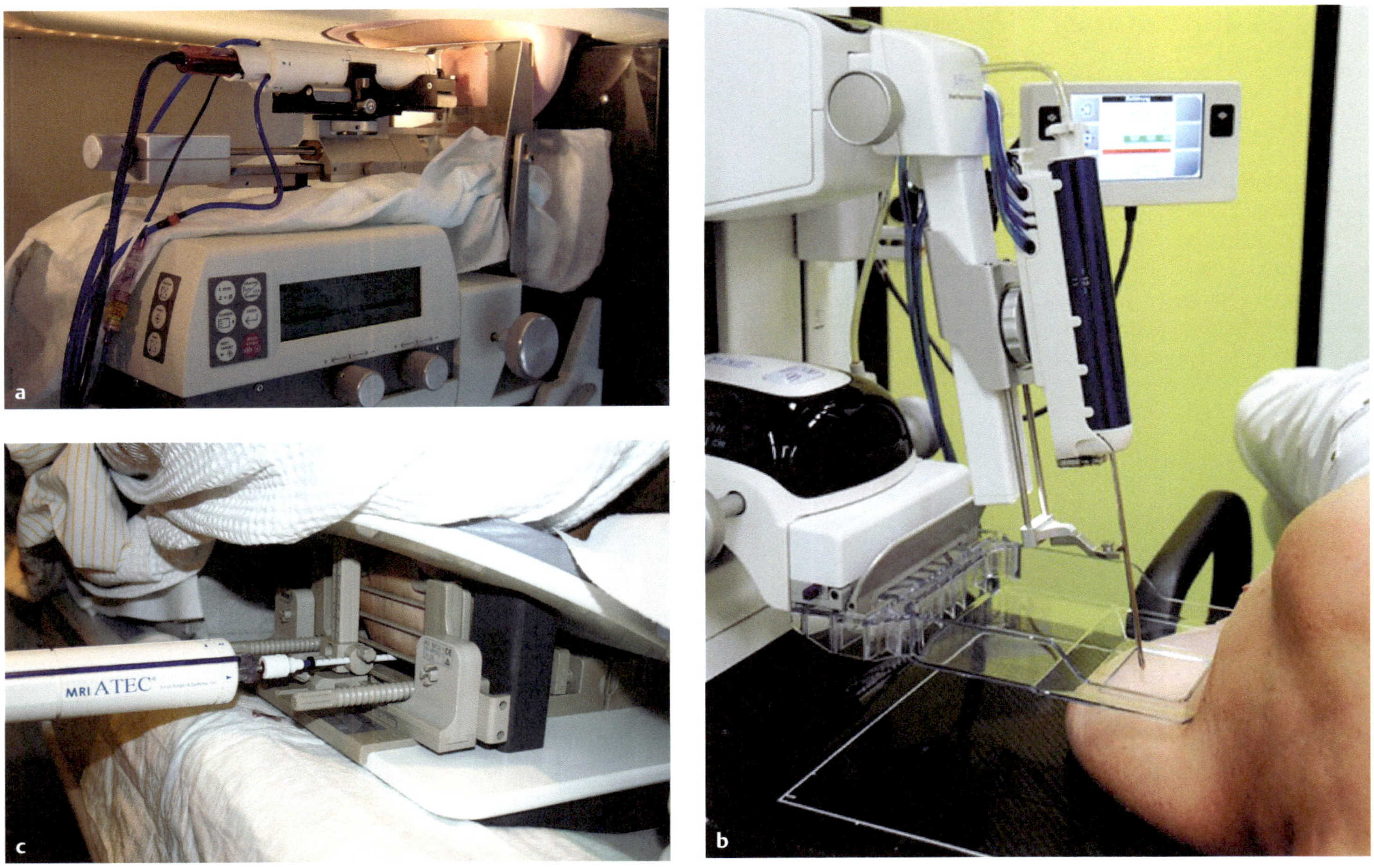

Abb. 14.1 Vakuumbiopsie. Typische Einsatzbereiche.
a Stereotaktische Vakuumbiopsie (Fa. Hologic, Berlin).
b Tomosynthesegesteuerte Vakuumbiopsie (Fa. Hologic, Berlin).
c MR-gesteuerte Vakuumbiopsie (Fa. Hologic, Berlin, Fa. NORAS, Höchberg).

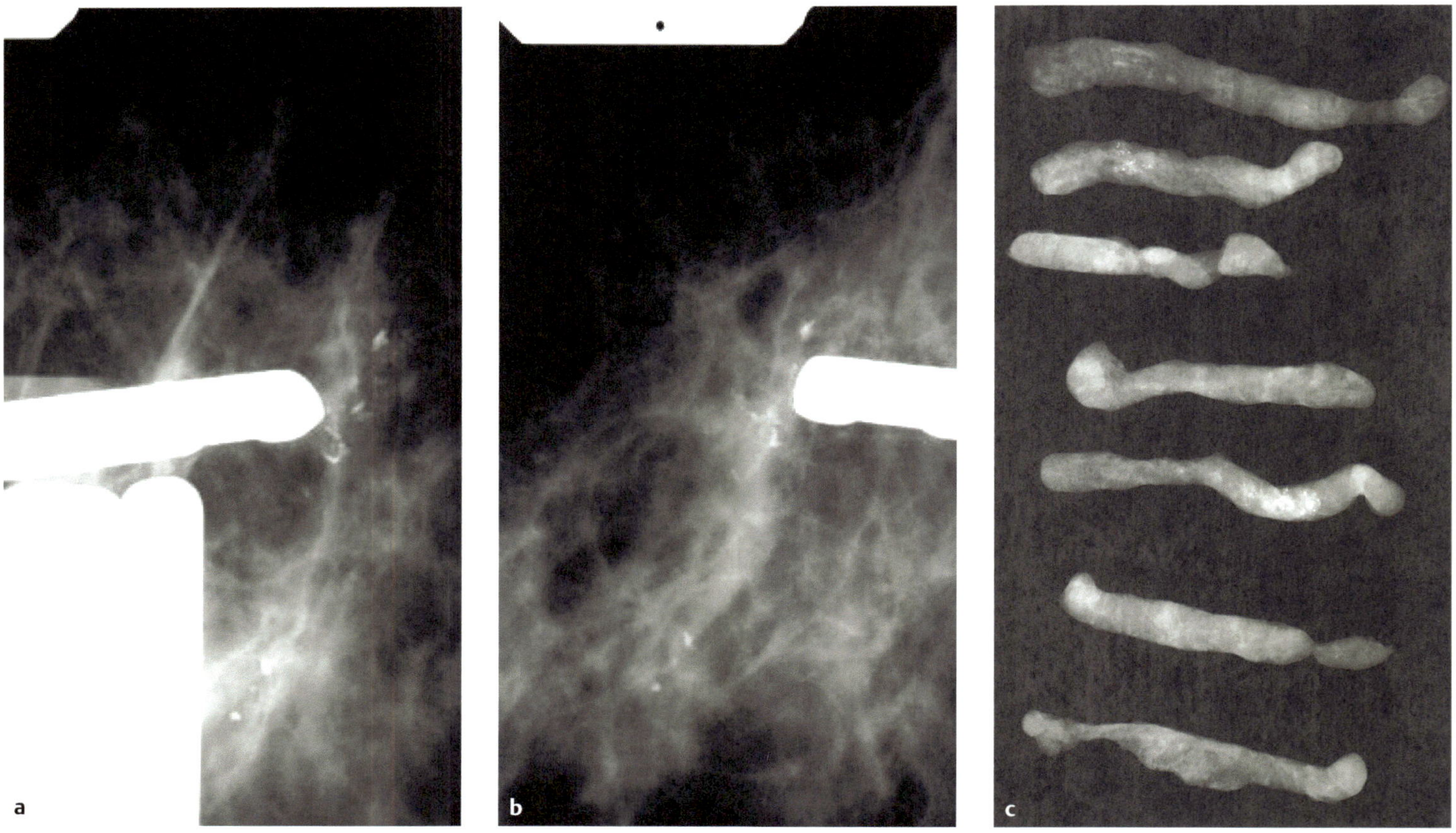

Abb. 14.2 Vakuumbiopsie. Stereotaktische Vakuumbiopsie im Einsatz.
a Pre-Fire-Aufnahme von links, anguliert um −15°: Kalk im Nadelspitzenbereich.
b Pre-Fire-Aufnahme von rechts, anguliert um + 15°: Kalk im Nadelspitzenbereich.
c Präparateradiogramm mit positivem Kalknachweis. (Quelle: Fischer U, Baum F. Diagnostik und Therapie des Mammakarzinoms. Stuttgart: Thieme; 2014. Abb. 9.13g)

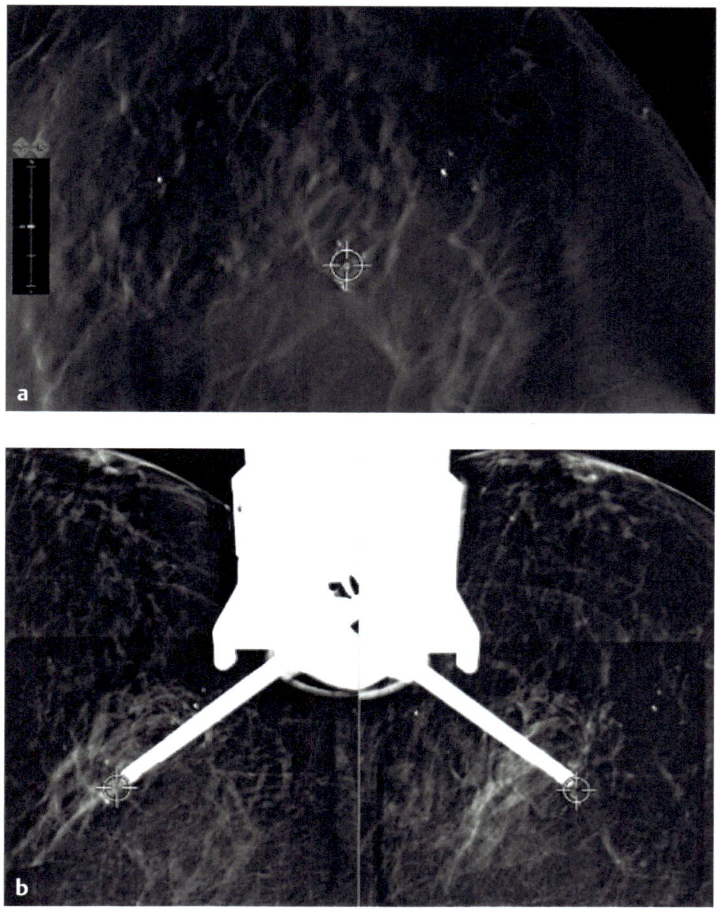

Abb. 14.3 Vakuumbiopsie. Tomosynthesegesteuerte Vakuumbiopsie im Einsatz.
a Tomosyntheseeinzelschicht mit Marker im abzuklärenden Befund.
b Dokumentation der platzierten Nadel.

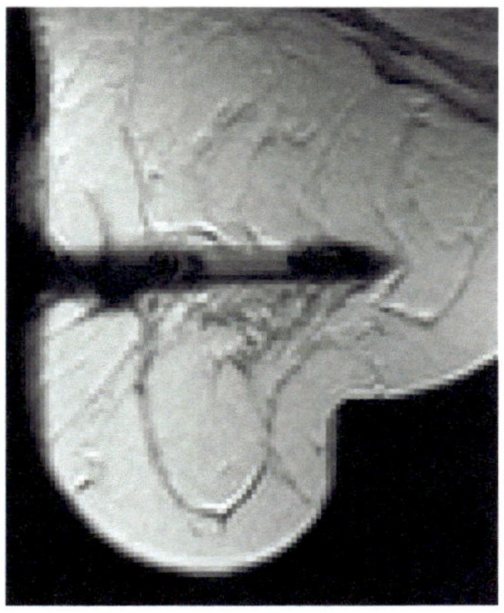

Abb. 14.4 Vakuumbiopsie. MR-gesteuerte Vakuumbiopsie im Einsatz: Abbildung der platzierten Vakuumbiopsienadel mit sichtbarer Notch in der T1-Gewichtung.

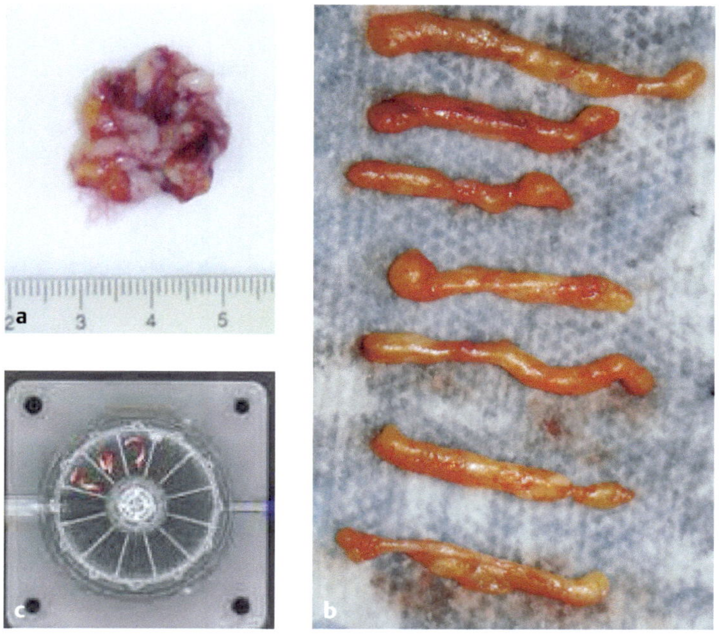

Abb. 14.5 Vakuumbiopsie. Biopsiematerial.
a Kumulative Anordnung der gewonnenen Gewebezylinder.
b Angeordnete Gewebezylinder nach Einzelentnahme. (Quelle: Fischer U, Baum F. Diagnostik und Therapie des Mammakarzinoms. Stuttgart: Thieme; 2014. Abb. 9.13f)
c Automatisierte Anordnung der Gewebezylinder in einem Magazin.

14.16 Literatur

Quellenangaben

[199] Fischer U, Baum F. Diagnostik und Therapie des Mammakarzinoms. Stuttgart: Thieme; 2014

Literatur zur weiteren Vertiefung

[200] Albert US. Stufe-3-Leitlinie Brustkrebs-Früherkennung in Deutschland. 1. Aktualisierung 2008. München: Zuckschwerdt; 2008

[201] Ariaratnam NS, Little ST, Whitley MA et al. Digital breast tomosynthesis vacuum assisted biopsy for tomosynthesis-detected sonographically occult lesions. Clin Imaging 2018; 47: 4–8

[202] Bahl M, Maunglay M, D'Alessandro HA et al. Comparison of upright digital breast tomosynthesis-guided versus prone stereotactic vacuum-assisted breast biopsy. Radiology 2019; 290: 298–304

[203] Fischer U, Baum F. Diagnostische Interventionen der Mamma. Stuttgart: Thieme; 2008

[204] Fischer U, Vosshenrich R, Keating D et al. MR-guided biopsy of suspicious breast lesions with a simple stereotactic add-on device for surface coils. Radiology 1994; 192: 272–273

[205] Fischer U, Rodenwaldt J, Hundertmark C et al. MRT-gestützte Biopsie und Lokalisation der Mamma. Radiologe 1997; 37: 692–701

[206] Fischer U, Baum F, Luftner-Nagel S et al. MR-gesteuerte Interventionen der Brust. Radiologie up2date 2022; 22: 1–18

[207] Lehman CD, DePeri ER, Peacock S et al. Clinical experience with MRI-guided vacuum-assisted breast biopsy. AJR 2005; 184: 1782–1787

[208] Liberman L. Percutaneous magnetic resonance imaging guided breast biopsy. In: Morris EA, Liberman L, eds. Breast MRI: diagnosis and intervention. New York, NY: Springer; 2005: 297–315

[209] Liberman L, Benton CL, Dershaw DD et al. Learning curve for stereotactic breast biopsy: How many cases are enough? AJR Am J Roentgenol 2001; 176: 721–727

[210] Liberman L, Bracero N, Morris E et al. MRI-guided 9-gauge vacuum-assisted breast biopsy: initial clinical experience. AJR Am J Roentgenol 2005; 185: 183–193

[211] Liberman L, Morris EA, Dershaw DD et al. Fast MRI-guided vacuum-assisted breast biopsy: initial experience. AJR Am J Roentgenol 2003; 181: 1283–1293

[212] O'Flynn EAM, Wilson ARM, Michell MJ. Image-guided breast biopsy: state-of the-art. Clin Radiol 2010; 65: 259–270

[213] Perlet C, Heywang-Köbrunner SH, Heinig A et al. Magnetic resonance-guided, vacuum-assisted breast biopsy: results from a European multicenter study of 538 lesions. Cancer 2006; 106: 982–990

[214] Plantade R, Thomassin-Naggara I. MRI vacuum-assisted breast biopsies. Diagn Interv Imaging 2014; 95: 779–801

[215] Povoski SP, Jimenez RE, Wang WP. Ultrasound-guided diagnostic breast biopsy methodology: retrospective comparison of the 8-gauge vacuum-assisted biopsy approach versus the spring-loaded 14-gauge core biopsy approach. World J Surg Oncol 2011; 9: 87–101

[216] Schrading S, Simon B, Wardelmann E et al. MR-gesteuerte Vakuumbiopsie der Mamma. Fortschr Röntgenstr 2007; 179: 155 (aktualisierte Daten, persönliche Mitteilung)

[217] Schrading S, Strobel K, Keulers A et al. Safety and efficacy of magnetic resonance-guided vacuum-assisted large-volume breast biopsy (MR-guided VALB). Invest Radiol 2017; 52: 186–193

[218] Schueller G, Jaromi S, Ponhold L et al. US-guided 14-gauge core-needle breast biopsy: results of a validation study in 1352 cases. Radiology 2008; 248: 406–413

[219] Tsai HY, Chao MF, Ou-Yang F et al. Accuracy and outcomes of stereotactic vacuum-assisted breast biopsy for diagnosis and management of nonpalpable breast lesions. Kaohsiung J Med Sci 2019; 35 (10): 640–645. doi:10.1002/kjm2.12100

[220] Viehweg P, Bernerth T, Heinig A et al. MR-guided intervention in women at high hereditary risk of breast cancer due to both family and personal history of breast cancer. Breast J 2006; 12: 549–558

15 Lokalisationsverfahren

Uwe Fischer

15.1 Steckbrief

Die Lokalisation oder Markierung von Befunden in der Brust erfolgt heutzutage entweder mit Clips oder Coils oder mit Markierungsdrähten. Die Markierung mit Clips und Coils hat üblicherweise 2 Zielsetzungen: Sie erfolgt nach perkutaner Biopsie von auffälligen Befunden zur Kennzeichnung des Biopsieareals, und sie wird genutzt zur Kenntlichmachung von Befunden vor neoadjuvantem Therapievorhaben. Markierungsdrähte kommen üblicherweise präoperativ zur Lokalisierung des zu entfernenden Brustvolumens für die Operation zum Einsatz. Solche Lokalisationen können zielgenau oder in operationsrelevanten Eckpunkten erfolgen. Prinzipiell steht für solche Interventionen eine Vielzahl an Materialien zur Verfügung, die freihändig oder ultraschall-, mammografie- oder MR-gesteuert eingesetzt werden können.

15.2 Synonyme

- Clip-Markierung
- Coil-Markierung
- Drahtmarkierung

15.3 Keywords

- Lokalisation
- Markierung
- Mammadiagnostik
- Bildgebung
- Mammakarzinom

15.4 Definition

Lokalisationsverfahren verwenden Clips, Coils oder Markierungsdrähte zur Markierung einer Biopsiehöhle, zur Markierung eines Befunds vor neoadjuvanter Therapie oder zur präoperativen Befund- oder Zielvolumenmarkierung.

15.5 Indikationen

- Markierung des Biopsieareals für Befunde, die im Rahmen einer perkutanen Biopsie möglicherweise nicht wiedergefunden oder aber durch die Biopsie evtl. komplett entfernt werden könnten
- Kennzeichnung von Befunden, für die eine neoadjuvante Behandlung geplant ist und bei denen möglicherweise bei gutem Ansprechen der Therapie eine spätere Befundreproduktion, z. B. vor geplanter Operation, nicht mehr möglich sein wird
- präoperative Drahtlokalisation sämtlicher Befunde, die klinisch nicht tastbar sind

15.6 Technik, Methodik

- Markierung einer Biopsiehöhle durch Platzierung von Clip oder Coil über die noch liegende Koaxialkanüle
- Markierung eines Befunds vor neoadjuvanter Therapie durch Einführen einer mit Clip oder Coil geladenen Nadel
- präoperative Befund- oder Zielvolumenmarkierung durch Einführen einer drahtgeladenen Nadel

15.7 Qualitätssicherung

- Gegebenenfalls Anfertigung von Ultraschall-, Röntgen- oder MR-Aufnahmen zur Dokumentation der Lage von Clip, Coil oder Draht

15.8 Fehler

- Fehlende Freisetzung des Clips oder Coils mit Verbleib in der Koaxialkanüle
- nicht repräsentative Platzierung von Clip, Coil oder Markierungsdraht
- Dislokation von Clip, Coil oder Markierungsdraht

15.9 Aufklärung und spezielle Risiken

- **Aufklärung:** Aufklärung der Patientin über die Vorgehensweise
- **spezielle Risiken:** bei benignen Befunden des Biopsats Verbleib von Clip oder Coil in der Brust

15.10 Material

- Röntgendichtes Equipment zur länger dauernden Markierung von Biopsiebereichen oder Mammabefunden bzw. zur Lokalisation von Operationsbefunden zeitnah vor der Operation (▶ Abb. 15.1 und ▶ Abb. 15.2)

15.11 Durchführung

15.11.1 Durchführung Schritt für Schritt

- **Markierung einer Biopsiehöhle:**
  - nach Beendigung der Gewebeentnahme bei perkutaner Biopsie Entfernen der Biopsienadel
  - Positionierung von Clip oder Coil in der noch liegenden Koaxialkanüle und Hineinschieben des Marker-Clips oder -Coils mit einem Mandrin
  - Endposition von Clip oder Coil in der Biopsiehöhle
  - bildgebende Befunddokumentation (▶ Abb. 15.3)
- **Markierung eines Befunds vor neoadjuvanter Therapie:**
  - Lokalanästhesie der Kutis im Bereich der Einstichstelle
  - Einführen einer Clip- oder Coil-geladenen Nadel und Positionierung der Nadelspitze entweder im Tumorzentrum oder im Bereich tumornaher Referenzpunkte
  - Freisetzen von Clip oder Coil, sobald die Zielposition erreicht ist
  - bildgebende Befunddokumentation (▶ Abb. 15.4)
- **präoperative Befund- oder Zielvolumenmarkierung:**
  - Lokalanästhesie der Kutis im Bereich der Einstichstelle
  - Einführen einer drahtgeladenen Nadel und Positionierung der Nadelspitze entweder im Tumorzentrum oder im Bereich operationsrelevanter Eckpunkte
  - Freisetzen des Drahtes, sobald die Zielposition erreicht ist (▶ Abb. 15.5)

15.12 Ergebnisse

- Clips, Coils oder Markierungsdrähte erlauben bei fachgerechter Anwendung eine zuverlässige Markierung von Befunden in der Brust.

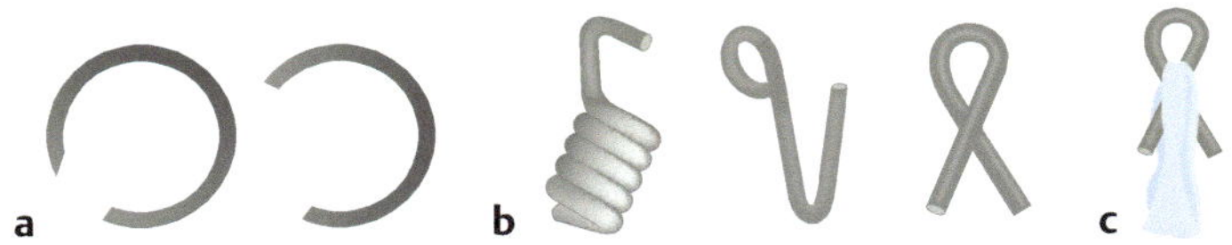

Abb. 15.1 Lokalisationsverfahren. Typische Konfiguration von Coils und Clips.
a Coils.
b Clips.
c Clip kombiniert mit im Ultraschall sichtbarem Schwämmchen.

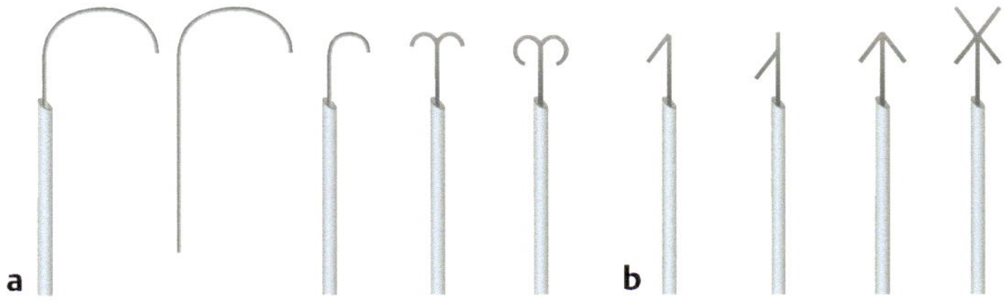

Abb. 15.2 Lokalisationsverfahren. Typische Konfiguration verschiedener Markierungsdrähte.
a Drähte, nach Positionierung manuell reponierbar.
b Drähte, nach Positionierung nur operativ entfernbar.

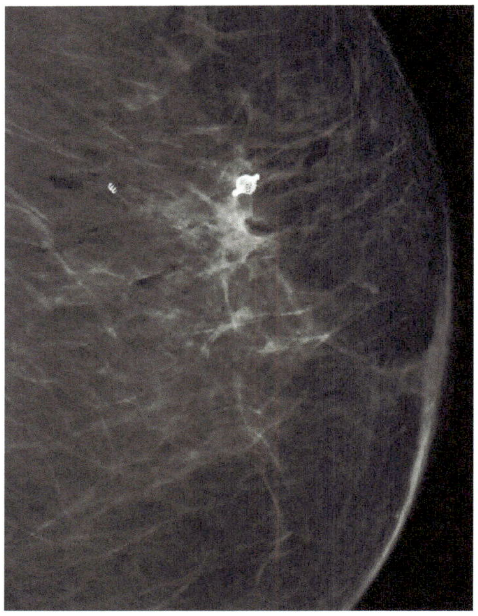

Abb. 15.3 Lokalisationsverfahren. Zwei Clips nach perkutaner Biopsie in der Biopsiehöhle im Mammografiebild.

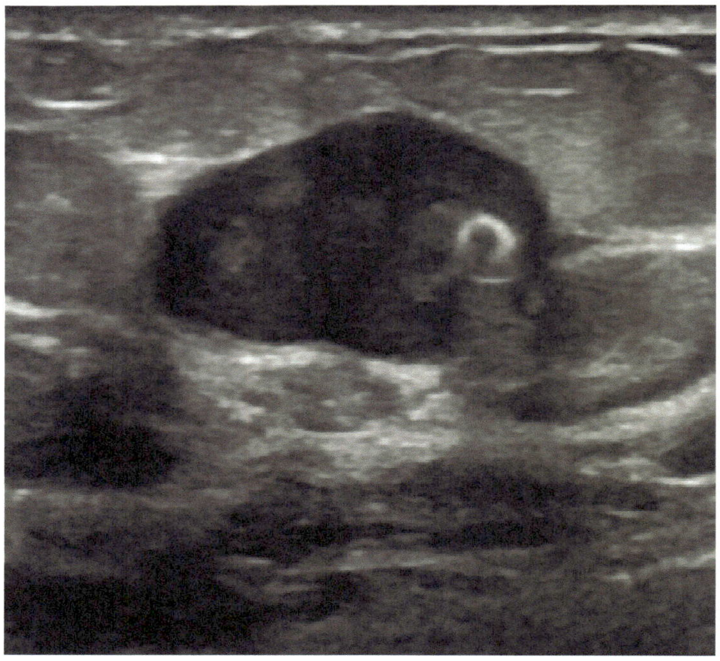

Abb. 15.4 Lokalisationsverfahren. Endotumoraler Coil vor neoadjuvanter Therapie im Ultraschallbild.

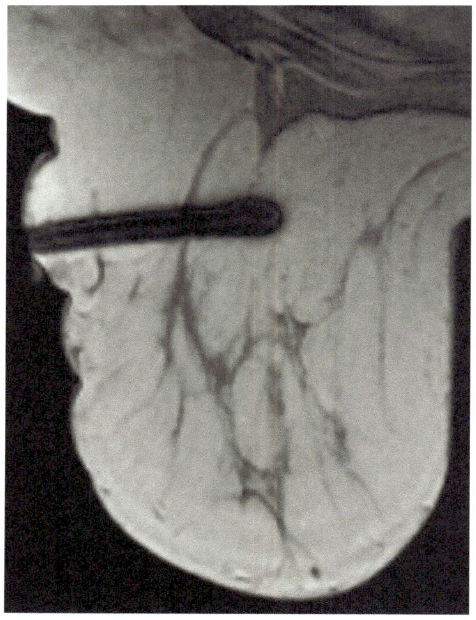

Abb. 15.5 Lokalisationsverfahren. Periinterventionelle Dokumentation des platzierten Markierungsdrahts im MRT-Bild.

15.13 Literatur

Literatur zur weiteren Vertiefung

[221] Albert US. Stufe-3-Leitlinie Brustkrebs-Früherkennung in Deutschland. 1. Aktualisierung 2008. München: Zuckschwerdt; 2008

[222] Besic N, Zgajnar J, Hocevar M et al. Breast biopsy with wire localization: factors influencing complete excision of nonpalpable carcinoma. Eur Radiol 2002; 12: 2684–2689

[223] Dash N, Chafin SH, Johnson RR et al. Usefulness of tissue marker clips in patients undergoing neoadjuvant chemotherapy for breast cancer. AJR Am J Roentgenol 1999; 173: 911–917

[224] Fischer U, Baum F. Diagnostische Interventionen der Mamma. Stuttgart: Thieme; 2008

[225] Fischer U, Rodenwaldt J, Hundertmark C et al. MRT-gestützte Biopsie und Lokalisation der Mamma. Radiologe 1997; 37: 692–701

[226] Fischer U, Baum F, Luftner-Nagel S et al. MR-gesteuerte Interventionen der Brust. Radiologie up2date 2022; 22: 1–18

[227] Frank HA, Hall FM, Steer ML. Preoperative localization of nonpalpable breast lesions demonstrated by mammography. N Engl J Med 1976; 295: 259–260

[228] Hayes MK. Update on preoperative breast localization. Radiol Clin North Am 2017; 55: 591–603

[229] Homer MJ, Smith TJ, Safaii H. Prebiopsy needle localization. Methods, problems, and expected results. Radiol Clin North Am 1992; 30: 139–153

[230] Kaufmann M, von Minckwitz G, Mamounas EP et al. Recommendations from an international consensus conference on the current status and future of neoadjuvant systemic therapy in primary breast cancer. Ann Surg Oncol 2012; 19: 1508–1516

[231] Kopans DB, Swann CA. Preoperative imaging-guided needle placement and localization of clinically occult breast lesions. AJR Am J Roentgenol 1989; 152: 1–9

[232] Lehman CD, DePeri ER, Peacock S et al. Clinical experience with MRI-guided vacuum-assisted breast biopsy. AJR Am J Roentgenol 2005; 184: 1782–1787

[233] Liberman L. Percutaneous magnetic resonance imaging guided breast biopsy. In: Morris EA, Liberman L, eds. Breast MRI: diagnosis and intervention. New York, NY: Springer; 2005: 297–315

[234] Liberman L, Dershaw DD, Morris EA et al. Clip placement after stereotactic vacuum-assisted breast biopsy. Radiology 1997; 205: 417–422

[235] O'Flynn EAM, Wilson ARM, Michell MJ. Image-guided breast biopsy: state-of the-art. Clin Radiol 2010; 65: 259–270

[236] Rissanen TJ, Mäkäräinen HP, Mattila SI et al. Wire localized biopsy of breast lesions: a review of 425 cases found in screening or clinical mammography. Clin Radiol 1993; 47: 14–22

[237] Schulz-Wendtland R, Dankerl P, Bani MR et al. Evaluation of a marker clip system in sonographically guided core needle biopsy for breast cancer localization before and after neoadjuvant chemotherapy. Geburtshilfe Frauenheilkd 2017; 77: 169–175

[238] Youn I, Choi SH, Kook SH et al. Ultrasonography-guided surgical clip placement for tumor localization in patients undergoing neoadjuvant chemotherapy for breast cancer. J Breast Cancer 2015; 18: 44–49

II Benigne Befunde

16 Normalbefund

Friedemann Baum

16.1 Steckbrief

Die Brustdrüse besteht aus Drüsengewebe und Milchgängen, die von der Peripherie zur Brustwarze führen, sowie Fett- und Bindegewebe. Die Brust wird von Bindegewebszügen durchzogen, den Cooper-Ligamenten. Das Verhältnis von Drüsen- zu Fettgewebe weist von Frau zu Frau erhebliche Schwankungen auf.

16.2 Synonyme

- Ohne Befund
- o. B.
- BIRADS 1

16.3 Keywords

- Normalbefund
- Brustdrüse
- Drüsengewebe
- Drüsenparenchym

16.4 Definition

Die Brustdrüse besteht aus Drüsengewebe und Milchgängen, die von der Peripherie zur Brustwarze führen, sowie Fett- und Bindegewebe. Die Brust wird von Bindegewebszügen durchzogen, den Cooper-Ligamenten. Das Verhältnis von Drüsen- zu Fettgewebe weist von Frau zu Frau Schwankungen auf und hat erheblichen Einfluss auf die Sensitivität der Mammografie für Herdbefunde. Es wird in 4 Kategorien von A (sehr transparent) bis D (extrem dicht) eingeteilt. Sowohl mit der Mammografie als auch mit der Sonografie und der Mamma-MRT ist eine zuverlässige Abbildung möglich. Wichtige Differenzialdiagnosen liegen nicht vor. Histologisch ergibt sich ein Befund der Kategorie B1.

16.5 Epidemiologie

16.5.1 Häufigkeit

- Sehr häufig

16.5.2 Altersgipfel

- Die Entwicklung der Brustdrüse (Telarche) beginnt jenseits des 8.–10. Lebensjahrs.

16.5.3 Geschlechtsverteilung

- Unabhängig vom Geschlecht wird der Mensch mit einer Drüsenknospe geboren, aus der sich bei der Frau mit einsetzender Telarche die Brustdrüse entwickelt.
- Die Brust ist ein sekundäres Geschlechtsmerkmal der Frau.

16.5.4 Prädisponierende Faktoren

- Unter dem hormonellen Einfluss der Eierstöcke entwickelt sich bei der Frau in der Telarche die Brust.

16.6 Ätiologie und Pathogenese

- Durch ansteigende Gonadotropinspiegel beginnen die Eierstöcke im Alter zwischen 8 und 10 Jahren mit der Sekretion der Sexualhormone.
- Unter dem hormonellen Einfluss der Eierstöcke entwickelt sich bei der Frau in der Telarche die Brust. Dabei gibt es sowohl hinsichtlich der Größe der Brust wie auch in der Beschaffenheit des Drüsenparenchyms große Unterschiede.

16.7 Klassifikation und Risikostratifizierung

- **Klassifikation:**
  - Die Größe der Brust wird z. B. nach BH-Größen (Cups) klassifiziert.
  - Die Beschaffenheit des Drüsenparenchyms wird in Parenchymdichten eingeteilt:
    - *ACR A (I):* weniger als 25 % Drüsengewebe, überwiegend lipomatös,
    - *ACR B (II):* 25–50 % Drüsengewebe, fibroglandulär,
    - *ACR C (III):* 50–75 % Drüsengewebe, inhomogen dicht,
    - *ACR D (IV):* mehr als 75 % Drüsengewebe, extrem dicht.

16.8 Symptomatik

- Die Brustdrüse ist in der Regel asymptomatisch.
- Zyklusabhängig können jedoch der meist homogen elastische Palpationsbefund wie auch die Druckempfindlichkeit der Brustdrüse variieren.
- Nach der Ovulation finden sich aufgrund der Gestagensekretion des Gelbköpers gelegentlich derbere, auch knotige und/oder schmerzhafte Resistenzen.

16.9 Methode der Wahl

- Mamma-MRT
- Mammografie
- Sonografie

16.10 Pathognomonische Befunde

- **Charakteristik:** Non-Mass

16.11 Befundbeschreibung

16.11.1 Sonografie

- **Ultraschall:** je nach Parenchymtyp A–D (I–IV) abwechselnd echogene Drüsenstrukturen und echoarmes Fettgewebe (▸ Abb. 16.1)
- **farbkodierte Doppler-Sonografie:** keine Vaskularisationsphänomene
- **Elastografie:** geringere Rigidität als benigne und maligne Herdbefunde

16.11.2 Röntgen

- **Mammografie:** je nach Parenchymdichte hypo-, iso- bis hyperdenses Befundbild des Drüsengewebes (▸ Abb. 16.2)
- **Tomosynthese:** verbesserte Beurteilbarkeit insbesondere bei Gewebetyp ACR C
- **kontrastmittelgestützte Mammografie:** keine bzw. geringe Kontrastmittelanreicherung

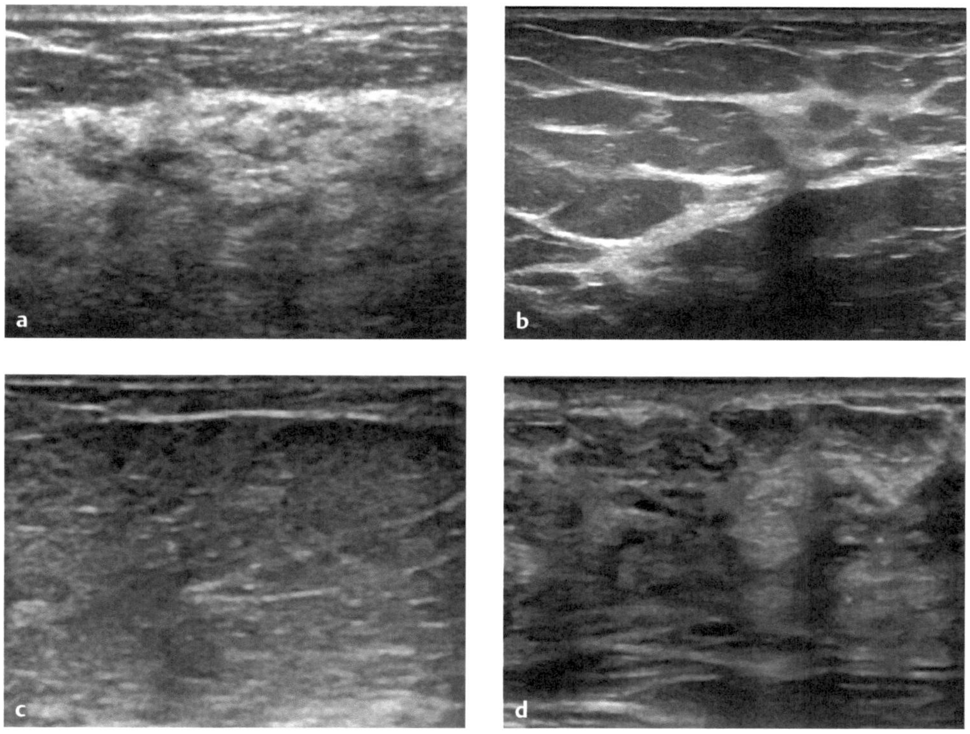

Abb. 16.1 Normalbefund. Sonografische Bildgebung.
- **a** Homogen drüsenreich mit optimaler Beurteilbarkeit.
- **b** Gemischt lipomatös bzw. parenchymäquivalent mit guter Beurteilbarkeit.
- **c** Homogen lipomatös mit eingeschränkter Beurteilbarkeit. (Quelle: Fischer U, Baum F. Diagnostik und Therapie des Mammakarzinoms. Stuttgart: Thieme; 2014. Abb. 6.6c)
- **d** Inhomogen fibrös-zystisch mit stark eingeschränkter Beurteilbarkeit. (Quelle: Fischer U, Baum F. Diagnostik und Therapie des Mammakarzinoms. Stuttgart: Thieme; 2014. Abb. 6.6d)

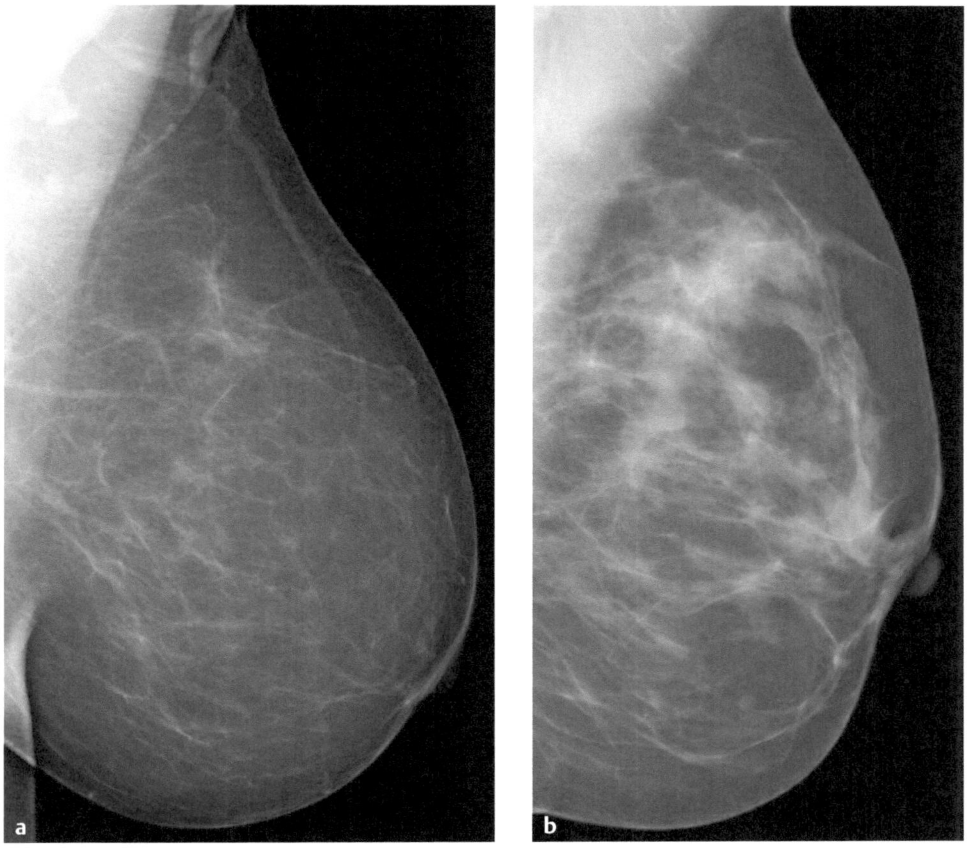

Abb. 16.2 Normalbefund. Mammografische Bildgebung.
- **a** Lipomatöses Parenchym ACR Typ A (I) mit optimaler Beurteilbarkeit.
- **b** Fibroglanduläres Parenchym ACR Typ B (II) mit guter Beurteilbarkeit.

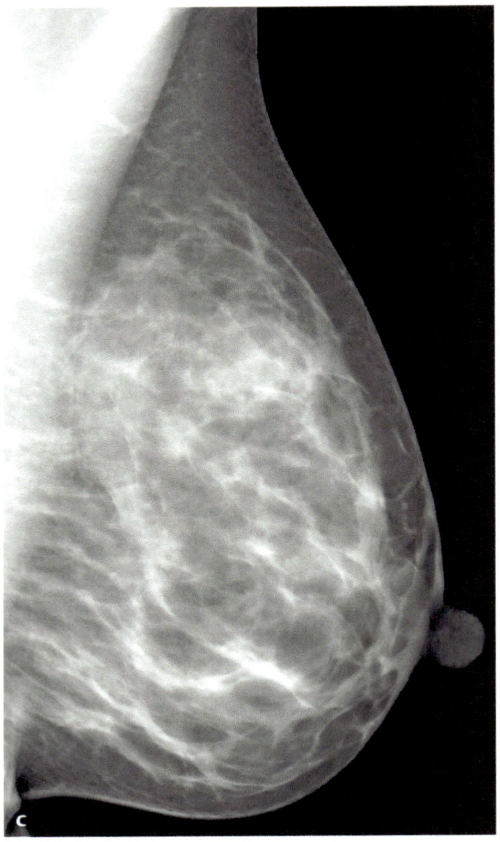

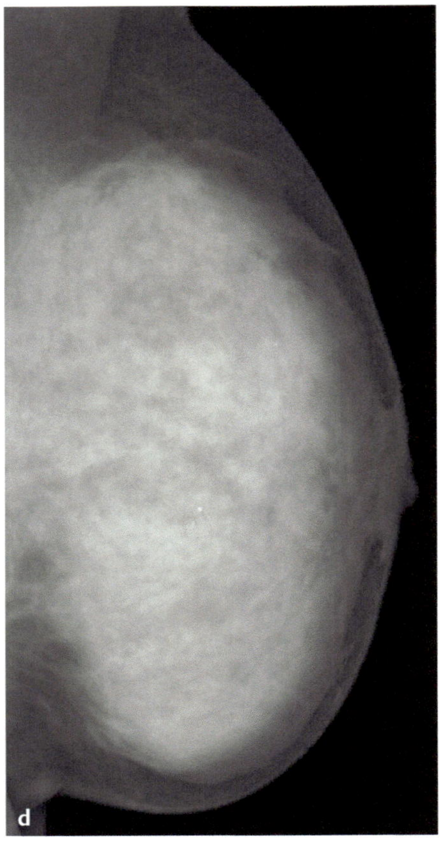

Abb. 16.2 Fortsetzung.
c Inhomogen dichtes Parenchym ACR Typ C (III) mit eingeschränkter Beurteilbarkeit.
d Extrem dichtes Parenchym ACR Typ D (IV) mit extrem eingeschränkter Beurteilbarkeit.

16.11.3 MRT

- **Native T1w Sequenz:**
  - hypointenses Drüsenparenchym
  - je nach Parenchymtyp A–D (I–IV) abnehmender Anteil des Fettgewebes
- **T2w Sequenz:**
  - hypo- bis isointenses Signal des Drüsengewebes, starkes Signal des Fettgewebes
  - hypointens in der Inversion-Recovery-Sequenz
- **T1w Sequenz nach Kontrastmittelgabe:** zyklusabhängig variable Kontrastmittelanreicherung:
  - kurz vor der Ovulation fehlende Anreicherung (MRM-Dichte-Typ I; ▸ Abb. 16.3a) oder mäßige Anreicherung des Drüsenparenchyms (MRM-Dichte-Typ II; ▸ Abb. 16.3b)
  - kurz nach der Ovulation oft ausgeprägte Anreicherung (MRM-Dichte-Typ IV; ▸ Abb. 16.3c)
  - mit Beginn der Menstruation abnehmende Anreicherung (MRM-Dichte-Typ III; ▸ Abb. 16.3d)

16.12 Radiologische Differenzialdiagnosen

- Der Normalbefund hat keine Differenzialdiagnose.

16.13 Typische Fehler

- Es gibt keine typischen Fehler.
- Jedoch bedarf mammografisch dichtes bzw. extrem dichtes Drüsenparenchym der ergänzenden Diagnostik. In den meisten Fällen ist die Sonografie eine gute Ergänzung. Ist diese jedoch wegen inhomogener Echotextur ebenfalls eingeschränkt, sollte eine Mamma-MRT durchgeführt werden.

16.14 Was der zuweisende Kollege/Kliniker wissen muss

- Die Beschaffenheit des Drüsenparenchyms und damit die Beurteilbarkeit einer jeden Bildgebung sind die elementaren Grundlagen der Leistungsfähigkeit der Bildgebung. Um jedem Kollegen diese Einschätzung zu ermöglichen, müssen die Beschaffenheit des Drüsengewebes und seine Beurteilbarkeit in der Bildgebung im Befund erwähnt werden.

✔ Merke

Die Parenchymdichte hat erheblichen Einfluss auf die Sensitivität der Mammografie für nicht verkalkende Herdbefunde. Im Falle extrem dichten Parenchyms (ACR D) sinkt diese unter 50 %.

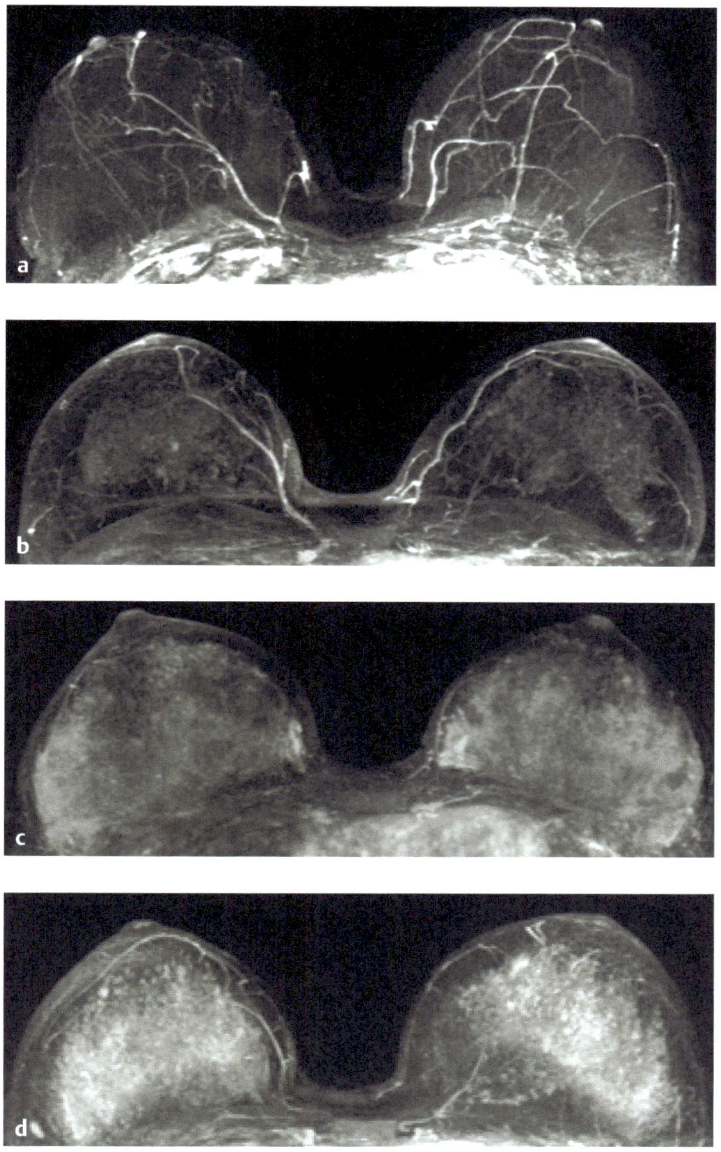

Abb. 16.3 Normalbefund. MRT-Bildgebung.

a MRM-Dichtetyp I ohne Kontrastmittelanreicherung mit optimaler Beurteilbarkeit.

b MRM-Dichtetyp II mit feinfleckiger Kontrastmittelanreicherung und guter Beurteilbarkeit.

c MRM-Dichtetyp III mit ausgeprägter Kontrastmittelanreicherung und eingeschränkter Beurteilbarkeit.

d MRM-Dichtetyp IV mit maximaler Kontrastmittelanreicherung und stark eingeschränkter Beurteilbarkeit.

16.15 Literatur

Quellenangaben

[239] Fischer U, Baum F. Diagnostik und Therapie des Mammakarzinoms. Stuttgart: Thieme; 2014

17 Intramammärer Lymphknoten

Friedemann Baum

17.1 Steckbrief

Lymphknoten sind strukturelle Bestandteile der physiologischen Körperabwehr gegen pathogene Keime. Sie filtern die Lymphe an den häufigsten Eintrittspforten (insbesondere Gastrointestinaltrakt und Extremitäten) zum Schutz der „Hochsicherheitsgebiete" im Brustkorb und Bauchraum. Lymphknoten bestehen histologisch aus einer peripheren Rinde und dem zentralen Mark. Anders als in der Axilla sind intramammäre Lymphknoten nicht regelhaft nachweisbar. Dort liegen sie oft in der Nachbarschaft von Blutgefäßen.

17.2 Synonyme

- Nodus lymphoideus
- Nodus lymphaticus
- Lymphdrüse
- Drüse

17.3 Keywords

- Immunsystem
- Tastbefund
- Körperabwehr

17.4 Definition

Lymphknoten sind organischer Bestandteil des Immunsystems. An den physiologischen Eintrittspforten von Keimen wird die Lymphflüssigkeit einer Köperregion gefiltert. Normalerweise haben Lymphknoten eine Größe von 5–10 mm, am Hals und in der Leiste von bis zu 20 mm. Sie bestehen aus der Kapsel, der Rinde, dem Mark und dem Hilus. Die Primärlymphe erreicht durch zuführende Lymphgefäße die Kapsel. Im Lymphknoten werden vorhandene Antigene den Lymphozyten präsentiert. Die Sekundärlymphe verlässt den Lymphknoten dann am Hilus.

Lymphknoten sind Teile der menschlichen Anatomie. In der weiblichen Brust kommen sie in ca. 40–60 % der Fälle vor. In den meisten Fällen sind sie im oberen äußeren Quadranten und dort häufig präpektoral gelegen. Lymphknoten kommen aber auch in allen anderen Quadranten der Brustdrüse vor. Das zuverlässigste Abbildungsverfahren ist die Mamma-MRT. Die wichtigsten Differenzialdiagnosen des Lymphknotens sind die Zyste, das Fibroadenom und das Mammakarzinom. Histologisch ergibt sich ein Befund der Kategorie B2.

17.5 Epidemiologie

17.5.1 Häufigkeit

- Bei etwa 40–60 % der Frauen
- selten auch bei Männern

17.5.2 Altersgipfel

- Nach der Telarche kommen intramammäre Lymphknoten in jedem Alter vor.

17.5.3 Geschlechtsverteilung

- Intramammäre Lymphknoten kommen bei beiden Geschlechtern vor, bei Männern jedoch seltener.

17.5.4 Prädisponierende Faktoren

- Es gibt keine prädisponierenden Faktoren für intramammäre Lymphknoten.

17.6 Ätiologie und Pathogenese

- Lymphknoten sind Teile der menschlichen Anatomie.

17.7 Klassifikation und Risikostratifizierung

- **Risikostratifizierung:**
  - günstige Prognose
  - selten metastatische Beteiligung im Rahmen eines Mammakarzinoms
  - sehr selten maligne Entartung im Rahmen eines Lymphoms

17.8 Symptomatik

- In der Regel kein Korrelat bei Inspektion und Palpation
- bei größeren Lymphknoten und subkutaner Lage tastbare Verhärtung oder Knoten
- im Rahmen entzündlicher Geschehen (viraler Infekt, Impfung) gelegentlich schmerzhafte Vergrößerung (günstige Prognose)
- selten metastatische Beteiligung im Rahmen eines Mammakarzinoms
- sehr selten maligne Entartung im Rahmen eines Lymphoms

17.9 Methode der Wahl

- Mamma-MRT
- Mammografie
- Sonografie

17.10 Pathognomonische Befunde

- **Charakteristik:** Herdbefund
- **Form:** oval (nierenförmig), Hilus
- **Begrenzung:** glatt
- **Binnentextur:** peripheres Gewebe mit lipomatösem Gefäßstiel

17.11 Befundbeschreibung

17.11.1 Sonografie

- **Ultraschall:**
  - runder, ovaler, selten lobulierter Herdbefund mit glatter Begrenzung (▸ Abb. 17.1a)
  - Rinde hypoechogen, Mark hyperechogen
- **farbkodierte Doppler-Sonografie:** gelegentlich periphere Vaskularisationsphänomene, da Lymphknoten oft in der Nähe von Blutgefäßen liegen
- **Elastografie:** höhere Rigidität als Zysten, aber geringere Rigidität als maligne Herdbefunde

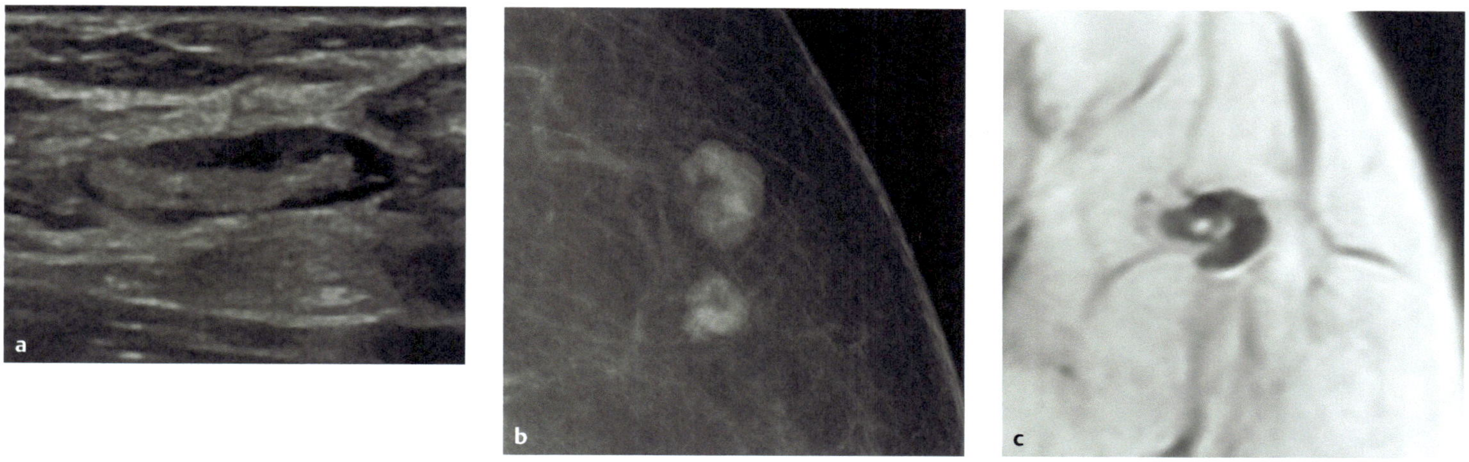

Abb. 17.1 Intramammärer Lymphknoten. Innerhalb des Parenchyms gelegener Lymphknoten.
a Sonografiebild.
b Mammogramm. (Quelle: Fischer U, Baum F. Diagnostik und Therapie des Mammakarzinoms. Stuttgart: Thieme; 2014. Abb. 8.15b)
c T1w Bild der Mamma-MRT.

17.11.2 Röntgen

- **Mammografie:**
  - glatt begrenzter Herdbefund (▶ Abb. 17.1b)
  - runde, ovaläre, selten lobulierte Form
  - hyper- oder isodense Rinde, hypodenser oder fettäquivalenter Fetthilus (Mark)
- **Tomosynthese:** verbesserte Detektion des Herdbefunds, insbesondere bei Gewebetyp ACR C
- **kontrastmittelgestützte Mammografie:** gelegentlich Kontrastmittelanreicherung der Rinde

17.11.3 MRT

- **Native T1w Sequenz:**
  - glatt begrenzter Herdbefund
  - runde, ovaläre, selten lobulierte Form
  - signalarme Rinde, signalreicher Fetthilus (Mark; ▶ Abb. 17.1c)
- **T2w Sequenz:**
  - glatt begrenzter, runder, ovaler, selten lobulierter Herdbefund, signalreich
  - oft wasseräquivalente Rinde und signalreicher Fetthilus (Mark), signalarm in der Inversion-Recovery-Sequenz
- **T1w Sequenz nach Kontrastmittelgabe:**
  - variable Kontrastmittelanreicherung: keine, intermediäre oder intensive Kontrastmittelanreicherung der Rinde möglich
  - meist postinitiales Plateau

17.12 Radiologische Differenzialdiagnosen

- Die zu berücksichtigenden Differenzialdiagnosen sind in ▶ Tab. 17.1 aufgelistet.

17.13 Typische Fehler

- Verzicht auf histologische Abklärung bei Befund, der vom Normalbefund abweicht

17.14 Was der zuweisende Kollege/Kliniker wissen muss

- Bildgebend ist eine Differenzierung zwischen einer Lymphadenitis und einem metastatischen Befall des Lymphknotens nicht zuverlässig möglich.
- Bei diagnostischer Unklarheit muss eine histologische bzw. zytologische Abklärung erfolgen.

17.15 Literatur

Quellenangaben

[240] Fischer U, Baum F. Diagnostik und Therapie des Mammakarzinoms. Stuttgart: Thieme; 2014

Literatur zur weiteren Vertiefung

[241] Alvarez S, Añorbe E, Alcorta P et al. Role of sonography in the diagnosis of axillary lymph node metastases in breast cancer: a systematic review. AJR Am J Roentgenol 2006; 186 (5): 1342–1348. doi:10.2214/AJR.05.0936

[242] American College of Radiology. ACR BI-RADS® Atlas. Breast Imaging Reporting and Data System. 5. Aufl. Berlin: Springer; 2013

[243] Dialani V, Westra C, Venkataraman S et al. Indications for biopsy of imaging-detected intramammary and axillary lymph nodes in the absence of concurrent breast cancer. Breast J 2018; 24 (6): 869–875. doi:10.1111/tbj.13009

[244] Fischer U. Röntgenmammographie. Verstehen, anwenden und optimieren. Stuttgart: Thieme; 2003

Tab. 17.1 Differenzialdiagnosen des intramammären Lymphknotens.

Differenzialdiagnose	Häufigkeit der Differenzialdiagnose in Hinblick auf das Krankheitsbild	Wesentliche diagnostisch richtungsweisende Anamnese, Untersuchung u./o. Befunde	Sicherung der Diagnose
Zyste	häufig, postmenopausal selten	• sonografisch echofrei	• Feinnadelpunktion
Fibroadenom	häufig	• meist oval	• Biopsie
invasives Karzinom	gelegentlich	• eher mikrolobuliert oder spikuliert • besondere morphologische Ähnlichkeit des medullären Mammakarzinoms (rund, oval, auch lobuliert)	• Biopsie
Papillom	selten	• keine	• Biopsie
phylloider Tumor	selten	• gelegentlich mit zystischen Anteilen	• Biopsie
eingedickte Zyste	selten	• keine	• Biopsie bzw. Feinnadelpunktion

[245] Fischer U, Baum F. Diagnostik und Therapie des Mammakarzinoms. Stuttgart: Thieme; 2014

[246] Fischer U, Baum F. Mammadiagnostik für MTRA/RT. Stuttgart: Thieme; 2015

[247] Guth AA, Mercado C, Roses DF et al. Intramammary lymph nodes and breast cancer: a marker for disease severity, or just another lymph node? Am J Surg 2006; 192 (4): 502–505. doi:10.1016/j.amjsurg.2006.05.011

[248] Heywang-Köbrunner SH, Schreer I. Bildgebende Mammadiagnostik. Stuttgart: Thieme; 2003

[249] Hogan BV, Peter MB, Shenoy H et al. Intramammary lymph node metastasis predicts poorer survival in breast cancer patients. Surg Oncol 2010; 19 (1): 11–16. doi:10.1016/j.suronc.2008.12.009

[250] Lee SK, Kim S, Choi MY et al. The clinical meaning of intramammary lymph nodes. Oncology 2013; 84 (1): 1–5. doi:10.1159/000340016

[251] Madjar H. Kursbuch Mammasonografie. Ein Lehreratlas nach den Richtlinien der DEGUM und der KBV. Stuttgart: Thieme; 2019

[252] Nogareda Z, Álvarez A, Perlaza P et al. Presence of intramammary lymph nodes in the preoperative lymphoscintigraphy to locate the sentinel lymph node. Clinical significance. Rev Esp Med Nucl Imagen Mol 2015; 34 (2): 83–88. doi:10.1016/j.remn.2014.10.006

[253] Oliff MC, Birdwell RL, Raza S et al. The breast imager's approach to nonmammary masses at breast and axillary US: imaging technique, clues to origin, and management. Radiographics 2016; 36 (1): 7–18. doi:10.1148/rg.2016150029

[254] Troupis T, Michalinos A, Skandalakis P. Intramammary lymph nodes: a question seeking for an answer or an answer seeking for a question? Breast 2012; 21 (5): 615–620. doi:10.1016/j.breast.2012.06.006

[255] Vijan SS, Hamilton S, Chen B et al. Intramammary lymph nodes: patterns of discovery and clinical significance. Surgery 2009; 145 (5): 495–499. doi:10.1016/j.surg.2009.01.015

18 Hautveränderungen

Friedemann Baum

18.1 Steckbrief

Hautveränderungen sind überwiegend benigne Befunde aus dem dermatologischen Fachgebiet. In besonderen Fällen können sie aber auf maligne Veränderungen der Brustdrüse hinweisen. Hautveränderungen sind Befunde der Inspektion. Der Großteil der kutanen Veränderungen betrifft ausschließlich das Organ Haut und ist deshalb oft auch an anderen Stellen des Körpers zu finden. Die meisten kutanen Veränderungen sind reaktiv, Effloreszenzen können aber auch erblich bedingt sein. Hautbefunde sind nicht Gegenstand der radiologischen Abbildungsverfahren. Die wichtigsten Differenzialdiagnosen sind dermatologische Krankheitsbilder. Nur sehr selten sind sie kutane Beteiligungen an pathologischen Prozessen der Brustdrüse. Hautveränderungen sind nicht Teil der histologischen B-Klassifikation.

18.2 Synonyme

- Effloreszenz

18.3 Keywords

- Dermatose
- Warze
- Rötung
- Erythem
- Exanthem
- Fleck
- Ausschlag
- Infektion
- Hauteinziehung
- Hautinfiltration

18.4 Definition

Hautveränderungen sind Befunde der Inspektion. Der Großteil der kutanen Veränderungen betrifft ausschließlich das Organ Haut und ist deshalb oft auch an anderen Stellen des Körpers zu finden. Die meisten kutanen Veränderungen sind reaktiv, Effloreszenzen können aber auch erblich bedingt sein. In seltenen Fällen sind Hautveränderungen der Brust jedoch Zeichen der kutanen Beteiligung an pathologischen Prozessen der Brustdrüse.

18.5 Epidemiologie

18.5.1 Häufigkeit

- Häufig

18.5.2 Altersgipfel

- Im Alter zunehmend

18.5.3 Geschlechtsverteilung

- Keine geschlechtsspezifische Häufung

18.5.4 Prädisponierende Faktoren

- Meist keine prädisponierenden Faktoren
- selten genetisch

18.6 Ätiologie und Pathogenese

- Hautveränderungen sind häufig kutane Reaktionen auf externe Reize wie z. B. Verletzungen, Infektionen, Allergene oder Giftstoffe.
- In einigen Fällen ist ihre Ursache genetisch.
- Sie können aber auch Begleiterscheinungen organischer Erkrankungen sein.
- In seltenen Fällen sind Hautveränderungen der Brust jedoch auch Zeichen der kutanen Beteiligung an pathologischen Prozessen der Brustdrüse.

18.7 Klassifikation und Risikostratifizierung

- **Risikostratifizierung:**
  - Prognose meist günstig
  - teilweise jedoch bereits maligne

18.8 Symptomatik

- Meist Farbveränderungen der Haut
- oft begleitet von Strukturveränderungen
- gelegentlich mit Juckreiz

18.9 Methode der Wahl

- Klinische Untersuchung

18.10 Pathognomonische Befunde

- Oft ohne Korrelat in der mammografischen Bildgebung
- Verwechslung mit parenchymalen Befunden möglich
- Charakteristik: Hauteffloreszenz (▸ Abb. 18.1, ▸ Abb. 18.2, ▸ Abb. 18.3, ▸ Abb. 18.4, ▸ Abb. 18.5, ▸ Abb. 18.6 und ▸ Abb. 18.7).

18.11 Befundbeschreibung

18.11.1 Sonografie

- **Ultraschall:**
  - in der Kutis gelegener Herdbefund
  - meist echoarme Matrix (s. ▸ Abb. 18.7b)
- **farbkodierte Doppler-Sonografie:** keine Vaskularisationsphänomene
- **Elastografie:** im Kutisbereich meist nicht erfasst

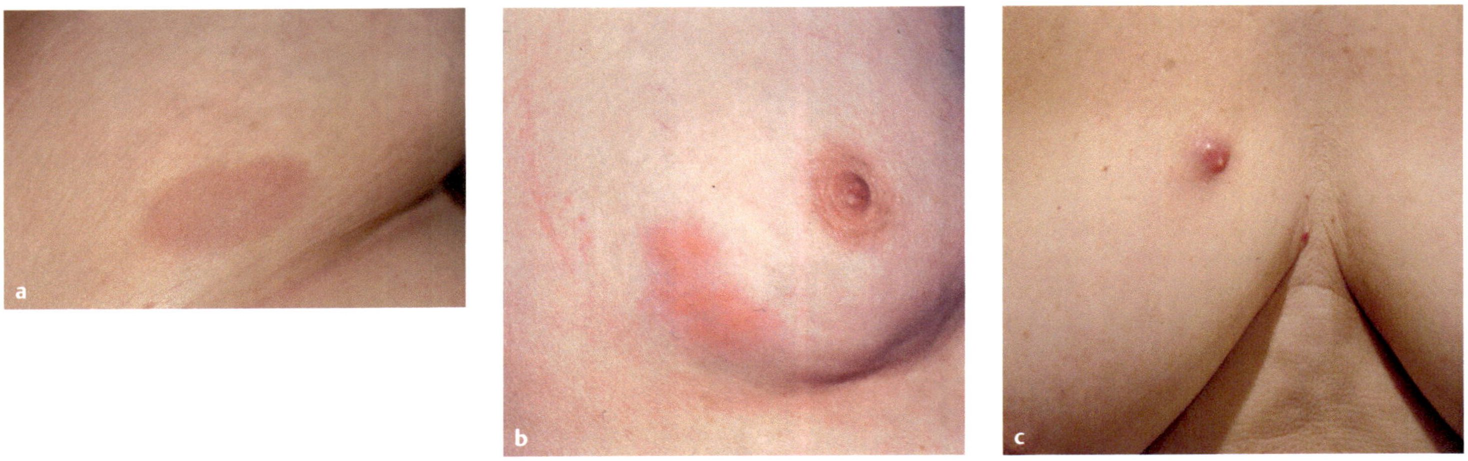

Abb. 18.1 Hautveränderungen. Veränderungen der Mamma.
a Erythema chronicum migrans nach Insektenstich.
b Exanthem bei Herpes zoster. (Quelle: Fischer U, Baum F. Diagnostik und Therapie des Mammakarzinoms. Stuttgart: Thieme; 2014. Abb. 4.15)
c Furunkel. (Quelle: Fischer U, Baum F. Diagnostik und Therapie des Mammakarzinoms. Stuttgart: Thieme; 2014. Abb. 4.13)

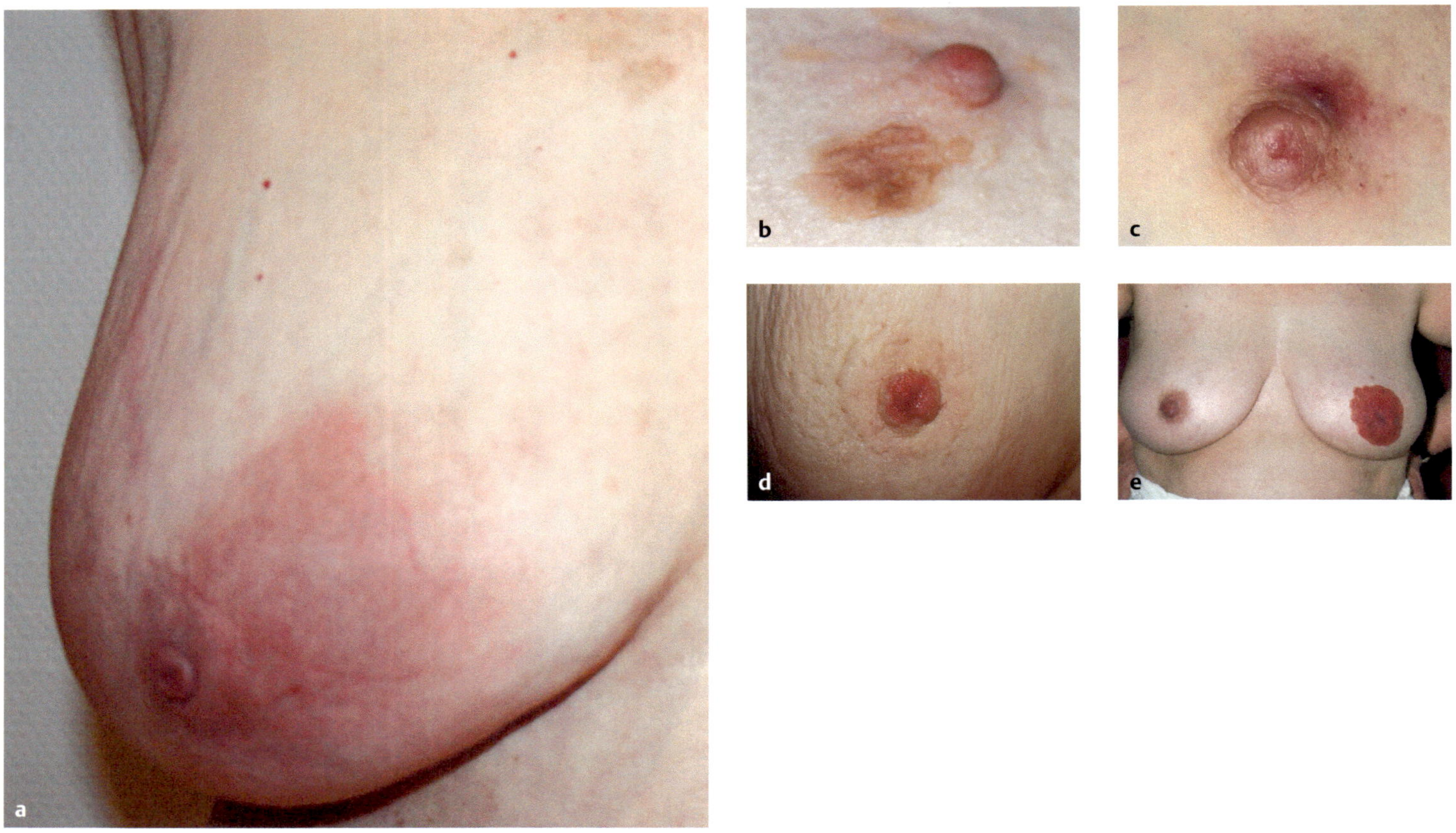

Abb. 18.2 Hautveränderungen. Veränderungen der Mamille und Areola.
a Gurttrauma.
b Seborrhoische Keratose.
c Periareolärer Abszess mit Fistelgang. (Quelle: Fischer U, Baum F. Diagnostik und Therapie des Mammakarzinoms. Stuttgart: Thieme; 2014. Abb. 4.14)
d Exanthem der Mamille bei Morbus Paget.
e Exanthem der Mamille und Areola bei Morbus Paget.

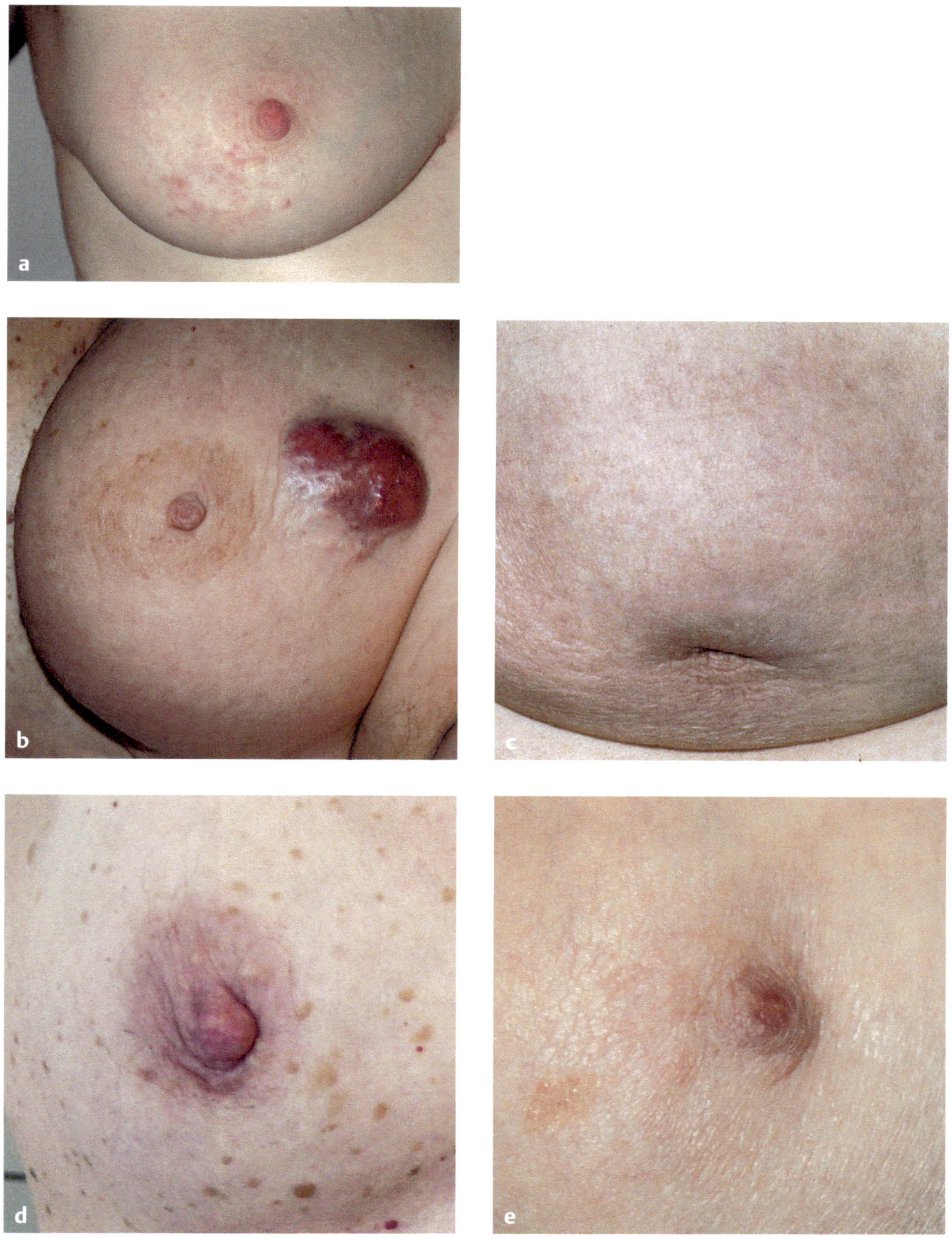

Abb. 18.3 Hautveränderungen. Veränderungen bei Mammakarzinom.

- **a** Hautinfiltrat eines Mammakarzinoms. (Quelle: Fischer U, Baum F. Diagnostik und Therapie des Mammakarzinoms. Stuttgart: Thieme; 2014. Abb. 4.10)
- **b** Exulzeriertes Mammakarzinom.
- **c** Mamilleneinziehung bei Mammakarzinom. (Quelle: Fischer U, Baum F. Diagnostik und Therapie des Mammakarzinoms. Stuttgart: Thieme; 2014. Abb. 4.8)
- **d** Nippelkippung bei retroareolärem Mammakarzinom. (Quelle: Fischer U, Baum F. Diagnostik und Therapie des Mammakarzinoms. Stuttgart: Thieme; 2014. Abb. 4.7)
- **e** Diskrete Mamilleneinziehung bei retroareolärem Mammakarzinom. (Quelle: Fischer U, Baum F. Diagnostik und Therapie des Mammakarzinoms. Stuttgart: Thieme; 2014. Abb. 4.6)

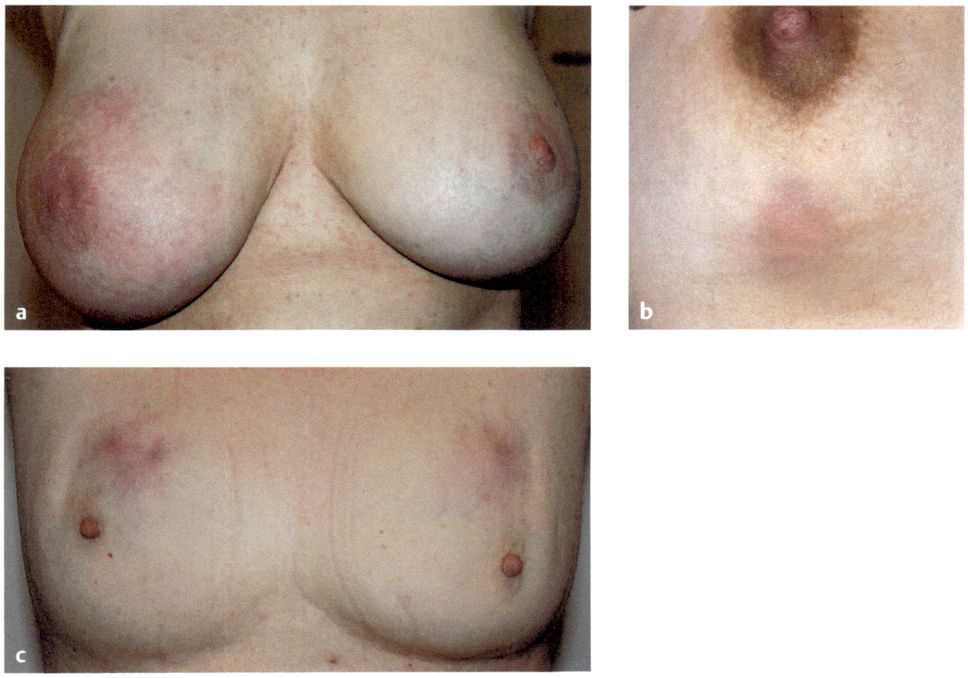

Abb. 18.4 Hautveränderungen. Entzündungen und Mammakarzinome.

- **a** Non-puerperale Mastitis rechts. (Quelle: Fischer U, Baum F. Diagnostik und Therapie des Mammakarzinoms. Stuttgart: Thieme; 2014. Abb. 4.17)
- **b** Fokale Mastitis. (Quelle: Fischer U, Baum F. Diagnostik und Therapie des Mammakarzinoms. Stuttgart: Thieme; 2014. Abb. 4.16a)
- **c** Chronisches Hautinfiltrat nach bilateraler Injektion von freiem Silikon. (Quelle: Fischer U, Baum F. Diagnostik und Therapie des Mammakarzinoms. Stuttgart: Thieme; 2014. Abb. 4.18)

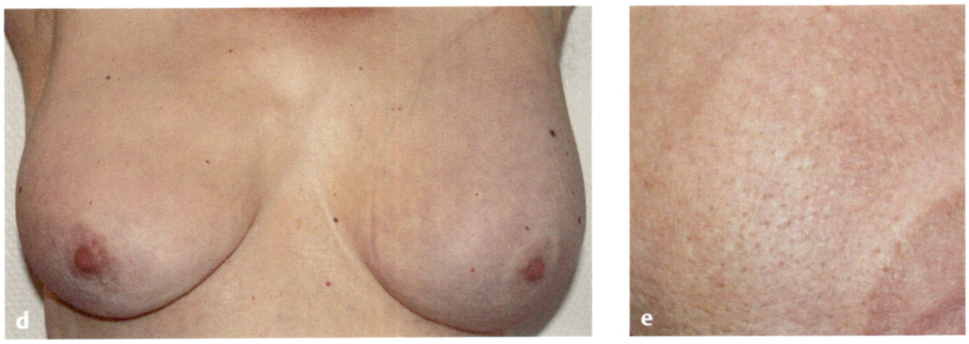

Abb. 18.4 Fortsetzung.

d Inflammatorisches Mammakarzinom links. (Quelle: Fischer U, Baum F. Diagnostik und Therapie des Mammakarzinoms. Stuttgart: Thieme; 2014. Abb. 4.19)

e Peau d'Orange bei inflammatorischem Mammakarzinom. (Quelle: Fischer U, Baum F. Diagnostik und Therapie des Mammakarzinoms. Stuttgart: Thieme; 2014. Abb. 4.11)

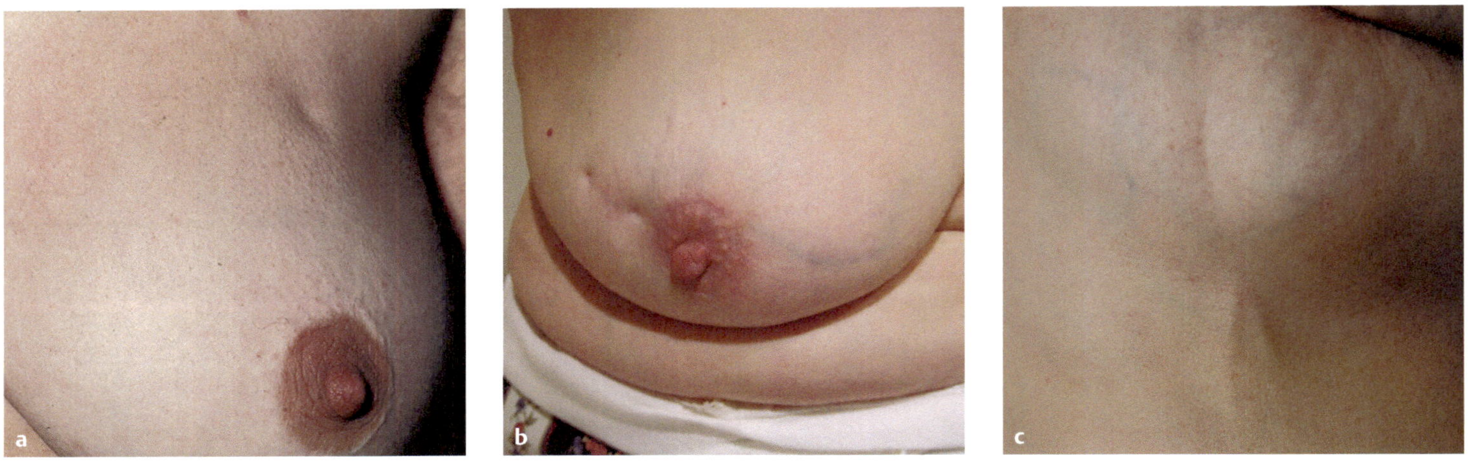

Abb. 18.5 Hautveränderungen. Hauteinziehungen.

a Hauteinziehung durch Karzinom. (Quelle: Fischer U, Baum F. Diagnostik und Therapie des Mammakarzinoms. Stuttgart: Thieme; 2014. Abb. 4.4b)

b Hauteinziehung postoperativ. (Quelle: Fischer U, Baum F. Diagnostik und Therapie des Mammakarzinoms. Stuttgart: Thieme; 2014. Abb. 4.4a)

c Hauteinziehung bei Morbus Mondor. (Quelle: Fischer U, Baum F. Diagnostik und Therapie des Mammakarzinoms. Stuttgart: Thieme; 2014. Abb. 4.4e)

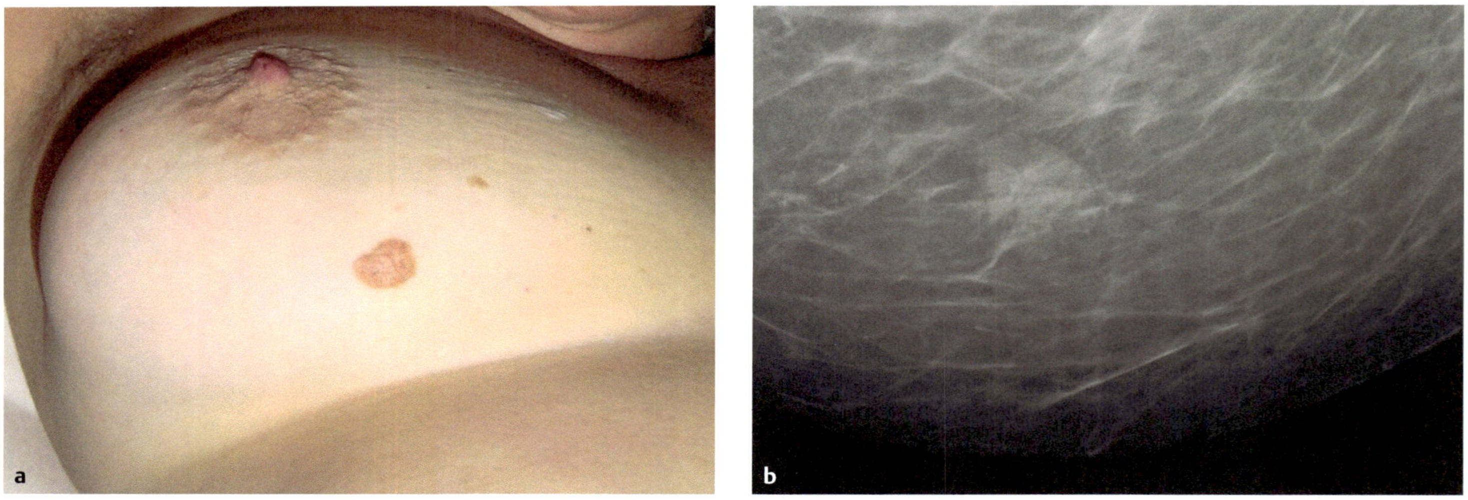

Abb. 18.6 Hautveränderungen. Seborrhoische Warze: Hautbefund und Bildgebung.

a Kutanes Erscheinungsbild der seborrhoischen Warze. (Quelle: Fischer U, Baum F. Diagnostik und Therapie des Mammakarzinoms. Stuttgart: Thieme; 2014. Abb. 4.21)

b Mammografisch oft schuppenartiges Erscheinungsbild der seborrhoischen Warze.

18.11.2 Röntgen

- **Mammografie:**
  - in der Kutis gelegener runder, iso-, selten hyperdenser Herdbefund
  - oft mit irregulärer Begrenzung (s. ▶ Abb. 18.6b und ▶ Abb. 18.7c)
- **Tomosynthese:** verbesserte Abgrenzbarkeit des Hautbefunds
- **kontrastmittelgestützte Mammografie:** meist keine Kontrastmittelanreicherung

18.11.3 MRT

- **Native T1w Sequenz:**
  - in der Kutis gelegener hypointenser Befund, gelegentlich mit Ausdehnung in die Subkutis
  - runde Form (s. ▶ Abb. 18.7f)
- **T2w Sequenz:**
  - iso- bis hyperintenser Herdbefund
  - runde Form
  - glatte Begrenzung (s. ▶ Abb. 18.7g)
- **T1w Sequenz nach Kontrastmittelgabe:** selten mit Kontrastmittelanreicherung (s. ▶ Abb. 18.7d und ▶ Abb. 18.7e)

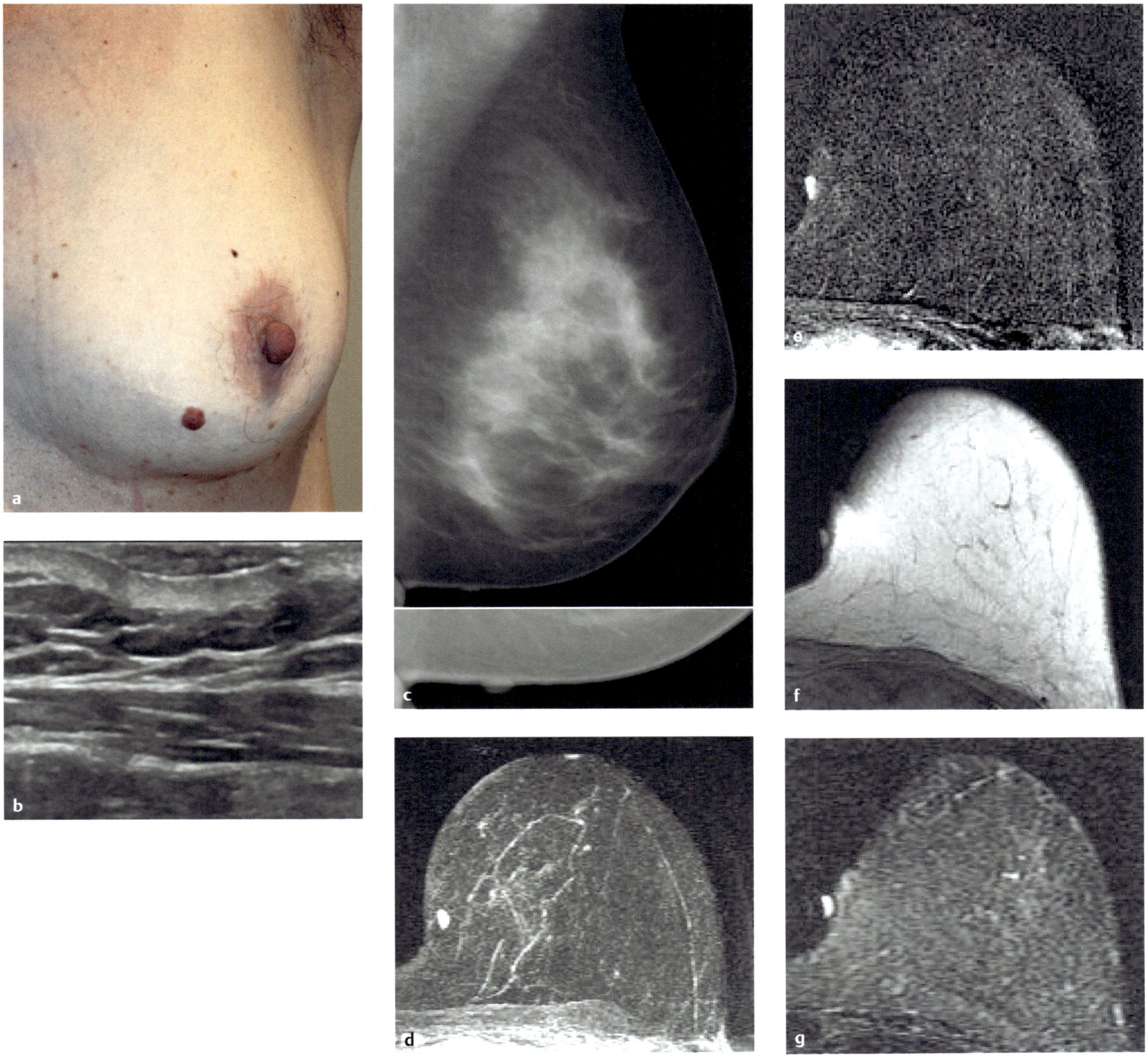

Abb. 18.7 Hautveränderungen. Nävuszellnävus: Hautbefund und Bildgebung.
a Kutanes Erscheinungsbild.
b Sonografischer Hautbefund.
c Mammogramm in MLO-Einstellung mit extremer Weichteilfensterung.
d Mamma-MRT-Bild, Kontrastmittelsubtraktion (MIP).
e Mamma-MRT-Bild, Kontrastmittelsubtraktion (Einzelschicht).
f Mamma-MRT-Bild, T 1-Gewichtung nativ.
g Mamma-MRT-Bild, T 2-Gewichtung.

18.12 Radiologische Differenzialdiagnosen

- In der Bildgebung zu berücksichtigende Differenzialdiagnosen s. in ▶ Tab. 18.1.

18.13 Typische Fehler

- Nichtbeachten der Hautveränderungen
- keine Reaktion auf Veränderungen (z. B. keine Antibiose und Biopsie bei anhaltender Rötung)

18.14 Was der zuweisende Kollege/Kliniker wissen muss

- Dignität (kutane Veränderungen können maligne sein)
- dermatologisches Konsil erforderlich oder nicht

18.15 Literatur

Quellenangaben

[256] Fischer U, Baum F. Diagnostik und Therapie des Mammakarzinoms. Stuttgart: Thieme; 2014

Tab. 18.1 Differenzialdiagnosen von Hautveränderungen.

Differenzialdiagnose	Häufigkeit der Differenzialdiagnose in Hinblick auf das Krankheitsbild	Wesentliche diagnostisch richtungsweisende Anamnese, Untersuchung u./o. Befunde	Sicherung der Diagnose
Hautrötung			
fokale Mastitis	selten	• fokale Mastodynie	• Bildgebung • Antibiose • im Zweifel Biopsie
non-puerperale Mastitis	selten	• Mastodynie	• Bildgebung • Antibiose • im Zweifel Biopsie
Herpes zoster	sehr selten	• kutaner Schmerz	• Bildgebung • Verlauf, antivirale Medikation • im Zweifel Biopsie
Erythema chronicum migrans	sehr selten	• Insektenstich	• Bildgebung • Antibiose
allergische Hautreaktion	nur der Brust sehr selten	• neue Medikamente	• Bildgebung • Absetzen der Medikamente
inflammatorisches Mammakarzinom	sehr selten	• selten Mastodynie	• Bildgebung • Antibiose • im Zweifel Biopsie
Pigmentstörungen			
seborrhoische Keratose	sehr häufig	• Befund der 2. Lebenshälfte	• im Zweifel Biopsie
Nävuszellnävus	häufig	• meist seit der Kindheit bestehend	• im Zweifel Biopsie
Melanom	sehr selten	• Vergrößerung und Farbänderung	• im Zweifel Biopsie
Veränderungen von Mamille und Areola			
Mamilleneinziehung, angeboren	häufig	• Anamnese	• ggf. Bildgebung
Mamilleneinziehung, erworben	selten	• gelegentlich Tastbefund	• Bildgebung • im Zweifel Biopsie
Mamillenrötung bei Pilzinfektion	sehr selten	• gelegentlich Juckreiz	• Bildgebung • Antimykose • im Zweifel Biopsie
Mamillenrötung bei Morbus Paget	sehr selten	• pleomorpher Mikrokalk, retroareolär	• Bildgebung • Biopsie
periareolärer Abszess	sehr selten	• fokale Mastodynie	• Bildgebung • Antibiose
Mamillenkippung, erworben	sehr selten	• gelegentlich Tastbefund	• Bildgebung • im Zweifel Biopsie

Literatur zur weiteren Vertiefung

[257] American College of Radiology. ACR BI-RADS® Atlas. Breast Imaging Reporting and Data System. 5. Aufl. Berlin: Springer; 2013

[258] Boulanger L, Demetz J. How to explore breast skin lesion?: Guidelines. J Gynecol Obstet Biol Reprod 2015; 44 (10): 921–926. doi:10.1016/j.jgyn.2015.09.040

[259] Fischer U. Röntgenmammographie. Verstehen, anwenden und optimieren. Stuttgart: Thieme; 2003

[260] Fischer U, Baum F. Diagnostik und Therapie des Mammakarzinoms. Stuttgart: Thieme; 2014

[261] Fischer U, Baum F. Mammadiagnostik für MTRA/RT. Stuttgart: Thieme; 2015

[262] Giess CS, Raza S, Birdwell RL. Distinguishing breast skin lesions from superficial breast parenchymal lesions: diagnostic criteria, imaging characteristics, and pitfalls. Radiographics 2011; 31 (7): 1959–1972

[263] Heywang-Köbrunner SH, Schreer I. Bildgebende Mammadiagnostik. Stuttgart: Thieme; 2003

[264] Kalli S, Freer PE, Rafferty EA. Lesions of the skin and superficial tissue at breast MR imaging. Radiographics 2010; 30 (7): 1891–1913

[265] Madjar H. Kursbuch Mammasonografie. Ein Lehreratlas nach den Richtlinien der DEGUM und der KBV. Stuttgart: Thieme; 2019

[266] Vassiou K, Kanavou T, Vlychou M et al. Characterization of breast lesions with CE-MR multimodal morphological and kinetic analysis: comparison with conventional mammography and high-resolution ultrasound. Eur J Radiol 2009; 70 (1): 69–76. doi:10.1016/j.ejrad.2008.01.012

19 Atherom (falsches)

Friedemann Baum

19.1 Steckbrief

Es werden falsche Atherome und echte Atherome unterschieden. Falsche Atherome sind die Folge einer Verstopfung des Ausführungsgangs von Haartalgdrüsen. Es handelt sich um meist derbe kutane bzw. subkutane Tastbefunde. Echte Atherome finden sich in der Regel in der Kopfregion und sind die Folge embryonal versprengter Epidermiszellen. Sie besitzen keinen Ausführungsgang. Die zuverlässigsten Abbildungsverfahren sind die Sonografie und die Mamma-MRT. Die wichtigsten Differenzialdiagnosen sind subkutane Herdbefunde wie das Fibroadenom, das Papillom, die eingedickte Zyste, das Karzinom, der Phylloidestumor und die kutane Metastase. Hautveränderungen sind nicht Teil der histologischen B-Klassifikation.

19.2 Synonyme

- Epidermoidzyste
- Trichilemmazyste
- Grützbeutel
- Talgretentionszyste
- Balggeschwulst
- Grießknoten
- Mitesser
- Talgzyste

19.3 Keywords

- Hautbefund
- subkutaner Tastbefund
- Talgdrüse
- Grützbeutel

19.4 Definition

Falsche Atherome sind die Folge einer Verstopfung des Ausführungsgangs von Haartalgdrüsen. Es handelt sich um meist derbe kutane bzw. subkutane Tastbefunde.

Echte Atherome finden sich meist in der Kopfregion und sind die Folge embryonal versprengter Epidermiszellen. Sie besitzen keinen Ausführungsgang.

19.5 Epidemiologie

19.5.1 Häufigkeit

- Selten

19.5.2 Altersgipfel

- Jedes Alter

19.5.3 Geschlechtsverteilung

- Es gibt keine geschlechtsspezifische Häufung.

19.5.4 Prädisponierende Faktoren

- Wegen der familiären Häufung einer gesteigerten Talgproduktion wird eine genetische Veranlagung vermutet.

19.6 Ätiologie und Pathogenese

- Falsche Atherome sind die Folge einer Verstopfung des Ausführungsgangs von Haartalgdrüsen.

19.7 Klassifikation und Risikostratifizierung

- **Risikostratifizierung:**
  - Prognose günstig
  - keine maligne Entartung

19.8 Symptomatik

- Falsche Atherome sind ein schmerzloser, meist subkutaner Tastbefund.
- Atherome können sich auch infizieren. Dann tritt neben Schmerzen auch eine Rötung auf (Furunkel).

19.9 Methode der Wahl

- Mamma-MRT
- Mammografie
- Sonografie

19.10 Pathognomonische Befunde

- **Charakteristik:** kutaner Herdbefund (▸ Abb. 19.1a und ▸ Abb. 19.2a)

19.11 Befundbeschreibung

19.11.1 Sonografie

- **Ultraschall:**
  - in der Subkutis gelegener runder Herdbefund mit glatter Begrenzung
  - echoarme Matrix, oft dorsale Schallverstärkung (▸ Abb. 19.1b und ▸ Abb. 19.2b)
- **farbkodierte Doppler-Sonografie:** keine Vaskularisationsphänomene
- **Elastografie:** wie benigne Herdbefunde

19.11.2 Röntgen

- **Mammografie:** in der Subkutis gelegener runder, iso- bis hyperdenser Herdbefund mit glatter Begrenzung (▸ Abb. 19.1c, ▸ Abb. 19.1d und ▸ Abb. 19.2c)
- **Tomosynthese:** verbesserte Detektion des subkutanen Herdbefunds insbesondere bei Gewebetyp ACR C und D
- **kontrastmittelgestützte Mammografie:** Kontrastmittelanreicherung nur bei Infektion

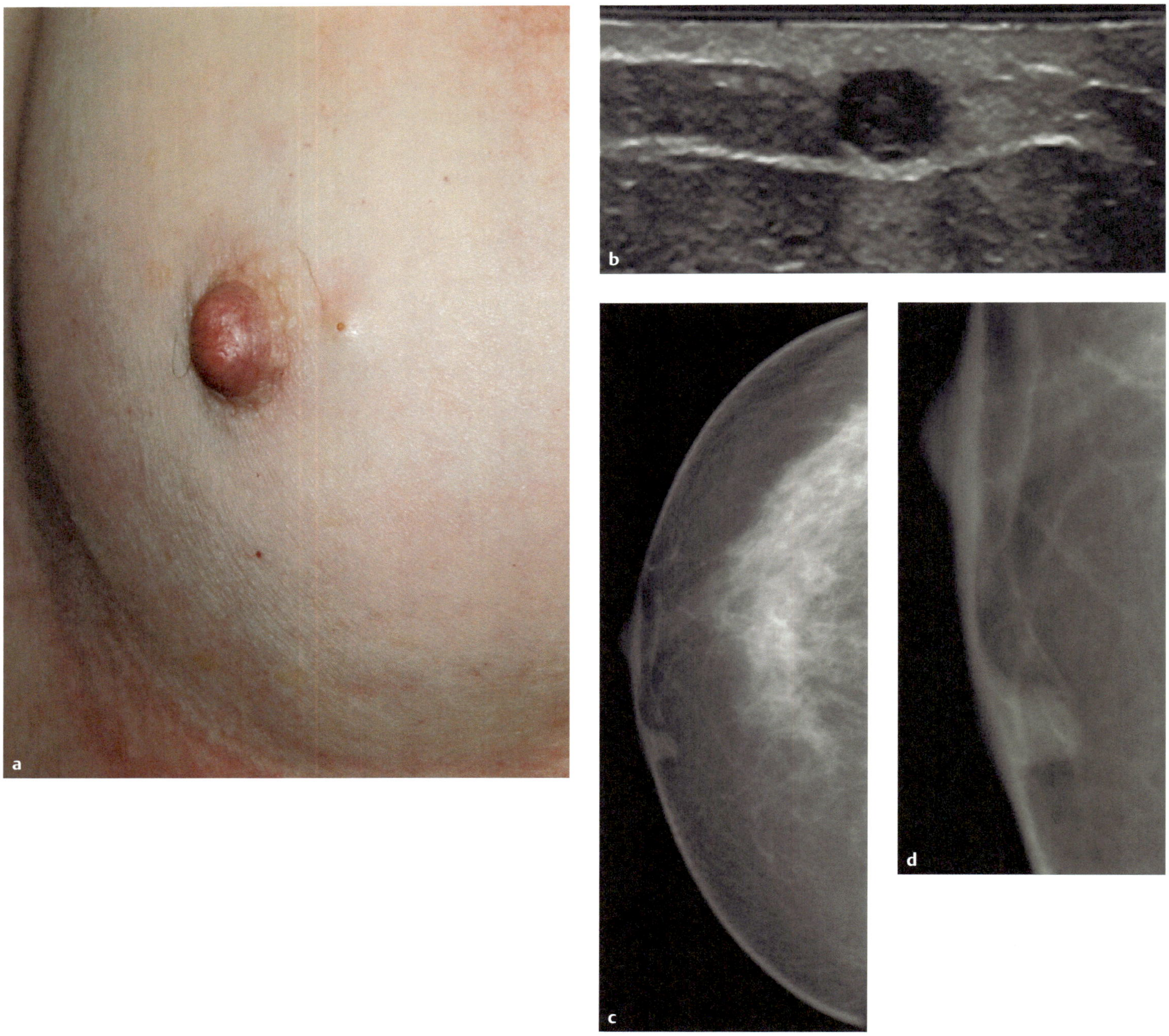

Abb. 19.1 Atherom.
a Kutanes Erscheinungsbild.
b Sonografiebild: echoarmer kutaner und subkutaner Herd.
c Mammogramm in CC-Projektion: kutane und subkutane Verdichtung.
d Mammogramm in CC-Projektion, Ausschnittsvergrößerung.

19.11.3 MRT

- **Native T 1w Sequenz:**
  - in der Subkutis gelegener hypointenser Herdbefund
  - runde Form, glatte Begrenzung (▸ Abb. 19.2f)
- **T 2w Sequenz:**
  - meist hyperintenser, wasseräquivalenter Herdbefund
  - runde Form, glatte Begrenzung (▸ Abb. 19.2g)
- **T 1w Sequenz nach Kontrastmittelgabe:** Kontrastmittelanreicherung nur bei gleichzeitiger Infektion (▸ Abb. 19.2d und ▸ Abb. 19.2e)

19.12 Radiologische Differenzialdiagnosen

- In der Bildgebung zu beachtende Differenzialdiagnosen s. in ▸ Tab. 19.1.

19.13 Typische Fehler

- Keine

19.14 Was der zuweisende Kollege/Kliniker wissen muss

- Das Atherom ist ein Hautbefund ohne malignes Potenzial.
- Nur sehr kleine Atherome können sich bei Auflösung des Sekretstaus zurückbilden.
- Bei größeren Atheromen ist die Therapie, falls gewünscht, die chirurgische Exzision mit Entfernung der Kapsel.

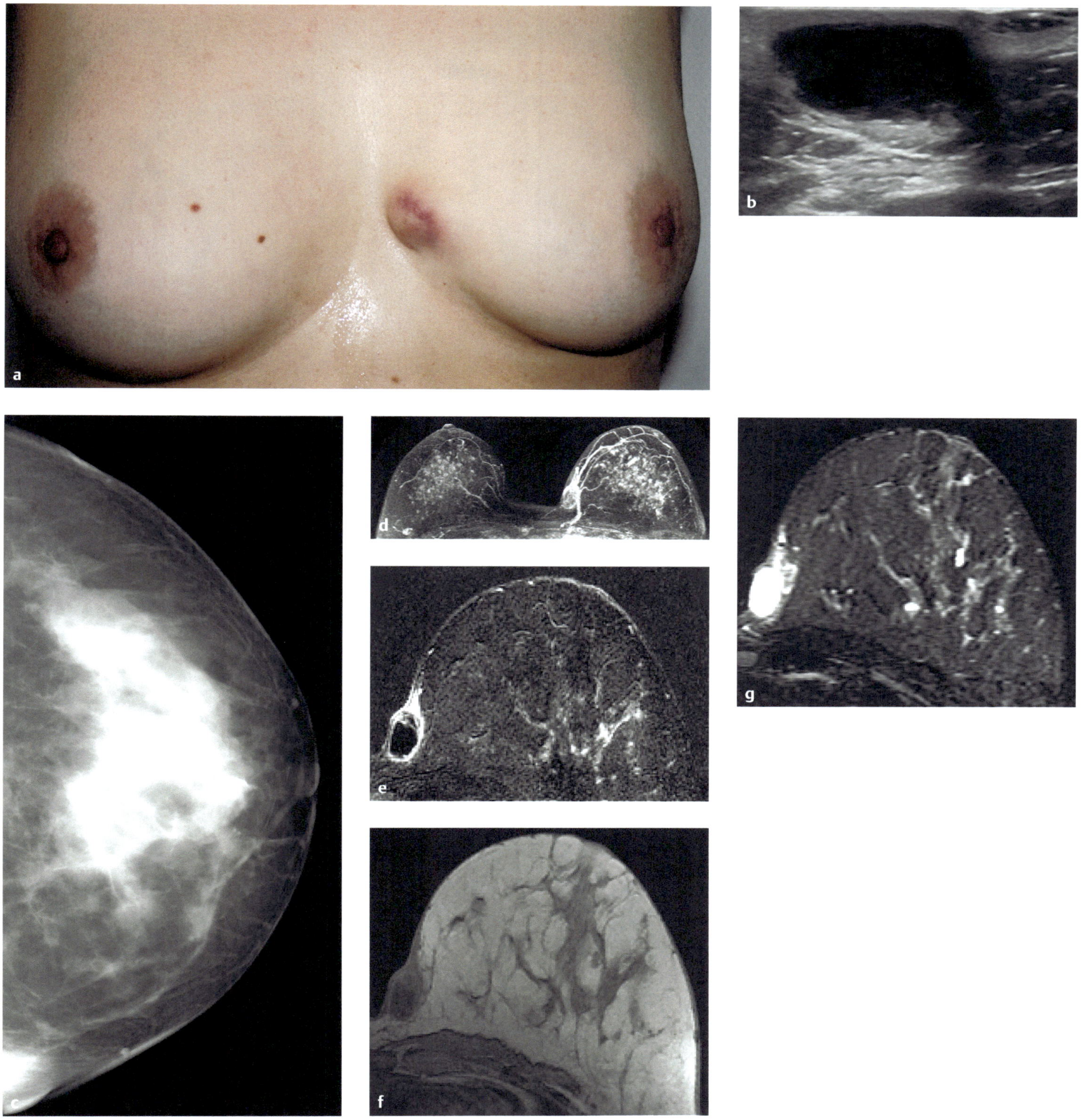

Abb. 19.2 Atherom.

a Kutanes Erscheinungsbild des infizierten Atheroms; Furunkel.
b Sonografiebild: kutaner Herdbefund mit Kutisverdickung.
c Mammogramm in CC-Projektion: kutaner Herdbefund rechts innen.
d Mamma-MRT-Bild, Kontrastmittelsubtraktion (MIP): kutaner Herdbefund rechts innen.
e Mamma-MRT-Bild, Kontrastmittelsubtraktion (Einzelschicht): zystischer, kutaner Herdbefund rechts innen mit Kontrastmittelanreicherung der Wand.
f Mamma-MRT-Bild in T 1-Gewichtung: kutaner Herdbefund rechts innen.
g Mamma-MRT-Bild in T 2-Gewichtung: zystischer, kutaner Herdbefund rechts innen mit wasseräquivalentem T 2w Signal.

Tab. 19.1 Differenzialdiagnosen des Atheroms.

Differenzialdiagnose	Häufigkeit der Differenzialdiagnose in Hinblick auf das Krankheitsbild	Wesentliche diagnostisch richtungsweisende Anamnese, Untersuchung u./o. Befunde	Sicherung der Diagnose
Fibroadenom, Adenom	häufig	• ähnliches Erscheinungsbild • kein Auftreten in der Kutis	• Biopsie
invasives Karzinom	selten	• invasives Karzinom eher mikrolobuliert oder spikuliert • besondere morphologische Ähnlichkeit des medullären Mammakarzinoms (runde, ovale Erscheinungsform) • gesteigerte Signalgebung in der T2-Gewichtung auch beim medullären Mammakarzinom • kein Auftreten in der Kutis	• Biopsie
eingedickte Zyste	selten	• bildgebend keine zuverlässige Differenzierung möglich • keine Vaskularisation • kein Auftreten in der Kutis	• Feinnadelpunktion oder Biopsie
phylloider Tumor	sehr selten	• gelegentlich mit zystischen Anteilen • kein Auftreten in der Kutis	• Biopsie
kutane Metastase	sehr selten	• in frühen Stadien morphologische Unterscheidung möglicherweise schwierig • kein Auftreten in der Kutis	• Biopsie

19.15 Therapie

- Keine Konsequenz der Diagnose
- auf Wunsch chirurgische Exzision mit Entfernung der Kapsel

19.16 Literatur

Literatur zur weiteren Vertiefung

[267] American College of Radiology. ACR BI-RADS® Atlas. Breast Imaging Reporting and Data System. 5. Aufl. Berlin: Springer; 2013

[268] Celik V, Unal E, Aydogan F et al. Epidermal inclusion cyst of the breast: clinical, radiologic, and pathologic correlation. Breast J 2004; 10 (1): 57

[269] Fischer U. Röntgenmammographie. Verstehen, anwenden und optimieren. Stuttgart: Thieme; 2003

[270] Fischer U, Baum F. Diagnostik und Therapie des Mammakarzinoms. Stuttgart: Thieme; 2014

[271] Fischer U, Baum F. Mammadiagnostik für MTRA/RT. Stuttgart: Thieme; 2015

[272] Giess CS, Raza S, Birdwell RL. Distinguishing breast skin lesions from superficial breast parenchymal lesions: diagnostic criteria, imaging characteristics, and pitfalls. Radiographics 2011; 31 (7): 1959–1972

[273] Heywang-Köbrunner SH, Schreer I. Bildgebende Mammadiagnostik. Stuttgart: Thieme; 2003

[274] Kalli S, Freer PE, Rafferty EA. Lesions of the skin and superficial tissue at breast MR imaging. Radiographics 2010; 30 (7): 1891–1913

[275] Kwak JY, Park HL, Kim JY et al. Imaging findings in a case of epidermal inclusion cyst arising within the breast parenchyma. J Clin Ultrasound 2004; 32 (3): 141–143

[276] Lam SY, Kasthoori JJ, Mun KS et al. Epidermal inclusion cyst of the breast: a rare benign entity. Singapore Med J 2010; 51 (12): e191–e194

[277] Madjar H. Kursbuch Mammasonografie. Ein Lehreratlas nach den Richtlinien der DEGUM und der KBV. Stuttgart: Thieme; 2019

[278] Taira N, Aogi K, Ohsumi S et al. Epidermal inclusion cyst of the breast. Breast Cancer 2007; 14 (4): 434–437

20 Adenom

Friedemann Baum

20.1 Steckbrief

Das Adenom ist ein umschriebener Tumor, der aus tubulären Strukturen besteht und von einer Pseudokapsel umgeben ist. Im Gegensatz zum Fibroadenom hat das Adenom einen geringen Bindegewebeanteil. Man unterscheidet Adenome von laktierenden Adenomen, die in der Schwangerschaft oder Stillzeit entstehen. Adenome sind häufig retromamillär bzw. mamillennah lokalisiert. Es besteht eine Tendenz zur spontanen Rückbildung. Bei dem im Nippel gelegenen Nippeladenom kommt es gelegentlich zu Hauterosionen. Die zuverlässigsten Abbildungsverfahren sind die Sonografie und die Mamma-MRT. Die wichtigsten Differenzialdiagnosen umfassen Herdbefunde wie das Fibroadenom, das Papillom, die eingedickte Zyste, das Karzinom und den Phylloidestumor. Histologisch ergibt sich ein Befund der Kategorie B2.

20.2 Synonyme

- Keine

20.3 Keywords

- Benigner Herdbefund
- benigner Tastbefund
- retromamillärer Tastbefund

20.4 Definition

Das Adenom ist ein umschriebener Tumor, der aus tubulären Strukturen besteht und von einer Pseudokapsel umgeben ist. Im Gegensatz zum Fibroadenom hat das Adenom einen geringen Bindegewebeanteil. Man unterscheidet Adenome von laktierenden Adenomen, die in der Schwangerschaft oder Stillzeit entstehen. Adenome sind häufig retromamillär bzw. mamillennah lokalisiert. Es besteht eine Tendenz zur spontanen Rückbildung. Eine Sonderform ist das im Nippel gelegene Nippeladenom, bei dem es gelegentlich zu Hauterosionen kommt.

20.5 Epidemiologie

20.5.1 Häufigkeit

- Selten

20.5.2 Altersgipfel

- Der Altersgipfel liegt zwischen 30 und 50 Jahren.
- Mit dem Rückgang der hormonellen Stimulation nach Einsetzen der Menopause treten Adenome nur noch sehr selten auf.

20.5.3 Geschlechtsverteilung

- Meist Frauen betroffen
- beim Mann extrem selten

20.5.4 Prädisponierende Faktoren

- Schwangerschaft und Stillzeit

20.6 Ätiologie und Pathogenese

- Die Ursache für die Entstehung von Adenomen ist nicht geklärt.
- Es werden hormonelle Einflüsse vermutet.
- Sie treten in der Schwangerschaft und der Stillzeit gehäuft auf.

20.7 Klassifikation und Risikostratifizierung

- **Risikostratifizierung:**
  - Prognose günstig, häufig spontane Rückbildung
  - keine maligne Entartung

20.8 Symptomatik

- Kleine Adenome haben kein Korrelat bei Inspektion und Palpation, größere (ab ca. 1 cm) einen eher weichen Tastbefund.
- Bei Nippeladenomen kommt es in seltenen Fällen zu Rötungen oder sogar zu Erosionen der Haut.

20.9 Methode der Wahl

- Mamma-MRT
- Mammografie
- Sonografie

20.10 Pathognomonische Befunde

- **Charakteristik:** Herdbefund
- **Form:** rund, oval, lobuliert
- **Begrenzung:** glatt
- **Binnentextur:** proliferierendes Gewebe, meist homogen, sehr selten lipomatöse Einschlüsse

20.11 Befundbeschreibung

20.11.1 Sonografie

- **Ultraschall:**
  - homogen echoarmer, selten isoechogener, runder oder ovaler, selten lobulierter Herdbefund mit glatter Begrenzung (▸ Abb. 20.1a)
  - Längsachse parallel zur Kutis
  - leichte dorsale Schallverstärkung
- **farbkodierte Doppler-Sonografie:** keine Vaskularisationsphänomene
- **Elastografie:** höhere Rigidität als Zysten, aber geringere als maligne Herdbefunde

20.11.2 Röntgen

- **Mammografie:**
  - homogen isodenser Herdbefund (▸ Abb. 20.1b)
  - Abgrenzbarkeit in lipomatösem Parenchym gut, in dichten Gewebestrukturen schlecht
  - sehr selten endotumorale Kalzifikationen
- **Tomosynthese:** verbesserte Detektion des Herdbefundes insbesondere bei Gewebetyp ACR C
- **kontrastmittelgestützte Mammografie:** keine oder geringe Kontrastmittelanreicherung

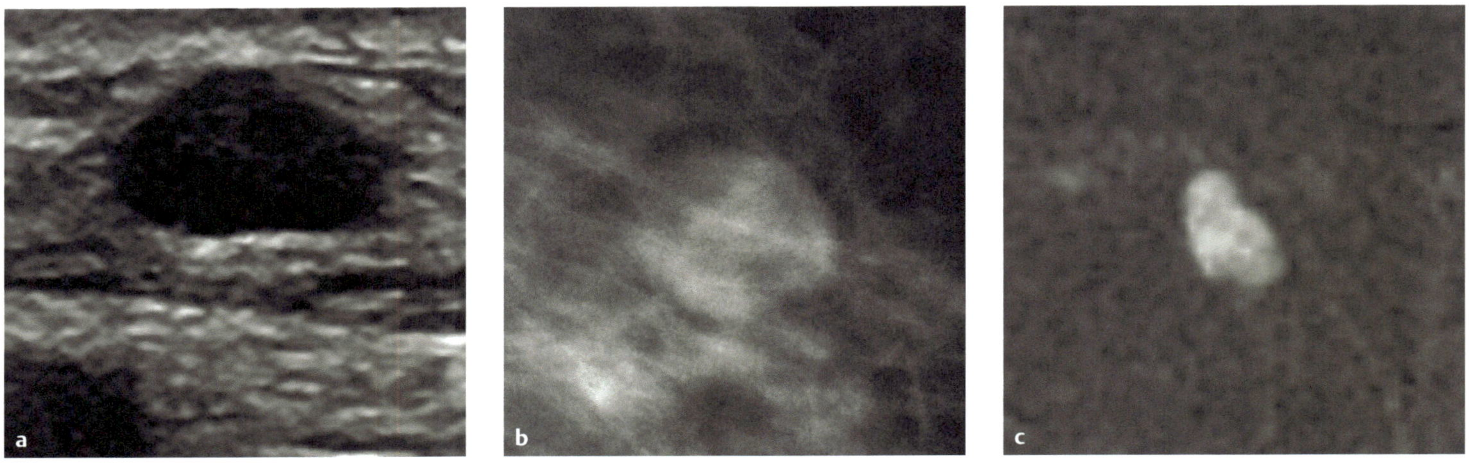

Abb. 20.1 Adenom.
a Sonografiebild: echoarm, glatt begrenzt. (Quelle: Fischer U, Baum F. Diagnostik und Therapie des Mammakarzinoms. Stuttgart: Thieme; 2014. Abb. 8.6a)
b Mammogramm: isodens, glatt begrenzt.
c Kontrastmittelbild der Mamma-MRT: hypervaskularisiert, glatt begrenzt. (Quelle: Fischer U, Baum F. Diagnostik und Therapie des Mammakarzinoms. Stuttgart: Thieme; 2014. Abb. 8.6c)

Tab. 20.1 Differenzialdiagnosen von Adenomen.

Differenzialdiagnose	Häufigkeit der Differenzialdiagnose in Hinblick auf das Krankheitsbild	Wesentliche diagnostisch richtungsweisende Anamnese, Untersuchung u./o. Befunde	Sicherung der Diagnose
Fibroadenom	häufig	• morphologisch vom Adenom nicht zu unterscheiden	• Stanzbiopsie
solitäres Papillom	selten	• morphologisch vom Adenom nicht zu unterscheiden	• Stanzbiopsie
invasives Karzinom	selten	• invasives Karzinom eher mikrolobuliert oder spikuliert • morphologische Ähnlichkeit besonders des medullären Mammakarzinoms (runde oder ovale Erscheinungsform) • in der T 2-Gewichtung gesteigerte Signalgebung auch beim medullären Mammakarzinom	• Stanzbiopsie
Phylloidestumor	selten	• morphologisch vom Adenom nicht zu unterscheiden	• Stanzbiopsie
intramammäre Metastase	sehr selten	• vor allem in frühen Stadien morphologisch vom Adenom nicht zu unterscheiden	• Stanzbiopsie

20.11.3 MRT

- **Native T 1w Sequenz:**
  - hypointenser Herdbefund
  - runde oder ovale, selten lobulierte Form
  - glatte Begrenzung
- **T 2w Sequenz:**
  - iso- bis hyperintenser Herdbefund
  - runde, ovale oder lobulierte Form
  - glatte Begrenzung
- **T 1w Sequenz nach Kontrastmittelgabe:** mäßige bis starke Kontrastmittelanreicherung (▸ Abb. 20.1c)

20.12 Radiologische Differenzialdiagnosen

- In der Bildgebung wichtige Differenzialdiagnosen s. in ▸ Tab. 20.1.

20.13 Typische Fehler

- Im Falle von Erosionen oder Hautveränderungen Unterlassen einer histologischen Untersuchung zum Ausschluss eines Morbus Paget

20.14 Was der zuweisende Kollege/Kliniker wissen muss

- Das Mamillenadenom stellt eine Sonderform des Adenoms dar. Es wächst in der Mamillenkuppe und wird bevorzugt operativ entfernt (Differenzialdiagnose: Ekzem, Morbus Paget).

20.15 Therapie

- Konsequenz der Diagnose: operative Entfernung bei Beschwerden oder Erosionen, besonders bei Nippeladenomen

20.16 Literatur

Quellenangaben

[279] Fischer U, Baum F. Diagnostik und Therapie des Mammakarzinoms. Stuttgart: Thieme; 2014

Literatur zur weiteren Vertiefung

[280] Geffroy D, Doutriaux-Dumoulins I, Labbe-Devilliers C et al. Paget's disease of the nipple and differential diagnosis. J Radiol 2011; 92 (10): 889–898. doi:10.1016/j.jradio.2011.07.010

[281] Healy CE, Dijkstra B, Walsh M et al. Nipple adenoma: a differential diagnosis for Paget's disease. Breast J 2003; 9 (4): 325–326. doi:10.1046/j.1524-47412003.09417.x

[282] Matsubayashi RN, Momosaki S, Muranaka T. Ductal adenoma of breast: imaging characteristics and radiologic-pathologic correlation of unique findings which reflect „pseudoinvasion".Breast Cancer 2016; 23 (4): 597–606. doi:10.1007/s12282-015-0608-9

[283] Miller L, Tyler W, Maroon M et al. Erosive adenomatosis of the nipple: a benign imitator of malignant breast disease. Cutis 1997; 59 (2): 91–92

[284] Parajuly SS, Peng YL, Zhu M et al. Nipple adenoma of the breast: sonographic imaging findings. South Med J 2010; 103 (12): 1280–1281. doi:10.1097/SMJ.0b013e3181faec98

21 Myxoides Fibroadenom

Friedemann Baum

21.1 Steckbrief

Das Fibroadenom ist ein benigner fibroepithelialer Mischtumor. Bei jüngeren Frauen liegt ein hoher epithelialer Anteil vor (myxoides Fibroadenom). Sind die epithelialen Strukturen länglich und schmal angeordnet, spricht man histologisch vom intrakanalikulären, bei drüsenartig geballter Anordnung vom perikanalikulären Fibroadenom. Das tubuläre Adenom ist dem myxoiden Fibroadenom histologisch sehr ähnlich und klinisch davon nicht zu unterscheiden. Im Alter und mit der Menopause nimmt der epitheliale Anteil ab (fibrosiertes Fibroadenom). Die zuverlässigste Abbildung gelingt mit der Sonografie und der Mamma-MRT. Die wichtigsten Differenzialdiagnosen sind das Fibroadenom, das Papillom, die eingedickte Zyste, das Karzinom und der Phylloidestumor. Histologisch ergibt sich ein Befund der Kategorie B2.

21.2 Synonyme

- Fibroadenom
- juveniles Fibroadenom
- perikanalikuläres Fibroadenom
- intrakanalikuläres Fibroadenom

21.3 Keywords

- Benigner Herdbefund
- benigner Tastbefund

21.4 Definition

Das Fibroadenom stellt einen benignen fibroepithelialen Mischtumor dar. Bei jüngeren Frauen liegt bevorzugt ein hoher epithelialer Anteil vor (myxoides Fibroadenom). Bei länglichen, schmaler angeordneten epithelialen Strukturen spricht man histologisch vom intrakanalikulären, bei drüsenartig geballter Anordnung der Epithelzellen vom perikanalikulären Fibroadenom. Mit fortschreitendem Alter und mit dem Eintreten der Menopause nimmt der epitheliale Anteil häufig ab (fibrosiertes Fibroadenom). Das tubuläre Adenom ist dem myxoiden Fibroadenom histologisch sehr ähnlich und klinisch davon nicht zu unterscheiden.

21.5 Epidemiologie

21.5.1 Häufigkeit

- Etwa 10 % der Frauen vor dem 40. Lebensjahr

21.5.2 Altersgipfel

- Auftreten in jedem Alter
- Altersgipfel zwischen 16 und 40 Jahren

21.5.3 Geschlechtsverteilung

- Das myxoide Fibroadenom kommt fast nur bei der Frau vor.
- Das Fibroadenom des Mannes ist eine Rarität. Es werden ursächliche Verbindungen zur antiandrogenen Therapie vermutet.

21.5.4 Prädisponierende Faktoren

- Es werden Häufungen von Fibroadenomen bei Frauen mit immunsuppressiver Behandlung mit Cyclosporin nach Transplantationen beschrieben.
- Auch im Zusammenhang mit dem Carney-Komplex treten gehäuft Fibroadenome auf.

21.6 Ätiologie und Pathogenese

- Die Ätiologie ist nicht geklärt.
- Es wird von einem Einfluss der Sexualhormone und ihres Verhältnisses zueinander ausgegangen.

21.7 Klassifikation und Risikostratifizierung

- **Klassifikation:**
  - Es werden das myxoide und das fibrosierte Fibroadenom unterschieden.
  - Sie weisen eine intrakanalikuläre oder eine perikanalikuläre Anordnung der Epithelzellen auf.
- **Risikostratifizierung:**
  - Die Prognose ist sehr günstig.
  - Es kommt nicht zur malignen Entartung.

21.8 Symptomatik

- Bei kleinen Fibroadenomen in der Regel kein Korrelat in Inspektion und Palpation
- bei größeren Tumoren (ab 1 cm) in Abhängigkeit der Lage tastbare Verhärtung oder Knoten

21.9 Methode der Wahl

- Mamma-MRT
- Mammografie
- Sonografie

21.10 Pathognomonische Befunde

- **Charakteristik:** Herdbefund
- **Form:** lobuliert, oval
- **Begrenzung:** glatt
- **Binnentextur:** proliferierendes Gewebe, homogen

21.11 Befundbeschreibung

21.11.1 Sonografie

- **Ultraschall:**
  - runder, ovaler oder lobulierter Herdbefund mit glatter Begrenzung (▸ Abb. 21.1a)
  - Tumormatrix hypoechogen, homogene Binnentextur
  - meist dorsale Schallverstärkung mit lateraler Schallabschwächung
- **farbkodierte Doppler-Sonografie:** Vaskularisationsphänomene in etwa 20–30 % der Fälle
- **Elastografie:** höhere Rigidität als Zysten, aber geringere Rigidität als maligne Herdbefunde

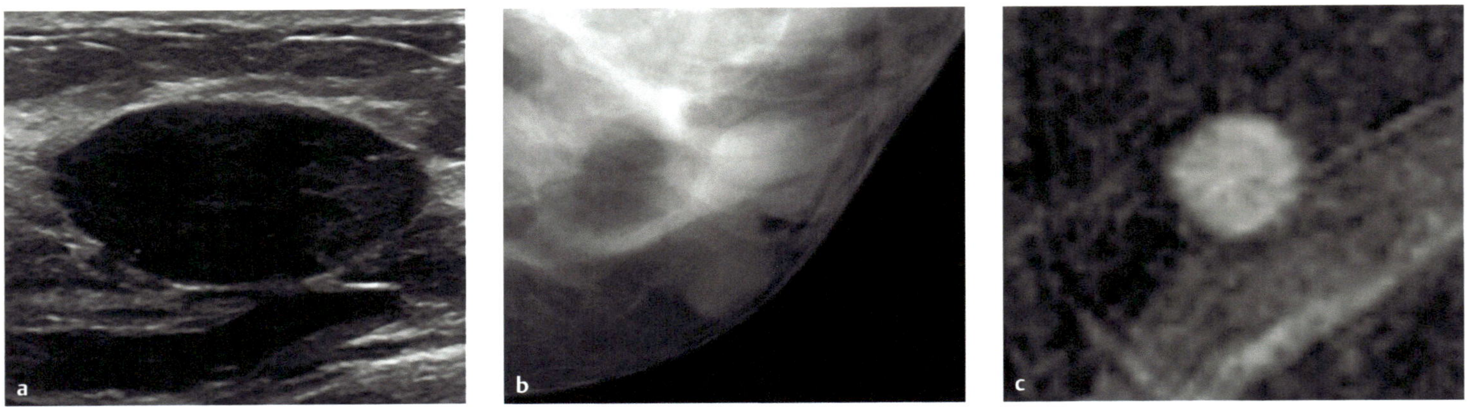

Abb. 21.1 Myxoides Fibroadenom.
a Sonografiebild. (Quelle: Fischer U, Baum F. Diagnostik und Therapie des Mammakarzinoms. Stuttgart: Thieme; 2014. Abb. 8.4a)
b Mammogramm. (Quelle: Fischer U, Baum F. Diagnostik und Therapie des Mammakarzinoms. Stuttgart: Thieme; 2014. Abb. 8.4b)
c Kontrastmittelbild der Mamma-MRT. (Quelle: Fischer U, Baum F. Diagnostik und Therapie des Mammakarzinoms. Stuttgart: Thieme; 2014. Abb. 8.4c)

21.11.2 Röntgen

- **Mammografie:** runder, ovaler oder lobulierter, iso- bis hyperdenser Herdbefund mit glatter Begrenzung (▶ Abb. 21.1b)
- **Tomosynthese:** verbesserte Detektion des Herdbefunds insbesondere bei Gewebetyp ACR C
- **kontrastmittelgestützte Mammografie:** starke, meist homogene Kontrastmittelanreicherung innerhalb des glatt begrenzten Herdbefunds

21.11.3 MRT

- **Native T 1w Sequenz:**
  - hypointenser Herdbefund
  - runde, ovaläre oder lobulierte Form
  - glatte Begrenzung
- **T 2w Sequenz:**
  - hyperintenser, oft wasseräquivalenter Herdbefund
  - runde, ovaläre oder lobulierte Form
  - glatte Begrenzung
  - meist Nachweis dunkler, endotumoraler Septen
- **T 1w Sequenz nach Kontrastmittelgabe:**
  - meist ausgeprägte und homogene Anreicherung des Herdbefunds (initial starke Kontrastmittelanreicherung, durchaus mehr als 100 %, anschließend Plateau oder Wash-out)
  - meist Nachweis (dunkler) endotumoraler Septen ohne Kontrastmittelanreicherung (▶ Abb. 21.1c)

21.12 Radiologische Differenzialdiagnosen

- In der Bildgebung zu berücksichtigende Differenzialdiagnosen s. in ▶ Tab. 21.1.

21.13 Typische Fehler

- Fehlende Detektion des Befunds, insbesondere bei Vorliegen kleiner Tumoren
- Verzicht auf die perkutan-bioptische Befundsicherung zum Ausschluss eines Karzinoms bzw. einer Läsion mit unsicherem biologischem Potenzial

21.14 Was der zuweisende Kollege/Kliniker wissen muss

- Das myxoide Fibroadenom ist der häufigste Tumor der jungen Frau.
- Die histologische Sicherung erfolgt durch perkutane Biopsie. Die Unterscheidung des Fibroadenoms von den Risikoläsionen Papillom und Phylloidestumor ist nur histologisch möglich.
- Das Fibroadenom bedarf keiner weiteren Behandlung. Es hat eine geringere Entartungswahrscheinlichkeit als normales Drüsengewebe.

21.15 Therapie

- Konsequenzen der Diagnose: Das Fibroadenom bedarf keiner weiteren Behandlung. Es hat eine geringere Entartungswahrscheinlichkeit als normales Drüsengewebe.

Tab. 21.1 Differenzialdiagnosen von myxoiden Fibroadenomen.

Differenzialdiagnose	Häufigkeit der Differenzialdiagnose in Hinblick auf das Krankheitsbild	Wesentliche diagnostisch richtungsweisende Anamnese, Untersuchung u./o. Befunde	Sicherung der Diagnose
Zyste	häufig	• ähnliches Erscheinungsbild • jedoch echofreies Binnenecho mit sehr ausgeprägter dorsaler Schallverstärkung	• wenn notwendig, Feinnadelpunktion
solitäres Papillom, Adenom	selten	• morphologisch vom Fibroadenom nicht zu unterscheiden	• Stanzbiopsie
invasives Karzinom	selten	• invasives Karzinom eher mikrolobuliert oder spikuliert • morphologische Ähnlichkeit besonders des medullären, aber auch des papillären Mammakarzinoms (runde, ovale, aber auch lobulierte Erscheinungsform) • in der T 2-Gewichtung auch gesteigerte Signalgebung des medullären, aber auch des papillären Mammakarzinoms	• Stanzbiopsie
phylloider Tumor	sehr selten	• gelegentlich mit zystischen Anteilen • ansonsten morphologisch vom Fibroadenom nicht zu unterscheiden	• Stanzbiopsie
intramammäre Metastase	sehr selten	• vor allem in frühen Stadien morphologisch vom Fibroadenom nicht zu unterscheiden	• Stanzbiopsie

21.16 Literatur

Quellenangaben

[285] Fischer U, Baum F. Diagnostik und Therapie des Mammakarzinoms. Stuttgart: Thieme; 2014

Literatur zur weiteren Vertiefung

[286] American College of Radiology. ACR BI-RADS® Atlas. Breast Imaging Reporting and Data System. 5. Aufl. Berlin: Springer; 2013

[287] Brinck U, Fischer U, Korabiowska M et al. The variability of fibroadenoma in contrast-enhanced dynamic MR-mammography. AJR Am J Roentgenol 1995; 168: 1331

[288] Fischer U. Röntgenmammographie. Verstehen, anwenden und optimieren. Stuttgart: Thieme; 2003

[289] Fischer U, Baum F. Diagnostik und Therapie des Mammakarzinoms. Stuttgart: Thieme; 2014

[290] Fischer U, Baum F. Mammadiagnostik für MTRA/RT. Stuttgart: Thieme; 2015

[291] Heywang-Köbrunner SH, Schreer I. Bildgebende Mammadiagnostik. Stuttgart: Thieme; 2003

[292] Hochman MG, Orel SG, Powell CM et al. Fibroadenomas: MR imaging appearances with radiologic-histopathologic correlation. Radiology 1997; 204: 123

[293] Krings G, Bean GR, Chen YY. Fibroepithelial lesions; the WHO spectrum. Semin Diagn Pathol 2017; 34 (5): 438–452

[294] Madjar H. Kursbuch Mammasonografie. Ein Lehreratlas nach den Richtlinien der DEGUM und der KBV. Stuttgart: Thieme; 2019

[295] Salemis NS, Gemenetzis G, Karagkiouzis G et al. Tubular adenoma of the breast: a rare presentation and review of the literature. J Clin Med Res 2012; 4 (1): 64–67. doi:10.4021/jocmr746w

[296] Sickles EA. Management of probably benign breast lesions. Radiol Clin North Am 1995; 33 (6): 1123–1130

[297] Weinstein D, Strano S, Cohen P et al. Breast fibroadenoma: mapping of pathophysiologic features with three-time-point, contrast-enhanced MR imaging – pilot study. Radiology 1999; 210 (1): 233–240. doi:10.1148/radiology.210.1.r99ja18233

[298] Wurdinger S, Herzog AB, Fischer DR et al. Differentiation of phyllodes breast tumors from fibroadenomas on MRI. AJR Am J Roentgenol 2005; 185 (5): 1317–1321. doi:10.2214/AJR.04.1620

22 Fibrosiertes Fibroadenom

Friedemann Baum

22.1 Steckbrief

Das Fibroadenom ist ein benigner fibroepithelialer Mischtumor. Bei jüngeren Frauen liegt ein hoher epithelialer Anteil vor (myxoides Fibroadenom). Sind die epithelialen Strukturen länglich und schmal angeordnet, spricht man histologisch vom intrakanalikulären, bei drüsenartig geballter Anordnung vom perikanalikulären Fibroadenom. Im Alter und mit der Menopause nimmt der epitheliale Anteil ab (fibrosiertes Fibroadenom). Dann entstehen des Öfteren Verkalkungen (Popkornkonfiguration). Die zuverlässigste Abbildung gelingt mit der Sonografie und der Mamma-MRT. Die wichtigsten Differenzialdiagnosen sind das Fibroadenom, das Papillom, die eingedickte Zyste, das Karzinom und der Phylloidestumor. Histologisch ergibt sich ein Befund der Kategorie B2.

22.2 Synonyme

- Hyalines Fibroadenom
- regressives Fibroadenom

22.3 Keywords

- Benigner Herdbefund
- benigner Tastbefund
- Makrokalzifikation
- Popkornverkalkung

22.4 Definition

Das Fibroadenom stellt einen benignen fibroepithelialen Mischtumor dar. Bei länglichen, schmaler angeordneten epithelialen Strukturen spricht man histologisch vom intrakanalikulären, bei drüsenartig geballter Anordnung der Epithelzellen vom perikanalikulären Fibroadenom. Bei jüngeren Frauen liegt bevorzugt ein hoher epithelialer Anteil vor (myxoides Fibroadenom). Mit fortschreitendem Alter, oft mit dem Eintreten der Menopause, nimmt der hypervaskularisierte, epitheliale Anteil häufig ab und die Fibrosekomponente überwiegt zunehmend (fibrosiertes Fibroadenom).

22.5 Epidemiologie

22.5.1 Häufigkeit

- Etwa 10 % der Frauen jenseits des 40. Lebensjahrs

22.5.2 Altersgipfel

- Altersgipfel zwischen 40 und 60 Jahren durch zunehmende Fibrosierung myxoider Fibroadenome bei Verlust ihrer Gefäßversorgung

22.5.3 Geschlechtsverteilung

- Nur bei der Frau

22.5.4 Prädisponierende Faktoren

- Es werden Häufungen von Fibroadenomen bei Frauen mit immunsuppressiver Behandlung mit Cyclosporin nach Transplantationen beschrieben.
- Auch im Zusammenhang mit dem Carney-Komplex treten gehäuft Fibroadenome auf.

22.6 Ätiologie und Pathogenese

- Die Ätiologie ist nicht geklärt. Es wird bei der Entstehung des myxoiden Fibroadenoms von einem Einfluss der Sexualhormone und ihres Verhältnisses zueinander ausgegangen.
- Mit fortschreitendem Alter, oft mit dem Eintreten der Menopause, nimmt der hypervaskularisierte epitheliale Anteil häufig ab und die Fibrosekomponente überwiegt zunehmend (fibrosiertes Fibroadenom). Diese Veränderung wird von der Entstehung von Kalzifikationen begleitet, die den lobulierten Aufbau der Fibroadenome widerspiegeln (Popkornverkalkungen).

22.7 Klassifikation und Risikostratifizierung

- **Risikostratifizierung:**
  - Prognose günstig
  - keine maligne Entartung

22.8 Symptomatik

- Bei kleinen Fibroadenomen in der Regel kein Korrelat bei Inspektion und Palpation
- bei größeren Tumoren (ab 1 cm) tastbare Verhärtung oder Knoten in Abhängigkeit von der Lage

22.9 Methode der Wahl

- Mamma-MRT
- Mammografie
- Sonografie

22.10 Pathognomonische Befunde

- **Charakteristik:** Herdbefund
- **Form:** lobuliert, oval
- **Begrenzung:** glatt
- **Binnentextur:** proliferierendes Gewebe, inhomogen bis homogen, häufig verkalkt

22.11 Befundbeschreibung

22.11.1 Sonografie

- **Ultraschall:**
  - runder, ovaler oder lobulierter Herdbefund mit glatter Begrenzung (▸ Abb. 22.1a)
  - Tumormatrix hypoechogen
  - homogenes, bei Makrokalzifikationen inhomogenes Binnenecho
  - laterale Schallabschwächung und abnehmende dorsale Schallverstärkung
  - bei Makrokalzifikationen massiver Schallschatten
- **farbkodierte Doppler-Sonografie:** keine Vaskularisationsphänomene
- **Elastografie:** höhere Rigidität als Zysten, aber geringere Rigidität als maligne Herdbefunde

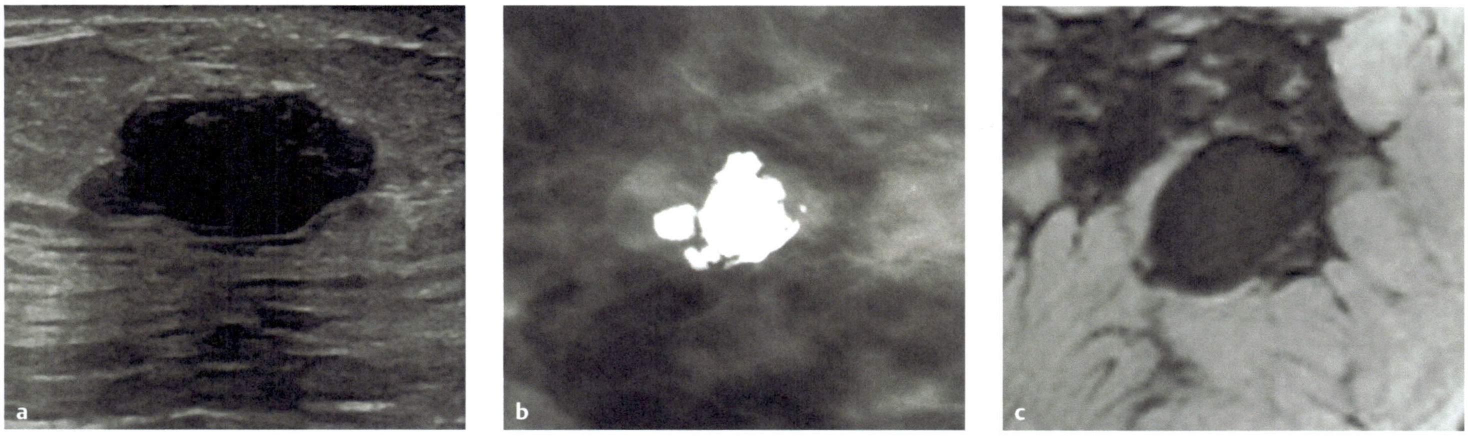

Abb. 22.1 Fibrosiertes Fibroadenom. Darstellung eines regressiv veränderten Fibroadenoms.
a Sonografiebild. (Quelle: Fischer U, Baum F. Diagnostik und Therapie des Mammakarzinoms. Stuttgart: Thieme; 2014. Abb. 8.5a)
b Mammogramm. (Quelle: Fischer U, Baum F. Diagnostik und Therapie des Mammakarzinoms. Stuttgart: Thieme; 2014. Abb. 8.5b)
c T1w Nativbild der Mamma-MRT. (Quelle: Fischer U, Baum F. Diagnostik und Therapie des Mammakarzinoms. Stuttgart: Thieme; 2014. Abb. 8.5c)

22.11.2 Röntgen

- **Mammografie:**
  - runder, ovaler oder lobulierter, iso- bis hyperdenser Herdbefund mit glatter Begrenzung
  - mit fortschreitender Fibrosierung häufiges Auftreten von letztlich lobulierten pathognomonischen Makroverkalkungen (Popkornkonfiguration; ▸ Abb. 22.1b), die in ihrer Entstehungsphase auch als gruppierte, pleomorphe Mikrokalzifikationen auffallen können
- **Tomosynthese:** verbesserte Detektion des Herdbefunds insbesondere bei Gewebetyp ACR C
- **kontrastmittelgestützte Mammografie:** meist keine Kontrastmittelanreicherung innerhalb des Herdbefunds

22.11.3 MRT

- **Native T1w Sequenz:**
  - hypointenser Herdbefund
  - runde, ovaläre oder lobulierte Form
  - glatte Begrenzung (▸ Abb. 22.1c)
- **T2w Sequenz:**
  - isodenser, zunehmend hypointenser Herdbefund
  - runde, ovaläre oder lobulierte Form
  - glatte Begrenzung
- **T1w Sequenz nach Kontrastmittelgabe:** mit zunehmender Fibrosierung inhomogene, im zeitlichen Verlauf abnehmende Kontrastmittelanreicherung des Herdbefunds

22.12 Radiologische Differenzialdiagnosen

- In der Bildgebung zu beachtende Differenzialdiagnosen s. in ▸ Tab. 22.1.

✔ Merke

Popkornartige endotumorale Makroverkalkungen im Mammogramm sind pathognomonisch für das fibrosierte Fibroadenom.

22.13 Typische Fehler

- Fehlende Detektion des Befundes, insbesondere bei Vorliegen kleiner Tumoren
- Verzicht auf eine perkutan-bioptische Befundsicherung zum Ausschluss eines Karzinoms bzw. einer Läsion mit unsicherem biologischem Potenzial

Tab. 22.1 Differenzialdiagnosen des fibrosierten Fibroadenoms.

Differenzialdiagnose	Häufigkeit der Differenzialdiagnose in Hinblick auf das Krankheitsbild	Wesentliche diagnostisch richtungsweisende Anamnese, Untersuchung u./o. Befunde	Sicherung der Diagnose
Zyste	häufig	• ähnliches Erscheinungsbild • jedoch echofreies Binnenecho mit sehr ausgeprägter dorsaler Schallverstärkung	• wenn notwendig, Feinnadelpunktion
solitäres Papillom, Adenom	selten	• morphologisch vom Fibroadenom nicht zu unterscheiden	• Stanzbiopsie
invasives Karzinom	selten	• invasives Karzinom eher mikrolobuliert oder spikuliert • morphologische Ähnlichkeit besonders des medullären, aber auch des papillären Mammakarzinoms (ähnlich runde, ovale, aber auch lobulierte Erscheinungsform) • auch beim medullären und beim papillären Mammakarzinom in der T2-Gewichtung gesteigerte Signalgebung	• Stanzbiopsie
intramammäre Metastase	sehr selten	• vor allem in frühen Stadien morphologisch vom Fibroadenom nicht zu unterscheiden	• Stanzbiopsie
phylloider Tumor	sehr selten	• gelegentlich mit zystischen Anteilen • ansonsten morphologisch vom Fibroadenom nicht zu unterscheiden	• Stanzbiopsie

22.14 Was der zuweisende Kollege/Kliniker wissen muss

- Die Unterscheidung des Fibroadenoms von den Risikoläsionen Papillom und Phylloidestumor ist nur histologisch möglich (perkutane Biopsie).
- Das Fibroadenom bedarf keiner weiteren Behandlung. Es hat eine geringere Entartungswahrscheinlichkeit als normales Drüsengewebe.

22.15 Therapie

- Konsequenzen der Diagnose: Das Fibroadenom bedarf keiner weiteren Behandlung. Es hat eine geringere Entartungswahrscheinlichkeit als normales Drüsengewebe.

22.16 Literatur

Quellenangaben

[299] Fischer U, Baum F. Diagnostik und Therapie des Mammakarzinoms. Stuttgart: Thieme; 2014

Literatur zur weiteren Vertiefung

[300] American College of Radiology. ACR BI-RADS® Atlas. Breast Imaging Reporting and Data System. 5. Aufl. Berlin: Springer; 2013

[301] Brinck U, Fischer U, Korabiowska M et al. The variability of fibroadenoma in contrast-enhanced dynamic MR-mammography. AJR Am J Roentgenol 1995; 168: 1331

[302] Fischer U. Röntgenmammographie. Verstehen, anwenden und optimieren. Stuttgart: Thieme; 2003

[303] Fischer U, Baum F. Diagnostik und Therapie des Mammakarzinoms. Stuttgart: Thieme; 2014

[304] Fischer U, Baum F. Mammadiagnostik für MTRA/RT. Stuttgart: Thieme; 2015

[305] Heywang-Köbrunner SH, Schreer I. Bildgebende Mammadiagnostik. Stuttgart: Thieme; 2003

[306] Hochman MG, Orel SG, Powell CM et al. Fibroadenomas: MR imaging appearances with radiologic-histopathologic correlation. Radiology 1997; 204: 123

[307] Krings G, Bean GR, Chen YY. Fibroepithelial lesions; the WHO spectrum. Semin Diagn Pathol 2017; 34 (5): 438–452

[308] Madjar H. Kursbuch Mammasonografie. Ein Lehreratlas nach den Richtlinien der DEGUM und der KBV. Stuttgart: Thieme; 2019

[309] Sickles EA. Management of probably benign breast lesions. Radiol Clin North Am 1995; 33 (6): 1123–1130

[310] Weinstein D, Strano S, Cohen P et al. Breast fibroadenoma: mapping of pathophysiologic features with three-time-point, contrast-enhanced MR imaging – pilot study. Radiology 1999; 210 (1): 233–240. doi:10.1148/radiology.210.1.r99ja18233

[311] Wurdinger S, Herzog AB, Fischer DR et al. Differentiation of phyllodes breast tumors from fibroadenomas on MRI. AJR Am J Roentgenol 2005; 185 (5): 1317–1321. doi:10.2214/AJR.04.1620

23 Riesenfibroadenom

Friedemann Baum

23.1 Steckbrief

Das Riesenfibroadenom ist ein benigner fibroepithelialer Mischtumor mit einem hohen epithelialen Anteil (myxoides Fibroadenom). Sind die epithelialen Strukturen länglich und schmal angeordnet, spricht man histologisch vom intrakanalikulären, bei drüsenartig geballter Anordnung vom perikanalikulären Fibroadenom. Riesenfibroadenome treten häufig schon bei Teenagern auf (juveniles Fibroadenom) und können erhebliche Durchmesser von 20 cm und mehr erreichen. Die zuverlässigste Abbildung gelingt mit der Sonografie und der Mamma-MRT. Die wichtigsten Differenzialdiagnosen des Riesenfibroadenoms sind die Zyste und der Phylloidestumor. Histologisch ergibt sich ein Befund der Kategorie B2.

23.2 Synonyme

- Juveniles Riesenfibroadenom
- perikanalikuläres Riesenfibroadenom
- intrakanalikuläres Riesenfibroadenom
- Giant Fibroadenoma
- Giant juvenile Fibroadenoma

23.3 Keywords

- Benigner Herdbefund
- benigner Tastbefund
- kontinuierliches Wachstum

23.4 Definition

Riesenfibroadenome sind benigne Tumoren, die im histologischen Aufbau dem myxoiden Fibroadenom entsprechen. Sie bestehen aus Bindegewebe und dazwischen eingelagerten epithelialen Strukturen, haben jedoch im Unterschied zum myxoiden Fibroadenom eine unentwegte Wachstumstendenz. Sie treten häufig schon bei Teenagern auf (juveniles Fibroadenom) und können erhebliche Durchmesser von 20 cm und mehr erreichen.

23.5 Epidemiologie

23.5.1 Häufigkeit

- Extrem selten

23.5.2 Altersgipfel

- Auftreten oft bereits schon in jungen Jahren (bei Teenagern)
- Altersgipfel wie beim myxoiden Fibroadenom zwischen 20 und 30 Jahren

23.5.3 Geschlechtsverteilung

- Nur Frauen

23.5.4 Prädisponierende Faktoren

- Keine prädisponierenden Faktoren bekannt

23.6 Ätiologie und Pathogenese

- Die Ätiologie ist nicht geklärt.
- Es wird von einem Einfluss der Sexualhormone und auch des Verhältnisses der Sexualhormone zueinander ausgegangen.

23.7 Klassifikation und Risikostratifizierung

- **Risikostratifizierung:**
  - Prognose günstig
  - keine maligne Entartung

23.8 Symptomatik

- In der Regel fallen Riesenfibroadenome bei der Palpation als tastbare Verhärtung oder Knoten auf.
- Oft stellen sich die jungen Patientinnen wegen der fortschreitenden Größenzunahme vor. In extremen Fällen liegt dann schon eine gut sichtbare Anisomastie vor (▸ Abb. 23.1a).

23.9 Methode der Wahl

- Mamma-MRT
- Mammografie
- Sonografie

23.10 Pathognomonische Befunde

- **Charakteristik:** Herdbefund

23.11 Befundbeschreibung

23.11.1 Sonografie

- **Ultraschall:**
  - runder, ovaler oder lobulierter Herdbefund mit glatter Begrenzung (▸ Abb. 23.1b)
  - Tumormatrix hypoechogen, homogene Binnentextur
  - meist dorsale Schallverstärkung mit lateraler Schallabschwächung
- **farbkodierte Doppler-Sonografie:** gelegentlich sonografisch sichtbare Vaskularisationsphänomene
- **Elastografie:** höhere Rigidität als Zysten, aber geringere Rigidität als maligne Herdbefunde

23.11.2 Röntgen

- **Mammografie:** meist lobulierter und hyperdenser Herdbefund mit glatter Begrenzung (▸ Abb. 23.1c)
- **Tomosynthese:** verbesserte Detektion des Herdbefunds insbesondere bei Gewebetyp ACR C
- **kontrastmittelgestützte Mammografie:** starke, meist homogene Kontrastmittelanreicherung innerhalb des Herdbefunds

23.11.3 MRT

- **Native T 1w Sequenz:**
  - homogen hypointenser Herdbefund
  - meist lobulierte Form, glatte Begrenzung (▸ Abb. 23.1f)
- **T 2w Sequenz:**
  - hyperintenser, oft wasseräquivalenter Herdbefund
  - lobulierte Form, glatte Begrenzung
  - meist Nachweis dunkler endotumoraler Septen (▸ Abb. 23.1g)

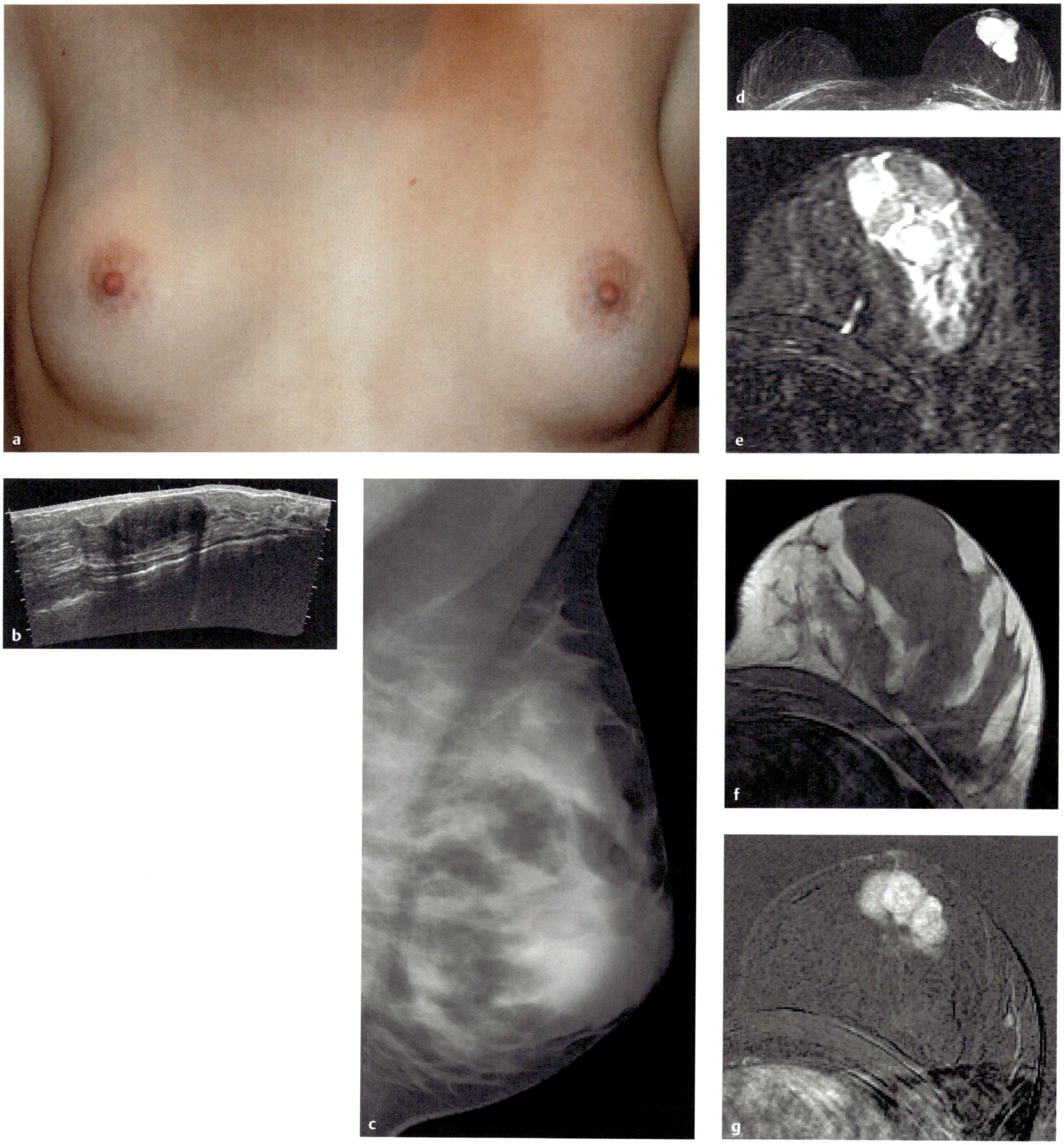

Abb. 23.1 Riesenfibroadenom.
a Klinische Seitendifferenz (linke Mamma größer als rechte).
b Sonografiebild: echoarm, lobuliert und glatt begrenzt.
c Mammogramm: Riesenfibroadenom retroareolär.
d Mamma-MRT-Bild, Kontrastmittelsubtraktion (MIP): lobuliert, glatt begrenzt und homogen hypervaskularisiert.
e Mamma-MRT-Bild, Kontrastmittelsubtraktion (Einzelschicht): lobuliert, glatt begrenzt und hypervaskularisiert.
f Mamma-MRT-Bild in T1-Gewichtung (Einzelschicht): lobuliert und glatt begrenzt.
g Mamma-MRT-Bild in T2-Gewichtung (Einzelschicht): wasseräquivalentes Signal mit dunklen, endotumoralen Septen, lobuliert und glatt begrenzt.

- **T1w Sequenz nach Kontrastmittelgabe:**
  - meist ausgeprägte und homogene Anreicherung des Herdbefunds (initial starke Kontrastmittelanreicherung, durchaus über 100 %, anschließend Plateau oder Wash-out)
  - meist Nachweis (dunkler) endotumoraler Septen ohne Kontrastmittelanreicherung entsprechend dem histologisch gelappten Aufbau (▸ Abb. 23.1d und ▸ Abb. 23.1e)

Tab. 23.1 Differenzialdiagnosen von Riesenfibroadenomen.

Differenzialdiagnose	Häufigkeit der Differenzialdiagnose in Hinblick auf das Krankheitsbild	Wesentliche diagnostisch richtungsweisende Anamnese, Untersuchung u./o. Befunde	Sicherung der Diagnose
Zyste	häufig	• ähnliches Erscheinungsbild • jedoch echofreies Binnenecho mit sehr ausgeprägter dorsaler Schallverstärkung	• ggf. Feinnadelpunktion
phylloider Tumor	selten	• einziger solider Tumor, der auch erhebliche Durchmesser erreichen kann • gelegentlich mit zystischen Anteilen • ansonsten morphologisch vom Fibroadenom nicht zu unterscheiden • erhöhtes Entartungspotenzial (unklares histologisches Potenzial)	• Stanzbiopsie

23.12 Radiologische Differenzialdiagnosen

- In der Bildgebung wichtige Differenzialdiagnosen s. in ▶ Tab. 23.1.

23.13 Typische Fehler

- **Diagnosefehler:** Da Riesenfibroadenome üblicherweise wegen ihrer Klinik auffallen und ein kontinuierliches Wachstum aufweisen, drängt sich das weitere Prozedere, die Exzision, auf; Fehler sind also kaum möglich.
- **Verwechslung mit einem Phylloidestumor:** Die histologische Differenzierung vom Phylloidestumor ist gelegentlich schwierig, jedoch wichtig, da Phylloidestumoren in seltenen Fällen maligne entarten. Diese Differenzierung ist abschließend erst am Exzisionspräparat möglich.

23.14 Was der zuweisende Kollege/Kliniker wissen muss

- Die histologische Differenzierung des Riesenfibroadenoms vom Phylloidestumor ist gelegentlich schwierig. Diese Differenzierung ist abschließend erst am Exzisionspräparat möglich.

23.15 Therapie

- Konsequenzen der Diagnose: Wegen der klinischen Veränderungen aufgrund des unentwegt fortschreitenden Wachstums werden Riesenfibroadenome trotz ihrer sehr geringen Entartungswahrscheinlichkeit exzidiert.

23.16 Literatur

Literatur zur weiteren Vertiefung

[312] American College of Radiology. ACR BI-RADS® Atlas. Breast Imaging Reporting and Data System. 5. Aufl. Berlin: Springer; 2013

[313] Amiel C, Tramier D, Marck MF et al. Giant breast fibroadenoma. J Gynecol Obstet Biol Reprod (Paris) 1993; 22 (7): 764–765

[314] Anavi BL, Mishev GG, Ivanov GP. Giant fibroadenoma of the breast. Folia Med 2002; 44 (4): 50–52

[315] Fischer U. Röntgenmammographie. Verstehen, anwenden und optimieren. Stuttgart: Thieme; 2003

[316] Fischer U, Baum F. Diagnostik und Therapie des Mammakarzinoms. Stuttgart: Thieme; 2014

[317] Fischer U, Baum F. Mammadiagnostik für MTRA/RT. Stuttgart: Thieme; 2015

[318] Gkali C, Giannos A, Primetis E et al. Giant juvenile fibroadenoma in a 12-year-old girl: ultrasonography, elastography, clinical, and pathology findings of this rare type of fibroadenoma. Ultrasound Q2017; 33 (1): 51–54. doi:10.1097/RUQ.0000000000000283

[319] Heywang-Köbrunner SH, Schreer I. Bildgebende Mammadiagnostik. Stuttgart: Thieme; 2003

[320] McCague A, Davis JV. Giant fibroadenoma in a 22 year old patient: case report and literature review. Breast Dis 2010; 31 (1): 49–52

[321] Madjar H. Kursbuch Mammasonografie. Ein Lehreratlas nach den Richtlinien der DEGUM und der KBV. Stuttgart: Thieme; 2019

[322] Sosin M, Pulcrano M, Feldman ED et al. Giant juvenile fibroadenoma: a systematic review with diagnostic and treatment recommendations. Gland Surg 2015; 4 (4): 312–321. doi:10.3978/j.issn.2227-684X.2015.06.04

24 Hamartom

Friedemann Baum

24.1 Steckbrief

Hamartome werden auch als „Fibroadenolipome" oder „Lipofibroadenome", als „Mamma in der Mamma" oder „Drüse in der Drüse" bezeichnet. Histologisch bestehen sie aus Drüsengewebe, das von einer Pseudokapsel umgeben ist. Die zuverlässigste Abbildung gelingt mit der Mammografie und der Mamma-MRT. Die wichtigsten Differenzialdiagnosen sind die Zyste, das Fibroadenom, das Karzinom und der Phylloidestumor. Histologisch ergibt sich ein Befund der Kategorie B2.

24.2 Synonyme

- Fibroadenolipom
- Lipofibroadenom
- Adenolipom
- Mamma in der Mamma

24.3 Keywords

- Brustdrüsengewebe
- Pseudokapsel

24.4 Definition

Hamartome werden auch als „Fibroadenolipome" oder „Lipofibroadenome", als „Mamma in der Mamma" oder „Drüse in der Drüse" bezeichnet. Histologisch bestehen sie aus Drüsengewebe, das von einer Pseudokapsel umgeben ist.

24.5 Epidemiologie

24.5.1 Häufigkeit

- Selten

24.5.2 Altersgipfel

- Der Altersgipfel liegt zwischen 20 und 70 Jahren.

24.5.3 Geschlechtsverteilung

- Nur Frauen

24.5.4 Prädisponierende Faktoren

- Keine prädisponierenden Faktoren bekannt
- gehäuftes Auftreten von Hamartomen bei Cowden-Syndrom

24.6 Ätiologie und Pathogenese

- Ursache von Hamartomen sind embryonal versprengte Drüsenanlagen.

24.7 Klassifikation und Risikostratifizierung

- **Risikostratifizierung:** keine erhöhte Entartungswahrscheinlichkeit

24.8 Symptomatik

- Histologisch von einer Pseudokapsel umschlossenes Drüsengewebe
- nur selten mit einem Korrelat in Inspektion und Palpation, bei größeren Hamartomen (ab ca. 3–6 cm) Korrelat in Abhängigkeit der Lage
- auch Bezeichnung als „Drüse in der Drüse"

24.9 Methode der Wahl

- Mamma-MRT
- Mammografie
- Sonografie

24.10 Pathognomonische Befunde

- **Charakteristik:** Herdbefund
- **Form:** rund, oval, lobuliert
- **Begrenzung:** glatt, Pseudokapsel
- **Binnentextur:** parenchymäquivalentes Gewebe, inhomogen (Fettgewebe, Drüsenparenchym, Zysten, Gefäße)

24.11 Befundbeschreibung

24.11.1 Sonografie

- **Ultraschall:**
  - runder, ovaler oder lobulierter Herdbefund mit glatter Begrenzung (▸ Abb. 24.1a)
  - Tumormatrix isoechogen
  - inhomogene Binnentextur, gelegentlich mit Nachweis zystischer Einschlüsse
- **farbkodierte Doppler-Sonografie:** keine Vaskularisationsphänomene
- **Elastografie:**
  - parenchymäquivalent
  - höhere Rigidität als Zysten, aber geringere Rigidität als maligne Herdbefunde

24.11.2 Röntgen

- **Mammografie:** runder, ovaler oder lobulierter, iso- bis hyperdenser und glatt begrenzter Herdbefund (▸ Abb. 24.1b)
- **Tomosynthese:** verbesserte Detektion des Herdbefunds insbesondere bei Gewebetyp ACR C
- **kontrastmittelgestützte Mammografie:** meist intermediäre, selten starke Kontrastmittelanreicherung innerhalb des Herdbefundes

24.11.3 MRT

- **Native T1w Sequenz:**
  - inhomogen hypointenser Herdbefund
  - runde, ovaläre oder lobulierte Form, meist glatte Begrenzung (▸ Abb. 24.1d)
- **T2w Sequenz:**
  - inhomogen iso- bis hyperintenser Herdbefund
  - runde, ovaläre oder lobulierte Form, meist glatte Begrenzung
  - gelegentlich mit wasseräquivalenten zystischen Einschlüssen (▸ Abb. 24.1e)
- **T1w Sequenz nach Kontrastmittelgabe:** oft mäßige, gelegentlich aber ausgeprägte, meist inhomogene Kontrastmittelanreicherung (initial mäßige Kontrastmittelanreicherung von 50–100 %, anschließend kontinuierlicher Signalanstieg; ▸ Abb. 24.1c)

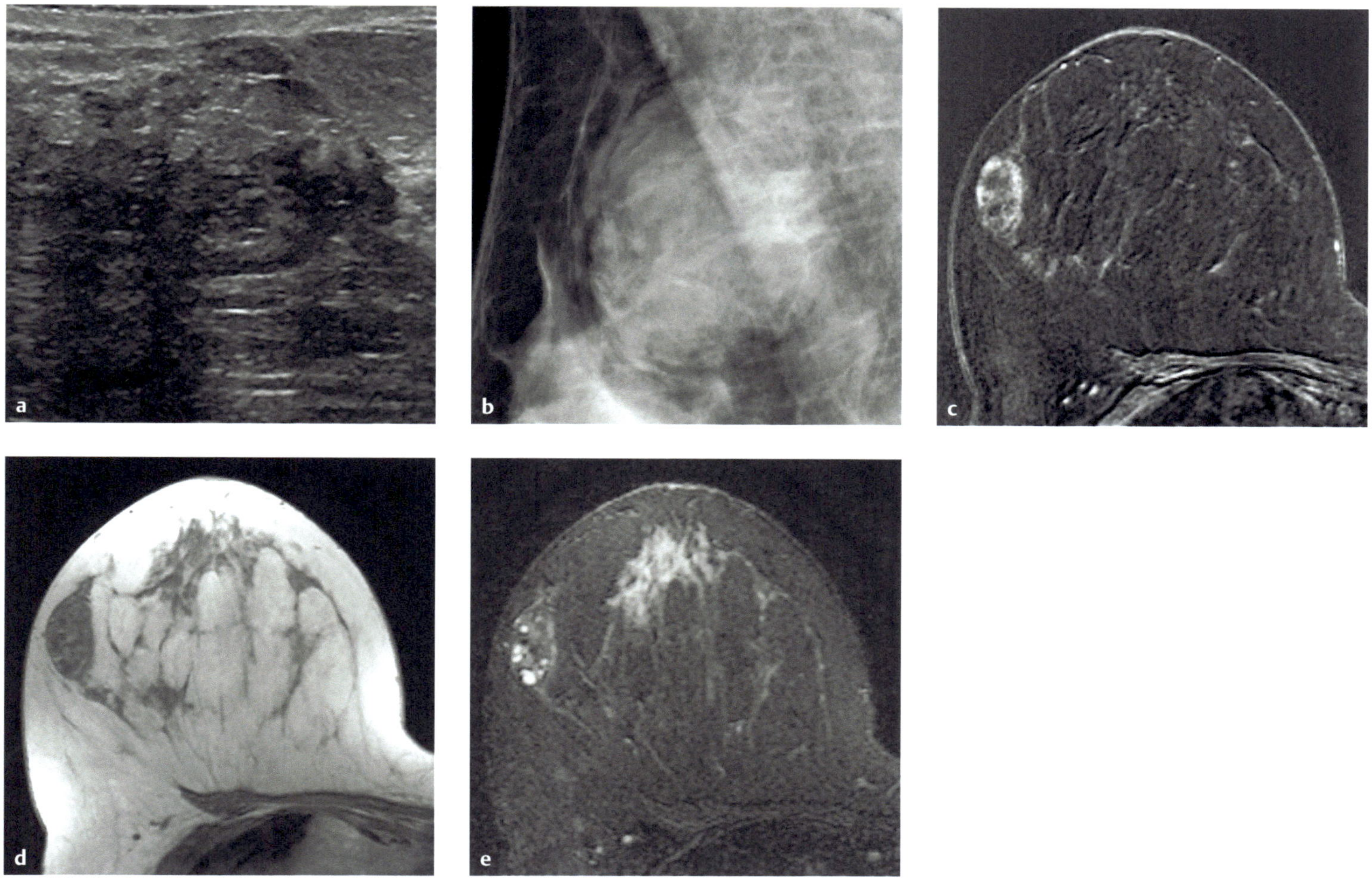

Abb. 24.1 Hamartom. Darstellung eines Mischtumors.
a Sonografiebild. (Quelle: Fischer U, Baum F. Diagnostik und Therapie des Mammakarzinoms. Stuttgart: Thieme; 2014. Abb. 8.7a)
b Mammogramm. (Quelle: Fischer U, Baum F. Diagnostik und Therapie des Mammakarzinoms. Stuttgart: Thieme; 2014. Abb. 8.7b)
c Mamma-MRT-Bild, Kontrastmittelsubtraktion (Einzelschicht).
d Mamma-MRT-Bild in T 1-Gewichtung.
e Mamma-MRT-Bild in T 2-Gewichtung.

Tab. 24.1 Differenzialdiagnosen von Hamartomen.

Differenzialdiagnose	Häufigkeit der Differenzialdiagnose in Hinblick auf das Krankheitsbild	Wesentliche diagnostisch richtungsweisende Anamnese, Untersuchung u./o. Befunde	Sicherung der Diagnose
Zyste	häufig	• in der Regel echofreies Schallmuster	• im Zweifel Feinnadelpunktion
Fibroadenom	selten	• in der Regel homogen echoarmes Schallmuster	• Biopsie
Karzinom	selten	• in der Regel unscharf begrenzt	• Biopsie
phylloider Tumor	sehr selten	• ebenfalls inhomogener Herdbefund, gelegentlich mit zystischen Komponenten	• Biopsie

24.12 Radiologische Differenzialdiagnosen

- Bildgebend zu berücksichtigende Differenzialdiagnosen s. in ▶ Tab. 24.1.

24.13 Typische Fehler

- Keine

24.14 Was der zuweisende Kollege/Kliniker wissen muss

- Zusammensetzung und Durchblutungsmuster eines Hamartoms können deutlich von der Charakteristik des restlichen Drüsengewebes abweichen.

24.15 Therapie

- Konsequenzen der Diagnose: keine

24.16 Literatur

Quellenangaben

[323] Fischer U, Baum F. Diagnostik und Therapie des Mammakarzinoms. Stuttgart: Thieme; 2014

Literatur zur weiteren Vertiefung

[324] Aggelatou R, Mouselimi M, Panou A. The role of mammography in the diagnostic approach of breast hamartomas. Eur J Gynaecol Oncol 1998; 19 (4): 399–400

[325] American College of Radiology. ACR BI-RADS® Atlas. Breast Imaging Reporting and Data System. 5. Aufl. Berlin: Springer; 2013

[326] Anani PA, Hessler C. Breast hamartoma with invasive ductal carcinoma. Report of two cases and review of the literature. Pathol Res Pract 1996; 192 (12): 1187–1194

[327] Fischer U. Röntgenmammographie. Verstehen, anwenden und optimieren. Stuttgart: Thieme; 2003

[328] Fischer U, Baum F. Diagnostik und Therapie des Mammakarzinoms. Stuttgart: Thieme; 2014

[329] Fischer U, Baum F. Mammadiagnostik für MTRA/RT. Stuttgart: Thieme; 2015

[330] Heywang-Köbrunner SH, Schreer I. Bildgebende Mammadiagnostik. Stuttgart: Thieme; 2003

[331] Madjar H. Kursbuch Mammasonografie. Ein Lehreratlas nach den Richtlinien der DEGUM und der KBV. Stuttgart: Thieme; 2019

[332] Ruiz Tovar J, Reguero Callejas ME, Aláez Chillarón AB et al. Mammary hamartoma. Clin Transl Oncol 2006; 8 (4): 290–293. doi:10.1007/BF02664941

[333] Sevim Y, Kocaay AF, Eker T et al. Breast hamartoma: a clinicopathologic analysis of 27 cases and a literature review. Clinics (Sao Paulo) 2014; 69 (8): 515–523. doi:10.6061/clinics/2014(08)03

[334] Tse GMK, Law BKB, Ma TKF et al. Hamartoma of the breast: a clinicopathological review. J Clin Pathol 2002; 55 (12): 951–954. doi:10.1136/jcp.55.12.951

25 Lipom

Friedemann Baum

25.1 Steckbrief

Das Lipom ist ein gut abgegrenzter Tumor, der ausschließlich aus reifen Fettzellen besteht und von einer Bindegewebskapsel umgeben ist. Klinisch fällt es durch einen meist subkutanen, elastischen Tastbefund auf. Die zuverlässigste Abbildung gelingt mit der Sonografie. Die wichtigste Differenzialdiagnose ist das konstitutionelle Fettgewebe der Brust. Histologisch ergibt sich ein Befund der Kategorie B2.

25.2 Synonyme

- Fettgeschwulst

25.3 Keywords

- Benigne Fettgeschwulst

25.4 Definition

Das Lipom stellt einen für sich abgegrenzten Tumor dar, der ausschließlich reife Fettzellen beinhaltet. Klinisch fällt es durch einen meist subkutanen, elastischen Tastbefund auf.

25.5 Epidemiologie

25.5.1 Häufigkeit

- Selten

25.5.2 Altersgipfel

- Mit dem Alter zunehmend häufiger

25.5.3 Geschlechtsverteilung

- Lipome treten bei beiden Geschlechtern auf.

25.5.4 Prädisponierende Faktoren

- Nicht bekannt

25.6 Ätiologie und Pathogenese

- Benigne, lokale Vermehrung von Adipozyten

25.7 Klassifikation und Risikostratifizierung

- **Risikostratifizierung:**
  - Prognose exzellent
  - keine maligne Entartung

25.8 Symptomatik

- Kleine Lipome haben oft kein Korrelat.
- Größere Lipome sind bei der Palpation sehr elastisch und weich (kissenartig).

25.9 Methode der Wahl

- Mamma-MRT
- Mammografie
- Sonografie

25.10 Pathognomonische Befunde

- **Charakteristik:** Herdbefund
- **Form:** oval
- **Begrenzung:** glatt, zarte Kapsel
- **Binnentextur:** Fett

25.11 Befundbeschreibung

25.11.1 Sonografie

- **Ultraschall:**
  - runder oder ovaler echogener Herdbefund
  - wegen der unterschiedlichen Partikelgröße in Lipomen ausgeprägteres echogenes Reflexmuster als bei normalem, echoarmem Fettgewebe (▸ Abb. 25.1a)
- **farbkodierte Doppler-Sonografie:** keine Vaskularisationsphänomene
- **Elastografie:** geringere Rigidität als benigne und maligne Herdbefunde

25.11.2 Röntgen

- **Mammografie:**
  - aufgrund der fehlenden Strahlenabsorption des Fettgewebes kein mammografisches Korrelat
  - gelegentlich abgrenzbare Bindegewebskapsel (▸ Abb. 25.1b)
- **Tomosynthese:** keine verbesserte Detektion
- **kontrastmittelgestützte Mammografie:** keine Kontrastmittelanreicherung

25.11.3 MRT

- **Native T 1w Sequenz:**
  - hyperintenser Herdbefund
  - runde oder ovale Form, glatte Begrenzung (▸ Abb. 25.1c)
- **T 2w Sequenz:**
  - hyperintenser Herdbefund
  - in der Inversion-Recovery-Sequenz signalarm
- **T 1w Sequenz nach Kontrastmittelgabe:** keine Kontrastmittelanreicherung

25.12 Radiologische Differenzialdiagnosen

- In der Bildgebung zu beachtende Differenzialdiagnosen s. in ▸ Tab. 25.1.

25.13 Typische Fehler

- Voreilig operative Behandlung

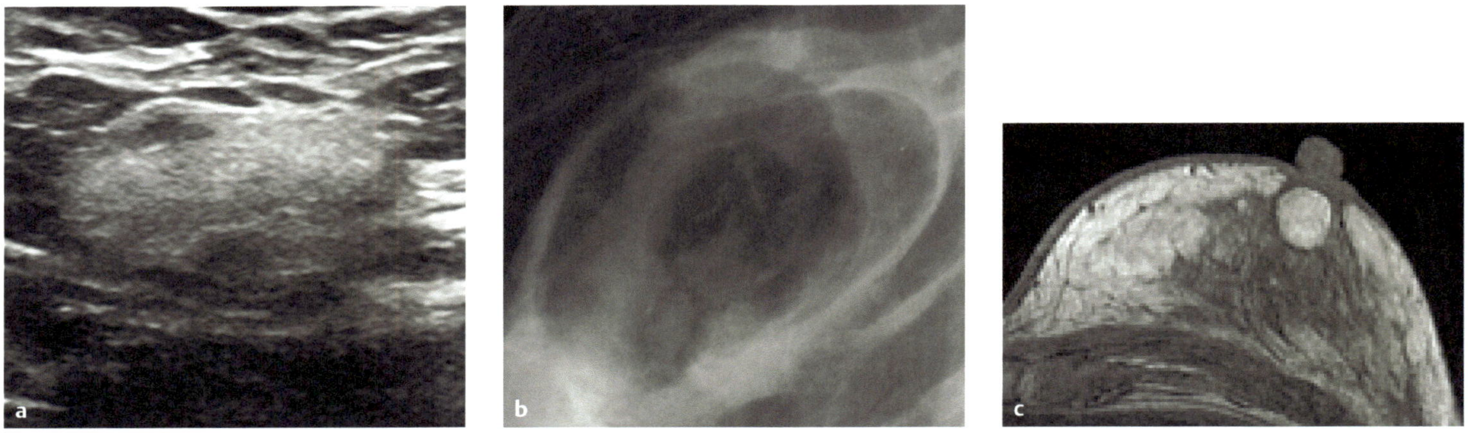

Abb. 25.1 Lipom. Darstellung einer Fettgeschwulst.
a Sonografiebild. (Quelle: Fischer U, Baum F. Diagnostik und Therapie des Mammakarzinoms. Stuttgart: Thieme; 2014. Abb. 8.8a)
b Mammogramm. (Quelle: Fischer U, Baum F. Diagnostik und Therapie des Mammakarzinoms. Stuttgart: Thieme; 2014. Abb. 8.8b)
c Mamma-MRT-Bild in T 1-Gewichtung. (Quelle: Fischer U, Baum F. Diagnostik und Therapie des Mammakarzinoms. Stuttgart: Thieme; 2014. Abb. 8.8c)

Tab. 25.1 Differenzialdiagnosen von Lipomen.

Differenzialdiagnose	Häufigkeit der Differenzialdiagnose in Hinblick auf das Krankheitsbild	Wesentliche diagnostisch richtungsweisende Anamnese, Untersuchung u./o. Befunde	Sicherung der Diagnose
freies intramammäres Fettgewebe	sehr häufig	• in der Bildgebung dem Lipom ähnlich • klinisch üblicherweise kein Tastbefund	• üblicherweise nicht nötig • im Zweifel Stanzbiopsie

25.14 Was der zuweisende Kollege/Kliniker wissen muss

- Lipome haben nur sehr selten ein fortschreitendes Wachstum.
- Aufgrund ihres sonografisch charakteristischen Erscheinungsbildes sind Verlaufskontrollen sehr einfach und operative Eingriffe meist unnötig.

✔ Merke
Aus dem reinen Lipom entwickelt sich kein Liposarkom.

25.15 Therapie

- Konsequenzen der Diagnose: bei ästhetischen Problemen operative Exstirpation

25.16 Literatur

Quellenangaben

[335] Fischer U, Baum F. Diagnostik und Therapie des Mammakarzinoms. Stuttgart: Thieme; 2014

Literatur zur weiteren Vertiefung

[336] American College of Radiology. ACR BI-RADS® Atlas. Breast Imaging Reporting and Data System. 5. Aufl. Berlin: Springer; 2013

[337] Fischer U. Röntgenmammographie. Verstehen, anwenden und optimieren. Stuttgart: Thieme; 2003

[338] Fischer U, Baum F. Diagnostik und Therapie des Mammakarzinoms. Stuttgart: Thieme; 2014

[339] Fischer U, Baum F. Mammadiagnostik für MTRA/RT. Stuttgart: Thieme; 2015

[340] Heywang-Köbrunner SH, Schreer I. Bildgebende Mammadiagnostik. Stuttgart: Thieme; 2003

[341] Lerman R, Pettinga J, Miller P et al. Giant mammary lipoma. Breast J 2002; 8 (5): 307–308

[342] Li YF, Lv MH, Chen LF et al. Giant lipoma of the breast: a case report and review of the literature. Clin Breast Cancer 2011; 11 (6): 420–422

[343] Madjar H. Kursbuch Mammasonografie. Ein Lehreratlas nach den Richtlinien der DEGUM und der KBV. Stuttgart: Thieme; 2019

[344] Rodriguez LF, Shuster BA, Milliken RG. Giant lipoma of the breast. Br J Plast Surg 1997; 50 (4): 263–265

[345] Schmidt J, Schelling M, Lerf B et al. Giant lipoma of the breast. Breast J 2009; 15 (1): 107–108

[346] Solivetti FM, Thorel MF, Marandino F. Breast lipomas in echography. A discussion of 3 cases and a review of the literature. Radiol Med 2000; 99 (4): 281–282

26 Galaktophoritis

Friedemann Baum

26.1 Steckbrief

Die Galaktophoritis ist ein entzündliches Geschehen im Lumen des Milchgangs, das gelegentlich auch lokal auf die periduktulären Strukturen übergreift. Dabei scheinen dilatierte Milchgänge eine Prädisposition für derartige Infektionen darzustellen. Die Galaktophoritis geht häufig mit einer unblutigen Mamillensekretion einher. Sehr selten wird auch eitriges Sekret beschrieben. Die zuverlässigste Abbildung gelingt mit der Mamma-MRT. Die wichtigsten Differenzialdiagnosen sind das duktale Carcinoma in Situ und das Papillom. Histologisch ergibt sich ein Befund der Kategorie B2.

26.2 Synonyme

- Milchgangsentzündung
- periduktale Mastitis

26.3 Keywords

- Milchgang
- Entzündung
- lokal

26.4 Definition

Die Galaktophoritis ist ein entzündliches Geschehen im Lumen des Milchgangs, das gelegentlich auch lokal auf die periduktulären Strukturen übergreift. Dabei scheinen dilatierte Milchgänge eine Prädisposition für derartige Infektionen darzustellen. Die Galaktophoritis geht häufig mit einer unblutigen Mamillensekretion einher. Sehr selten wird auch eitriges Sekret beschrieben.

26.5 Epidemiologie

26.5.1 Häufigkeit

- Etwa 2 % der Frauen jenseits des 30. Lebensjahrs

26.5.2 Altersgipfel

- Der Altersgipfel liegt zwischen 30 und 60 Jahren.
- Mit dem Rückgang der hormonellen Stimulation nach Einsetzen der Menopause kommt es meist zu einer Rückbildung der Galaktophoritis.

26.5.3 Geschlechtsverteilung

- Nur Frauen

26.5.4 Prädisponierende Faktoren

- Dilatierte Milchgänge scheinen eine Prädisposition für derartige Infektionen darzustellen.

26.6 Ätiologie und Pathogenese

- Die Galaktophoritis ist ein entzündliches Geschehen im Lumen des Milchgangs, das gelegentlich auch lokal auf die periduktulären Strukturen übergreift.
- Der verursachende Keim ist in den meisten Fällen Staphylococcus aureus.

26.7 Klassifikation und Risikostratifizierung

- **Risikostratifizierung:**
  - Prognose günstig
  - keine maligne Entartung

26.8 Symptomatik

- Die Galaktophoritis ist eine Entzündung eines Milchgangs, meistens in der retromamillären Region.
- Sie ist üblicherweise nicht schmerzhaft und in ca. 20 % der Fälle von einer nicht blutigen Mamillensekretion begleitet. In seltenen Fällen ist die Sekretion eitrig.

26.9 Methode der Wahl

- Mamma-MRT

26.10 Pathognomonische Befunde

- **Charakteristik:** Non-Mass-Läsion

26.11 Befundbeschreibung

26.11.1 Sonografie

- **Ultraschall:**
  - nicht abgrenzbar
  - bei Duktektasie schlauchförmige, echofreie Erweiterung der Milchgänge (▶ Abb. 26.1a)
- **farbkodierte Doppler-Sonografie:**
  - sehr diskrete Vaskularisationsphänomene
  - nicht abgrenzbar
- **Elastografie:** nicht abgrenzbar

26.11.2 Röntgen

- **Mammografie:** nicht abgrenzbar (▶ Abb. 26.1b)
- **Tomosynthese:** nicht abgrenzbar
- **kontrastmittelgestützte Mammografie:** bei sehr diskreter Kontrastmittelanreicherung nicht abgrenzbar
- **Galaktografie:** Milchgang mit ektatischen Abschnitten (▶ Abb. 26.1c)

26.11.3 MRT

- **Native T1w Sequenz:**
  - meist retroareolär
  - hypointens, nicht abgrenzbar
  - gelegentlich in Verbindung mit einer Duktektasie (▶ Abb. 26.1f)
- **T2w Sequenz:**
  - milde Signalsteigerung im Umfeld des betroffenen Milchgangs
  - gelegentlich mit Flüssigkeitsnachweis im ektatischen Milchgang (▶ Abb. 26.1g)
- **T1w Sequenz nach Kontrastmittelgabe:**
  - gleisartige Kontrastmittelanreicherung in direkter Nachbarschaft des Milchgangs
  - gut abgrenzbar in der Einzelschichtsubtraktion (▶ Abb. 26.1e) wie auch in der MIP der Subtraktionsbilder (▶ Abb. 26.1d)

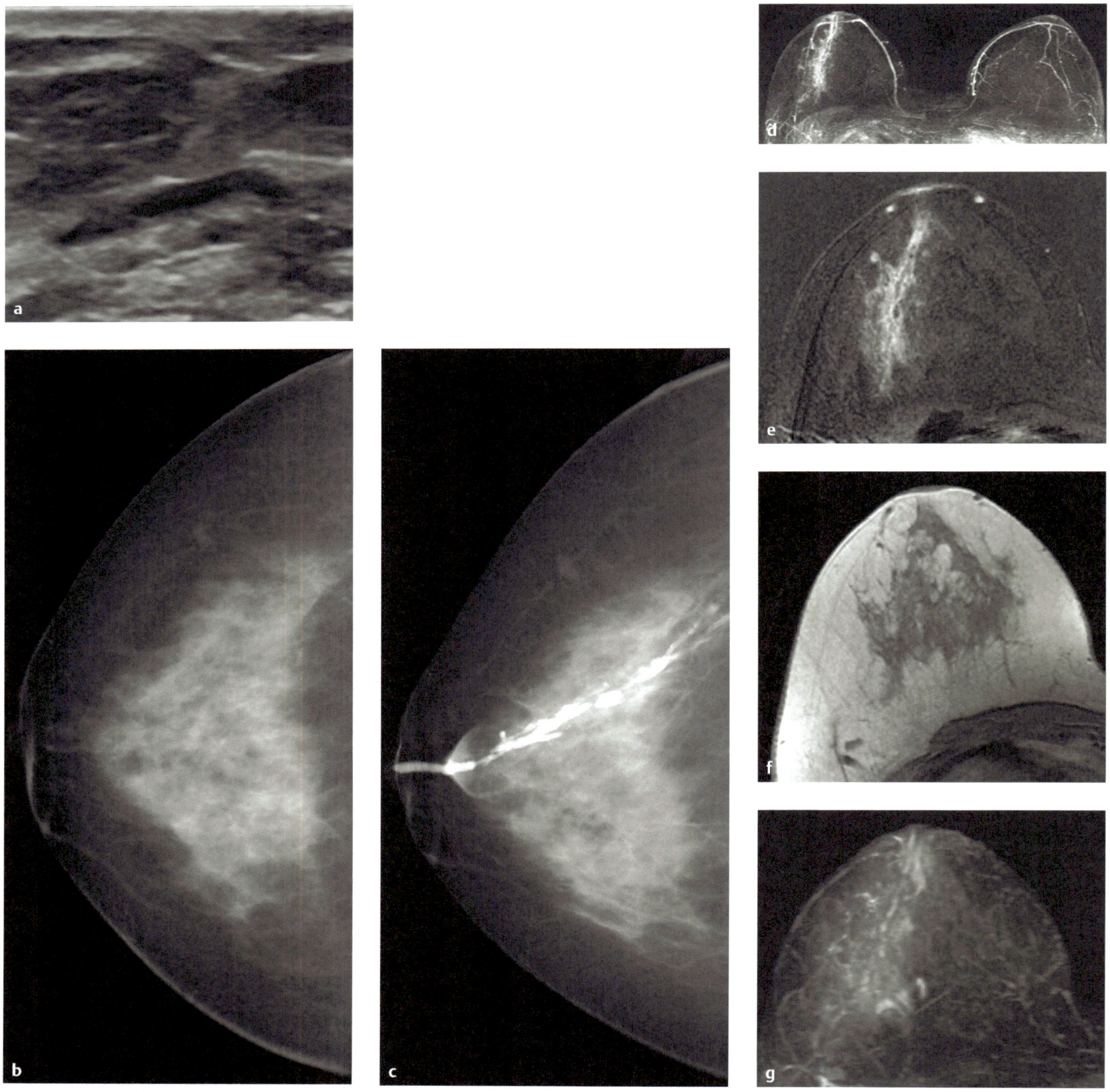

Abb. 26.1 Galaktophoritis.
a Sonografiebild: ektatischer Milchgang.
b Mammogramm in CC-Projektion: Milchgangssekretion und Mastodynie rechts.
c Galaktografiebild in CC-Projektion: Milchgangssekretion und Mastodynie rechts.
d Mamma-MRT-Bild, Kontrastmittelsubtraktion (MIP): ektatischer Milchgang.
e Mamma-MRT-Bild, Kontrastmittelsubtraktion (Einzelschicht).
f Mamma-MRT-Bild in T 1-Gewichtung.
g Mamma-MRT-Bild in T 2-Gewichtung.

26.12 Radiologische Differenzialdiagnosen

- Wichtige bildgebende Differenzialdiagnosen s. in ▸ Tab. 26.1.

26.13 Typische Fehler

- Verunsichern der Patientin bei klinischer Symptomatik, da unblutige Sekretionen nicht mit einem erhöhten Brustkrebsrisiko einhergehen
- Verwechslung der gleisartigen Kontrastmittelanreicherung der Galaktophoritis außerhalb des Milchgangs und mit Begleitödem mit der intraduktalen Kontrastmittelanreicherung des duktalen Carcinoma in Situ ohne Ödem

Tab. 26.1 Differenzialdiagnosen der Galaktophoritis.

Differenzialdiagnose	Häufigkeit der Differenzialdiagnose in Hinblick auf das Krankheitsbild	Wesentliche diagnostisch richtungsweisende Anamnese, Untersuchung u./o. Befunde	Sicherung der Diagnose
duktales Carcinoma in Situ	gelegentlich	• lineare intraduktale Kontrastmittelanreicherung des duktalen Carcinoma in Situ • 2 Milchgänge nur sehr selten nebeneinander gelegen, wie beim Gleisphänomen, jedoch ohne Ödem	• im Zweifel Biopsie
Papillom	selten	• im Falle einer begleitenden, nicht blutigen Sekretion gelegentlich solitäres Papillom oder Papillomatose	• im Zweifel Biopsie

26.14 Was der zuweisende Kollege/Kliniker wissen muss

- Das häufigste klinische Symptom der Galaktophoritis ist die unblutige Milchgangssekretion.
- Die unblutige Mamillensekretion hat üblicherweise keine maligne Ursache.
- Bei vielen Frauen tritt auch außerhalb der Stillphase eine Milchgangssekretion auf.

26.15 Therapie

- Konsequenzen der Diagnose: keine
- bei Schmerzen oder beginnendem Übergang in eine fokale Mastitis Behandlung mit Quarkwickeln oder ggf. Antibiose möglich

26.16 Literatur

Literatur zur weiteren Vertiefung

[347] American College of Radiology. ACR BI-RADS® Atlas. Breast Imaging Reporting and Data System. 5. Aufl. Berlin: Springer; 2013

[348] Bahl M, Gadd MA, Lehman CD. Diagnostic utility of MRI after negative or inconclusive mammography for the evaluation of pathologic nipple discharge. AJR Am J Roentgenol 2017; 209 (6): 1404–1410

[349] Fischer U. Röntgenmammographie. Verstehen, anwenden und optimieren. Stuttgart: Thieme; 2003

[350] Fischer U, Baum F. Diagnostik und Therapie des Mammakarzinoms. Stuttgart: Thieme; 2014

[351] Fischer U, Baum F. Mammadiagnostik für MTRA/RT. Stuttgart: Thieme; 2015

[352] Heywang-Köbrunner SH, Schreer I. Bildgebende Mammadiagnostik. Stuttgart: Thieme; 2003

[353] Madjar H. Kursbuch Mammasonografie. Ein Lehreratlas nach den Richtlinien der DEGUM und der KBV. Stuttgart: Thieme; 2019

[354] Yoon JH, Yoon H, Kim EK et al. Ultrasonographic evaluation of women with pathologic nipple discharge. Ultrasonography 2017; 36 (4): 310–320

27 Mastitis

Friedemann Baum

27.1 Steckbrief

Die non-puerperale Mastitis ist eine Entzündung der Brustdrüse. Es werden die akute, die bakterielle und die chronische Mastitis unterschieden. Die chronische Mastitis wird in die granulomatös-lobuläre Mastitis im Bereich der Drüsenläppchen und die Plasmazellmastitis im Verlauf der Milchgänge unterteilt. Die zuverlässigste Abbildung der akuten Mastitis gelingt mit der Mamma-MRT, die zuverlässigste Abbildung der chronischen Mastitis mit der Mammografie. Die wichtigste Differenzialdiagnose der akuten Mastitis ist das inflammatorische Mammakarzinom, die der chronischen Mastitis die Adenose, die Fibrose und das duktale Carcinoma in Situ. Histologisch ergibt sich ein Befund der Kategorie B2.

27.2 Synonyme

- Non-puerperale chronische Mastitis
- chronische abakterielle Brustentzündung
- Plasmazellmastitis
- akute Mastitis
- akute Brustentzündung
- non-puerperale Mastitis
- bakterielle Mastitis

27.3 Keywords

- Chronische abakterielle Entzündung
- lanzettförmige periduktale Verkalkungen
- akute bakterielle Entzündung
- Rötung
- Überwärmung

27.4 Definition

Die chronische non-puerperale Mastitis stellt eine abakterielle Entzündung der Brustdrüse dar. Es werden die granulomatös-lobuläre Mastitis und die Plasmazellmastitis unterschieden. Der Endzustand der Plasmazellmastitis ist eine zirkumduktale Mastitis mit lanzettförmigen Verkalkungen im Verlauf der Milchgänge.

Die akute non-puerperale Mastitis der Brust ist eine bakterielle, überwiegend interstitielle, gelegentlich aber auch intraduktale Entzündung des Parenchyms außerhalb der Laktationsperiode.

27.5 Epidemiologie

27.5.1 Häufigkeit

- **Granulomatös-lobuläre Mastitis:** sehr selten
- **Plasmazellmastitis:** selten
- **non-puerperale Mastitis:** selten

27.5.2 Altersgipfel

- **Granulomatös-lobuläre Mastitis:** gebärfähiges Alter, bei Müttern
- **Plasmazellmastitis:** postmenopausal
- **non-puerperale Mastitis:** ab dem 30. Lebensjahr

27.5.3 Geschlechtsverteilung

- **Granulomatös-lobuläre Mastitis:** nahezu nur Frauen
- **Plasmazellmastitis:** nur Frauen

27.5.4 Prädisponierende Faktoren

- **Granulomatös-lobuläre Mastitis:** Mütter im gebärfähigen Alter
- **Plasmazellmastitis:** unbekannt
- **non-puerperale Mastitis:** unbekannt

27.6 Ätiologie und Pathogenese

- **Chronische non-puerperale Mastitis:** Diese ist eine abakterielle Entzündung der Brustdrüse.
- **Granulomatös-lobuläre Mastitis:** Ihre Ursache ist nicht eindeutig geklärt. Diskutiert werden hormonelle und autoimmunologische, aber auch bakterielle Faktoren.
- **Plasmazellmastitis:** Auch deren Ursache ist ungeklärt. Angenommen wird eine abakterielle Entzündung nach periduktaler Infiltration durch Plasmazellen und Lymphozyten infolge von Paravasaten intraduktalen Sekrets, in deren Folge lanzettförmige Verkalkungen im Verlauf der Milchgänge entstehen.
- **Non-puerperale Mastitis:** Diese ist eine bakterielle Entzündung der Brustdrüse, meist durch Staphylococcus aureus.

27.7 Klassifikation und Risikostratifizierung

- **Klassifikation:** Es werden 2 Formen der chronischen Mastitis unterschieden:
  - granulomatöse lobuläre Mastitis,
  - Plasmazellmastitis,
  - akute non-puerperale Mastitis.
- **Risikostratifizierung:**
  - *chronische Mastitis:* Prognose sehr günstig, keine maligne Entartung
  - *akute non-puerperale Mastitis:* Prognose sehr günstig, keine maligne Entartung

27.8 Symptomatik

- **Granulomatös-lobuläre Mastitis:**
  - oft kein Korrelat
  - selten Schmerzen oder Tastbefund
- **Plasmazellmastitis:**
  - oft kein Korrelat
  - selten Schmerzen, Mamillensekretion oder Retraktion der Brustwarze
- **akute non-puerperale Mastitis:**
  - Inflammation
  - Rötung (▸ Abb. 27.1a)
  - Überwärmung
  - Schmerzen
  - Schwellung
  - Kutisverdickung
  - Lymphadenitis
  - Fieber
  - Entzündungsparameter im Labor evtl. erhöht

27.9 Methode der Wahl

- Mamma-MRT
- Mammografie
- Sonografie

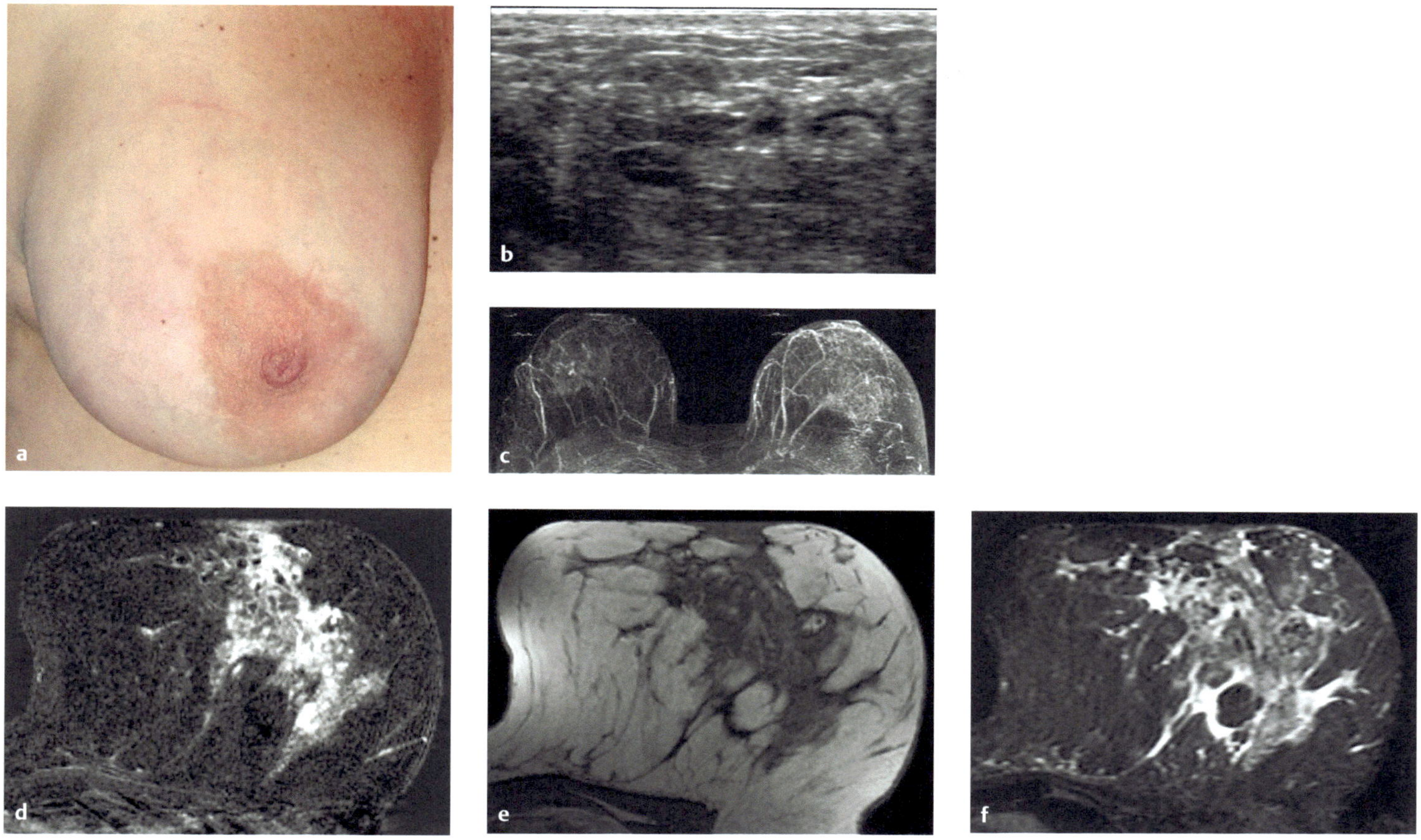

Abb. 27.1 Mastitis. Akute Form.
a Hautrötung unten außen. (Quelle: Fischer U, Baum F. Diagnostik und Therapie des Mammakarzinoms. Stuttgart: Thieme; 2014. Abb. 8.16b)
b Sonografiebild: Darstellung eines echogenen Ödems.
c Kontrastmittelsubtraktionsbild der Mamma-MRT (MIP): Darstellung einer segmentalen Entzündung.
d Kontrastmittelsubtraktionsbild der Mamma-MRT (Einzelschicht): Darstellung einer segmentalen Entzündung.
e Mamma-MRT-Bild in T 1-Gewichtung: Darstellung einer segmentalen Entzündung.
f Mamma-MRT-Bild in T 2-Gewichtung: Darstellung eines segmentalen Ödems.

27.10 Pathognomonische Befunde

- **Granulomatös-lobuläre Mastitis:**
  - *Betroffene:* Mütter im gebärfähigen Alter
  - *Charakteristik:* nicht herdförmig, Non-Mass-Läsion
  - *Form, Anordnung:* herdförmig
  - *Begrenzung:* unscharf
  - *Binnentextur:* echoarm, gruppierte Mikroverkalkungen (▸ Abb. 27.2d)
- **Plasmazellmastitis:**
  - *Charakteristik:* nicht herdförmig, Non-Mass-Läsion
  - *Form, Anordnung:* duktal oder segmental
  - *Begrenzung:* unscharf
  - *Binnentextur:* inhomogen
- **akute non-puerperale Mastitis:**
  - *Charakteristik:* nicht herdförmig, Non-Mass-Läsion
  - *Form, Anordnung:* irregulär, oft segmental
  - *Begrenzung:* unscharf
  - *Binnentextur:* inhomogen, ödematös imbibiert

27.11 Befundbeschreibung

27.11.1 Sonografie

- **Granulomatös-lobuläre Mastitis:**
  - *Ultraschall:* hypoechogen, herdförmig
  - *farbkodierte Doppler-Sonografie:* keine Vaskularisationsphänomene
  - *Elastografie:* geringere Rigidität als Drüsenparenchym
- **Plasmazellmastitis:**
  - *Ultraschall:*
    - hypoechogene, duktale oder segmentale tubuläre Veränderungen (▸ Abb. 27.2a)
    - evtl. Milchgangsektasie
    - unspezifisch
  - *farbkodierte Doppler-Sonografie:* keine Vaskularisationsphänomene
  - *Elastografie:* unspezifisch
- **akute non-puerperale Mastitis:**
  - *Ultraschall:*
    - hyperechogen, segmental
    - unspezifisch (▸ Abb. 27.1b)
  - *farbkodierte Doppler-Sonografie:* gesteigerte Vaskularisationsphänomene
  - *Elastografie:* unspezifisch

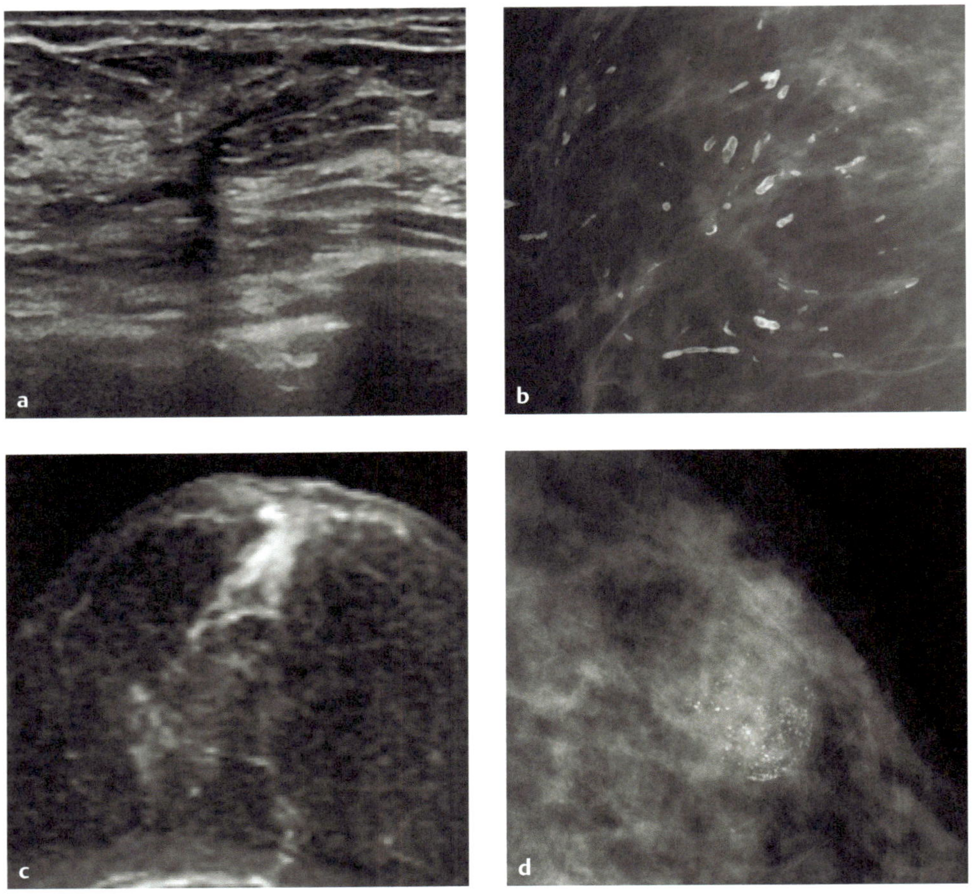

Abb. 27.2 Mastitis. Chronische Form.
a Sonografiebild: Darstellung einer chronisch-segmentalen Entzündung. (Quelle: Fischer U, Baum F. Diagnostik und Therapie des Mammakarzinoms. Stuttgart: Thieme; 2014. Abb. 8.14a)
b Mammogramm: Darstellung einer Plasmazellmastitis. (Quelle: Fischer U, Baum F. Diagnostik und Therapie des Mammakarzinoms. Stuttgart: Thieme; 2014. Abb. 8.14b)
c Kontrastmittelbild der Mamma-MRT: Darstellung einer chronisch-segmentalen Entzündung. (Quelle: Fischer U, Baum F. Diagnostik und Therapie des Mammakarzinoms. Stuttgart: Thieme; 2014. Abb. 8.14c)
d Mammogramm: Darstellung einer granulomatös-lobulären Mastitis auf dem Boden einer inflammatorisch veränderten Zyste.

27.11.2 Röntgen

- **Granulomatös-lobuläre Mastitis:**
  - *Mammografie:*
    - meist unspezifisch
    - gelegentlich gruppierte, punktförmige Mikrokalzifikationen (▸ Abb. 27.2d)
    - selten hyperdenser Herd
  - *Tomosynthese:* gelegentlich verbesserte Detektion bei ACR Typ II und III (B und C)
  - *kontrastmittelgestützte Mammografie:* keine abgrenzbare Kontrastmittelanreicherung
- **Plasmazellmastitis:**
  - *Mammografie:*
    - oft duktale oder segmentale hyperdense Trabekelverdickung
    - im Endzustand klassische segmental-lanzettförmige Verkalkungen (▸ Abb. 27.2b)
  - *Tomosynthese:* gelegentlich verbesserte Detektion bei ACR Typ II und III (B und C)
  - *kontrastmittelgestützte Mammografie:* keine abgrenzbare Kontrastmittelanreicherung
- **akute non-puerperale Mastitis:**
  - *Mammografie:*
    - im Seitenvergleich diffus hyperdenses Parenchym
    - gelegentlich Kutisverdickung
  - *Tomosynthese:* bei diffusen Veränderungen keine verbesserte Detektion
  - *kontrastmittelgestützte Mammografie:* diffus gesteigerte Kontrastmittelanreicherung des betroffenen Parenchyms

27.11.3 MRT

- **Granulomatös-lobuläre Mastitis:**
  - *native T1w Sequenz:* Hypointensität, unspezifisch
  - *T2w Sequenz:* unspezifisch
  - *T1w Sequenz nach Kontrastmittelgabe:*
    - unspezifisch
    - gelegentlich milde, herdförmige Kontrastmittelanreicherung
- **Plasmazellmastitis:**
  - *native T1w Sequenz:* Hypointensität, unspezifisch
  - *T2w Sequenz:*
    - Hyperintensität, unspezifisch
    - gelegentlich ektatische Milchgänge
  - *T1w Sequenz nach Kontrastmittelgabe:* oft milde, selten starke, nicht herdförmige, regionale oder segmentale Kontrastmittelanreicherung (▸ Abb. 27.2c)
- **akute non-puerperale Mastitis:**
  - *native T1w Sequenz:*
    - oft keine spezifischen Veränderungen
    - lokoregionäre Lymphadenitis
    - gelegentlich Kutisverdickung (▸ Abb. 27.1e)
  - *T2w Sequenz:*
    - Hyperintensität der betroffenen Parenchymabschnitte
    - lokoregionäre Lymphadenitis
    - gelegentlich Kutisverdickung (▸ Abb. 27.1f)
  - *T1w Sequenz nach Kontrastmittelgabe:*
    - starke Non-Mass-Kontrastmittelanreicherung der betroffenen Parenchymabschnitte
    - gesteigerte Kontrastmittelanreicherung der verdickten Kutis (▸ Abb. 27.1c und ▸ Abb. 27.1d)

27.12 Radiologische Differenzialdiagnosen

- In der Bildgebung zu berücksichtigende Differenzialdiagnosen s. in ▸ Tab. 27.1.

Tab. 27.1 Differenzialdiagnosen der Mastitis.

Differenzialdiagnose	Häufigkeit der Differenzialdiagnose in Hinblick auf das Krankheitsbild	Wesentliche diagnostisch richtungsweisende Anamnese, Untersuchung u./o. Befunde	Sicherung der Diagnose
Granulomatöse Mastitis			
Adenose	häufig	• sowohl sonografisches als auch MRT-Erscheinungsbild ähnlich	• Biopsie
Fibrose	häufig	• sowohl sonografisches als auch MRT-Erscheinungsbild ähnlich	• Biopsie
Plasmazellmastitis			
duktales Carcinoma in Situ	selten	• nur im frühen Anfangsstadium mammografisches MRT-Erscheinungsbild ähnlich	• Biopsie
Akute Mastitis			
inflammatorisches Mammakarzinom	sehr selten	• mammografisches, sonografisches und MRT-Erscheinungsbild ähnlich	• 10 Tage Antibiose mit Ceforoxim 2 × 500 mg/Tag • wenn keine Besserung: Biopsie

MRT = Magnetresonanztomografie

27.13 Typische Fehler

- Das mammografische Erscheinungsbild der granulomatösen Mastitis wird wegen der gruppierten Mikrokalzifikationen gelegentlich mit dem duktalen Carcinoma in Situ verwechselt.
- Das mammografische Erscheinungsbild der Plasmazellmastitis wird trotz der pathognomonischen lanzettförmigen Verkalkungen aufgrund seines segmentalen Verteilungsmusters gelegentlich mit dem duktalen Carcinoma in Situ verwechselt.
- Das klinische Erscheinungsbild der akuten Mastitis sollte sich nach 10 Tagen Antibiose (Ceforoxim, 2 × 500 mg pro Tag) vollständig zurückgebildet haben. Im Zweifel sollte immer eine Biopsie zum Ausschluss des inflammatorischen Mammakarzinoms durchgeführt werden.

27.14 Was der zuweisende Kollege/Kliniker wissen muss

- Die chronische Mastitis ist im Allgemeinen klinisch okkult. Aus der Diagnose ergeben sich keine Konsequenzen. Bei differenzialdiagnostischer Unsicherheit muss die Diagnose durch perkutane Biopsie gesichert werden.
- Die akute Mastitis ist klinisch sehr auffällig. Nach 10 Tagen Antibiose (Ceforoxim, 2 × 500 mg pro Tag) muss sich die Entzündung vollständig zurückgebildet haben. Anderenfalls ist eine perkutane Biopsie zum sicheren Ausschluss eines inflammatorischen Mammakarzinoms nötig.

✔ Merke

- Die chronische Entzündung der Brustdrüse geht typischerweise ohne Beschwerden einher.
- Die akute non-puerperale Mastitis und das inflammatorische Mammakarzinom sind klinisch und bildgebend nicht zu differenzieren.

27.15 Literatur

Quellenangaben

[355] Fischer U, Baum F. Diagnostik und Therapie des Mammakarzinoms. Stuttgart: Thieme; 2014

Literatur zur weiteren Vertiefung

[356] American College of Radiology. ACR BI-RADS® Atlas. Breast Imaging Reporting and Data System. 5. Aufl. Berlin: Springer; 2013
[357] Azlina AF, Ariza Z, Arni T et al. Chronic granulomatous mastitis: diagnostic and therapeutic considerations. World J Surg 2003; 27 (5): 515–518. doi:10.1007/s00268-003-6806-1
[358] Diesing D, Axt-Fliedner R, Hornung D et al. Granulomatous mastitis. Arch Gynecol Obstet 2004; 269 (4): 233–236. doi:10.1007/s00404-003-0561-2
[359] Fazzio RT, Shah SS, Sandhu NP et al. Idiopathic granulomatous mastitis: imaging update and review. Insights Imaging 2016; 7 (4): 531–539. doi:10.1007/s13244-016-0499-0
[360] Fischer U. Röntgenmammographie. Verstehen, anwenden und optimieren. Stuttgart: Thieme; 2003
[361] Fischer U, Baum F. Diagnostik und Therapie des Mammakarzinoms. Stuttgart: Thieme; 2014
[362] Fischer U, Baum F. Mammadiagnostik für MTRA/RT. Stuttgart: Thieme; 2015
[363] Heywang-Köbrunner SH, Schreer I. Bildgebende Mammadiagnostik. Stuttgart: Thieme; 2003
[364] Madjar H. Kursbuch Mammasonografie. Ein Lehreratlas nach den Richtlinien der DEGUM und der KBV. Stuttgart: Thieme; 2019
[365] Ocal K, Dag A, Turkmenoglu O et al. Granulomatous mastitis: clinical, pathological features, and management. Breast J 2010; 16 (2): 176–182. doi:10.1111/j.1524-47412009.00879.x
[366] Tan H, Li R, Peng W et al. Radiological and clinical features of adult non-puerperal mastitis. Br J Radiol 2013; 86 (1024): 20120657. doi:10.1259/bjr.20120657

28 Abszess

Friedemann Baum

28.1 Steckbrief

Ein Abszess ist eine eitrige Gewebeeinschmelzung aufgrund einer bakteriellen Infektion. Die zuverlässigste Abbildung gelingt mit der Sonografie und der Mamma-MRT. Die wichtigsten Differenzialdiagnosen sind die Zyste, das Fibroadenom, das Karzinom und der Phylloidestumor. Histologisch ergibt sich ein Befund der Kategorie B2.

28.2 Synonyme

- Gewebeeinschmelzung

28.3 Keywords

- Entzündung
- Gewebeeinschmelzung
- bakterielle Infektion

28.4 Definition

Ein Abszess ist eine eitrige Gewebeeinschmelzung infolge einer bakteriellen Infektion.

28.5 Epidemiologie

28.5.1 Häufigkeit

- Sehr selten
- in der Stillzeit etwas gehäuft

28.5.2 Altersgipfel

- Kein Altersgipfel
- in der Stillzeit etwas gehäuft

28.5.3 Geschlechtsverteilung

- Bei Männern extrem selten

28.5.4 Prädisponierende Faktoren

- Stillzeit

28.6 Ätiologie und Pathogenese

- Eitrige Gewebeeinschmelzung (Nekrose) im Rahmen einer bakteriellen Infektion des Drüsengewebes

28.7 Klassifikation und Risikostratifizierung

- **Klassifikation:** keine Klassifikation bekannt
- **Risikostratifizierung:**
  - selten Komplikation durch Fistelbildung
  - bei adäquater Behandlung gute Prognose

28.8 Symptomatik

- Fokale Rötung
- Schwellung
- Schmerzen
- Fieber
- erhöhte Laborwerte der Entzündungsparameter
- lokoregionäre Lymphadenitis

28.9 Methode der Wahl

- Mamma-MRT
- Mammografie
- Sonografie

28.10 Pathognomonische Befunde

- **Charakteristik:** Herdbefund
- **Form:** rund, bisweilen irregulär
- **Begrenzung:** unscharf
- **Binnentextur:** homogen bis inhomogen

28.11 Befundbeschreibung

28.11.1 Sonografie

- **Ultraschall:**
  - runder, gelegentlich irregulärer, echoarmer Herdbefund mit Binnenechos
  - unscharfe Begrenzung und echogener Randsaum (▶ Abb. 28.1a)
- **farbkodierte Doppler-Sonografie:** selten randständige Vaskularisationsphänomene
- **Elastografie:**
  - variierende Rigidität
  - gelegentlich Schichtungsphänomene

28.11.2 Röntgen

- **Mammografie:** runder, gelegentlich irregulärer, iso- bis hyperdenser Herdbefund mit unscharfer Begrenzung (▶ Abb. 28.1b)
- **Tomosynthese:** verbesserte Detektion des Herdbefunds insbesondere bei Gewebetyp ACR C
- **kontrastmittelgestützte Mammografie:** Kontrastmittelanreicherung der Wand

28.11.3 MRT

- **Native T 1w Sequenz:**
  - hypointenser Herdbefund
  - meist runde, gelegentlich irreguläre Form
  - unscharfe Begrenzung (▶ Abb. 28.1e)
- **T 2w Sequenz:**
  - hyperintenser bis intermediärer Herdbefund
  - unscharfe Begrenzung (▶ Abb. 28.1f)
- **T 1w Sequenz nach Kontrastmittelgabe:**
  - starke Kontrastmittelanreicherung der Abszesswand mit reaktiver Hyperämie des angrenzenden Parenchyms
  - ringförmige Kontrastmittelanreicherung, da keine Kontrastmittelanreicherung des eingeschmolzenen Gewebes (Pus; ▶ Abb. 28.1c und ▶ Abb. 28.1d)

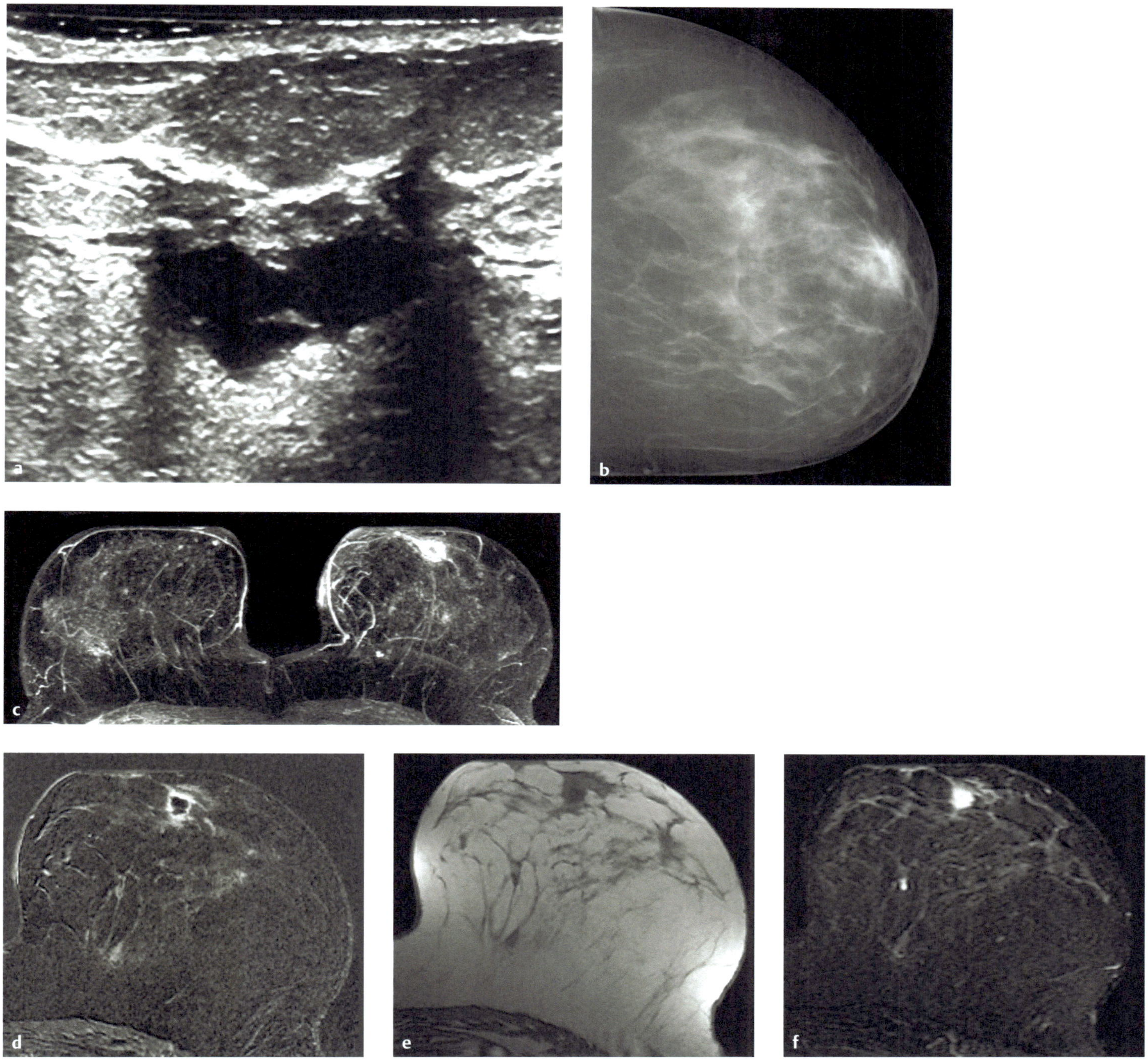

Abb. 28.1 Abszess.
a Sonografiebild.
b Mammogramm.
c Kontrastmittelsubtraktionsbild der Mamma-MRT (MIP).
d Kontrastmittelsubtraktionsbild der Mamma-MRT.
e Mamma-MRT-Bild in T 1-Gewichtung.
f Mamma-MRT-Bild in T 2-Gewichtung.

28.12 Radiologische Differenzialdiagnosen

- Bildgebend zu beachtende Differenzialdiagnosen s. in ▸ Tab. 28.1.

28.13 Typische Fehler

- **Abwartendes Prozedere:** Der Abszess ist die Folge einer nicht kontrollierbaren Entzündung. Im Gegensatz zur Mastitis kann der Abszess nicht mittels Antibiose behandelt werden, da im eingeschmolzenen Gewebe keine therapeutische Dosis erreicht wird. Durch Zuwarten wird sich der Abszess nicht zurückbilden.

28.14 Was der zuweisende Kollege/Kliniker wissen muss

- Gegebenenfalls zytologische Diagnose
- Therapievorschlag der operativen Entlastung

28.15 Therapie

- Wie bei Abszessen üblich operative Entlastung (Spaltung, Marsupialisation) und Antibiose

Tab. 28.1 Differenzialdiagnosen von Abszessen.

Differenzialdiagnose	Häufigkeit der Differenzialdiagnose in Hinblick auf das Krankheitsbild	Wesentliche diagnostisch richtungsweisende Anamnese, Untersuchung u./o. Befunde	Sicherung der Diagnose
nekrotisiertes Karzinom	sehr selten	• meist keine Rötung und kein Schmerz	• Biopsie • Punktion

Merke

Die therapeutische Vorgehensweise beim Abszess der Brust ist identisch mit der bei Abszessen in anderen Körperregionen: die chirurgische Sanierung: „Ubi pus, ibi evacua".

28.16 Literatur

Literatur zur weiteren Vertiefung

[367] American College of Radiology. ACR BI-RADS® Atlas. Breast Imaging Reporting and Data System. 5. Aufl. Berlin: Springer; 2013

[368] Fischer U. Röntgenmammographie. Verstehen, anwenden und optimieren. Stuttgart: Thieme; 2003

[369] Fischer U, Baum F. Diagnostik und Therapie des Mammakarzinoms. Stuttgart: Thieme; 2014

[370] Fischer U, Baum F. Mammadiagnostik für MTRA/RT. Stuttgart: Thieme; 2015

[371] Heywang-Köbrunner SH, Schreer I. Bildgebende Mammadiagnostik. Stuttgart: Thieme; 2003

[372] Kasales CJ, Han B, Smith Jr. JS et al. Nonpuerperal mastitis and subareolar abscess of the breast. AJR Am J Roentgenol 2014; 202 (2): W133–W139. doi:10.2214/AJR.13.10551

[373] Leong PW, Chotai NC, Kulkarni S. Imaging features of inflammatory breast disorders: a pictorial essay. Korean J Radiol 2018; 19 (1): 5–14. doi:10.3348/kjr.2018.19.1.5

[374] Madjar H. Kursbuch Mammasonografie. Ein Lehreratlas nach den Richtlinien der DEGUM und der KBV. Stuttgart: Thieme; 2019

[375] Trop I, Sugas A, David J et al. Breast abscesses: evidence-based algorithms for diagnosis, management, and follow-up. Radiographics 2011; 31 (6): 1683–1699. doi:10.1148/rg.316115521

29 Gefäßmalformation

Friedemann Baum

29.1 Steckbrief

Gefäßmalformationen sind seltene, angeborene Fehlbildungen von Blut- und Lymphgefäßen. Sie bestehen aus Arterien, Kapillaren, Venen oder Lymphgefäßen. Im Verlauf der Kindheit kommt es häufig, aber nicht immer, zu einer Rückbildung. Gelegentlich werden auch maligne Entartungen beobachtet. Die zuverlässigste Abbildung gelingt mit der Mamma-MRT. Die wichtigsten Differenzialdiagnosen sind das Hämangiom, das invasiv-duktale und das invasiv-lobuläre Mammakarzinom. Histologisch ergibt sich ein Befund der Kategorie B2.

29.2 Synonyme

- Obschon es sich um unterschiedliche Erscheinungsformen handelt, werden die folgenden Begriffe oft synonym verwendet:
  - arteriovenöse Gefäßmalformation,
  - arteriovenöser Shunt,
  - venöse Gefäßmalformation,
  - kapilläre Gefäßmalformation,
  - lymphatische Gefäßmalformation.

29.3 Keywords

- Gefäßmalformation
- Gefäßfehlbildung
- Gefäßanomalie
- angeboren

29.4 Definition

Gefäßmalformationen sind seltene, angeborene Fehlbildungen von Blut- und Lymphgefäßen. Sie bestehen aus Arterien, Kapillaren, Venen oder Lymphgefäßen. Im Verlauf der Kindheit kommt es häufig, aber nicht immer, zu einer Rückbildung. Gelegentlich werden auch maligne Entartungen beobachtet.

29.5 Epidemiologie

29.5.1 Häufigkeit

- Sehr selten

29.5.2 Altersgipfel

- Neugeborene
- gelegentlich Diagnose erst im Erwachsenenalter

29.5.3 Geschlechtsverteilung

- Beide Geschlechter gleich häufig betroffen

29.5.4 Prädisponierende Faktoren

- Nicht bekannt

29.6 Ätiologie und Pathogenese

- Die Ursache der Gefäßmalformationen ist unbekannt.
- Sie werden gehäuft in einigen Überwuchssyndromen wie dem CLOVE-, dem Klippel-Trénaunay- und dem Proteussyndrom beobachtet.

29.7 Klassifikation und Risikostratifizierung

- **Risikostratifizierung:**
  - Gefäßmalformationen haben ein erhöhtes Blutungsrisiko.
  - Bei arteriovenösen Malformationen kann es durch den direkten Übergang einer Arterie in eine Vene zu relevanten Shunt-Volumina kommen (Steal-Syndrom).
  - Selten tritt eine maligne Entartung auf.

29.8 Symptomatik

- Üblicherweise keine klinische Symptomatik
- Zufallsbefund in der Bildgebung
- bei Gefäßmalformationen erhöhtes Blutungsrisiko
- bei arteriovenösen Malformationen durch den direkten Übergang einer Arterie in eine Vene Ausbildung relevanter Shunt-Volumina (Steal-Syndrom)

29.9 Methode der Wahl

- Mamma-MRT
- Mammografie
- Sonografie

29.10 Pathognomonische Befunde

- **Charakteristik:** Herdbefund

29.11 Befundbeschreibung

29.11.1 Sonografie

- **Ultraschall:**
  - runder oder ovaler, irregulärer Herdbefund
  - echoarme Matrix (► Abb. 29.1a)
- **farbkodierte Doppler-Sonografie:** meist geringe, selten ausgeprägte Vaskularisationsphänomene (► Abb. 29.1b)
- **Elastografie:** geringere Rigidität als maligne Herdbefunde

29.11.2 Röntgen

- **Mammografie:**
  - meist irregulärer, iso- bis hyperdenser Herdbefund (► Abb. 29.1c und ► Abb. 29.1d)
  - gelegentlich unscharfe Begrenzung
- **Tomosynthese:** verbesserte Detektion nicht verkalkter Herdbefunde insbesondere bei Gewebetyp ACR C
- **kontrastmittelgestützte Mammografie:** selten starke, meist mäßige Kontrastmittelanreicherung

29.11.3 MRT

- **Native T1w Sequenz:**
  - hypointenser Herdbefund
  - meist mikrolobuliert, gelegentlich unscharf begrenzt (► Abb. 29.1g)
- **T2w Sequenz:** meist hyperintenser Herdbefund (► Abb. 29.1h)
- **T1w Sequenz nach Kontrastmittelgabe:** oft starke homogene, gelegentlich auch inhomogene Kontrastmittelanreicherung (► Abb. 29.1e und ► Abb. 29.1f)

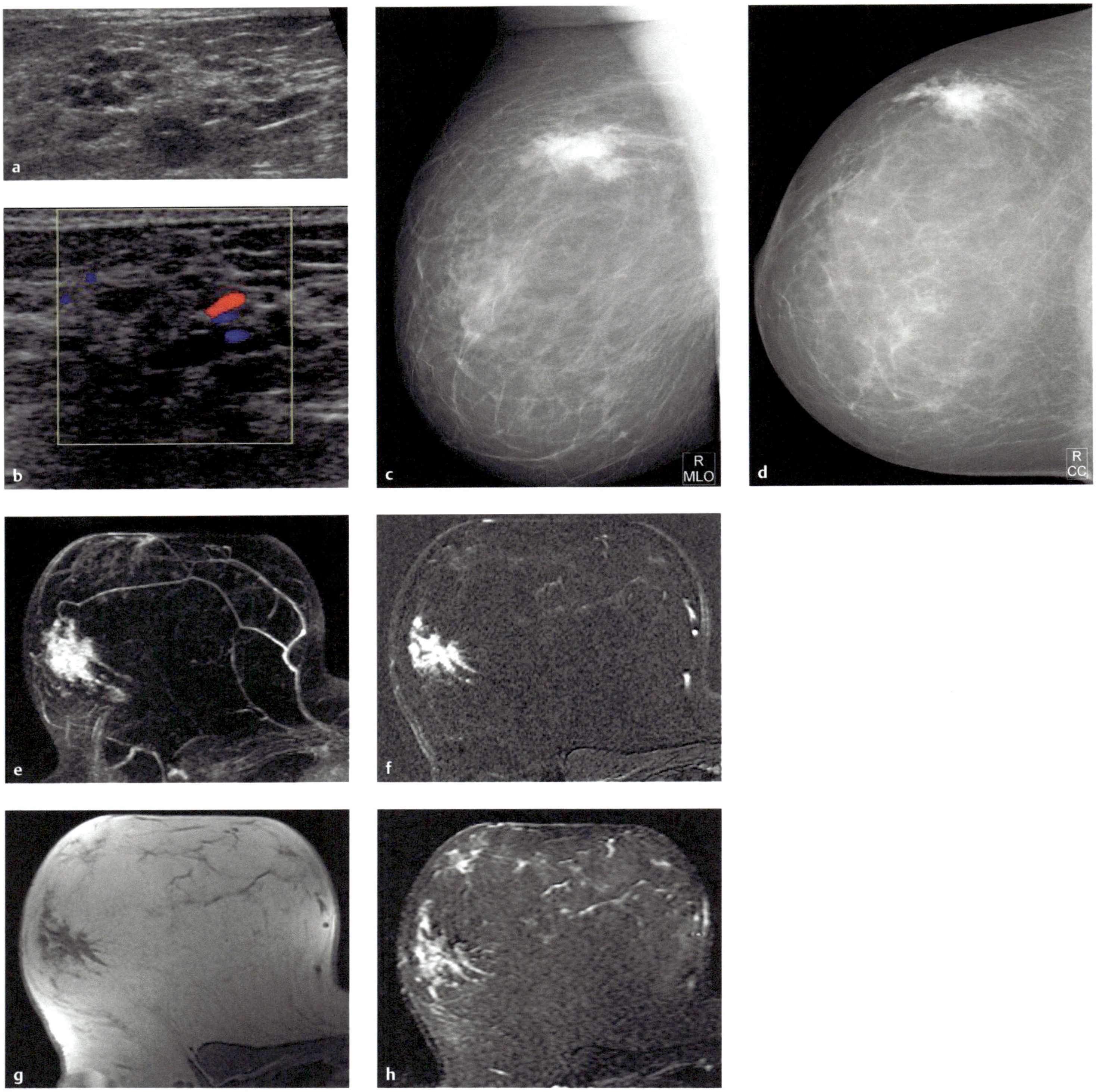

Abb. 29.1 Gefäßmalformation. Arteriovenöse Gefäßmalformation der Brust.

a B-Bild der Sonografie: echoarmer und mikrolobulierter Herdbefund.
b Doppler-Sonografiebild: Vaskularisation.
c Mammogramm in MLO-Projektion: irregulärer, hyperdenser Herdbefund.
d Mammogramm in CC-Projektion: irregulärer, hyperdenser Herdbefund.
e Mamma-MRT-Bild, Kontrastmittelsubtraktion (MIP): irregulärer, hypervaskularisierter Herdbefund.
f Mamma-MRT-Bild, Kontrastmittelsubtraktion (Einzelschicht).
g Mamma-MRT-Bild in T 1-Gewichtung, nativ.
h Mamma-MRT-Bild in T 2-Gewichtung.

29.12 Radiologische Differenzialdiagnosen

- Welche Differenzialdiagnosen bildgebend wichtig sind, s. in ▸ Tab. 29.1.

29.13 Typische Fehler

- Fehlende histologische Sicherung zum Ausschluss eines Karzinoms

29.14 Was der zuweisende Kollege/Kliniker wissen muss

- Minimal erhöhtes Entartungspotenzial

29.15 Therapie

- Konsequenzen der Diagnose: keine

Tab. 29.1 Differenzialdiagnosen von Gefäßmalformationen.

Differenzialdiagnose	Häufigkeit der Differenzialdiagnose in Hinblick auf das Krankheitsbild	Wesentliche diagnostisch richtungsweisende Anamnese, Untersuchung u./o. Befunde	Sicherung der Diagnose
invasiv-duktales Mammakarzinom	selten	• aufgrund von Form und Vaskularisation Gefäßmalformation bildgebend schwer vom Karzinom zu differenzieren	• Biopsie
invasiv-lobuläres Mammakarzinom	selten	• aufgrund von Form und Vaskularisation Gefäßmalformation bildgebend schwer vom Karzinom zu differenzieren	• Biopsie
kavernöses bzw. kapilläres Hämangiom	sehr selten	• ähnlich lobulierte Erscheinungsform	• Biopsie

29.16 Literatur

Literatur zur weiteren Vertiefung

[376] American College of Radiology. ACR BI-RADS® Atlas. Breast Imaging Reporting and Data System. 5. Aufl. Berlin: Springer; 2013

[377] Çil AS, Bozkurz M, Bozkurt DK et al. Coexistence of a congenital arteriovenous fistula of the left breast with a true aneurysm of the right internal mammary artery. Clin Med Res 2013; 11 (4): 237–241. doi:10.3121/cmr.20131147

[378] Fischer U. Röntgenmammographie. Verstehen, anwenden und optimieren. Stuttgart: Thieme; 2003

[379] Fischer U, Baum F. Diagnostik und Therapie des Mammakarzinoms. Stuttgart: Thieme; 2014

[380] Fischer U, Baum F. Mammadiagnostik für MTRA/RT. Stuttgart: Thieme; 2015

[381] Haider MHR, Satpathy A, Abou-Samra W. Iatrogenic arteriovenous fistula of the breast as a complication of core needle biopsy. Ann R Coll Surg Engl 2014; 96 (8): e20–e22. doi:10.1308/003588414X13946184903162

[382] Heywang-Köbrunner SH, Schreer I. Bildgebende Mammadiagnostik. Stuttgart: Thieme; 2003

[383] Madjar H. Kursbuch Mammasonografie. Ein Lehreratlas nach den Richtlinien der DEGUM und der KBV. Stuttgart: Thieme; 2019

[384] Marongiu F, Buggi F, Curcio A et al. Iatrogenic arteriovenous fistula of the breast: a rare complication following ultrasound-guided core biopsy of fibroadenoma. Breast J 2017; 23 (4): 465–467. doi:10.1111/tbj.12770

30 Hämangiom

Friedemann Baum

30.1 Steckbrief

Hämangiome sind embryonal angelegte, aberrante Blutgefäße. Sie entstehen nach der Geburt und können im Verlauf an Größe zunehmen. Ein Großteil bildet sich in der ersten Lebensdekade wieder zurück. Es gibt kapilläre Hämangiome, knäuelartige, aus kapillären Gefäßen bestehende Herdbefunde mit hoher Flussgeschwindigkeit des Blutes, und kavernöse Hämangiome mit einem großen Anteil teils ektatischer venöser Blutgefäße. Wegen der langsamen Flussgeschwindigkeit bilden sich bei ihnen schmerzhafte Thromben, teils mit Ausbildung kugelförmiger Makrokalzifikationen. Die zuverlässigste Abbildung gelingt mit der Mamma-MRT. Die wichtigsten Differenzialdiagnosen sind Gefäßmissbildungen, das invasiv-duktale und das invasiv-lobuläre Mammakarzinom. Histologisch ergibt sich ein Befund der Kategorie B2.

30.2 Synonyme

- Blutschwamm
- Kavernom

30.3 Keywords

- Gefäßanomalie
- embryonale Anlage
- kapillär
- kavernös

30.4 Definition

Hämangiome sind embryonal angelegte, aberrant verlaufende Blutgefäße. Sie entstehen nach der Geburt und können im Verlauf an Größe zunehmen. Ein Großteil der Hämangiome bildet sich in der ersten Lebensdekade wieder zurück. Es werden kavernöse und kapilläre Hämangiome unterschieden:

- **Kavernöses Hämangiom:** Dieses besitzt einen sehr großen Anteil teils ektatischer venöser Blutgefäße. Durch reduzierte Flussgeschwindigkeit kommt es bei kavernösen Hämangiomen zu Gerinnungsphänomenen mit teils schmerzhaften Thromben, gelegentlich mit Ausbildung kugelförmiger Makrokalzifikationen.
- **Kapilläres Hämangiom:** Dies ist ein knäuelartiger, aus kapillären Gefäßen bestehender Herdbefund mit höherer Flussgeschwindigkeit des Blutes. Thromben kommen bei dieser Form selten vor.

30.5 Epidemiologie

30.5.1 Häufigkeit

- Sehr selten

30.5.2 Altersgipfel

- Alle Altersgruppen

30.5.3 Geschlechtsverteilung

- Beide Geschlechter sind betroffen.
- Bei Mädchen kommen Hämangiome häufiger vor als bei Jungen.

30.5.4 Prädisponierende Faktoren

- Bisher nur für das zerebrale Kavernom bekannt (CCM-Genmutationen)

30.6 Ätiologie und Pathogenese

- **Hämangiome allgemein:** Sie sind embryonal angelegt, treten aber erst nach der Geburt auf.
- **Kavernöse Hämangiome:** Durch reduzierte Flussgeschwindigkeit kommt es zu Gerinnungsphänomenen mit teils schmerzhaften Thromben (Phlebolithen), gelegentlich mit Ausbildung kugelförmiger Makrokalzifikationen.
- **Kapilläre Hämangiome:** Diese Hämangiome sind Herdbefunde mit höherer Flussgeschwindigkeit des Blutes. Thromben kommen bei ihnen selten vor.

30.7 Klassifikation und Risikostratifizierung

- **Klassifikation:** Es werden kavernöse und kapilläre Hämangiome unterschieden:
  - *Kavernöses Hämangiom:* Dieses besitzt einen sehr großen Anteil teils ektatischer venöser Blutgefäße. Durch reduzierte Flussgeschwindigkeit kommt es zu Gerinnungsphänomenen mit teils schmerzhaften Thromben, gelegentlich mit Ausbildung kugelförmiger Makrokalzifikationen.
  - *Kapilläres Hämangiom:* Dies ist ein knäuelartiger, aus kapillären Gefäßen bestehender Herdbefund mit höherer Flussgeschwindigkeit des Blutes. Thromben kommen bei diesem Hämangiom selten vor.
- **Risikostratifizierung:**
  - Die Prognose ist günstig.
  - Eine maligne Entartung ist extrem selten.

30.8 Symptomatik

- **Hämangiome allgemein:** Üblicherweise tritt keine klinische Symptomatik auf. Hämangiome sind Zufallsbefunde in der Bildgebung.
- **Kavernöses Hämangiom:**
  - Bei dieser Hämangiomform handelt es sich um einen gefäßreichen Herdbefund mit ektatischen Erweiterungen (Kavernen), aus denen sehr selten auch Blutungen austreten.
  - Aufgrund reduzierter Flussgeschwindigkeit des Blutes in den erweiterten Gefäßen kommt es regelmäßig auch zur Bildung schmerzhafter Tromben und in der Folge zu glatt begrenzten, kugelförmigen Verkalkungen (▸ Abb. 30.1h und ▸ Abb. 30.1i).
- **Kapilläres Hämangiom:**
  - Dies ist ein knäuelartiger, aus kapillären Gefäßen bestehender Herdbefund.
  - Aufgrund der höheren Flussgeschwindigkeit des Blutes kommen bei dieser Hämangiomform keine Thromben vor.

30.9 Methode der Wahl

- Mamma-MRT
- Mammografie
- Sonografie

30.10 Pathognomonische Befunde

- **Charakteristik:** Herdbefund

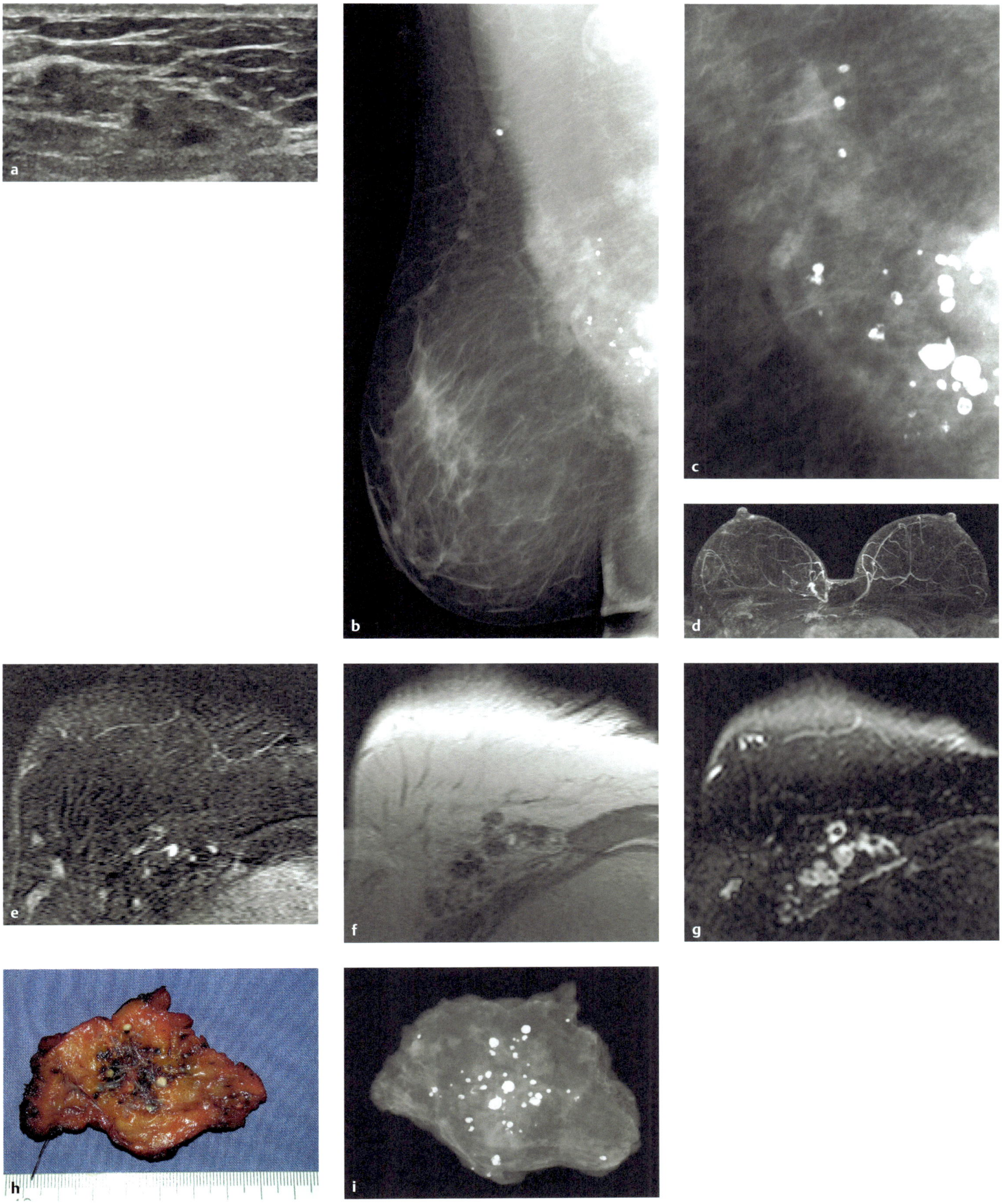

Abb. 30.1 Hämangiom. Kavernöses Hämangiom.

a B-Bild der Sonografie: inhomogen echoarmer und lobulierter, teils unscharfer Herdbefund.

b Mammogramm in MLO-Einstellung: irregulärer, teils iso-, teils hyperdenser Herdbefund rechts oben außen mit kugelförmigen Makrokalzifikationen.

c Vergrößerung aus **b**.

d Mamma-MRT-Bild, Kontrastmittelsubtraktion (MIP): irregulärer, inhomogen hypervaskularisierter Herdbefund.

e Mamma-MRT-Bild, Kontrastmittelsubtraktion (Einzelschicht).

f Mamma-MRT-Bild in T 1-Gewichtung.

g Mamma-MRT-Bild in T 2-Gewichtung: inhomogen signalreicher Herdbefund.

h Operationspräparat.

i Präparateradiogramm mit Makrokalzifikationen.

30.11 Befundbeschreibung

30.11.1 Sonografie

- **Ultraschall:**
  - runder oder ovaler, lobulierter Herdbefund, echoarme Matrix (▸ Abb. 30.2a)
  - beim Kavernom gelegentlich mit runden, echogenen Thromben bzw. Phlebolithen (▸ Abb. 30.1a)
- **farbkodierte Doppler-Sonografie:** meist geringe, selten ausgeprägte Vaskularisationsphänomene
- **Elastografie:** geringere Rigidität als maligne Herdbefunde

30.11.2 Röntgen

- **Mammografie:**
  - runder oder ovaler, oft lobulierter, iso- bis hyperdenser Herdbefund (▸ Abb. 30.1b, ▸ Abb. 30.1c und ▸ Abb. 30.2b)
  - gelegentlich unscharfe Begrenzung
  - beim Kavernom gelegentlich kugelförmige Makrokalzifikationen
- **Tomosynthese:** verbesserte Detektion nicht verkalkter Herdbefunde insbesondere bei Gewebetyp ACR C
- **kontrastmittelgestützte Mammografie:** selten starke, meist mäßige Kontrastmittelanreicherung

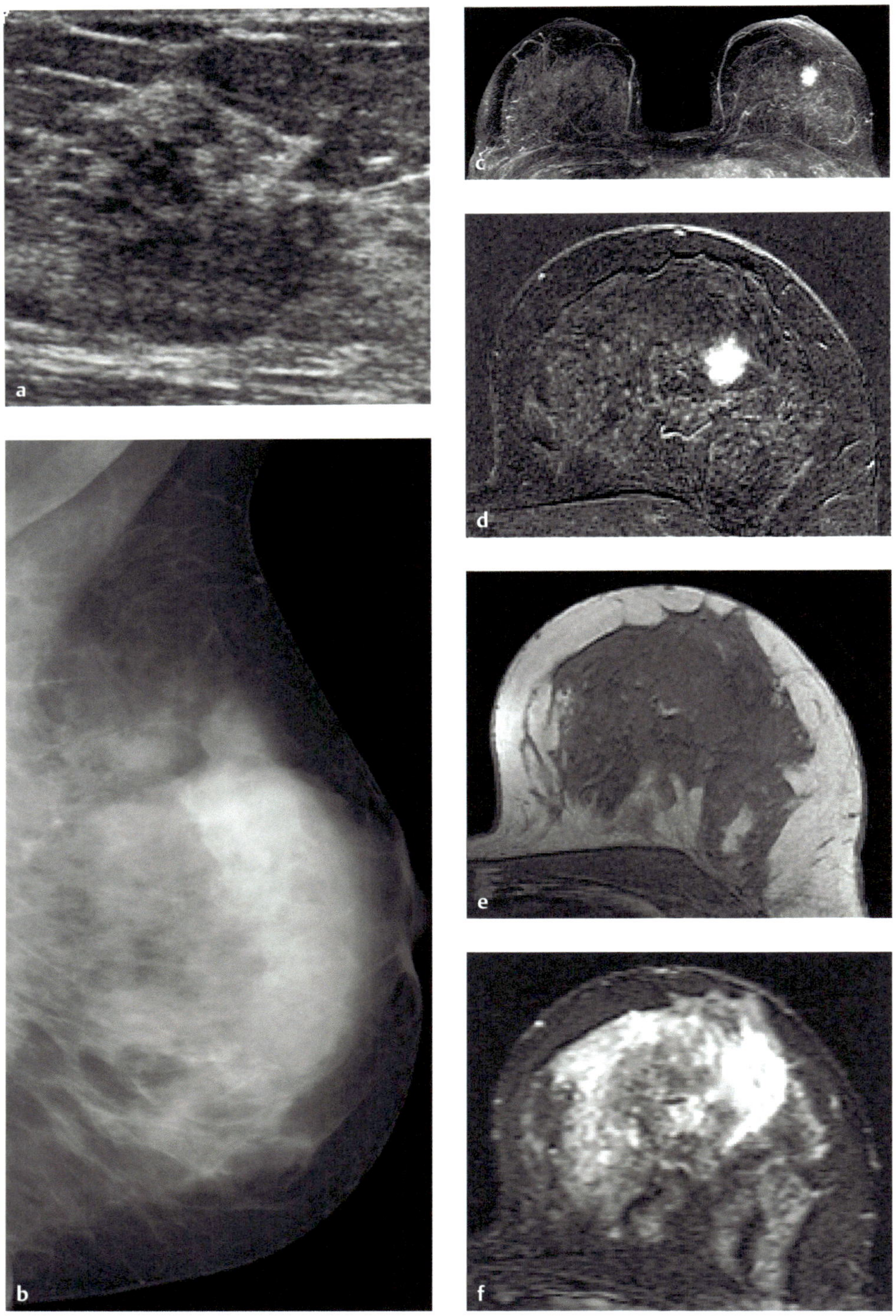

Abb. 30.2 Hämangiom. Kapilläres Hämangiom.
- **a** B-Bild der Sonografie: inhomogen echoarmer, irregulärer Herdbefund.
- **b** Mammogramm in MLO-Einstellung: isodenser Herdbefund rechts oben mittig, im extrem dichten Parenchym ACR IV (D) nicht abgrenzbar.
- **c** Mamma-MRT-Bild (MIP): unscharfer und irregulärer, homogen hypervaskularisierter Herdbefund.
- **d** Mamma-MRT-Bild (Einzelschicht).
- **e** Mamma-MRT-Bild in T 1-Gewichtung.
- **f** Mamma-MRT-Bild in T 2-Gewichtung.

Tab. 30.1 Differenzialdiagnosen des Hämangioms.

Differenzialdiagnose	Häufigkeit der Differenzialdiagnose in Hinblick auf das Krankheitsbild	Wesentliche diagnostisch richtungsweisende Anamnese, Untersuchung u./o. Befunde	Sicherung der Diagnose
invasiv-duktales Mammakarzinom	selten	• ebenfalls irregulärer, homogen bis inhomogen hypervaskularisierter Herdbefund	• Biopsie
invasiv-lobuläres Mammakarzinom	selten	• ebenfalls irregulärer, homogen bis inhomogen hypervaskularisierter Herdbefund	• Biopsie
Gefäßmalformation	extrem selten	–	• Biopsie

30.11.3 MRT

- **Native T1w Sequenz:**
  - hypointenser Herdbefund
  - meist mikrolobuliert, gelegentlich unscharf (▸ Abb. 30.1f und ▸ Abb. 30.2e)
- **T2w Sequenz:** inhomogen hyper- bis isointenser Herdbefund (▸ Abb. 30.1g und ▸ Abb. 30.2f)
- **T1w Sequenz nach Kontrastmittelgabe:** starke homogene bis moderat inhomogene Kontrastmittelanreicherung (▸ Abb. 30.1d, ▸ Abb. 30.1e, ▸ Abb. 30.2c und ▸ Abb. 30.2d)

30.12 Radiologische Differenzialdiagnosen

- In der Bildgebung zu beachtende Differenzialdiagnosen s. in ▸ Tab. 30.1.

30.13 Typische Fehler

- Keine Biopsie zum Ausschluss eines Karzinoms

30.14 Was der zuweisende Kollege/Kliniker wissen muss

- Hämangiome haben eine extrem niedrige Entartungswahrscheinlichkeit.
- Aus kavernösen Hämangiomen treten gelegentlich Blutungen aus.
- Es besteht kein Handlungsbedarf.
- Aus der Diagnose ergeben sich keine Konsequenzen.

30.15 Literatur

Literatur zur weiteren Vertiefung

[385] American College of Radiology. ACR BI-RADS® Atlas. Breast Imaging Reporting and Data System. 5. Aufl. Berlin: Springer; 2013

[386] Baker GM, Schnitt SJ. Vascular lesions of the breast. Semin Diagn Pathol 2017; 34 (5): 410–419

[387] Fischer U. Röntgenmammographie. Verstehen, anwenden und optimieren. Stuttgart: Thieme; 2003

[388] Fischer U, Baum F. Diagnostik und Therapie des Mammakarzinoms. Stuttgart: Thieme; 2014

[389] Fischer U, Baum F. Mammadiagnostik für MTRA/RT. Stuttgart: Thieme; 2015

[390] Ginter PS, McIntire PJ, Shin SJ. Vascular tumours of the breast: a comprehensive review with focus on diagnostic challenges encountered in the core biopsy setting. Pathology 2017; 49 (2): 197–214. doi:10.1016/j.pathol.2016.11.003

[391] Heywang-Köbrunner SH, Schreer I. Bildgebende Mammadiagnostik. Stuttgart: Thieme; 2003

[392] Ma W, Jin F, Wu Y. Capillary hemangioma of the breast – a rare type of benign breast tumor. Breast J 2016; 22 (3): 355–356

[393] Madjar H. Kursbuch Mammasonografie. Ein Lehreratlas nach den Richtlinien der DEGUM und der KBV. Stuttgart: Thieme; 2019

[394] Porter GJR, Evans AJ, Lee AHS et al. Unusual benign breast lesions. Clin Radiol 2006; 61 (7): 562–569. doi:10.1016/j.crad.2006.02.008

31 Pseudoangiomatöse Stromahyperplasie

Friedemann Baum

31.1 Steckbrief

Die pseudoangiomatöse Stromahyperplasie entspricht einer meist konzentrisch angeordneten, kollagenreichen Raumforderung mit schlitzförmigen, gefäßartigen (pseudoangiomatösen) Hohlräumen, die mit CD34-positiven Zellen ausgekleidet sind. Die zuverlässigste Abbildung gelingt mit der Mamma-MRT. Die wichtigsten Differenzialdiagnosen sind neben der Adenose und der Fibrose das invasiv-duktale und das invasiv-lobuläre Mammakarzinom sowie das Fibroadenom, das Papillom, der Phylloidestumor und das Hämangiom. Histologisch ergibt sich ein Befund der Kategorie B2.

31.2 Synonyme

- PASH

31.3 Keywords

- Herdbefund
- hypervaskularisiert

31.4 Definition

Die pseudoangiomatöse Stromahyperplasie entspricht meist konzentrisch angeordneten, kollagenreichen Raumforderungen mit schlitzförmigen, gefäßartigen (pseudoangiomatösen) Hohlräumen, die mit CD34-positiven Zellen ausgekleidet sind.

31.5 Epidemiologie

31.5.1 Häufigkeit

- Selten

31.5.2 Altersgipfel

- Alle Altersgruppen
- überwiegend vor der Menopause

31.5.3 Geschlechtsverteilung

- Frauen
- extrem selten Männer

31.5.4 Prädisponierende Faktoren

- Es wird ein Einfluss von Östrogen und Progesteron vermutet.

31.6 Ätiologie und Pathogenese

- Ätiologie und Pathogenese sind unbekannt.
- Es wird eine myofibroblastische Proliferation unter dem Einfluss von Östrogen und Progesteron angenommen.

31.7 Klassifikation und Risikostratifizierung

- **Risikostratifizierung:**
  - Prognose günstig
  - keine maligne Entartung

31.8 Symptomatik

- Meist kein Korrelat
- selten Tastbefund

31.9 Methode der Wahl

- Mamma-MRT
- Mammografie
- Sonografie

31.10 Pathognomonische Befunde

- **Charakteristik:** Herdbefund
- **Form:** rund bis irregulär
- **Begrenzung:** scharf, gelegentlich unscharf
- **Binnentextur:** kollagenreiches Gewebe

31.11 Befundbeschreibung

31.11.1 Sonografie

- **Ultraschall:**
  - echoarm
  - meist glatt begrenzter (▸ Abb. 31.1a und ▸ Abb. 31.2a), gelegentlich aber auch unscharfer Herdbefund
- **farbkodierte Doppler-Sonografie:** mögliche, eher geringe Vaskularisationsphänomene (▸ Abb. 31.2b)
- **Elastografie:** geringere Rigidität als maligne Herdbefunde (▸ Abb. 31.2c)

31.11.2 Röntgen

- **Mammografie:**
  - meist unspezifisch
  - hyperdens, teils inhomogen (▸ Abb. 31.1b)
- **Tomosynthese:** da unspezifisch, keine verbesserte Detektion
- **kontrastmittelgestützte Mammografie:** geringe, nur selten ausgeprägte Kontrastmittelanreicherung

31.11.3 MRT

- **Native T 1w Sequenz:**
  - hypointenser Herdbefund
  - nicht immer eindeutig abgrenzbar (▸ Abb. 31.2f)
- **T 2w Sequenz:** hyperintens bis isointens (▸ Abb. 31.2g)
- **T 1w Sequenz nach Kontrastmittelgabe:**
  - milde bis starke Kontrastmittelanreicherung (▸ Abb. 31.1c, ▸ Abb. 31.2d und ▸ Abb. 31.2e)
  - unspezifischer Signalkurvenverlauf

✔ Merke

Die pseudoangiomatöse Stromahyperplasie geht in der MRT meist mit einer gesteigerten Kontrastmittelanreicherung einher.

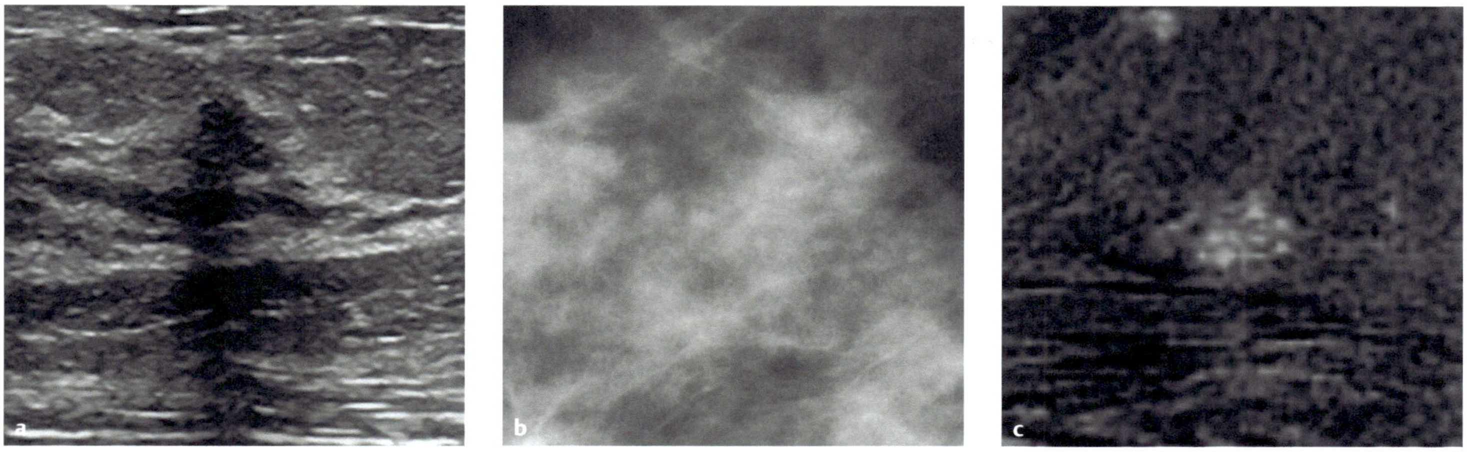

Abb. 31.1 Pseudoangiomatöse Stromahyperplasie.
a Sonografiebild. (Quelle: Fischer U, Baum F. Diagnostik und Therapie des Mammakarzinoms. Stuttgart: Thieme; 2014. Abb. 8.16a)
b Mammogramm. (Quelle: Fischer U, Baum F. Diagnostik und Therapie des Mammakarzinoms. Stuttgart: Thieme; 2014. Abb. 8.16b)
c Kontrastmittelsubtraktionsbild der Mamma-MRT. (Quelle: Fischer U, Baum F. Diagnostik und Therapie des Mammakarzinoms. Stuttgart: Thieme; 2014. Abb. 8.16c)

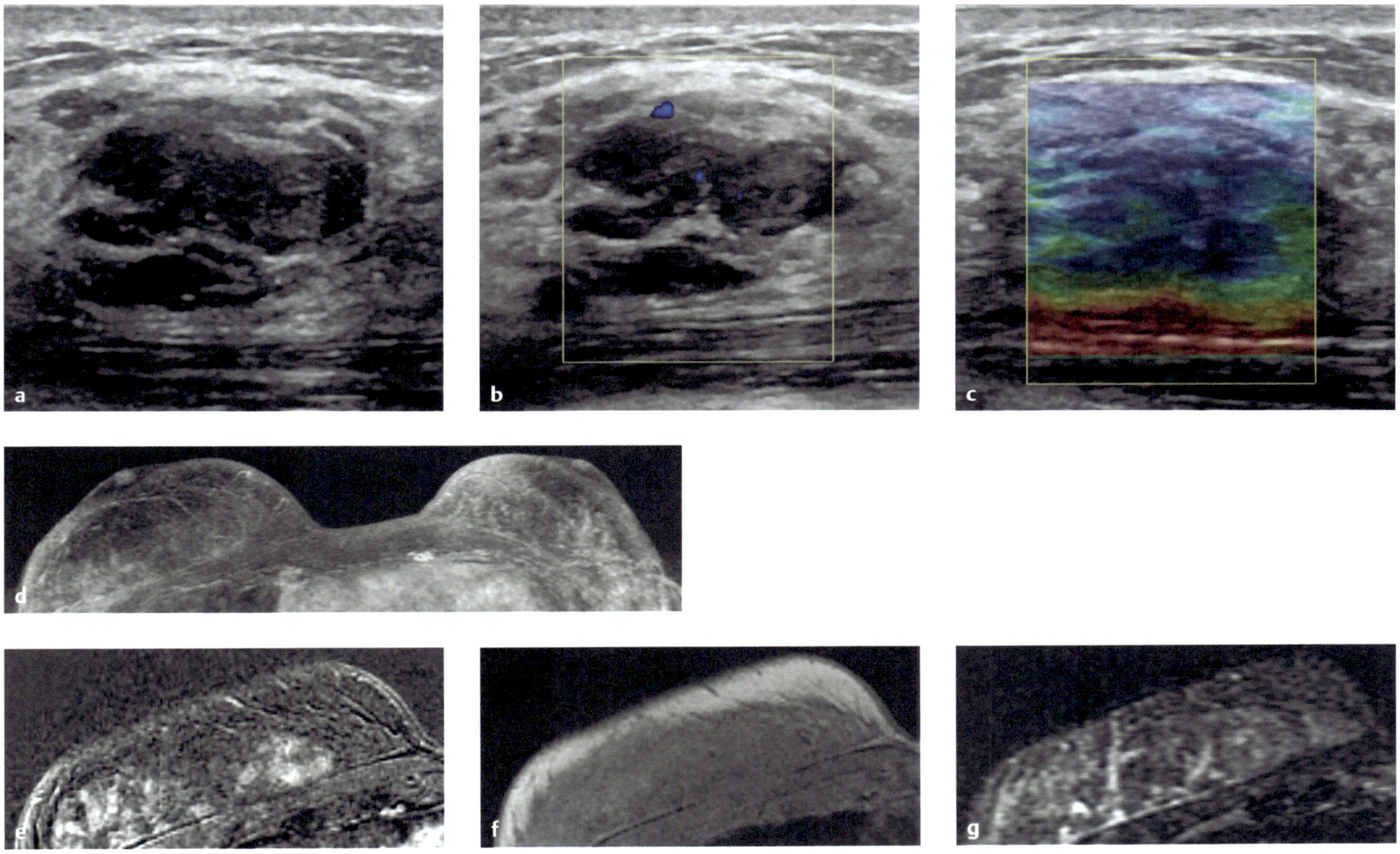

Abb. 31.2 Pseudoangiomatöse Stromahyperplasie.
a Darstellung einer pseudoangiomatösen Veränderung in der B-Bild-Sonografie: scharf begrenzt und lobuliert. Kein Korrelat im Mammogramm.
b Darstellung in der Doppler-Sonografie mit geringen Flusskodierungen.
c Darstellung mit hoher Elastizität in der Elastografie.
d Darstellung in der Mamma-MRT (Kontrastmittelsubtraktion, MIP): inhomogene Kontrastmittelanreicherung.
e Inhomogene Vaskularisation in der Mamma-MRT-Einzelschicht.
f Mamma-MRT-Bild in T 1-Gewichtung.
g Mamma-MRT-Bild in T 2-Gewichtung: intermediäres Signal.

Tab. 31.1 Differenzialdiagnosen der pseudoangiomatösen Stromahyperplasie.

Differenzialdiagnose	Häufigkeit der Differenzialdiagnose in Hinblick auf das Krankheitsbild	Wesentliche diagnostisch richtungsweisende Anamnese, Untersuchung u./o. Befunde	Sicherung der Diagnose
Fibrose, Adenose	selten	• oft irregulär und echoarm • von der PASH bildgebend nicht zu unterscheiden	• Biopsie
invasiv-duktales Karzinom	selten	• ebenfalls oft irregulär • von der PASH bildgebend nicht zu unterscheiden	• Biopsie
invasiv-lobuläres Mammakarzinom	selten	• oft irregulär und nicht herdförmig • von der PASH bildgebend nicht zu unterscheiden	• Biopsie
Fibroadenom, Papillom, Phylloidestumor	selten	• glatt begrenzt, herdförmig • von der PASH bildgebend nicht zu unterscheiden	• Biopsie
Hämangiom	sehr selten	• oft irregulär und echoarm • von der PASH bildgebend nicht zu unterscheiden	• Biopsie

PASH = pseudoangiomatöse Stromahyperplasie

31.12 Radiologische Differenzialdiagnosen

- Differenzialdiagnosen, die bildgebend zu beachten sind, s. in ▶ Tab. 31.1.

31.13 Typische Fehler

- Unterlassen der Biopsie zum Ausschluss eines Karzinoms

31.14 Was der zuweisende Kollege/Kliniker wissen muss

- Die pseudoangiomatöse Stromahyperplasie ist üblicherweise sehr selten ein klinischer, sondern meist ein hypervaskularisierter Befund in der Bildgebung.
- Konsequenzen der Diagnose: Gegebenenfalls ist eine Biopsie durchzuführen.

31.15 Literatur

Quellenangaben

[395] Fischer U, Baum F. Diagnostik und Therapie des Mammakarzinoms. Stuttgart: Thieme; 2014

Literatur zur weiteren Vertiefung

[396] American College of Radiology. ACR BI-RADS® Atlas. Breast Imaging Reporting and Data System. 5. Aufl. Berlin: Springer; 2013

[397] Deniz S, Vardar E, Öszürk R et al. Pseudo-angiomatous stromal hyperplasia of the breast detecting in mammography: case report and review of the literature. Breast Dis 2014; 34 (3): 117–120. doi:10.3233/BD-130360

[398] Fischer U. Röntgenmammographie. Verstehen, anwenden und optimieren. Stuttgart: Thieme; 2003

[399] Fischer U, Baum F. Diagnostik und Therapie des Mammakarzinoms. Stuttgart: Thieme; 2014

[400] Fischer U, Baum F. Mammadiagnostik für MTRA/RT. Stuttgart: Thieme; 2015

[401] Heywang-Köbrunner SH, Schreer I. Bildgebende Mammadiagnostik. Stuttgart: Thieme; 2003

[402] Leon ME, Leon MA, Ahuja J et al. Nodular myofibroblastic stromal hyperplasia of the mammary gland as an accurate name for pseudoangiomatous stromal hyperplasia of the mammary gland. Breast J 2002; 8 (5): 290–293. doi: 10.1046/j.1524-47412002.08508.x

[403] Madjar H. Kursbuch Mammasonografie. Ein Lehreratlas nach den Richtlinien der DEGUM und der KBV. Stuttgart: Thieme; 2019

[404] Raj SD, Sahani VG, Adrada BE et al. Pseudoangiomatous stromal hyperplasia of the breast: multimodality review with pathologic correlation. Curr Probl Diagn Radiol 2017; 46 (2): 130–135. doi:10.1067/j.cpradiol.2016.01.005

32 Adenose

Friedemann Baum

32.1 Steckbrief

Die Adenose besteht aus einer fokalen oder regionalen Proliferation der Drüsenläppchen sowie kleiner Gangsegmente des Drüsengewebes. Es werden die Blunt-Duct-Adenose, die mikrozystische Adenose, die makrozystische Adenose und die sklerosierende Adenose unterschieden. Für einige Autoren zählt auch die radiäre Narbe als eine Erscheinungsform der Adenose. Die zuverlässigste Abbildung gelingt mit der Sonografie und der Mamma-MRT. Die wichtigsten Differenzialdiagnosen sind die Fibrose, das Fibroadenom, das Papillom, das duktale Carcinoma in Situ, das Karzinom und der Phylloidestumor. Histologisch ergibt sich ein Befund der Kategorie B2.

32.2 Synonyme

- Adenosis mammae

32.3 Keywords

- Blunt-Duct-Adenose
- mikrozystische Adenose
- makrozystische Adenose
- sklerosierende Adenose
- radiäre Narbe

32.4 Definition

Die Adenose besteht aus einer fokalen oder regionalen Proliferation der Drüsenläppchen sowie kleiner Gangsegmente des Drüsengewebes. Es werden die Blunt-Duct-Adenose, die mikrozystische Adenose, die makrozystische Adenose und die sklerosierende Adenose unterschieden. Von einigen Autoren wird auch die radiäre Narbe zu den Veränderungen im Rahmen der Adenose gezählt. Die Begriffe „Mastopathie" bzw. „fibrös-zystische Mastopathie" sind der histologischen Diagnostik vorbehalten.

32.5 Epidemiologie

32.5.1 Häufigkeit

- Als Folge der sich über Jahre und Jahrzehnte monatlich wiederholenden hormonellen Stimulation ist die Adenose in unterschiedlichen Steigerungsformen eine sehr häufige Veränderung des Drüsenparenchyms.

32.5.2 Altersgipfel

- Alle Altersgruppen betroffen, besonders die 3., 4. und 5. Lebensdekade

32.5.3 Geschlechtsverteilung

- Ganz überwiegend Frauen

32.5.4 Prädisponierende Faktoren

- Hormonelle Schwankungen des Menstruationszyklus im gebärfähigen Alter

32.6 Ätiologie und Pathogenese

- Der Übergang der Lobuli der Brustdrüse in eine lobuläre Hyperplasie nach jedem Eisprung unter dem Einfluss von Östrogen und Progesteron ist physiologisch. Diese Veränderung bildet sich mit Abfallen des Progesteronspiegels wieder zurück.
- Im Verlauf der Jahre kann es unter den hormonellen Einflüssen des Menstruationszyklus zu einer zunehmenden Erweiterung der Drüsenläppchen mit apokrinen Veränderungen der Drüsenzellen kommen. Begleitend setzt in manchen Fällen eine Sklerosierung des umgebenden Stromas ein. Diese kann nach Ansicht einiger Autoren bis zur Entwicklung einer radiären Narbe führen.

32.7 Klassifikation und Risikostratifizierung

- **Klassifikation:**
  - Es werden die Blunt-Duct-Adenose, die mikrozystische Adenose, die makrozystische Adenose und die sklerosierende Adenose unterschieden.
  - Auch die radiäre Narbe wird von einigen Autoren zum Formenkreis der Adenose gezählt.
- **Risikostratifizierung:**
  - Die Prognose ist günstig.
  - Es findet keine maligne Entartung statt (mit Ausnahme der radiären Narbe).

32.8 Symptomatik

- Kleinere Befunde sind meist ohne klinisches Korrelat.
- Größere Adenoseareale sind gelegentlich schmerzhaft und/oder gehen mit einer tastbaren Verhärtung einher.

32.9 Methode der Wahl

- Mamma-MRT
- Mammografie
- Sonografie

32.10 Pathognomonische Befunde

- **Charakteristik:** Non-Mass-Läsion

32.11 Befundbeschreibung

32.11.1 Sonografie

- **Ultraschall:**
  - unspezifischer echoarmer, auch inhomogener Herdbefund
  - hypoechogen
  - meist unscharf, gelegentlich auch scharf begrenzt
  - oft okkult (▶ Abb. 32.1a)
- **farbkodierte Doppler-Sonografie:** keine oder geringe Vaskularisationsphänomene
- **Elastografie:** gleiche Rigidität wie das Drüsenparenchym

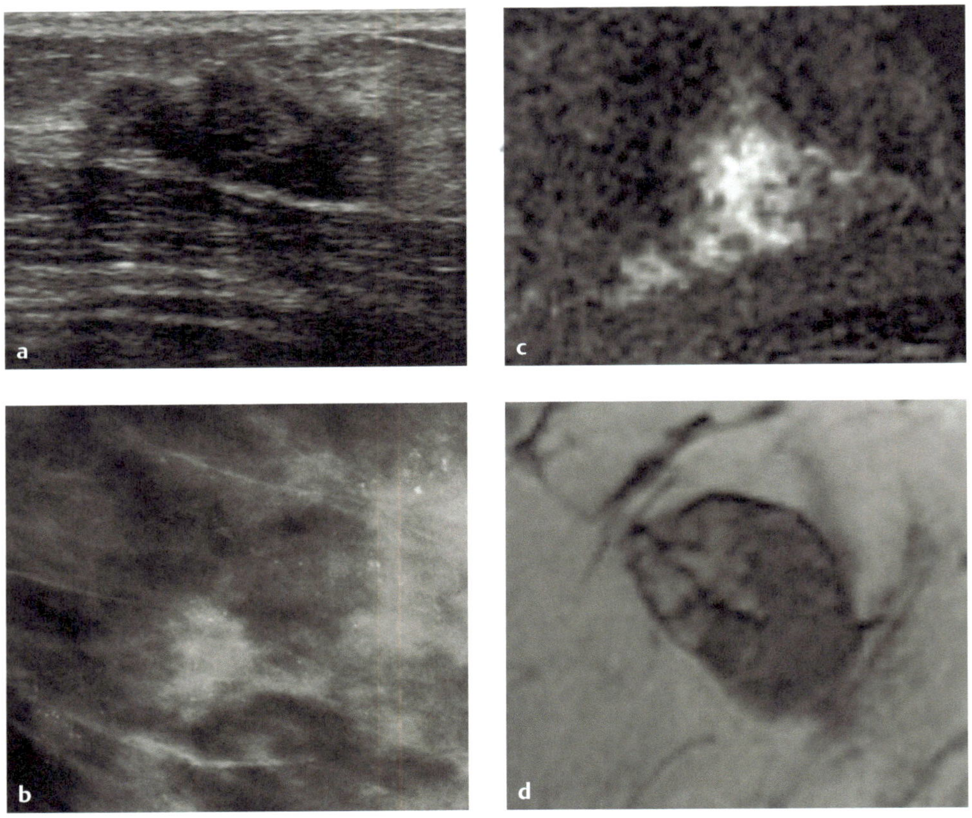

Abb. 32.1 Adenose.
a Darstellung einer sklerosierenden Adenosis mammae in der Sonografie. (Quelle: Fischer U, Baum F. Diagnostik und Therapie des Mammakarzinoms. Stuttgart: Thieme; 2014. Abb. 8.10a)
b Darstellung einer sklerosierenden Adenosis mammae im Mammogramm. (Quelle: Fischer U, Baum F. Diagnostik und Therapie des Mammakarzinoms. Stuttgart: Thieme; 2014. Abb. 8.10b)
c Darstellung einer sklerosierenden Adenosis mammae in der Mamma-MRT in Kontrastmittelsubtraktion.
d Darstellung einer herdförmigen Adenose im Mamma-MRT in T 1-Gewichtung. (Quelle: Fischer U, Baum F. Diagnostik und Therapie des Mammakarzinoms. Stuttgart: Thieme; 2014. Abb. 8.10c)

32.11.2 Röntgen

- **Mammografie:**
  - inhomogen, hyperdens
  - gelegentlich fokale Asymmetrie oder Verdichtung
  - oft assoziierte Mikrokalzifikationen (meist monomorph-rund, selten auch pleomorph)
  - bei Blunt-Duct-Adenose auch amorphe Verkalkungen (▸ Abb. 32.1b)
- **Tomosynthese:** keine verbesserte Detektion
- **kontrastmittelgestützte Mammografie:** keine Kontrastmittelanreicherung

32.11.3 MRT

- **Native T 1w Sequenz:**
  - hypointens
  - meist Non-Mass-Läsion, gelegentlich Herdbefund (▸ Abb. 32.1d)
- **T 2w Sequenz:** isointens, gelegentlich hyperintens
- **T 1w Sequenz nach Kontrastmittelgabe:**
  - milde bis starke Kontrastmittelanreicherung (▸ Abb. 32.1c)
  - oft kontinuierlich ansteigender Signalkurvenverlauf
  - oft irreguläre Form, gelegentlich scharf begrenzt (der häufigste falsch-positive Befund in der Mamma-MRT)

32.12 Radiologische Differenzialdiagnosen

- In der Bildgebung wichtige Differenzialdiagnosen s. in ▸ Tab. 32.1.

32.13 Typische Fehler

- **Verwendung falscher Begriffe:** Generell sollte der Begriff „Mastopathie" vermieden werden. Benutzt wird er inzwischen ausschließlich im Zusammenhang mit einem fibrös-zystischen Gewebeumbau, der nur in der histologischen Betrachtung sichtbar ist.
- **Unterlassen der Biopsie:** Nur mittels Biopsie kann ein Karzinom ausgeschlossen werden.

32.14 Was der zuweisende Kollege/Kliniker wissen muss

- Die umschriebene Adenose ist die häufigste Ursache für falsch-positive Befunde in der Mamma-MRT, da sie meist eine irreguläre Form aufweist und oft mit einer gesteigerten Durchblutung einhergeht.
- Konsequenzen der Diagnose gibt es keine.

Tab. 32.1 Differenzialdiagnosen der Adenose.

Differenzialdiagnose	Häufigkeit der Differenzialdiagnose in Hinblick auf das Krankheitsbild	Wesentliche diagnostisch richtungsweisende Anamnese, Untersuchung u./o. Befunde	Sicherung der Diagnose
Fibrose	häufig	• oft irregulär und echoarm • von der Adenose bildgebend nicht zu unterscheiden	• Biopsie
duktales Carcinoma in Situ	selten	• ebenfalls oft irregulär und nicht herdförmig	• Biopsie
invasiv-lobuläres Mammakarzinom	selten	• oft irregulär und nicht herdförmig • von der Adenose bildgebend nicht zu unterscheiden	• Biopsie
invasiv-duktales Karzinom	selten	• oft irregulär und echoarm • von der Adenose bildgebend nicht zu unterscheiden	• Biopsie
Fibroadenom, Papillom, Phylloidestumor	sehr selten	• ebenfalls oft irregulär und nicht herdförmig	• Biopsie

32.15 Literatur

Quellenangaben

[405] Fischer U, Baum F. Diagnostik und Therapie des Mammakarzinoms. Stuttgart: Thieme; 2014

Literatur zur weiteren Vertiefung

[406] American College of Radiology. ACR BI-RADS® Atlas. Breast Imaging Reporting and Data System. 5. Aufl. Berlin: Springer; 2013

[407] Fischer U. Röntgenmammographie. Verstehen, anwenden und optimieren. Stuttgart: Thieme; 2003

[408] Fischer U, Baum F. Diagnostik und Therapie des Mammakarzinoms. Stuttgart: Thieme; 2014

[409] Fischer U, Baum F. Mammadiagnostik für MTRA/RT. Stuttgart: Thieme; 2015

[410] Fischer U, Schwethelm L, Baum FT et al. Effort, accuracy and histology of MR-guided vacuum biopsy of suspicious breast lesions – retrospective evaluation after 389 interventions. Röfo 2009; 181 (8): 774–781. doi:10.1055/s-0028-1109532

[411] Heywang-Köbrunner SH, Schreer I. Bildgebende Mammadiagnostik. Stuttgart: Thieme; 2003

[412] Huang ML, Speer M, Dogan BE et al. Imaging-concordant benign MRI-guided vacuum-assisted breast biopsy may not warrant MRI follow-up. AJR Am J Roentgenol 2017; 208 (4): 916–922. doi:10.2214/AJR.16.16576

[413] Jabbar SB, Lynch B, Seiler S et al. Pathologic findings of breast lesions detected on magnetic resonance imaging. Arch Pathol Lab Med 2017; 141 (11): 1513–1522. doi:10.5858/arpa.2016-0552-OA

[414] Madjar H. Kursbuch Mammasonografie. Ein Lehreratlas nach den Richtlinien der DEGUM und der KBV. Stuttgart: Thieme; 2019

[415] Orel SG, Rosen M, Mies C et al. MR imaging-guided 9-gauge vacuum-assisted core-needle breast biopsy: initial experience. Radiology 2006; 238 (1): 54–61. doi:10.1148/radiol.2381050050

[416] Plantade R, Thomassin-Naggara I. MRI vacuum-assisted breast biopsies. Diagn Interv Imaging 2014; 95 (9): 779–801

33 Fibrose

Friedemann Baum

33.1 Steckbrief

Die Mammafibrose, auch als „Fibrosis mammae" bezeichnet, besteht aus einer regionalen oder diffusen Proliferation des Bindegewebestromas mit Obliteration der Milchgänge. Sie ist meist das histologische Ergebnis im Rahmen der Abklärung unklarer Mikrokalzifikationen oder nicht raumfordernder Mehranreicherungen im MRT. Die zuverlässigste Abbildung gelingt mit der Mammografie und der Mamma-MRT. Die wichtigsten Differenzialdiagnosen sind die Adenose, das Fibroadenom, das Papillom, das duktale Carcinoma in Situ, das Karzinom und der Phylloidestumor. Histologisch ergibt sich ein Befund der Kategorie B2.

33.2 Synonyme

- Fibrosis mammae

33.3 Keywords

- Stromaproliferation
- Mikrokalzifikationen
- Non-Mass-Kontrastmittelanreicherung

33.4 Definition

Die Mammafibrose, auch als „Fibrosis mammae" bezeichnet, besteht aus einer regionalen oder diffusen Proliferation des Bindegewebestromas mit Obliteration der Milchgänge. Sie ist meist das histologische Ergebnis im Rahmen der Abklärung unklarer Mikrokalzifikationen oder nicht raumfordernder Mehranreicherungen im MRT.

33.5 Epidemiologie

33.5.1 Häufigkeit

- Häufig

33.5.2 Altersgipfel

- Alle Altersgruppen
- vermehrt ab dem 50. Lebensjahr

33.5.3 Geschlechtsverteilung

- Fast nur Frauen

33.5.4 Prädisponierende Faktoren

- Verletzungen, Operationen oder Bestrahlungen der Brust

33.6 Ätiologie und Pathogenese

- Nach Verletzungen, Operationen oder Bestrahlungen der Brust kommt es zu einer Proliferation des Bindegewebestromas.
- Die akute Reaktion geht oft mit einer vermehrten Hämoperfusion einher.
- Im Rahmen dieser Entzündungsreaktion wird auch die Entstehung von Mikrokalzifikationen beobachtet.

33.7 Klassifikation und Risikostratifizierung

- **Risikostratifizierung:**
  - Prognose sehr günstig
  - keine maligne Entartung

33.8 Symptomatik

- Kleinere Befunde haben meist kein klinisches Korrelat.
- Größere Fibroseareale sind gelegentlich als derbe Verhärtung tastbar.

33.9 Methode der Wahl

- Mamma-MRT
- Mammografie
- Sonografie

33.10 Pathognomonische Befunde

- **Charakteristik:** Non-Mass-Läsion
- **Form, Anordnung:** irregulär, regional
- **Begrenzung:** unscharf
- **Binnentextur:** proliferierendes Gewebe, inhomogen

33.11 Befundbeschreibung

33.11.1 Sonografie

- **Ultraschall:**
  - echoarm
  - meist okkult (▶ Abb. 33.1a)
  - gelegentlich dorsale Schallminderung
- **farbkodierte Doppler-Sonografie:** keine Vaskularisationsphänomene
- **Elastografie:** höhere Rigidität als benigne Herdbefunde, meist geringere Rigidität als maligne Befunde

33.11.2 Röntgen

- **Mammografie:**
  - hyperdens, inhomogen
  - gelegentlich fokale Asymmetrie oder Verdichtung (▶ Abb. 33.1b)
  - selten assoziierte Mikrokalzifikationen
- **Tomosynthese:** verbesserte Detektion des Herdbefunds insbesondere bei Gewebetyp ACR C
- **kontrastmittelgestützte Mammografie:** keine Kontrastmittelanreicherung

33.11.3 MRT

- **Native T 1w Sequenz:** hypointenses bis intermediäres Signal
- **T 2w Sequenz:** intermediäres Signal
- **T 1w Sequenz nach Kontrastmittelgabe:** in der akuten Phase milde bis starke Kontrastmittelanreicherung (▶ Abb. 33.1c)

33.12 Radiologische Differenzialdiagnosen

- Bildgebend zu berücksichtigende Differenzialdiagnosen s. in ▶ Tab. 33.1.

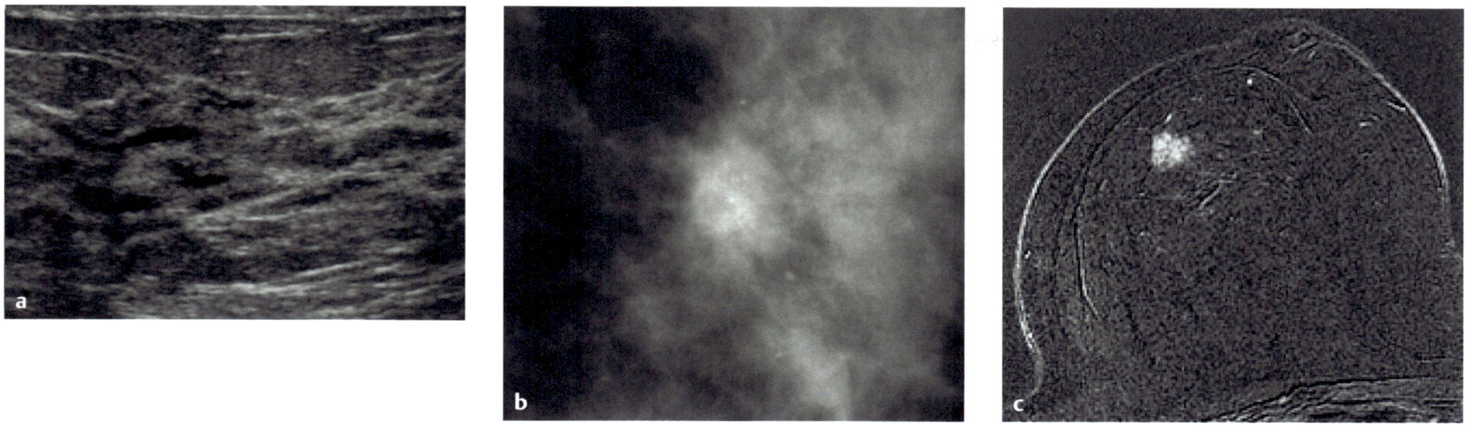

Abb. 33.1 Fibrose.
a Sonografiebild. (Quelle: Fischer U, Baum F. Diagnostik und Therapie des Mammakarzinoms. Stuttgart: Thieme; 2014. Abb. 8.9a)
b Mammogramm. (Quelle: Fischer U, Baum F. Diagnostik und Therapie des Mammakarzinoms. Stuttgart: Thieme; 2014. Abb. 8.9b)
c Kontrastmittelsubtraktionsbild der Mamma-MRT. (Quelle: Fischer U, Baum F. Diagnostik und Therapie des Mammakarzinoms. Stuttgart: Thieme; 2014. Abb. 8.9c)

Tab. 33.1 Differenzialdiagnosen der Fibrose.

Differenzialdiagnose	Häufigkeit der Differenzialdiagnose in Hinblick auf das Krankheitsbild	Wesentliche diagnostisch richtungsweisende Anamnese, Untersuchung u./o. Befunde	Sicherung der Diagnose
Adenose	häufig	• oft irregulär und echoarm • von der Fibrose bildgebend nicht zu unterscheiden	• Biopsie
duktales Carcinoma in Situ	selten	• ebenfalls oft irregulär und nicht herdförmig	• Biopsie
invasiv-lobuläres Mammakarzinom	selten	• oft irregulär und nicht herdförmig • von der Fibrose bildgebend nicht zu unterscheiden	• Biopsie
invasiv-duktales Karzinom	selten	• oft irregulär und echoarm • von der Fibrose bildgebend nicht zu unterscheiden	• Biopsie
Fibroadenom, Papillom, Phylloidestumor	sehr selten	• ebenfalls oft irregulär und nicht herdförmig	• Biopsie

33.13 Typische Fehler

- Unterlassen der Biopsie zum Ausschluss des Karzinoms

33.14 Was der zuweisende Kollege/Kliniker wissen muss

- Die Fibrosis mammae fällt am ehesten im Rahmen der Abklärung unklarer Mikroverkalkungen im Mammogramm oder nicht raumfordernder Mehranreicherungen im MRT auf.
- Konsequenzen der Diagnose gibt es keine. Bei differenzialdiagnostischer Unsicherheit wird die Diagnose durch perkutane Biopsie gesichert.

33.15 Literatur

Quellenangaben

[417] Fischer U, Baum F. Diagnostik und Therapie des Mammakarzinoms. Stuttgart: Thieme; 2014

Literatur zur weiteren Vertiefung

[418] American College of Radiology. ACR BI-RADS® Atlas. Breast Imaging Reporting and Data System. 5. Aufl. Berlin: Springer; 2013
[419] Dao TH, Rahmouni A, Campana F et al. Tumor recurrence versus fibrosis in the irradiated breast: differentiation with dynamic gadolinium-enhanced MR imaging. Radiology 1993; 187: 751
[420] Fischer U. Röntgenmammographie. Verstehen, anwenden und optimieren. Stuttgart: Thieme; 2003
[421] Fischer U, Baum F. Diagnostik und Therapie des Mammakarzinoms. Stuttgart: Thieme; 2014
[422] Fischer U, Baum F. Mammadiagnostik für MTRA/RT. Stuttgart: Thieme; 2015
[423] Heywang-Köbrunner SH, Schreer I. Bildgebende Mammadiagnostik. Stuttgart: Thieme; 2003
[424] Madjar H. Kursbuch Mammasonografie. Ein Lehreratlas nach den Richtlinien der DEGUM und der KBV. Stuttgart: Thieme; 2019
[425] Revelon G, Sherman ME, Gatewood OM et al. Focal fibrosis of the breast: imaging characteristics and histopathologic correlation. Radiology 2000; 216 (1): 255–259. doi:10.1148/radiology.216.1.r00jl16255
[426] Rosen EL, Soo MS, Bentley RC. Focal fibrosis: a common breast lesion diagnosed at imaging-guided core biopsy. AJR Am J Roentgenol 1999; 173 (6): 1657–1662
[427] Venta LA, Wiley EL, Gabriel H et al. Imaging features of focal breast fibrosis: mammographic-pathologic correlation of noncalcified breast lesions. AJR Am J Roentgenol 1999; 173 (2): 309–316. doi:10.2214/ajr.173.210430125
[428] Wiratkapun C, Chansanti O, Wibulpolprasert B et al. Focal fibrosis of the breast diagnosed by core needle biopsy under imaging guidance. J Med Assoc Thai 2013; 96 (3): 340–345

33

34 Einfache Zyste

Friedemann Baum

34.1 Steckbrief

Die blande Zyste ist ein flüssigkeitsgefüllter Hohlraum mit einer inneren epithelialen und einer äußeren myoepithelialen Auskleidung. Sie ist die häufigste Raumforderung der Brustdrüse. Zysten sind gestaute Milchgänge. Das Drüsengewebe der Brust weist auch außerhalb von Schwangerschaft und Stillphase eine Basissekretion auf. Die Milch wird tröpfchenweise an der Mamille ausgeschieden oder schon vorher in den Milchgängen abgebaut. Durch Sekretstau entstehen Zysten. Die zuverlässigste Abbildung gelingt mit der Sonografie und der Mamma-MRT. Die wichtigsten Differenzialdiagnosen sind die infizierte und die komplizierte Zyste sowie das zentral nekrotisierte Karzinom. Histologisch ergibt sich ein Befund der Kategorie B2.

34.2 Synonyme

- Zyste
- blande Zyste
- Mammazyste

34.3 Keywords

- Tastbefund
- Sonografie

34.4 Definition

Die einfache Zyste ist ein flüssigkeitsgefüllter Hohlraum mit einer inneren epithelialen und einer äußeren myoepithelialen Auskleidung. Das Drüsengewebe der Brust weist auch außerhalb von Schwangerschaft und Stillphase eine Basissekretion auf. Die Milch wird tröpfchenweise an der Mamille ausgeschieden oder schon vorher in den Milchgängen abgebaut. Zysten sind gestaute Milchgänge.

34.5 Epidemiologie

34.5.1 Häufigkeit

- Etwa 50 % der Frauen jenseits des 30. Lebensjahrs

34.5.2 Altersgipfel

- Der Altersgipfel liegt zwischen 30 und 60 Jahren.
- Mit dem Rückgang der hormonellen Stimulation nach Einsetzen der Menopause kommt es meist zu einer deutlichen Rückbildung der Zysten.

34.5.3 Geschlechtsverteilung

- Fast nur Frauen

34.5.4 Prädisponierende Faktoren

- Zyklische Hormonschwankungen im Rahmen des Menstruationszyklus

34.6 Ätiologie und Pathogenese

- Nach dem Eisprung produziert der Gelbkörper Progesteron. Unter der Wirkung des Schwangerschaftshormons steigert die Brustdrüse ihre sekretorische Tätigkeit. Damit verbunden sind der Übergang der Drüsenläppchen in eine lobuläre Hyperplasie und die vermehrte Einlagerung von Wasser im Drüsengewebe. Diese Veränderung ist für viele Frauen spürbar, teilweise auch schmerzhaft.
- Bleibt die Sekretion von β-HCG durch die Plazenta aus, weil sich kein befruchtetes Ei in der Gebärmutter eingenistet hat, stellt der Gelbkörper die Produktion von Progesteron ein, und es kommt zur Abbruchblutung der Gebärmutterschleimhaut (Menstruationsblutung). Im gleichen Moment nimmt die sekretorische Tätigkeit der Brustdrüse wieder ab.
- Im Rahmen mehrerer Menstruationszyklen kann es bei Verhalt der sezernierten Milch zur Erweiterung der Drüsenläppchen und Milchgänge und so zur Ausbildung von Zysten kommen. Bei 37 °C Körpertemperatur zersetzt sich die Milch in der Zyste, und es bleibt ein reizloser, flüssigkeitsgefüllter Hohlraum, die blande Zyste.

34.7 Klassifikation und Risikostratifizierung

- **Risikostratifizierung:**
  - Prognose günstig
  - keine maligne Entartung

34.8 Symptomatik

- Kleine Zysten haben oft kein Korrelat bei Inspektion und Palpation.
- Größere Zysten (ab 1–2 cm Durchmesser) sind in Abhängigkeit der Lage tastbare Verhärtungen oder Knoten. Zysten sind gestaute Milchgänge.
- In Abhängigkeit des inneren Druckes können Zysten stechende Schmerzen verursachen. Gelegentlich sind ähnliche Beschwerden aber auch einer Infektion der Zyste geschuldet.

34.9 Methode der Wahl

- Mamma-MRT
- Mammografie
- Sonografie

34.10 Pathognomonische Befunde

- **Charakteristik:** Herdbefund
- **Form:** rund, oval
- **Begrenzung:** glatt
- **Binnentextur:** Flüssigkeit

34.11 Befundbeschreibung

34.11.1 Sonografie

- **Ultraschall:**
  - runder, ovaler oder lobulierter Herdbefund mit glatter Begrenzung
  - echofreie Matrix
  - ausgeprägte dorsale Schallverstärkung (► Abb. 34.1a)
- **farbkodierte Doppler-Sonografie:** keine Vaskularisationsphänomene
- **Elastografie:** geringere Rigidität als benigne und maligne Herdbefunde

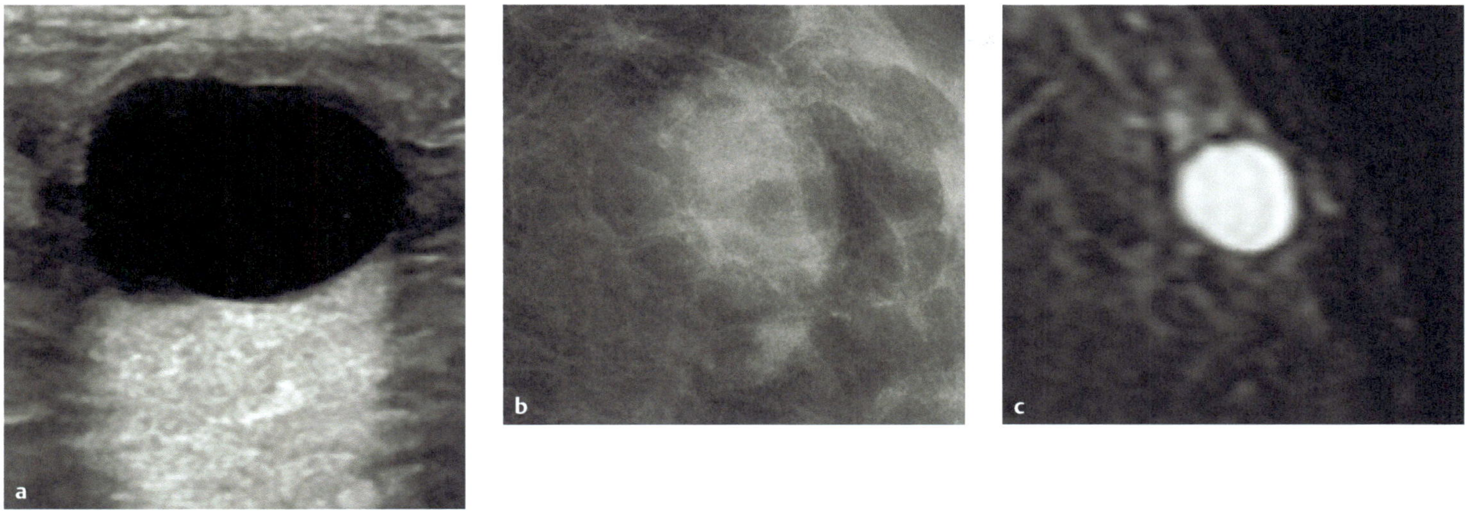

Abb. 34.1 **Einfache Zyste.** Blande Zyste.
a Sonografiebild.
b Mammogramm. (Quelle: Fischer U, Baum F. Diagnostik und Therapie des Mammakarzinoms. Stuttgart: Thieme; 2014. Abb. 8.1b)
c T 2w Bild der Mamma-MRT. (Quelle: Fischer U, Baum F. Diagnostik und Therapie des Mammakarzinoms. Stuttgart: Thieme; 2014. Abb. 8.1c)

Tab. 34.1 Differenzialdiagnosen der einfachen Zyste.

Differenzialdiagnose	Häufigkeit der Differenzialdiagnose in Hinblick auf das Krankheitsbild	Wesentliche diagnostisch richtungsweisende Anamnese, Untersuchung u./o. Befunde	Sicherung der Diagnose
inflammatorische Zyste	häufig	• Unterscheidung durch Kontrastmittelanreicherung der Zystenwand	• nicht nötig
komplizierte Zyste	selten	• kein wasseräquivalentes T 2w Signal • nicht echofrei	• Feinnadelpunktion oder Biopsie
zentral nekrotisierendes Malignom	sehr selten	• am Rande der Flüssigkeitskomponente meist ringförmige Kontrastmittelanreicherung	• Biopsie

T 2w = T 2-gewichtet

34.11.2 Röntgen

- **Mammografie:**
  - runder, ovaler oder lobulierter, iso- bis hyperdenser Herdbefund mit glatter Begrenzung (▶ Abb. 34.1b)
  - gelegentlich Kalksedimente am Boden der Zyste (Teetassenphänomen) bzw. ausgedehnte Verkalkungen an den Zystenwänden
- **Tomosynthese:** verbesserte Detektion des Herdbefunds insbesondere bei Gewebetyp ACR C
- **kontrastmittelgestützte Mammografie:** keine Kontrastmittelanreicherung

34.11.3 MRT

- **Native T 1w Sequenz:**
  - hypointenser Herdbefund
  - runde, ovaläre oder lobulierte Form
  - glatte Begrenzung
- **T 2w Sequenz:**
  - hyperintenser, wasseräquivalenter Herdbefund
  - runde, ovaläre oder lobulierte Form
  - glatte Begrenzung (▶ Abb. 34.1c)
- **T 1w Sequenz nach Kontrastmittelgabe:** keine Kontrastmittelanreicherung

34.12 Radiologische Differenzialdiagnosen

- Wichtige bildgebende Differenzialdiagnosen s. in ▶ Tab. 34.1.

34.13 Typische Fehler

- **Verwechslung mit einem proliferierenden Prozess:** Mammografisch kann nicht zuverlässig zwischen einer (flüssigkeitsgefüllten) Zyste und einem (gewebigen) proliferierenden Prozess unterschieden werden. Dazu bedarf es zumindest der ergänzenden Sonografie.

34.14 Was der zuweisende Kollege/Kliniker wissen muss

- Zysten sind die häufigsten Raumforderungen der Brustdrüse.
- Bei unklarer Diagnose lässt sich eine Zyste durch eine Feinnadelpunktion sehr unkompliziert und zeitnah sichern.

34.15 Therapie

- Eine einmalige Entlastung der Zyste mittels Feinnadelpunktion kann für ängstliche Patienten sehr beruhigend sein.
- Nach Feinnadelpunktion füllen sich aber 50 % der Zysten wieder mit Flüssigkeit.

34

34.16 Literatur

Quellenangaben

[429] Fischer U, Baum F. Diagnostik und Therapie des Mammakarzinoms. Stuttgart: Thieme; 2014

Literatur zur weiteren Vertiefung

[430] American College of Radiology. ACR BI-RADS® Atlas. Breast Imaging Reporting and Data System. 5. Aufl. Berlin: Springer; 2013

[431] Berg WA, Campassi CI, Ioffe OB. Cystic lesions of the breast: sonographic-pathologic correlation. Radiology 2003; 227 (1): 183–191

[432] Chang YW, Kwon KH, Goo DE et al. Sonographic differentiation of benign and malignant cystic lesions of the breast. J Ultrasound Med 2007; 26 (1): 47–53. doi:10.7863/jum.2007.26.1.47

[433] Fischer U. Röntgenmammographie. Verstehen, anwenden und optimieren. Stuttgart: Thieme; 2003

[434] Fischer U, Baum F. Diagnostik und Therapie des Mammakarzinoms. Stuttgart: Thieme; 2014

[435] Fischer U, Baum F. Mammadiagnostik für MTRA/RT. Stuttgart: Thieme; 2015

[436] Heywang-Köbrunner SH, Schreer I. Bildgebende Mammadiagnostik. Stuttgart: Thieme; 2003

[437] Madjar H. Kursbuch Mammasonografie. Ein Lehreratlas nach den Richtlinien der DEGUM und der KBV. Stuttgart: Thieme; 2019

[438] Rinaldi P, Ierardi C, Costantini M et al. Cystic breast lesions: sonographic findings and clinical management. J Ultrasound Med 2010; 29 (11): 1617–1626. doi:10.7863/jum.2010.29.11.1617

[439] Uzan C, Seror JY, Seror J. Management of a breast cystic syndrome: guidelines. J Gynecol Obstet Biol Reprod (Paris) 2015; 44 (10): 970–979

[440] van den Bosch MA, Daniel BL, Mariano MN et al. Magnetic resonance imaging characteristics of fibrocystic change of the breast. Invest Radiol 2005; 40: 436

35 Komplizierte Zyste

Friedemann Baum

35.1 Steckbrief

Komplizierte Zysten sind dünnwandige, nicht solide Herdbefunde, deren Inhalt nicht echofrei ist. Bei Einblutung in eine blande Zyste wird von einer „komplizierten Zyste“ gesprochen. Auch eine sehr eiweißreiche Flüssigkeit innerhalb einer Zyste erlaubt die Verwendung des Begriffs der „komplizierten Zyste“. Die zuverlässigste Abbildung gelingt mit der Sonografie und der Mamma-MRT. Die wichtigsten Differenzialdiagnosen sind die Zyste, das Fibroadenom, das Papillom, das Karzinom und der Phylloidestumor Histologisch ergibt sich ein Befund der Kategorie B2.

35.2 Synonyme

- Hämorrhagische Zyste
- Schokoladenzyste
- eingedickte Zyste

35.3 Keywords

- Zyste
- kompliziert
- nicht echofrei

35.4 Definition

Komplizierte Zysten sind dünnwandige, nicht solide Herdbefunde, deren Inhalt nicht echofrei ist. Bei Einblutung in eine blande Zyste wird von einer „komplizierten Zyste“ gesprochen. Auch eine sehr eiweißreiche Flüssigkeit innerhalb einer Zyste erlaubt die Verwendung des Begriffs „komplizierte Zyste“.

35.5 Epidemiologie

35.5.1 Häufigkeit

- Gelegentlich

35.5.2 Altersgipfel

- Altersgipfel zwischen 30 und 60 Jahren

35.5.3 Geschlechtsverteilung

- Fast nur Frauen

35.5.4 Prädisponierende Faktoren

- Nicht bekannt

35.6 Ätiologie und Pathogenese

- Einblutung in eine blande Zyste
- eingedicktes Sekret

35.7 Klassifikation und Risikostratifizierung

- **Risikostratifizierung:**
  - Prognose günstig
  - keine maligne Entartung

35.8 Symptomatik

- Kleine Zysten haben oft kein Korrelat bei Inspektion und Palpation.
- Größere Zysten (ab 1–2 cm Durchmesser) sind in Abhängigkeit der Lage tastbare Verhärtungen oder Knoten.
- Das Drüsengewebe der Brust weist auch außerhalb von Schwangerschaft und Stillphase eine Basissekretion auf. Die Milch wird meist in den Milchgängen zersetzt und abgebaut bzw. tröpfchenweise an der Mamille ausgeschieden. Zysten sind gestaute Milchgänge.
- Gelegentlich wird der Zysteninhalt nicht abgebaut, sondern dickt durch Flüssigkeitsentzug ein. Auch durch Einblutung kann es zu bildgebend ähnlichen Veränderungen des Zysteninhalts kommen.

35.9 Methode der Wahl

- Mamma-MRT
- Mammografie
- Sonografie

35.10 Pathognomonische Befunde

- **Charakteristik:** Herdbefund
- **Form:** rund, oval
- **Begrenzung:** glatt
- **Binnentextur:** frisches Blut (u. a. Sedimentationseffekte), altes Blut, Eiweiß

35.11 Befundbeschreibung

35.11.1 Sonografie

- **Ultraschall:**
  - runder, ovaler oder lobulierter Herdbefund mit glatter Begrenzung
  - intermediär echogene Matrix
  - meist indifferentes dorsales Schallverhalten, gelegentlich auch dorsale Schallabschwächung (▶ Abb. 35.1a)
- **farbkodierte Doppler-Sonografie:** keine Vaskularisationsphänomene
- **Elastografie:** geringere Rigidität als maligne Herdbefunde

35.11.2 Röntgen

- **Mammografie:**
  - runder, ovaler oder lobulierter, iso- bis hyperdenser Herdbefund mit glatter Begrenzung (▶ Abb. 35.1b)
  - gelegentlich Kalksedimente (Teetassenphänomen) bzw. ausgedehnte Verkalkungen an den Zystenwänden
- **Tomosynthese:** verbesserte Detektion des Herdbefunds insbesondere bei Gewebetyp ACR C
- **kontrastmittelgestützte Mammografie:** keine Kontrastmittelanreicherung

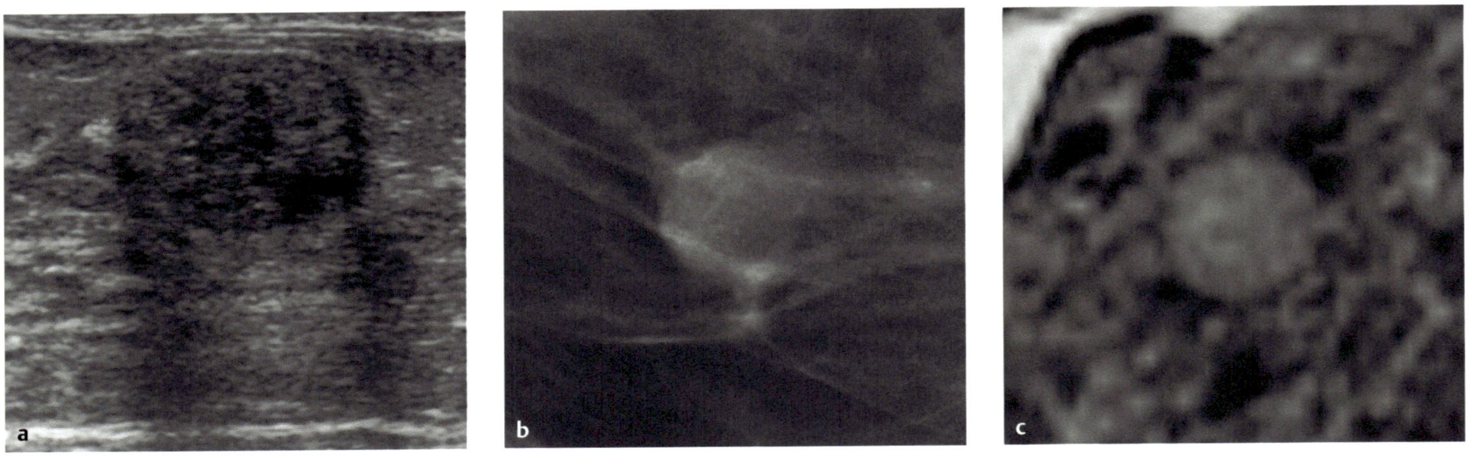

Abb. 35.1 Komplizierte Zyste.
a Sonografiebild. (Quelle: Fischer U, Baum F. Diagnostik und Therapie des Mammakarzinoms. Stuttgart: Thieme; 2014. Abb. 8.3a)
b Mammogramm. (Quelle: Fischer U, Baum F. Diagnostik und Therapie des Mammakarzinoms. Stuttgart: Thieme; 2014. Abb. 8.3b)
c T2w Bild der Mamma-MRT. (Quelle: Fischer U, Baum F. Diagnostik und Therapie des Mammakarzinoms. Stuttgart: Thieme; 2014. Abb. 8.3c)

35.11.3 MRT

- **Native T1w Sequenz:**
  - isointenser (Eiweiß, frisches Blut) bis hypointenser Herdbefund (altes Blut)
  - runde, ovaläre oder lobulierte Form, glatte Begrenzung
  - gelegentlich Sedimentationsspiegel
- **T2w Sequenz:**
  - isointenser (Eiweiß) bis hyperintenser Herdbefund (altes Blut)
  - runde, ovaläre oder lobulierte Form, glatte Begrenzung (▶ Abb. 35.1c)
  - gelegentlich Sedimentationsspiegel
- **T1w Sequenz nach Kontrastmittelgabe:**
  - keine Kontrastmittelanreicherung
  - gelegentlich milde Kontrastmittelanreicherung der Zystenwand

35.12 Radiologische Differenzialdiagnosen

- In der Bildgebung zu berücksichtigende Differenzialdiagnosen s. in ▶ Tab. 35.1.

35.13 Typische Fehler

- **Verwechslung mit Mammakarzinom:** Die komplizierte Zyste kann in seltenen Fällen auch kernspintomografisch mit dem zentral nekrotisierenden Mammakarzinom verwechselt werden.

35.14 Was der zuweisende Kollege/Kliniker wissen muss

- Konsequenzen der Diagnose: Es ist eine einfache und schnelle Abklärung durch Feinnadelpunktion oder Biopsie nötig.
- Die komplizierte Zyste hat kein Entartungsrisiko, jedoch muss ein Mammakarzinom sicher ausgeschlossen sein. Das zentral nekrotisierende, häufig triple-negative Mammakarzinom kommt besonders häufig bei Frauen mit Hochrisikoprofil vor.

Praxistipp

Bei differenzialdiagnostischer Unsicherheit sollte eine komplizierte Zyste konsequent mit einer perkutanen Biopsie abgeklärt werden. Gelegentlich ist auch eine Feinnadelpunktion zur diagnostischen Sicherung ausreichend.

Tab. 35.1 Differenzialdiagnosen der komplizierten Zyste.

Differenzialdiagnose	Häufigkeit der Differenzialdiagnose in Hinblick auf das Krankheitsbild	Wesentliche diagnostisch richtungsweisende Anamnese, Untersuchung u./o. Befunde	Sicherung der Diagnose
Zyste	sehr häufig	• ähnliches Erscheinungsbild • jedoch echofreies Binnenecho mit sehr ausgeprägter dorsaler Schallverstärkung	• eindeutige sonografische Unterscheidung möglich
Fibroadenom, Adenom	häufig	• morphologisch der eingedickten Zyste sehr ähnlich	• Biopsie
solitäres Papillom	selten	• morphologisch schwer zu unterscheiden	• Biopsie
invasives Karzinom	selten	• invasives Karzinom eher mikrolobuliert oder spikuliert • besonders medulläres und triple-negatives Mammakarzinom mit morphologisch ähnlicher, runder, ovaler, aber auch lobulierter Erscheinungsform • medulläres und triple-negatives Mammakarzinom in der T2-Gewichtung auch mit gesteigerter Signalgebung	• Biopsie
phylloider Tumor	sehr selten	• gelegentlich mit nicht eingedickten, zystischen Anteilen • ansonsten morphologisch ähnlich	• Biopsie

35.15 Literatur

Quellenangaben

[441] Fischer U, Baum F. Diagnostik und Therapie des Mammakarzinoms. Stuttgart: Thieme; 2014

Literatur zur weiteren Vertiefung

[442] American College of Radiology. ACR BI-RADS® Atlas. Breast Imaging Reporting and Data System. 5. Aufl. Berlin: Springer; 2013

[443] Berg WA, Campassi CI, Ioffe OB. Cystic lesions of the breast: sonographic-pathologic correlation. Radiology 2003; 227 (1): 183–191

[444] Chang YW, Kwon KH, Goo DE et al. Sonographic differentiation of benign and malignant cystic lesions of the breast. J Ultrasound Med 2007; 26 (1): 47–53. doi:10.7863/jum.2007.26.1.47

[445] Daly CP, Bailey JE, Klein KA et al. Complicated breast cysts on sonography: Is aspiration necessary to exclude malignancy? Acad Radiol 2008; 15 (5): 610–617. doi:10.1016/j.acra.2007.12.018

[446] Fischer U. Röntgenmammographie. Verstehen, anwenden und optimieren. Stuttgart: Thieme; 2003

[447] Fischer U, Baum F. Diagnostik und Therapie des Mammakarzinoms. Stuttgart: Thieme; 2014

[448] Fischer U, Baum F. Mammadiagnostik für MTRA/RT. Stuttgart: Thieme; 2015

[449] Heywang-Köbrunner SH, Schreer I. Bildgebende Mammadiagnostik. Stuttgart: Thieme; 2003

[450] Madjar H. Kursbuch Mammasonografie. Ein Lehreratlas nach den Richtlinien der DEGUM und der KBV. Stuttgart: Thieme; 2019

[451] Nyirjesy I, Billingsley FS. Management of breast problems in gynecologic office practice using sonography and fine-needle aspiration. Obstet Gynecol 1992; 79 (5 Pt. 1): 699–702

[452] Rinaldi P, Ierardi C, Costantini M et al. Cystic breast lesions: sonographic findings and clinical management. J Ultrasound Med 2010; 29 (11): 1617–1626. doi:10.7863/jum.2010.29.11.1617

[453] Sneige N. Fine-needle aspiration cytology of in situ epithelial cell proliferation in the breast. Am J Clin Pathol 2000; 113 (5 Suppl. 1): S 38–S 48

[454] Uzan C, Seror JY, Seror J. Management of a breast cystic syndrome: guidelines. J Gynecol Obstet Biol Reprod (Paris) 2015; 44 (10): 970–979

[455] Venta LA, Kim JP, Pelloski CE et al. Management of complex breast cysts. AJR Am J Roentgenol 1999; 173 (5): 1331–1336

36 Inflammatorische Zyste

Friedemann Baum

36.1 Steckbrief

Auch außerhalb von Schwangerschaft und Stillphase weist das Drüsengewebe der Brust eine Basissekretion auf. Die Milch wird tröpfchenweise an der Mamille ausgeschieden oder schon vorher in den Milchgängen abgebaut. Zysten sind gestaute Milchgänge. Die inflammatorisch veränderte Zyste weist im Unterschied zur einfachen Zyste eine hyperämisch-entzündliche, meist bakteriell verursachte Reaktion der Zystenwand auf. Diese Entzündung geht häufig mit einer fokalen Mastodynie einher. Die zuverlässigste Abbildung gelingt mit der Sonografie und der Mamma-MRT. Die wichtigsten Differenzialdiagnosen sind die blande Zyste und das zentral nekrotisierte Karzinom. Histologisch ergibt sich ein Befund der Kategorie B2.

36.2 Synonyme

- Infizierte Zyste
- entzündete Zyste

36.3 Keywords

- Zyste
- Entzündung
- Kontrastmittelanreicherung der Zystenwand
- fokale Mastodynie

36.4 Definition

Auch außerhalb von Schwangerschaft und Stillphase weist das Drüsengewebe der Brust eine Basissekretion auf. Die Milch wird tröpfchenweise an der Mamille ausgeschieden oder schon vorher in den Milchgängen abgebaut. Zysten sind gestaute Milchgänge. Die inflammatorisch veränderte Zyste weist im Unterschied zur einfachen Zyste eine hyperämisch-entzündliche, meist bakteriell verursachte Reaktion der Zystenwand auf. Diese Entzündung geht häufig mit einer fokalen Mastodynie einher.

36.5 Epidemiologie

36.5.1 Häufigkeit

- Gelegentlich
- bei ca. 3–5 % der Frauen jenseits des 30. Lebensjahrs

36.5.2 Altersgipfel

- Der Altersgipfel liegt zwischen 30 und 60 Jahren.
- Postmenopausal, mit dem Rückgang der hormonellen Stimulation, kommt es meist zu einer deutlichen Rückbildung der Zysten und damit auch des Auftretens infizierter Zysten.

36.5.3 Geschlechtsverteilung

- Nur Frauen

36.5.4 Prädisponierende Faktoren

- Frauen mit ausgeprägter prämenstrueller Reaktion der Brustdrüse aufgrund besonders hormonempfindlichen Drüsengewebes neigen zur Ausbildung von Zysten. Damit steigt auch die Wahrscheinlichkeit für eine Infektion des Zysteninhalts durch Keime in den Milchgängen.

36.6 Ätiologie und Pathogenese

- Zysten sind gestaute Milchgänge. Befinden sich in diesen Milchgängen Keime, kann es zur Vermehrung der Keime in der Flüssigkeit der Zyste kommen.
- Lösen diese Keime eine Entzündungsreaktion der Zystenwand aus, handelt es sich um eine infizierte Zyste.

36.7 Klassifikation und Risikostratifizierung

- **Risikostratifizierung:**
  - Prognose sehr günstig
  - keine maligne Entartung

36.8 Symptomatik

- Kleine infizierte Zysten sind klinisch meist unauffällig.
- Größere infizierte Zysten gehen gelegentlich mit Druck-, aber auch mit Ruheschmerz einher.

36.9 Methode der Wahl

- Mamma-MRT
- Mammografie
- Sonografie

36.10 Pathognomonische Befunde

- **Charakteristik:** Herdbefund
- **Form:** rund, oval
- **Begrenzung:** überwiegend glatt, gelegentlich geringe Unschärfe
- **Binnentextur:** Flüssigkeit, wasseräquivalent

36.11 Befundbeschreibung

36.11.1 Sonografie

- **Ultraschall:**
  - runder, ovaler oder lobulierter Herdbefund mit meist glatter, gelegentlich unscharfer Begrenzung (▸ Abb. 36.1a)
  - echofreie Matrix
  - meist ausgeprägte dorsale Schallverstärkung
- **farbkodierte Doppler-Sonografie:** keine Vaskularisationsphänomene
- **Elastografie:** geringere Rigidität als benigne und maligne Herdbefunde

36.11.2 Röntgen

- **Mammografie:**
  - runder, ovaler oder lobulierter, iso- bis hyperdenser Herdbefund mit glatter Begrenzung, selten mit geringer Unschärfe
  - gelegentlich Kalksedimente am Boden der Zyste (Teetassenphänomen) bzw. Verkalkungen an den Zystenwänden (▸ Abb. 36.1b)
- **Tomosynthese:** verbesserte Detektion des Herdbefunds insbesondere bei Gewebetyp ACR C
- **kontrastmittelgestützte Mammografie:** Kontrastmittelanreicherung nicht abgrenzbar

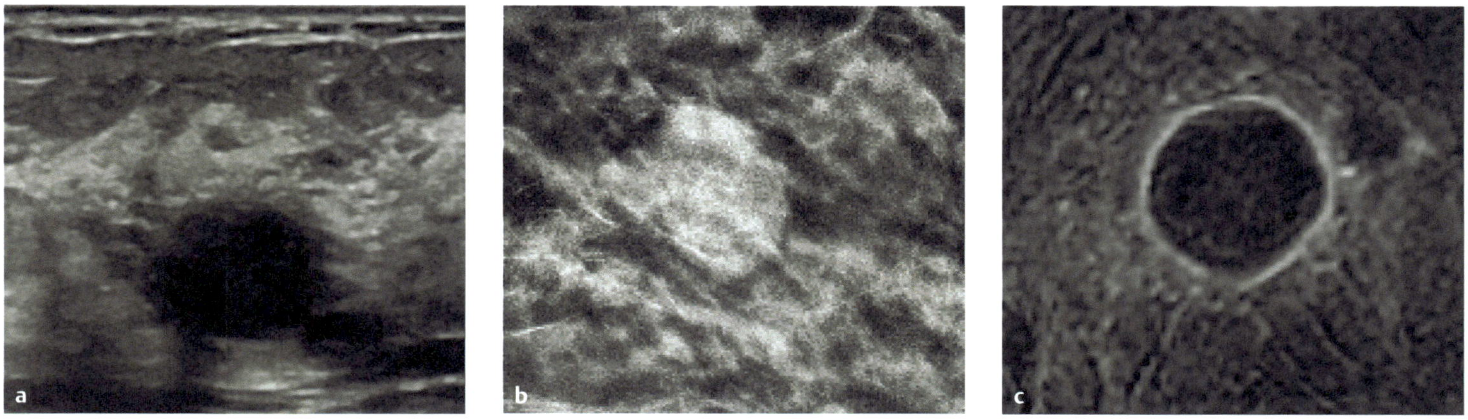

Abb. 36.1 Inflammatorische Zyste.
a Sonografiebild. (Quelle: Fischer U, Baum F. Diagnostik und Therapie des Mammakarzinoms. Stuttgart: Thieme; 2014. Abb. 8.2a)
b Mammogramm. (Quelle: Fischer U. Röntgenmammographie. Stuttgart: Thieme; 2003. Abb. 10.7)
c Kontrastmittelbild der Mamma-MRT. (Quelle: Fischer U, Baum F. Diagnostik und Therapie des Mammakarzinoms. Stuttgart: Thieme; 2014. Abb. 8.2c)

36.11.3 MRT

- **Native T 1w Sequenz:**
  - hypointenser Herdbefund
  - runde, ovaläre oder lobulierte Form
  - meist glatte, gelegentlich unscharfe Begrenzung
- **T 2w Sequenz:**
  - hyperintenser, wasseräquivalenter Herdbefund
  - runde, ovaläre oder lobulierte Form
  - glatte Begrenzung
- **T 1w Sequenz nach Kontrastmittelgabe:**
  - Kontrastmittelanreicherung der Zystenwand mit scharfer Abgrenzung zur Zystenflüssigkeit
  - Abgrenzung der Zystenwand zum Parenchym dagegen häufig unscharf (▶ Abb. 36.1c)

✔ Merke

Die ringförmige Kontrastmittelanreicherung der infizierten Zyste ist scharf gegen die intrazystische Flüssigkeit abgegrenzt. Im Gegensatz dazu ist die ringförmige Kontrastmittelanreicherung bei zentraler Nekrose schnell wachsender Malignome unscharf und unregelmäßig gegen die zentrale Nekrose abgegrenzt.

36.12 Radiologische Differenzialdiagnosen

- Bildgebende Differenzialdiagnosen s. in ▶ Tab. 36.1.

36.13 Typische Fehler

- **Verwechslung mit Karzinom:** Die inflammatorische Zyste kann in der MRT mit dem zentral nekrotisierenden Karzinom verwechselt werden.

36.14 Was der zuweisende Kollege/Kliniker wissen muss

- Die infizierte Zyste entspricht einer blanden Zyste mit entzündlichen Wandveränderungen. Sie geht nicht mit einem erhöhten Brustkrebsrisiko einher.
- Im Allgemeinen bildet sich die Entzündung ohne therapeutische Maßnahmen zurück. Bei schmerzhaften Befunden ist die Therapie die Entlastung mittels Feinnadelpunktion.
- Differenzialdiagnostisch muss auf die Abgrenzung zum hochaggressiven, zentral nekrotisierten Mammakarzinom geachtet werden. Im Zweifel ist eine einfache und schnelle Abklärung durch Feinnadelpunktion oder Biopsie möglich.

✔ Merke

Bei differenzialdiagnostischer Unsicherheit sollte eine komplizierte Zyste konsequent mittels perkutaner Biopsie bzw. Feinnadelpunktion abgeklärt werden.

36.15 Therapie

- Bei Schmerzen ggf. ultraschallgesteuerte Feinnadelaspiration zur Zystenentleerung

Tab. 36.1 Differenzialdiagnosen der inflammatorischen Zyste.

Differenzialdiagnose	Häufigkeit der Differenzialdiagnose in Hinblick auf das Krankheitsbild	Wesentliche diagnostisch richtungsweisende Anamnese, Untersuchung u./o. Befunde	Sicherung der Diagnose
blande Zyste	häufig	• ähnliches Erscheinungsbild • jedoch glatt begrenzte Zystenwand	• Abgrenzung nicht nötig
zentral nekrotisierendes Karzinom	sehr selten	• invasives Karzinom eher irregulär, mikrolobuliert oder spikuliert • bei zentraler Nekrose zentral gesteigerte, gelegentlich wasseräquivalente Signalgebung in der T 2-Gewichtung	• Biopsie
medulläres, meist triple-negatives Karzinom mit zentraler Nekrose	sehr selten	• morphologisch ähnliche runde, ovale, aber auch lobulierte Form • bei zentraler Nekrose zentral gesteigerte, gelegentlich wasseräquivalente Signalgebung in der T 2-Gewichtung	• Biopsie

36.16 Literatur

Quellenangaben

[456] Fischer U, Baum F. Diagnostik und Therapie des Mammakarzinoms. Stuttgart: Thieme; 2014

Literatur zur weiteren Vertiefung

[457] American College of Radiology. ACR BI-RADS® Atlas. Breast Imaging Reporting and Data System. 5. Aufl. Berlin: Springer; 2013

[458] Chang YW, Kwon KH, Goo DE et al. Sonographic differentiation of benign and malignant cystic lesions of the breast. J Ultrasound Med 2007; 26 (1): 47–53. doi:10.7863/jum.2007.26.1.47

[459] Daly CP, Bailey JE, Klein KA et al. Complicated breast cysts on sonography: Is aspiration necessary to exclude malignancy? Acad Radiol 2008; 15 (5): 610–617. doi:10.1016/j.acra.2007.12.018

[460] Fischer U. Röntgenmammographie. Verstehen, anwenden und optimieren. Stuttgart: Thieme; 2003

[461] Fischer U, Baum F. Diagnostik und Therapie des Mammakarzinoms. Stuttgart: Thieme; 2014

[462] Fischer U, Baum F. Mammadiagnostik für MTRA/RT. Stuttgart: Thieme; 2015

[463] Heywang-Köbrunner SH, Schreer I. Bildgebende Mammadiagnostik. Stuttgart: Thieme; 2003

[464] Madjar H. Kursbuch Mammasonografie. Ein Lehreratlas nach den Richtlinien der DEGUM und der KBV. Stuttgart: Thieme; 2019

[465] Nyirjesy I, Billingsley FS. Management of breast problems in gynecologic office practice using sonography and fine-needle aspiration. Obstet Gynecol 1992; 79 (5 Pt. 1): 699–702

[466] Sneige N. Fine-needle aspiration cytology of in situ epithelial cell proliferation in the breast. Am J Clin Pathol 2000; 113 (5 Suppl. 1): S 38–S 48

[467] Venta LA, Kim JP, Pelloski CE et al. Management of complex breast cysts. AJR Am J Roentgenol 1999; 173 (5): 1331–1336

37 Intrazystische Proliferation

Friedemann Baum

37.1 Steckbrief

Eine Sonderform der komplizierten Zyste ist die intrazystische Proliferation. Es handelt sich dabei um Gewebestrukturen (umschriebene Wandverdickung oder polypenartige Formation im Zysteninneren), die sich im Zystenlumen entwickelt haben. Die zuverlässigste Abbildung gelingt mit der Sonografie und der Mamma-MRT. Die wichtigsten Differenzialdiagnosen sind das intrazystische Papillom, das intrazystische duktale Carcinoma in Situ und das intrazystische papilläre Karzinom. Histologisch ergibt sich ein Befund der Kategorie B2.

37.2 Synonyme

- Intrazystische Raumforderung

37.3 Keywords

- Intrazystisch
- Raumforderung
- Papillom
- papilläres Karzinom

37.4 Definition

Eine Sonderform der komplizierten Zyste ist die intrazystische Proliferation. Es handelt sich dabei um Gewebestrukturen, die sich im Zystenlumen entwickelt haben (umschriebene Wandverdickung oder polypenartige Formation im Zysteninneren).

37.5 Epidemiologie

37.5.1 Häufigkeit

- Sehr selten

37.5.2 Altersgipfel

- Alle Altersjahrgänge sind betroffen.
- Mit dem Rückgang der hormonellen Stimulation nach Einsetzen der Menopause kommt es generell zu einer deutlichen Rückbildung der Zysten und damit auch der intrazystischen Proliferationen.

37.5.3 Geschlechtsverteilung

- Überwiegend Frauen

37.5.4 Prädisponierende Faktoren

- Nicht bekannt

37.6 Ätiologie und Pathogenese

- Zysten sind gestaute, dilatierte Milchgänge, deren Wände mit einem einreihigen Zylinderepithel ausgekleidet sind.
- Wie anderenorts kommt es zu Proliferationen dieser Schleimhaut. So entstehen intrazystische Raumforderungen.

37.7 Klassifikation und Risikostratifizierung

- **Risikostratifizierung:**
  - Die Prognose ist unklar.
  - Intrazystische Proliferationen entstehen nicht nur aus normalem Drüsengewebe, sondern werden auch durch Papillome, jedoch auch durch Karzinome verursacht.

37.8 Symptomatik

- Normalerweise hat diese Sonderform der komplizierten Zyste kein klinisches Korrelat.
- Größere Zysten (ab ca. 2 cm Durchmesser) sind in Abhängigkeit der Lage tastbare Verhärtungen oder Knoten.
- Insbesondere der intrazystische Anteil ist üblicherweise klinisch okkult.

37.9 Methode der Wahl

- Mamma-MRT
- Mammografie
- Sonografie

37.10 Pathognomonische Befunde

- **Charakteristik:** Herdbefund
- **Form:** rund, oval
- **Begrenzung:** glatt
- **Binnentextur:** Flüssigkeit und proliferierendes Gewebe

37.11 Befundbeschreibung

37.11.1 Sonografie

- **Ultraschall:**
  - echofreier runder, ovaler oder lobulierter, glatt begrenzter Herdbefund mit intrazystisch echoreicherem, oft lobuliertem Proliferat
  - meist dorsale Schallverstärkung (▸ Abb. 37.1a)
- **farbkodierte Doppler-Sonografie:** in der Regel keine Vaskularisationsphänomene
- **Elastografie:** der zystischen Komponente entsprechend geringere Rigidität als benigne und maligne Herdbefunde

37.11.2 Röntgen

- **Mammografie:**
  - runder, ovaler oder lobulierter, iso- bis hyperdenser Herdbefund der zystischen Komponente
  - keine Abgrenzbarkeit der intrazystischen Proliferation (▸ Abb. 37.1b)
- **Tomosynthese:**
  - verbesserte Detektion der Zyste insbesondere bei Gewebetyp ACR C
  - keine verbesserte Abgrenzbarkeit der intrazystischen Proliferation
- **kontrastmittelgestützte Mammografie:** in der Regel keine Kontrastmittelanreicherung

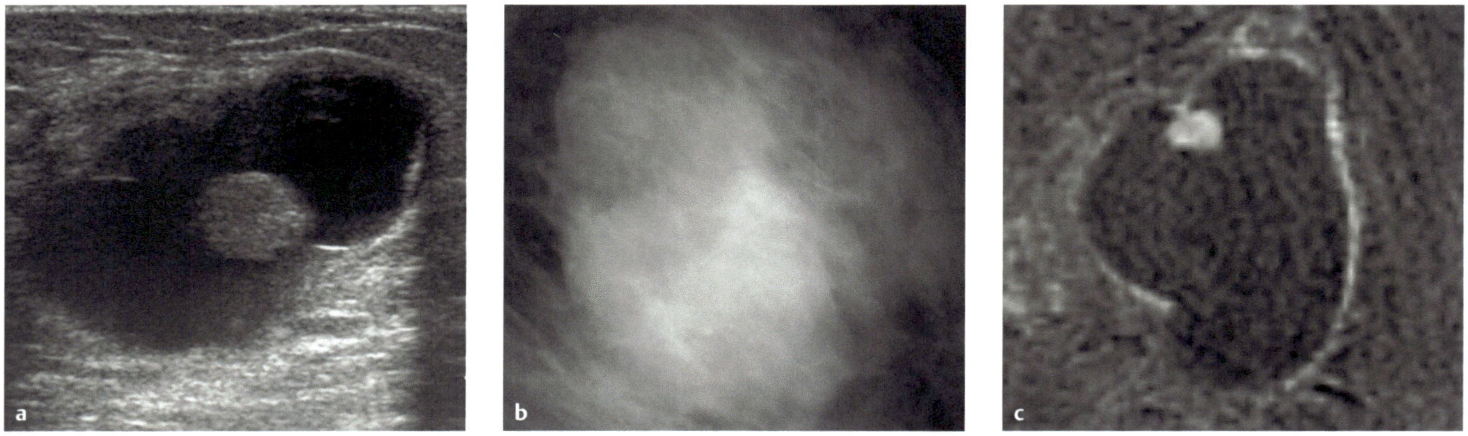

Abb. 37.1 Intrazystische Proliferation.
a Zyste mit intrazystisch gewachsener Gewebeformation in der Sonografie. (Quelle: Fischer U, Baum F. Diagnostik und Therapie des Mammakarzinoms. Stuttgart: Thieme; 2014. Abb. 8.26a)
b Darstellung einer Zyste im Mammogramm ohne Abgrenzbarkeit einer intrazystischen Proliferation. (Quelle: Fischer U, Baum F. Diagnostik und Therapie des Mammakarzinoms. Stuttgart: Thieme; 2014. Abb. 8.26b)
c Zyste mit intrazystisch gewachsener Gewebeformation im Kontrastmittelsubtraktionsbild der Mamma-MRT. (Quelle: Fischer U, Baum F. Diagnostik und Therapie des Mammakarzinoms. Stuttgart: Thieme; 2014. Abb. 8.26c)

Tab. 37.1 Differenzialdiagnosen von intrazystischen Proliferationen.

Differenzialdiagnose	Häufigkeit der Differenzialdiagnose in Hinblick auf das Krankheitsbild	Wesentliche diagnostisch richtungsweisende Anamnese, Untersuchung u./o. Befunde	Sicherung der Diagnose
intrazystisches Papillom	sehr selten	• solide im flüssigen Inhalt der Zyste abgrenzbare Raumforderung	• Biopsie
intrazystisches duktales Carcinoma in Situ	extrem selten	• solide im flüssigen Inhalt der Zyste abgrenzbare Raumforderung	• Biopsie
intrazystisches Karzinom (häufig papilläres Karzinom)	extrem selten	• solide im flüssigen Inhalt der Zyste abgrenzbare Raumforderung	• Biopsie
zentral nekrotisiertes Karzinom	extrem selten	• große Ähnlichkeit asymmetrischer Einschmelzungen mit zystischen Komponenten	• Biopsie

37.11.3 MRT

- **Native T1w Sequenz:**
  - isointenser bis hypointenser, glatt begrenzter Herdbefund
  - üblicherweise ohne Abgrenzbarkeit der intrazystischen Proliferation
- **T2w Sequenz:**
  - hyperintenser, wasseräquivalenter Herdbefund
  - meist mit intrazystischer, oft lobulierter Aussparungsfigur
- **T1w Sequenz nach Kontrastmittelgabe:** unterschiedlich starke bis milde, gelegentlich aber auch fehlende Kontrastmittelanreicherung der intrazystischen Proliferation (▸ Abb. 37.1c)

37.12 Radiologische Differenzialdiagnosen

- Differenzialdiagnosen sind normales Drüsengewebe, Papillome und Karzinome (▸ Tab. 37.1).

✔ Merke

Zysten mit intrazystischer Proliferation sollten konsequent histologisch abgeklärt werden.

37.13 Typische Fehler

- **Stanzbiopsie eines intrazystischen Befunds:** Die zystische Komponente verschwindet dabei. Es resultiert eine fehlende Abgrenzbarkeit des Befunds. Deshalb sollte nach Stanzbiopsie, wenn nötig, ein Marker-Clip platziert werden; die Alternative ist die Probeexzision nach Hakendrahtmarkierung.

37.14 Was der zuweisende Kollege/Kliniker wissen muss

- Die Reproduzierbarkeit eines Befunds im Falle einer Operationsindikation muss vor der Intervention (Stanzbiopsie) bedacht werden.
- Die Dignität der intrazystischen Proliferation ist dem Kollegen mitzuteilen.

Praxistipp

Die intrazystische Proliferation ist eine Läsion der Kategorie US-BIRADS 4B. Da bei einer Nadelbiopsie der zystische Anteil normalerweise zerstört wird und sich im Falle einer Operationsindikation die intrazystische Proliferation dann nur noch schwer oder gar nicht von der Umgebung abgrenzen lässt, wird in diesen besonderen Fällen keine perkutane Stanzbiopsie empfohlen. Dies gilt natürlich nicht, wenn der Befund auch mammografisch oder kernspintomografisch zur Darstellung kommt und somit eine alternative Option der präoperativen Lokalisation besteht.

37.15 Literatur

Quellenangaben

[468] Fischer U, Baum F. Diagnostik und Therapie des Mammakarzinoms. Stuttgart: Thieme; 2014

Literatur zur weiteren Vertiefung

[469] American College of Radiology. ACR BI-RADS® Atlas. Breast Imaging Reporting and Data System. 5. Aufl. Berlin: Springer; 2013

[470] Calderaro J, Espie M, Duclos J et al. Breast intracystic papillary carcinoma: an update. Breast J 2009; 15 (6): 639–644. doi:10.1111/j.1524-47412009.00823.x

[471] Collins LC, Carlo VP, Hwang H et al. Intracystic papillary carcinomas of the breast: a reevaluation using a panel of myoepithelial cell markers. Am J Surg Pathol 2006; 30 (8): 1002–1007. doi:10.1097/00000478-200608000-00011

[472] Fischer U. Röntgenmammographie. Verstehen, anwenden und optimieren. Stuttgart: Thieme; 2003

[473] Fischer U, Baum F. Diagnostik und Therapie des Mammakarzinoms. Stuttgart: Thieme; 2014

[474] Fischer U, Baum F. Mammadiagnostik für MTRA/RT. Stuttgart: Thieme; 2015

[475] Heywang-Köbrunner SH, Schreer I. Bildgebende Mammadiagnostik. Stuttgart: Thieme; 2003

[476] Koerner F. Papilloma and papillary carcinoma. Semin Diagn Pathol 2010; 27 (1): 13–30

[477] Leal C, Costa I, Fonseca D et al. Intracystic (encysted) papillary carcinoma of the breast: a clinical, pathological, and immunohistochemical study. Hum Pathol 1998; 29 (10): 1097–1104. doi:10.1016/s0046-8177(98)90420-8

[478] Madjar H. Kursbuch Mammasonografie. Ein Lehreratlas nach den Richtlinien der DEGUM und der KBV. Stuttgart: Thieme; 2019

[479] Oyama T, Koerner FC. Noninvasive papillary proliferations. Semin Diagn Pathol 2004; 21 (1): 32–41

[480] Wynveen CA, Nehhozina T, Akram M et al. Intracystic papillary carcinoma of the breast: an in situ or invasive tumor? Results of immunohistochemical analysis and clinical follow-up. Am J Surg Pathol 2011; 35 (1): 1–14. doi:10.1097/PAS.0b013e3181fbe20a

37

38 Morbus Mondor

Friedemann Baum

38.1 Steckbrief

Der Morbus Mondor ist eine Entzündung der V. thoracoepigastrica. Sie geht klinisch mit einer schmerzhaft derben, strangförmigen Verhärtung, oft auch kutanen Einziehung, im Verlauf der Vene durch die äußeren Quadranten der Brust einher. Die Symptome bilden sich im Verlauf von Wochen, spätestens 3 Monaten zurück. Es gibt keine Korrelation mit malignen Erkrankungen. Dennoch muss ein ursächliches malignes Geschehen immer ausgeschlossen werden. Der Morbus Mondor ist eine klinische Diagnose ohne pathognomonisches Korrelat in der Bildgebung. Die wichtigsten Differenzialdiagnosen sind das invasiv-lobuläre und das invasiv-duktale Mammakarzinom. Der Morbus Mondor ist histologisch nicht verifizierbar.

38.2 Synonyme

- Thrombophlebitis der V. thoracoepigastrica
- Phlebitis Mondor
- Eisendrahtphlebitis

38.3 Keywords

- Thrombophlebitis
- kutane Einziehung

38.4 Definition

Der Morbus Mondor ist eine Entzündung der V. thoracoepigastrica. Sie geht klinisch mit einer schmerzhaft derben, strangförmigen Verhärtung, oft auch kutanen Einziehung, im Verlauf der Vene durch die äußeren Quadranten der Brust einher. Die Symptome bilden sich im Verlauf von Wochen, spätestens 3 Monaten zurück. Es gibt keine Korrelation mit malignen Erkrankungen. Dennoch sollte ein ursächliches malignes Geschehen immer ausgeschlossen werden.

38.5 Epidemiologie

38.5.1 Häufigkeit

- Sehr selten

38.5.2 Altersgipfel

- Kein Altersgipfel

38.5.3 Geschlechtsverteilung

- Häufiger bei Frauen (75 % der Betroffenen) als bei Männern

38.5.4 Prädisponierende Faktoren

- Nicht bekannt

38.6 Ätiologie und Pathogenese

- Als mögliche Ursache werden Traumen diskutiert.
- Infolge einer Thrombose mit partiellem oder vollständigem Verschluss der Vene kommt es zu einer fibromuskulären Hyperplasie der Gefäßwand mit entzündlicher Infiltration und Fibrose des umgebenden Gewebes. Diese geht klinisch mit einer Verhärtung sowie gelegentlich einer kutanen Einziehung und auch einer Hautrötung einher.

38.7 Klassifikation und Risikostratifizierung

- **Risikostratifizierung:**
  - günstige Prognose, selbstständige und vollständige Abheilung
  - keine maligne Entartung

38.8 Symptomatik

- Schmerzhafte, strangförmige Verhärtung im Verlauf der äußeren Quadranten der Brust, gelegentlich mit Hauteinziehung und Hautrötung (▸ Abb. 38.1a)
- Rückbildung der Symptome ohne spezifische Behandlung im Verlauf von Wochen, spätestens jedoch 3 Monaten

38.9 Methode der Wahl

- Mamma-MRT
- Mammografie
- Sonografie

38.10 Pathognomonische Befunde

- **Charakteristik:** Entzündung

38.11 Befundbeschreibung

38.11.1 Sonografie

- **Ultraschall:**
  - Ektasie der V. thoracoepigastrica und diskret ödematös gesteigerte Echodichte in den lateralen Quadranten (▸ Abb. 38.1b)
  - leichte Kutisverdickung
- **farbkodierte Doppler-Sonografie:** keine Vaskularisationsphänomene
- **Elastografie:** geringere Rigidität als benigne und maligne Herdbefunde

38.11.2 Röntgen

- **Mammografie:**
  - meist unauffälliger Befund (▸ Abb. 38.1c)
  - gelegentlich erkennbare Kutisretraktion mit ektatischer V. thoracoepigastrica und diskret ödematöser Dichtezunahme in den lateralen Quadranten sowie leichter Kutisverdickung
- **Tomosynthese:** verbesserte Detektion des Herdbefunds insbesondere bei Gewebetyp ACR C
- **kontrastmittelgestützte Mammografie:** leichte Kontrastmittelanreicherung

38.11.3 MRT

- **Native T 1w Sequenz:**
  - ektatische V. thoracoepigastrica
  - gelegentlich leichte Kutisverdickung (▸ Abb. 38.1g)
- **T 2w Sequenz:**
  - hyperintense, ektatische V. thoracoepigastrica mit leichtem Ödem in den lateralen Quadranten (▸ Abb. 38.1e und ▸ Abb. 38.1h)
  - gelegentlich leichte Kutisverdickung
- **T 1w Sequenz nach Kontrastmittelgabe:**
  - hyperintense, ektatische V. thoracoepigastrica mit leicht vermehrter Kontrastmittelanreicherung des Parenchyms in den lateralen Quadranten
  - gelegentlich leichte Kutisverdickung (▸ Abb. 38.1d und ▸ Abb. 38.1f)

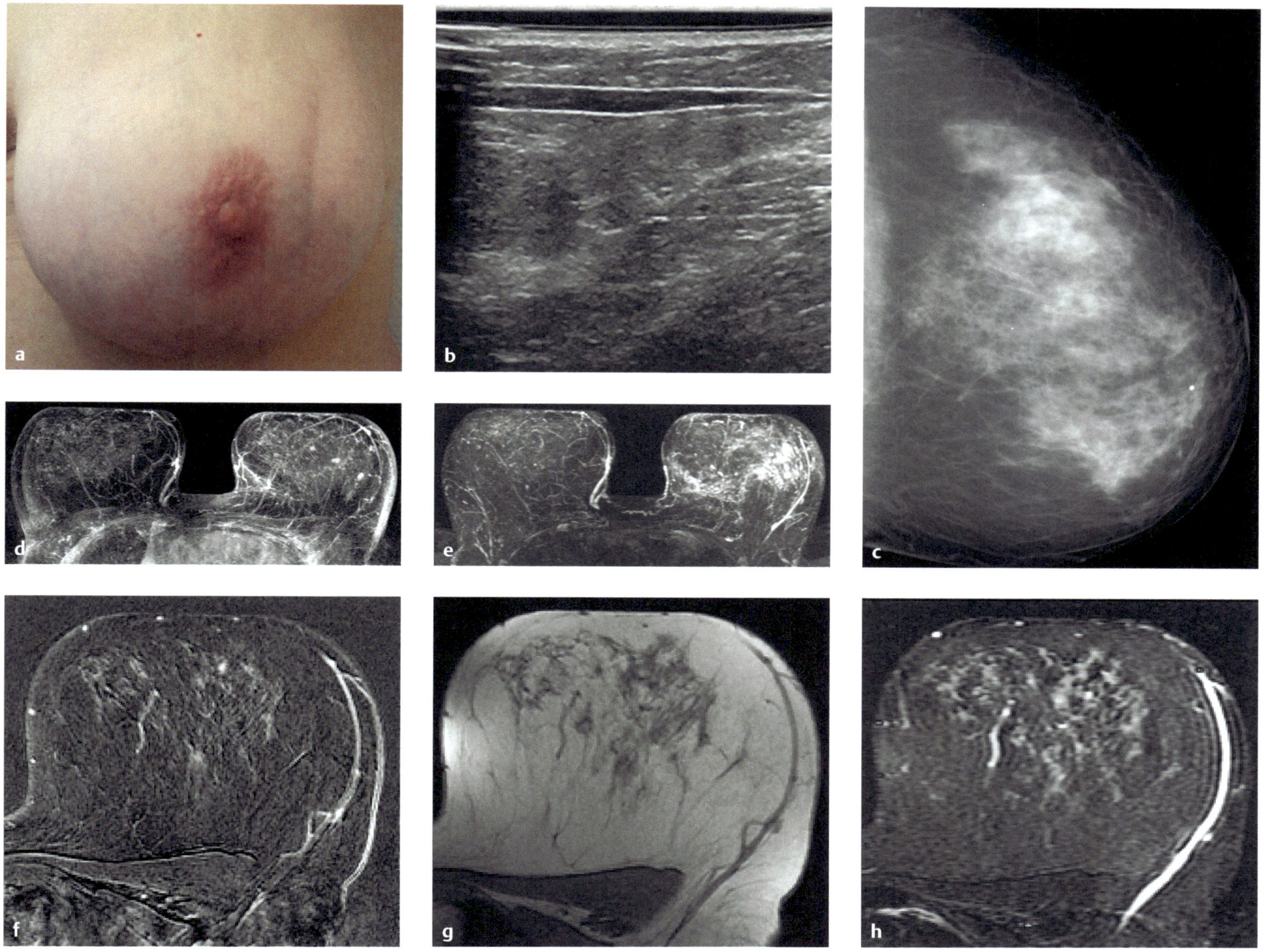

Abb. 38.1 Morbus Mondor.
a Kutane Einziehung in den äußeren Quadranten.
b Sonografiebild: ektatische Vene.
c Mammogramm: ohne Auffälligkeiten.
d Mamma-MRT-Bild (Kontrastmittelsubtraktion, MIP): Kontrastmittelanreicherung der Kutis.
e Mamma-MRT-Bild (T 2-Gewichtung, MIP): lateral betontes Ödem links.
f Mamma-MRT-Bild (Kontrastmittelsubtraktion, Einzelschicht).
g Mamma-MRT-Bild in T 1-Gewichtung.
h Mamma-MRT-Bild in T 2-Gewichtung.

Tab. 38.1 Differenzialdiagnosen des Morbus Mondor.

Differenzialdiagnose	Häufigkeit der Differenzialdiagnose in Hinblick auf das Krankheitsbild	Wesentliche diagnostisch richtungsweisende Anamnese, Untersuchung u./o. Befunde	Sicherung der Diagnose
invasiv-lobuläres Mammakarzinom	selten	• bei später Manifestation Hauteinziehungen ohne große Tastbefunde	• Biopsie
invasiv-duktales Mammakarzinom	selten	• bei später Manifestation Hauteinziehungen ohne große Tastbefunde	• Biopsie

38.12 Radiologische Differenzialdiagnosen

- Differenzialdiagnosen s. in ▶ Tab. 38.1.

38.13 Typische Fehler

- Fehlender Ausschluss eines Karzinoms
- Therapie mit Antibiotika

38.14 Was der zuweisende Kollege/Kliniker wissen muss

- Wenn die Diagnose nach Ausschluss eine Karzinoms gesichert ist, bildet sich die klinische Symptomatik von selbst zurück.

38.15 Literatur

Literatur zur weiteren Vertiefung

[481] American College of Radiology. ACR BI-RADS® Atlas. Breast Imaging Reporting and Data System. 5. Aufl. Berlin: Springer; 2013

[482] Catania S, Zurrida S, Veronesi P et al. Mondor's disease and breast cancer. Cancer 1992; 69 (9): 2267–2270. doi:10.1002/1097–0142(19920501) 69:9<2267::aid-cncr2820690910>3.0.co;2-u

[483] Fischer U. Röntgenmammographie. Verstehen, anwenden und optimieren. Stuttgart: Thieme; 2003

[484] Fischer U, Baum F. Diagnostik und Therapie des Mammakarzinoms. Stuttgart: Thieme; 2014

[485] Fischer U, Baum F. Mammadiagnostik für MTRA/RT. Stuttgart: Thieme; 2015

[486] Heywang-Köbrunner SH, Schreer I. Bildgebende Mammadiagnostik. Stuttgart: Thieme; 2003

[487] Madjar H. Kursbuch Mammasonografie. Ein Lehreratlas nach den Richtlinien der DEGUM und der KBV. Stuttgart: Thieme; 2019

[488] Markopoulos C, Kouskos E, Mantas D et al. Mondor's disease of the breast: Is there any relation to breast cancer? Eur J Gynaecol Oncol 2005; 26 (2): 213–214

[489] Mondor H. Tronculite sous-cutanée subaiqure de la paroi thoracique anterolaterale. Mem Acad Chir 1939: 1271

[490] Pugh CM, DeWitty RL. Mondor's disease. J Natl Med Assoc 1996; 88 (6): 359–363

39 Gynäkomastie

Friedemann Baum

39.1 Steckbrief

Die Gynäkomastie ist die Ausbildung einer sichtbaren Brust beim Mann. Sie kann einseitig oder beidseitig auftreten. Es wird die echte Gynäkomastie aufgrund einer Vermehrung des Drüsengewebes (Gynaecomastia vera) von der unechten Gynäkomastie durch Fetteinlagerung (Pseudogynäkomastie) unterschieden. Sowohl mit der Mammografie als auch mit der Mamma-MRT ist eine zuverlässige Abbildung möglich. Die wichtigsten Differenzialdiagnosen der echten Gynäkomastie sind die unechte Gynäkomastie und das Mammakarzinom. Histologisch ergibt sich ein Befund der Kategorie B2.

39.2 Synonyme

- Männerbusen
- Lipomastie

39.3 Keywords

- Mann
- Brustdrüse
- Drüsengewebe
- Drüsenparenchym

39.4 Definition

Die Gynäkomastie ist die Ausbildung einer sichtbaren Brust beim Mann. Sie kann einseitig oder beidseitig auftreten. Es wird die echte Gynäkomastie aufgrund einer Vermehrung des Drüsengewebes (Gynaecomastia vera) von der unechten Gynäkomastie durch Fetteinlagerung (Pseudogynäkomastie) unterschieden.

39.5 Epidemiologie

39.5.1 Häufigkeit

- Häufig

39.5.2 Altersgipfel

- Bei Säuglingen
- in der Pubertät
- im Alter

39.5.3 Geschlechtsverteilung

- Definitionsgemäß nur bei Männern

39.5.4 Prädisponierende Faktoren

- Eine Vermehrung des Drüsengewebes beim Mann kann Folge veränderter Hormonspiegel sein, z. B. eines erhöhten Östrogenspiegels bei Hodentumoren oder Leberzirrhose oder eines erniedrigten Testosteronspiegels im Alter.
- Die Vermehrung des Drüsengewebes kann aber auch Nebenwirkung von Medikamenten sein (z. B. Antihypertensiva oder Diuretika).

39.6 Ätiologie und Pathogenese

- Bei Säuglingen wird bei der Geburt eine Gynäkomastie beobachtet. Sie wird durch die noch zirkulierenden weiblichen Hormone der Mutter verursacht.
- In der Pubertät kann bei Jungen eine vorübergehende Gynäkomastie auftreten. Es wird eine Verschiebung des Verhältnisses von Östrogen zu Testosteron vermutet. Nach neueren Studien soll auch der Insulin-like Growth Factor 1 eine Rolle spielen.
- Im Alter führt die Zunahme des Körperfettanteils zur vermehrten Ausbildung einer Pseudogynäkomastie.
- Gleichzeitig wird durch die vermehrte physiologische Umwandlung von Testosteron zu Östrogen im Fettgewebe die Entstehung einer echten Gynäkomastie gefördert. Zusätzlich reduziert Östrogen die Testosteronbildung im Hoden und damit auch die Unterdrückung der Ausbildung von Brustdrüsengewebe durch Testosteron.
- Auch im Rahmen chronischer Erkrankungen wie Leberzirrhose und Niereninsuffizienz kann durch erhöhten Serumöstrogentiter eine Gynäkomastie verursacht werden.
- Die Gynäkomastie wird zudem als Nebenwirkung einiger Medikamente beschrieben. Beispielsweise werden in diesem Zusammenhang Finasterid (Hormonantagonist), Spironolakton (Diuretikum), Ranipril (Antihypertensivum), Omeprazol und Cimitidin (Antazida) genannt.

39.7 Klassifikation und Risikostratifizierung

- **Klassifikation:**
  - echte Gynäkomastie (Gynaecomastia vera) durch vermehrtes Drüsengewebe
  - unechte Gynäkomastie (Pseudogynäkomastie) durch Fetteinlagerung

39.8 Symptomatik

- Die Gynäkomastie zeigt sich als sichtbare Brust beim Mann.
- Im Falle der echten Gynäkomastie (Gynaecomastia vera) klagen die Männer gelegentlich über Schmerzen oder schmerzhafte Resistenzen bzw. Tastbefunde.

39.9 Methode der Wahl

- Mamma-MRT
- Mammografie
- Sonografie

39.10 Pathognomonische Befunde

- **Charakteristik:** Non-Mass

39.11 Befundbeschreibung

39.11.1 Sonografie

- **Ultraschall:**
  - Im Falle der echten Gynäkomastie findet sich in echoarmem Fettgewebe ein meist unscharf begrenzter, echoarmer Drüsenkörper (▸ Abb. 39.1a und ▸ Abb. 39.1b).
  - Im Falle der unechten Gynäkomastie zeigt sich echoarmes Fettgewebe ohne Drüsenknospe (▸ Abb. 39.2a).
- **Farbkodierte Doppler-Sonografie:** Es sind keine Vaskularisationsphänomene vorhanden.
- **Elastografie:** Der Befund weist eine geringere Rigidität als benigne und maligne Herdbefunde auf.

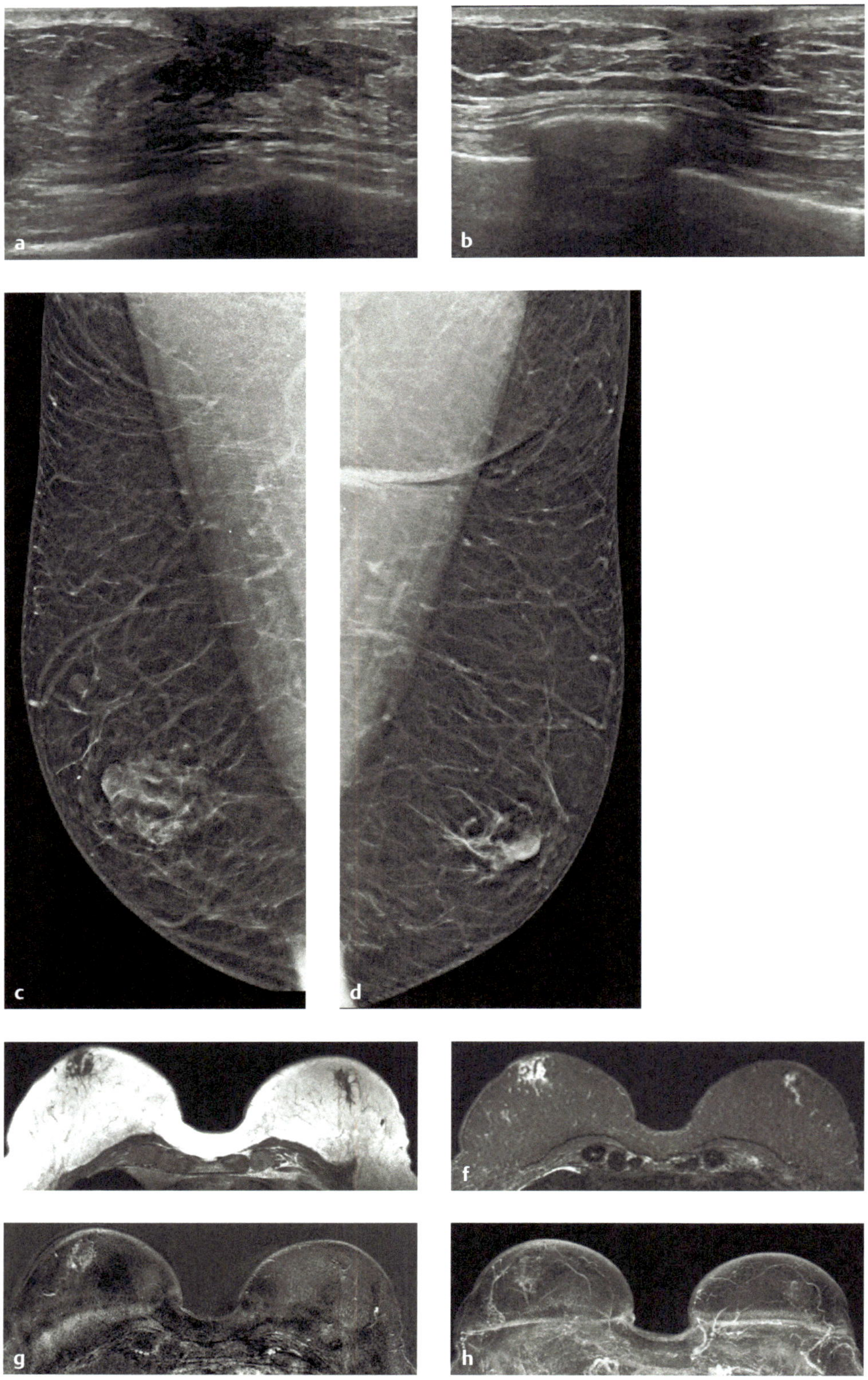

Abb. 39.1 Gynäkomastie. Beidseitige, echte Gynäkomastie, rechts ausgeprägter als links.

- **a** Sonografiebild: rechte Mamma, homogen echoarmes Fettgewebe mit retroareolären, unscharf begrenzten, echoarmen Parenchymstrukturen, partiell überlagert vom retroareolären Schallschatten.
- **b** Sonografiebild: linke Mamma, vom retroareolären Schallschatten vollständig überlagerte Drüsenanlage.
- **c** Mammogramm: rechte Mamma, hypodenses Fettgewebe mit retroareolären, unscharf begrenzten, hyperdensen Parenchymstrukturen.
- **d** Mammogramm: linke Mamma, hypodenses Fettgewebe mit kleiner retroareolärer, hyperdenser Drüsenanlage.
- **e** T 1w MRT-Sequenz, nativ: retroareolär hyperintenses Parenchym beidseits in hypointensem Fettgewebe.
- **f** MRT-Bild in T 2-Gewichtung: hyperdenses Fettgewebe (hypointens in der Inversion-Recovery-Sequenz) mit retroareolären, hyper- bis isointensen Parenchymstrukturen.
- **g** T 1w MRT-Sequenz nach Kontrastmittelgabe (Subtraktion): hypodenses Fettgewebe mit retroareolären, hyper- bis hypointensen Parenchymstrukturen.
- **h** T 1w MRT-Sequenz nach Kontrastmittelgabe (MIP der Subtraktion): retroareolär hyperintenses Parenchym (rechts mehr als links) in hypointensem Fettgewebe.

39.11.2 Röntgen

- **Mammografie:**
  - Im Falle der echten Gynäkomastie findet sich in wenig hypodensem Fettgewebe ein meist unscharf begrenzter, hyperdenser Drüsenkörper (▸ Abb. 39.1c und ▸ Abb. 39.1d).
  - Im Falle der unechten Gynäkomastie zeigt sich hypodenses Fettgewebe ohne Drüse (▸ Abb. 39.2b).
- **Tomosynthese:** Diese bietet keine verbesserte Beurteilbarkeit.
- **kontrastmittelgestützte Mammografie:** Es ist keine Kontrastmittelanreicherung zu erkennen.

39.11.3 MRT

- **Native T 1w Sequenz:**
  - hypointenses Drüsenparenchym (▸ Abb. 39.1e, rechts)
  - im Falle der unechten Gynäkomastie hyperintenses Fettgewebe (▸ Abb. 39.2c)
- **T 2w Sequenz:**
  - hyper- bis isointenses Signal des Drüsengewebes (▸ Abb. 39.1f, rechts)
  - im Falle der unechten Gynäkomastie hyperintenses Fettgewebe, hypointens in der Inversion-Recovery-Sequenz
- **T 1w Sequenz nach Kontrastmittelgabe:** Subtraktion und MIP
  - im Falle der echten Gynäkomastie variable Kontrastmittelanreicherung des Drüsenkörpers (▸ Abb. 39.1g und ▸ Abb. 39.1h, rechts), im Gegensatz zur unechten Gynäkomastie ohne Kontrastmittelanreicherung (▸ Abb. 39.2d)

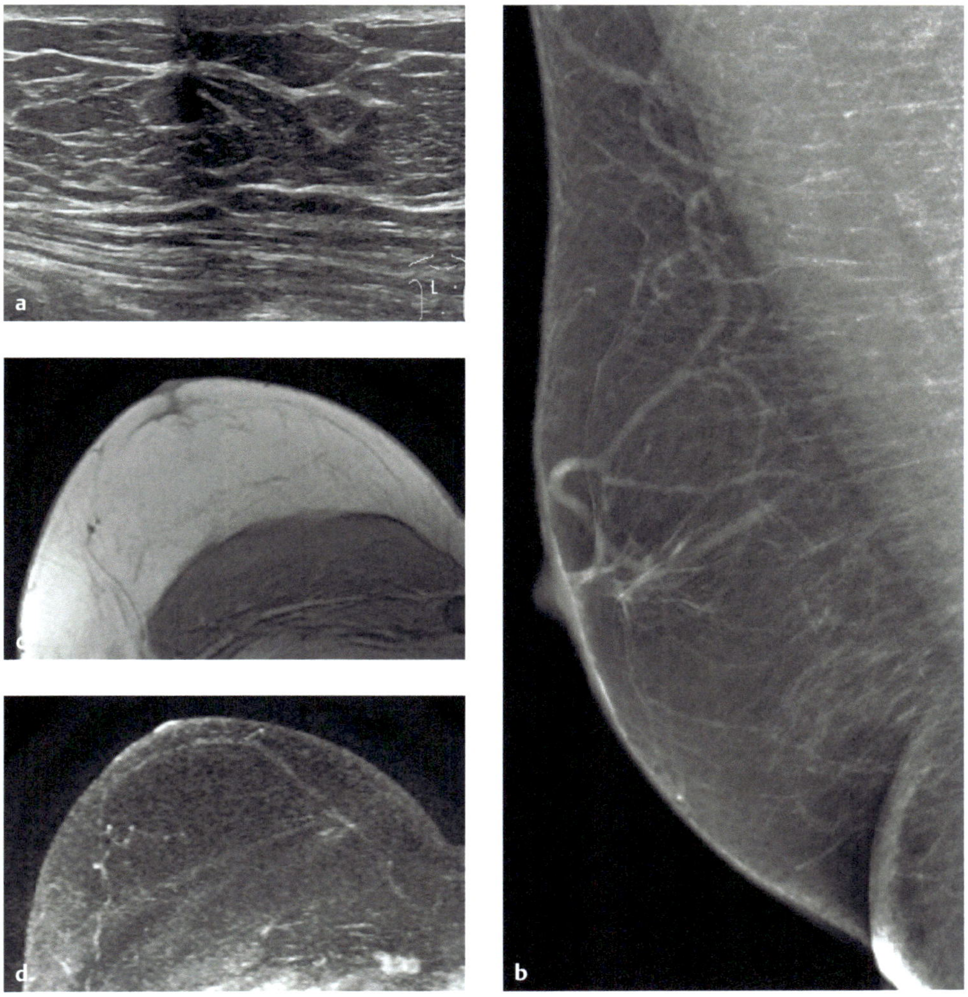

Abb. 39.2 Lipomastie. Einseitige unechte Gynäkomastie.

a Sonografiebild: rechte Mamma ohne Hinweis auf Drüsenanlage.
b Mammografiebild: rechte Mamma, Fettgewebe ohne Nachweis von Parenchymstrukturen.
c T1w MRT-Sequenz: rechte Mamma, hyperintenses Fettgewebe ohne retroareoläre Drüsenanlage.
d T1w MRT-Sequenz nach Kontrastmittelgabe (MIP): rechte Mamma, keine auffällige Anreicherung nach Kontrastmittelgabe.

Tab. 39.1 Differenzialdiagnosen der Gynäkomastie.

Differenzialdiagnose	Häufigkeit der Differenzialdiagnose in Hinblick auf das Krankheitsbild	Wesentliche diagnostisch richtungsweisende Anamnese, Untersuchung u./o. Befunde	Sicherung der Diagnose
invasives Mammakarzinom	extrem selten	• eher Herdbefund als Non-Mass-Läsion	• Biopsie

39.12 Radiologische Differenzialdiagnosen

- In der Bildgebung zu berücksichtigende Differenzialdiagnosen s. in ▸ Tab. 39.1.

39.13 Typische Fehler

- **Übersehen eines Mammakarzinoms:** Das Mammakarzinom des Mannes ist extrem selten, muss jedoch besonders im Falle eines einseitigen Tast- bzw. Herdbefunds ausgeschlossen werden.

39.14 Was der zuweisende Kollege/Kliniker wissen muss

- Die Gynäkomastie kommt auch als einseitiger Befund vor.
- Sie tritt auch als Nebenwirkung von Medikationen auf.

39.15 Literatur

Literatur zur weiteren Vertiefung

[491] American College of Radiology. ACR BI-RADS® Atlas. Breast Imaging Reporting and Data System. 5. Aufl. Berlin: Springer; 2013
[492] Fischer U. Röntgenmammographie. Verstehen, anwenden und optimieren. Stuttgart: Thieme; 2003
[493] Fischer U, Baum F. Diagnostik und Therapie des Mammakarzinoms. Stuttgart: Thieme; 2014
[494] Fischer U, Baum F. Mammadiagnostik für MTRA/RT. Stuttgart: Thieme; 2015
[495] Heywang-Köbrunner SH, Schreer I. Bildgebende Mammadiagnostik. Stuttgart: Thieme; 2003
[496] Madjar H. Kursbuch Mammasonografie. Ein Lehreratlas nach den Richtlinien der DEGUM und der KBV. Stuttgart: Thieme; 2019

III Befunde mit unklarem Potenzial

40 Benigner phylloider Tumor

Friedemann Baum

40.1 Steckbrief

Der benigne phylloide Tumor ist ein fibroepithelialer Tumor mit gelapptem, blattartigem, oft myxoidem Stroma. Er ist dem Fibroadenom sehr ähnlich, besitzt jedoch ein erhöhtes Entartungspotenzial. Je nach Anzahl der Stromazellen und Atypien, der Mitoserate und dem Nachweis maligner heterologer Elemente werden benigne Phylloidestumoren (ca. 60 %), Borderline-Fälle (ca. 20 %) und maligne Phylloidestumoren (ca. 20 %) unterschieden. Die endgültige Einschätzung der Dignität ist erst am Exzisionspräparat möglich. Die zuverlässigsten Abbildungsverfahren sind die Sonografie und die Mamma-MRT. Die wichtigsten Differenzialdiagnosen des Phylloidestumors sind die Zyste, das Fibroadenom, das Papillom und das medulläre Mammakarzinom. Histologisch ergibt sich ein Befund der Kategorie B3.

40.2 Synonyme

- Phylloidestumor
- Cystosarcoma phylloides (veraltet)
- Zystosarkom (veraltet)

40.3 Keywords

- Herdbefund
- glatt begrenzt
- unklares biologisches Potenzial

40.4 Definition

Der benigne phylloide Tumor ist ein fibroepithelialer Tumor mit gelapptem, blattartigem, oft myxoidem Stroma. Er ist dem Fibroadenom sehr ähnlich, besitzt jedoch ein erhöhtes Entartungspotenzial. Je nach Anzahl der Stromazellen und Atypien, der Mitoserate und dem Nachweis maligner heterologer Elemente werden benigne Phylloidestumoren (ca. 60 %), Boderline-Fälle (ca. 20 %) und maligne Phylloidestumoren (ca. 20 %) unterschieden. Die endgültige Einschätzung der Dignität ist erst am Exzisionspräparat möglich.

40.5 Epidemiologie

40.5.1 Häufigkeit

- Weniger als 1 % der Mammatumoren

40.5.2 Altersgipfel

- Der Altersgipfel liegt zwischen 30 und 70 Jahren.

40.5.3 Geschlechtsverteilung

- Fast nur Frauen

40.5.4 Prädisponierende Faktoren

- Prädisponierende Faktoren sind nicht bekannt.
- Der Einfluss der weiblichen Sexualhormone wird angenommen.
- Der Phylloidestumor kommt bei Frauen mit Li-Fraumeni-Syndrom vor.

40.6 Ätiologie und Pathogenese

- In der Entstehung wird eine Verbindung zum Fibroadenom angenommen.
- Eine Rolle der weiblichen Sexualhormone bei der fibroepithelialen Proliferation des Stromas wird vermutet.

40.7 Klassifikation und Risikostratifizierung

- **Risikostratifizierung:** ca. 20 % Entartungswahrscheinlichkeit

40.8 Symptomatik

- Histologisch wie klinisch dem Fibroadenom sehr ähnlich
- bei kleinen Phylloidestumoren in der Regel kein Korrelat in Inspektion und Palpation
- bei größeren Tumoren (ab 2–3 cm Durchmesser) in Abhängigkeit der Lage tastbare Verhärtung oder Knoten

40.9 Methode der Wahl

- Mamma-MRT
- Mammografie
- Sonografie

40.10 Pathognomonische Befunde

- **Charakteristik:** Herdbefund
- **Form:** oval
- **Begrenzung:** glatt
- **Binnentextur:** gelapptes, proliferierendes Gewebe

40.11 Befundbeschreibung

40.11.1 Sonografie

- **Ultraschall:**
  - runder, ovaler oder lobulierter Herdbefund mit glatter Begrenzung (▸ Abb. 40.1a)
  - Tumormatrix hypoechogen, homogene Binnentextur
  - meist dorsale Schallverstärkung mit lateraler Schallabschwächung
- **farbkodierte Doppler-Sonografie:** Vaskularisationsphänomene in etwa 10–20 % der Fälle
- **Elastografie:** höhere Rigidität als Zysten, geringere Rigidität als maligne Herdbefunde

40.11.2 Röntgen

- **Mammografie:** runder, ovaler oder lobulierter, iso- bis hyperdenser und glatt begrenzter Herdbefund (▸ Abb. 40.1b)
- **Tomosynthese:** verbesserte Detektion des Herdbefunds insbesondere bei Gewebetyp ACR C
- **kontrastmittelgestützte Mammografie:** starke intermediäre, meist homogene Kontrastmittelanreicherung innerhalb des Herdbefunds

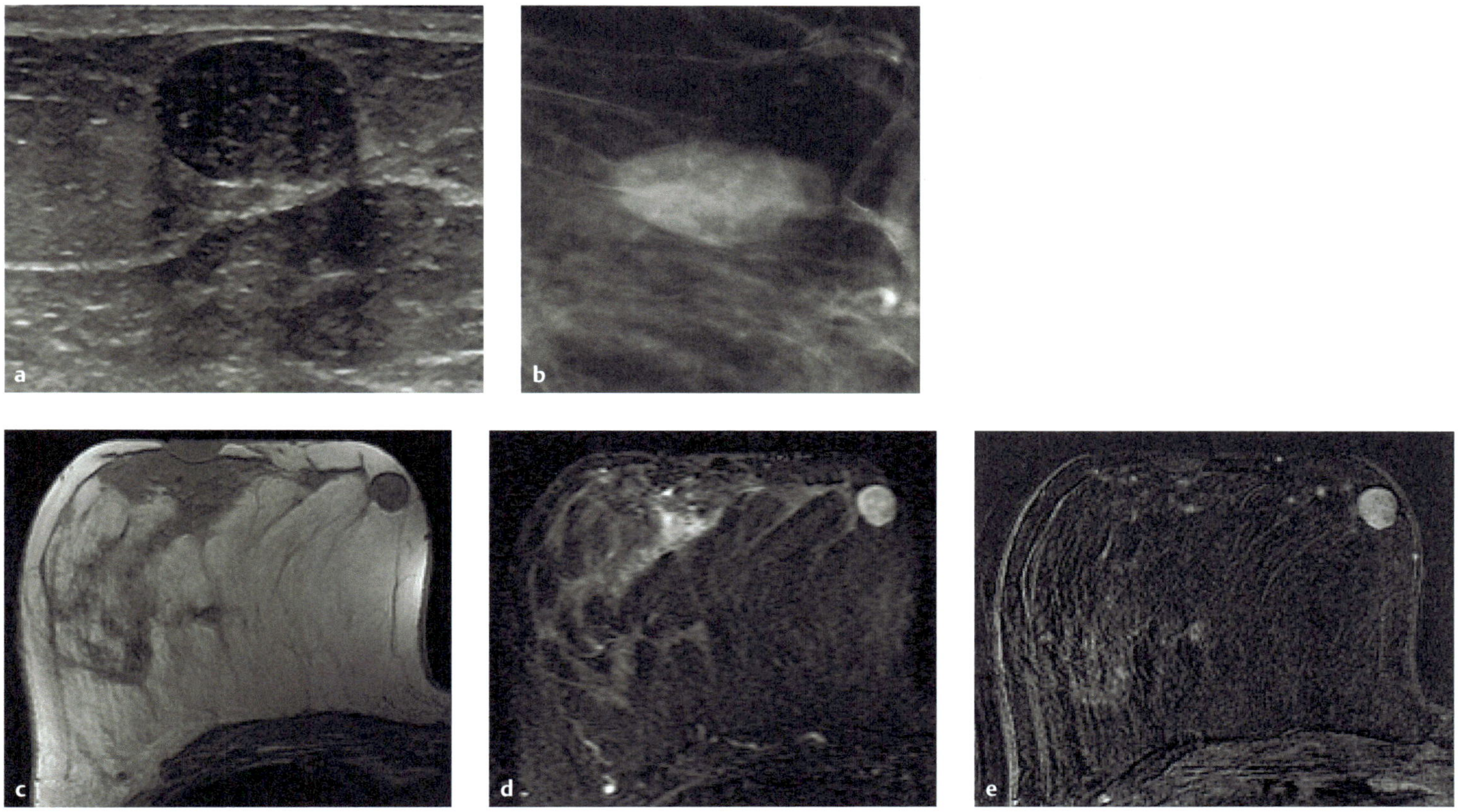

Abb. 40.1 Benigner phylloider Tumor.
a Sonografiebild. (Quelle: Fischer U, Baum F. Diagnostik und Therapie des Mammakarzinoms. Stuttgart: Thieme; 2014. Abb. 8.25a)
b Mammogramm. (Quelle: Fischer U, Baum F. Diagnostik und Therapie des Mammakarzinoms. Stuttgart: Thieme; 2014. Abb. 8.25b)
c Mamma-MRT-Bild in T 1-Gewichtung.
d Mamma-MRT-Bild in T 2-Gewichtung.
e Kontrastmittelsubtraktionsbild der Mamma-MRT.

40.11.3 MRT

- **Native T 1w Sequenz:**
  - hypointenser Herdbefund
  - runde, ovaläre oder lobulierte Form, glatte Begrenzung (▸ Abb. 40.1c)
- **T 2w Sequenz:**
  - hyperintenser Herdbefund
  - runde, ovaläre oder lobulierte Form, glatte Begrenzung
  - gelegentlich mit wasseräquivalenten, zystischen Einschlüssen
  - Nachweis (dunkler) endotumoraler Septen möglich (▸ Abb. 40.1d)
- **T 1w Sequenz nach Kontrastmittelgabe:**
  - oft ausgeprägte und homogene Kontrastmittelanreicherung des Herdbefunds (initial starke Kontrastmittelanreicherung über 100 % möglich, anschließend Plateau; selten Wash-out)
  - auch intermediäre Kontrastmittelanreicherung sowie der Nachweis (dunkler) endotumoraler Septen ohne Kontrastmittelanreicherung möglich (▸ Abb. 40.1e)

40.12 Radiologische Differenzialdiagnosen

- Bildgebend relevante Differenzialdiagnosen s. in ▸ Tab. 40.1.

Tab. 40.1 Differenzialdiagnosen von benignen phylloiden Tumoren.

Differenzialdiagnose	Häufigkeit der Differenzialdiagnose in Hinblick auf das Krankheitsbild	Wesentliche diagnostisch richtungsweisende Anamnese, Untersuchung u./o. Befunde	Sicherung der Diagnose
Zyste	sehr häufig	• ähnliches Erscheinungsbild • jedoch echofreies Binnenecho mit sehr ausgeprägter dorsaler Schallverstärkung	• eindeutige sonografische Bildgebung
Fibroadenom	gelegentlich	• außer im Fall zystischer Einschlüsse morphologisch vom Phylloidestumor nicht zu unterscheiden	• Biopsie
solitäres Papillom	selten	• morphologisch vom Phylloidestumor nicht zu unterscheiden	• Biopsie
invasives Karzinom	selten	• invasives Karzinom eher mikrolobuliert oder spikuliert • morphologisch ähnliches Erscheinungsbild des medullären Mammakarzinoms (rund, oval, aber auch lobuliert) • oft auch in der T 2-Gewichtung gesteigerte Signalgebung des medullären Mammakarzinoms	• Biopsie
eingedickte Zyste	sehr selten	• bildgebend keine zuverlässige Differenzierung	• Feinnadelpunktion oder Biopsie

✔ Merke

Benigner und maligner Phylloidestumor lassen sich bildgebend nicht differenzieren. Auch stanzbioptisch ist die Unterscheidung nicht sicher möglich. Die sichere histologische Zuordnung ist erst am Exzisionspräparat möglich.

40.13 Typische Fehler

- Verzicht auf perkutan-bioptische Befundsicherung bei benignem Erscheinungsbild
- keine Exzision (unsicheres biologisches Potenzial des Tumors)

40.14 Was der zuweisende Kollege/Kliniker wissen muss

- Es ist eine histologische Sicherung durch perkutane Biopsie erforderlich.
- Wegen der hohen Rezidivrate sollten Phylloidestumoren mit ausreichendem Sicherheitsrand (1 cm) reseziert werden. Dies gilt mit Sicherheit für den malignen Phylloidestumor und wird für den benignen zurzeit gerade geprüft. Die minimalinvasive Resektion kleiner benigner Phylloidestumoren mittels Vakuumbiopsie scheint möglich.
- Eine sichere histologische Differenzierung zwischen benignem und malignem Phylloidestumor ist erst am Exzisionspräparat möglich.

40.15 Therapie

- Exzision aufgrund der erhöhten Entartungswahrscheinlichkeit, bei benignen Phylloidestumoren ggf. mittels Vakuumbiopsie

40.16 Literatur

Quellenangaben

[497] Fischer U, Baum F. Diagnostik und Therapie des Mammakarzinoms. Stuttgart: Thieme; 2014

Literatur zur weiteren Vertiefung

[498] Abdulcadir D, Nori J, Meattini I et al. Phyllodes tumours of the breast diagnosed as B3 category on image-guided 14-gauge core biopsy: analysis of 51 cases from a single institution and review of the literature. Eur J Surg Oncol 2014; 40 (7): 859–864. doi:10.1016/j.ejso.2014.02.222

[499] American College of Radiology. ACR BI-RADS® Atlas. Breast Imaging Reporting and Data System. 5. Aufl. Berlin: Springer; 2013

[500] Bahl M. Management of high-risk breast lesions. Radiol Clin North Am 2021; 59 (1): 29–40

[501] Fischer U. Röntgenmammographie. Verstehen, anwenden und optimieren. Stuttgart: Thieme; 2003

[502] Fischer U, Baum F. Diagnostik und Therapie des Mammakarzinoms. Stuttgart: Thieme; 2014

[503] Fischer U, Baum F. Mammadiagnostik für MTRA/RT. Stuttgart: Thieme; 2015

[504] Heywang-Köbrunner SH, Schreer I. Bildgebende Mammadiagnostik. Stuttgart: Thieme; 2003

[505] Kamitani T, Matsuo Y, Yabuuchi H et al. Differentiation between benign phyllodes tumors and fibroadenomas of the breast on MR imaging. Eur J Radiol 2014; 83 (8): 1344–1349. doi:10.1016/j.ejrad.2014.04.031

[506] Krings G, Bean GR, Chen YY. Fibroepithelial lesions; the WHO spectrum. Semin Diagn Pathol 2017; 34 (5): 438–452

[507] Lucioni M, Rossi C, Lomoro P et al.Positive predictive value for malignancy of uncertain malignant potential < 8b39 breast lesions diagnosed on vacuum-assisted biopsy (VAB): is surgical excision still recommended? Eur Radiol 2021; 31 (2): 920–927. doi:10.1007/s00330-020-07161-5

[508] Madjar H. Kursbuch Mammasonografie. Ein Lehreratlas nach den Richtlinien der DEGUM und der KBV. Stuttgart: Thieme; 2019

[509] Plaza MJ, Swintelski C, Yaziji H et al. Phyllodes tumor: review of key imaging characteristics. Breast Dis 2015; 35 (2): 79–86. doi:10.3233/BD-150399

[510] Resetkova E, Khazai L, Albarracin CT et al. Clinical and radiologic data and core needle biopsy findings should dictate management of cellular fibroepithelial tumors of the breast. Breast J 2010; 16 (6): 573–580. doi:10.1111/j.1524-47412010.01013.x

[511] Wurdinger S, Herzog AB, Fischer DR et al. Differentiation of phyllodes breast tumors from fibroadenomas on MRI. AJR Am J Roentgenol 2005; 185 (5): 1317–1321. doi: 10.2214/AJR.04.1620

41 Atypische duktale Hyperplasie

Friedemann Baum

41.1 Steckbrief

Die atypische duktale Hyperplasie beschreibt eine intraduktale Zellproliferation mit Nachweis von Atypien und Ausbildung von Brücken oder Mikropapillen. Sie gilt als Präkanzerose bzw. letzte noch benigne Vorstufe zum duktalen Carcinoma in Situ. Mikroskopisch hat eine atypische duktale Hyperplasie eine maximale Ausdehnung von 2 mm mit maximal 2 vollständig betroffenen Milchgängen. Anderenfalls spricht man von einem duktalen Low-Grade-Carcinoma in Situ. Die zuverlässigsten Abbildungsverfahren zur Darstellung der atypischen duktalen Hyperplasie sind die Mammografie und die Mamma-MRT. Die wichtigsten Differenzialdiagnosen sind die Adenose, die Fibrose, das Mammakarzinom, das duktale Carcinoma in Situ und die lobuläre intraepitheliale Neoplasie. Histologisch ergibt sich ein Befund der Kategorie B3.

41.2 Synonyme

- ADH
- atypische intraduktale Epithelproliferation
- atypische epitheliale Proliferation vom duktalen Typ

41.3 Keywords

- Duktale Hyperplasie
- atypisch
- B3-Läsion
- unklares biologisches Potenzial

41.4 Definition

Die atypische duktale Hyperplasie beschreibt eine intraduktale Zellproliferation mit Nachweis von Atypien und Ausbildung von Brücken oder Mikropapillen. Sie gilt als Präkanzerose bzw. letzte noch benigne Vorstufe zum duktalen Carcinoma in Situ. Mikroskopisch hat eine atypische duktale Hyperplasie eine maximale Ausdehnung von 2 mm mit maximal 2 vollständig betroffenen Milchgängen. Anderenfalls spricht man von einem duktalen Low-Grade-Carcinoma in Situ.

41.5 Epidemiologie

41.5.1 Häufigkeit

- Selten

41.5.2 Altersgipfel

- Atypische duktale Hyperplasien treten in jedem Alter auf.
- Der Altersgipfel liegt zwischen 30 und 40 Jahren.

41.5.3 Geschlechtsverteilung

- Fast nur Frauen

41.5.4 Prädisponierende Faktoren

- Nicht bekannt

41.6 Ätiologie und Pathogenese

- Mit dem wiederkehrenden Umbau des Drüsenparenchyms infolge des Menstruationszyklus kommt es zu gleichförmigen zellulären Veränderungen mit Nachweis von Atypien.

41.7 Klassifikation und Risikostratifizierung

- **Risikostratifizierung:**
  - Die atypische duktale Hyperplasie ist eine Läsion mit unklarem biologischem Potenzial (B3-Läsion).
  - Nach histologischer Sicherung einer atypischen duktalen Hyperplasie hat eine Frau ein bis zu 8-fach erhöhtes Brustkrebsrisiko.

41.8 Symptomatik

- In der Regel inspektorisch und palpatorisch okkult

41.9 Methode der Wahl

- Mamma-MRT
- Mammografie

41.10 Pathognomonische Befunde

- **Charakteristik:** Non-Mass-Läsion
- **Form:** irregulär
- **Begrenzung:** unscharf
- **Binnentextur:** proliferierendes Gewebe

41.11 Befundbeschreibung

41.11.1 Sonografie

- **Ultraschall:** üblicherweise nicht abgrenzbarer, intraduktaler Befund (▶ Abb. 41.1a)

41.11.2 Röntgen

- **Mammografie:**gelegentlich nachweisbare gruppierte, intraduktale, teils monomorphe Mikrokalzifikationen (▶ Abb. 41.1b und ▶ Abb. 41.1c)
- **Tomosynthese:** keine verbesserte Detektion, da keine Weichteilkomponente
- **kontrastmittelgestützte Mammografie:** keine sicher reproduzierbare duktale Kontrastmittelanreicherung

41.11.3 MRT

- **Native T 1w Sequenz:**
  - selten abgrenzbar
  - hypointenser intraduktaler Befund
- **T 2w Sequenz:** selten abgrenzbarer, intraduktaler Befund mit intermediärem oder hyperintensem Signal
- **T 1w Sequenz nach Kontrastmittelgabe:**
  - meist intraduktale, in der Regel lineare Kontrastmittelanreicherung
  - selten fokale Kontrastmittelanreicherung (▶ Abb. 41.1d)

41.12 Radiologische Differenzialdiagnosen

- Wichtige Differenzialdiagnosen s. in ▶ Tab. 41.1.

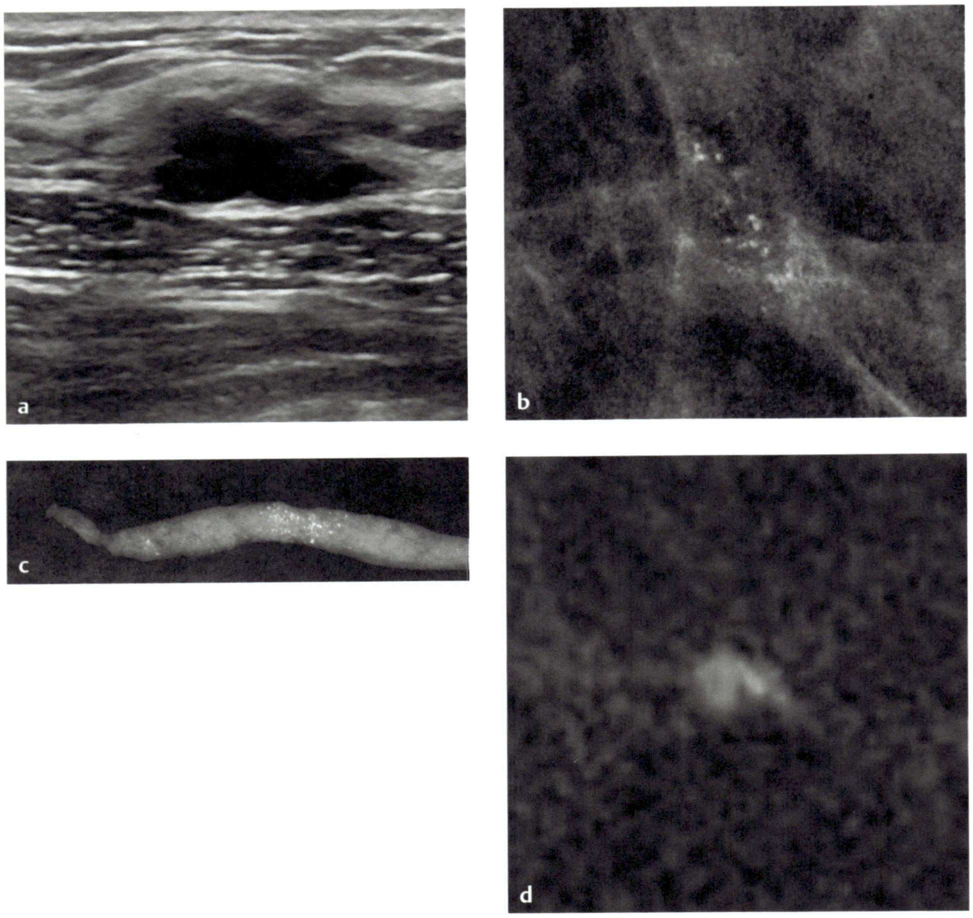

Abb. 41.1 Atypische duktale Hyperplasie.
a Sonografiebild. (Quelle: Fischer U, Baum F. Diagnostik und Therapie des Mammakarzinoms. Stuttgart: Thieme; 2014. Abb. 8.24a)
b Mammogramm. (Quelle: Fischer U, Baum F. Diagnostik und Therapie des Mammakarzinoms. Stuttgart: Thieme; 2014. Abb. 8.24b)
c Präparateradiografie.
d Kontrastmittelbild der Mamma-MRT. (Quelle: Fischer U, Baum F. Diagnostik und Therapie des Mammakarzinoms. Stuttgart: Thieme; 2014. Abb. 8.24c)

Tab. 41.1 Differenzialdiagnosen der atypischen duktalen Hyperplasie.

Differenzialdiagnose	Häufigkeit der Differenzialdiagnose in Hinblick auf das Krankheitsbild	Wesentliche diagnostisch richtungsweisende Anamnese, Untersuchung u./o. Befunde	Sicherung der Diagnose
Adenose, Fibrose	häufig	• kleine Befunde • meist wegen fokal gesteigerter Kontrastmittelanreicherung in der Mamma-MRT auffällig	• Biopsie
duktales Carcinoma in Situ	gelegentlich	• frühe Manifestationen des duktalen Carcinoma in Situ mit linearen oder duktal ramifizierten Mikrokalzifikationen bzw. entsprechender Kontrastmittelanreicherung	• Biopsie
Mammakarzinom	selten	• kleine Karzinome • meist wegen fokal gesteigerter Kontrastmittelanreicherung in der Mamma-MRT auffällig	• Biopsie
lobuläre intraepitheliale Neoplasie	selten	• im MRT gelegentlich fokale oder lineare Kontrastmittelanreicherung	• Biopsie

MRT = Magnetresonanztomografie

Praxistipp

Bildgebende Verfahren erlauben keine zuverlässige Differenzierung zwischen atypischer duktaler Hyperplasie und Übergängen in ein duktales Carcinoma in Situ. Die atypische duktale Hyperplasie ist der häufigste histologisch unterschätzte Befund. Etwa 40 % der Fälle werden im Rahmen der offenen Nachexzision zum duktalen Carcinoma in Situ hochgestuft. Aus diesem Grund ist die histologische Diagnose einer atypischen duktalen Hyperplasie eine Operationsindikation.

41.13 Typische Fehler

- Fehlende Detektion des Befunds, insbesondere bei Vorliegen kleiner Tumoren
- Verzicht auf perkutan-bioptische Befundsicherung
- Unterlassen der offenen Nachresektion (hohe Upgrade-Quote zum duktalen Carcinoma in Situ)

41.14 Was der zuweisende Kollege/Kliniker wissen muss

- Die atypische duktale Hyperplasie ist eine Präkanzerose. Sie ist eine Vorstufe zum duktalen Carcinoma in Situ. Die atypische duktale Hyperplasie ist der häufigste histologisch unterschätzte Befund. Etwa 40 % werden bei der offenen Nachexzision zum duktalen Carcinoma in Situ hochgestuft. Aus diesem Grund ist der histologische Nachweis einer atypischen duktalen Hyperplasie eine Operationsindikation. Bildgebende Verfahren erlauben keine zuverlässige Differenzierung zwischen atypischer duktaler Hyperplasie und duktalem Carcinoma in Situ.
- Die histologische Diagnose einer atypischen duktalen Hyperplasie bedeutet für die betroffene Frau ein bis zu 8-fach erhöhtes Lebenszeitrisiko für Brustkrebs. Entsprechend sollte bei diesen Frauen ein intensiviertes Früherkennungsprogramm durchgeführt werden.

41.15 Therapie

- Nach histologischer Sicherung einer atypischen duktalen Hyperplasie wird die Vorgehensweise in einer interdisziplinären Konferenz festgelegt.
- Aufgrund der erhöhten Entartungswahrscheinlichkeit sollte eine komplette Exzision durchgeführt werden, um eine bereits erfolgte Entartung auszuschließen bzw. eine solche in der Zukunft zu vermeiden.

41.16 Literatur

Quellenangaben

[512] Fischer U, Baum F. Diagnostik und Therapie des Mammakarzinoms. Stuttgart: Thieme; 2014

Literatur zur weiteren Vertiefung

[513] American College of Radiology. ACR BI-RADS® Atlas. Breast Imaging Reporting and Data System. 5. Aufl. Berlin: Springer; 2013

[514] Bahl M. Management of high-risk breast lesions. Radiol Clin North Am 2021; 59 (1): 29–40

[515] Bazzocchi M, Facecchia I, Zuiani C et al. Atypical ductal hyperplasia of the breast. Its diagnostic imaging and the role of percutaneous needle biopsy with a 14-gauge needle. Radiol Med 1999; 98 (3): 133–137

[516] Böcker W, Decker T, Ruhnke M et al. hyperplasia and ductal carcinoma in situ. Definition – classification – differential diagnosis. Pathologe 1997; 18 (1): 3–18

[517] Fischer U. Röntgenmammographie. Verstehen, anwenden und optimieren. Stuttgart: Thieme; 2003

[518] Fischer U, Baum F. Diagnostik und Therapie des Mammakarzinoms. Stuttgart: Thieme; 2014

[519] Fischer U, Baum F. Mammadiagnostik für MTRA/RT. Stuttgart: Thieme; 2015

[520] Harvey JM, Sterrett GF, Frost FA. Atypical ductal hyperplasia and atypia of uncertain significance in core biopsies from mammographically detected lesions: correlation with excision diagnosis. Pathology 2002; 34 (5): 410–416. doi:10.1080/0031302021000009315

[521] Heywang-Köbrunner SH, Schreer I. Bildgebende Mammadiagnostik. Stuttgart: Thieme; 2003

[522] Madjar H. Kursbuch Mammasonografie. Ein Lehreratlas nach den Richtlinien der DEGUM und der KBV. Stuttgart: Thieme; 2019

[523] Strigel RM, Eby PR, Demartini WB et al. Frequency, upgrade rates, and characteristics of high-risk lesions initially identified with breast MRI. AJR Am J Roentgenol 2010; 195 (3): 792–798. doi: 10.2214/AJR.09.4081

[524] Tsuchiya K, Mori N, Schacht DV et al. Value of breast MRI for patients with a biopsy showing atypical ductal hyperplasia (ADH). J Magn Reson Imaging 2017; 46 (6): 1738–1747. doi:10.1002/jmri.25694

42 Solitäres Papillom

Friedemann Baum

42.1 Steckbrief

Das Papillom ist eine intraduktale Epithelproliferation um ein verzweigtes fibrovaskuläres Zentrum. Sie besteht aus benignen epithelialen Zellen, die einem verzweigten gefäßführenden Stroma aufsitzen. Solitäre Papillome gehen häufig mit einer Mamillensekretion einher. Unterschieden werden das solitäre Papillom und multiple periphere Papillome. Letztere treten in gleicher Erscheinungsform wie das solitäre Papillom auf, jedoch vermehrt regional oder segmental. Die zuverlässigsten Abbildungsverfahren sind die Sonografie und die Mamma-MRT. Die wichtigsten Differenzialdiagnosen des Papilloms sind die Zyste, das Fibroadenom, der Phylloidestumor und das Mammakarzinom. Histologisch ergibt sich ein Befund der Kategorie B3.

42.2 Synonyme

- Milchgangspapillom
- intraduktales Papillom
- zentrales intraduktales Papillom

42.3 Keywords

- Benigner Herdbefund
- B3-Läsion
- unklares biologisches Potenzial

42.4 Definition

Das Papillom ist eine intraduktale Epithelproliferation um ein verzweigtes fibrovaskuläres Zentrum. Sie besteht aus benignen epithelialen Zellen, die einem verzweigten gefäßführenden Stroma aufsitzen. Unterschieden werden das solitäre Papillom und multiple periphere Papillome. Letztere treten in gleicher Erscheinungsform wie das solitäre Papillom auf, aber vermehrt multipel und meist regional oder segmental.

42.5 Epidemiologie

42.5.1 Häufigkeit

- Gelegentlich

42.5.2 Altersgipfel

- Zwischen 35 und 65 Jahren

42.5.3 Geschlechtsverteilung

- Fast nur Frauen

42.5.4 Prädisponierende Faktoren

- Unbekannt

42.6 Ätiologie und Pathogenese

- Unklar

42.7 Klassifikation und Risikostratifizierung

- **Klassifikation:**
  - zentrales, solitäres intraduktales Papillom
  - peripheres Papillom in der Nähe der terminalen duktulotubulären Einheit (meist multipel)
- **Risikostratifizierung:**
  - Läsion mit unklarem histologischem Potenzial (B3-Läsion)
  - erhöhte Entartungsrate:
    - *solitäres Papillom ohne Atypien:* ca. 2–5 %
    - *solitäres Papillom mit Atypien:* 5–10 %
    - *multiple periphere Papillome:* bis 30 %

42.8 Symptomatik

- Die häufigste klinische Manifestation ist die gelegentlich auch blutige Mamillensekretion (in ca. 50 % der Fälle).
- Kleine Papillome haben in der Regel kein Korrelat in Inspektion und Palpation.
- Bei größeren Tumoren (ab 1–2 cm Durchmesser) liegt in Abhängigkeit der Lage eine tastbare Verhärtung oder ein Knoten vor.

42.9 Methode der Wahl

- Mamma-MRT
- Mammografie
- Sonografie

✔ Merke

Bildgebende Verfahren erlauben keine Differenzierung zwischen reinem Papillom bzw. reinen Papillomen und beginnender oder stattgehabter Entartung.

42.10 Pathognomonische Befunde

- **Charakteristik:** Herdbefund, in frühen Stadien Non-Mass-Läsion
- **Form, Anordnung:** rund oder oval, solitär oder segmental
- **Begrenzung:** glatt
- **Binnentextur:** solides Gewebe
- **Frühformen:** gelegentlich gruppierter Mikrokalk und/oder Kontrastmittelanreicherung

42.11 Befundbeschreibung

42.11.1 Sonografie

- **Ultraschall:**
  - runder, ovaler oder lobulierter Herdbefund mit glatter Begrenzung
  - Tumormatrix hypoechogen, homogene Binnentextur (▸ Abb. 42.1a)
  - meist dorsale Schallverstärkung mit lateraler Schallabschwächung
- **farbkodierte Doppler-Sonografie:** Vaskularisationsphänomene in etwa 20–30 % der Fälle
- **Elastografie:** höhere Rigidität als Zysten, geringere Rigidität als maligne Herdbefunde

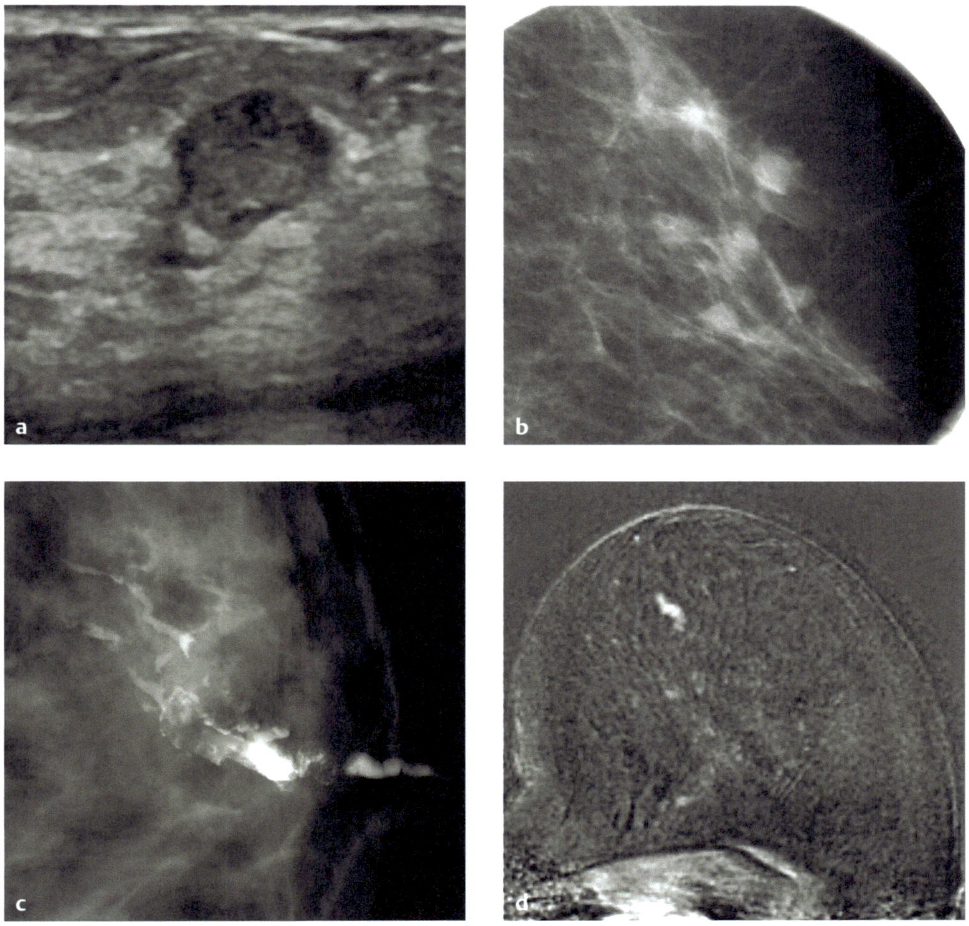

Abb. 42.1 Solitäres Papillom.
a Sonografiebild. (Quelle: Fischer U, Baum F. Diagnostik und Therapie des Mammakarzinoms. Stuttgart: Thieme; 2014. Abb. 8.22a)
b Mammogramm.
c Galaktogramm. (Quelle: Fischer U, Baum F. Diagnostik und Therapie des Mammakarzinoms. Stuttgart: Thieme; 2014. Abb. 8.22b)
d Mamma-MRT-Bild, Kontrastmittelsubtraktion.

42.11.2 Röntgen

- **Mammografie:**
  - runder, ovaler oder lobulierter, iso- bis hyperdenser Herdbefund mit glatter Begrenzung (▸ Abb. 42.1b)
  - gelegentlich Nachweis von Kalzifikationen
  - bei Frühformen gelegentlich Nachweis gruppierter Mikrokalzifikationen
- **Galaktografie:**
  - glatt begrenzte, runde, ovale oder lobulierte, intraduktal gelegene Aussparungsfiguren
  - gelegentlich auch komplette Gangabbrüche (▸ Abb. 42.1c)
- **Tomosynthese:** verbesserte Detektion des Herdbefunds insbesondere bei Gewebetyp ACR C
- **kontrastmittelgestützte Mammografie:** meist homogene Kontrastmittelanreicherung innerhalb des Herdbefunds

42.11.3 MRT

- **Native T 1w Sequenz:**
  - hypointenser Herdbefund
  - runde, ovaläre oder lobulierte Form, glatte Begrenzung
- **T 2w Sequenz:**
  - intermediärer oder hyperintenser Herdbefund
  - runde, ovaläre oder lobulierte Form, glatte Begrenzung
- **T 1w Sequenz nach Kontrastmittelgabe:**
  - homogene Anreicherung des Herdbefunds, gelegentlich peripher betont (auch mit initial starker Kontrastmittelanreicherung, durchaus mehr als 100 %, meist postinitiales Plateau)
  - bei Frühformen gelegentlich nur lineare Kontrastmittelanreicherung (▸ Abb. 42.1d)

42.12 Radiologische Differenzialdiagnosen

- Zu beachtende Differenzialdiagnosen s. in ▸ Tab. 42.1.

42.13 Typische Fehler

- Fehlende Detektion des Befundes, insbesondere bei Vorliegen kleiner Tumoren
- Verzicht auf perkutan-bioptische Befundsicherung

42.14 Was der zuweisende Kollege/Kliniker wissen muss

- Wegen des unsicheren histologischen Potenzials ist die weitere Behandlung mittels offener Probeexzision indiziert, seltener mittels Vakuumbiopsie.
- Solitäre Papillome haben bei der offenen Probeexzision eine ca. 20 % ige Upgrade-Wahrscheinlichkeit auf ein duktales Carcinoma in Situ oder ein papilläres Karzinom.

✔ Merke

Die meisten blutigen Mamillensekretionen gehen nicht auf Karzinome, sondern auf intraduktale Papillome zurück.

42.15 Therapie

- Nach histologischer Sicherung eines Papilloms Festlegung der Vorgehensweise in einer interdisziplinären Konferenz
- aufgrund des erhöhten Entartungsrisikos meist Empfehlung der kompletten operativen oder interventionellen Entfernung
- komplette Entfernung kleinerer Befunde auch minimalinvasiv mittels Vakuumbiopsie möglich

Tab. 42.1 Differenzialdiagnosen des solitären Papilloms.

Differenzialdiagnose	Häufigkeit der Differenzialdiagnose in Hinblick auf das Krankheitsbild	Wesentliche diagnostisch richtungsweisende Anamnese, Untersuchung u./o. Befunde	Sicherung der Diagnose
Fibroadenom, Adenom	häufig	• ähnliches Erscheinungsbild • keine zuverlässige Differenzierung • keine Mamillensekretion	• Biopsie
invasives Karzinom	selten	• invasives Karzinom eher mikrolobuliert oder spikuliert • morphologisch ähnliche runde, ovale, aber auch lobulierte Erscheinungsform besonders des medullären Mammakarzinoms • in der T2-Gewichtung ebenfalls gesteigerte Signalgebung besonders des medullären Mammakarzinoms	• Biopsie
eingedickte Zyste	selten	• bildgebend keine zuverlässige Differenzierung • keine Vaskularisation • keine Mamillensekretion	• Feinnadelpunktion oder Biopsie
phylloider Tumor	sehr selten	• gelegentlich mit zystischen Anteilen • normalerweise keine Mamillensekretion	• Biopsie

42.16 Literatur

Quellenangaben

[525] Fischer U, Baum F. Diagnostik und Therapie des Mammakarzinoms. Stuttgart: Thieme; 2014

Literatur zur weiteren Vertiefung

[526] American College of Radiology. ACR BI-RADS® Atlas. Breast Imaging Reporting and Data System. 5. Aufl. Berlin: Springer; 2013

[527] Bahl M. Management of high-risk breast lesions. Radiol Clin North Am 2021; 59 (1): 29–40

[528] Choi SH, Jo S, Kim DH et al. Clinical and imaging characteristics of papillary neoplasms of the breast associated with malignancy: a retrospective cohort study. Ultrasound Med Biol 2014; 40 (11): 2599–2608. doi:10.1016/j.ultrasmedbio.2014.06.018

[529] de Paula IB, Campos AM. Breast imaging in patients with nipple discharge. Radiol Bras 2017; 50 (6): 383–388

[530] Fischer U. Röntgenmammographie. Verstehen, anwenden und optimieren. Stuttgart: Thieme; 2003

[531] Fischer U, Baum F. Diagnostik und Therapie des Mammakarzinoms. Stuttgart: Thieme; 2014

[532] Fischer U, Baum F. Mammadiagnostik für MTRA/RT. Stuttgart: Thieme; 2015

[533] Heywang-Köbrunner SH, Schreer I. Bildgebende Mammadiagnostik. Stuttgart: Thieme; 2003

[534] Koerner F. Papilloma and papillary carcinoma. Semin Diagn Pathol 2010; 27 (1): 13–30

[535] Madjar H. Kursbuch Mammasonografie. Ein Lehreratlas nach den Richtlinien der DEGUM und der KBV. Stuttgart: Thieme; 2019

[536] Oyama T, Koerner FC. Noninvasive papillary proliferations. Semin Diagn Pathol 2004; 21 (1): 32–41

[537] Sarica O, Uluc F, Tasmali D. Magnetic resonance imaging features of papillary breast lesions. Eur J Radiol 2014; 83 (3): 524–530

[538] Wang W, Ding J, Yang W et al. MRI characteristics of intraductal papilloma. Acta Radiol 2015; 56 (3): 276–283. doi:10.1177/0284185114526590

[539] Zhu Y, Zhang S, Liu P et al. Solitary intraductal papillomas of the breast: MRI features and differentiation from small invasive ductal carcinomas. AJR Am J Roentgenol 2012; 199 (4): 936–942. doi:10.2214/AJR.12.8507

43 Periphere papilläre Läsionen

Friedemann Baum

43.1 Steckbrief

Periphere Papillome sind intraduktale Proliferationen im Bereich der terminalen duktulolobulären Einheit. Sie bestehen aus benignen epithelialen Zellen, die einem verzweigten gefäßführenden Stroma aufsitzen. Unterschieden werden das solitäre Papillom und periphere papilläre Läsionen. Letztere treten in gleicher Erscheinungsform wie das solitäre Papillom auf, jedoch vermehrt multipel in regionaler oder segmentaler Anordnung. Periphere Papillome sind kleiner als zentrale Papillome und gehen seltener mit einer Mamillensekretion einher. Die zuverlässigsten Abbildungsverfahren sind die Sonografie und die Mamma-MRT. Die wichtigsten Differenzialdiagnosen peripherer Papillome sind das duktale Carcinoma in Situ und die Galaktophoritis. Histologisch ergibt sich ein Befund der Kategorie B3.

43.2 Synonyme

- Periphere Papillome
- multiple periphere Papillome

43.3 Keywords

- Benigner Herdbefund
- B3-Läsion
- unklares biologisches Potenzial

43.4 Definition

Periphere Papillome sind intraduktale Proliferationen im Bereich der terminalen duktulolobulären Einheit. Sie bestehen aus benignen epithelialen Zellen, die einem verzweigten gefäßführenden Stroma aufsitzen. Unterschieden werden das solitäre Papillom und periphere papilläre Läsionen. Letztere treten in gleicher Erscheinungsform wie das solitäre Papillom auf, jedoch vermehrt multipel in regionaler oder segmentaler Anordnung. Periphere Papillome sind kleiner als zentrale Papillome und gehen seltener mit einer Mamillensekretion einher.

43.5 Epidemiologie

43.5.1 Häufigkeit

- Gelegentlich

43.5.2 Altersgipfel

- Zwischen 30 und 60 Jahren

43.5.3 Geschlechtsverteilung

- Fast nur Frauen

43.5.4 Prädisponierende Faktoren

- Unbekannt

43.6 Ätiologie und Pathogenese

- Unklar

43.7 Klassifikation und Risikostratifizierung

- **Klassifikation:**
  - zentrales, solitäres intraduktales Papillom
  - peripheres Papillom in der Nähe der terminalen duktulotubulären Einheit (meist multipel)
- **Risikostratifizierung:**
  - Läsion mit unklarem histologischem Potenzial (B3-Läsion)
  - erhöhte Entartungsrate:
    - *solitäres Papillom ohne Atypien:* ca. 2–5 %
    - *solitäres Papillom mit Atypien:* 5–10 %
    - *multiple periphere Papillome:* bis 30 %

43.8 Symptomatik

- Die kleinen Papillome haben in der Regel kein Korrelat in Inspektion und Palpation.
- Die einzige klinische Symptomatik ist die gelegentlich auch blutige Mamillensekretion. Sie wird bei den peripheren Papillomen jedoch seltener beobachtet als bei den zentralen.

43.9 Methode der Wahl

- Mamma-MRT
- Mammografie
- Sonografie

✔ Merke

Bildgebende Verfahren erlauben keine Differenzierung zwischen reinem Papillom bzw. reinen Papillomen und beginnender oder stattgehabter Entartung.

43.10 Pathognomonische Befunde

- **Charakteristik:** meist Non-Mass-Läsion
- **Form, Anordnung:** mikrolobuliert, segmental oder regional
- **Begrenzung:** glatt
- **Binnentextur:** Non-Mass-Läsion
- **Frühformen:** gelegentlich gruppierter Mikrokalk und/oder Kontrastmittelanreicherung

43.11 Befundbeschreibung

43.11.1 Sonografie

- **Ultraschall:**
  - meist lobulierter Herdbefund mit glatter Begrenzung
  - Matrix hypoechogen, meist homogene, gelegentlich aber auch inhomogene Binnentextur
  - meist keine dorsalen Schallveränderungen (▸ Abb. 43.1a)
- **farbkodierte Doppler-Sonografie:** meist keine Vaskularisationsphänomene
- **Elastografie:** meist parenchymäquivalent

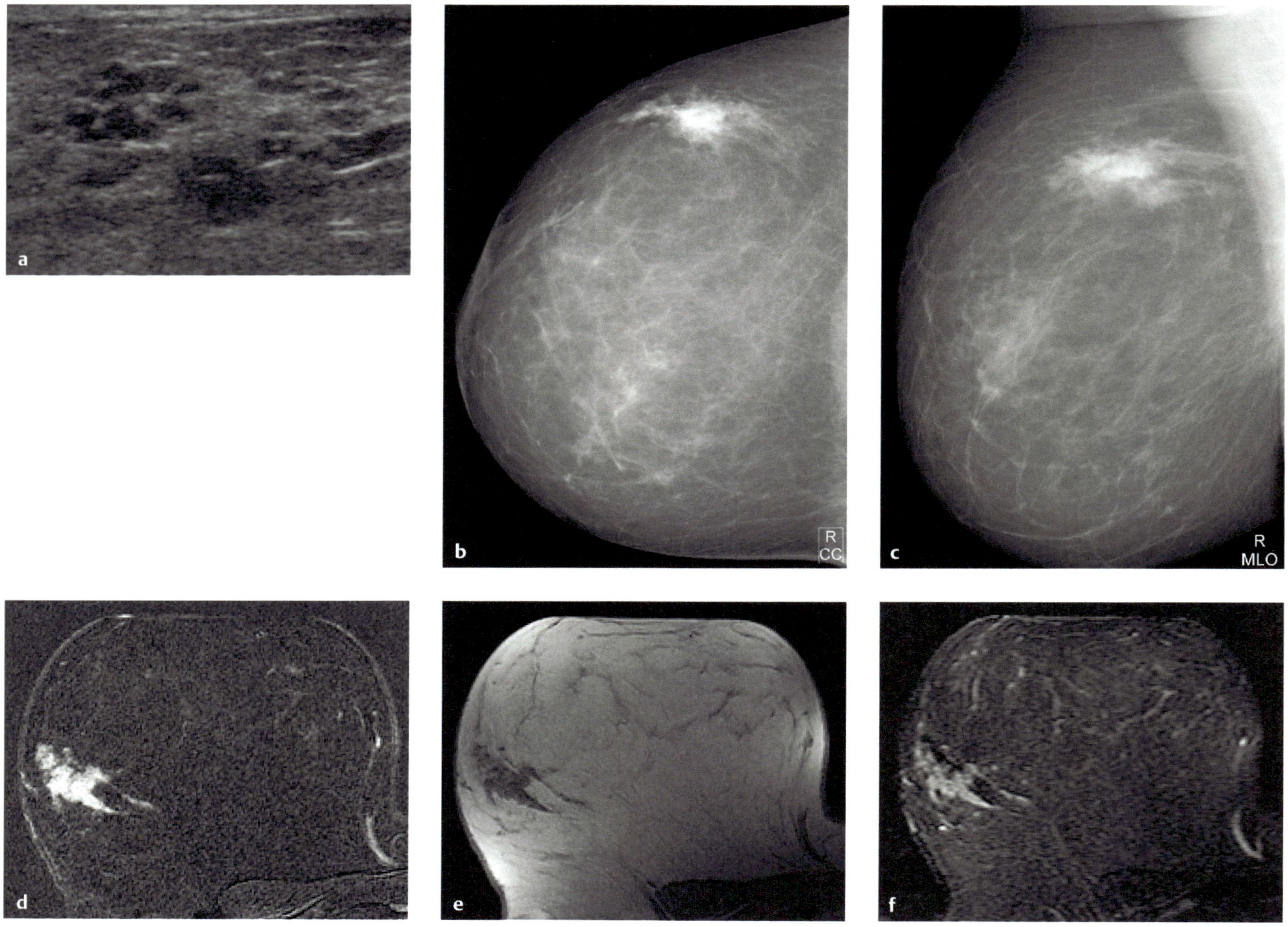

Abb. 43.1 Periphere papilläre Läsionen.
a Sonografiebild.
b Mammogramm in CC-Projektion.
c Mammogramm in MLO-Projektion.
d Kontrastmittelsubtraktionsbild der Mamma-MRT.
e T 1-Gewichtung der Mamma-MRT.
f T 2-Gewichtung der Mamma-MRT.

43.11.2 Röntgen

- **Mammografie:**
  - mikrolobulierter, iso- bis hyperdenser Herdbefund mit glatter Begrenzung (▸ Abb. 43.1b und ▸ Abb. 43.1c)
  - gelegentlich Nachweis von Kalzifikationen
  - bei Frühformen gelegentlich Nachweis gruppierter Mikrokalzifikationen (▸ Abb. 43.2a)
- **Galaktografie:**
  - glatt begrenzte, runde oder lobulierte, intraduktal gelegene Aussparungsfiguren
  - gelegentlich auch komplette Gangabbrüche
- **Tomosynthese:** verbesserte Detektion des Herdbefundes insbesondere bei Gewebetyp ACR C
- **kontrastmittelgestützte Mammografie:** meist homogene Kontrastmittelanreicherung innerhalb des Herdbefunds

43.11.3 MRT

- **Native T 1w Sequenz:**
  - hypointense Foki oder Herdbefunde
  - meist mikrolobulierte Form, glatte Begrenzung (▸ Abb. 43.1e)
- **T 2w Sequenz:**
  - intermediäre oder hyperintense Foki oder Herdbefunde
  - meist mikrolobulierte Form, glatte Begrenzung (▸ Abb. 43.1f)
- **T 1w Sequenz nach Kontrastmittelgabe:**
  - homogene Anreicherung der Foki oder Herdbefunde (▸ Abb. 43.1d)
  - bei Frühformen gelegentlich nur lineare Kontrastmittelanreicherung (▸ Abb. 43.2b)

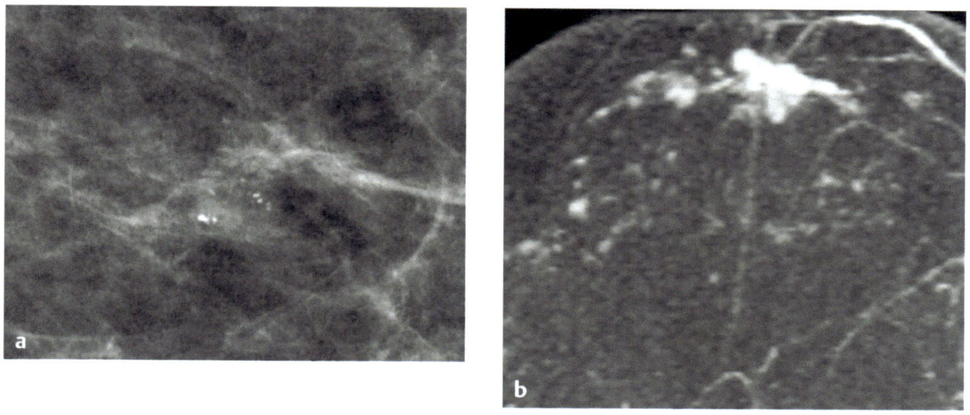

Abb. 43.2 Periphere papilläre Läsionen. Frühform von Papillomen.
a Gruppierte Mikrokalzifikationen im Mammogramm in CC-Projektion.
b Nachweis einer linearen Kontrastmittelanreicherung im Mamma-MRT-Bild (Kontrastmittelsubtraktion).

Tab. 43.1 Differenzialdiagnosen von peripheren papillären Läsionen.

Differenzialdiagnose	Häufigkeit der Differenzialdiagnose in Hinblick auf das Krankheitsbild	Wesentliche diagnostisch richtungsweisende Anamnese, Untersuchung u./o. Befunde	Sicherung der Diagnose
duktales Carcinoma in Situ	selten	• Non-Mass-Läsion • bildgebend keine zuverlässige Differenzierung • gesteigerte Vaskularisation • gelegentlich Mamillensekretion	• Biopsie
Galaktophoritis	selten	• Non-Mass-Läsion • bildgebend keine zuverlässige Differenzierung • gesteigerte Vaskularisation • gelegentlich Mamillensekretion	• Biopsie

43.12 Radiologische Differenzialdiagnosen

- Bildgebend zu beachtende Differenzialdiagnosen s. in ▸ Tab. 43.1.

43.13 Typische Fehler

- Fehlende Detektion des Befundes, insbesondere bei Vorliegen kleinerer Läsionen
- Verzicht auf perkutan-bioptische Befundsicherung zum Ausschluss eines Karzinoms

43.14 Was der zuweisende Kollege/Kliniker wissen muss

- Periphere papilläre Läsionen haben eine höhere Entartungswahrscheinlichkeit als solitäre Papillome. Die histologische Diagnose einer peripheren papillären Läsion geht häufig mit der zusätzlichen Diagnose eines duktalen Carcinoma in Situ einher.
- Da sie auch mittels Vakuumbiopsie selten vollständig entfernt werden können, ist wegen dieses unsicheren biologischen Potenzials meist die offene Resektion indiziert.

43.15 Therapie

- Nach histologischer Sicherung einer peripheren papillären Läsion Festlegung der Vorgehensweise in einer interdisziplinären Konferenz
- meist Empfehlung der kompletten operativen oder interventionellen Entfernung aufgrund des erhöhten Entartungsrisikos bzw. begleitender Komponenten eines duktalen Carcinoma in Situ
- komplette Entfernung kleinerer Befunde auch minimalinvasiv mittels Vakuumbiopsie möglich

43.16 Literatur

Literatur zur weiteren Vertiefung

[540] American College of Radiology. ACR BI-RADS® Atlas. Breast Imaging Reporting and Data System. 5. Aufl. Berlin: Springer; 2013

[541] Bahl M. Management of high-risk breast lesions. Radiol Clin North Am 2021; 59 (1): 29–40

[542] Choi SH, Jo S, Kim DH et al. Clinical and imaging characteristics of papillary neoplasms of the breast associated with malignancy: a retrospective cohort study. Ultrasound Med Biol 2014; 40 (11): 2599–2608. doi:10.1016/j.ultrasmedbio.2014.06.018

[543] de Paula IB, Campos AM. Breast imaging in patients with nipple discharge. Radiol Bras 2017; 50 (6): 383–388

[544] Fischer U. Röntgenmammographie. Verstehen, anwenden und optimieren. Stuttgart: Thieme; 2003

[545] Fischer U, Baum F. Diagnostik und Therapie des Mammakarzinoms. Stuttgart: Thieme; 2014

[546] Fischer U, Baum F. Mammadiagnostik für MTRA/RT. Stuttgart: Thieme; 2015

[547] Heywang-Köbrunner SH, Schreer I. Bildgebende Mammadiagnostik. Stuttgart: Thieme; 2003

[548] Koerner F. Papilloma and papillary carcinoma. Semin Diagn Pathol 2010; 27 (1): 13–30

[549] Madjar H. Kursbuch Mammasonografie. Ein Lehreratlas nach den Richtlinien der DEGUM und der KBV. Stuttgart: Thieme; 2019

[550] Oyama T, Koerner FC. Noninvasive papillary proliferations. Semin Diagn Pathol 2004; 21 (1): 32–41

[551] Sarica O, Uluc F, Tasmali D. Magnetic resonance imaging features of papillary breast lesions. Eur J Radiol 2014; 83 (3): 524–530

[552] Wang W, Ding J, Yang W et al. MRI characteristics of intraductal papilloma. Acta Radiol 2015; 56 (3): 276–283. doi:10.1177/0284185114526590

[553] Zhu Y, Zhang S, Liu P et al. Solitary intraductal papillomas of the breast: MRI features and differentiation from small invasive ductal carcinomas. AJR Am J Roentgenol 2012; 199 (4): 936–942. doi:10.2214/AJR.12.8507

44 Radiäre Narbe

Friedemann Baum

44.1 Steckbrief

Die radiäre Narbe beschreibt eine fokale Retraktion (Zeltdachbildung) oder Gefügestörung der Parenchymarchitektur ohne vorausgegangenes Trauma bzw. Operation, mit definiertem fibroelastischem Zentrum und Spikulierungen, die strahlenförmig von einem Punkt ausgehen. Ein Herdbefund ist nicht abgrenzbar. Es wird zwischen radiären Narben (kleiner als 1 cm) und komplexen sklerosierenden Läsionen (größer als 1 cm) unterschieden. In 50 % der Fälle handelt es sich um Ein-Ebenen-Befunde. Die zuverlässigsten Abbildungsverfahren sind die Mammografie und die Mamma-MRT. Die wichtigsten Differenzialdiagnosen der radiären Narbe sind die postoperative Narbe und das Mammakarzinom. Histologisch ergibt sich ein Befund der Kategorie B3.

44.2 Synonyme

- Fokal sklerosierende Läsion
- komplex sklerosierende Läsion

44.3 Keywords

- Architekturstörung
- ohne Trauma
- Parenchymdistorsion
- Gefügestörung
- radiäre Ausläufer
- Spikulierungen

44.4 Definition

Die radiäre Narbe beschreibt eine fokale Retraktion (Zeltdachbildung) oder Gefügestörung der Parenchymarchitektur ohne vorausgegangenes Trauma bzw. Operation, mit definiertem fibroelastischem Zentrum und Spikulierungen, die strahlenförmig von einem Punkt ausgehen. Ein Herdbefund ist nicht abgrenzbar. Es wird zwischen radiären Narben (kleiner als 1 cm) und komplexen sklerosierenden Läsionen (größer als 1 cm) unterschieden.

44.5 Epidemiologie

44.5.1 Häufigkeit

- Selten

44.5.2 Altersgipfel

- Meist zwischen 40 und 60 Jahren

44.5.3 Geschlechtsverteilung

- Nur Frauen

44.5.4 Prädisponierende Faktoren

- Nicht bekannt

44.6 Ätiologie und Pathogenese

- Die Ursache der radiären Narbe ist unklar. Es gibt 3 unterschiedliche Hypothesen:
  - fokale chronische Durchblutungsstörung mit resultierender narbiger Sklerosierung,
  - fokale chronische Infektion mit resultierender narbiger Sklerosierung,
  - fokale narbige Sklerosierung als Resultat einer fortgeschrittenen sklerosierenden Adenose bei ausgeprägter Mastopathie.

44.7 Klassifikation und Risikostratifizierung

- **Klassifikation:**
  - radiäre Narbe (kleiner als 1 cm),
  - komplexe sklerosierende Läsion (größer als 1 cm).
- **Risikostratifizierung:**
  - In ca. 30 % der Fälle kann ein Karzinom nachgewiesen werden.
  - Die Unterschätzungsrate eines Karzinoms bei Vorliegen einer komplexen sklerosierenden Läsion wird in der Literatur mit 5–30 % angegeben.
  - Die Entartungswahrscheinlichkeit nimmt mit der Größe zu (keine Malignität bei Läsionen kleiner als 7 mm).
  - Die radiäre Narbe wird in der Literatur als Vorläuferläsion des tubulären Karzinoms beschrieben.
  - Das Risiko einer Entartung steigt mit dem Vorhandensein weiterer Risikoläsionen wie einer flachen epithelialen Atypie, einer atypischen duktalen Hyperplasie und einer lobulären intraepithelialen Neoplasie.

44.8 Symptomatik

- In der Regel inspektorisch und palpatorisch okkult

44.9 Methode der Wahl

- Mamma-MRT
- Mammografie
- Sonografie

44.10 Pathognomonische Befunde

- **Charakteristik:** Non-Mass-Läsion
- **Form:** sternförmig mit definiertem Zentrum
- **Begrenzung:** spikuliert
- **Binnentextur:** sklerosierendes, fibroelastisches Gewebe

✔ Merke

Etwa 50 % der komplexen sklerosierenden Läsionen sind diskusartige Ein-Ebenen-Befunde.

44.11 Befundbeschreibung

44.11.1 Sonografie

- **Ultraschall:**
  - echoarme Darstellung des Zentrums (▶ Abb. 44.1a)
  - radiäre Ausläufer oft ohne sonografisches Korrelat
- **farbkodierte Doppler-Sonografie:** üblicherweise keine Vaskularisationsphänomene
- **Elastografie:** höhere Rigidität als Zysten, geringere Rigidität als maligne Herdbefunde

44.11.2 Röntgen

- **Mammografie:**
  - Architekturstörung mit zeltartiger Verziehung des Drüsenparenchyms und radiären Ausläufern
  - meist mit transparentem Zentrum (Black Star), gelegentlich mit röntgendichtem Zentrum (▶ Abb. 44.1b)
  - verbesserte Abgrenzbarkeit in der Tubuskompression
- **Tomosynthese:** verbesserte Detektion des Herdbefundes insbesondere bei Gewebetyp ACR C
- **kontrastmittelgestützte Mammografie:** meist keine erkennbare Kontrastmittelanreicherung

44.11.3 MRT

- **Native T 1w Sequenz:** Architekturstörung mit zeltartiger Verziehung des Drüsenparenchyms und radiären Ausläufern (▶ Abb. 44.1c und ▶ Abb. 44.1d), gelegentlich nur in einer Ebene (50 % der radiären Narben sind Ein-Ebenen-Befunde)
- **T 2w Sequenz:** meist intermediäre Signalgebung (▶ Abb. 44.1e)
- **T 1w Sequenz nach Kontrastmittelgabe:** oft mäßige, selten stärkere Anreicherung im Zentrum der Architekturstörung (▶ Abb. 44.1f)

44.12 Radiologische Differenzialdiagnosen

44

- Differenzialdiagnosen in der Bildgebung s. in ▶ Tab. 44.1.

✔ **Merke**

Bildgebende Verfahren erlauben keine zuverlässige Differenzierung zwischen reiner radiärer Narbe und radiärer Narbe mit assoziierter Malignität.

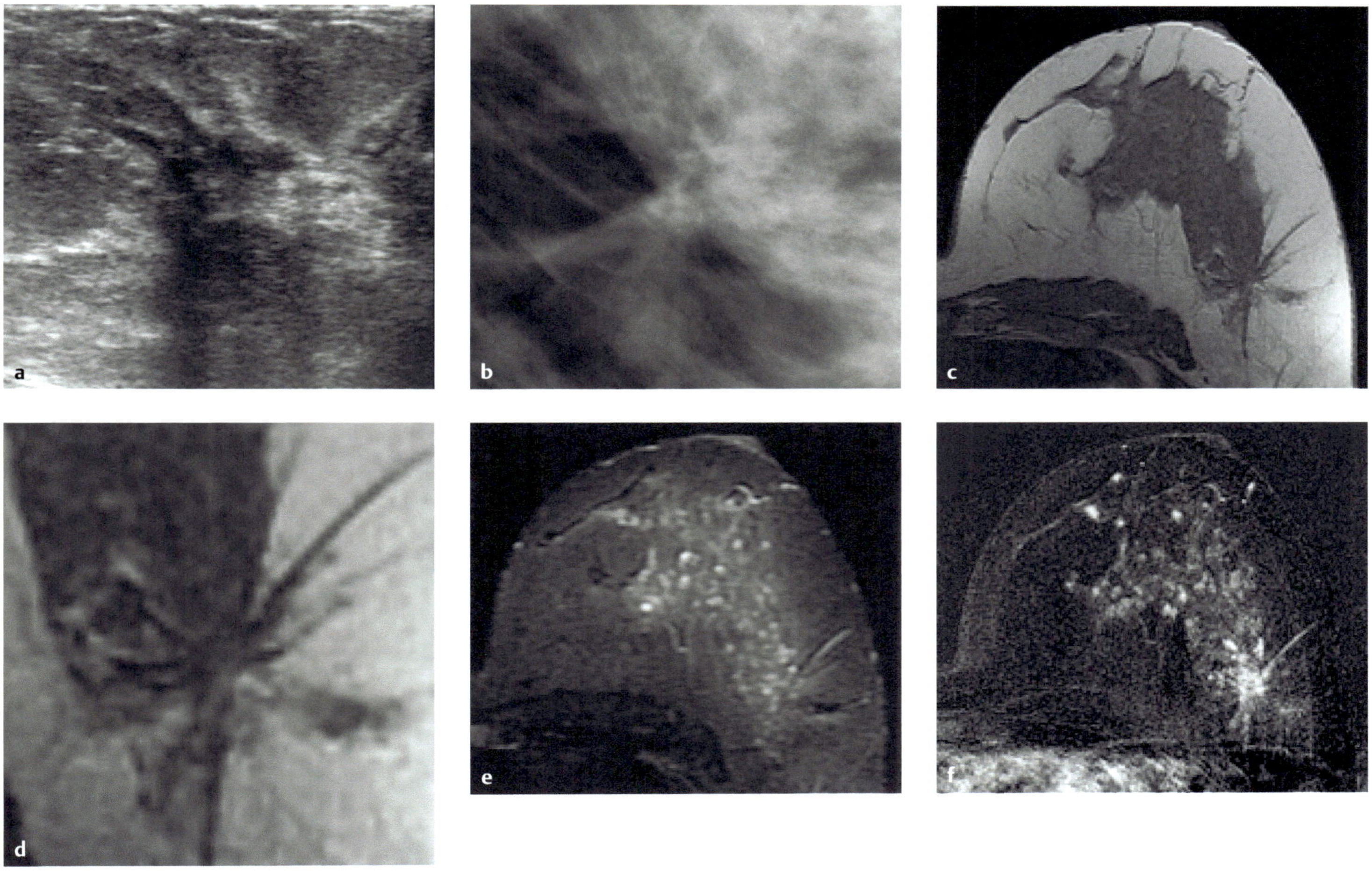

Abb. 44.1 Radiäre Narbe.
a Sonografiebild.
b Mammogramm. (Quelle: Fischer U, Baum F. Diagnostik und Therapie des Mammakarzinoms. Stuttgart: Thieme; 2014. Abb. 8.23b)
c T 1w Bild der Mamma-MRT.
d Ausschnittsvergrößerung von **c**. (Quelle: Fischer U, Baum F. Diagnostik und Therapie des Mammakarzinoms. Stuttgart: Thieme; 2014. Abb. 8.23c)
e T 2w MRT-Sequenz.
f T 1w MRT-Sequenz nach Kontrastmittelgabe.

Tab. 44.1 Differenzialdiagnosen der radiären Narbe.

Differenzialdiagnose	Häufigkeit der Differenzialdiagnose in Hinblick auf das Krankheitsbild	Wesentliche diagnostisch richtungsweisende Anamnese, Untersuchung u./o. Befunde	Sicherung der Diagnose
postoperative Narbe	gelegentlich	• bildgebend oft nicht zu differenzieren • unterschiedliche Anamnese	• aufgrund der Anamnese keine Sicherung nötig
invasives Karzinom	selten	• invasives, spikuliertes Karzinom (besonders das tubuläre Karzinom) schwer von der radiären Narbe zu unterscheiden	• Biopsie

44.13 Typische Fehler

- **Fehlende Detektion des Befunds:** Insbesondere in der Mammografie ist die radiäre Narbe wegen Überlagerungen bisweilen sehr schwer abgrenzbar.

44.14 Was der zuweisende Kollege/Kliniker wissen muss

- Komplexe sklerosierende Läsionen haben keine klinische Symptomatik. Aus diesem Grund bedarf es immer einer präoperativen Lokalisation mittels Hakendrahtmarkierung.

44.15 Therapie

- Die Vorgehensweise wird in einer interdisziplinären Konferenz festgelegt.
- Üblicherweise wird aufgrund der erhöhten Entartungswahrscheinlichkeit bzw. der hohen Koinzidenz mit atypischer duktaler Hyperplasie, Carcinoma lobulare in Situ, duktalem Carcinoma in Situ und invasiven Karzinomen die Empfehlung zur kompletten operativen Exzision gegeben.
- Da bildgebend nachgewiesene komplexe sklerosierende Läsionen meist einen Durchmesser von 2 cm und mehr besitzen, ist der Ausschluss eines assoziierten Karzinoms in der Peripherie der Läsion, aber auch die vollständige Resektion mittels Vakuumbiopsie nicht möglich.

44.16 Literatur

Quellenangaben

[554] Fischer U, Baum F. Diagnostik und Therapie des Mammakarzinoms. Stuttgart: Thieme; 2014

Literatur zur weiteren Vertiefung

[555] American College of Radiology. ACR BI-RADS® Atlas. Breast Imaging Reporting and Data System. 5. Aufl. Berlin: Springer; 2013

[556] Bahl M. Management of high-risk breast lesions. Radiol Clin North Am 2021; 59 (1): 29–40

[557] Baum F, Fischer U, Füzesi L et al. The radial scar in contrast media-enhanced MR mammography. Röfo 2000; 172 (10): 817–823. doi:10.1055/s-2000-7894

[558] Eby PR, DeMartini WB, Gutierrez RL et al. Characteristics of probably benign breast MRI lesions. AJR Am J Roentgenol 2009; 193 (3): 861–867. doi:10.2214/AJR.08.2096

[559] Fischer U. Röntgenmammographie. Verstehen, anwenden und optimieren. Stuttgart: Thieme; 2003

[560] Fischer U, Baum F. Diagnostik und Therapie des Mammakarzinoms. Stuttgart: Thieme; 2014

[561] Fischer U, Baum F. Mammadiagnostik für MTRA/RT. Stuttgart: Thieme; 2015

[562] Frouge C, Tristant H, Guinebretière JM et al. Mammographic lesions suggestive of radial scars: microscopic findings in 40 cases. Radiology 1995; 195 (3): 623–625. doi:10.1148/radiology.195.37753984

[563] Heywang-Köbrunner SH, Schreer I. Bildgebende Mammadiagnostik. Stuttgart: Thieme; 2003

[564] Linda A, Zuiani C, Londero V et al. Magnetic resonance imaging of radial sclerosing lesions (radial scars) of the breast. Eur J Radiol 2012; 81 (11): 3201–3207. doi:10.1016/j.ejrad.2012.01.038

[565] Madjar H. Kursbuch Mammasonografie. Ein Lehreratlas nach den Richtlinien der DEGUM und der KBV. Stuttgart: Thieme; 2019

[566] Nassar A, Conners AL, Celik B et al. Radial scar/complex sclerosing lesions: a clinicopathologic correlation study from a single institution. Ann Diagn Pathol 2015; 19 (1): 24–28. doi:10.1016/j.anndiagpath.2014.12.003

45 Mamillenadenom

Uwe Fischer

45.1 Steckbrief

Beim Mamillenadenom handelt es sich um eine benigne Proliferation im unmittelbaren Bereich der Brustwarze. Der Altersgipfel dieses sehr seltenen Tumors liegt um das 40. Lebensjahr. Bildgebend gibt es keine spezifischen Konstellationen. Das zuverlässigste Verfahren für den Nachweis des Mamillenadenoms sind Ultraschall und Mamma-MRT. Die Diagnose wird typischerweise durch eine perkutane oder primär offene Biopsie gesichert. Histologisch ergibt sich nach perkutaner Stanzbiopsie ein Befund der Kategorie B3.

45.2 Synonyme

- Erosive Adenomatose
- floride Adenomatose
- subareoläre Gangpapillomatose
- adenoidzystisches Mammakarzinom

45.3 Keywords

- Adenom der Brust
- Brustwarze
- Diagnostik

45.4 Definition

Beim Mamillenadenom handelt sich um eine benige, typischerweise einseitige papilläre und adenomatöse drüsenartige Proliferation der Mamma, die in das umliegende Stroma hineinwächst. Man unterscheidet zwischen einem adenomatösen und einem syringomatösen Wachstum. Histologisch sind solide, papilläre und tubuläre Neoplasien zu sehen. Vereinzelt sind begleitende Nekrosen nachweisbar.

45.5 Epidemiologie

45.5.1 Häufigkeit

- Wesentlich weniger als 1 % aller soliden Brusttumoren
- kontralaterales Auftreten in deutlich weniger als 1 % der Fälle

45.5.2 Altersgipfel

- Durchschnittsalter 30–50 Jahre
- Mitteilungen zum Mamillenadenom im Säuglingsalter

45.5.3 Geschlechtsverteilung

- Mehr als 98 % Frauen
- vereinzelte Mitteilungen zum Mamillenadenom bei Männern

45.5.4 Prädisponierende Faktoren

- Die der Tumorbildung zugrunde liegenden Ursachen sind unbekannt.

45.6 Ätiologie und Pathogenese

- Die der Tumorbildung zugrunde liegenden Ursachen sind unbekannt.

45.7 Klassifikation und Risikostratifizierung

- **Risikostratifizierung:**
  - benigner Tumor
  - geringes Entartungsrisiko

45.8 Symptomatik

- Tastbare Verhärtung der Brustwarze
- Verkrustung der Mamillenoberfläche
- Juckreiz
- Schmerz
- Größenasymmetrie beider Brustwarzen
- Aufweitung der Mamillenvorderfläche (▶ Abb. 45.1)

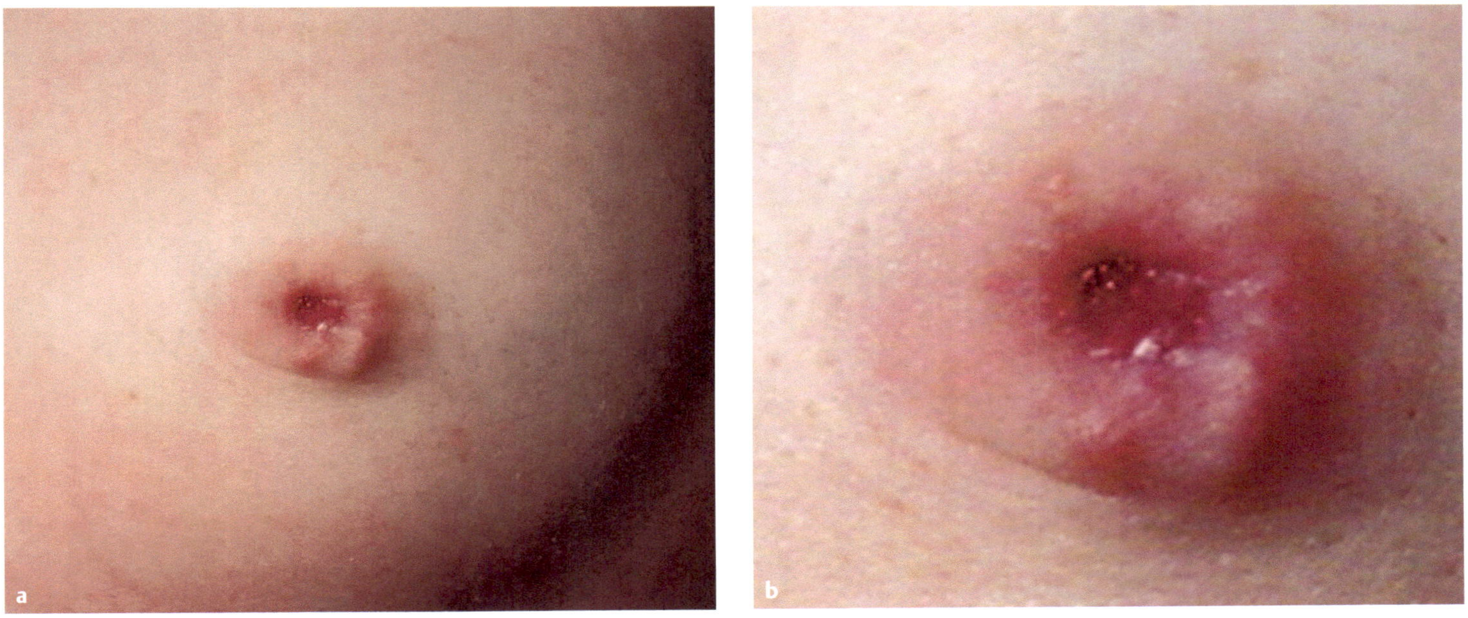

Abb. 45.1 Mamillenadenom. Befunde bei der Inspektion.
a Ansicht der gesamten Brust.
b Zooming der Brustwarze mit Aufweitung der Nippelvorderfläche und Erkennen des Tumors in der Tiefe.

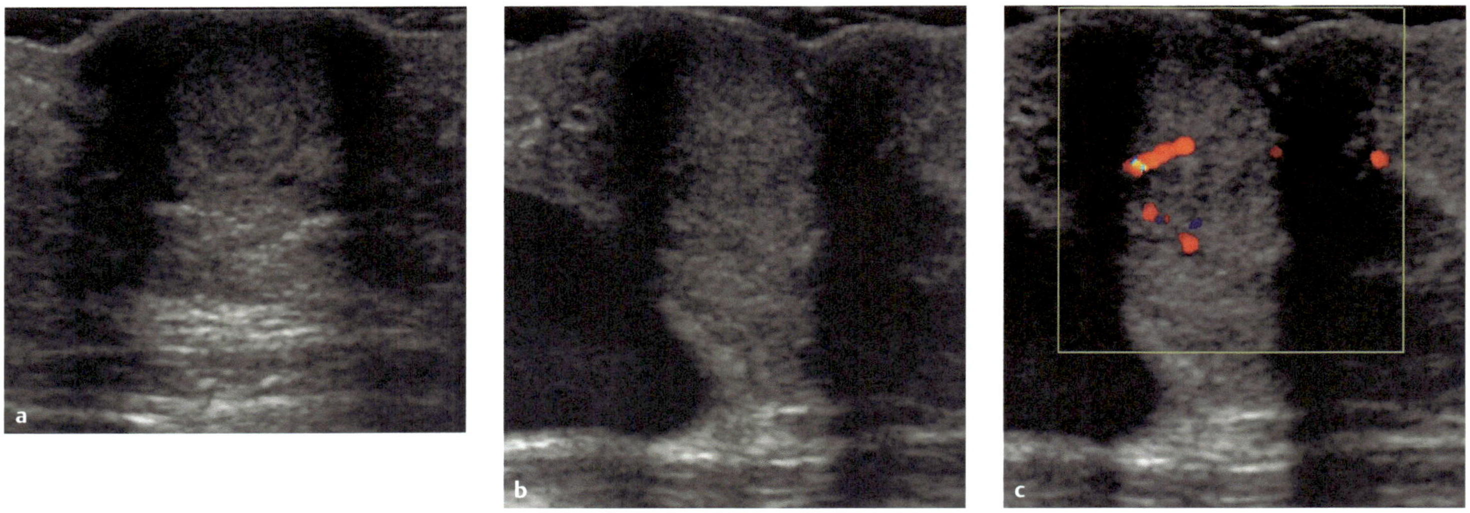

Abb. 45.2 Mamillenadenom. Rundlicher, glatt begrenzter hyperechogener Herd in der Mamille in der B-Bild-Sonografie (**a**, **b**). Gesteigerte endotumorale Flusskodierung in der farbkodierter Doppler-Sonografie (**c**).
a B-Bild der Sonografie, kraniokaudal.
b B-Bild der Sonografie, mediolateral.
c Farbkodierte Doppler-Sonografie.

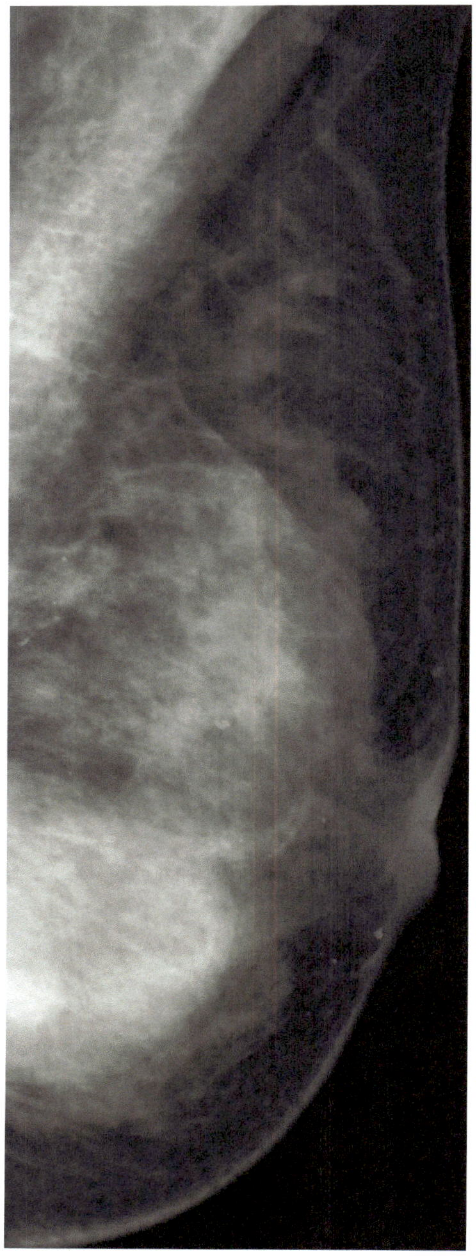

Abb. 45.3 Mamillenadenom. Keine Abgrenzbarkeit des Adenoms als Raumforderung innerhalb der hyperdensen Brustwarze.

45.9 Methode der Wahl

- Folgende Diagnostik ist relevant (in der Reihenfolge der Bedeutung):
  - klinische Untersuchung,
  - Sonografie,
  - Mamma-MRT,
  - Mammografie.

45.10 Pathognomonische Befunde

- Das Mamillenadenom imponiert in erster Linie als rundlicher Herdbefund.

45.11 Befundbeschreibung

45.11.1 Sonografie

- **B-Bild-Sonografie:** runder oder ovaler, hyperechogener Herdbefund mit scharfer Begrenzung (▸ Abb. 45.2a und ▸ Abb. 45.2b)
- **farbkodierte Doppler-Sonografie:**
  - gesteigerte Vaskularisationsphänomene (▸ Abb. 45.2c)
  - Kodierung zuführender Arterien beschrieben
- **Elastografie:** höhere Rigidität als die originäre Brustwarze
- **3-D-Sonografie:** in aller Regel keine diagnoseweisenden Zusatzinformationen

45.11.2 Röntgen

- **Mammografie:**
  - üblicherweise keine Abgrenzbarkeit des Adenoms innerhalb der ohnehin hyperdensen Brustwarze (▸ Abb. 45.3)
  - gelegentlich Größendifferenz beider Mamillen
- **Tomosynthese:** keine verbesserte Detektion des Herdbefunds in der Mamille
- **kontrastmittelgestützte Mammografie:** bei größeren Adennomen rundliche Kontrastmittelanreicherung des Tumors innerhalb der Brustwarze

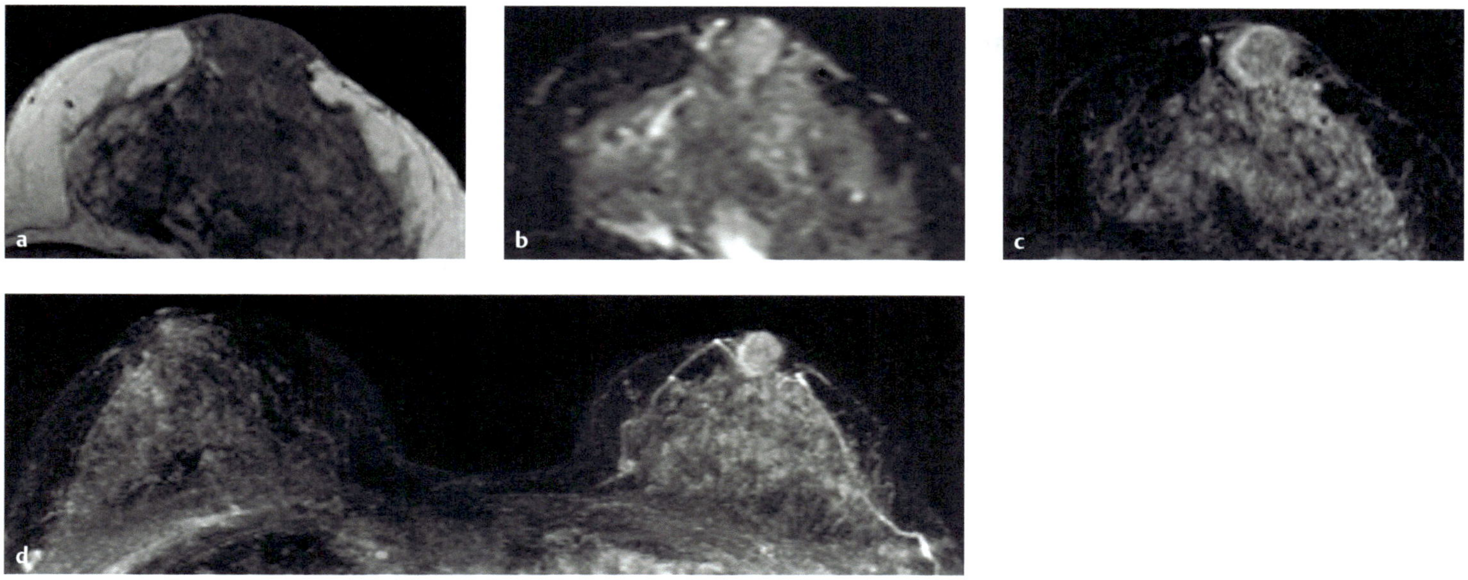

Abb. 45.4 Mamillenadenom.
a Allenfalls diskrete Befundabgrenzung im Nippel in der nativen T 1w MRT-Sequenz.
b Rundlicher Herd mit intermediärem Signal in der T 2w MRT-Sequenz.
c Rundlicher, glatt begrenzter Herd mit ringförmiger Kontrastmittelanreicherung in der Mamille in der Subtraktion nach Kontrastmittelgabe.
d MIP der Subtraktionsaufnahmen, Seitenvergleich.

45.11.3 MRT

- **Native T 1w Sequenz:**
  - innerhalb der Mamille oft keine Auffälligkeiten (▶ Abb. 45.4a)
  - gelegentlich Auftreibung der Mamille mit Größenasymmetrie zur Gegenseite (▶ Abb. 45.4d)
- **T 2w Sequenz:** üblicherweise hypo- bis isointens (▶ Abb. 45.4b)
- **T 1w Sequenz nach Kontrastmittelgabe:**
  - bei Tumorgröße bis 2 mm typischerweise keine Auffälligkeiten, da Versorgung über Diffusion
  - bei Tumorgröße bis 5 mm Fokus innerhalb der Brustwarze
  - bei Tumorgröße ab 5 mm hypervaskularisierter Herdbefund
  - runde Form, scharfe oder beginnend unscharfe Begrenzung, möglicherweise Rim Sign vorhanden (▶ Abb. 45.4c)

Praxistipp

Checkliste für die Befundbeschreibung:
- Ausdehnung des Tumors (in Millimetern bzw. Zentimetern)
- Lage des Tumors (Mamille)
- lokoregionär vergrößerte Lymphknoten
- Hinweise auf ein kontralaterales Tumorgeschehen

45.12 Radiologische Differenzialdiagnosen

- Die zu beachtenden Differenzialdiagnosen s. in ▶ Tab. 45.1.

45.13 Typische Fehler

- Fehlende Detektion des Befunds, insbesondere bei Fehleinschätzung einer einseitigen Brustwarzensymptomatik
- Verzicht auf histologische Befundsicherung bei unklarem Befund

45.14 Was der zuweisende Kollege/Kliniker wissen muss

- Größe des Mamillenadenoms
- Nachweis von zusätzlichem ipsi- oder kontralateralem Befund zur Planung der therapeutischen, insbesondere der operativen Vorgehensweise

Tab. 45.1 Differenzialdiagnosen des Mamillenadenoms

Differenzialdiagnose	Häufigkeit der Differenzialdiagnose in Hinblick auf das Krankheitsbild	Wesentliche diagnostisch richtungsweisende Anamnese, Untersuchung u./o. Befunde	Sicherung der Diagnose
Papillom	gelegentlich	• bildgebend nicht zuverlässig differenzierbar	• Biopsie
duktales Carcinoma in Situ	gelegentlich	• bildgebend eher länglich, nicht raumfordernd • gelegentliche Mikroverkalkungen eher beim duktalen Carcinoma in Situ	• Biopsie
Morbus Paget	gelegentlich	• Morbus Paget eher mit ekzematösen Veränderungen auf der Brustwarzenoberfläche und weniger raumfordernden Veränderungen in der Brustwarze	• Punch-Biopsie

45.15 Literatur

Literatur zur weiteren Vertiefung

[567] Clune JE, Kozakewich HP, VanBeek CA et al. Brustwarzenadenom im Säuglingsalter. J Pediatr Surg 2009; 44: 2219–2222

[568] Jones DB. Florid papillomatosis of the nipple ducts. Cancer 1955; 8: 315–319

[569] Leo ME, Carter GJ, Waheed U et al. Nipple adenoma: correlation of imaging findings and histopathology. J Breast Imag 2022; 4: 408–412

[570] Lyons D, Wahab RA, Vijapura C et al. The nippleareolar complex: comprehensive imaging review. Clin Radiol 2021; 76 (3): 172–184

[571] Matsubayashi RN, Adachi A, Yasumori K et al. Adenoma of the nipple: correlation of magnetic resonance imaging findings with histologic features. J Comput Assist Tomogr 2006; 30: 148–150

[572] Rao P, Shousha S. Männliches Brustwarzenadenom mit DCIS, 9 Jahre später gefolgt von invasivem Karzinom. Breast J 2010; 16: 317–318

[573] Sarica O, Zeybek E, Ozturk E. Auswertung des Brustwarzen-Warzenhof-Komplexes mit Ultraschall und Magnetresonanztomographie. J Comput Assist Tomogr 2010; 34: 575–586

[574] Tuveri M, Calò PG, Mocci C et al. Floride Papillomatose der männlichen Brustwarze. Bin J Surg 2010; 200: 39–40

46 Kolumnarzellläsion mit Atypien

Friedemann Baum

46.1 Steckbrief

Die Kolumnarzellhyperplasie mit Atypien ist eine Metaplasie der Lobuli und der angrenzenden terminalen duktulolobulären Einheit, die mit einer Erweiterung der Azini einhergeht. Histologisch findet sich eine mehrreihige, monotone Hyperplasie des ursprünglich einreihigen Zylinderepithels mit Nachweis niedriggradiger Zellatypien. Die Kolumnarzellhyperplasie gilt als erste Stufe der Veränderung auf dem Weg zum duktalen Low-Grade-Carcinoma in Situ. Die zuverlässigsten Abbildungsverfahren sind die Sonografie und die Mamma-MRT. Die wichtigsten Differenzialdiagnosen sind die Adenose, die Fibrose, das duktale Carcinoma in Situ, das Mammakarzinom, die atypische duktale Hyperplasie und die lobuläre intraepitheliale Neoplasie. Histologisch ergibt sich ein Befund der Kategorie B3.

46.2 Synonyme

- Flache epitheliale Atypie
- FEA
- Kolumnarzellhyperplasie mit Atypien
- Kolumnarzellmetaplasie mit Atypien

46.3 Keywords

- Kolumnarzellläsion
- Atypien
- B3-Läsion
- unklares biologisches Potenzial

46.4 Definition

Die Kolumnarzellhyperplasie mit Atypien, auch „flache epitheliale Atypie" genannt, ist eine Metaplasie der Lobuli und der angrenzenden terminalen duktulolobulären Einheit, die mit einer Erweiterung der Azini einhergeht. Histologisch findet sich eine mehrreihige, monotone Hyperplasie des ursprünglich einreihigen Zylinderepithels mit Nachweis niedriggradiger Zellatypien wie Hyperchromasie der Zellkerne und prominente Nukleolen. Kribriformes Wachstum mit Brückenbildungen oder intraluminale Zellproliferation wie bei der atypischen duktalen Hyperplasie finden sich nicht. Die Kolumnarzellhyperplasie gilt als erste Stufe der Veränderung auf dem Weg zum duktalen Low-Grade-Carcinoma in Situ.

46.5 Epidemiologie

46.5.1 Häufigkeit

- Sehr selten

46.5.2 Altersgipfel

- Ab einem Alter von 30 Jahren

46.5.3 Geschlechtsverteilung

- Fast nur Frauen

46.5.4 Prädisponierende Faktoren

- Nicht bekannt

46.6 Ätiologie und Pathogenese

- Mit dem wiederkehrenden Umbau des Drüsenparenchyms infolge des Menstruationszyklus kommt es zu gleichförmigen zellulären Veränderungen mit Nachweis von Atypien.

46.7 Klassifikation und Risikostratifizierung

- **Risikostratifizierung:**
  - Die flache epitheliale Atypie ist eine Läsion mit unklarem biologischem Potenzial (B3-Läsion).
  - Es liegt ein kaum und, wenn überhaupt, nur minimal erhöhtes Brustkrebsrisiko vor.

46.8 Symptomatik

- In der Regel inspektorisch und palpatorisch okkult

46.9 Methode der Wahl

- Mamma-MRT
- Mammografie

46.10 Pathognomonische Befunde

- **Charakteristik:** Non-Mass-Läsion
- **Form:** irregulär
- **Begrenzung:** unscharf
- **Binnentextur:** proliferierendes Gewebe

46.11 Befundbeschreibung

46.11.1 Sonografie

- **Ultraschall:** üblicherweise nicht abgrenzbarer, intraduktaler Befund (► Abb. 46.1a)

46.11.2 Röntgen

- **Mammografie:** gelegentlich nachweisbare gruppierte, intraduktale, teils monomorphe Mikrokalzifikationen (► Abb. 46.1b, ► Abb. 46.2a und ► Abb. 46.2b)
- **Tomosynthese:** keine verbesserte Detektion, da keine Weichteilkomponente
- **kontrastmittelgestützte Mammografie:** keine sicher reproduzierbare duktale Kontrastmittelanreicherung

46.11.3 MRT

- **Native T1w Sequenz:** selten abgrenzbarer, hypointenser intraduktaler Befund (► Abb. 46.1e)
- **T2w Sequenz:** selten abgrenzbarer intraduktaler Befund mit intermediärem oder hyperintensem Signal (► Abb. 46.1f)
- **T1w Sequenz nach Kontrastmittelgabe:**
  - meist intraduktale, in der Regel lineare Kontrastmittelanreicherung
  - selten fokale Kontrastmittelanreicherung (► Abb. 46.1c und ► Abb. 46.1d)

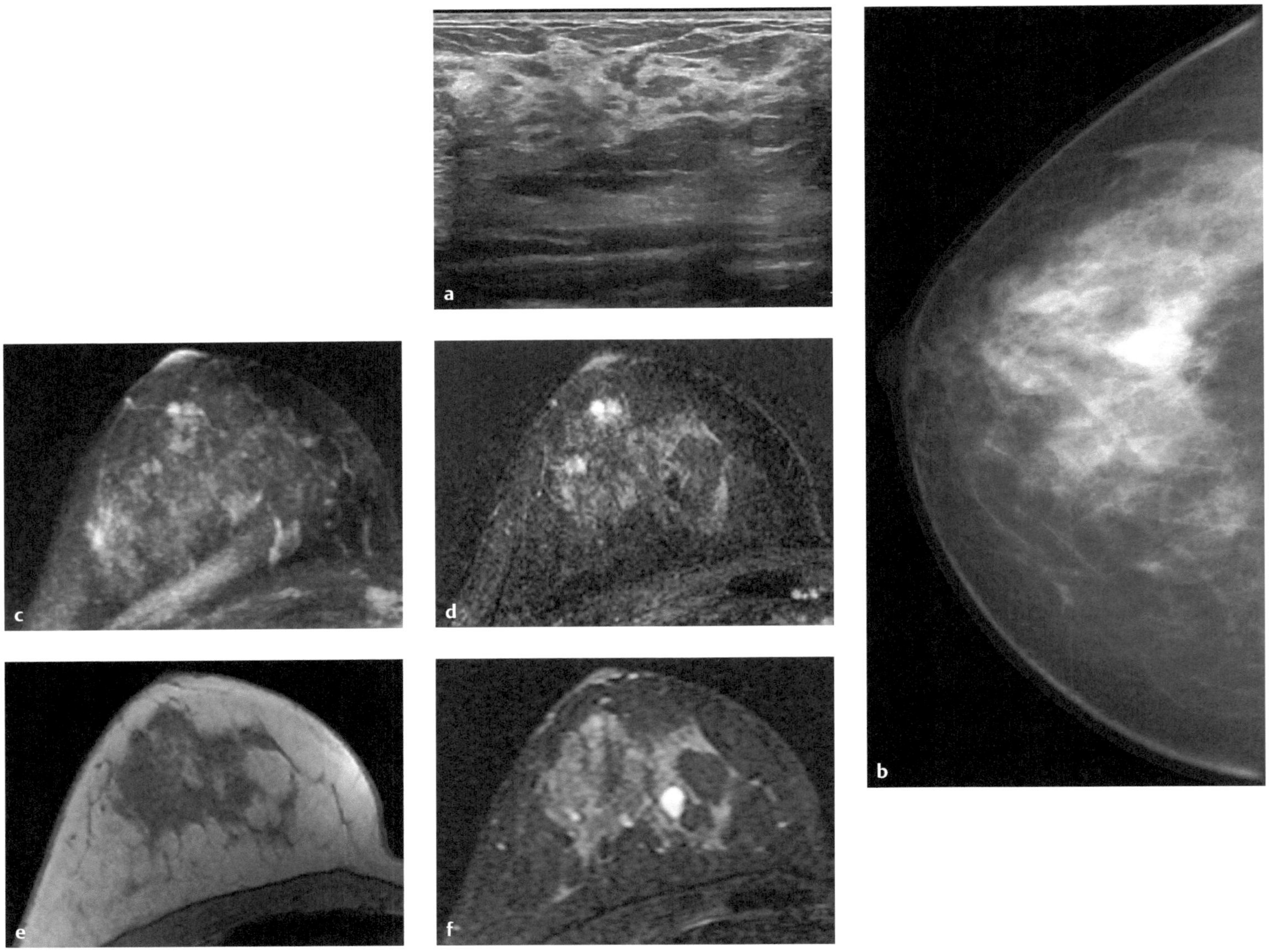

Abb. 46.1 Kolumnarzellhyperplasie mit Atypien. Flache epitheliale Atypie.

- **a** Sonografiebild: ohne charakteristischen Befund.
- **b** Mammogramm inhomogen dichtes Parenchym Typ C nach ACR ohne charakteristischen Befund.
- **c** Kontrastmittelbild der Mamma-MRT (Subtraktion, MIP): feinfleckige Kontrastmittelanreicherung des Drüsenparenchyms mit prominentem, retroareolärem Fokus..
- **d** Kontrastmittelbild der Mamma-MRT (Subtraktion, Einzelbild): feinfleckige Kontrastmittelanreicherung des Drüsenparenchyms mit neu aufgetretenem prominentem, retroareolärem Fokus.
- **e** T1w Mamma-MRT (Einzelschicht).
- **f** T2w Mamma-MRT (Einzelschicht, Inversion-Recovery-Sequenz).

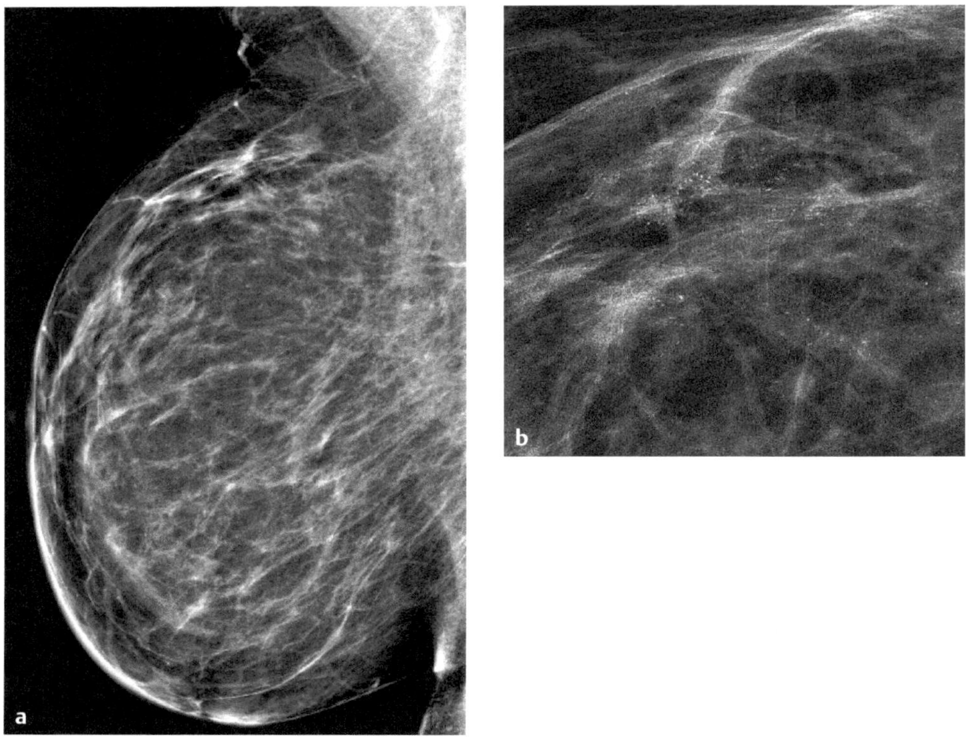

Abb. 46.2 Kollumnarzellhyperplasie mit Atypien. Flach epitheliale Atypie.

- **a** Mammogramm: gruppierter, monomorpher Mikrokalk.
- **b** Vergrößerungsmammografie: gruppierter, monomorpher Mikrokalk.

Tab. 46.1 Differenzialdiagnosen der atypischen duktalen Hyperplasie.

Differenzialdiagnose	Häufigkeit der Differenzialdiagnose in Hinblick auf das Krankheitsbild	Wesentliche diagnostisch richtungsweisende Anamnese, Untersuchung u./o. Befunde	Sicherung der Diagnose
Adenose, Fibrose	häufig	• kleine Befunde • meist wegen fokal gesteigerter Kontrastmittelanreicherung in der Mamma-MRT auffällig	• Biopsie
duktales Carcinoma in Situ	gelegentlich	• frühe Manifestationen des duktalen Carcinoma in Situ mit linearen oder duktal ramifizierten Mikrokalzifikationen bzw. entsprechender Kontrastmittelanreicherung	• Biopsie
atypische duktale Hyperplasie	gelegentlich	• im MRT gelegentlich Bild einer fokalen oder linearen Kontrastmittelanreicherung	• Biopsie
lobuläre intraepitheliale Neoplasie	gelegentlich	• im MRT gelegentlich Bild einer fokalen oder linearen Kontrastmittelanreicherung	• Biopsie
Mammakarzinom	selten	• kleine Karzinome • meist wegen fokal gesteigerter Kontrastmittelanreicherung in der Mamma-MRT auffällig	• Biopsie

MRT = Magnetresonanztomografie

46.12 Radiologische Differenzialdiagnosen

- Wichtige Differenzialdiagnosen s. in ▸ Tab. 46.1.

✔ Merke

Die histologische Diagnose einer flachen epithelialen Atypie geht häufig mit der zusätzlichen Diagnose einer atypischen duktalen Hyperplasie oder eines duktalen Carcinoma in Situ einher.

46.13 Typische Fehler

- Übertherapie bei kleinen Befunden

Praxistipp

Aufgrund der schlechten Abgrenzbarkeit in der Sonografie werden die Befunde üblicherweise mittels Vakuumbiopsie abgeklärt. Bei einem kleinen korrespondierenden Befund in der Bildgebung ist die Nachexzision eine Übertherapie. Diese sollte nur bei ausgedehnten Befunden in der Bildgebung erfolgen, die vakuumbioptisch nicht hinreichend abgeklärt sind. Deshalb sollte nach histologischer Sicherung einer flachen epithelialen Atypie die weitere Vorgehensweise in einer interdisziplinären Konferenz festgelegt werden.

46.14 Was der zuweisende Kollege/Kliniker wissen muss

- Die flache epitheliale Atypie ist eine Läsion mit unklarem biologischem Potenzial (B3-Läsion). Sie hat ein, wenn überhaupt, nur minimal erhöhtes Brustkrebsrisiko.
- Üblicherweise bedarf es keiner Nachresektion. Nur im Falle ausgedehnter bildgebender Befunde, die bei der Biopsie nicht erfasst wurden, wird diese empfohlen.

46.15 Therapie

- Nach histologischer Sicherung einer flachen epithelialen Atypie ist meist keine weitere Therapie erforderlich.
- Nur im Falle ausgedehnter bildgebender Befunde, die bei der Biopsie nicht erfasst wurden, wird eine offene Nachresektion empfohlen.

46.16 Literatur

Literatur zur weiteren Vertiefung

[575] American College of Radiology. ACR BI-RADS® Atlas. Breast Imaging Reporting and Data System. 5. Aufl. Berlin: Springer; 2013

[576] Bahl M. Management of high-risk breast lesions. Radiol Clin North Am 2021; 59 (1): 29–40

[577] Fischer U. Röntgenmammographie. Verstehen, anwenden und optimieren. Stuttgart: Thieme; 2003

[578] Fischer U, Baum F. Diagnostik und Therapie des Mammakarzinoms. Stuttgart: Thieme; 2014

[579] Fischer U, Baum F. Mammadiagnostik für MTRA/RT. Stuttgart: Thieme; 2015

[580] Heywang-Köbrunner SH, Schreer I. Bildgebende Mammadiagnostik. Stuttgart: Thieme; 2003

[581] Madjar H. Kursbuch Mammasonografie. Ein Lehreratlas nach den Richtlinien der DEGUM und der KBV. Stuttgart: Thieme; 2019

47 Lobuläre Neoplasie, ALH und CLIS vom klassischen Typ, LIN 1,2

Friedemann Baum, Uwe Fischer

47.1 Steckbrief

Die lobuläre intraepitheliale Hyperplasie beschreibt eine Zellproliferation im Lumen der Läppchen und ggf. hineinreichend in die terminale duktulolobuläre Einheit. Es werden 3 Unterformen unterschieden: die atypische lobuläre Hyperplasie (ALH, LIN 1), das klassische lobuläre Carcinoma in Situ (Classic CLIS, LIN 2) und die nicht klassischen Formen des lobulären Carcinoma in Situ (Non-classic CLIS, LIN 3). Der Begriff des lobulären Karzinoms vom Extended Type beschreibt eine Ausweitung der Tumorzellen über die Läppchenstrukturen hinaus mit nennenswertem Übergreifen der Tumorzellen auf benachbarte terminale duktulolobuläre Strukturen. LIN 1 und LIN 2 gelten als genereller Risikofaktor für die Entstehung von Brustkrebs, LIN 3 als Präkanzerose. Die zuverlässigste Abbildung gelingt mit der Mamma-MRT. Die wichtigsten Differenzialdiagnosen der lobulären intraepithelialen Neoplasie sind Adenose, Fibrose, duktales Carcinoma in Situ und Mammakarzinom. Histologisch ergibt sich ein Befund der Kategorie B3.

47.2 Synonyme

- ALH
- lobuläre Neoplasie
- lobuläre intraepitheliale Neoplasie
- Carcinoma lobulare in Situ
- CLIS
- Classic CLIS
- lobuläres Carcinoma in Situ
- LCIS
- intralobuläres Karzinom
- LIN 1,2
- LN 1,2

47.3 Keywords

- Lobuläre Neoplasie
- Carcinoma lobulare in Situ
- terminale duktulolobuläre Einheit

47.4 Definition

Die lobuläre intraepitheliale Neoplasie beschreibt eine Zellproliferation der terminalen duktulolobulären Einheit. Sie wird in 3 Unterformen unterteilt:

- atypisch lobuläre Hyperplasie (lobuläre intraepitheliale Neoplasie Typ 1),
- Carcinoma lobulare in Situ (lobuläre intraepitheliale Neoplasie Typ 2) und
- Carcinoma lobulare in Situ.

Die atypisch lobuläre Hyperplasie beschreibt eine Zellproliferation im Lumen des Lobulus ohne Veränderung der Läppchenarchitektur. Die atypisch lobuläre Hyperplasie und das Carcinoma lobulare in Situ bestehen aus geweiteten Drüsenläppchen, die durch proliferierte Zellen partiell oder vollständig ausgefüllt sind. Beim Carcinoma lobulare in Situ vom Extended Type befinden sich bereits Zellen in den terminalen Duktuli. Oft handelt es sich um Zufallsbefunde im Rahmen der histologischen Abklärung anderer benigner Befunde. Die Läsionen sind meist multizentrisch (in 85 % der Fälle) und oft bilateral (in 30–67 % der Fälle). Nach histologischer Diagnose einer lobulären Neoplasie ergibt sich für die betroffene Frau ein bilateral ca. 7-fach erhöhtes Brustkrebsrisiko.

47.5 Epidemiologie

47.5.1 Häufigkeit

- Selten

47.5.2 Altersgipfel

- Altersgipfel zwischen 30 und 60 Jahren
- mit dem Rückgang der hormonellen Stimulation nach Einsetzen der Menopause seltener

47.5.3 Geschlechtsverteilung

- Nur Frauen

47.5.4 Prädisponierende Faktoren

- Nicht bekannt

47.6 Ätiologie und Pathogenese

- Ätiologie und Pathogenese sind nicht abschließend geklärt.
- Hypothese: Durch die wiederkehrende hormonelle Stimulation des Menstruationszyklus kommt es zu einer Proliferation und auch zu Pleomorphien der Zellen im terminalen Lobulus.

47.7 Klassifikation und Risikostratifizierung

- **Klassifikation:**
  - *atypisch lobuläre Hyperplasie* (lobuläre intraepitheliale Neoplasie Typ 1): Zellproliferation im Lumen des Lobulus,
  - *Carcinoma lobulare in Situ* (lobuläre intraepitheliale Neoplasie Typ 2): geweitete Drüsenläppchen, die durch proliferierte Zellen partiell oder vollständig ausgefüllt sind,
  - *Carcinoma lobulare in Situ*: geweitete Drüsenläppchen, die durch proliferierte Zellen partiell oder vollständig ausgefüllt sind und bei denen sich Zellen bereits in den terminalen Duktuli befinden.
- **Risikostratifizierung:** Nach histologischer Diagnose einer lobulären Neoplasie ergibt sich für die betroffene Frau ein ca. 7-fach erhöhtes bilaterales Brustkrebsrisiko.

47.8 Symptomatik

- Keine Symptome

47.9 Methode der Wahl

- Mamma-MRT
- Mammografie
- Sonografie

47.10 Pathognomonische Befunde

- **Charakteristik:** Non-Mass-Läsion
- **Form, Anordnung:** irregulär, fokal, regional, diffus
- **Begrenzung:** unscharf
- **Binnentextur:** proliferierendes Gewebe

47.11 Befundbeschreibung

47.11.1 Sonografie

- **Ultraschall:**
  - selten echoarmer Befund
  - meist okkult (▶ Abb. 47.1a)
  - nebenbefundlich Duktektasie
- **Elastografie:** keine Induration

47.11.2 Röntgen

- **Mammografie:**
  - Non-Mass-Läsion
  - selten hyper- oder isodense Verdichtung
  - gelegentlich gruppierte Mikrokalzifikationen
  - meist okkult (▶ Abb. 47.1b)
- **Tomosynthese:** keine verbesserte Detektion
- **kontrastmittelgestützte Mammografie:** keine verbesserte Detektion

47.11.3 MRT

- **Native T 1w Sequenz:**
  - selten abgrenzbar
  - hypodens (▶ Abb. 47.1e)
- **T 2w Sequenz:**
  - selten abgrenzbar
  - isodens bis hyperintens (▶ Abb. 47.1f)
- **T 1w Sequenz nach Kontrastmittelgabe:**
  - *MIP und Subtraktion:* milde bis starke Kontrastmittelanreicherung als Fokus, Herd oder Non-Mass-Anreicherung (▶ Abb. 47.1c)
  - *Subtraktion:* milde bis starke Kontrastmittelanreicherung als Fokus, Herd oder Non-Mass-Anreicherung (▶ Abb. 47.1d)

47.12 Radiologische Differenzialdiagnosen

- Zu berücksichtigende Differenzialdiagnosen s. in ▶ Tab. 47.1.

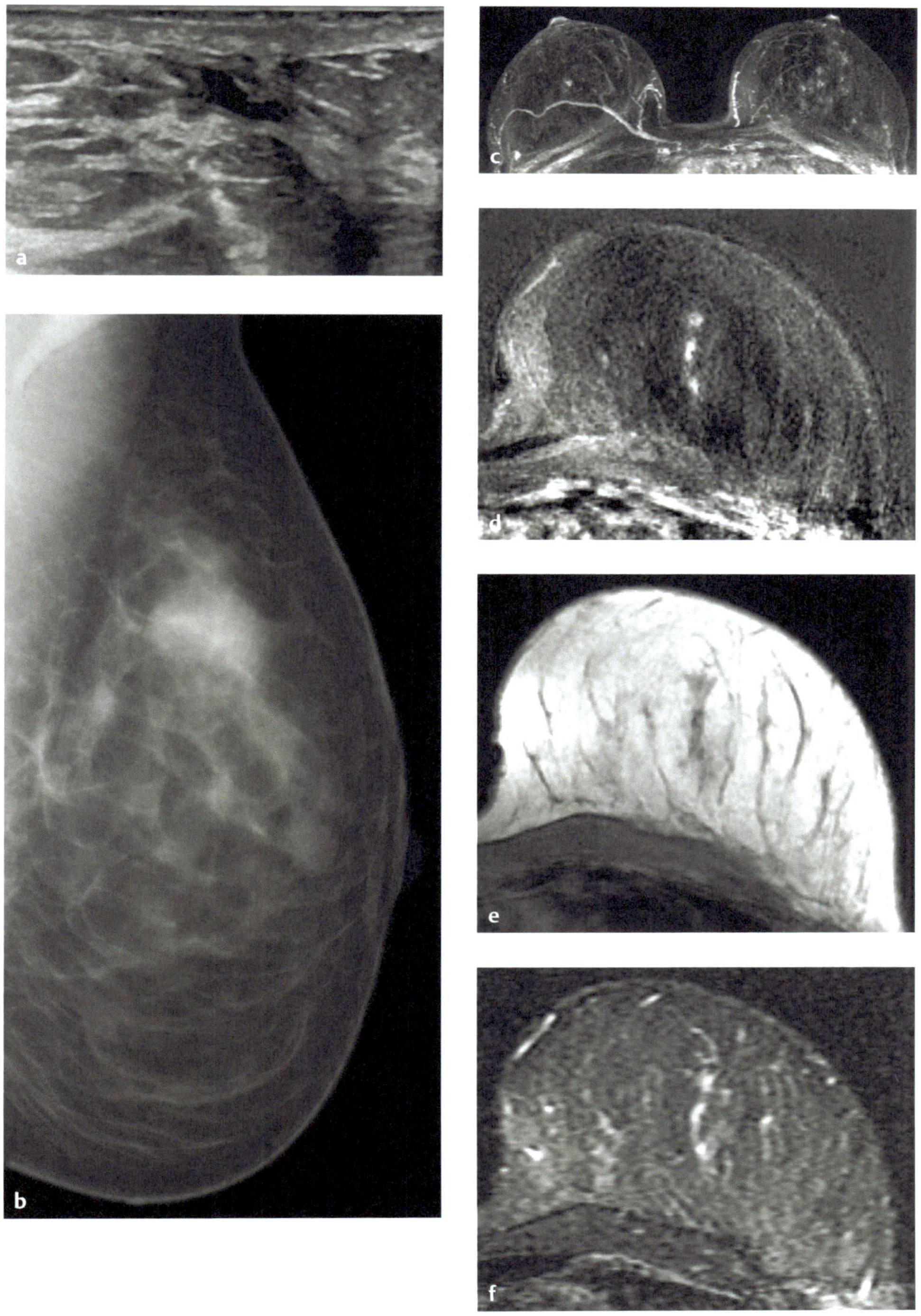

Abb. 47.1 Lobuläres Carcinoma in Situ. Lobuläre intraepitheliale Neoplasie Typ 2.
a Sonografiebild.
b Mammogramm.
c MIP der Kontrastmittelsubtraktion der MRT.
d Kontrastmittelsubtraktionsbild der Mamma-MRT.
e T 1w Bild der Mamma-MRT.
f T 2w Bild der Mamma-MRT.

Tab. 47.1 Differenzialdiagnosen von lobulären intraduktalen Neoplasien.

Differenzialdiagnose	Häufigkeit der Differenzialdiagnose in Hinblick auf das Krankheitsbild	Wesentliche diagnostisch richtungsweisende Anamnese, Untersuchung u./o. Befunde	Sicherung der Diagnose
Fibrose, Adenose	häufig	• ähnliches Erscheinungsbild in Sonografie und MRT	• Biopsie
duktales Carcinoma in Situ	selten	• im frühen Stadium ähnliches Erscheinungsbild in Sonografie und MRT	• Biopsie
invasiv-lobuläres Karzinom	selten	• ähnliches Erscheinungsbild in Sonografie und MRT	• Biopsie

MRT = Magnetresonanztomografie

✔ Merke

Das Carcinoma lobulare in Situ stellt typischerweise einen Zufallsbefund im Rahmen perkutan-bioptischer Abklärungen unklarer Befunde in der Bildgebung dar. Ein definiertes bildgebendes Korrelat gibt es nicht.

47.13 Typische Fehler

- Operative Exzision oder sogar Mastektomie, obwohl nicht indiziert

47.14 Was der zuweisende Kollege/Kliniker wissen muss

- Der histologische Nachweis einer lobulären Neoplasie bedeutet lebenslang ein ca. 7-fach erhöhtes bilaterales Brustkrebsrisiko.
- Infolge dieser Diagnose sollte bei den betroffenen Frauen ein intensiviertes Früherkennungsprogramm durchgeführt werden.
- Das Brustkrebsrisiko scheint mit dem Einsetzen der Menopause abzunehmen.

47.15 Therapie

- Bei atypisch lobulärer Hyperplasie und lobulärem Carcinoma in Situ ist ein intensiviertes Früherkennungsprotokoll aufgrund des bilateral erhöhten Brustkrebsrisikos angezeigt.
- Wegen des hohen Lebenszeitrisikos gibt es antihormonelle Therapieansätze mit Rezeptorantagonisten (z. B. Tamoxifen) oder Aromatasehemmern (z. B. Anastrozol).

47.16 Literatur

Literatur zur weiteren Vertiefung

[582] American College of Radiology. ACR BI-RADS® Atlas. Breast Imaging Reporting and Data System. 5. Aufl. Berlin: Springer; 2013

[583] Bahl M. Management of high-risk breast lesions. Radiol Clin North Am 2021; 59 (1): 29–40

[584] Fischer U. Röntgenmammographie. Verstehen, anwenden und optimieren. Stuttgart: Thieme; 2003

[585] Fischer U, Baum F. Diagnostik und Therapie des Mammakarzinoms. Stuttgart: Thieme; 2014

[586] Fischer U, Baum F. Mammadiagnostik für MTRA/RT. Stuttgart: Thieme; 2015

[587] Heywang-Köbrunner SH, Schreer I. Bildgebende Mammadiagnostik. Stuttgart: Thieme; 2003

[588] Lakhani SR, Ellis IO, Schnitt SJ et al. WHO classification of tumours. Vol. 4. Geneva: World Health Organisation; 2012

[589] Madjar H. Kursbuch Mammasonografie. Ein Lehreratlas nach den Richtlinien der DEGUM und der KBV. Stuttgart: Thieme; 2019

[590] Port ER, Park A, Borgen PI et al. Results of MRI screening for breast cancer in high-risk patients with LCIS and atypical hyperplasia. Ann Surg Oncol 2007; 14 (3): 1051–1057. doi:10.1245/s10434-006-9195-5

[591] Schwartz T, Cyr A, Margenthaler J. Screening breast magnetic resonance imaging in women with atypia or lobular carcinoma in situ. J Surg Res 2015; 193 (2): 519–522

[592] Szynglarewicz B, Kasprzak P, Halon A et al. Lobular carcinoma in situ of the breast – correlation between minimally invasive biopsy and final pathology. Arch Med Sci 2017; 13 (3): 617–623. doi: 10.5114/aoms.201661815

[593] Wen HY, Brogi E. Lobular carcinoma in situ. Surg Pathol Clin 2018; 11 (1): 123–145

48 Adenomyoepitheliom

Friedemann Baum, Uwe Fischer

48.1 Steckbrief

Das Adenomyoepitheliom der Brust ist ein seltener Tumor, der in Form einer biphasischen Proliferation sowohl von Epithel- als auch von Myoepithelzellen ausgeht. Die meisten Tumoren sind benigne, es kann jedoch in seltenen Fällen zu einer malignen Entartung kommen. Das zuverlässigste Verfahren für den Nachweis eines Adenomyoepithelioms ist die Mamma-MRT. Die Diagnose wird typischerweise durch eine perkutane Biopsie gesichert. Histologisch ergibt sich ein Befund der Kategorie B3.

48.2 Synonyme

- AME

48.3 Keywords

- Adenomyoepitheliom
- Brustkrebs
- Mammakarzinom
- Diagnostik

48.4 Definition

Das Adenomyoepitheliom besteht aus glandulären Elementen („Adeno-") und Myoepithelzellen („-myoepitheliom"). Die maligne Variante ähnelt histomorphologisch einem invasiven duktalen Karzinom.

48.5 Epidemiologie

48.5.1 Häufigkeit

- Deutlich weniger als 1 % aller Brustkarzinome
- kontralaterales Auftreten in wesentlich weniger als 1 % der Fälle

48.5.2 Altersgipfel

- Durchschnittsalter ca. 60 Jahre
- Einzelfallbeschreibung bei junger Frau

48.5.3 Geschlechtsverteilung

- 99 % Frauen, 1 % Männer

48.5.4 Prädisponierende Faktoren

- Keine konkreten Angaben in der Literatur
- Einzelfallbeschreibung: bei Implantatträgerin

48.6 Ätiologie und Pathogenese

- Die Ätiologie des Adenomyoepithelioms ist nicht abschließend geklärt.

48.7 Klassifikation und Risikostratifizierung

- **Klassifikation:** Nach perkutaner Biopsie ergibt sich eine Kategorie B3.
- **Risikostratifizierung:**
  - Die Rezidivrate liegt bei ca. 5 %.
  - Die maligne Form des Adenomyoepithelioms hat ein vergleichsweise hohes Risiko der hämatogenen Metastasierung, z. B. in Lunge, Leber oder Gehirn.
  - Das Langzeitüberleben hängt von der Befundausdehnung bei Diagnosestellung und der Durchführung adäquater therapeutischer Maßnahmen ab.

48.8 Symptomatik

- Bei kleinen Tumoren in der Regel kein Korrelat in Inspektion und Palpation
- Bei größeren Tumoren (2–3 m und mehr) in Abhängigkeit von der Lage des Befundes zunehmend tastbarer Knoten

48.9 Methode der Wahl

- Folgende Diagnostik ist relevant (in der Reihenfolge der Bedeutung):
  - Mamma-MRT,
  - Sonografie,
  - Mammografie,
  - klinische Untersuchung.

48.10 Pathognomonische Befunde

- Der Adenomyoepitheliom imponiert in der bildgebenden Diagnostik in erster Linie als Herd.

48.11 Befundbeschreibung

48.11.1 Sonografie

- **B-Bild-Sonografie:**
  - häufig runder oder ovaler Herdbefund mit scharfer Begrenzung (▶ Abb. 48.1)
  - Tumormatrix häufig hypoechogen, gelegentlich inhomogen, ggf. mit zystischen und/oder nekrotischen Einschlüssen (s. ▶ Abb. 48.1)
  - Schallverstärkung im Bereich der endotumoralen zystischen Einschlüsse
- **farbkodierte Doppler-Sonografie:**
  - Vaskularisationsphänomene in 50 % der Fälle
  - Kodierung zuführender Arterien

48.11.2 Röntgen

- **Mammografie:**
  - bei dichten Gewebestrukturen (Dichtetyp ACR C und D) und fehlenden endotumoralen Kalzifikationen kein oder nur vage abgrenzbarer Befund (▶ Abb. 48.2)
  - bei höherer Transparenz der Bruststrukturen (Dichtetyp ACR A und B) typischerweise Herdbefund, in erster Linie mit runder oder ovaler Form und scharfer Begrenzung (s. ▶ Abb. 48.2)
  - in etwa 5 % der Fälle Assoziation mit endotumoralen Mikroverkalkungen
- **Tomosynthese:** verbesserte Detektion des Herdbefunds insbesondere bei Gewebetyp ACR B und C
- **kontrastmittelgestützte Mammografie:** verbesserte Detektion von Karzinomen insbesondere bei Gewebetyp ACR C und D aufgrund der starken endotumoralen Kontrastmittelanreicherung

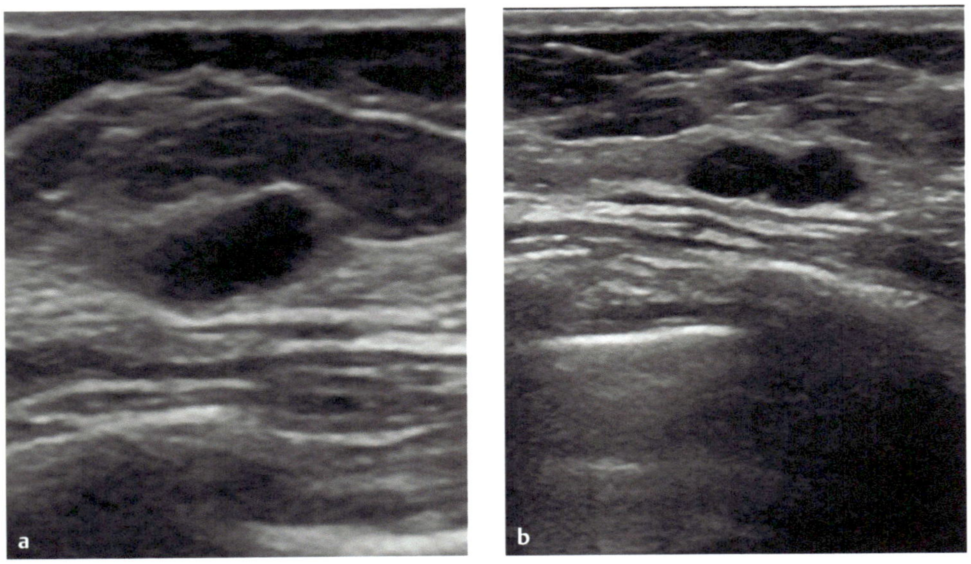

Abb. 48.1 Adenomyoepitheliom. Scharf begrenzter lobulierter Herdbefund mit hypoechogener Binnentextur in der Sonografie. Histologie: B3.
a Querschnitt im Ultraschall.
b Längsschnitt im Ultraschall.

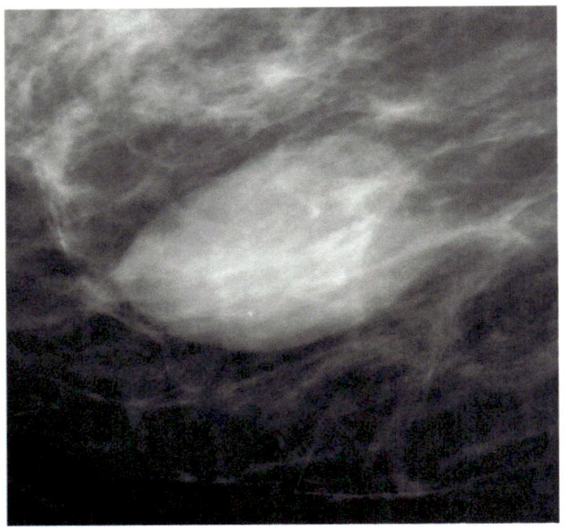

Abb. 48.2 Adenomyoepitheliom. Scharf begrenzter, glatter, partiell vom Drüsengewebe überlagerter ovaler Herdbefund in der Mammografie. Histologie: B3.

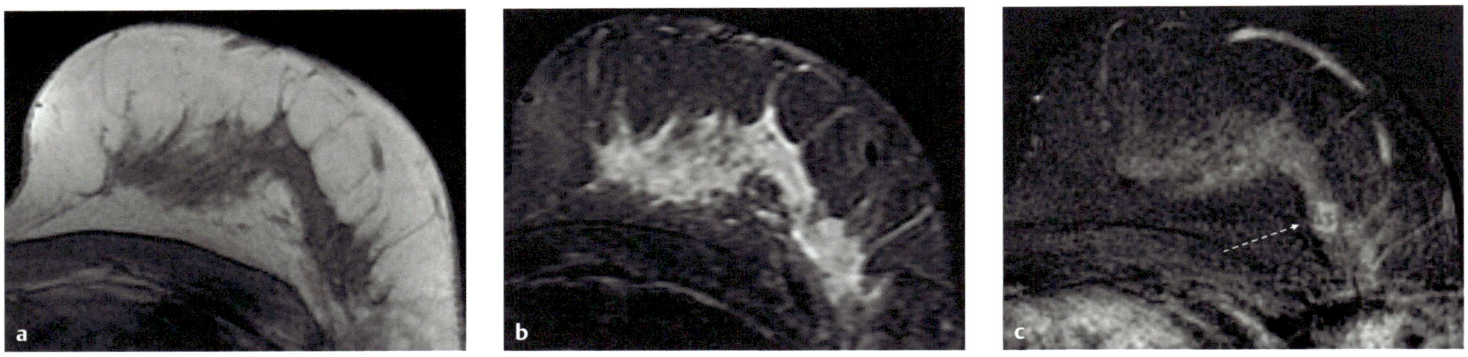

Abb. 48.3 Adenomyoepitheliom. Unscharf begrenzter rundlicher Herdbefund mit ringförmiger Kontrastmittelanreicherung in der Mamma-MRT. Histologie: B3.
a Nicht abgrenzbarer hypointenser Herdbefund in der T 1-Gewichtung.
b Intermediäres Signal des Herdbefunds in der T 2w Gewichtung.
c Starke ringförmige Kontrastmittelanreicherung des Herdbefunds (Pfeil) mit hypervaskularisiertem Septum in der Kontrastmittelmessung in der Einzelbildsubtraktion.

48.11.3 MRT

- **Native T 1w Sequenz:**
  - bei Lage innerhalb des Drüsengewebes oft keine Auffälligkeiten und schwierige Abgrenzbarkeit (▶ Abb. 48.3a)
  - bei Lage außerhalb des Drüsengewebes oft scharf begrenzter, runder oder ovaler hypointenser Herdbefund
- **T 2w Sequenz:**
  - üblicherweise intermediär
  - ggf. mit endotumoralen zystoiden Einschlüssen (▶ Abb. 48.3b)
- **T 1w Sequenz nach Kontrastmittelgabe:**
  - bei Tumorgröße bis 2 mm typischerweise keine Auffälligkeiten, da Versorgung über Diffusion
  - bei Tumorgröße bis 5 mm typischerweise Fokus ohne konkrete Malignitätskriterien
  - bei Tumorgröße ab 5 mm hypervaskularisierter Herdbefund (▶ Abb. 48.3c)
  - oft lobulierte oder rundliche Form (s. ▶ Abb. 48.3c)
  - gelegentlich ringförmige Kontrastmittelanreicherung (s. ▶ Abb. 48.3c)

Tab. 48.1 Differenzialdiagnosen von Adenomyoepitheliomen.

Differenzialdiagnose	Häufigkeit der Differenzialdiagnose in Hinblick auf das Krankheitsbild	Wesentliche diagnostisch richtungsweisende Anamnese, Untersuchung u./o. Befunde	Sicherung der Diagnose
Fibroadenom	häufig	• morphologisch vom Adenom nicht zu unterscheiden	• Stanzbiopsie
solitäres Papillom	selten	• morphologisch vom Adenom nicht zu unterscheiden	• Stanzbiopsie
invasives Karzinom	selten	• invasives Karzinom eher mikrolobuliert oder spikuliert • morphologische Ähnlichkeit besonders des medullären Mammakarzinoms (ähnlich runde oder ovale Erscheinungsform) • auch beim medullären Mammakarzinom in der T2-Gewichtung gesteigerte Signalgebung	• Stanzbiopsie
Phylloidestumor	sehr selten	• morphologisch vom Adenom nicht zu unterscheiden	• Stanzbiopsie
intramammäre Metastase	extrem selten	• vor allem in frühen Stadien morphologisch vom Adenom nicht zu unterscheiden	• Stanzbiopsie

Praxistipp

Checkliste für die Befundbeschreibung:

- Ausdehnung des Tumors (in Millimetern bzw. Zentimetern)
- Lage des Tumors (Quadrant)
- topografische Beziehung des Tumors zu relevanten Nachbarstrukturen (Mamille, Pektoralismuskel)
- Hinweise auf Multifokalität oder Multizentrizität
- lokoregionär vergrößerte Lymphknoten
- Hinweise auf ein kontralaterales Tumorgeschehen

48.12 Radiologische Differenzialdiagnosen

- Die möglichen bildgebenden Differenzialdiagnosen s. in ▶ Tab. 48.1.

48.13 Typische Fehler

- Fehlende Detektion des Befunds, insbesondere bei Vorliegen kleiner Tumoren oder Karzinome, die nicht mit Mikrokalk assoziiert sind, innerhalb dichter Parenchymstrukturen im Mammogramm
- Verzicht auf perkutan-bioptische Befundsicherung bei unklarem Befund

48.14 Was der zuweisende Kollege/Kliniker wissen muss

- Lage und Größe des Tumors
- Nachweis von Multifokalität, Multizentrizität oder zusätzlichem kontralateralem Karzinom zur Planung der therapeutischen, insbesondere der operativen Vorgehensweise

48.15 Literatur

Literatur zur weiteren Vertiefung

[594] Adejolu M, Wu Y, Santiago L et al. Adenomyoepithelial tumors of the breast: imaging findings with histopathologic correlation. Am J Roentgenol 2011; 197: 184–190

[595] Bajpai J, Punatar SB, Gupta A et al. Bilateral adenomyoepithelioma of breast. J Cancer Res Ther 2013; 9: 523–525

[596] Erel S, Tuncbilek I, Kismet K et al. Adenomyoepithelial adenosis of the breast: clinical, radiological, and pathological findings for differential diagnosis. Breast Care 2008; 3: 427–430

[597] Fukudome Y, Nagata Y, Yamada Y et al. Two resected cases of benign adenomyoepithelioma. Surg Case Rep 2023; 9 (1): 214

[598] Hahn M. Das Adenomyoepitheliom als sehr seltene Tumorentität. Senologie 2019; 16 (03): 185–187

[599] Hamperl H. The myothelia (myoepithelial cells). Normal state; regressive changes; hyperplasia; tumors. Curr Top Pathol 1970; 53: 161–220

[600] Howlett DC, Mason CH, Biswas S et al. Adenomyoepitheliom der Brust: Krankheitsspektrum mit zugehöriger Bildgebung und Pathologie. AJR Am J Roentgenol 2003; 180 (3): 799–803

[601] Korolczuk A, Amarowicz M, Bak K et al. Adenomyoepithelioma of the breast with late pulmonary metastases – case report and review of the literature. J Cardiothorac Surg 2016; 11: 121

[602] Marian C, Boila A, Soanca D et al. Malignant transformation of adenomyoepithelioma of the breast by a monophasic population: a report of two cases and review of literature. APMIS 2013; 121: 272–279

[603] Moritz AW, Wiedenhoefer JF, Profit AP et al. Breast adenomyoepithelioma and adenomyoepithelioma with carcinoma (malignant adenomyoepithelioma) with associated breast malignancies: a case series emphasizing histologic, radiologic, and clinical correlation. Breast 2016; 29: 132–329

[604] Petrozza V, Pasciuti G, Pacchiarotti A et al. Breast adenomyoepithelioma: a case report with malignant proliferation of epithelial and myoepithelial elements. World J Surg Oncol 2013; 11: 285

[605] Shin SR, Ko EY, Han BK et al. Benign adenomyoepithelioma of the breast: imaging characteristics.Korean Soc Radiol 2023; 84 (2): 398–408

[606] Yahara T, Yamaguchi R, Yokoyama G et al. Adenomyoepithelioma of the breast diagnosed by a mammotome biopsy: report of a case. Surg Today 2008; 38: 144–146

[607] Zizi-Sermpetzoglou A, Vasilakaki T, Grammatoglou X et al. Malignes Adenomyoepitheliom der Brust – Fallbericht. Eur J Gynaecol Oncol 2009; 30 (2): 234–236

IV Maligne Befunde

49 Duktales Carcinoma in Situ

Uwe Fischer

49.1 Steckbrief

Beim duktalen Carcinoma in Situ handelt es sich um eine heterogene Gruppe von Brustkrebs, der sich definitionsgemäß noch innerhalb des Milchgangsystems befindet. Prinzipiell werden 3 Stufen unterschieden: Das duktale Carcinoma in Situ G1 wird zu einem großen Teil zeitlebens innerhalb des Milchgangsystems verbleiben. Dagegen werden das duktale Carcinoma in Situ G2 und besonders das duktale Carcinoma in Situ G3 den Milchgang verlassen und zu einem invasiven Karzinom werden. Die bildgebenden Methoden der Wahl sind die Mammografie (Mikroverkalkungen) und die Mamma-MRT (duktale Non-Mass-Anreicherungen). Die Diagnose wird typischerweise durch eine perkutane Biopsie gesichert. Histologisch ergibt sich ein Befund der Kategorie B5a.

49.2 Synonyme

- DCIS
- Milchgangskarzinom
- „eingekapselter" Brustkrebs (landläufig)

49.3 Keywords

- Brustkrebs
- Mammakarzinom
- duktales Carcinoma in Situ
- Diagnostik

49.4 Definition

Es handelt sich um gleichartige („klonale") neoplastische Epithelproliferationen in den kleinen Drüsen- und größeren Milchgängen. Die Klassifikation des duktalen Carcinoma in Situ erfolgt vor allem nach dem Ausmaß der Kernatypie und dem Vorhandensein von Nekrosen. Abhängig vom Wachstumsmuster treten solide (meist Grad 2 und 3), papilläre, mikropapilläre oder kribriforme Formen (meist Grad 1) mit und ohne Komedonekrosen (bei Grad 2–3) auf.

49.5 Epidemiologie

49.5.1 Häufigkeit

- Etwa 30 % aller detektierten Mammakarzinome
- kontralaterales Auftreten bei etwa 5 % der Mammakarzinome

49.5.2 Altersgipfel

- Durchschnittsalter 50 Jahre (21–95 Jahre)
- Erkrankungsrisiko mit zunehmendem Alter steigend

49.5.3 Geschlechtsverteilung

- Bei Frauen 99 % der Mammakarzinome, bei Männern 1 %

49.5.4 Prädisponierende Faktoren

- Wichtige Risikofaktoren für die Entstehung eines duktalen Carcinoma in Situ:
  - Alter
  - Gewebedichte
  - Hormone
  - ionisierende Strahlung

49.6 Ätiologie und Pathogenese

- Die Zellen im menschlichen Körper unterliegen einer regelmäßigen Zellteilung. Dabei kommt es zu Mutationen, die nicht zielgerichtet sind und zu einem gewissen Teil untergehen. Mutierte Zellen mit einen Vorteil gegenüber der Ursprungszelle wachsen allerdings weiter und unterliegen weiterhin Mutationen.
- Es wird angenommen, dass sich innerhalb einer entsprechenden Kaskade bei Zellen, bei denen eine 5. oder 6. Mutation stattgefunden hat, Karzinomeigenschaften ausbilden.
- Eine wesentliche Eigenschaft, die solche Karzinomzellen nunmehr besitzen, ist der Verlust der Kontaktinhibition. Dies bedeutet, dass gesunde Nachbarzellen nicht mehr respektiert und deshalb im Rahmen des Karzinomzellwachstums infiltriert werden.
- Die vulnerabelste Lokalisation innerhalb des Brustgewebes ist die terminale duktulolobuläre Einheit. Dies ist das Verbindungsstück zwischen den Endästen der Milchgänge und den Lobuli. Dort befinden sich histopathologisch zu Beginn atypische Zellveränderungen, die zum duktalen Carcinoma in Situ werden können.

49.7 Klassifikation und Risikostratifizierung

- **Klassifikation:** Kern-Grading:
  - *Grad 1:* Kerndurchmesser kleiner als 2 Erythrozyten,
  - *Grad 2:* Kerndurchmesser 2–3 Erythrozyten,
  - *Grad 3:* Kerndurchmesser größer als 3 Erythrozyten.
- **Risikostratifizierung:**
  - Die Prognose ist sehr günstig.
  - Es kommt zu 1–2 % karzinombedingten Todesfällen innerhalb von 10 Jahren.
  - Potenzial zur Invasivität:
    - *Duktales Carcinoma in Situ G1:* Dieses geht in etwa 30–50 % der Fälle in ein invasives Karzinom über. Etwa 70 % aller Frauen über 90 Jahren haben ein klinisch okkultes duktales Carcinoma in Situ G1. Daher werden eine Überdiagnostik und konsekutiv eine Übertherapie bei duktalem Carcinoma in Situ G1 diskutiert.
    - *Duktales Carcinoma in Situ G2:* Wahrscheinlich gehen die meisten der duktalen Carcinomae in Situ G2 in ein invasives Karzinom über.
    - *Duktales Carcinoma in Situ G3:* Dieses geht so gut wie immer in ein invasives Karzinom über.
  - Das Langzeitüberleben ist exzellent (in Abhängigkeit von der Durchführung adäquater therapeutischer Maßnahmen).

49.8 Symptomatik

- Die meisten Fälle von duktalem Carcinoma in Situ weisen keine klinische Symptomatik auf.
- In maximal 10 % der Fälle (bei größerer Ausdehnung des duktalen Carcinoma in Situ) finden sich Verhärtungen oder eine umschriebene Resistenz, eine pathologische Mamillensekretion oder ekzematöse Veränderungen der Mamille beim Morbus Paget.

49.9 Methode der Wahl

- Folgende Diagnostik ist relevant (in der Reihenfolge der Bedeutung):
  - Mamma-MRT,
  - Mammografie,
  - Sonografie,
  - klinische Untersuchung.

49.10 Pathognomonische Befunde

- Das duktale Carcinoma in Situ imponiert in der bildgebenden Diagnostik in erster Linie als duktale Non-Mass-Läsion.
- In etwa 50 % der Fälle ist es mit pleomorphen Mikroverkalkungen assoziiert.

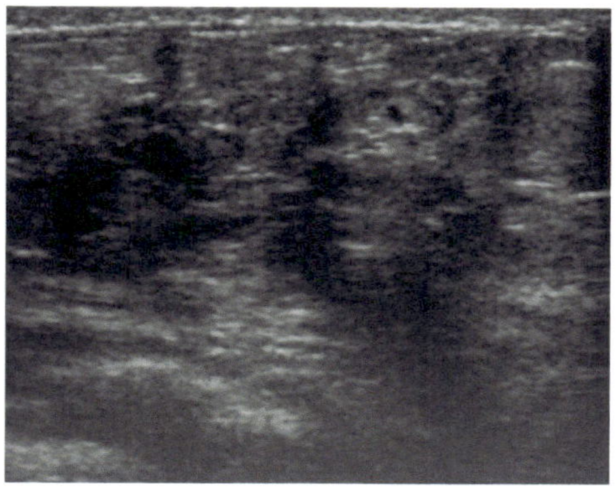

Abb. 49.1 Duktales Carcinoma in Situ. Strichförmige, senkrechte Echoauslöschungen im Bereich des gesicherten duktalen Carcinoma in Situ im Sonografiebild. Histologie: duktales Carcinoma in Situ vom Low Grade Type.

49.11 Befundbeschreibung

49.11.1 Sonografie

- **B-Bild-Sonografie:**
  - typischerweise keine Auffälligkeiten
  - in Kenntnis des Befunds gelegentlich Nachweis eher unspezifischer strichförmiger Echoalterationen (▸ Abb. 49.1)
  - selten milde Ektasie der Milchgangsstrukturen (Seitenvergleich; ▸ Abb. 49.2)
  - selten direkter Nachweis intraduktaler Proliferationen als Korrelat des duktalen Carcinoma in Situ (▸ Abb. 49.3)
  - selten Nachweis intraduktaler Kalzifikationen (▸ Abb. 49.4)
  - sehr selten kleiner Herdbefund
- **farbkodierte Doppler-Sonografie:** typischerweise keine diagnoseweisenden Informationen
- **Elastografie:** typischerweise keine diagnoseweisenden Informationen
- **3-D-Sonografie:** typischerweise keine diagnoseweisenden Informationen

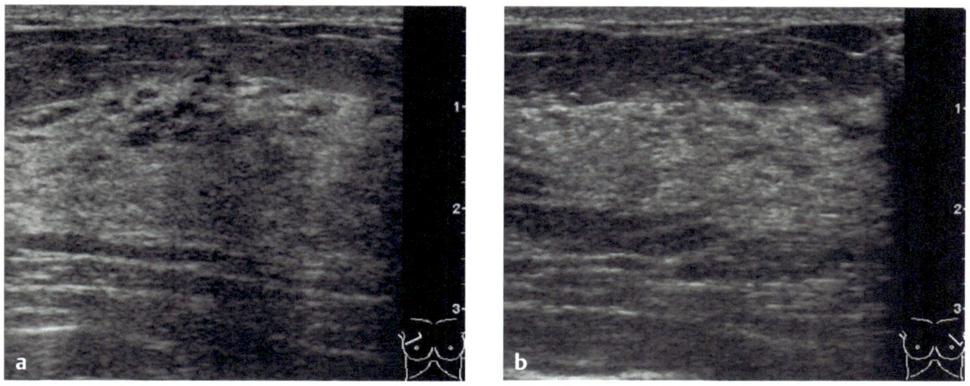

Abb. 49.2 Duktales Carcinoma in Situ. Diskrete Kaliberdifferenz der Milchgänge im Ultraschallbild: milde Ektasie der duktalen Strukturen in der rechten Mamma (**a**) im Vergleich zur Gegenseite (**b**). Histologie der rechten Mamma: duktales Carcinoma in Situ vom Intermediate Type.

a Im Vergleich zur Gegenseite diskret erweiterte Milchgänge bei duktalem Carcinoma in Situ.
b Normalbefund der Gegenseite.

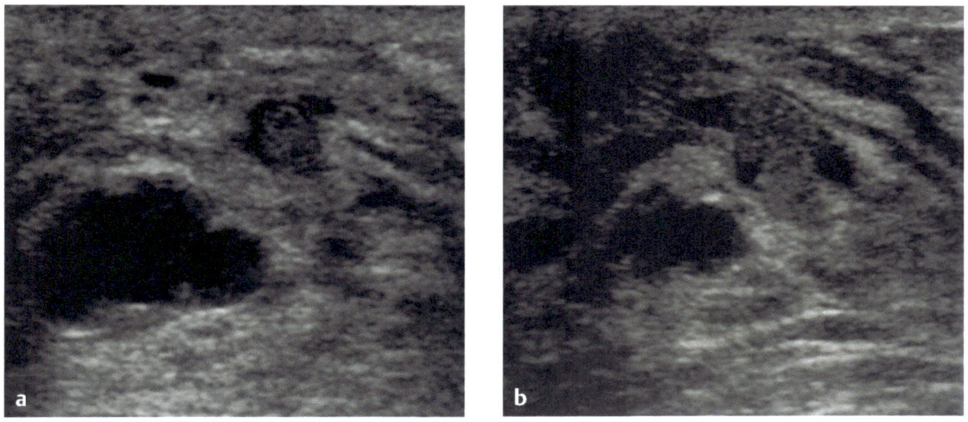

Abb. 49.3 Duktales Carcinoma in Situ. Intraduktale Proliferationen im Quer- und Längsschnitt eines Milchgangs als sonografisches Korrelat eines duktalen Carcinoma in Situ. Histologie: duktales Carcinoma in Situ vom High Grade Type.

a Querschnitt.
b Längsschnitt.

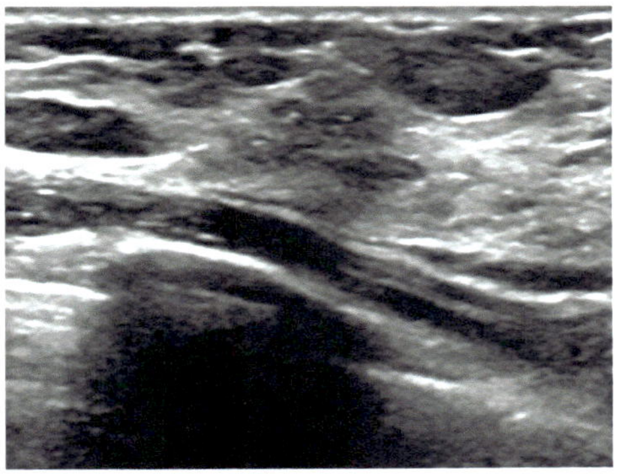

Abb. 49.4 Duktales Carcinoma in Situ. Duktales Carcinoma in Situ mit assoziierten Mikroverkalkungen im Sonografiebild. Histologie: duktales Carcinoma in Situ vom Intermediate Type.

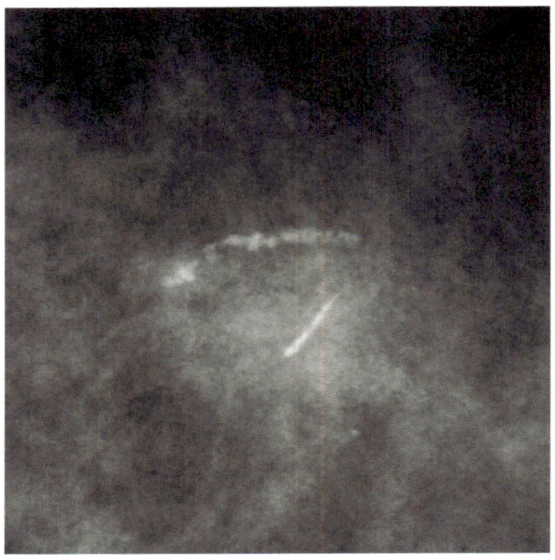

Abb. 49.5 Duktales Carcinoma in Situ. Zwei beieinanderliegende lineare Mikroverkalkungen im Mammogramm (Bildausschnitt). Histologie: duktales Carcinoma in Situ.

49.11.2 Röntgen

- **Mammografie:**
  - bei dichten Gewebestrukturen (Dichtetyp ACR C und D) und fehlenden endotumoralen Kalzifikationen kein abgrenzbarer Befund
  - pleomorphe Mikroverkalkungen in linearer, linear-verzweigter oder segmentaler bzw. subsegmentaler Ausdehnung (▶ Abb. 49.5, ▶ Abb. 49.6, ▶ Abb. 49.7 und ▶ Abb. 49.8)
  - häufig auch gruppierte Ansammlung der Kalzifikationen (innerhalb eines Volumens von 1–2 cm^2 (▶ Abb. 49.9), bei ausgedehnten duktalen Carcinomae in Situ auch in regionaler bis diffuser Anordnung (▶ Abb. 49.10 und ▶ Abb. 49.11)
  - gelegentlich assoziierte Verdichtung (▶ Abb. 49.12)
  - sehr selten kleiner Herdbefund
- **Tomosynthese:** verbesserte Detektion einer potenziell begleitenden Verdichtung
- **kontrastmittelgestützte Mammografie:**
  - lineare, linear-verzweigende oder segmentale Mehranreicherungen ohne raumfordernden Charakter
  - bei größerer Ausdehnung des duktalen Carcinoma in Situ auch regionale bis diffuse Non-Mass-Anreicherungen
  - für die unterschiedlichen Formen des duktalen Carcinoma in Situ keine zuverlässigen Zahlen

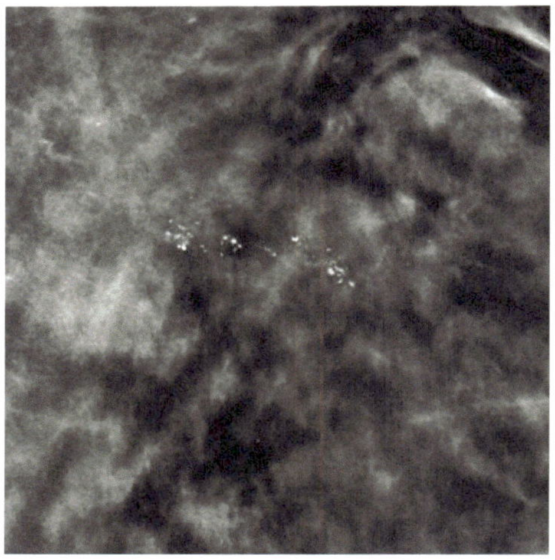

Abb. 49.6 Duktales Carcinoma in Situ. Lineare intraduktale Anordnung überwiegend monomorpher Mikroverkalkungen im Mammogramm (Bildausschnitt). Histologie: duktales Carcinoma in Situ vom Low Grade Type.

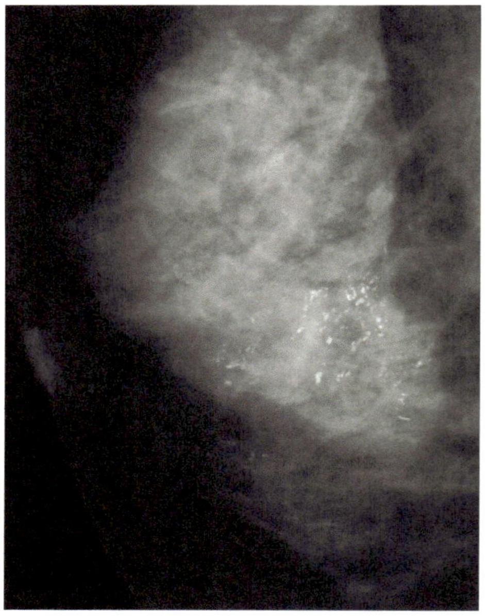

Abb. 49.7 Duktales Carcinoma in Situ. Segmentale Anordnung pleomorpher Mikroverkalkungen im Mammogramm (Bildausschnitt). Histologie: duktales Carcinoma in Situ vom Intermediate Type.

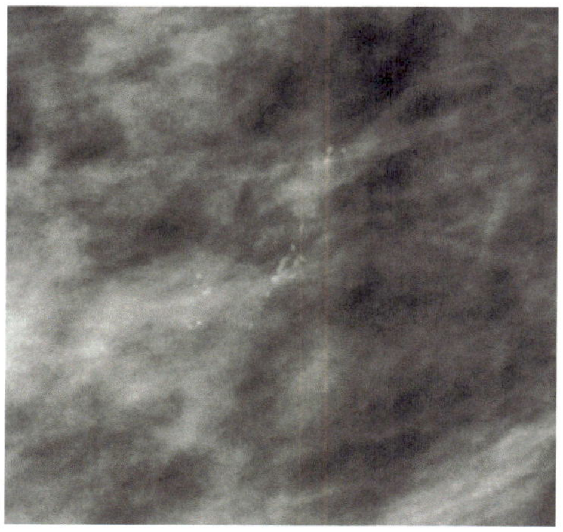

Abb. 49.8 Duktales Carcinoma in Situ. Subsegmentale, linear-verzweigte Anordnung pleomorpher Mikroverkalkungen im Mammogramm (Bildausschnitt). Histologie: duktales Carcinoma in Situ vom High Grade Type.

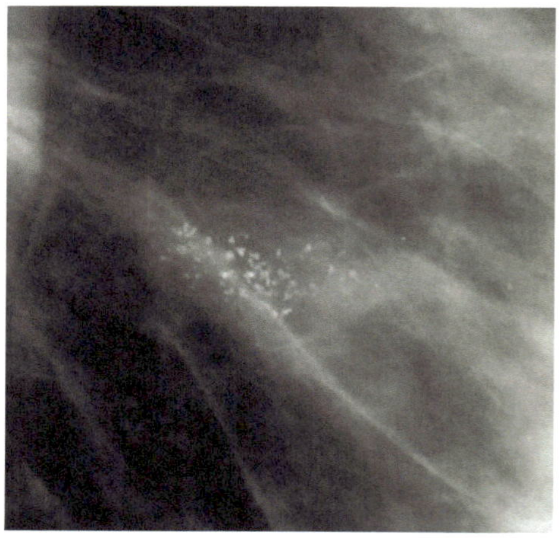

Abb. 49.9 Duktales Carcinoma in Situ. Gruppierte Anordnung pleomorpher Mikroverkalkungen im Mammogramm (Bildausschnitt). Histologie: duktales Carcinoma in Situ.

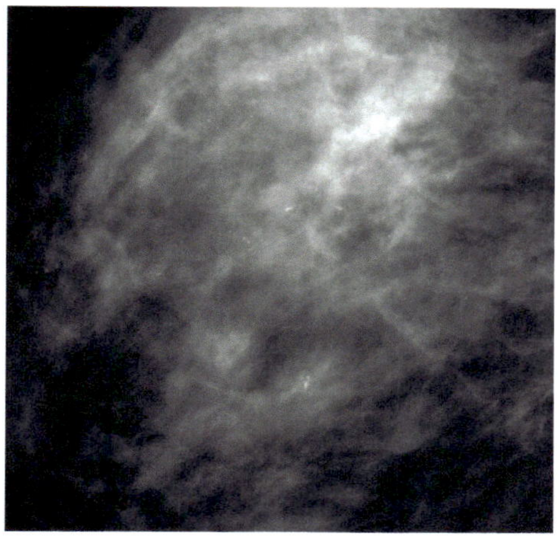

Abb. 49.10 Duktales Carcinoma in Situ. Regional nachweisbare pleomorphe Mikroverkalkungen im Mammogramm (Bildausschnitt). Histologie: duktales Carcinoma in Situ.

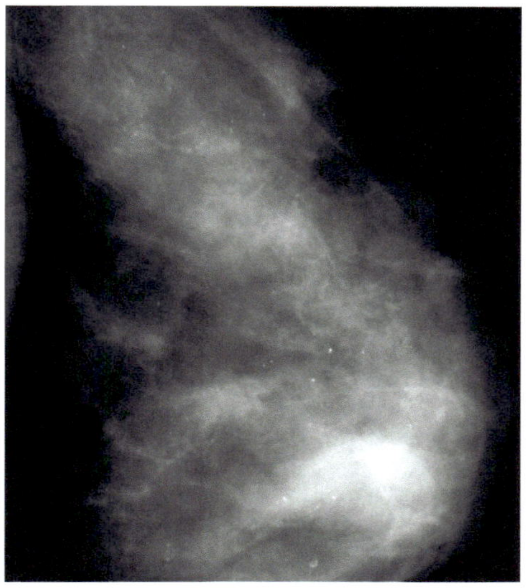

Abb. 49.11 Duktales Carcinoma in Situ. Alle Abschnitte des Drüsenparenchyms betreffende Mikroverkalkungen im Mammogramm (Bildausschnitt). Histologie: duktales Carcinoma in Situ.

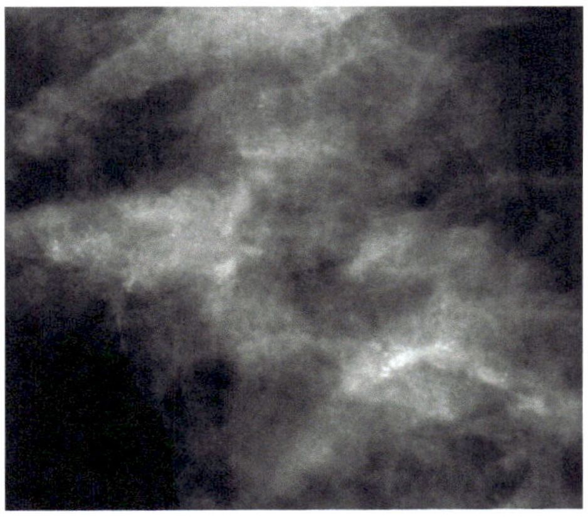

Abb. 49.12 Duktales Carcinoma in Situ. Regional nachweisbare, an der Grenze der Ortsauflösung der Methode liegende, überwiegend amorphe Mikroverkalkungen im Mammogramm mit begleitender Verdichtung (Bildausschnitt). Histologie: duktales Carcinoma in Situ.

49.11.3 MRT

- **Native T1w Sequenz:** typischerweise keine Auffälligkeiten
- **T2w Sequenz:** typischerweise keine Auffälligkeiten
- **T1w Sequenz nach Kontrastmittelgabe:**
  - Fokus oder lineare, linear-verzweigende oder segmentale Mehranreicherungen ohne raumfordernden Charakter (▸ Abb. 49.13, ▸ Abb. 49.14, ▸ Abb. 49.15 und ▸ Abb. 49.16)
  - bei größerer Ausdehnung des duktalen Carcinoma in Situ auch regionale bis diffuse Non-Mass-Anreicherungen (▸ Abb. 49.17, ▸ Abb. 49.18 und ▸ Abb. 49.19)
  - sehr selten Fokus oder kleiner Herdbefund (▸ Abb. 49.20 und ▸ Abb. 49.21)
  - bei Übergang in minimalinvasives Tumorwachstum oder einen invasiven Tumorbefund am ehesten assoziierte fokale oder noduläre Mehranreicherungen im Bereich der Non-Mass-Läsion (▸ Abb. 49.22, ▸ Abb. 49.23 und ▸ Abb. 49.24)
  - Signalverhalten der einzelnen Tumorgrade:
    - *duktales Carcinoma in Situ G1*: keine oder milde Kontrastmittelanreicherung
    - *duktales Carcinoma in Situ G2:* keine, milde oder starke Kontrastmittelanreicherung
    - *duktales Carcinoma in Situ G3:* milde oder starke Kontrastmittelanreicherung

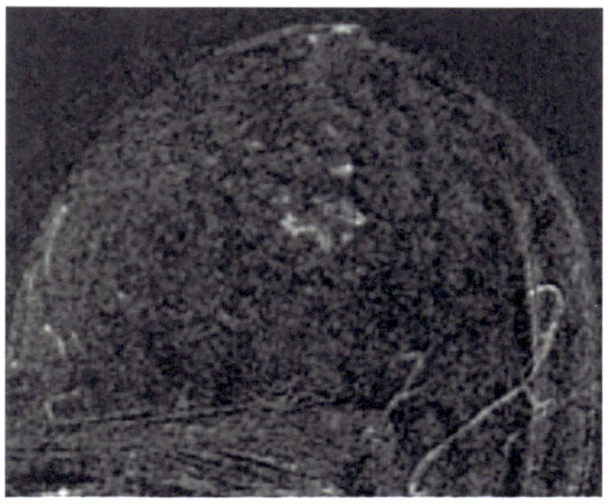

Abb. 49.13 Duktales Carcinoma in Situ. Umschriebene Non-Mass-Anreicherung in den zentralen Abschnitten der linken Mamma im Mamma-MRT (Subtraktionsbild nach Kontrastmittelgabe). Histologie: duktales Carcinoma in Situ vom Low Grade Type.

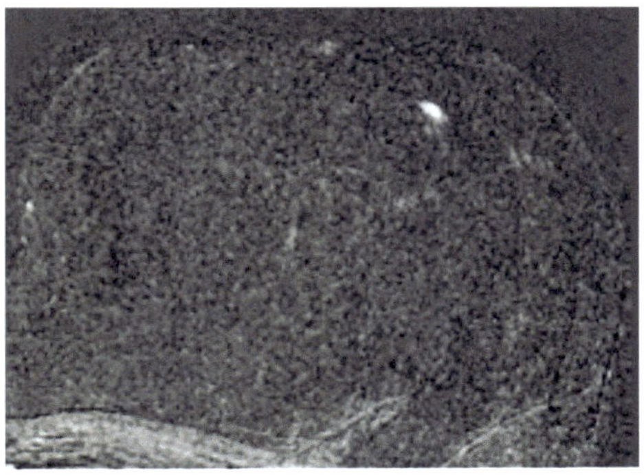

Abb. 49.14 Duktales Carcinoma in Situ. Fokus in den lateralen Abschnitten der linken Mamma im Mamma-MRT (Subtraktionsbild nach Kontrastmittelgabe). Histologie: duktales Carcinoma in Situ vom Intermediate Type.

49

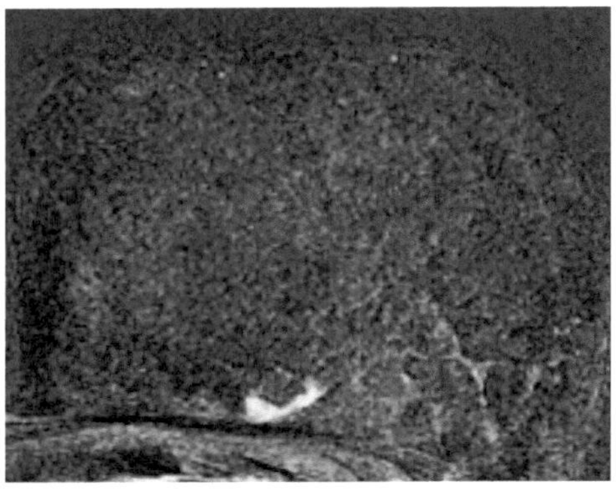

Abb. 49.15 Duktales Carcinoma in Situ. Linear-verzweigende Non-Mass-Mehranreicherung in den pektoralisnahen Abschnitten der linken Mamma im Mamma-MRT (Subtraktionsbild nach Kontrastmittelgabe). Histologie: duktales Carcinoma in Situ vom Intermediate Type.

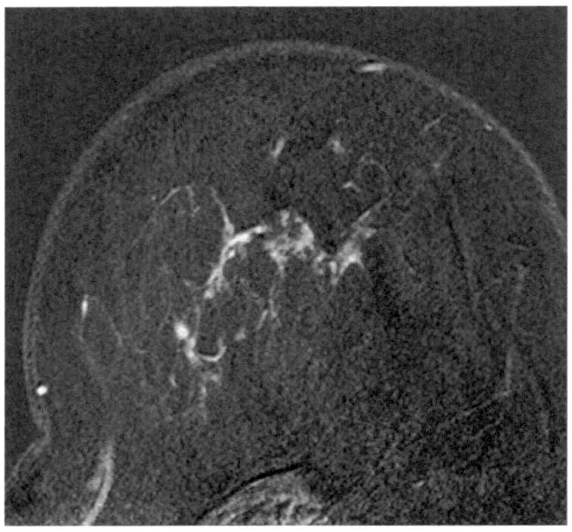

Abb. 49.16 Duktales Carcinoma in Situ. Linear-verzweigende, regionale Non-Mass-Mehranreicherung in den zentralen Abschnitten der linken Mamma in der hochauflösenden Mio-Mamma-MRT (Subtraktionsbild nach Kontrastmittelgabe). Histologie: duktales Carcinoma in Situ vom Intermediate Type.

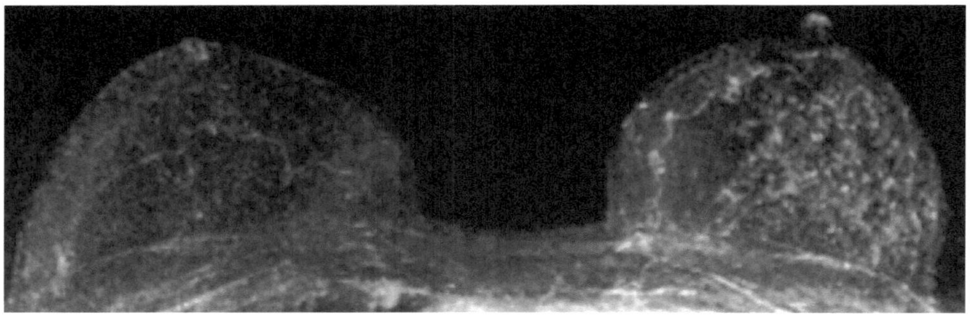

Abb. 49.17 Duktales Carcinoma in Situ. Diffuse Non-Mass-Anreicherung in sämtlichen parenchymalen Abschnitten der rechten Mamma im Mamma-MRT im Seitenvergleich (bilaterale MIP). Histologie: duktales Carcinoma in Situ vom Low Grade Type.

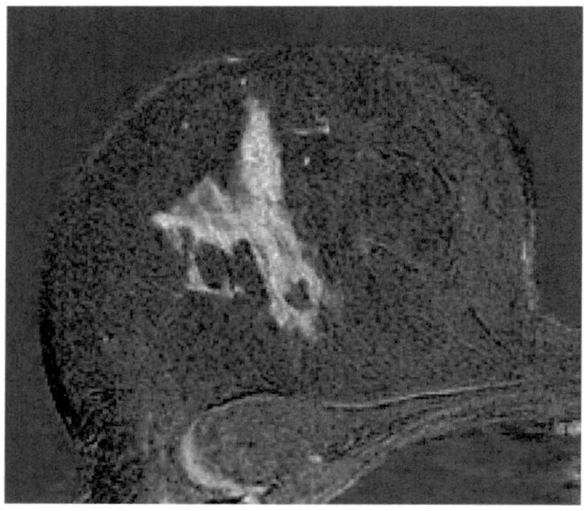

Abb. 49.18 Duktales Carcinoma in Situ. Diffuse Non-Mass-Mehranreicherung in den zentralen Abschnitten der rechten Mamma im Mamma-MRT (Subtraktionsbild nach Kontrastmittelgabe). Histologie: duktales Carcinoma in Situ vom Intermediate Type.

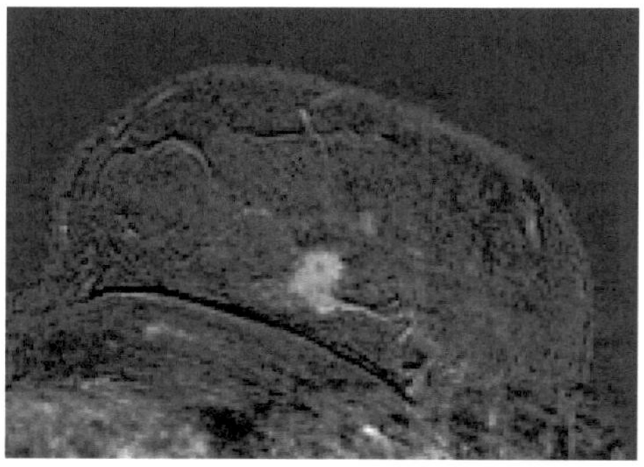

Abb. 49.19 Duktales Carcinoma in Situ. Herdförmige Mehranreicherung in den zentralen pektoralisnahen Abschnitten der linken Mamma im Mamma-MRT (Subtraktionsbild nach Kontrastmittelgabe). Histologie: duktales Carcinoma in Situ vom High Grade Type. Kein Hinweis auf Invasivität.

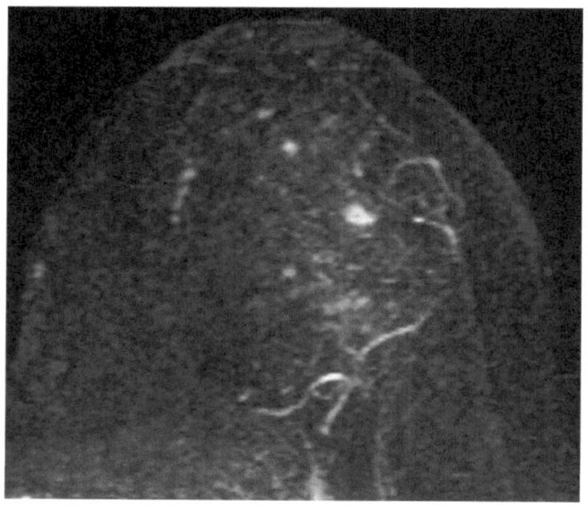

Abb. 49.20 Duktales Carcinoma in Situ. Prominenter Fokus in den zentralen Abschnitten der linken Mamma im Mamma-MRT (Subtraktionsbild nach Kontrastmittelgabe). Histologie: duktales Carcinoma in Situ vom Low Grade Type.

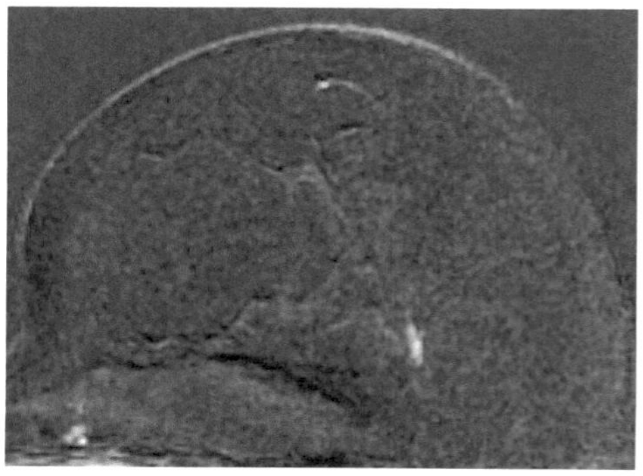

Abb. 49.21 Duktales Carcinoma in Situ. Länglicher Fokus in den pektoralisnahen Abschnitten der linken Mamma im Mamma-MRT (Subtraktionsbild nach Kontrastmittelgabe). Histologie: duktales Carcinoma in Situ vom High Grade Type.

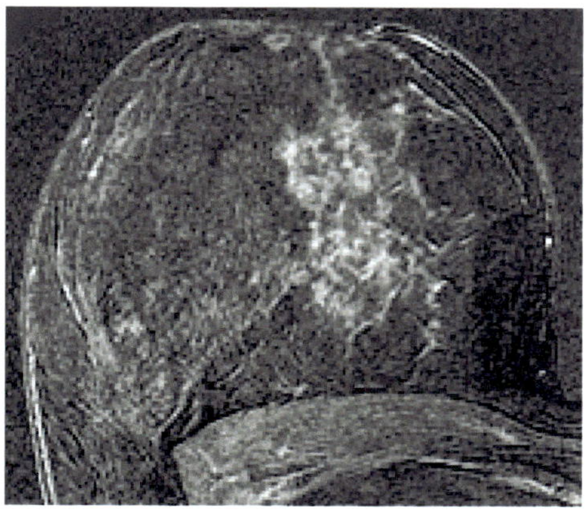

Abb. 49.22 Duktales Carcinoma in Situ. Mehrere Segmente betreffende Non-Mass-Mehranreicherung in den zentralen Abschnitten der rechten Mamma im Mamma-MRT (Subtraktionsbild nach Kontrastmittelgabe). Histologie: duktales Carcinoma in Situ vom High Grade Type.

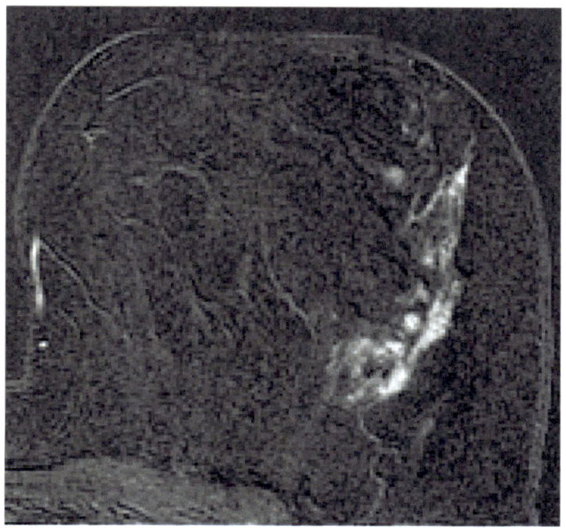

Abb. 49.23 Duktales Carcinoma in Situ. Segmentale Non-Mass-Mehranreicherung in den lateralen Abschnitten der linken Mamma mit zusätzlichem Nachweis einzelner Foki in enger topografischer Beziehung zur segmentalen Mehranreicherung im Mamma-MRT (Subtraktionsbild nach Kontrastmittelgabe). Histologie: duktales Carcinoma in Situ vom High Grade Type mit mehreren Lokalisationen minimalinvasiven Tumorwachstums.

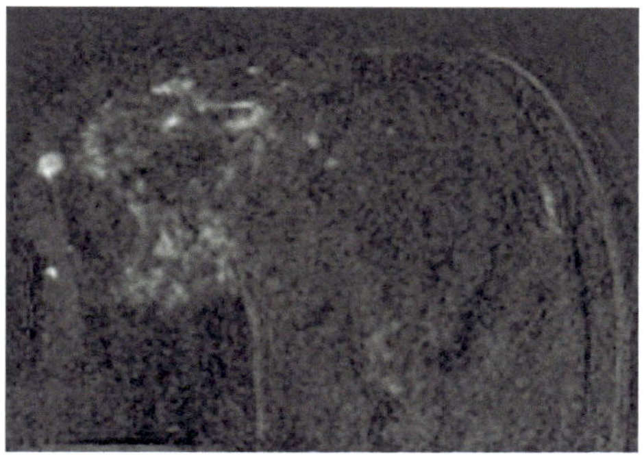

Abb. 49.24 Duktales Carcinoma in Situ. Regionale Non-Mass-Mehranreicherung in den medialen Abschnitten der linken Mamma mit zusätzlichem, 9 mm großem Herdbefund weit medialseitig im Mamma-MRT (Subtraktionsbild nach Kontrastmittelgabe). Histologie: duktales Carcinoma in Situ vom High Grade Type mit 9 mm großem invasiv-duktalem Mammakarzinom.

Praxistipp

Checkliste für die Befundbeschreibung:

- Ausdehnung des Tumors (in Millimetern bzw. Zentimetern)
- Lage des Tumors (Quadrant)
- topografische Beziehung des Tumors zu relevanten Nachbarstrukturen (Mamille, Pektoralismuskel)
- Hinweise auf invasive Tumoranteile
- lokoregionär vergrößerte Lymphknoten
- Hinweise auf kontralaterales Tumorgeschehen

49.12 Radiologische Differenzialdiagnosen

- Bildgebend zu berücksichtigende Differenzialdiagnosen s. in ▶ Tab. 49.1.

49.13 Typische Fehler

- Fehlende Detektion des Befunds, insbesondere bei duktalem Carcinoma in Situ ohne Mikrokalk in der Mammografie oder duktalem Carcinoma in Situ ohne gesteigerte Durchblutung in der MRT
- Verzicht auf Zusatzdiagnostik, z. B. Vergrößerungsmammografie bei fraglichen Verkalkungen
- Verzicht auf perkutan-bioptische Befundsicherung bei unklarem Befund

49.14 Was der zuweisende Kollege/Kliniker wissen muss

- Lage und Größe des duktalen Carcinoma in Situ
- Nachweis eines zusätzlichen kontralateralen Karzinoms zur Planung der therapeutischen, insbesondere der operativen Vorgehensweise
- Lymphknotenstatus

Tab. 49.1 Differenzialdiagnosen des duktalen Carcinoma in Situ.

Differenzialdiagnose	Häufigkeit der Differenzialdiagnose in Hinblick auf das Krankheitsbild	Wesentliche diagnostisch richtungsweisende Anamnese, Untersuchung u./o. Befunde	Sicherung der Diagnose
invasives bzw. mikroinvasives Karzinom	häufig	• insbesondere bei dichtem Drüsengewebe im Mammogramm oder bei assoziierten nodulären Mehranreicherungen in der MRT ähnliches Erscheinungsbildld • bildgebend nicht zuverlässig differenzierbarr	Biopsie
fibrös-zystische Veränderungen	häufig	• bildgebend nicht zuverlässig differenzierbar • mammografisch eher monomorpher Charakter der Mikroverkalkungen	Biopsie
sklerosierende Adenose	häufig	• bildgebend nicht zuverlässig differenzierbar • mammografisch eher monomorpher Charakter der Mikroverkalkungen	Biopsie
Galaktophoritis	gelegentlich	• in der MRT gelegentlich differenzialdiagnostische Schwierigkeiten aufgrund der rein duktalen Kontrastmittelanreicherung • Galaktophoritis eher mit Gleisphänomen	• Verlauf • Biopsie
atypische duktale Hyperplasie	gelegentlich	• bildgebend nicht zuverlässig differenzierbar	Biopsie
lobuläre intraepitheliale Neoplasie	gelegentlich	• bildgebend nicht zuverlässig differenzierbar	Biopsie
Fibroadenom	selten	• beginnende Sklerosierung eines Fibroadenoms mit assoziierten Mikroverkalkungen, in erster Linie innerhalb eines glatt begrenzten Herdbefunds (soweit mammografisch in Abhängigkeit vom Dichtetyp erkennbar) • in der MRT keine Verwechslungsgefahr	Biopsie
Fettgewebsnekrose	selten	• bei der Fettgewebsnekrose häufig assoziierte lipomatöse Läsionen als Ausdruck der eigentlichen Nekrose, die tendenziell im Randbereich zur Ausbildung von Kalzifikationen neigt • in der MRT keine Verwechslungsgefahr	Biopsie
invasiv-lobuläres Karzinom	selten	• in der MRT gelegentlich differenzialdiagnostische Schwierigkeiten aufgrund des Non-Mass-Charakters der Kontrastmittelanreicherung	Biopsie

MRT = Magnetresonanztomografie

49.15 Literatur

Literatur zur weiteren Vertiefung

[608] American College of Radiology. ACR BI-RADS® Atlas. Breast Imaging Reporting and Data System. 5. Aufl. Berlin: Springer; 2013

[609] Bragg A, Candelaria R, Adrada B et al. Imaging of noncalcified ductal carcinoma in situ. J Clin Imaging Sci 2021; 11: 34

[610] Dietzel M, Baltzer PA, Vag T et al. Potential of MR mammography to predict tumor grading of invasive breast cancer. Röfo 2011; 183 (9): 826–833

[611] Fischer U. Röntgenmammographie. Verstehen, anwenden und optimieren. Stuttgart: Thieme; 2003

[612] Fischer U, Baum F. Diagnostik und Therapie des Mammakarzinoms. Stuttgart: Thieme; 2014

[613] Fischer U, Baum F. Mammadiagnostik für MTRA/RT. Stuttgart: Thieme; 2015

[614] Fischer U, Westerhof JP, Brinck U et al. Das duktale In-situ-Karzinom in der dynamischen MR Mammographie bei 1,5 T. Röfo 1996; 164: 290

[615] Gilles R, Zafrani B, Guinebretière JM et al. Ductal carcinoma in situ: MR imaging – histopathologic correlation. Radiology 1995; 196: 415

[616] Groves AM, Warren RM, Godward S et al. Characterization of pure high-grade DCIS on magnetic resonance imaging using the evolving breast MR lexicon terminology: Can it be differentiated from pure invasive disease? Magn Reson Imaging 2005; 23: 733

[617] Heywang-Köbrunner SH, Schreer I. Bildgebende Mammadiagnostik. Stuttgart: Thieme; 2003

[618] Hwang E, Szabo J, Sonnenblick EB et al. Variable appearances of ductal carcinoma in situ calcifications on digital mammography, synthesized mammography, and tomosynthesis: a pictorial essay. Can Assoc Radiol J 2018; 69 (1): 2–9

[619] Jansen SA, Newstead GM, Abe H et al. Pure ductal carcinoma in situ: kinetic and morphologic MR characteristics compared with mammographic appearance and nuclear grade. Radiology 2007; 245: 684

[620] Kuhl CK, Schrading S, Bieling HB et al. MRI for diagnosis of pure ductal carcinoma in situ: a prospective observational study. Lancet 2007; 370: 485

[621] Lewin JM, Hendrick RE, D'Orsi CJ et al. Comparison of full-field digital mammography with screen-film mammography for cancer detection: results of 4945 paired examinations. Radiology 2001; 218: 873–880

[622] Lewin JM, D'Orsi CJ, Hendrick RE et al. Clinical comparison of full-field digital mammography and screen-film mammography for detection of breast cancer. Am J Roentgenol 2002; 179: 671–677

[623] Madjar H. Kursbuch Mammasonografie. Ein Lehreratlas nach den Richtlinien der DEGUM und der KBV. Stuttgart: Thieme; 2019

[624] Moon WK, Myung JS, Lee YJ et al. US of ductal carcinoma in situ. Radiographics 2002; 22: 269–281

[625] Orel SG, Mendonca MH, Reynolds C et al. MR imaging of ductal carcinoma in situ. Radiology 1997; 202: 413

[626] Rosen EL, Smith-Foley SA, DeMartini WB et al. BI-RADS MRI enhancement characteristics of ductal carcinoma in situ. Breast J 2007; 13: 545

[627] Sardanelli F, Bacigalupo L, Carbonaro L. What is the sensitivity of mammography and dynamic MR imaging for DCIS if the whole-breast histopathology is used as a reference standard? Radiol Med 2008; 113: 439

[628] Schnitt SJ, Allred C, Britton P et al. Ductal carcinoma in situ. In: Lakhani SR, Ellis IO, Schnitt SJ et al., eds. 4th ed. Lyon: IARC; 2012: 90–94

[629] Schouten van der Velden AP, Boetes C, Bult P et al. The value of magnetic resonance imaging in diagnosis and size assessment of in situ and small invasive breast carcinoma. Am J Surg 2006; 192: 172

[630] Su X, Lin Q, Cui C et al. Non-calcified ductal carcinoma in situ of the breast: comparison of diagnostic accuracy of digital breast tomosynthesis, digital mammography, and ultrasonography. Breast Cancer 2017; 24: 562–570

[631] Tessoro-Tess JD, Amoruso A, Rovini D et al. Microcalcifications in clinically normal breast: the value of high field, surface coil, Gd-DTPA-enhanced MRI. Eur Radiol 1995; 5: 417

[632] Viehweg P, Heinig A, Heywang-Köbrunner et al. Contrast enhancement in dynamic MR imaging of noninvasive breast cancer. Eur Radiol1999; 9: 260

50 Papilläres duktales Carcinoma in Situ

Uwe Fischer

50.1 Steckbrief

Das papilläre duktale Carcinoma in Situ stellt eine sehr seltene intraduktale Proliferation aus dem Formenkreis der umfassenden Gruppe der papillären Läsionen dar. Diagnostisch ist es in aller Regel weder klinisch noch sonografisch zu erfassen. Es kann allerdings mit einer blutigen Sekretion einhergehen. Die bildgebenden Methoden der Wahl sind die Mammografie (Mikroverkalkungen) und die Mamma-MRT (duktale feinnoduläre Non-Mass-Anreicherungen). Die Diagnose wird typischerweise durch eine perkutane Biopsie gesichert. Histologisch ergibt sich ein Befund der Kategorie B5a.

50.2 Synonyme

- Intraduktale papilläre Läsion
- DCIS

50.3 Keywords

- Brustkrebs
- Mammakarzinom
- papilläres duktales Carcinoma in Situ
- Diagnostik

50.4 Definition

Papilläre Läsionen der Brust umfassen ein breites Spektrum an Diagnosen, die sich letztendlich nur histopathologisch und immunhistochemisch differenzieren lassen. Dieses Spektrum reicht vom intraduktalen Papillom über das Papillom mit atypischer duktaler Hyperplasie oder das duktale Carcinoma in Situ bis hin zum papillären duktalen Carcinoma in Situ, dem eingekapselten papillären Karzinom (syn.: intrazystisches papilläres Karzinom), dem soliden papillären Karzinom und schlussendlich dem invasiv-papillären Karzinom.

50.5 Epidemiologie

50.5.1 Häufigkeit

- Deutlich weniger als 1 % aller detektierten Mammakarzinome
- kontralaterales Auftreten in weit weniger als 1 % der Fälle

50.5.2 Altersgipfel

- Durchschnittsalter 60 Jahre
- Erkrankungsrisiko mit zunehmendem Alter steigend

50.5.3 Geschlechtsverteilung

- In mehr als 99 % der Fälle bei Frauen
- kasuistische Mitteilungen zum Vorkommen bei Männern

50.5.4 Prädisponierende Faktoren

- Wichtige Risikofaktoren für die Entstehung eines duktalen Carcinoma in Situ:
  - benigne papilläre Läsionen
  - Alter
  - Gewebedichte
  - Hormone
  - ionisierende Strahlung

50.6 Ätiologie und Pathogenese

- Die Zellen im menschlichen Körper unterliegen einer regelmäßigen Zellteilung. Dabei kommt es zu Mutationen, die nicht zielgerichtet sind und zu einem gewissen Teil untergehen. Mutierte Zellen mit einen Vorteil gegenüber der Ursprungszelle wachsen allerdings weiter und unterliegen weiterhin Mutationen.
- Es wird angenommen, dass sich innerhalb einer entsprechenden Kaskade bei Zellen, bei denen eine 5. oder 6. Mutation stattgefunden hat, Karzinomeigenschaften ausbilden.
- Eine wesentliche Eigenschaft, die solche Karzinomzellen nunmehr besitzen, ist der Verlust der Kontaktinhibition. Dies bedeutet, dass gesunde Nachbarzellen nicht mehr respektiert und deshalb im Rahmen des Karzinomzellwachstums infiltriert werden.
- Die vulnerabelste Lokalisation innerhalb des Brustgewebes ist die terminale duktulolobuläre Einheit. Dies ist das Verbindungsstück zwischen den Endästen der Milchgänge und den Lobuli. Dort befinden sich histopathologisch zu Beginn atypische Zellveränderungen, die zum duktalen Carcinoma in Situ werden können.

50.7 Klassifikation und Risikostratifizierung

- **Klassifikation:** Einteilung papillärer Läsionen:
  - intraduktales Papillom
  - Papillom mit atypischer duktaler Hyperplasie
  - duktales Carcinoma in Situ
  - papilläres duktales Carcinoma in Situ
  - eingekapseltes papilläres Karzinom (syn.: intrazystisches papilläres Karzinom)
  - solides papilläres Karzinom
  - invasiv-papilläres Karzinom
- **Risikostratifizierung:**
  - Prognose sehr günstig
  - 1–2 % karzinombedingte Todesfälle innerhalb von 10 Jahren
  - Potenzial zur Invasivität
  - Langzeitüberleben exzellent (in Abhängigkeit von der Durchführung adäquater therapeutischer Maßnahmen)

50.8 Symptomatik

- Die meisten Fälle von papillärem duktalem Carcinoma in Situ weisen keine klinische Symptomatik auf.
- Bei größerer Ausdehnung können Verhärtungen, umschriebene Resistenzen oder eine pathologische Mamillensekretion auftreten.

50.9 Methode der Wahl

- Folgende Diagnostik ist relevant (in der Reihenfolge der Bedeutung):
  - Mamma-MRT,
  - Mammografie, Galaktografie,
  - Sonografie,
  - klinische Untersuchung.

50.10 Pathognomonische Befunde

- Das papilläre duktale Carcinoma in Situ imponiert in der bildgebenden Diagnostik in erster Linie als duktale feinknotige Non-Mass-Läsion.
- Gelegentlich ist es mit pleomorphen Mikroverkalkungen assoziiert.

50.11 Befundbeschreibung

50.11.1 Sonografie

- **B-Bild-Sonografie:**
  - typischerweise keine Auffälligkeiten
  - in Kenntnis des Befunds gelegentlich Nachweis eher unspezifischer strichförmiger Echoalterationen
  - selten milde Ektasie der Milchgangsstrukturen (Seitenvergleich!)
  - gelegentlich direkter Nachweis intraduktaler Proliferationen als Korrelat des papillären duktalen Carcinoma in Situ (▸ Abb. 50.1a)
  - gelegentlich Nachweis intraduktaler Kalzifikationen
- **farbkodierte Doppler-Sonografie:** typischerweise keine diagnoseweisenden Informationen
- **Elastografie:** typischerweise keine diagnoseweisenden Informationen
- **3-D-Sonografie:** typischerweise keine diagnoseweisenden Informationen

50.11.2 Röntgen

- **Mammografie:**
  - bei dichten Gewebestrukturen (Dichtetyp ACR C und D) und fehlenden endotumoralen Kalzifikationen kein abgrenzbarer Befund (▸ Abb. 50.1b)
  - bei transparenten Gewebestrukturen (Dichtetyp ACR A und B) gelegentlich assoziierte Verdichtung oder kleiner Herdbefund
  - pleomorphe Mikroverkalkungen in linearer, linear-verzweigter oder segmentaler bzw. subsegmentaler Ausdehnung
  - häufig auch gruppierte Ansammlung der Kalzifikationen (innerhalb eines Volumens von 1–2 cm^2)
  - bei ausgedehnten duktalen Carcinomae in Situ Verkalkungen auch in regionaler bis diffuser Anordnung
- **Tomosynthese:** verbesserte Detektion bei Herdbefund in Dichtetyp ACR B und C
- **kontrastmittelgestützte Mammografie:**
  - lineare, linear-verzweigende oder segmentale Mehranreicherungen ohne raumfordernden Charakter
  - bei größerer Ausdehnung des duktalen Carcinoma in Situ auch regionale bis diffuse Non-Mass-Anreicherungen
- **Galaktografie:** Kontrastmittelaussparungen oder -abbrüche (▸ Abb. 50.2)

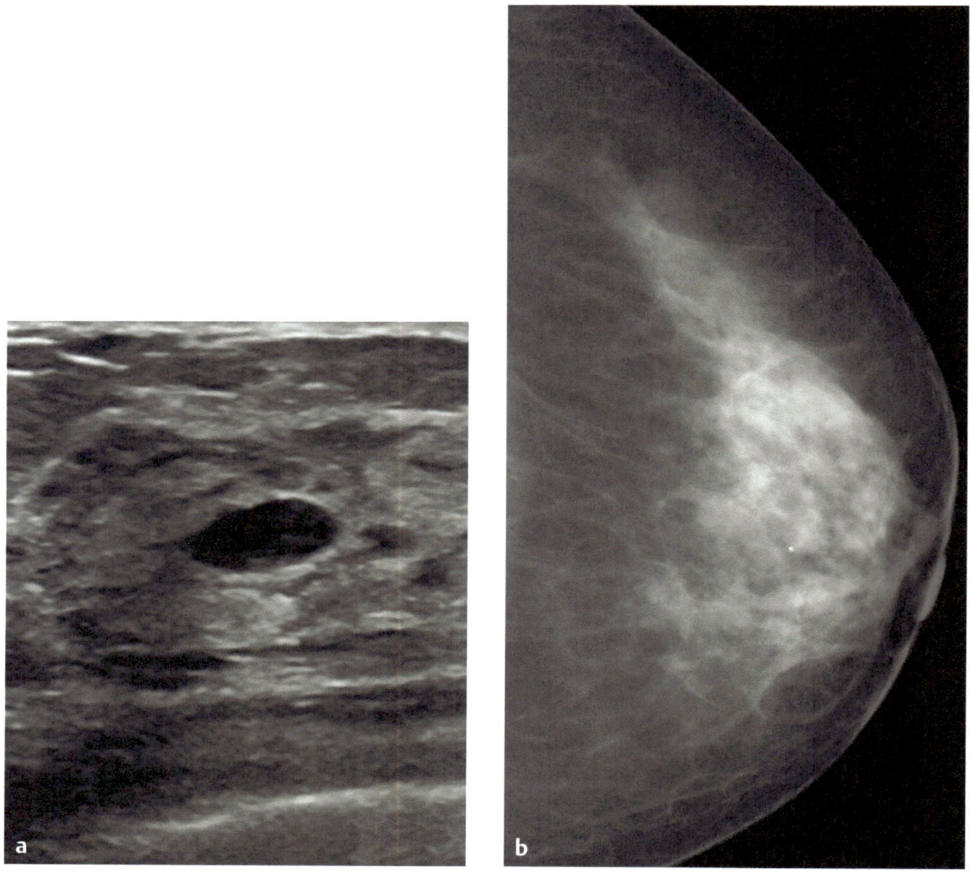

Abb. 50.1 Papilläres duktales Carcinoma in Situ. Histologie: papilläres duktales Carcinoma in Situ.
a Ovale, glatte, hypoechogene intraduktale Läsion als Korrelat des papillären duktalen Carcinoma in Situ im Sonografiebild.
b Fehlende Nachweisbarkeit des papillären duktalen Carcinoma in Situ in sehr dichten Drüsenstrukturen ACR D.

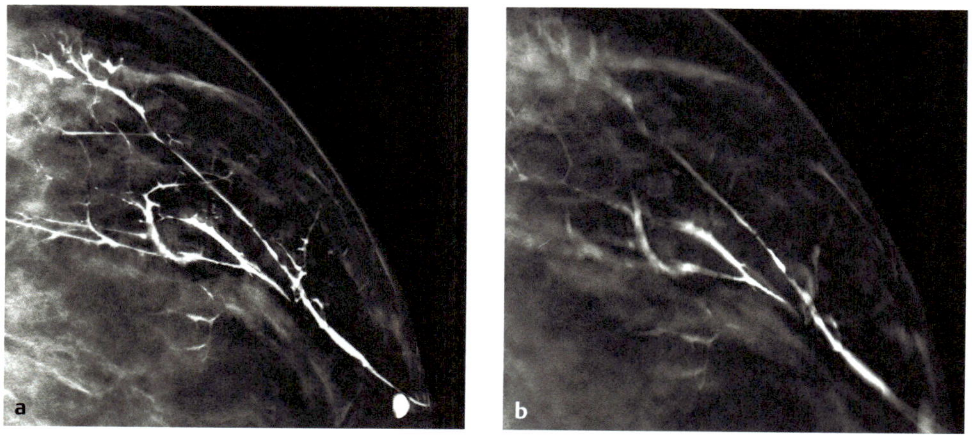

Abb. 50.2 Papilläres duktales Carcinoma in Situ. Galaktografie bei blutiger Sekretion mit multiplen randständigen Aussparungen aufgrund des intraduktalen Befalls mit feinknotigen Tumorzellnestern. Histologie: papilläres duktales Carcinoma in Situ.
a Galaktografiebild (Ausschnitt).
b Tomosynthese der Galaktografie (Ausschnitt).

50.11.3 MRT

- **Native T 1w Sequenz:**
  - hypointenser runder oder ovaler Herdbefund bei Lage innerhalb des Fettgewebes (▶ Abb. 50.3a)
  - ansonsten typischerweise keine Auffälligkeiten (▶ Abb. 50.4a)
- **T 2w Sequenz:**
  - Hyperintensität der Tumormanifestationen
  - ansonsten typischerweise keine Auffälligkeiten (▶ Abb. 50.3b und ▶ Abb. 50.4b)
- **T 1w Sequenz nach Kontrastmittelgabe:**
  - Fokus oder lineare, linear-verzweigende oder segmentale Mehranreicherungen ohne raumfordernden Charakter (▶ Abb. 50.4c und ▶ Abb. 50.5)
  - Fokus oder kleiner Herdbefund (▶ Abb. 50.3c)

Praxistipp

Checkliste für die Befundbeschreibung:

- Ausdehnung des Tumors (in Millimetern bzw. Zentimetern)
- Lage des Tumors (Quadrant)
- topografische Beziehung des Tumors zu relevanten Nachbarstrukturen (Mamille, Pektoralismuskel)
- Hinweise auf invasive Tumoranteile
- lokoregionär vergrößerte Lymphknoten
- Hinweise auf kontralaterales Tumorgeschehen

50.12 Radiologische Differenzialdiagnosen

- Zu berücksichtigende Differenzialdiagnosen in der Bildgebung s. in ▶ Tab. 50.1.

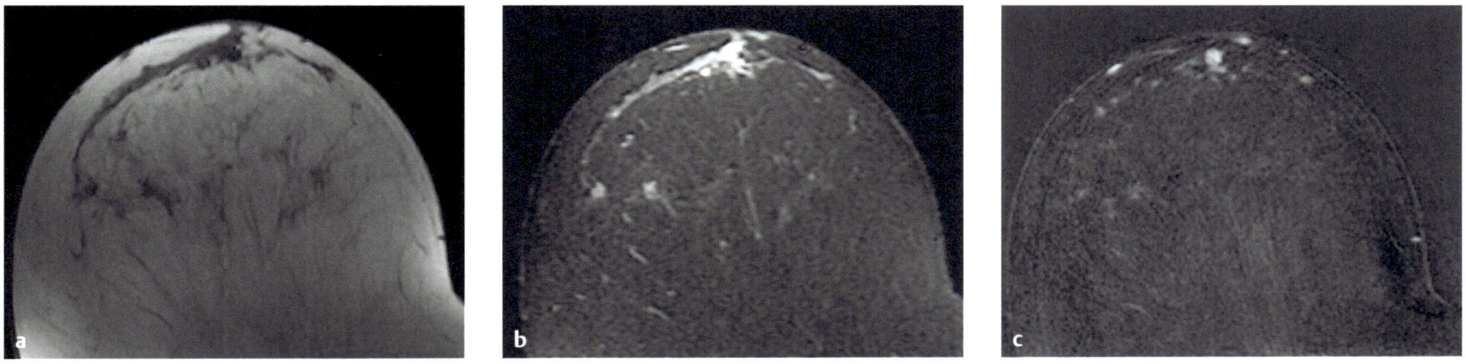

Abb. 50.3 Papilläres duktales Carcinoma in Situ. Kleiner, unmittelbar retromamillär gelegener runder Tumor. Histologie: papilläres duktales Carcinoma in Situ.
a Hyperintense feinknotige Läsion innerhalb des umgebenden Fettgewebes in der T 1w MRT-Messung.
b Hohes Wassersignal der Läsion in der T 2w MRT-Messung.
c Starke Kontrastmittelanreicherung der Läsion in der Subtraktionsaufnahme der Mamma-MRT nach Kontrastmittelgabe.

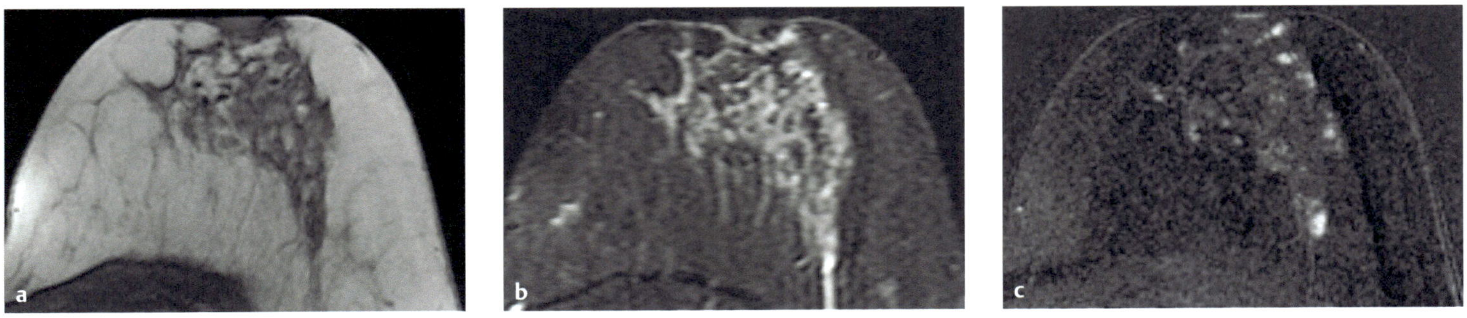

Abb. 50.4 Papilläres duktales Carcinoma in Situ. Segmentaler feinnodulärer Tumorbefall. Histologie: papilläres duktales Carcinoma in Situ.
a Unauffälliger Befund in der T 1w MRT-Messung.
b Hohes Wassersignal der duktalen Strukturen in der T 2w MRT-Messung.
c Feinfleckige Kontrastmittelanreicherung der segmentalen Non-Mass-Läsion in der Subtraktionsaufnahme der Mamma-MRT nach Kontrastmittelgabe.

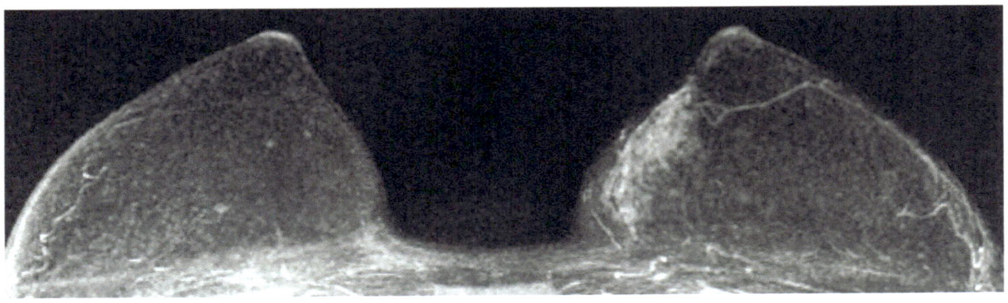

Abb. 50.5 Papilläres duktales Carcinoma in Situ. Segmentaler diffuser Tumorbefall. Histologie: papilläres duktales Carcinoma in Situ. Diffuse segmentale Kontrastmittelanreicherung der Non-Mass-Läsion in der MIP aller Subtraktionsaufnahmen nach Kontrastmittelgabe.

Tab. 50.1 Differenzialdiagnosen des papillären duktalen Carcinoma in Situ.

Differenzialdiagnose	Häufigkeit der Differenzialdiagnose in Hinblick auf das Krankheitsbild	Wesentliche diagnostisch richtungsweisende Anamnese, Untersuchung u./o. Befunde	Sicherung der Diagnose
fibrös-zystische Veränderungen	häufig	• bildgebend nicht zuverlässig differenzierbarild • mammografisch eher monomorpher Charakter der Mikroverkalkungenr • mikrozystische Änderungen eher gegen duktales Carcinoma in Situ sprechend	Biopsie
invasives bzw. mikroinvasives Karzinom	gelegentlich	• insbesondere bei dichtem Drüsengewebe im Mammogramm oder bei assoziierten nodulären Mehranreicherungen in der MRT ähnliches Erscheinungsbildld • bildgebend nicht zuverlässig differenzierbar	Biopsie
atypische duktale Hyperplasie	gelegentlich	• bildgebend nicht zuverlässig differenzierbar	Biopsie
sklerosierende Adenose	gelegentlich	• bildgebend nicht zuverlässig differenzierbar • mammografisch eher monomorpher Charakter der Mikroverkalkungen	Biopsie
Galaktophoritis	gelegentlich	• in der MRT gelegentlich differenzialdiagnostische Schwierigkeiten aufgrund der rein duktalen Kontrastmittelanreicherung • Galaktophoritis eher mit Gleisphänomen	• Verauf • Biopsie
lobuläre intraepitheliale Neoplasie	selten	• bildgebend nicht zuverlässig differenzierbar	Biopsie
Fibroadenom	selten	• beginnende Sklerosierung eines Fibroadenoms mit assoziierten Mikroverkalkungen, in erster Linie innerhalb eines glatt begrenzten Herdbefunds (soweit mammografisch in Abhängigkeit vom Dichtetyp erkennbar) • duktales Carcinoma in Situ in Herdform nicht zuverlässig differenzierbar	Biopsie
invasiv-lobuläres Karzinom	selten	• in der MRT gelegentlich differenzialdiagnostische Schwierigkeiten aufgrund des Non-Mass-Charakters der Kontrastmittelanreicherung	Biopsie

MRT = Magnetresonanztomografie

50.13 Typische Fehler

- Fehlende Detektion des Befunds, insbesondere bei papillärem duktalem Carcinoma in Situ ohne Mikrokalk in der Mammografie oder papillärem duktalem Carcinoma in Situ ohne gesteigerte Durchblutung in der MRT
- Verzicht auf Zusatzdiagnostik, z. B. Vergrößerungsmammografie bei fraglichen Verkalkungen
- Verzicht auf perkutan-bioptische Befundsicherung bei unklarem Befund

50.14 Was der zuweisende Kollege/Kliniker wissen muss

- Lage und Größe des papillären duktalen Carcinoma in Situ
- Nachweis eines zusätzlichen kontralateralen Karzinoms zur Planung der therapeutischen, insbesondere der operativen Vorgehensweise
- Lymphknotenstatus

50.15 Literatur

Literatur zur weiteren Vertiefung

[633] American College of Radiology. ACR BI-RADS® Atlas. Breast Imaging Reporting and Data System. 5. Aufl. Berlin: Springer; 2013

[634] Bernik SF, Troob S, Ying BL et al. Papillary lesions of the breast diagnosed by core needle biopsy: 71 cases with surgical follow-up. Am J Surg 2009; 197 (4): 473–478

[635] Fischer U. Röntgenmammographie. Verstehen, anwenden und optimieren. Stuttgart: Thieme; 2003

[636] Fischer U, Baum F. Diagnostik und Therapie des Mammakarzinoms. Stuttgart: Thieme; 2014

[637] Fischer U, Baum F. Mammadiagnostik für MTRA/RT. Stuttgart: Thieme; 2015

[638] Ganesan S, Karthik G, Joshi M et al. Ultrasound spectrum in intraductal papillary neoplasms of breast. Br J Radiol 2006; 79 (946): 843–849

[639] Heywang-Köbrunner SH, Schreer I. Bildgebende Mammadiagnostik. Stuttgart: Thieme; 2003

[640] Kim TH, Kang DK, Kim SY et al. Sonographic differentiation of benign and malignant papillary lesions of the breast. J Ultrasound Med 2008; 27 (1): 75–82

[641] Lam WWM, Chu WCW, Tang APY et al. Role of radiologic features in the management of papillary lesions of the breast. Am J Roentgenol 2006; 186 (5): 1322–1327

[642] Linda A, Londero V, Mazzarella F et al. Rare breast neoplasms: Is there any peculiar feature on magnetic resonance mammography? Radiol Medic 2007; 112 (6): 850–862

51 Intrazystisches papilläres Karzinom

Uwe Fischer

51.1 Steckbrief

Das intrazystische papilläre Karzinom stellt eine extrem seltene maligne Proliferation innerhalb einer Zyste dar. Es gehört in den umfassenden Formenkreis der papillären Läsionen. Größenabhängig kann es zum Palpationsbefund mit sonografischem Korrelat führen. Die bildgebenden Methoden der Wahl sind die Sonografie und die Mamma-MRT. Es liegen mehrere Einzelfallbeschreibungen zum Auftreten bei Männern vor. Die Diagnose wird typischerweise durch eine perkutane Biopsie gesichert. Histologisch ergibt sich ein Befund der Kategorie B5b.

51.2 Synonyme

- Eingekapseltes papilläres Karzinom

51.3 Keywords

- Brustkrebs
- Mammakarzinom
- intrazystisches papilläres Karzinom
- Diagnostik

51.4 Definition

Papilläre Läsionen der Brust umfassen ein breites Spektrum an Diagnosen, die sich letztendlich nur histopathologisch und immunhistochemisch differenzieren lassen. Dieses Spektrum reicht vom intraduktalen Papillom zum Papillom mit atypischer duktaler Hyperplasie oder duktalem Carcinoma in Situ bis hin zum papillären duktalen Carcinoma in Situ, dem intrazystischen papillären Karzinom, dem soliden papillären Karzinom und schlussendlich dem invasiv-papillären Karzinom.

51.5 Epidemiologie

51.5.1 Häufigkeit

- Deutlich weniger als 1 % aller detektierten Mammakarzinome
- kontralaterales Auftreten in deutlich weniger als 1 % der Fälle
- Einzelfallbeschreibungen

51.5.2 Altersgipfel

- Durchschnittsalter 60 Jahre
- Erkrankungsrisiko mit zunehmendem Alter steigend

51.5.3 Geschlechtsverteilung

- Mehr als 99 % Frauen
- kasuistische Mitteilungen bei Männern

51.5.4 Prädisponierende Faktoren

- Wichtige Risikofaktoren für die Entstehung eines duktalen Carcinoma in Situ:
  - Alter
  - Gewebedichte
  - Hormone
  - ionisierende Strahlung

51.6 Ätiologie und Pathogenese

- Die Zellen im menschlichen Körper unterliegen einer regelmäßigen Zellteilung. Dabei kommt es zu Mutationen, die nicht zielgerichtet sind und zu einem gewissen Teil untergehen. Mutierte Zellen mit einen Vorteil gegenüber der Ursprungszelle wachsen allerdings weiter und unterliegen weiterhin Mutationen.
- Es wird angenommen, dass sich innerhalb einer entsprechenden Kaskade bei Zellen, bei denen eine 5. oder 6. Mutation stattgefunden hat, Karzinomeigenschaften ausbilden.
- Eine wesentliche Eigenschaft, die solche Karzinomzellen nunmehr besitzen, ist der Verlust der Kontaktinhibition. Dies bedeutet, dass gesunde Nachbarzellen nicht mehr respektiert und deshalb im Rahmen des Karzinomzellwachstums infiltriert werden.
- Die vulnerabelste Lokalisation innerhalb des Brustgewebes ist die terminale duktulolobuläre Einheit. Dies ist das Verbindungsstück zwischen den Endästen der Milchgänge und den Lobuli. Dort befinden sich histopathologisch zu Beginn atypische Zellveränderungen, die zum intrazystischen papillären Karzinom werden können.

51.7 Klassifikation und Risikostratifizierung

- **Klassifikation:** Einteilung papillärer Läsionen:
  - intraduktales Papillom
  - Papillom mit atypischer duktaler Hyperplasie
  - duktales Carcinoma in Situ
  - papilläres duktales Carcinoma in Situ
  - eingekapseltes papilläres Karzinom (syn.: intrazystisches papilläres Karzinom)
  - solides papilläres Karzinom
  - invasiv-papilläres Karzinom
- **Risikostratifizierung:**
  - Prognose sehr günstig
  - weniger als 1 % karzinombedingte Todesfälle innerhalb von 10 Jahren
  - Langzeitüberleben exzellent in Abhängigkeit von der Durchführung adäquater therapeutischer Maßnahmen

51.8 Symptomatik

- Die meisten Fälle von intrazystischem papillärem Karzinom weisen keine klinische Symptomatik auf.
- Bei größerer Ausdehnung können Verhärtungen oder Knoten auftreten.

51.9 Methode der Wahl

- Folgende Diagnostik ist relevant (in der Reihenfolge der Bedeutung):
  - Mamma-MRT,
  - Sonografie,
  - Mammografie,
  - klinische Untersuchung.

51.10 Pathognomonische Befunde

- Das intrazystische papilläre Karzinom imponiert in der bildgebenden Diagnostik in erster Linie als Herd bzw. intrazystischer Herd.
- Gelegentlich ist es assoziiert mit pleomorphen Mikroverkalkungen.

51.11 Befundbeschreibung

51.11.1 Sonografie

- **B-Bild-Sonografie:**
  - intrazystisches Proliferat mit umgebendem Flüssigkeitssaum
  - hypoechogener, meist ovaler Herd mit glatter Begrenzung (▸ Abb. 51.1)
- **farbkodierte Doppler-Sonografie:** typischerweise keine diagnoseweisenden Informationen
- **Elastografie:** typischerweise keine diagnoseweisenden Informationen
- **3-D-Sonografie:** typischerweise keine diagnoseweisenden Informationen

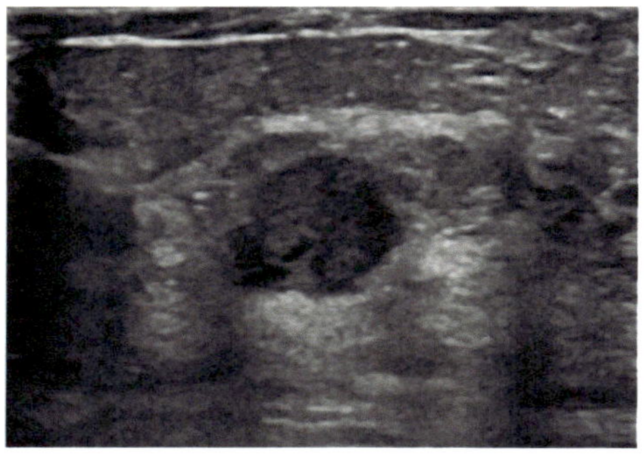

Abb. 51.1 Intrazystisches papilläres Karzinom. Runder, mikrolobulierter Herd als Korrelat des intrazystischen papillären Karzinoms im Sonografiebild. Histologie: intrazystisches papilläres Karzinom.

51.11.2 Röntgen

- **Mammografie:**
  - bei dichten Gewebestrukturen (Dichtetyp ACR C und D) und fehlenden endotumoralen Kalzifikationen kein abgrenzbarer Befund
  - bei transparenten Gewebestrukturen (Dichtetyp ACR A und B) hyperdenser Herdbefund
  - Form rund, Begrenzung glatt, mikrolobuliert (▸ Abb. 51.2a)
  - selten assoziierte endotumorale Mikroverkalkungen
- **Tomosynthese:** verbesserte Detektion bei Herdbefund mit Dichtetyp ACR B und C
- **kontrastmittelgestützte Mammografie:** Kontrastmittelanreicherung der Herdsetzung
- **Galaktografie:**
  - bei pathologischer Sekretion Einsatz der Galaktografie möglich
  - dabei Darstellung intraduktaler oder intrazystischer Raumforderungen (▸ Abb. 51.2b und ▸ Abb. 51.2c)

51.11.3 MRT

- **Native T 1w Sequenz:** hypointenser runder oder ovaler Herdbefund bei Lage innerhalb des Fettgewebes (▸ Abb. 51.3a)
- **T 2w Sequenz:**
  - Hyperintensität der Tumormanifestationen (▸ Abb. 51.3b)
  - gelegentlich umgebende Zystenflüssigkeit
- **T 1w Sequenz nach Kontrastmittelgabe:** Kontrastmittelanreicherung des Herdbefunds, homogen oder inhomogen (▸ Abb. 51.3c und ▸ Abb. 51.4)

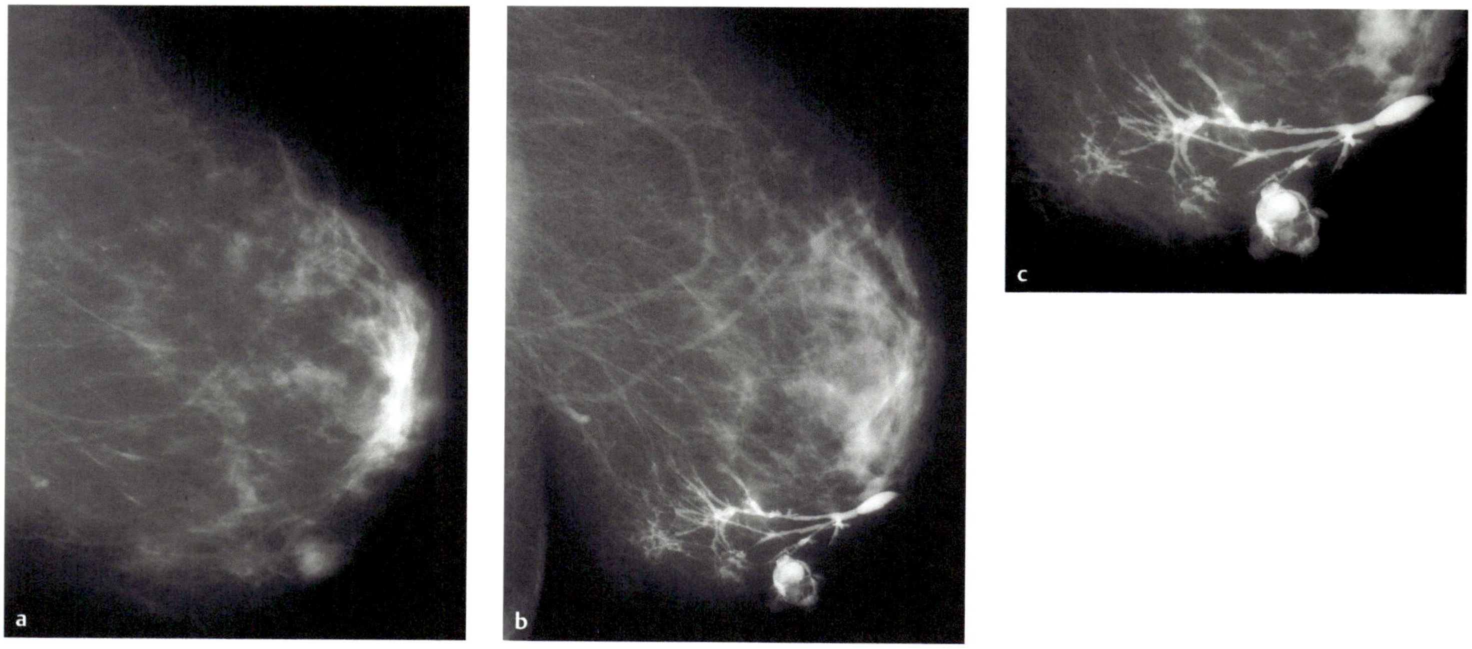

Abb. 51.2 Intrazystisches papilläres Karzinom. Intrazystische Raumforderung bei rundem Herdbefund in der Mammografie. Histologie: intrazystisches papilläres Karzinom.

a Mammogramm in ML-Projektion bei Dichtetyp ACR D: Herdbefund kaudal.

b Galaktografiebild mit partieller Kontrastmittelauffüllung der zystischen Raumforderung unter Aussparung des Tumors.

c Ausschnittsvergrößerung der Galaktografie.

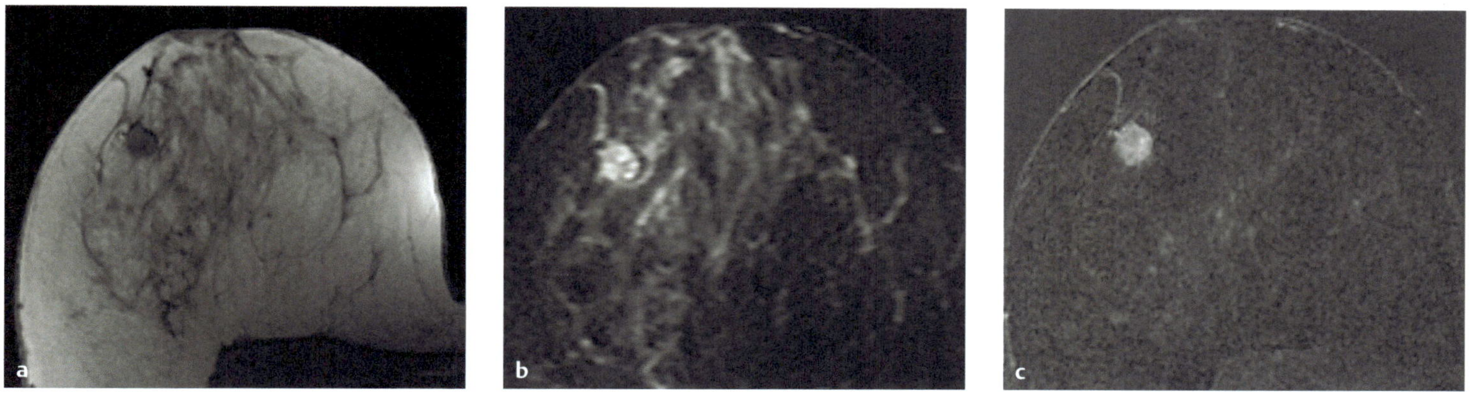

Abb. 51.3 Intrazystisches papilläres Karzinom. Intrazystische Raumforderung bei rundem Herdbefund in der MRT. Histologie: intrazystisches papilläres Karzinom.
a Unspezifischer hypointenser Herdbefund in der T 1w MRT-Messung.
b Endotumoral inhomogenes, partiell hohes Wassersignal in der T 2w MRT-Messung.
c Inhomogene Kontrastmittelanreicherung nach Kontrastmittelgabe in der Subtraktionsaufnahme der Mamma-MRT.

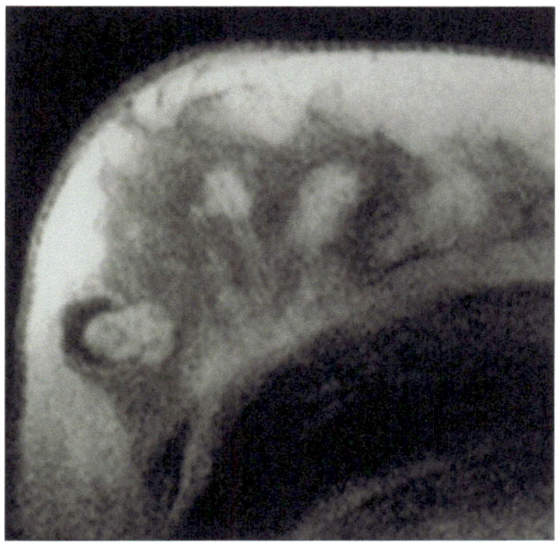

Abb. 51.4 Intrazystisches papilläres Karzinom. Ovaler Herdbefund mit partieller Lage innerhalb und partieller Lage außerhalb einer Zyste. Im T 1w MRT-Bild Kontrastmittelanreicherung 3 min nach periphervenöser Kontrastmittelgabe. Histologie: intrazystisches papilläres Karzinom mit Übergang in ein invasiv-papilläres Karzinom.

Praxistipp

Checkliste für die Befundbeschreibung:

- Ausdehnung des Tumors (in Millimetern bzw. Zentimetern)
- Lage des Tumors (Quadrant)
- topografische Beziehung des Tumors zu relevanten Nachbarstrukturen (Mamille, Pektoralismuskel)
- Hinweise auf invasive Tumoranteile
- lokoregionär vergrößerte Lymphknoten
- Hinweise auf kontralaterales Tumorgeschehen

51.12 Radiologische Differenzialdiagnosen

- Zu berücksichtigende Differenzialdiagnosen s. in ▶ Tab. 51.1.

51.13 Typische Fehler

- Interpretation des Befunds als blande Zyste in der Mammografie
- fehlende Abklärung mammografischer Zysten mit Ultraschall und/oder Mamma-MRT
- Verzicht auf perkutan-bioptische Befundsicherung bei unklarem Befund

51.14 Was der zuweisende Kollege/Kliniker wissen muss

- Lage und Größe des intrazystischen papillären Karzinoms
- Rezeptorstatus zur Frage der primär operativen oder chemotherapeutischen Behandlung
- Nachweis eines zusätzlichen kontralateralen Karzinoms zur Planung der therapeutischen, insbesondere der operativen Vorgehensweise
- Lymphknotenstatus

Tab. 51.1 Differenzialdiagnosen des intrazystischen papillären Karzinoms.

Differenzialdiagnose	Häufigkeit der Differenzialdiagnose in Hinblick auf das Krankheitsbild	Wesentliche diagnostisch richtungsweisende Anamnese, Untersuchung u./o. Befunde	Sicherung der Diagnose
invasives bzw. mikroinvasives Karzinom	gelegentlich	• bildgebend nicht zuverlässig differenzierbar	Biopsie
Papillom	gelegentlich	• bildgebend nicht zuverlässig differenzierbar	Biopsie
Fibroadenom	selten	• beginnende Sklerosierung eines Fibroadenoms mit assoziierten Mikroverkalkungen, in erster Linie innerhalb eines glatt begrenzten Herdbefunds (soweit mammografisch in Abhängigkeit vom Dichtetyp erkennbar)	Biopsie
knotenbildendes invasiv-lobuläres Karzinom	selten	• bildgebend nicht zuverlässig differenzierbar	Biopsie

51.15 Literatur

Literatur zur weiteren Vertiefung

[643] American College of Radiology. ACR BI-RADS® Atlas. Breast Imaging Reporting and Data System. 5. Aufl. Berlin: Springer; 2013

[644] Arora R, Gupta R, Sharma A et al. Invasive papillary carcinoma of male breast. Indian J Pathol Microbiol 2010; 53: 135–137. doi:10.4103/0377–492959206

[645] Bernik SF, Troob S, Ying BL et al. Papillary lesions of the breast diagnosed by core needle biopsy: 71 cases with surgical follow-up. Am J Surg 2009; 197 (4): 473–478

[646] Dogan BE, Whitman GJ, Middleton LP et al. Intracystic papillary carcinoma of the breast. AJR Am J Roentgenol 2003; 181: 186

[647] Fischer U. Röntgenmammographie. Verstehen, anwenden und optimieren. Stuttgart: Thieme; 2003

[648] Fischer U, Baum F. Diagnostik und Therapie des Mammakarzinoms. Stuttgart: Thieme; 2014

[649] Fischer U, Baum F. Mammadiagnostik für MTRA/RT. Stuttgart: Thieme; 2015

[650] Ganesan S, Karthik G, Joshi M et al. Ultrasound spectrum in intraductal papillary neoplasms of breast. Br J Radiol 2006; 79 (946): 843–849

[651] Grabowski J, Salzstein SL, Sadler GR et al. Intracystic papillary carcinoma: a review of 917 cases. Cancer 2008; 113: 916–920

[652] Heywang-Köbrunner SH, Schreer I. Bildgebende Mammadiagnostik. Stuttgart: Thieme; 2003

[653] Kim TH, Kang DK, Kim SY et al. Sonographic differentiation of benign and malignant papillary lesions of the breast. J Ultrasound Med 2008; 27 (1): 75–82

[654] Lam WWM, Chu WCW, Tang APY et al. Role of radiologic features in the management of papillary lesions of the breast. Am J Roentgenol 2006; 186 (5): 1322–1327

[655] Linda A, Londero V, Mazzarella F et al. Rare breast neoplasms: Is there any peculiar feature on magnetic resonance mammography? Radiol Medic 2007; 112 (6): 850–862

[656] Rodríguez MC, Secades AL, Angulo JM. Best cases from the AFIP: intracystic papillary carcinoma of the breast. Radiographics 2010; 30: 2021–2027

52 Lobuläre Neoplasie, nicht klassischer Typ, LIN 3

Uwe Fischer

52.1 Steckbrief

Die Gruppe der lobulären Neoplasien umfasst das gesamte Spektrum atypischer Epithelproliferationen, die aus der terminalen duktulolobulären Einheit abstammen. In Abhängigkeit von der Ausdehnung darin führt dies zu den Bezeichnungen der atypischen lobulären Hyperplasie, des klassischen und des nicht klassischen lobulären Carcinoma in Situ. Des Weiteren gibt es eine Einteilung in die Grade 1–3, die allerdings prognostisch nicht ausreichend validiert ist. Eine lobuläre intraepitheliale Neoplasie hat kein definiertes bildgebendes Korrelat. Die atypisch lobuläre Hyperplasie und die klassische lobuläre intraepitheliale Neoplasie werden als Risikofaktoren bewertet, die nicht klassische lobuläre intraepitheliale Neoplasie als prämaligne. Die histologische Klassifikation ist daher B5a.

52.2 Synonyme

- Pleomorphes Carcinoma lobulare in Situ
- pCLIS
- nicht klassische lobuläre intraepitheliale Neoplasie
- pleomorphe lobuläre intraepitheliale Neoplasie
- floride lobuläre intraepitheliale Neoplasie
  - LIN 3
  - LN 3

52.3 Keywords

- Brustkrebs
- Mammakarzinom
- Präkanzerose
- Diagnostik

52.4 Definition

Das pleomorphe lobuläre Carcinoma in Situ ist eine lobuläre Neoplasie mit höhergradigen zellulären Atypien, häufigem Befall der Gänge mit Nekrosen vom Komedotyp und Mikroverkalkungen. Dagegen findet sich beim floriden lobulären Carcinoma in Situ ein Befall zahlreicher Läppchen mit maximaler Distension bis Konfluenz und Übergreifen auf Duktuli und die benachbarte terminale duktulolobuläre Einheit.

52.5 Epidemiologie

52.5.1 Häufigkeit

- Weniger als 1 % aller Brustpräkanzerosen
- Multizentrizität bei 40–85 % der Fälle
- kontralaterales Auftreten mit 30–60 % sehr häufig

52.5.2 Altersgipfel

- Durchschnittsalter 45–65 Jahre
- Erkrankungsrisiko mit zunehmendem Alter steigend

52.5.3 Geschlechtsverteilung

- Zu 99 % sind Frauen betroffen.

52.5.4 Prädisponierende Faktoren

- Wichtige Risikofaktoren für die Entstehung eines Carcinoma lobulare in Situ:
  - Alter
  - Gewebedichte
  - Hormone
  - ionisierende Strahlung

52.6 Ätiologie und Pathogenese

- Die Zellen im menschlichen Körper unterliegen einer regelmäßigen Zellteilung. Dabei kommt es zu Mutationen, die nicht zielgerichtet sind und zu einem gewissen Teil untergehen. Mutierte Zellen mit einen Vorteil gegenüber der Ursprungszelle wachsen allerdings weiter und unterliegen weiterhin Mutationen.
- Es wird angenommen, dass sich innerhalb einer entsprechenden Kaskade bei Zellen, bei denen eine 5. oder 6. Mutation stattgefunden hat, Karzinomeigenschaften ausbilden.
- Eine wesentliche Eigenschaft, die solche Karzinomzellen nunmehr besitzen, ist der Verlust der Kontaktinhibition. Dies bedeutet, dass gesunde Nachbarzellen nicht mehr respektiert und deshalb im Rahmen des Karzinomzellwachstums infiltriert werden.
- Die vulnerabelste Lokalisation innerhalb des Brustgewebes ist die terminale duktulolobuläre Einheit. Dies ist das Verbindungsstück zwischen den Endästen der Milchgänge und den Lobuli. Dort befinden sich histopathologisch zu Beginn atypische Zellveränderungen, die zum invasiven lobulären Karzinom werden können.

52.7 Klassifikation und Risikostratifizierung

- **Klassifikation:**
  - *lobuläre intraepitheliale Neoplasie Typ 1:* atypische lobuläre Hyperplasie
  - *lobuläre intraepitheliale Neoplasie Typ 2:* lobuläres Carcinoma in Situ, klassischer Typ
  - *lobuläre intraepitheliale Neoplasie Typ 3 (nicht klassisch):* pleomorphes lobuläres Carcinoma in Situ, florides lobuläres Carcinoma in Situ
- **Risikostratifizierung:** Koinzidenz eines pleomorphen Carcinoma lobulare in Situ mit invasiven Karzinomen von zwischen 40 und 65 %

52.8 Symptomatik

- Pleomorphes Carcinoma lobulare in Situ am häufigsten als histologische Diagnose bei der perkutan-bioptischen Abklärung von Mikroverkalkungen oder kleineren Non-Mass-Läsionen in der MRT
- üblicherweise kein korrespondierender Tastbefund

52.9 Methode der Wahl

- Folgende Diagnostik ist relevant (in der Reihenfolge der Bedeutung):
  - Mammografie,
  - Mamma-MRT.

52.10 Pathognomonische Befunde

- Das pleomorphe Carcinoma lobulare in Situ ist bildgebend okkult oder es weist Mikroverkalkungen in der Mammografie oder eine Non-Mass-Läsion in der MRT auf.

52.11 Befundbeschreibung

52.11.1 Sonografie

- **B-Bild-Sonografie:**
  - üblicherweise kein Korrelat in der Sonografie
  - allenfalls unspezifische irreguläre, nicht raumfordernde, hypoechogene Echoalteration
- **farbkodierte Doppler-Sonografie:** in aller Regel keine diagnoseweisenden Zusatzinformationen
- **Elastografie:** in aller Regel keine diagnoseweisenden Zusatzinformationen
- **3-D-Sonografie:** in aller Regel keine diagnoseweisenden Zusatzinformationen

52.11.2 Röntgen

- **Mammografie:** Mikroverkalkungen, pleomorph oder monomorph rund, gruppiert, linear oder bei größerer Ausdehnung segmental (▸ Abb. 52.1)
- **Tomosynthese:** in aller Regel keine diagnoseweisenden Zusatzinformationen
- **kontrastmittelgestützte Mammografie:** in aller Regel keine diagnoseweisenden Zusatzinformationen

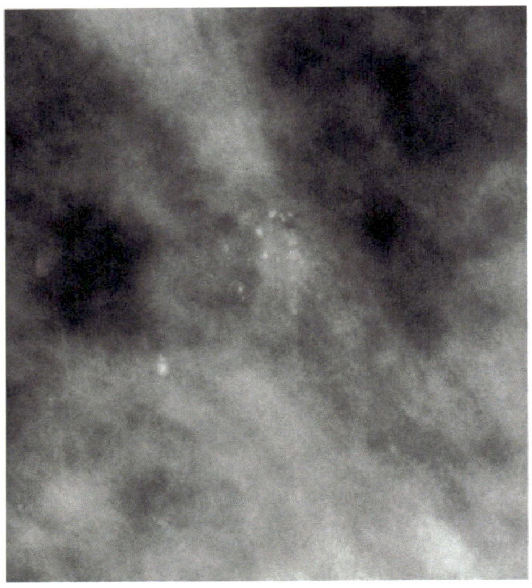

Abb. 52.1 Lobuläre intraepitheliale Neoplasie Typ 3. Monomorph runder Mikrokalk in gruppierter Anordnung im Mammogramm. Histologie: pleomorphes Carcinoma lobulare in Situ.

52.11.3 MRT

- **Native T 1w Sequenz:**
  - bei Lage innerhalb des Drüsengewebes oft keine Auffälligkeiten
  - bei Lage außerhalb des Drüsengewebes gelegentlich nicht raumfordernde Strukturvermehrung
- **T 2w Sequenz:** üblicherweise hypo- bis isointenses Korrelat
- **T 1w Sequenz nach Kontrastmittelgabe:**
  - Läsion ohne raumfordernden Charakter
  - Non-Mass-Läsion, fokal, regional oder segmental (▸ Abb. 52.2)

Praxistipp

Checkliste für die Befundbeschreibung:

- Ausdehnung des Tumors (in Millimetern bzw. Zentimetern)
- Lage des Tumors (Quadrant)
- topografische Beziehung des Tumors zu relevanten Nachbarstrukturen (Mamille, Pektoralismuskel)
- Hinweise auf Multifokalität oder Multizentrizität
- lokoregionär vergrößerte Lymphknoten
- Hinweise auf ein kontralaterales Tumorgeschehen

52.12 Radiologische Differenzialdiagnosen

- Die möglichen Differenzialdiagnosen s. in ▸ Tab. 52.1.

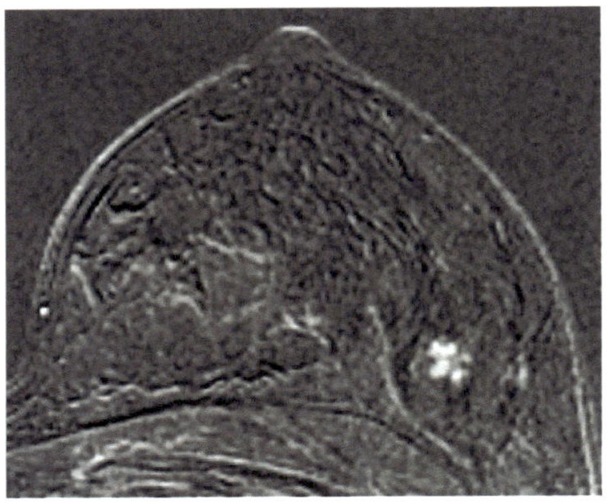

Abb. 52.2 Lobuläre intraepitheliale Neoplasie Typ 3. Regional angeordnete Kontrastmittelanreicherung innerhalb des Parenchyms (Mamma-MRT). Histologie: pleomorphes lobuläres Carcinoma in Situ.

Tab. 52.1 Differenzialdiagnosen der lobulären intraepithelialen Neoplasie Typ 3.

Differenzialdiagnose	Häufigkeit der Differenzialdiagnose in Hinblick auf das Krankheitsbild	Wesentliche diagnostisch richtungsweisende Anamnese, Untersuchung u./o. Befunde	Sicherung der Diagnose
sklerosierende Adenose	häufig	• bildgebend keine sichere Differenzierung	• Verlauf • Biopsie
Fibrosis mammae	gelegentlich	• bildgebend keine sichere Differenzierung	• Verlauf • Biopsie
atypische duktale Hyperplasie	gelegentlich	• bildgebend keine sichere Differenzierung	• Verlauf • Biopsie
duktales Carcinoma in Situ	gelegentlich	• bildgebend keine sichere Differenzierung	• Verlauf • Biopsie
lobuläres Carcinoma in Situ	gelegentlich	• bildgebend keine sichere Differenzierung	• Verlauf • Biopsie
invasives lobuläres Mammakarzinom	gelegentlich	• bildgebend keine sichere Differenzierung	• Verlauf • Biopsie

52.13 Typische Fehler

- Verzicht auf perkutan-bioptische Befundsicherung bei unklarem Befund

52.14 Was der zuweisende Kollege/Kliniker wissen muss

- Lage und Größe des pleomorphen lobulären Carcinoma in Situ
- verbliebener Restkalk bzw. Restbefund nach Biopsie
- Hinweise auf Multifokalität, Multizentrizität oder zusätzlichen kontralateralen Befund

52.15 Literatur

Literatur zur weiteren Vertiefung

[657] American College of Radiology. ACR BI-RADS® Atlas. Breast Imaging Reporting and Data System. 5. Aufl. Berlin: Springer; 2013

[658] Chen YY, Hwang ES, Roy R et al. Genetic and phenotypic characteristics of pleomorphic lobular carcinoma in situ of the breast. Am J Surg Pathol 2009; 33: 1683–1694

[659] Fadare O, Dadmanesh F, Alvarado-Cabrero I et al. Lobular intraepithelial neoplasia [lobular carcinoma in situ] with comedo-type necrosis: a clinicopathologic study of 18 cases. Am J Surg Pathol 2006; 30: 1445–1453

[660] Fischer U. Röntgenmammographie. Verstehen, anwenden und optimieren. Stuttgart: Thieme; 2003

[661] Fischer U, Baum F. Diagnostik und Therapie des Mammakarzinoms. Stuttgart: Thieme; 2014

[662] Georgian-Smith D, Lawton TJ. Calcifications of lobular carcinoma in situ of the breast: radiologicpathologic correlation. AJR Am J Roentgenol 2001; 176: 1255–1259

[663] Gomes DS, Porto SS, Balabram D et al. Inter-observer variability between general pathologists and a specialist in breast pathology in the diagnosis of lobular neoplasia, columnar cell lesions, atypical ductal hyperplasia and ductal carcinoma in situ of the breast. Diagn Pathol 2014; 9: 121. doi:10.1186/1746-1596-9-121.

[664] Heywang-Köbrunner SH, Schreer I. Bildgebende Mammadiagnostik. Stuttgart: Thieme; 2003

[665] Sapino A, Frigerio A, Peterse JL et al. Mammographically detected in situ lobular carcinomas of the breast. Virchows Arch 2000; 436: 421–430

[666] Scoggins M, Krishnamurthy S, Santiago L et al. Lobular carcinoma in situ of the breast: clinical, radiological, and pathological correlation. Acad Radiol 2013; 20: 463–470

[667] Shin SJ, Lal A, De Vries S et al. Florid lobular carcinoma in situ: molecular profiling and comparison to classic lobular carcinoma in situ and pleomorphic lobular carcinoma in situ. Hum Pathol 2013; 44: 1998–2009

[668] Sneige N, Wang J, Baker BA et al. Clinical, histopathologic, and biologic features of pleomorphic lobular (ductal-lobular) carcinoma in situ of the breast: a report of 24 cases. Mod Pathol 2002; 15: 1044–1050

[669] Susnik B, Day D, Abeln E et al. Surgical outcomes of lobular neoplasia diagnosed in core biopsy: prospective study of 316 cases. Clin Breast Cancer 2016; 16 (6): 507–513

53 Extensive intraduktale Komponente

Uwe Fischer

53.1 Steckbrief

Bei der extensiven intraduktalen Komponente handelt es sich um ein begleitendes duktales Carcinoma in Situ in der mittelbaren oder unmittelbaren Umgebung eines invasiven Mammakarzinoms. Die Bedeutung der extensiven intraduktalen Komponente besteht darin, dass sie die überwiegende Ursache für spätere In-Brust-Rezidive darstellt. Operativ erfolgt bei einer extensiven intraduktalen Komponente in aller Regel eine Segmentektomie im Rahmen der Entfernung des Indextumors, um die dazugehörigen Milchgänge im Resektat mitzuerfassen. Die zuverlässigsten Verfahren für den Nachweis der Komponente sind die Mamma-MRT (peritumorale Mehranreicherungen) und die Mammografie (Mikroverkalkungen). Die Sicherung der Diagnose erfolgt typischerweise erst im Rahmen der Aufarbeitung des Operationspräparats.

53.2 Synonyme

- EIC
- Extensive intraductal Component
- peritumorale Komponente eines duktalen Carcinoma in Situ

53.3 Keywords

- Brustkrebs
- Mammakarzinom
- extensive intraduktale Komponente
- Diagnostik

53.4 Definition

Histologisch handelt es sich um ein ausgedehntes intraduktales Karzinom (duktales Carcinoma in Situ) in der unmittelbaren Umgebung eines invasiven Mammakarzinoms.

53.5 Epidemiologie

53.5.1 Häufigkeit

- Bei etwa 10–45 % aller invasiven Mammakarzinome

53.5.2 Altersgipfel

- Entsprechend dem Altersgipfel der invasiven Karzinome 55–65 Jahre

53.5.3 Geschlechtsverteilung

- Anteil der Frauen bei über 99 %

53.5.4 Prädisponierende Faktoren

- Wichtige Risikofaktoren für die Entstehung eines intraduktalen Karzinoms:
  - Alter
  - Gewebedichte
  - Gendefekt
  - Hormone
  - ionisierende Strahlung

53.6 Ätiologie und Pathogenese

- Die Zellen im menschlichen Körper unterliegen einer regelmäßigen Zellteilung. Dabei kommt es zu Mutationen, die nicht zielgerichtet sind und zu einem gewissen Teil untergehen. Mutierte Zellen mit einen Vorteil gegenüber der Ursprungszelle wachsen allerdings weiter und unterliegen weiterhin Mutationen.
- Es wird angenommen, dass sich innerhalb einer entsprechenden Kaskade bei Zellen, bei denen eine 5. oder 6. Mutation stattgefunden hat, Karzinomeigenschaften ausbilden.
- Eine wesentliche Eigenschaft, die solche Karzinomzellen nunmehr besitzen, ist der Verlust der Kontaktinhibition. Dies bedeutet, dass gesunde Nachbarzellen nicht mehr respektiert und deshalb im Rahmen des Karzinomzellwachstums infiltriert werden.
- Die vulnerabelste Lokalisation innerhalb des Brustgewebes ist die terminale duktulolobuläre Einheit. Dies ist das Verbindungsstück zwischen den Endästen der Milchgänge und den Lobuli. Dort befinden sich histopathologisch zu Beginn atypische Zellveränderungen, die zum duktalen Carcinoma in Situ und bei Verlassen des Milchgangs zum invasiven Karzinom werden können. Die extensive intraduktale Komponente stellt ein duktales Carcinoma in Situ in der Umgebung eines invasiven Karzinoms oder zwischen invasiven Karzinomen dar.

53.7 Klassifikation und Risikostratifizierung

- **Risikostratifizierung:**
  - Die Prognose zum Langzeitüberleben hängt vom Tumorstadium des invasiven Indextumors ab.
  - Die Prognose zur Frage eines In-Brust-Rezidivs in den postoperativen Jahren hängt von der Vollständigkeit der Entfernung der extensiven intraduktalen Komponente und der weiteren Nachbehandlung ab.
  - Weitere prognostische Faktoren, bezogen auf den Indextumor:
    - Tumorgröße (Stadieneinteilung nach pT),
    - Lymphknotenstatus (Stadieneinteilung nach pN),
    - Fernmetastasierung (Stadieneinteilung nach pM),
    - histologischer Status (Grading),
    - Immunhistochemie (Ki67, Rezeptorstatus, HER2/neu).

53.8 Symptomatik

- Üblicherweise kein Korrelat in Inspektion und Palpation

53.9 Methode der Wahl

- Folgende Diagnostik ist relevant (in der Reihenfolge der Bedeutung):
  - Mamma-MRT,
  - Mammografie,
  - Sonografie.

53.10 Pathognomonische Befunde

- Die extensive intraduktale Komponente imponiert in der bildgebenden Diagnostik in erster Linie in Form linear angeordneter pleomorpher Mikroverkalkungen und/oder in Form peritumoral vermehrt durchbluteter Milchgänge.

53.11 Befundbeschreibung

53.11.1 Sonografie

- **B-Bild-Sonografie:**
  - üblicherweise kein Korrelat im Ultraschall
  - sehr selten verdickte Milchgangstrukturen in der Peripherie des Indextumors (▸ Abb. 53.1)
- **farbkodierte Doppler-Sonografie:** üblicherweise keine Mehrinformationen
- **Elastografie:** üblicherweise keine Mehrinformationen

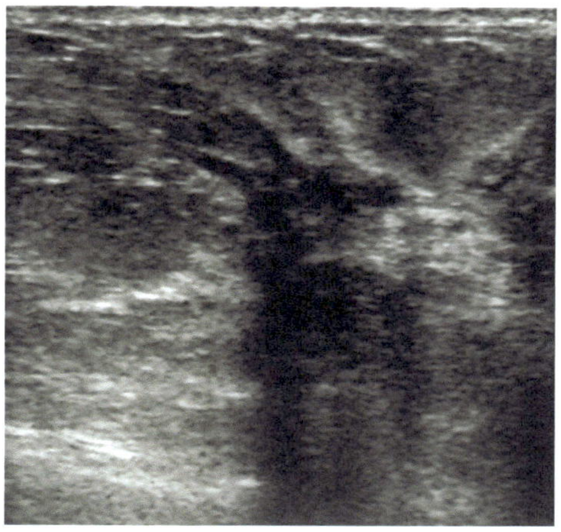

Abb. 53.1 Extensive intraduktale Komponente. Spikulaartig vom Indextumor in die Peripherie reichende hypoechogene, verdickte duktale Strukturen im Sonografiebild. Histologie: invasives duktales Mammakarzinom mit extensiver intraduktaler Komponente.

53.11.2 Röntgen

- **Mammografie:**
  - pleomorphe Mikroverkalkungen in den tumorumgebenden Milchgängen
  - oft in Kombination mit verdickten duktalen Strukturen, schweifartig in Richtung der Verläufe der Milchgänge imponierend (▸ Abb. 53.2, ▸ Abb. 53.3, ▸ Abb. 53.4 und ▸ Abb. 53.5a)
- **Tomosynthese:** verbesserte Detektion der peritumoralen Ausziehungen insbesondere bei Gewebetyp ACR C
- **kontrastmittelgestützte Mammografie:** peritumorale duktale Kontrastmittelanreicherung

53.11.3 MRT

- **Native T 1w Sequenz:** üblicherweise kein Korrelat
- **T 2w Sequenz:** üblicherweise kein Korrelat
- **T 1w Sequenz nach Kontrastmittelgabe:**
  - lineare oder linear-verzweigende Mehranreicherungen in der unmittelbaren Umgebung eines invasiven Indextumors, Verlauf radiär zum invasiven Karzinom in einem Teil oder der gesamten Tumorperipherie (▸ Abb. 53.5b, ▸ Abb. 53.6, ▸ Abb. 53.7, ▸ Abb. 53.8, ▸ Abb. 53.9 und ▸ Abb. 53.10)
  - zusätzliche fokale oder noduläre Mehranreicherungen als möglicher Hinweis auf minimalinvasive Läsionen innerhalb der extensiven intraduktalen Komponente oder kleine invasive Karzinomherde zusätzlich zum Indextumor (▸ Abb. 53.11)

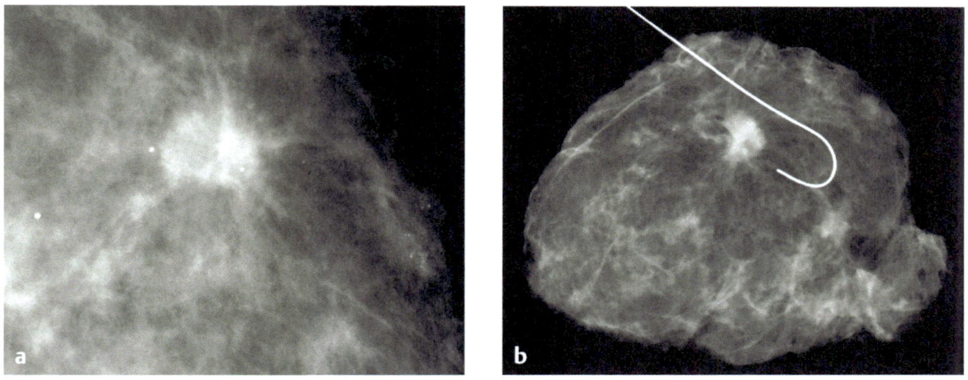

Abb. 53.2 Extensive intraduktale Komponente. Verdichtung mit Mikroverkalkungen in der Mammografie. Histologie: invasives duktales Mammakarzinom mit extensiver intraduktaler Komponente.

a Schweifartig vom Indextumor in die Peripherie reichende Verdichtung mit assoziierten Mikroverkalkungen im Mammogramm.

b Präparateradiogramm nach operativer Befundentfernung.

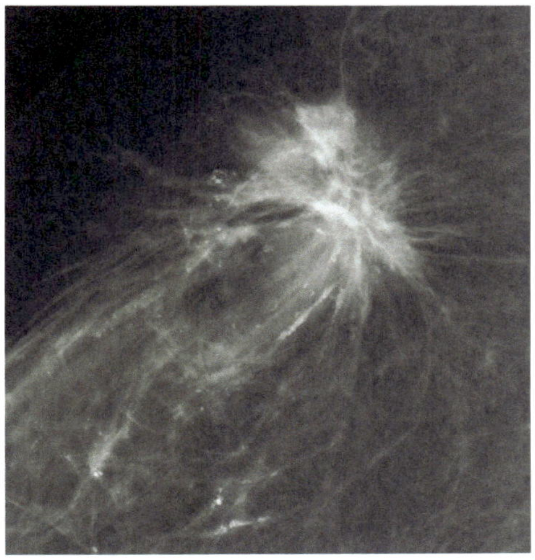

Abb. 53.3 Extensive intraduktale Komponente. Spikulaartig vom Indextumor in die Peripherie reichende Verdichtungen mit assoziierten Mikroverkalkungen im Mammogramm. Histologie: invasives duktales Mammakarzinom mit extensiver intraduktaler Komponente.

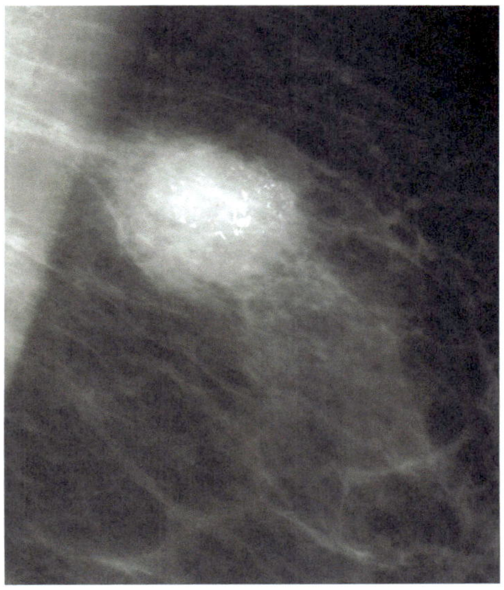

Abb. 53.4 Extensive intraduktale Komponente. Wolkenartig vom Indextumor in Richtung der Milchgänge reichende Verdichtungen ohne nennenswerte assoziierte Mikroverkalkungen im Mammogramm. Indextumor mit zahlreichen endotumoralen Kalzifikaten. Histologie: invasives duktales Mammakarzinom mit extensiver intraduktaler Komponente.

53

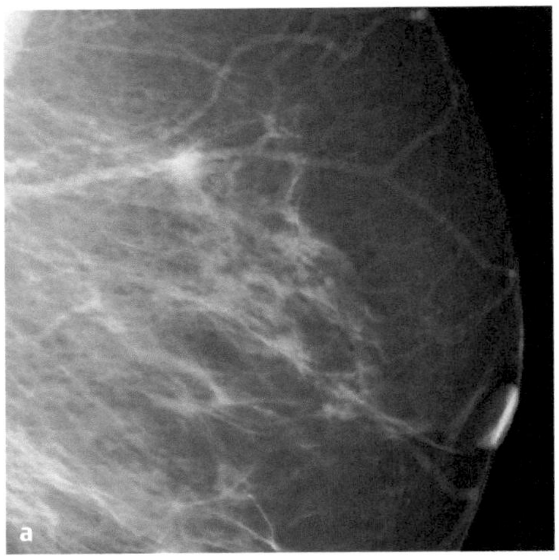

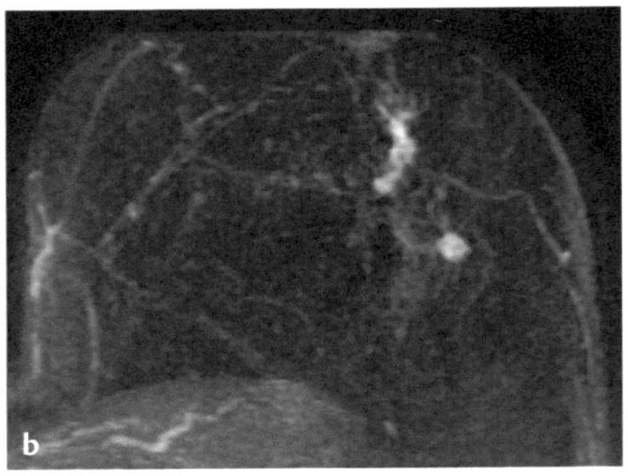

Abb. 53.5 Extensive intraduktale Komponente. Karzinomtypischer Herdbefund mit extensiver intraduktaler Komponente in der Mammografie und der Mamma-MRT. Histologie: invasives duktales Mammakarzinom mit extensiver intraduktaler Komponente.

- **a** Karzinomtypischer Herdbefund mit duktalen Verdichtungen in Richtung Mamille im Mammogramm.
- **b** Karzinomtypischer Herdbefund mit duktalen Mehranreicherungen in Richtung Mamille im Mamma-MRT-Bild.

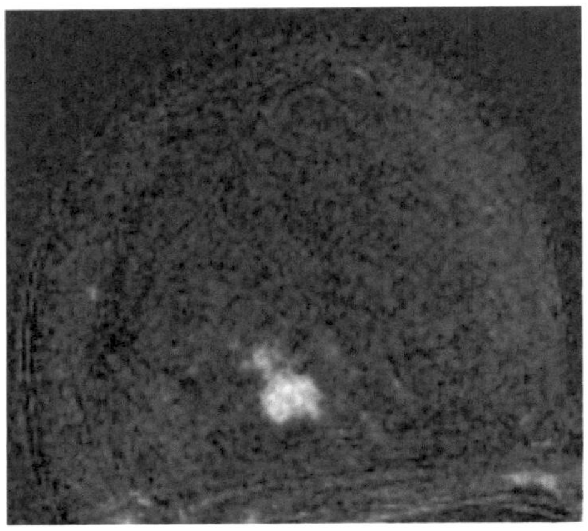

Abb. 53.6 Extensive intraduktale Komponente. Karzinomtypischer Herdbefund mit dendritisch verzweigenden Mehranreicherungen ventralseitig in der Subtraktionsaufnahme der Mamma-MRT. Histologie: invasives duktales Mammakarzinom mit extensiver intraduktaler Komponente.

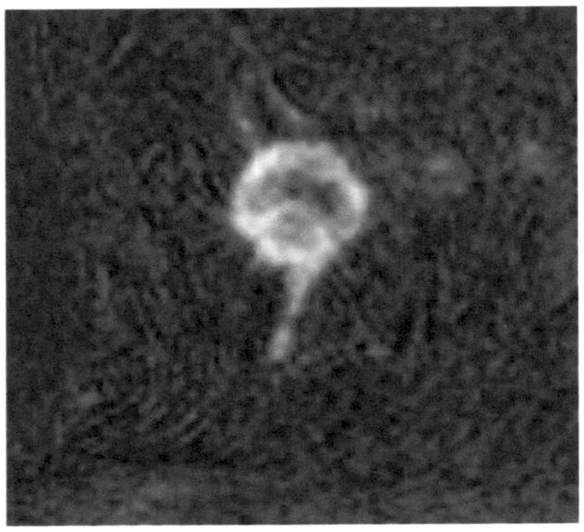

Abb. 53.7 Extensive intraduktale Komponente. Karzinomtypischer Herdbefund mit duktalen Mehranreicherungen in der Subtraktionsaufnahme der Mamma-MRT. Histologie: invasives duktales Mammakarzinom mit extensiver intraduktaler Komponente.

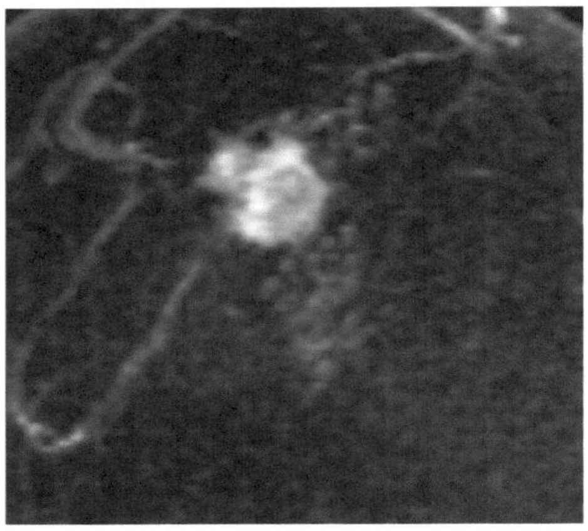

Abb. 53.8 Extensive intraduktale Komponente. Karzinomtypischer Herdbefund mit umgebenden wolkenartigen Mehranreicherungen in der Subtraktionsaufnahme der Mamma-MRT. Histologie: invasives duktales Mammakarzinom mit extensiver intraduktaler Komponente.

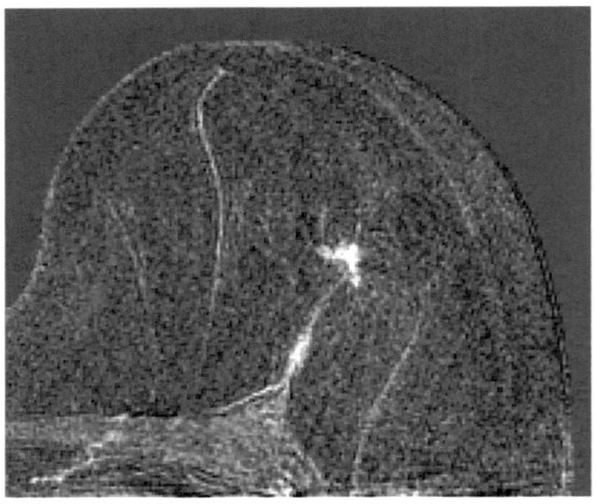

Abb. 53.9 Extensive intraduktale Komponente. Karzinomtypischer Herdbefund mit linearer Mehranreicherung in Richtung Pektoralismuskel in der Subtraktionsaufnahme der Mamma-MRT. Histologie: invasives duktales Mammakarzinom mit extensiver intraduktaler Komponente.

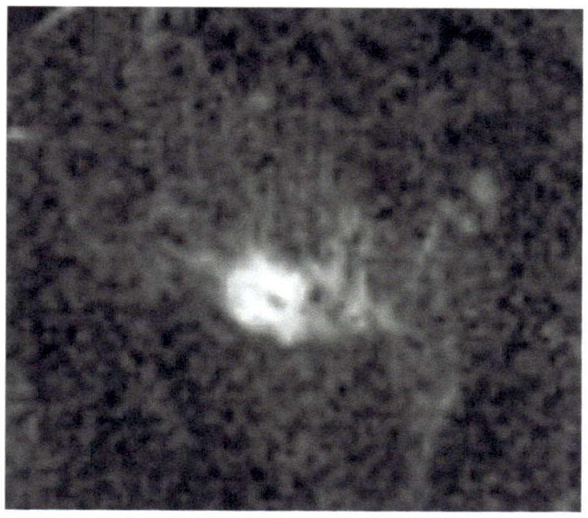

Abb. 53.10 Extensive intraduktale Komponente. Karzinomtypischer Herdbefund mit umgebenden duktalen Mehranreicherungen in der Subtraktionsaufnahme der Mamma-MRT. Histologie: invasives duktales Mammakarzinom mit extensiver intraduktaler Komponente.

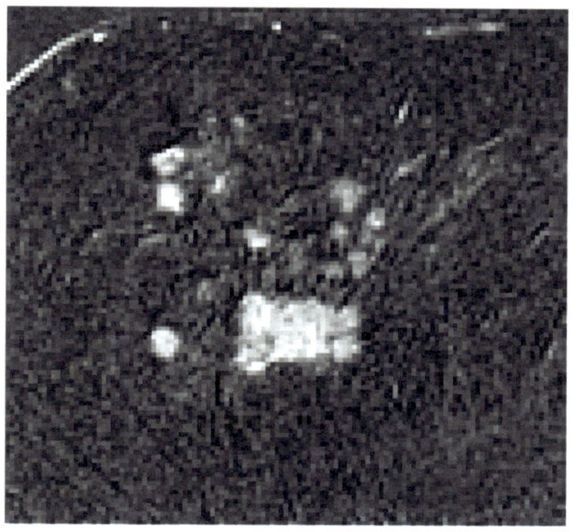

Abb. 53.11 Extensive intraduktale Komponente. Karzinomtypischer Herdbefund mit umgebenden duktalen Mehranreicherungen, assoziiert mit nodulären Anreicherungen in der Subtraktionsaufnahme der Mamma-MRT. Histologie: invasives duktales Mammakarzinom mit extensiver intraduktaler Komponente und minimalinvasiven Tumorkomponenten.

Tab. 53.1 Differenzialdiagnosen der extensiven intraduktalen Komponente.

Differenzialdiagnose	Häufigkeit der Differenzialdiagnose in Hinblick auf das Krankheitsbild	Wesentliche diagnostisch richtungsweisende Anamnese, Untersuchung u./o. Befunde	Sicherung der Diagnose
intramammäre Venen	gelegentlich	• Darstellung von Venen als kontinuierliche, nicht endende tubuläre Strukturen • verbesserte Differenzierung in der MIP • extensive intraduktale Komponente oft zentrifugal zum Indextumor	• Strukturverlauf • Biopsie
invasives lobuläres Mammakarzinom	gelegentlich	• zentrifugaler Verlauf zum Indextumor eher bei extensiver intraduktaler Komponente • Verlauf entgegen der Richtung der Milchgänge eher bei invasivem lobulärem Mammakarzinom	• Biopsie
Galaktophoritis	selten	• Galaktophoritis oft mit Gleisphänomen	• Biopsie
Adenose	selten	• regionale, nicht lineare Anordnung eher bei Adenose	• Biopsie

MIP = Maximumintensitätsprojektion

Praxistipp

Checkliste für die Befundbeschreibung:

- Ausdehnung der extensiven intraduktalen Komponente
- Ausrichtung der extensiven intraduktalen Komponente
- Einbeziehung der Brustwarze in die extensive intraduktale Komponente

53.12 Radiologische Differenzialdiagnosen

- Die möglichen bildgebenden Differenzialdiagnosen s. in ▶ Tab. 53.1.

53.13 Typische Fehler

- Fehlende Detektion des Befunds
- Fehleinschätzung des Befunds als benigne (z. B. Verwechslung mit Venen) aufgrund der tubulären Kontrastmittelanreicherung
- Verzicht auf perkutan-bioptische Befundsicherung
- fehlende Kommunikation des Befunds mit dem Behandler

53.14 Was der zuweisende Kollege/Kliniker wissen muss

- Lage und Größe der extensiven intraduktalen Komponente
- topografische Beziehung der extensiven intraduktalen Komponente zum Indextumor sowie zur Brustwarze und zum Pektoralis

53.15 Literatur

Literatur zur weiteren Vertiefung

[670] American College of Radiology. ACR BI-RADS® Atlas. Breast Imaging Reporting and Data System. 5. Aufl. Berlin: Springer; 2013

[671] Berg WA, Gutierrez L, NessAvier MS et al. Diagnostic accuracy of mammography, clinical examination, US, and MR imaging in preoperative assessment of breast cancer. Radiology 2004; 233: 830–849

[672] Boetes C, Mus R, Holland R et al. Breast tumors: comparative accuracy of MR imaging relative to mammography and US for demonstrating extent. Radiology 1995; 197: 743–747

[673] Fischer U. Röntgenmammographie. Verstehen, anwenden und optimieren. Stuttgart: Thieme; 2003

[674] Fischer U, Baum F. Diagnostik und Therapie des Mammakarzinoms. Stuttgart: Thieme; 2014

[675] Fischer DR, Wurdinger S, Boettcher J. Further signs in the evaluation of magnetic resonance mammography: a retrospective study. Invest Radiol 2005; 40: 430

[676] Goto M, Ito H, Akazawa K et al. Diagnosis of breast tumors by contrast-enhanced MR imaging: comparison between the diagnostic performance of dynamic enhancement patterns and morphologic features. J Magn Reson Imaging 2007; 25: 104

[677] Hata T, Takahashi H, Watanabe K et al. Magnetic resonance imaging for preoperative evaluation of breast cancer: a comparative study with mammography and ultrasonography. J Am Coll Surg 2004; 198: 190–197

[678] Heywang-Köbrunner SH, Schreer I. Bildgebende Mammadiagnostik. Stuttgart: Thieme; 2003

[679] Holland R, Hendriks JHCL. Microcalcifications associated with ductal carcinoma in situ: mammographic-pathologic correlation. Semin Diagn Pathol 1994; 11 (3): 181–192

53

[680] Holland R, Conolly JL, Gelman R et al. The presence of an extensive intraductal component following a limited excision correlates with prominent residual disease in the remainder of the breast. J Clin Oncol 1990; 8: 113–118

[681] Holland R, Hendriks JHCL, Verbeek ALM et al. Extent, distribution, and mammographic/histological correlations of breast ductal carcinoma in situ. Lancet 1990; 335: 519–522

[682] Ikeda O, Nishimura R, Miyayama H et al. Magnetic resonance evaluation of the presence of an extensive intraductal component in breast cancer. Acta Radiol 2004; 7: 721–725

[683] Kang DK, Jeon GS, Yim H et al. Diagnosis of the intraductal component of invasive breast cancer: assessment with mammography and sonography. J Ultrasound Med 2007; 26: 1587–1600

[684] Kim HR, Jung HK, Ko KH et al. Mammography, US, and MRI for preoperative prediction of extensive intraductal component of invasive breast cancer: interobserver variability and performances. Clin Breast Cancer 2016; 16 (4): 305–311

[685] Komatsu S, Lee CJ, Hosokawa Y et al. Comparison of intraductal spread on dynamic contrast-enhanced MRI with clinicopathologic features in breast cancer. Jpn J Clin Oncol 2004; 34: 515–518

[686] Madjar H. Kursbuch Mammasonografie. Ein Lehreratlas nach den Richtlinien der DEGUM und der KBV. Stuttgart: Thieme; 2019

[687] Mumtaz H, Hall-Grags MA, Davidson T et al. Staging of symptomatic primary breast cancer with MR imaging. AJR Am J Roentgenol 1997; 169 (2): 417–424

[688] Satake H, Shimamoto K, Sawaki A et al. Role of ultrasonog- raphy in the detection of intraductal spread of breast cancer: correlation with pathologic findings, mammography, and MR imaging. Eur Radiol 2000; 10: 1726–1732

[689] Sinn HP, Anton HW, Magener A et al. Extensive and predominant in situ component in breast carcinoma: their influence on treatment results after breast-conserving therapy. Eur J Cancer 1998; 34: 646–653

[690] Sundararajan S, Tohno E, Kamma H et al. Detection of intraductal component around invasive breast cancer using ultrasound: correlation with MRI and histopathological findings. Rad Med 2006; 24: 108–114

[691] Van Goethem M, Schelfout K, Kersschot E et al. MR mammography is useful in the preoperative locoregional staging of breast carcinomas with extensive intraductal component. Eur J Radiol 2007; 62: 273–282

54 Minimalinvasives Mammakarzinom

Uwe Fischer

54.1 Steckbrief

Vom „minimalinvasiven Mammakarzinom" wird gesprochen, wenn Tumorzellen eines duktalen Carcinoma in Situ (in erster Linie G2 und G3) die Basalmembran des Milchgangs um nicht mehr als 1 mm durchwachsen haben. Diagnostisch gilt für das minimalinvasive duktale Carcinoma in Situ dasselbe wie für die heterogene Gruppe der anderen duktalen Carcinomae in Situ: Es ist in aller Regel weder klinisch noch sonografisch zu erfassen. Die bildgebenden Methoden der Wahl sind die Mammografie (Mikroverkalkungen) und die Mamma-MRT (duktale Non-Mass-Anreicherungen). Der Aspekt der minimalen Invasion ist üblicherweise erst histologisch nachzuweisen. Die Diagnose wird typischerweise durch eine perkutane Biopsie gesichert. Histologisch ergibt sich ein Befund der Kategorie B5a.

54.2 Synonyme

- Brustkrebs mit Mikroinvasion
- pTmic

54.3 Keywords

- Brustkrebs
- Mammakarzinom
- minimalinvasiv
- Diagnostik

54.4 Definition

Ein minimalinvasives Mammakarzinom ist ein invasives Mammakarzinom mit invasivem Tumoranteil, der kleiner als 1 mm ist.

54.5 Epidemiologie

54.5.1 Häufigkeit

- Weniger als 1 % aller invasiven Mammakarzinome

54.5.2 Altersgipfel

- Durchschnittsalter 55–65 Jahre (Altersspanne: 21–95 Jahre)
- Erkrankungsrisiko mit zunehmendem Alter steigend

54.5.3 Geschlechtsverteilung

- Mehr als 99 % Frauen, weniger als 1 % Männer

54.5.4 Prädisponierende Faktoren

- Wichtige Risikofaktoren für die Entstehung eines minimalinvasiven duktalen Carcinoma in Situ:
  - Alter
  - Gewebedichte
  - Hormone
  - ionisierende Strahlung

54.6 Ätiologie und Pathogenese

- Die Zellen im menschlichen Körper unterliegen einer regelmäßigen Zellteilung. Dabei kommt es zu Mutationen, die nicht zielgerichtet sind und zu einem gewissen Teil untergehen. Mutierte Zellen mit einen Vorteil gegenüber der Ursprungszelle wachsen allerdings weiter und unterliegen weiterhin Mutationen.
- Es wird angenommen, dass sich innerhalb einer entsprechenden Kaskade bei Zellen, bei denen eine 5. oder 6. Mutation stattgefunden hat, Karzinomeigenschaften ausbilden.
- Eine wesentliche Eigenschaft, die solche Karzinomzellen nunmehr besitzen, ist der Verlust der Kontaktinhibition. Dies bedeutet, dass gesunde Nachbarzellen nicht mehr respektiert und deshalb im Rahmen des Karzinomzellwachstums infiltriert werden.
- Die vulnerabelste Lokalisation innerhalb des Brustgewebes ist die terminale duktulolobuläre Einheit. Dies ist das Verbindungsstück zwischen den Endästen der Milchgänge und den Lobuli. Dort befinden sich histopathologisch zu Beginn atypische Zellveränderungen, die zum duktalen Carcinoma in Situ werden können. Verlässt ein duktales Carcinoma in Situ den Milchgang um weniger als 1 mm, wird vom „minimalinvasiven Karzinom" gesprochen.

54.7 Klassifikation und Risikostratifizierung

- **Risikostratifizierung:**
  - Prognose sehr günstig, identisch mit der des reinen duktalen Carcinoma in Situ
  - 1–2 % karzinombedingte Todesfälle innerhalb von 10 Jahren
  - Langzeitüberleben exzellent in Abhängigkeit von der Durchführung adäquater therapeutischer Maßnahmen

54.8 Symptomatik

- Die meisten Fälle von minimalinvasiven duktalen Carcinomae in Situ weisen keine und schon gar keine spezifische klinische Symptomatik auf.
- Bei größerer Ausdehnung eines duktalen Carcinoma in Situ sind Verhärtungen oder umschriebene Resistenzen, pathologische Mamillensekretion oder ekzematöse Veränderungen der Mamille denkbar.

54.9 Methode der Wahl

- Folgende Diagnostik ist relevant (in der Reihenfolge der Bedeutung):
  - Mamma-MRT,
  - Mammografie,
  - Sonografie,
  - klinische Untersuchung.

54.10 Pathognomonische Befunde

- Das minimalinvasive duktale Carcinoma in Situ imponiert in der bildgebenden Diagnostik wie das duktale Carcinoma in Situ in erster Linie als duktale Non-Mass-Läsion.
- In etwa 50 % der Fälle ist es mit pleomorphen Mikroverkalkungen assoziiert.

54.11 Befundbeschreibung

54.11.1 Sonografie

- **B-Bild-Sonografie:**
  - typischerweise keine Auffälligkeiten
  - sonografisch keine Differenzierung zwischen reinem duktalem Carcinoma in Situ und minimalinvasivem duktalem Carcinoma in Situ
  - bei Befunden größeren Ausmaßes hypoechogene Strukturalterationen (▶ Abb. 54.1)
  - Nachweis intraduktaler Kalzifikationen (s. ▶ Abb. 54.1)
  - gelegentlich kleiner Herdbefund
- **farbkodierte Doppler-Sonografie:** typischerweise keine diagnoseweisenden Informationen
- **Elastografie:** typischerweise keine diagnoseweisenden Informationen
- **3-D-Sonografie:** typischerweise keine diagnoseweisenden Informationen

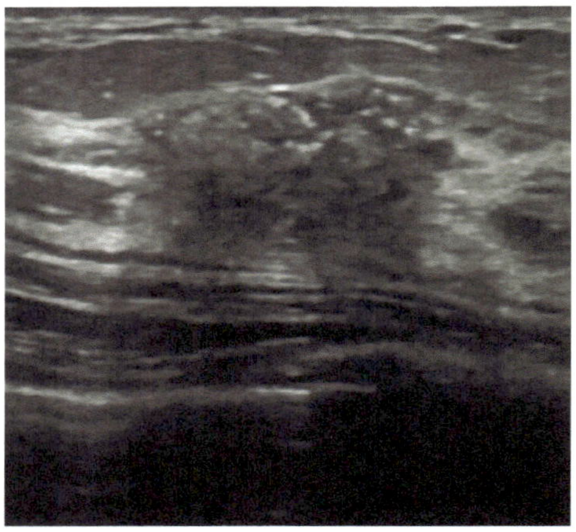

Abb. 54.1 Minimalinvasives duktales Carcinoma in Situ. Regional hypoechogene Strukturveränderungen mit dorsaler Schallauslöschung und mit eingeschlossenen Kalzifikationen im Ultraschallbild.

54.11.2 Röntgen

- **Mammografie:**
  - bei dichten Gewebestrukturen (Dichtetyp ACR C und D) und fehlenden endotumoralen Kalzifikationen kein abgrenzbarer Befund
  - mammografisch keine Differenzierung zwischen reinem duktalem Carcinoma in Situ und minimalinvasivem duktalem Carcinoma in Situ
  - pleomorphe Mikroverkalkungen in gruppierter, linearer, regionaler, linear-verzweigter oder segmentaler bzw. subsegmentaler Ausdehnung (▶ Abb. 54.2 und ▶ Abb. 54.3)
  - sehr selten kleiner Herdbefund
- **Tomosynthese:** verbesserte Detektion einer potenziell begleitenden Verdichtung
- **kontrastmittelgestützte Mammografie:**
  - Kontrastmittelanreicherung der duktalen Tumoranteile in Abhängigkeit vom Grading (bei G3 mehr als bei G1)
  - möglicherweise feinstknotige periduktale Mehranreicherungen

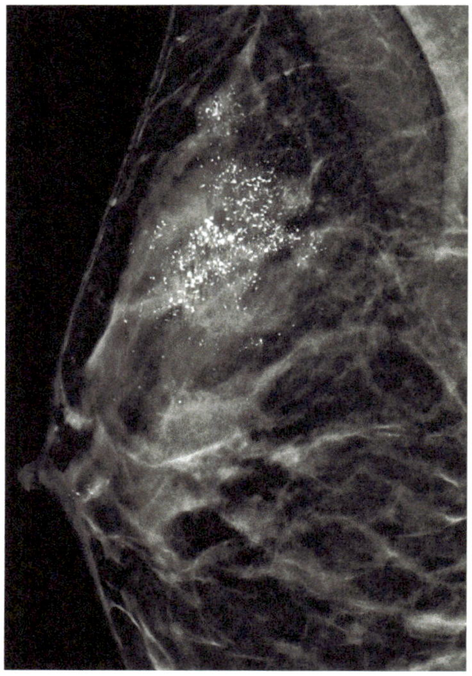

Abb. 54.2 Minimalinvasives duktales Carcinoma in Situ. Segmental pleomorphe Mikroverkalkungen im Mammografiebild.

54.11.3 MRT

- **Native T 1w Sequenz:** typischerweise keine Auffälligkeiten (▶ Abb. 54.4a)
- **T 2w Sequenz:** typischerweise keine Auffälligkeiten (▶ Abb. 54.4c)
- **T 1w Sequenz nach Kontrastmittelgabe:**
  - lineare, linear-verzweigende oder segmentale Mehranreicherungen ohne raumfordernden Charakter (▶ Abb. 54.5)
  - Fokus oder Foki in enger topografischer Beziehung zum Milchgang als möglicher Hinweis auf eine minimalinvasive Tumorkomponente (▶ Abb. 54.4b und ▶ Abb. 54.6)

Praxistipp

Checkliste für die Befundbeschreibung:
- Ausdehnung des Tumors (in Millimetern bzw. Zentimetern)
- Lage des Tumors (Quadrant)
- topografische Beziehung des Tumors zu relevanten Nachbarstrukturen (Mamille, Pektoralismuskel)
- Hinweise auf invasive Tumoranteile
- lokoregionär vergrößerte Lymphknoten
- Hinweise auf kontralaterales Tumorgeschehen

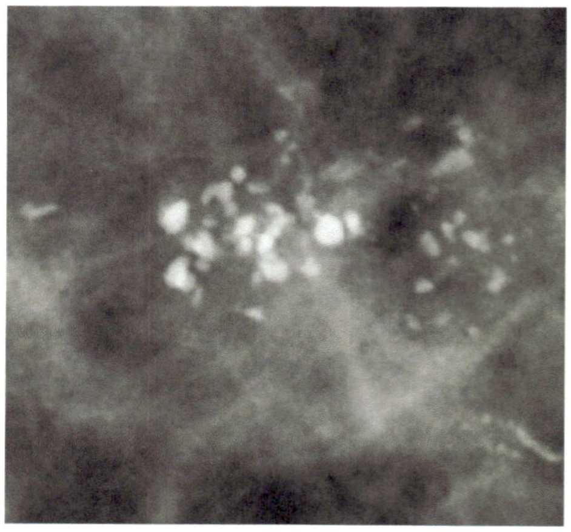

Abb. 54.3 Minimalinvasives duktales Carcinoma in Situ. Regional pleomorphe Mikroverkalkungen im Ausschnitt eines Mammogramms.

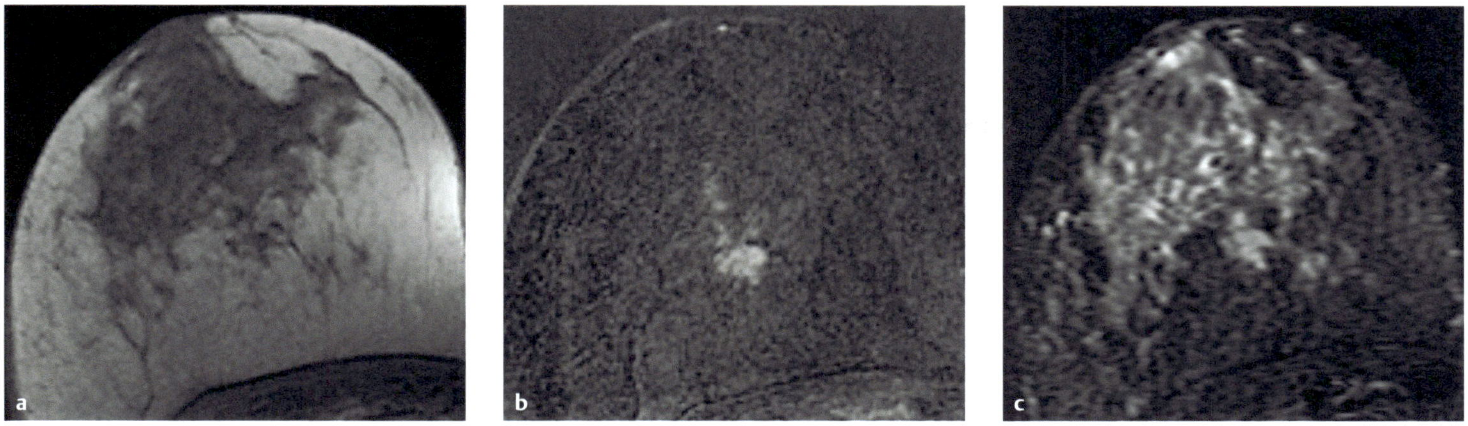

Abb. 54.4 Minimalinvasives duktales Carcinoma in Situ. Beginnende Mikroinvasion eines duktalen Carcinoma in Situ in der Mamma-MRT.
a T1w Bild ohne Auffälligkeit.
b Subtraktionsbild nach Kontrastmittelgabe mit Kontrastmittelanreicherung des tumorgefüllten Milchgangs sowie dem feinknotigen minimalinvasiven Tumoranteil.
c T2w Bild ohne Auffälligkeit.

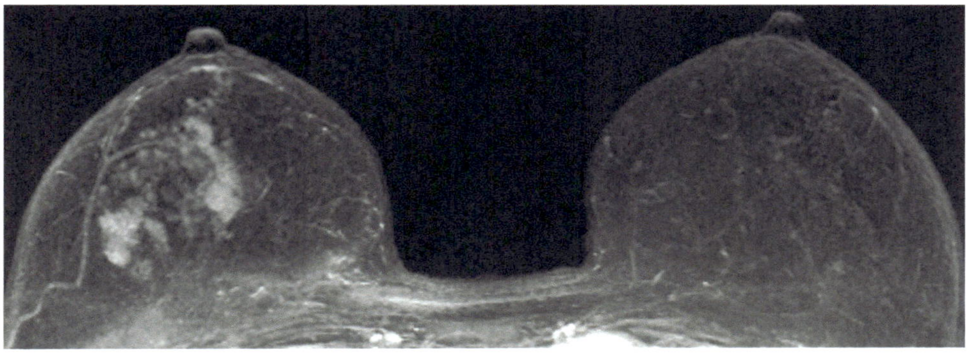

Abb. 54.5 Minimalinvasives duktales Carcinoma in Situ. Segmentale Kontrastmittelanreicherung als Korrelat eines ausgedehnten duktalen Carcinoma in Situ. Keine spezifischen feinknotigen Hinweise auf einen minimalinvasiven Tumoranteil in der MIP der Mamma-MRT.

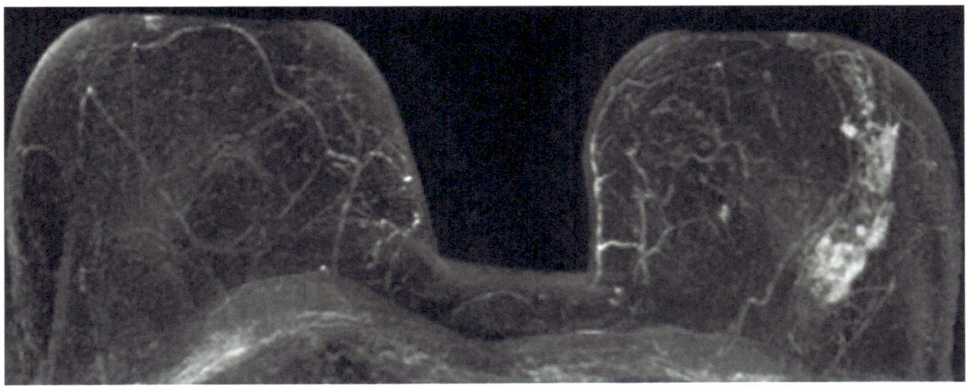

Abb. 54.6 Minimalinvasives duktales Carcinoma in Situ. Segmentale Non-Mass-Mehranreicherung in den lateralen Abschnitten der linken Mamma mit zusätzlichem Nachweis einzelner Foki in enger topografischer Beziehung zur segmentalen Mehranreicherung im Mamma-MRT (Subtraktionsbild nach Kontrastmittelgabe). Histologie: duktales Carcinoma in Situ vom High Grade Type mit mehreren minimalinvasiven Tumorarealen.

54.12 Radiologische Differenzialdiagnosen

- Bildgebend zu beachtende Differenzialdiagnosen s. in ▶ Tab. 54.1.

54.13 Typische Fehler

- Fehlende Detektion des Befunds
- Verzicht auf Zusatzdiagnostik, z. B. Vergrößerungsmammografie bei fraglichen Verkalkungen
- keine perkutan-bioptische Befundsicherung bei unklarem Befund

54.14 Was der zuweisende Kollege/Kliniker wissen muss

- Lage und Größe des Befunds
- Rezeptorstatus zur Frage der primär operativen oder chemotherapeutischen Behandlung
- Nachweis eines zusätzlichen kontralateralen Karzinoms zur Planung der therapeutischen, insbesondere der operativen Vorgehensweise
- Lymphknotenstatus

Tab. 54.1 Differenzialdiagnosen des minimalinvasiven Mammakarzinoms.

Differenzialdiagnose	Häufigkeit der Differenzialdiagnose in Hinblick auf das Krankheitsbild	Wesentliche diagnostisch richtungsweisende Anamnese, Untersuchung u./o. Befunde	Sicherung der Diagnose
invasives Karzinom	häufig	• insbesondere bei dichtem Drüsengewebe im Mammogramm oder assoziierten nodulären Mehranreicherungen in der MRT bildgebend nicht zuverlässig differenzierbar	Biopsie
duktales Carcinoma in Situ	häufig	• bildgebend nicht zuverlässig differenzierbar	Biopsie
atypische duktale Hyperplasie	gelegentlich	• bildgebend nicht zuverlässig differenzierbar	Biopsie
fibrös-zystische Veränderungen	gelegentlich	• bildgebend nicht zuverlässig differenzierbar • mammografisch eher monomorpher Charakter der Mikroverkalkungen	Biopsie
sklerosierende Adenose	gelegentlich	• bildgebend nicht zuverlässig differenzierbar • mammografisch eher monomorpher Charakter der Mikroverkalkungen	Biopsie
Galaktophoritis	gelegentlich	• in der MRT gelegentlich differenzialdiagnostische Schwierigkeiten aufgrund der rein duktalen Kontrastmittelanreicherung • Galaktophoritis eher mit Gleisphänomen	• Verlauf • Biopsie
lobuläre intraepitheliale Neoplasie	selten	• bildgebend nicht zuverlässig differenzierbar	Biopsie

MRT = Magnetresonanztomografie

54.15 Literatur

Literatur zur weiteren Vertiefung

[692] American College of Radiology. ACR BI-RADS® Atlas. Breast Imaging Reporting and Data System. 5. Aufl. Berlin: Springer; 2013

[693] Bragg A, Candelaria R, Adrada B et al. Imaging of noncalcified ductal carcinoma in situ. J Clin Imaging Sci 2021; 11: 34

[694] Fischer U. Röntgenmammographie. Verstehen, anwenden und optimieren. Stuttgart: Thieme; 2003

[695] Fischer U, Baum F. Diagnostik und Therapie des Mammakarzinoms. Stuttgart: Thieme; 2014

[696] Fischer U, Baum F. Mammadiagnostik für MTRA/RT. Stuttgart: Thieme; 2015

[697] Fischer U, Westerhof JP, Brinck U et al. Das duktale In-situ-Karzinom in der dynamischen MR Mammographie bei 1,5 T. Röfo 1996; 164: 290

[698] Gilles R, Zafrani B, Guinebretière JM et al. Ductal carcinoma in situ: MR imaging – histopathologic correlation. Radiology 1995; 196: 415

[699] Groves AM, Warren RM, Godward S et al. Characterization of pure high-grade DCIS on magnetic resonance imaging using the evolving breast MR lexicon terminology: Can it be differentiated from pure invasive disease? Magn Reson Imaging 2005; 23: 733

[700] Heywang-Köbrunner SH, Schreer I. Bildgebende Mammadiagnostik. Stuttgart: Thieme; 2003

[701] Hwang E, Szabo J, Sonnenblick EB et al. Variable appearances of ductal carcinoma in situ calcifications on digital mammography, synthesized mammography, and tomosynthesis: a pictorial essay. Can Assoc Radiol J 2018; 69 (1): 2–9

[702] Jansen SA, Newstead GM, Abe H et al. Pure ductal carcinoma in situ: kinetic and morphologic MR characteristics compared with mammographic appearance and nuclear grade. Radiology 2007; 245: 684

[703] Kuhl CK, Schrading S, Bieling HB et al. MRI for diagnosis of pure ductal carcinoma in situ: a prospective observational study. Lancet 2007; 370: 485

[704] Madjar H. Kursbuch Mammasonografie. Ein Lehreratlas nach den Richtlinien der DEGUM und der KBV. Stuttgart: Thieme; 2019

[705] Moon WK, Myung JS, Lee YJ et al. US of ductal carcinoma in situ. Radiographics 2002; 22: 269–281

[706] Orel SG, Mendonca MH, Reynolds C et al. MR imaging of ductal carcinoma in situ. Radiology 1997; 202: 413

[707] Rosen EL, Smith-Foley SA, DeMartini WB et al. BI-RADS MRI enhancement characteristics of ductal carcinoma in situ. Breast J 2007; 13: 545

[708] Sardanelli F, Bacigalupo L, Carbonaro L. What is the sensitivity of mammography and dynamic MR imaging for DCIS if the whole-breast histopathology is used as a reference standard? Radiol Med 2008; 113: 439

[709] Schnitt SJ, Allred C, Britton P et al. Ductal carcinoma in situ. In: Lakhani SR, Ellis IO, Schnitt SJ et al., eds. 4th ed. Lyon: IARC; 2012: 90–94

[710] Schouten van der Velden AP, Boetes C, Bult P et al. The value of magnetic resonance imaging in diagnosis and size assessment of in situ and small invasive breast carcinoma. Am J Surg 2006; 192: 172

[711] Su X, Lin Q, Cui C et al. Non-calcified ductal carcinoma in situ of the breast: comparison of diagnostic accuracy of digital breast tomosynthesis, digital mammography, and ultrasonography. Breast Cancer 2017; 24: 562–570

55 Invasives duktales Mammakarzinom

Uwe Fischer

55.1 Steckbrief

Beim invasiv-duktalen Mammakarzinom handelt es sich um die häufigste Form der malignen Tumoren in der weiblichen Brust. Es weist histologisch keine charakteristischen Eigenschaften auf, sodass es immer dann diagnostiziert wird, wenn andere Tumorentitäten nicht in Betracht kommen. Dies erklärt auch die Terminologie „not otherwise specified" . Der Altersgipfel für den Nachweis von invasiv-duktalen Mammakarzinomen liegt um das 60. Lebensjahr. Bildgebend imponiert es typischerweise als knotige Struktur, die in 30 % der Fälle mit Mikroverkalkungen assoziiert ist. Das zuverlässigste Verfahren für den Nachweis von invasiv-duktalen Mammakarzinomen ist die Mamma-MRT. Die Diagnose wird typischerweise durch eine perkutane Biopsie gesichert. Histologisch ergibt sich ein Befund der Kategorie B5b.

55.2 Synonyme

- IDC
- Mammakarzinom vom nicht speziellen Typ
- NST
- Breast Cancer not otherwise specified
- NOS

55.3 Keywords

- Brustkrebs
- Mammakarzinom
- invasiv-duktales Karzinom
- Diagnostik

55.4 Definition

Oft liegt beim invasiven duktalen Mammakarzinom ein faserreiches, tumorzellarmes Zentrum mit einer tumorzellreichen Infiltrationszone vor. In etwa 30 % der Fälle findet sich ein zirrhöses und solides Wachstumsmuster, in etwa 40 % der Fälle ein gemischtes (solide-zirrhös-tubulär-medullär). Besser differenzierte Tumorabschnitte weisen eine tubuläre und glanduläre Ausbildung auf. Bei etwa 80 % der Karzinome vom nicht speziellen Typ sind zusätzlich Herde eines duktalen Carcinoma in Situ vorhanden.

55.5 Epidemiologie

55.5.1 Häufigkeit

- 65–80 % aller Brustkarzinome
- kontralaterales Auftreten bei etwa 5 % der invasiven duktalen Mammakarzinome

55.5.2 Altersgipfel

- Durchschnittsalter 55–65 Jahre (Altersspanne: 21–95 Jahre)
- Erkrankungsrisiko mit zunehmendem Alter steigend

55.5.3 Geschlechtsverteilung

- 99 % Frauen, 1 % Männer

55.5.4 Prädisponierende Faktoren

- Wichtige Risikofaktoren für die Entstehung eines invasiven duktalen Mammakarzinoms:
  - Alter
  - Gewebedichte
  - Hormone
  - ionisierende Strahlung

55.6 Ätiologie und Pathogenese

- Die Zellen im menschlichen Körper unterliegen einer regelmäßigen Zellteilung. Dabei kommt es zu Mutationen, die nicht zielgerichtet sind und zu einem gewissen Teil untergehen. Mutierte Zellen mit einen Vorteil gegenüber der Ursprungszelle wachsen allerdings weiter und unterliegen weiterhin Mutationen.
- Es wird angenommen, dass sich innerhalb einer entsprechenden Kaskade bei Zellen, bei denen eine 5. oder 6. Mutation stattgefunden hat, Karzinomeigenschaften ausbilden.
- Eine wesentliche Eigenschaft, die solche Karzinomzellen nunmehr besitzen, ist der Verlust der Kontaktinhibition. Dies bedeutet, dass gesunde Nachbarzellen nicht mehr respektiert und deshalb im Rahmen des Karzinomzellwachstums infiltriert werden.
- Die vulnerabelste Lokalisation innerhalb des Brustgewebes ist die terminale duktulolobuläre Einheit. Dies ist das Verbindungsstück zwischen den Endästen der Milchgänge und den Lobuli. Dort befinden sich histopathologisch zu Beginn atypische Zellveränderungen, die zum duktalen Carcinoma in Situ und bei Verlassen des Milchgangs zum invasiven duktalen Karzinom werden können.

55.7 Klassifikation und Risikostratifizierung

- **Risikostratifizierung:**
  - stärkste prognostische Faktoren:
    - Tumorgröße (Stadieneinteilung nach pT)
    - Lymphknotenstatus (Stadieneinteilung nach pN)
    - Fernmetastasierung (Stadieneinteilung nach pM)
    - histologischer Status (Grading)
    - Immunhistochemie (Ki67, Rezeptorstatus, HER2/neu)
  - Langzeitüberleben in Abhängigkeit von der Befundausdehnung bei Diagnosestellung und Durchführung adäquater therapeutischer Maßnahmen zwischen 20 und 98 %

55.8 Symptomatik

- Bei kleinen Tumoren in der Regel kein Korrelat in Inspektion und Palpation
- bei größeren Tumoren (2–3 cm und mehr) in Abhängigkeit von der Lage des Befunds zunehmend tastbare Verhärtung oder Knoten
- möglicherweise sekundäre Symptome wie assoziierte Kutis- oder Mamillenretraktion
- selten pathologische Sekretion

55.9 Methode der Wahl

- Folgende Diagnostik ist relevant (in der Reihenfolge der Bedeutung):
  - Mamma-MRT,
  - Mammografie,
  - Sonografie,
  - klinische Untersuchung.

55.10 Pathognomonische Befunde

- Das invasive duktale Mammakarzinom imponiert in der bildgebenden Diagnostik in erster Linie als Herd.
- In etwa 30 % der Fälle ist es mit Mikroverkalkungen assoziiert.

55.11 Befundbeschreibung

55.11.1 Sonografie

- **B-Bild-Sonografie:**
  - häufig irregulärer, seltener runder Herdbefund mit unscharfer, gelegentlich mikrolobulierter Begrenzung (▶ Abb. 55.1 und ▶ Abb. 55.2)
  - Längsachse quer zur Kutis (▶ Abb. 55.3 und ▶ Abb. 55.4a)
  - Tumormatrix selten iso-, häufiger hypoechogen (▶ Abb. 55.5; s. auch ▶ Abb. 55.2)
  - häufig inhomogene Binnentextur (▶ Abb. 55.6; s. auch ▶ Abb. 55.5)
  - hyperdenser Randsaum (▶ Abb. 55.7; s. auch ▶ Abb. 55.6)
  - Infiltration der Cooper-Ligamente (s. auch ▶ Abb. 55.1, ▶ Abb. 55.3 und ▶ Abb. 55.7)
  - gelegentlich dorsale Schallauslöschung (▶ Abb. 55.8)
  - gelegentlich endotumorale Kalzifikationen (▶ Abb. 55.9)
  - gelegentlich Winkelbildung (Ankulierung) der Randkonturen (s. ▶ Abb. 55.4a)
- **farbkodierte Doppler-Sonografie:**
  - Vaskularisationsphänomene in 30–50 % der Fälle (▶ Abb. 55.10)
  - Kodierung zuführender Arterien (s. ▶ Abb. 55.10)
- **Elastografie:** höhere Rigidität als benigne Herdbefunde (▶ Abb. 55.4b)
- **3-D-Sonografie:** in aller Regel keine diagnoseweisenden Zusatzinformationen (▶ Abb. 55.11)

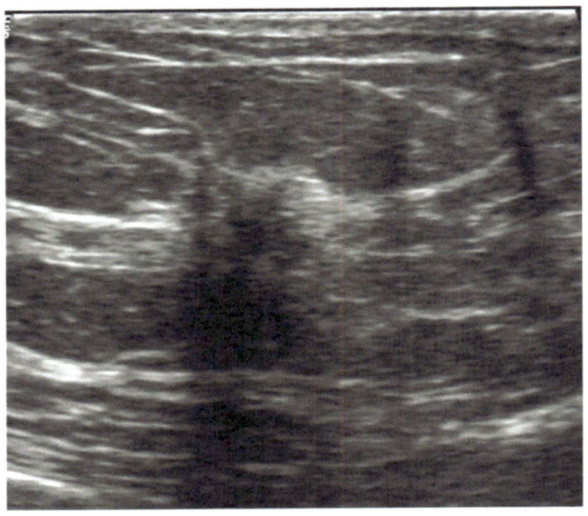

Abb. 55.1 Invasives duktales Mammakarzinom. Irregulärer, unscharf begrenzter Herdbefund mit zartem hyperechogenem Randsaum im Sonografiebild. Infiltration von Cooper-Ligamenten. Histologie: invasives duktales Mammakarzinom.

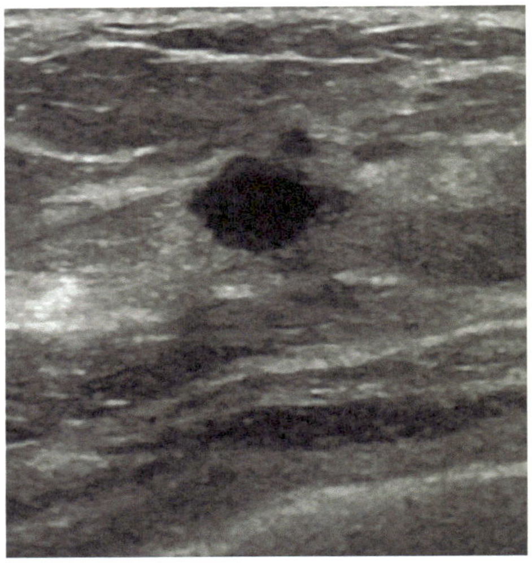

Abb. 55.2 Invasives duktales Mammakarzinom. Hypoechogener, teilweise mikrolobulierter, teilweise unscharfer runder Herdbefund ohne signifikante Umgebungsreaktion im Sonografiebild. Histologie: invasives duktales Mammakarzinom.

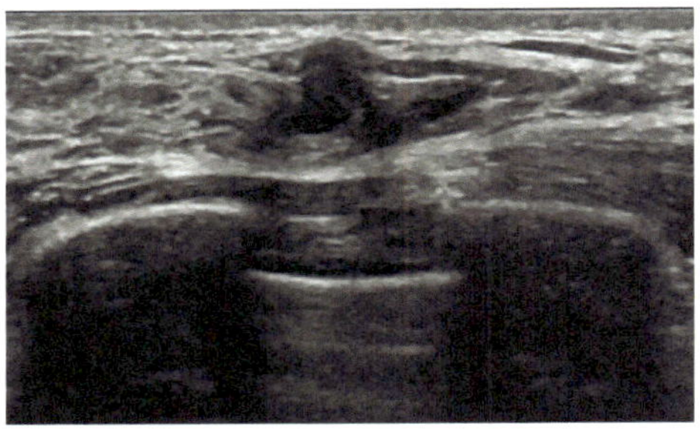

Abb. 55.3 Invasives duktales Mammakarzinom. Ovaler Herd mit senkrecht zur Kutis verlaufender Längsachse im Sonografiebild. Unterbrechung eines Cooper-Ligaments. Histologie: invasives duktales Mammakarzinom.

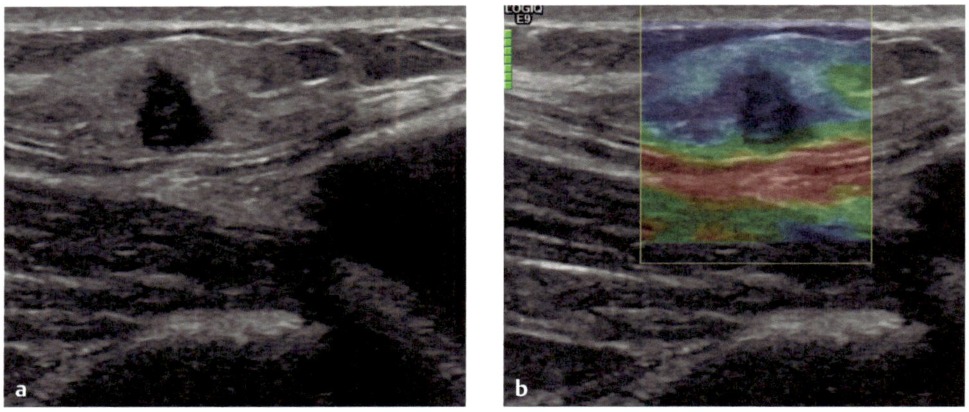

Abb. 55.4 Invasives duktales Mammakarzinom. Histologie: invasives duktales Mammakarzinom.
a Ankulierter hypoechogener Herdbefund mit Längsachse senkrecht zur Kutis und Infiltration von Cooper-Ligamenten im B-Bild.
b Erhöhte Rigidität des Tumors (dunkelblau) im Elastografiebild.

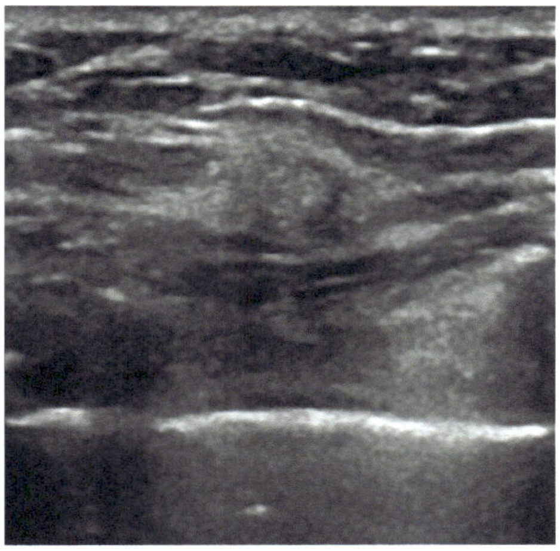

Abb. 55.5 Invasives duktales Mammakarzinom. Isoechogener rundlicher Herd mit inhomogener Binnentextur im Sonografiebild. Histologie: invasives duktales Mammakarzinom.

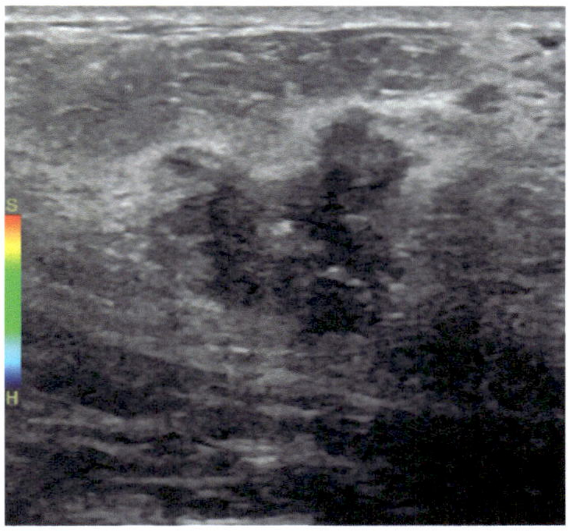

Abb. 55.6 Invasives duktales Mammakarzinom. Unscharf begrenzter, lobulierter Tumor mit partiell inhomogenem Binnenecho und mildem, umgebendem hyperechogenem Randsaum im Sonografiebild. Histologie: invasives duktales Mammakarzinom.

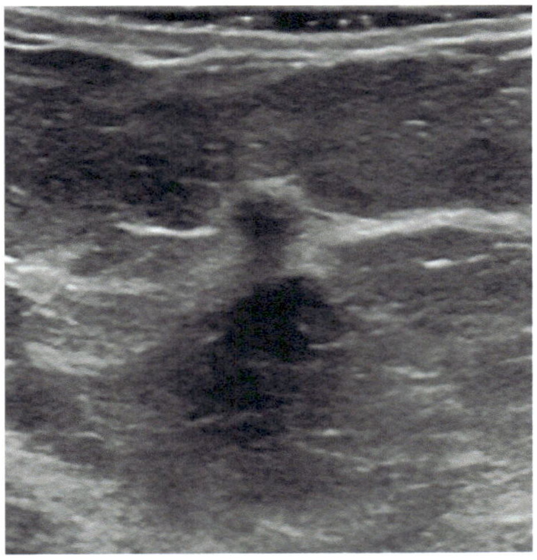

Abb. 55.7 Invasives duktales Mammakarzinom. Hypoechogener runder Herd mit kleinem hyperechogenem Randsaum und deutlicher Unterbrechung eines Cooper-Ligaments im Sonografiebild. Histologie: invasives duktales Mammakarzinom.

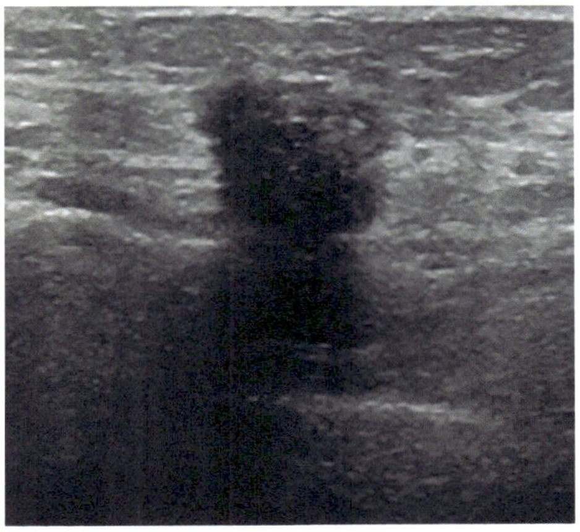

Abb. 55.8 Invasives duktales Mammakarzinom. Klassisches hypoechogenes Mammakarzinom mit mikrolobulierter Begrenzung und ausgeprägter dorsaler Schallauslöschung im Sonografiebild. Histologie: invasives duktales Mammakarzinom.

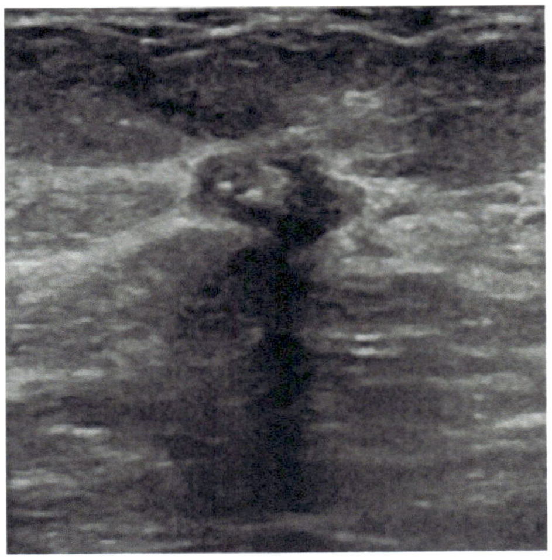

Abb. 55.9 Invasives duktales Mammakarzinom. Ovaläres hypoechogenes Mammakarzinom mit kleinen endotumoralen Echoanhebungen als Korrelat der assoziierten Kalzifikationen im Sonografiebild. Histologie: invasives duktales Mammakarzinom.

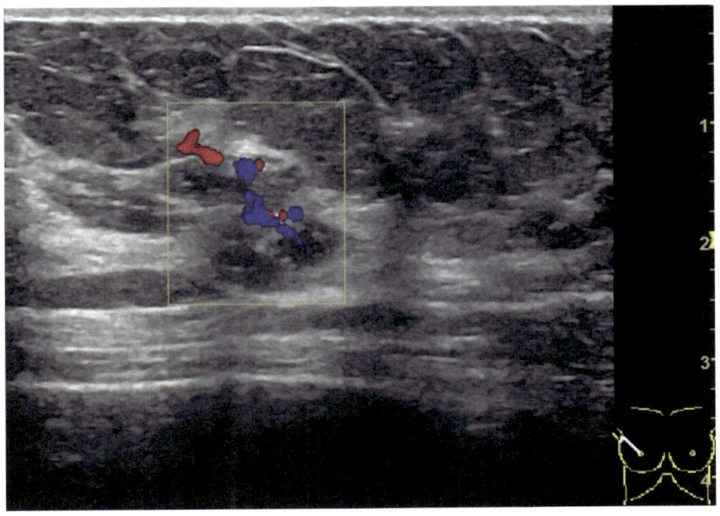

Abb. 55.10 Invasives duktales Mammakarzinom. Irregulär konfigurierter, hypoechogener Herd mit deutlich erhöhter endotumoraler Durchblutung im Farb-Doppler-Sonografiebild. Farbkodierung eines zuführenden Gefäßes. Histologie: invasives duktales Mammakarzinom.

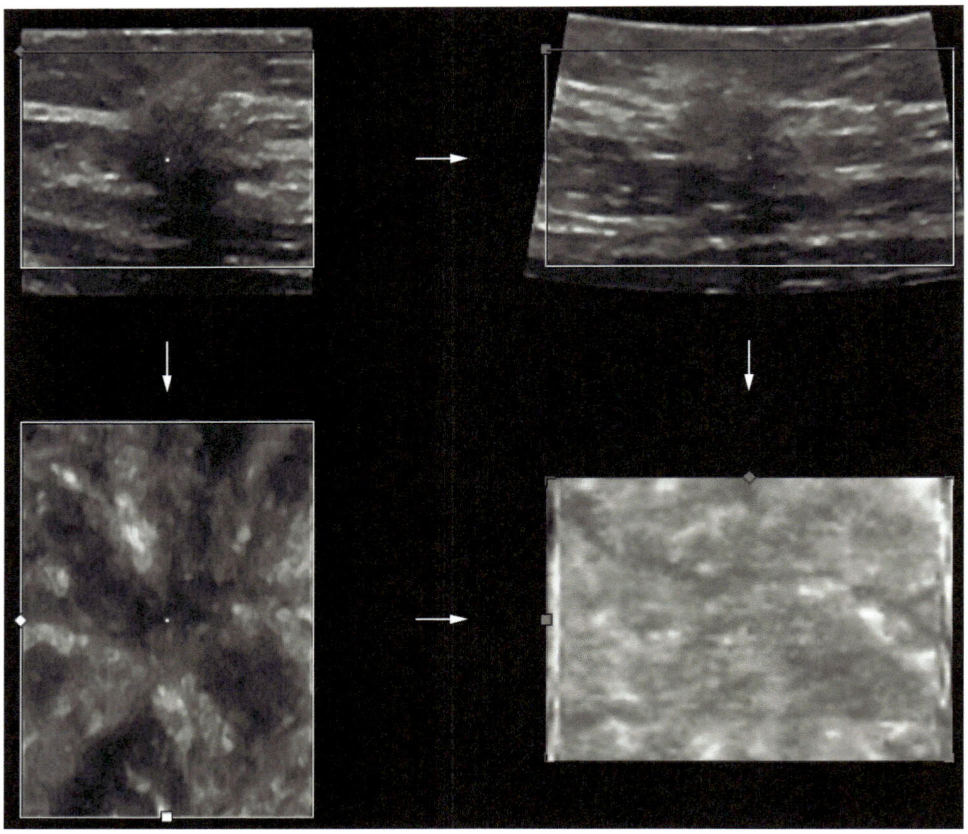

Abb. 55.11 Invasives duktales Mammakarzinom. Klassisches Mammakarzinom im B-Bild (links oben) und in den weiteren 3-dimensionalen Präsentationen. Keine diagnoseweisenden Zusatzinformationen durch die 3-D-Technik. Histologie: invasives duktales Mammakarzinom.

55.11.2 Röntgen

- **Mammografie:**
  - bei dichten Gewebestrukturen (Dichtetyp ACR C und D) und fehlenden endotumoralen Kalzifikationen kein oder nur vage abgrenzbarer Befund
  - bei höherer Transparenz der Bruststrukturen (Dichtetyp ACR A und B) typischerweise Herdbefund, in erster Linie mit irregulärer Form und unscharfer oder spikulierter Begrenzung (▶ Abb. 55.12 und ▶ Abb. 55.13), seltener runde Form (▶ Abb. 55.14, ▶ Abb. 55.15 und ▶ Abb. 55.16), sehr selten glatte Begrenzung
  - gelegentlich Verdichtung in Form einer fokalen Asymmetrie (▶ Abb. 55.17)
  - in etwa 30 % der Fälle Assoziation mit endotumoralen pleomorphen Mikroverkalkungen (s. ▶ Abb. 55.13 und ▶ Abb. 55.16)
- **Tomosynthese:** verbesserte Detektion des Herdbefunds insbesondere bei Gewebetyp ACR B und C (▶ Abb. 55.18)
- **kontrastmittelgestützte Mammografie:** verbesserte Detektion von Karzinomen insbesondere bei Gewebetyp ACR C und D aufgrund der starken endotumoralen Kontrastmittelanreicherung (▶ Abb. 55.19)

55.11.3 MRT

- **Native T 1w Sequenz:**
  - bei Lage innerhalb des Drüsengewebes oft keine Auffälligkeiten (▶ Abb. 55.20a)
  - bei Lage außerhalb des Drüsengewebes oft unscharfer hypointenser Herdbefund
- **T 2w Sequenz:** üblicherweise hypo- bis isointens (▶ Abb. 55.20b)
- **T 1w Sequenz nach Kontrastmittelgabe:**
  - bei Tumorgröße bis 2 mm typischerweise keine Auffälligkeiten, da Versorgung über Diffusion
  - bei Tumorgröße bis 5 mm typischerweise Fokus ohne konkrete Malignitätskriterien (▶ Abb. 55.21), Diagnosestellung bei Karzinomen von ca. 5 mm Größe häufig im Rahmen konsekutiver MR-Untersuchungen (▶ Abb. 55.22)
  - bei Tumorgröße ab 5 mm hypervaskularisierter Herdbefund (▶ Abb. 55.20c und ▶ Abb. 55.23)
  - oft irreguläre Form, unscharfe oder spikulierte Begrenzung (▶ Abb. 55.24 und ▶ Abb. 55.25; s. auch ▶ Abb. 55.20c)
  - initial häufig starke Kontrastmittelanreicherung, in etwa 50 % der Fälle Auswascheffekt (Wash-out; ▶ Abb. 55.26), bei größeren G2- und insbesondere G3-Karzinomen häufiger ringförmige Kontrastmittelanreicherung (Rim Sign; ▶ Abb. 55.27 und ▶ Abb. 55.28) und gelegentlich zusätzliche zentrale Kontrastmittelanreicherung (Central Enhancement) oder anreichernde zentrale Septen (Bright endotumoral Septations; ▶ Abb. 55.29)

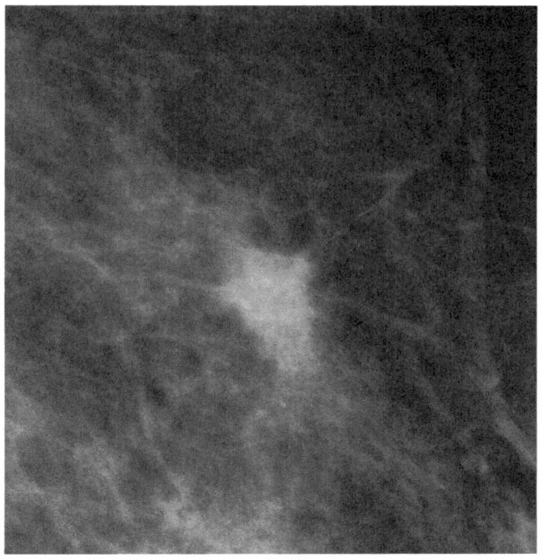

Abb. 55.12 Invasives duktales Mammakarzinom. Herdbefund mit irregulärer Form und unscharfer Begrenzung im Mammogramm. Keine assoziierten Mikroverkalkungen. Histologie: invasives duktales Mammakarzinom.

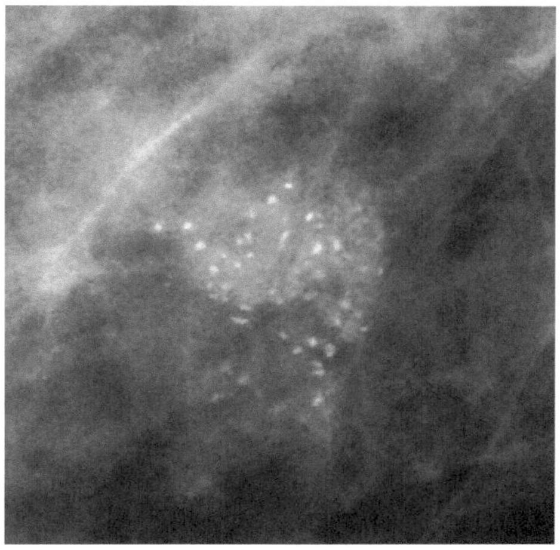

Abb. 55.13 Invasives duktales Mammakarzinom. Schwach strahlendichter Herdbefund mit multiplen endotumoralen Mikroverkalkungen im Mammogramm. Histologie: invasives duktales Mammakarzinom.

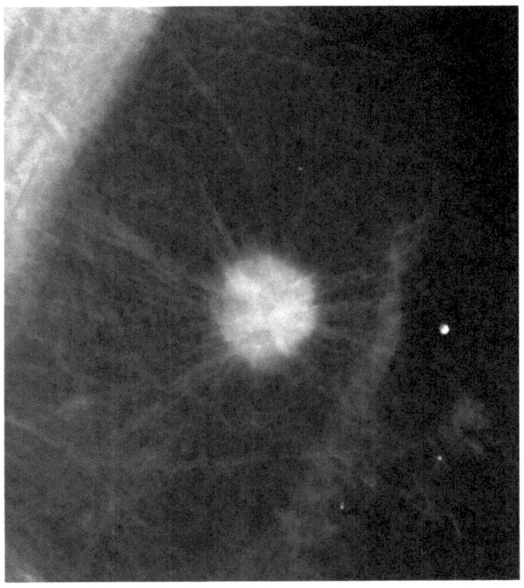

Abb. 55.14 Invasives duktales Mammakarzinom. Herdbefund mit runder Form und spikulierter Begrenzung im Mammogramm. Histologie: invasives duktales Mammakarzinom. (Quelle: Fischer U, Baum F. Diagnostik und Therapie des Mammakarzinoms. Stuttgart: Thieme; 2014. Abb. 8.31b)

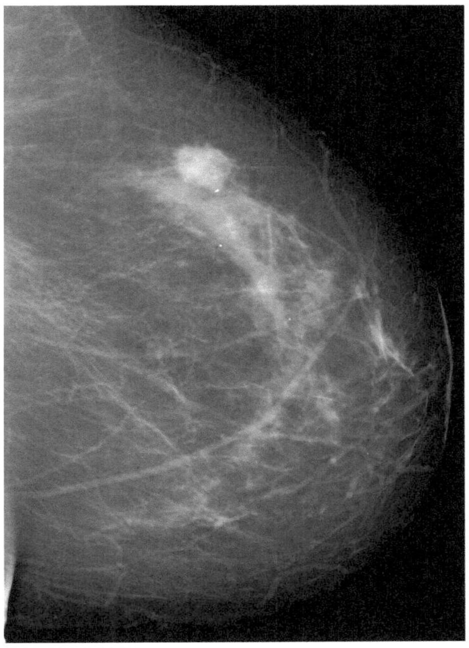

Abb. 55.15 Invasives duktales Mammakarzinom. Herdbefund mit runder Form und partiell unscharfer Begrenzung im Mammogramm. Histologie: invasives duktales Mammakarzinom.

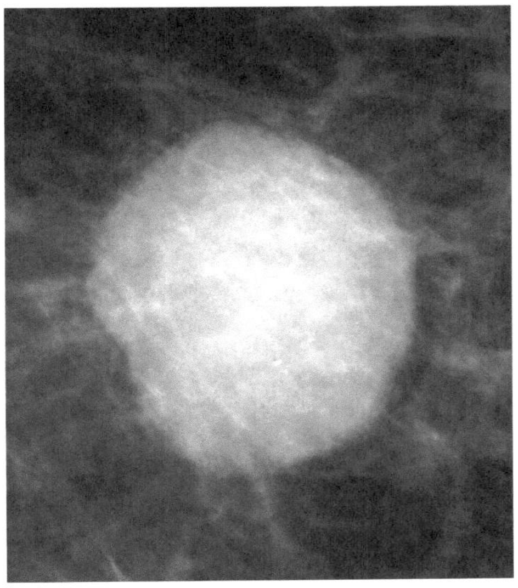

Abb. 55.16 Invasives duktales Mammakarzinom. Runder Herd mit glatter Begrenzung und einzelnen endotumoralen pleomorphen Mikroverkalkungen im Mammogramm. Histologie: invasives duktales Mammakarzinom.

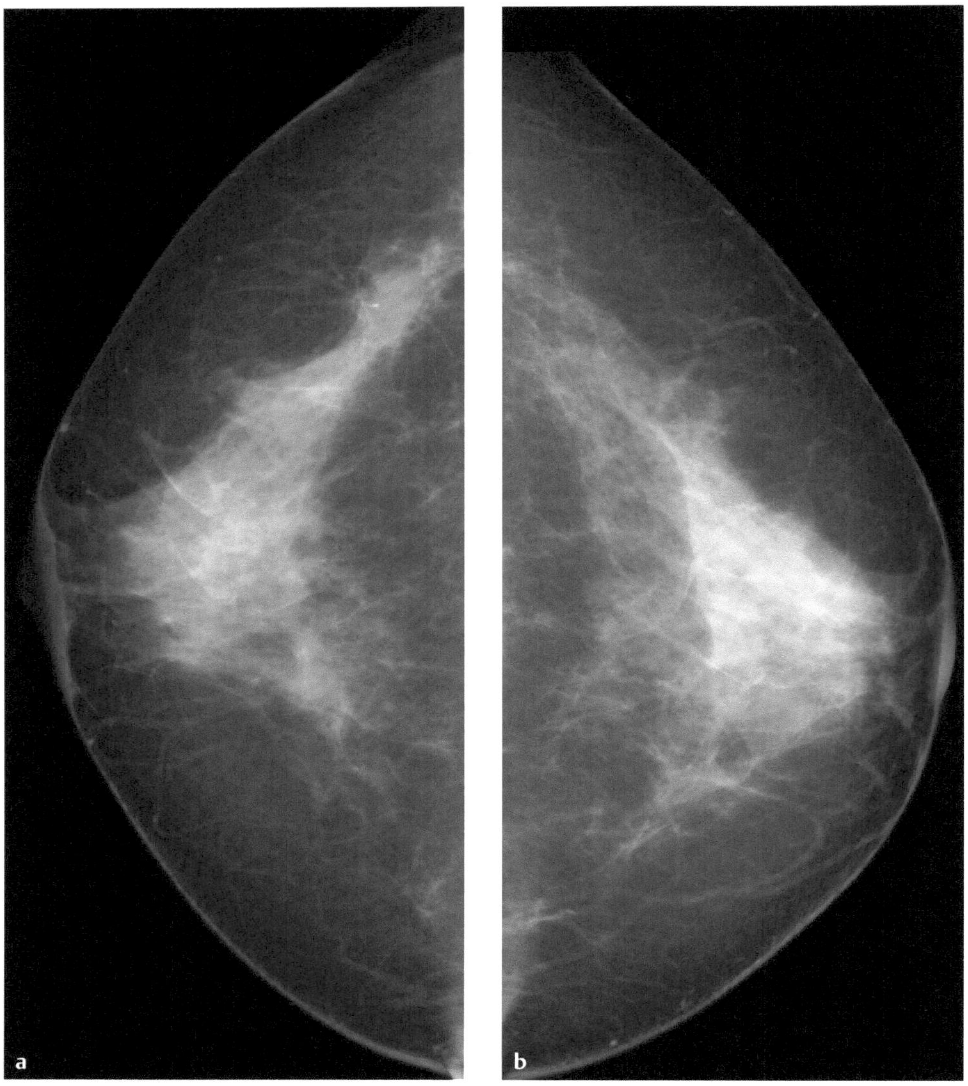

Abb. 55.17 Invasives duktales Mammakarzinom.
a Gewebeasymmetrie in den lateralen Parenchymabschnitten im Mammogramm. Histologie rechtslateral: invasives duktales Mammakarzinom.
b Normalbefund.

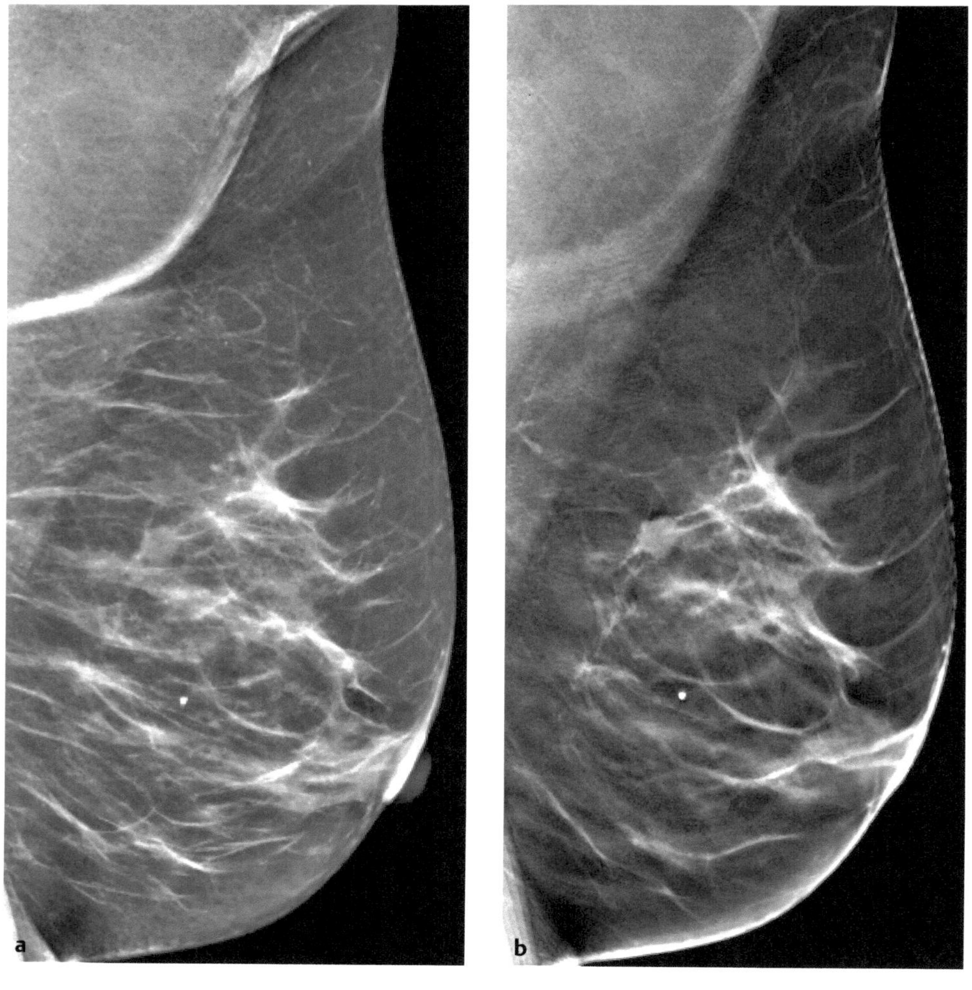

Abb. 55.18 Invasives duktales Mammakarzinom. Histologie: invasives duktales Mammakarzinom.
a Vager Hinweis auf einen rundlichen Herd in den zentralen Abschnitten des inhomogen dichten Drüsengewebes im Mammogramm.
b Deutlichere Abgrenzung des runden Herdbefunds mit glatter Begrenzung ohne weitere konkrete Malignitätskriterien im Tomosynthesebild.

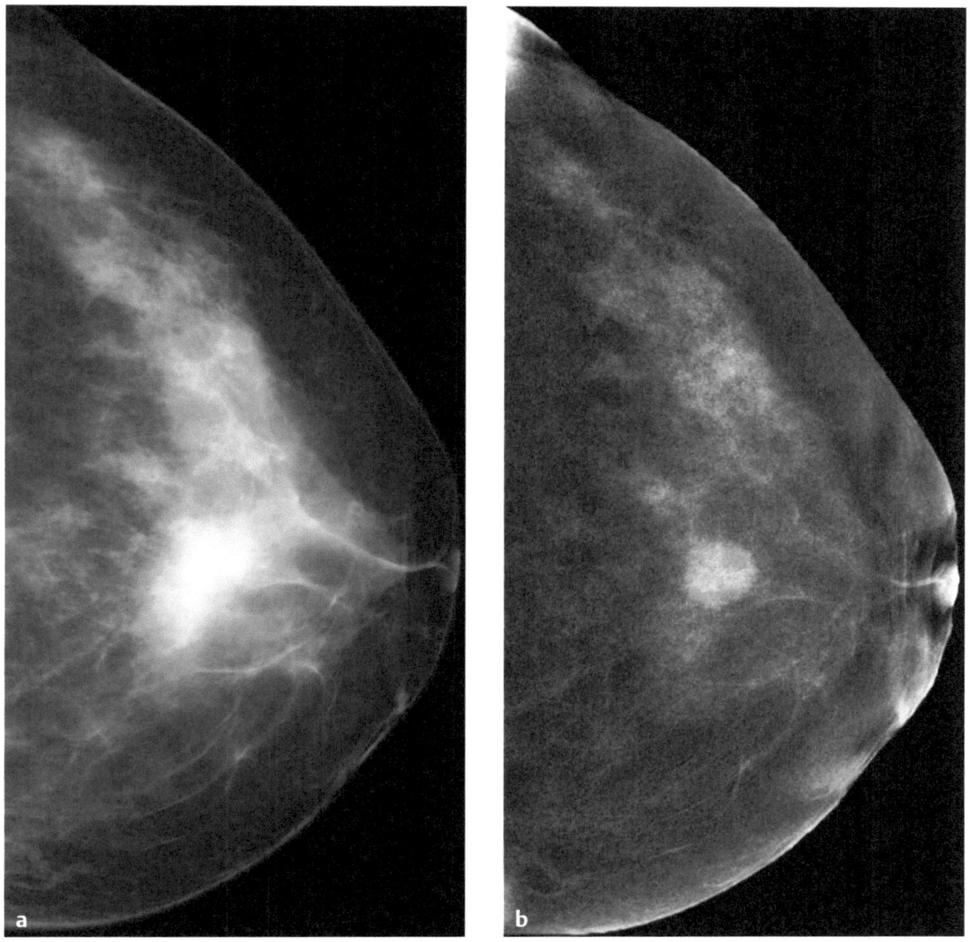

Abb. 55.19 Invasives duktales Mammakarzinom. Histologie: invasives duktales Mammakarzinom.
a Dichte Parenchymstrukturen der linken Mamma. Eindruck einer rundlichen Verdichtung zentral.
b Im kontrastmittelgestützten Spektralmammogramm eindeutige Abgrenzung des Tumors links-zentral aufgrund seiner Kontrastmittelanreicherung.

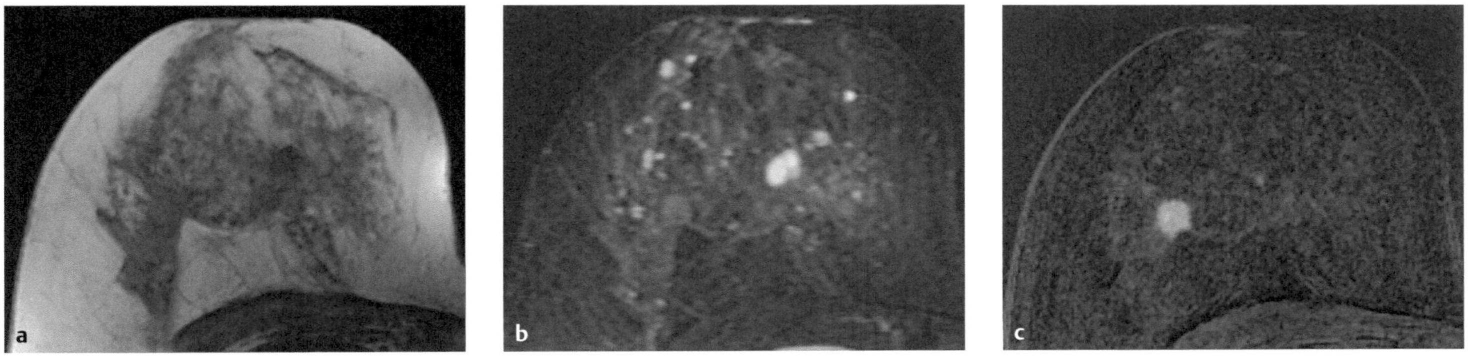

Abb. 55.20 Invasives duktales Mammakarzinom. Sichtbarkeit des Mammakarzinoms im Mamma-MRT. Histologie: invasives duktales Mammakarzinom Grading 1.
a Herdförmiges Karzinom ohne bildgebendes Korrelat aufgrund der Lage innerhalb des dichten Drüsengewebes in der T 1w MRT-Messung.
b Isointenses Verhalten des Karzinoms in der T 2w MRT-Messung.
c Hypervaskularisation des Karzinoms mit Darstellung feinster Spikulierungen in der Peripherie in der Bildsubtraktion nach Kontrastmittelgabe.

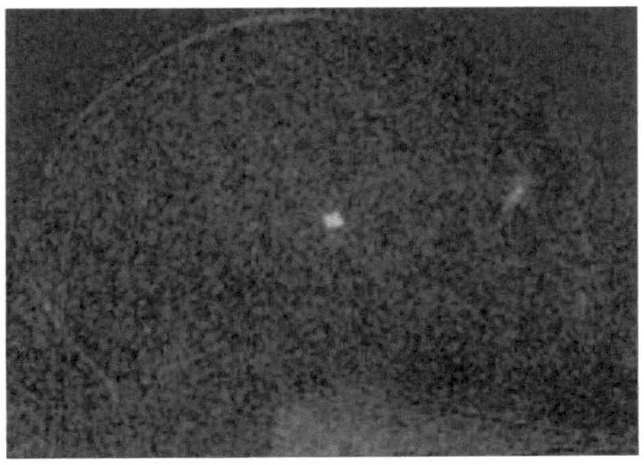

Abb. 55.21 Invasives duktales Mammakarzinom. Mamma-MRT, Subtraktionsaufnahme nach Kontrastmittelgabe: solitärer Fokus von 4 mm Durchmesser. Keine karzinomspezifischen Kriterien. Histologie: invasives duktales Mammakarzinom Grading 2.

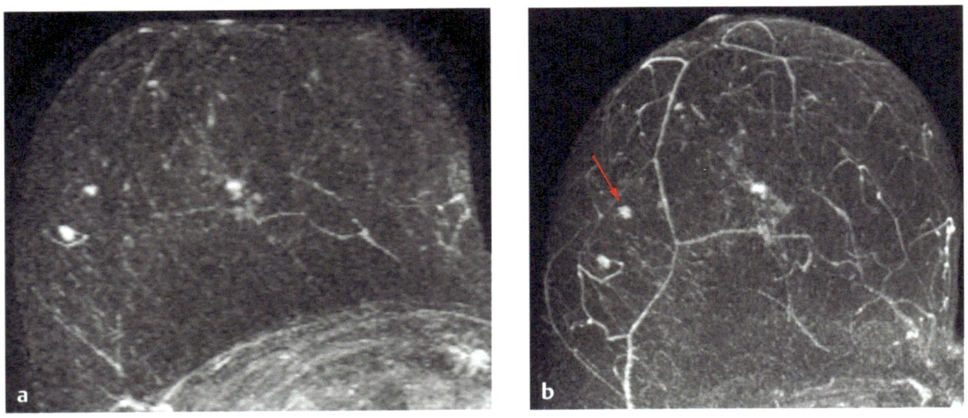

Abb. 55.22 Invasives duktales Mammakarzinom. Mamma-MRT im Verlauf. Histologie: invasives duktales Mammakarzinom Grading 1.

a Multiple Foki in der Erstuntersuchung der rechten Mamma mit Matrix 512 × 512 Pixel.

b Verlaufs-Mamma-MRT 12 Monate später mit diskreter Größenzunahme eines der Foki (Pfeil), Matrix 672 × 672 Pixel.

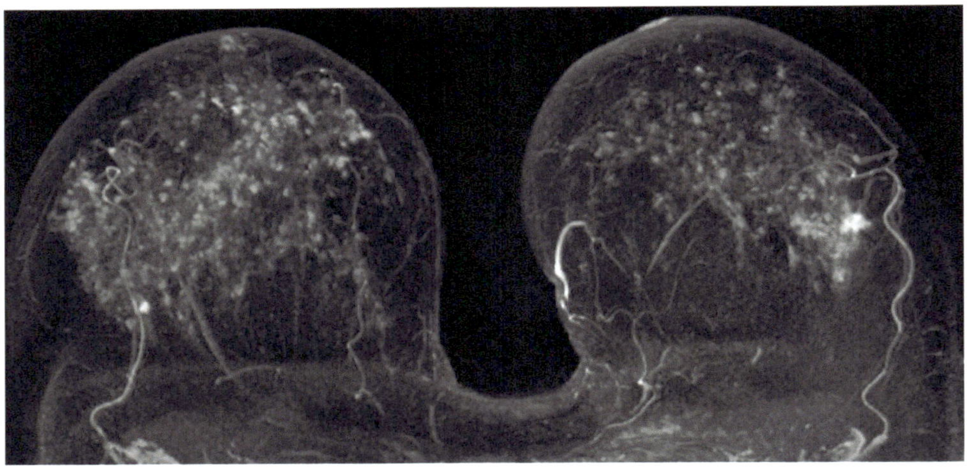

Abb. 55.23 Invasives duktales Mammakarzinom. Mamma-MRT-Bild: anreichernder irregulärer Herd mit karzinomtypischem Anreicherungsmuster links-lateral. Beidseits ausgeprägte physiologische Kontrastmittelanreicherung des Drüsengewebes infolge hormoneller Stimulation. Histologie: invasives duktales Mammakarzinom Grading 2.

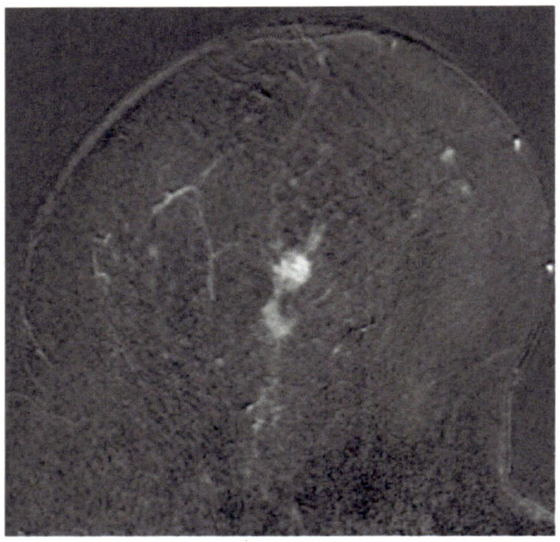

Abb. 55.24 Invasives duktales Mammakarzinom. Mamma-MRT-Bild: irregulär konfigurierter Herd mit karzinomtypischen Spikulierungen in der Peripherie. Histologie: invasives duktales Mammakarzinom Grading 2.

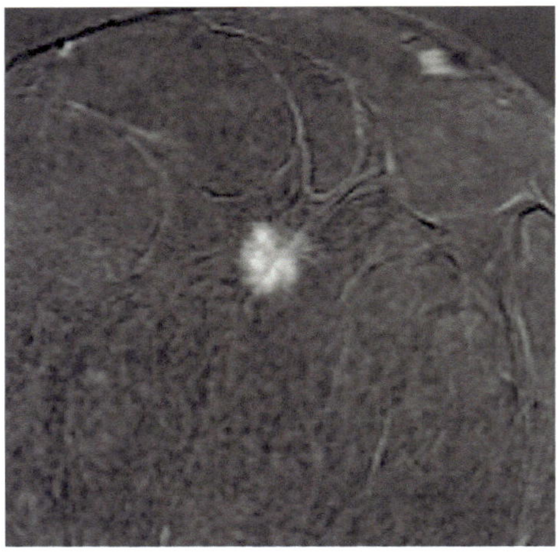

Abb. 55.25 Invasives duktales Mammakarzinom. Mamma-MRT-Bild: irregulär konfigurierter Herd mit karzinomtypischen Ausläufern in der Peripherie. Histologie: invasives duktales Mammakarzinom Grading 2.

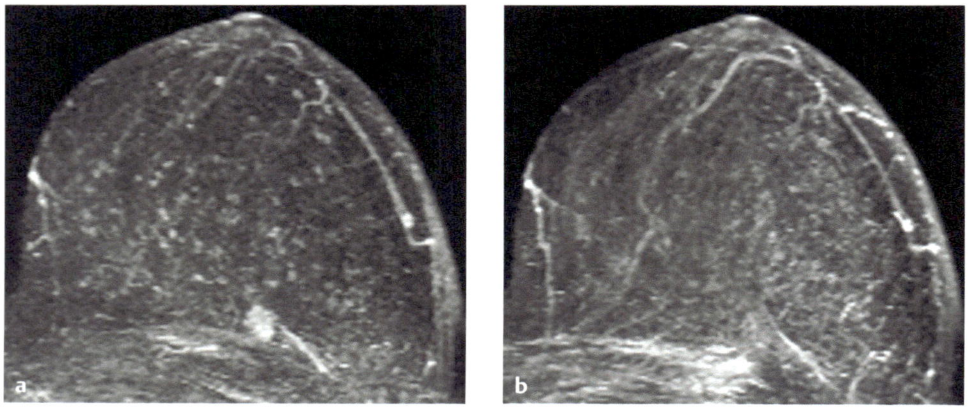

Abb. 55.26 Invasives duktales Mammakarzinom. Wash-out in der Mamma-MRT. Histologie: invasives duktales Mammakarzinom.

a Darstellung eines kleinen Karzinoms pektoralisnah 3 min nach periphervenöser Kontrastmittelgabe.

b Komplett unauffälliger Befund ohne Hinweis auf das Karzinom 6 min nach periphervenöser Kontrastmittelgabe bei zwischenzeitlich komplettem Auswascheffekt im Tumor.

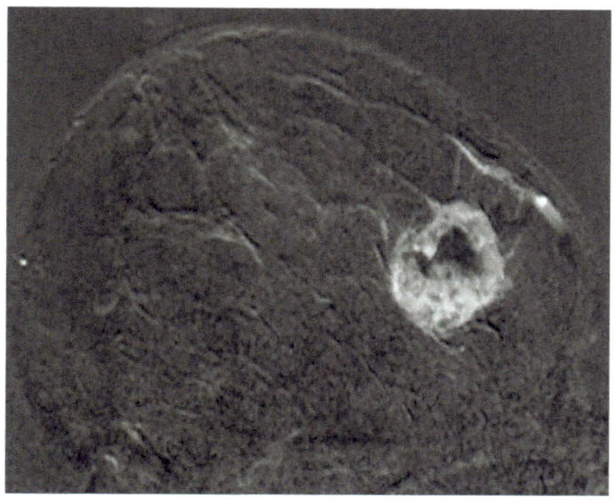

Abb. 55.27 Invasives duktales Mammakarzinom. Mamma-MRT-Bild: überwiegend glatt begrenzter Herdbefund mit inhomogener Kontrastmittelanreicherung in der peripheren aktiven Zone des Mammakarzinoms. Zentrale Tumornekrose mit daraus resultierender ringförmiger Kontrastmittelanreicherung. Histologie: invasives duktales Mammakarzinom Grading 3.

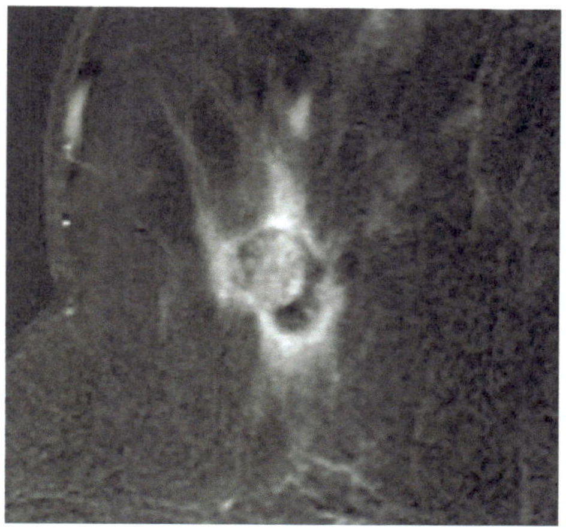

Abb. 55.28 Invasives duktales Mammakarzinom. Mamma-MRT-Bild: irregulär begrenzter Herdbefund mit randständiger Kontrastmittelanreicherung und Proliferation des Tumors in die zentral nekrotischen Karzinomanteile. Histologie: invasives duktales Mammakarzinom Grading 3.

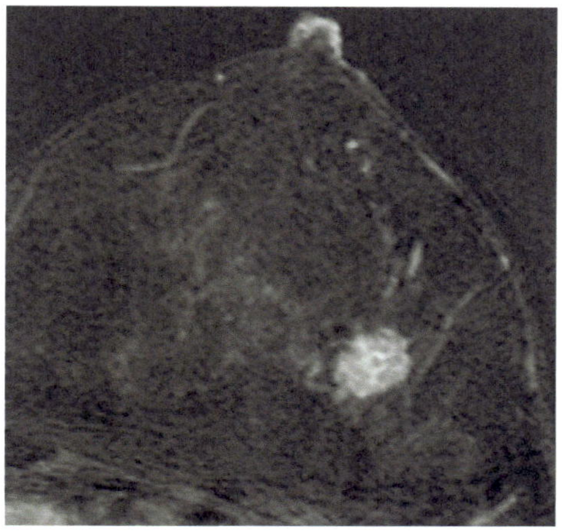

Abb. 55.29 Invasives duktales Mammakarzinom. Mamma-MRT-Bild: überwiegend rundlicher Herdbefund mit Kontrastmittelanreicherung in der Peripherie sowie septenartig im Tumorinneren. Histologie: invasives duktales Mammakarzinom Grading 3.

Praxistipp

Checkliste für die Befundbeschreibung:

- Ausdehnung des Tumors (in Millimetern bzw. Zentimetern)
- Lage des Tumors (Quadrant)
- topografische Beziehung des Tumors zu relevanten Nachbarstrukturen (Mamille, Pektoralismuskel)
- Hinweise auf eine umgebende Tumorkomponente eines duktalen Carcinoma in Situ (extensive intraduktale Komponente)
- Hinweise auf Multifokalität oder Multizentrizität
- lokoregionär vergrößerte Lymphknoten
- Hinweise auf ein kontralaterales Tumorgeschehen

55.12 Radiologische Differenzialdiagnosen

- Die möglichen Differenzialdiagnosen s. in ► Tab. 55.1.

55.13 Typische Fehler

- Fehlende Detektion des Befunds, insbesondere bei Vorliegen von kleinen Tumoren oder Karzinomen, die nicht mit Mikrokalk assoziiert sind, innerhalb dichter Parenchymstrukturen im Mammogramm
- Verzicht auf perkutan-bioptische Befundsicherung bei unklarem Befund

55.14 Was der zuweisende Kollege/Kliniker wissen muss

- Lage und Größe des invasiven duktalen Mammakarzinoms
- Rezeptorstatus zur Frage der primär operativen oder chemotherapeutischen Behandlung
- Nachweis einer extensiven intraduktalen Komponente, von Multifokalität oder Multizentrizität oder eines zusätzlichen kontralateralen Karzinoms zur Planung der therapeutischen, insbesondere der operativen Vorgehensweise
- Lymphknotenstatus zur Frage der operativen Vorgehensweise (Sentinel-Technik?)
- Hinweise auf hämatogene Metastasierung

Tab. 55.1 Differenzialdiagnosen des invasiven duktalen Mammakarzinoms.

Differenzialdiagnose (absteigend sortiert nach klinischer Relevanz)	Häufigkeit der Differenzialdiagnose in Hinblick auf das Krankheitsbild (häufig, gelegentlich, selten)	Wesentliche diagnostisch richtungsweisende Anamnese, Untersuchung u./o. Befunde	Sicherung der Diagnose
Fibroadenom	gelegentlich	• runde Form und glatte Begrenzung eher bei Fibroadenom, grobe endotumorale Kalzifikationen eher bei regressiv verändertem Fibroadenom • myxoide Fibroadenome häufig mit hohem T2w Signal im MRT (im Gegensatz zum Karzinom) • Nachweis dunkler endotumoraler Septen im MRT sehr starker Hinweis auf Fibroadenom	• Verlauf • Biopsie
Fettgewebsnekrose	gelegentlich	• endotumoraler Fettnachweis beweisend für Fettgewebsnekrose • grobe periphere Kalzifikationen eher Hinweis auf Fettgewebsnekrose • Kontrastmittelanreicherung der Fettgewebsnekrose in der Frühphase	• Verlauf • Biopsie
Narbe	gelegentlich	• fehlende Kontrastmittelanreicherung beweisend für eine Narbe • assoziierte Mikroverkalkungen als unspezifische Zeichen	• Verlauf • Biopsie
radiäre Narbe	gelegentlich	• fehlende Kontrastmittelanreicherung beweisend für eine Narbe • assoziierte Mikroverkalkungen als unspezifische Zeichen	• Verlauf • Biopsie
andere invasive Karzinome	gelegentlich	• mikrolobulierte Begrenzung Hinweis auf medulläres Karzinom • lobulierte Form Hinweis auf muzinöses Karzinom • hohes T2w Signal im MRT Hinweis auf muzinöses oder medulläres Karzinom	• Biopsie
Granulom, Abszess	selten	• eher glatte Begrenzung eher Hinweis auf Granulom oder Abszess • ringförmige Kontrastmittelanreicherung als unspezifisches Zeichen	• Verlauf • Biopsie

MRT = Magnetresonanztomografie
T2w = T2-gewichtet

55.15 Literatur

Quellenangaben

[712] Fischer U, Baum F. Diagnostik und Therapie des Mammakarzinoms. Stuttgart: Thieme; 2014

Literatur zur weiteren Vertiefung

[713] American College of Radiology. ACR BI-RADS® Atlas. Breast Imaging Reporting and Data System. 5. Aufl. Berlin: Springer; 2013

[714] Berg WA, Gutierrez L, NessAiver MS et al. Diagnostic accuracy of mammography, clinical examination, US, and MR imaging in preoperative assessment of breast cancer. Radiology 2004; 233: 830–849

[715] Dietzel M, Baltzer PA, Vag T et al. Potential of MR mammography to predict tumor grading of invasive breast cancer. Röfo 2011; 183 (9): 826–833

[716] Fischer U. Röntgenmammographie. Verstehen, anwenden und optimieren. Stuttgart: Thieme; 2003

[717] Fischer U, Baum F. Diagnostik und Therapie des Mammakarzinoms. Stuttgart: Thieme; 2014

[718] Fischer U, Baum F. Mammadiagnostik für MTRA/RT. Stuttgart: Thieme; 2015

[719] Fischer U, Kuhl CK. Paradigmenwechsel in der Mammadiagnostik im Zeitalter der Mamma-MRT. Radiologie up2date 2013; 13 (03): 245–258. doi:10.1055/s-0033-1344351

[720] Fischer DR, Wurdinger S, Boettcher J. Further signs in the evaluation of magnetic resonance mammography: a retrospective study. Invest Radiol 2005; 40: 430

[721] Goto M, Ito H, Akazawa K et al. Diagnosis of breast tumors by contrast-enhanced MR imaging: comparison between the diagnostic performance of dynamic enhancement patterns and morphologic features. J Magn Reson Imaging 2007; 25: 104

[722] Heywang-Köbrunner SH, Schreer I. Bildgebende Mammadiagnostik. Stuttgart: Thieme; 2003

[723] Lewin JM, Hendrick RE, D'Orsi CJ et al. Comparison of full-field digital mammography with screen-film mammography for cancer detection: results of 4945 paired examinations. Radiology 2001; 218: 873–880

[724] Lewin JM, D'Orsi CJ, Hendrick RE et al. Clinical comparison of full-field digital mammography and screen-film mammography for detection of breast cancer. Am J Roentgenol 2002; 179: 671–677

[725] Madjar H. Kursbuch Mammasonografie. Ein Lehreratlas nach den Richtlinien der DEGUM und der KBV. Stuttgart: Thieme; 2019

56 Invasives lobuläres Mammakarzinom

Uwe Fischer

56.1 Steckbrief

Beim invasiven lobulären Mammakarzinom handelt es sich um die zweithäufigste Form (10–15 %) aller malignen Brusttumoren. Es zeigt histopathologisch einen typischen gänsemarschartigen Verlauf der Karzinomzellen, sodass diese Tumoren typischerweise nicht raumfordernd imponieren und in der Folge bildgebend schwieriger zu detektieren sind. Nur in einem geringen Teil der Fälle tritt das invasive lobuläre Mammakarzinom auch knotenbildend auf. Die Assoziation dieser Tumorform mit Mikroverkalkungen ist mit 10 % der Fälle eher selten. Das zuverlässigste Untersuchungsverfahren für den Nachweis des invasiven lobulären Mammakarzinoms ist die Mamma-MRT. Die Sicherung erfolgt typischerweise durch eine perkutane Biopsie. Dabei ergibt sich histologisch ein Befund der Kategorie B5b.

56.2 Synonyme

- ILC

56.3 Keywords

- Brustkrebs
- Mammakarzinom
- Diagnostik

56.4 Definition

Das invasive lobuläre Karzinom ist durch nicht kohäsiv wachsende, relativ kleine, runde Zellen mit gänsemarschartigem Infiltrationsmuster charakterisiert. Mikroskopisch handelt es sich um ein kleinzelliges stromareiches Karzinom. In bis zu 80 % der Fälle finden sich auch lobuläre intraepitheliale Neoplasieareale. Von dem klassischen Typ werden verschiedene morphologische Varianten abgegrenzt (solide, alveoläre, pleomorphe sowie tubulolobuläre Variante und gemischte Form).

56.5 Epidemiologie

56.5.1 Häufigkeit

- 10–15 % aller Brustkarzinome
- Multifokalität in bis zu 30 % der Fälle
- kontralaterales Auftreten mit 5–20 % der Fälle eher gehäuft

56.5.2 Altersgipfel

- Durchschnittsalter 55–65 Jahre (Altersspanne: 21–95 Jahre)
- Erkrankungsrisiko mit zunehmendem Alter steigend

56.5.3 Geschlechtsverteilung

- 100 % Frauen

56.5.4 Prädisponierende Faktoren

- Wichtige Risikofaktoren für die Entstehung eines invasiven lobulären Mammakarzinoms:
  - Alter
  - Gewebedichte
  - Hormone
  - ionisierende Strahlung

56.6 Ätiologie und Pathogenese

- Die Zellen im menschlichen Körper unterliegen einer regelmäßigen Zellteilung. Dabei kommt es zu Mutationen, die nicht zielgerichtet sind und zu einem gewissen Teil untergehen. Mutierte Zellen mit einen Vorteil gegenüber der Ursprungszelle wachsen allerdings weiter und unterliegen weiterhin Mutationen.
- Es wird angenommen, dass sich innerhalb einer entsprechenden Kaskade bei Zellen, bei denen eine 5. oder 6. Mutation stattgefunden hat, Karzinomeigenschaften ausbilden.
- Eine wesentliche Eigenschaft, die solche Karzinomzellen nunmehr besitzen, ist der Verlust der Kontaktinhibition. Dies bedeutet, dass gesunde Nachbarzellen nicht mehr respektiert und deshalb im Rahmen des Karzinomzellwachstums infiltriert werden.
- Die vulnerabelste Lokalisation innerhalb des Brustgewebes ist die terminale duktulolobuläre Einheit. Dies ist das Verbindungsstück zwischen den Endästen der Milchgänge und den Lobuli. Dort befinden sich histopathologisch zu Beginn atypische Zellveränderungen, die bei Verlassen des Milchgangs zum invasiven lobulären Karzinom werden können.

56.7 Klassifikation und Risikostratifizierung

- **Klassifikation:**
  - klassischer Typ
  - morphologische Varianten:
    - solide Form
    - alveoläre Form
    - pleomorphe Form
    - tubulolobuläre Variante
    - gemischte Form
- **Risikostratifizierung:**
  - stärkste prognostische Faktoren:
    - Tumorgröße (Stadieneinteilung nach pT)
    - Lymphknotenstatus (Stadieneinteilung nach pN)
    - Fernmetastasierung (Stadieneinteilung nach pM)
    - histologischer Status (Grading)
    - Immunhistochemie (Ki67, Rezeptorstatus, HER2/neu)
  - Langzeitüberleben in Abhängigkeit von der Befundausdehnung bei Diagnosestellung und Durchführung adäquater therapeutischer Maßnahmen zwischen 20 und 98 %

56.8 Symptomatik

- Bei kleinen Tumoren in der Regel kein Korrelat in Inspektion und Palpation
- bei größeren Tumoren (2–3 cm und größer) in Abhängigkeit von der Lage des Befunds zunehmend tastbare Verhärtung oder Knoten
- häufig Größendiskrepanz zwischen klinischem und bildgebendem Befund
- möglicherweise sekundäre Symptome wie assoziierte Kutis- oder Mamillenretraktion

56.9 Methode der Wahl

- Folgende Diagnostik ist relevant (in der Reihenfolge der Bedeutung):
  - Mamma-MRT,
  - Mammografie,
  - Sonografie,
  - klinische Untersuchung.

56.10 Pathognomonische Befunde

- Das invasive lobuläre Mammakarzinom imponiert in der bildgebenden Diagnostik in erster Linie als nicht raumfordernde Läsion, in etwa 10 % der Fälle assoziiert mit Mikroverkalkungen.
- Gelegentlich ist es knotenbildend.

56.11 Befundbeschreibung

56.11.1 Sonografie

- **B-Bild-Sonografie:**
  - irregulärer oder runder Befund mit unscharfer Begrenzung bei knotenbildender Form des invasiven lobulären Mammakarzinoms (▶ Abb. 56.1)
  - irreguläre, nicht raumfordernde, hypoechogene Echoalteration (▶ Abb. 56.2 und ▶ Abb. 56.3)
  - gänsemarschartige Ausbreitung (▶ Abb. 56.4)
  - gelegentlich Infiltration der Cooper-Ligamente (s. ▶ Abb. 56.3)
  - gelegentlich dorsale Schallauslöschung (s. ▶ Abb. 56.3)
- **farbkodierte Doppler-Sonografie:**
  - Vaskularisationsphänomene in 30–50 % der Fälle
  - Kodierung zuführender Arterien
- **Elastografie:** höhere Rigidität als benigne Herdbefunde
- **3-D-Sonografie:** in aller Regel keine diagnoseweisenden Zusatzinformationen

56.11.2 Röntgen

- **Mammografie:**
  - bei dichten Gewebestrukturen (Dichtetyp ACR C und D) und fehlenden endotumoralen Kalzifikationen kein oder nur vage abgrenzbarer Befund (▶ Abb. 56.5a)
  - bei höherer Transparenz der Bruststrukturen (Dichtetyp ACR A und B) Herdbefund mit irregulärer oder runder Form und unscharfer Begrenzung bei knotenbildender Form des invasiven lobulären Mammakarzinoms (s. ▶ Abb. 56.5a), sehr selten glatte Begrenzung
  - Verdichtung oder nicht raumfordernde Strukturvermehrung unter Aussparung der Fettgewebsareale (▶ Abb. 56.6 und ▶ Abb. 56.7)
  - Form einer fokalen Asymmetrie (s. ▶ Abb. 56.6 und ▶ Abb. 56.7)
  - in etwa 30 % der Fälle Assoziation mit endotumoralen pleomorphen Mikroverkalkungen (▶ Abb. 56.8)
- **Tomosynthese:** verbesserte Detektion des Herdbefunds insbesondere bei Gewebetyp ACR B und C (▶ Abb. 56.5b)
- **kontrastmittelgestützte Mammografie:** verbesserte Detektion von Karzinomen insbesondere bei Gewebetyp ACR C und D aufgrund der starken endotumoralen Kontrastmittelanreicherung

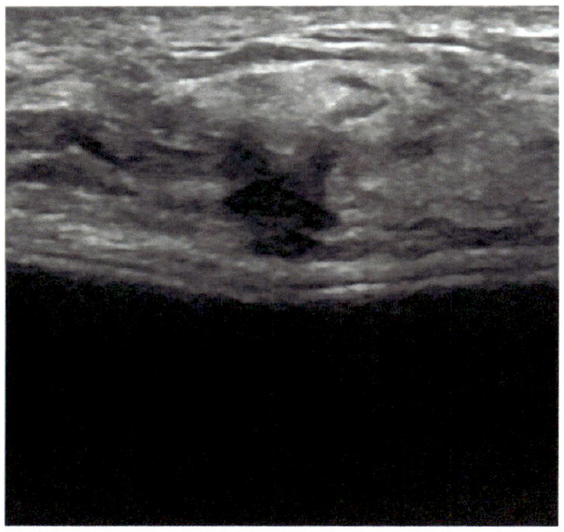

Abb. 56.1 Invasives lobuläres Mammakarzinom. Irregulär konfigurierter, hypoechogener Herd im Sonografiebild. Histologie: invasives lobuläres Mammakarzinom.

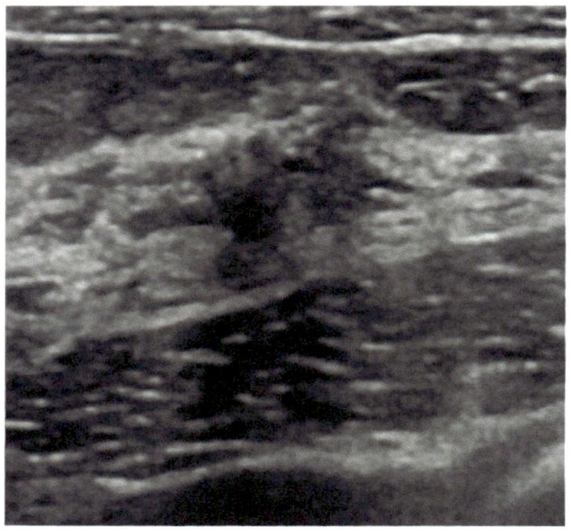

Abb. 56.2 Invasives lobuläres Mammakarzinom. Irregulärer hypoechogener Herdbefund innerhalb des umgebenden Drüsenparenchyms im Sonografiebild. Histologie: invasives lobuläres Mammakarzinom. (Quelle: Fischer U, Baum F. Diagnostik und Therapie des Mammakarzinoms. Stuttgart: Thieme; 2014. Abb. 8.32a)

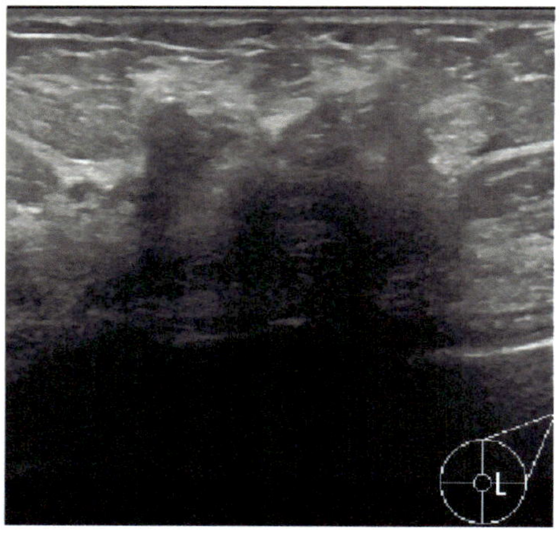

Abb. 56.3 Invasives lobuläres Mammakarzinom. Hypoechogene irreguläre, nicht raumfordernde Strukturveränderung mit dorsaler Schallauslöschung im B-Bild der Sonografie. Unterbrechung von Cooper-Ligamenten. Histologie: invasives lobuläres Mammakarzinom.

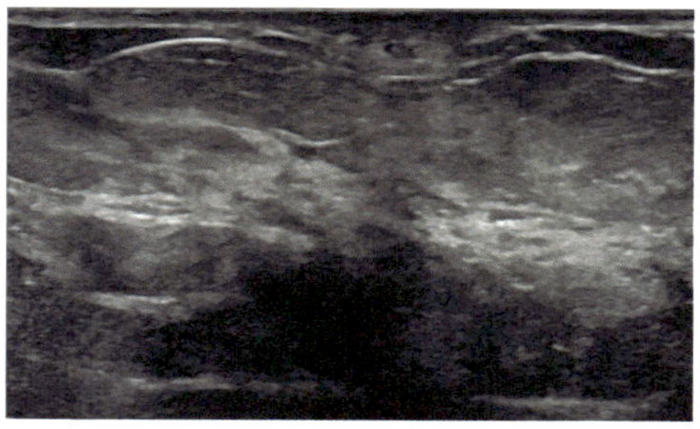

Abb. 56.4 Invasives lobuläres Mammakarzinom. Lineare hypoechogene Strukturverdickungen als Korrelat der gänsemarschartigen Ausbreitung der Tumorzellen im Sonografiebild. Histologie: invasives lobuläres Mammakarzinom.

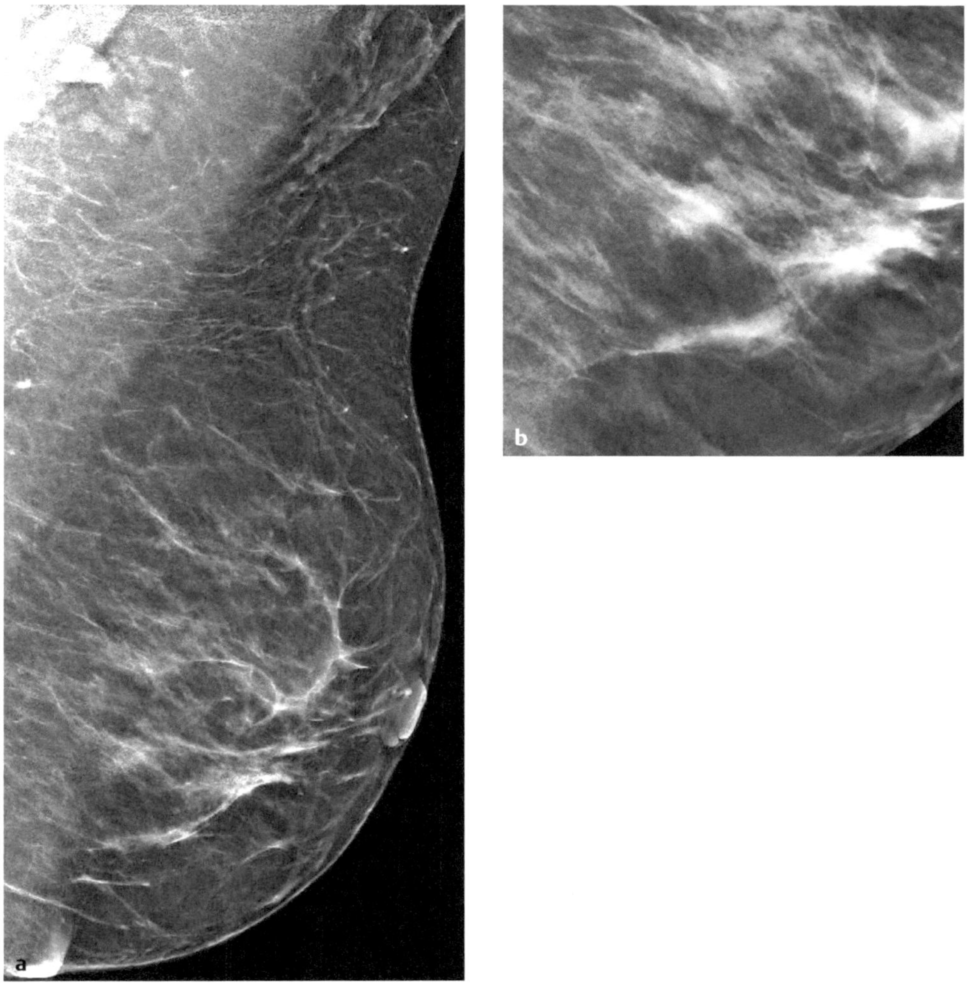

Abb. 56.5 Invasives lobuläres Mammakarzinom. Herdbefund in Mammografie und Tomosynthese. Histologie: invasives lobuläres Mammakarzinom.

a Vager Herdbefund in der kaudalen Hälfte im Mammogramm.

b Tomosynthesebild mit besserer Abgrenzbarkeit des Tumorknotens (Bildausschnitt).

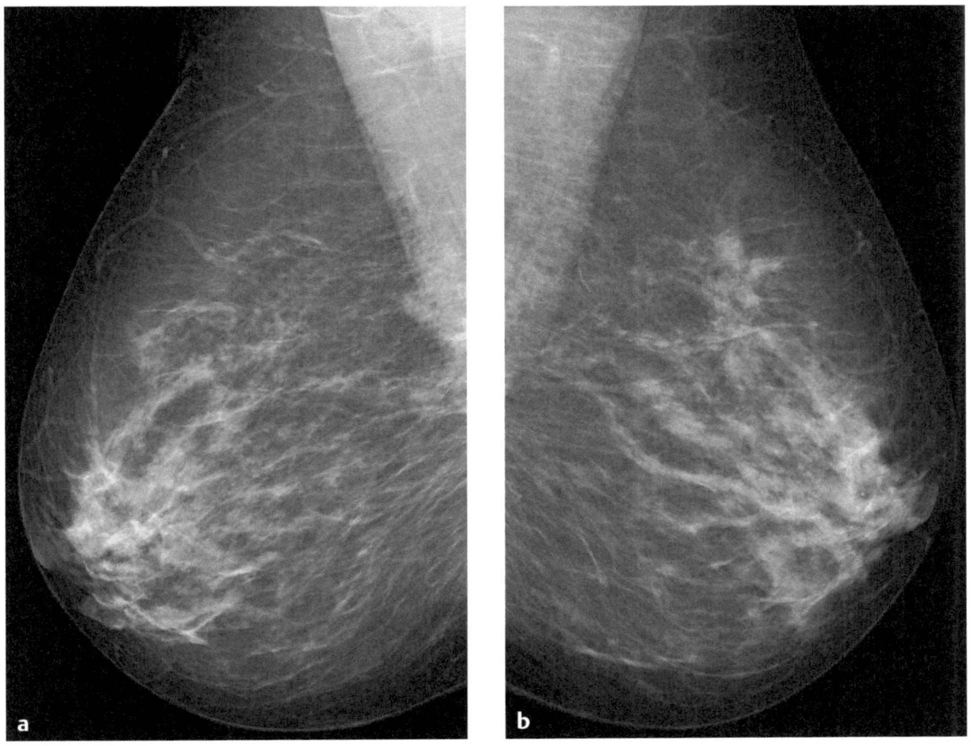

Abb. 56.6 Invasives lobuläres Mammakarzinom. Non-Mass-Läsion in der Mammografie. Dichtetyp ACR C, Histologie: invasives lobuläres Mammakarzinom.

a Keine Auffälligkeiten in der MLO-Projektion der rechten Brust.

b Regionale Gewebeasymmetrie am kranialen Parenchymrand zugunsten der linken Brust im Mammogramm links in MLO-Projektion.

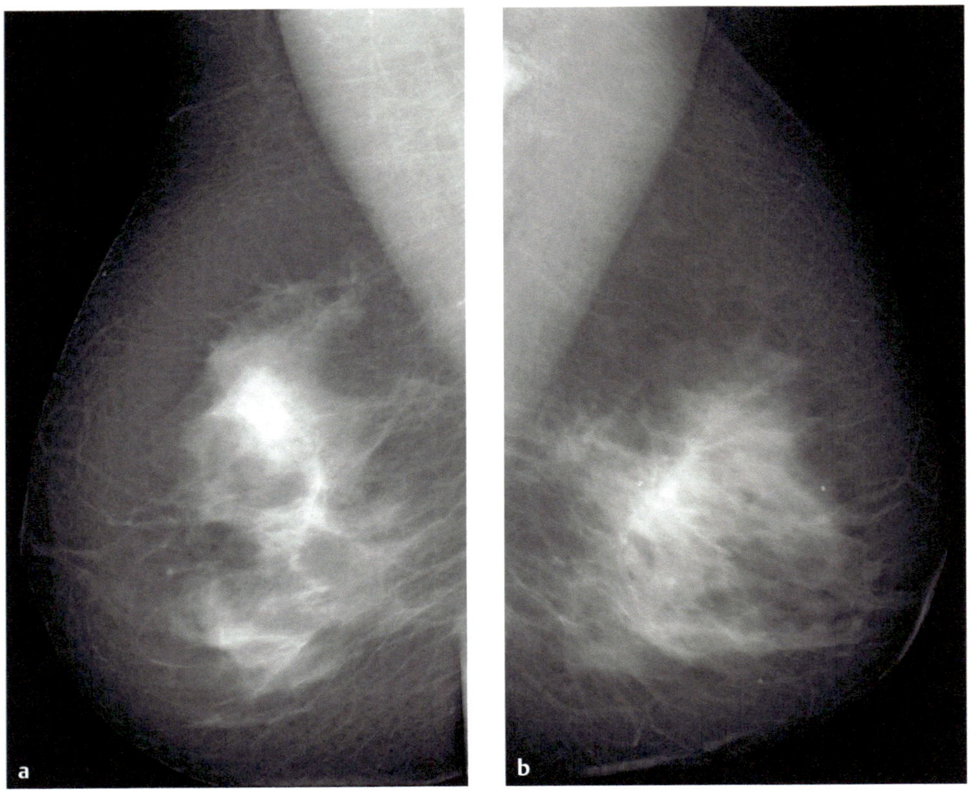

Abb. 56.7 Invasives lobuläres Mammakarzinom. Non-Mass-Läsion in der Mammografie. Dichtetyp ACR D, Histologie: invasives lobuläres Mammakarzinom.
a Keine Auffälligkeiten in der MLO-Projektion der rechten Brust.
b Regionale Gewebeasymmetrie retroparenchymal zugunsten der linken Brust im Mammogramm links in MLO-Projektion.

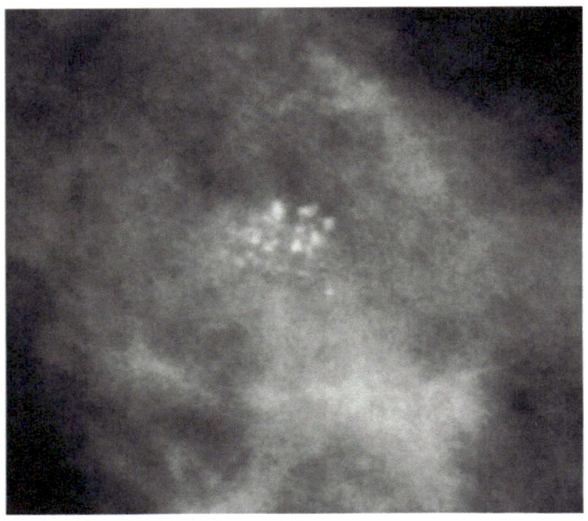

Abb. 56.8 Invasives lobuläres Mammakarzinom. Gruppierte Ansammlung überwiegend rundlicher, läppchenassoziierter Verkalkungen im Mammogramm. Histologie: invasives lobuläres Mammakarzinom.

56.11.3 MRT

- **Native T 1w Sequenz:**
  - bei Lage innerhalb des Drüsengewebes oft keine Auffälligkeiten (▶ Abb. 56.9a und ▶ Abb. 56.10a)
  - bei Lage außerhalb des Drüsengewebes gelegentlich nicht raumfordernde Strukturvermehrung (Seitenasymmetrie; ▶ Abb. 56.11a, ▶ Abb. 56.12a und ▶ Abb. 56.13a)
- **T 2w Sequenz:** üblicherweise hypo- bis isointenses Korrelat (▶ Abb. 56.10b)
- **T 1w Sequenz nach Kontrastmittelgabe:**
  - bei Tumorgröße bis 2 mm typischerweise keine Auffälligkeiten, da Versorgung über Diffusion
  - bei Tumorgröße bis 5 mm typischerweise Fokus ohne konkrete Malignitätskriterien (▶ Abb. 56.9b), Diagnosestellung bei Karzinomen von ca. 5 mm Größe häufig im Rahmen konsekutiver MR-Untersuchungen
  - bei Tumorgröße ab 5 mm hypervaskularisierter Herdbefund bei knotenbildendem invasivem lobulärem Mammakarzinom (▶ Abb. 56.10c)
  - bei nicht raumforderndem invasivem lobulärem Mammakarzinom typischerweise irreguläre Form, gänsemarschartige Ausbreitung unter Aussparung des Fettgewebes (▶ Abb. 56.11b, ▶ Abb. 56.11c, ▶ Abb. 56.12 und ▶ Abb. 56.13b)
  - Ausbreitung der nicht knotenbildenden Form des invasiven lobulären Mammakarzinoms in Richtung der Milchgänge (▶ Abb. 56.14; s. auch ▶ Abb. 56.13b), aber auch in alle anderen Richtungen ohne Zuordnung zu anatomischen Strukturen (s. ▶ Abb. 56.12)
  - initial häufig starke Kontrastmittelanreicherung (s. ▶ Abb. 56.11b, ▶ Abb. 56.12b, ▶ Abb. 56.12c und ▶ Abb. 56.13b)

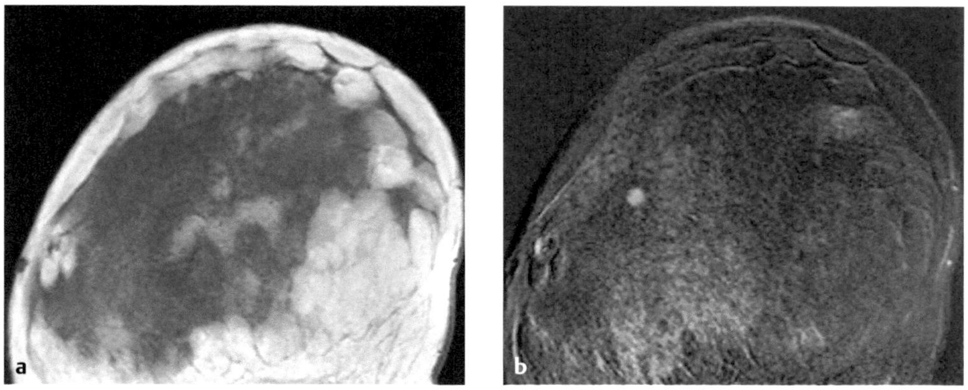

Abb. 56.9 Invasives lobuläres Mammakarzinom. Histologie: invasives lobuläres Mammakarzinom.
a Extrem dichtes Drüsengewebe ohne Korrelat eines Tumors im T1w Mamma-MRT-Bild.
b Nach Kontrastmittelgabe knapp 5 mm großer Fokus als Korrelat des knotenbildenden Tumors in der Subtraktionsaufnahme.

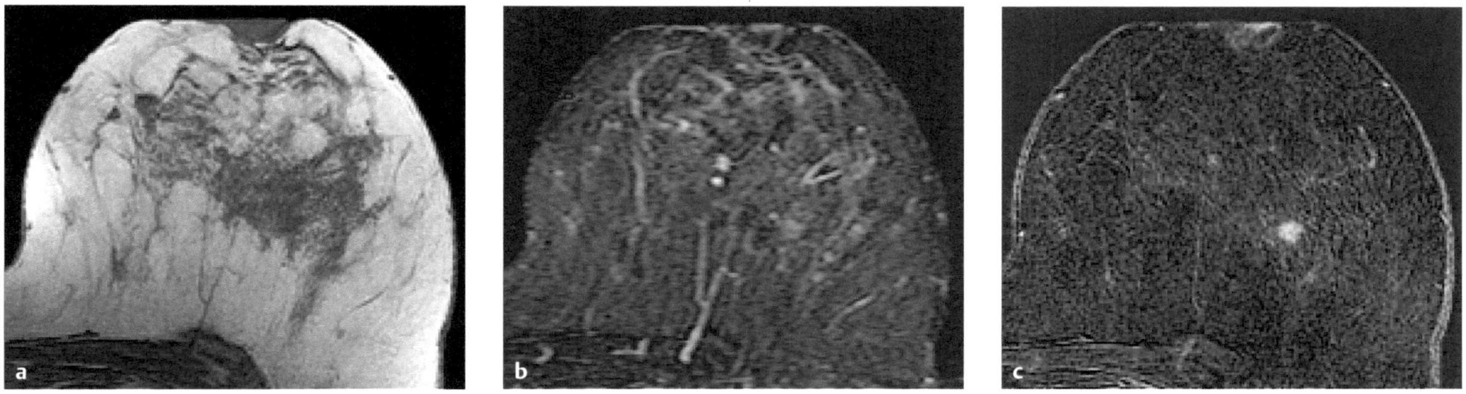

Abb. 56.10 Invasives lobuläres Mammakarzinom. Herdbefund in der Mamma-MRT. Histologie: invasives lobuläres Mammakarzinom.
a Allenfalls in Kenntnis des Subtraktionsbilds erkennbarer kleiner Herdbefund innerhalb des Drüsengewebes im T1w Mamma-MRT-Bild.
b Isointenses Verhalten des Befunds im T2w Mamma-MRT-Bild.
c Vermehrte Anreicherung nach Kontrastmittelgabe innerhalb des rundlichen Tumors (Bildsubtraktion).

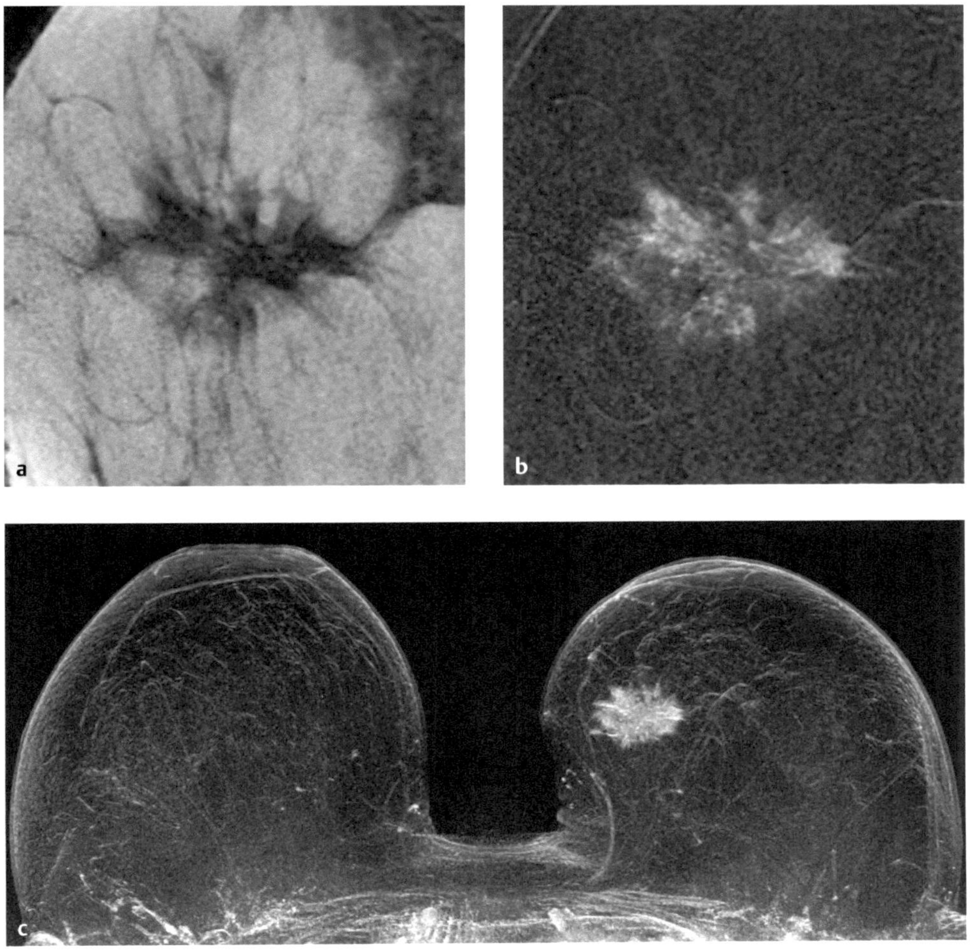

Abb. 56.11 Invasives lobuläres Mammakarzinom. Non-Mass-Läsion in der hochaufgelösten Mamma-MRT. Histologie: invasives lobuläres Mammakarzinom.
a Irreguläre hypointense, nicht raumfordernde Läsion innerhalb des umgebenden Fettgewebes im T1w Mamma-MRT-Bild.
b Vermehrte Anreicherung nach Kontrastmittelgabe innerhalb des Tumors unter Aussparung der Fettgewebsanteile (Bildsubtraktion).
c Befund in der MIP aller Subtraktionsaufnahmen.

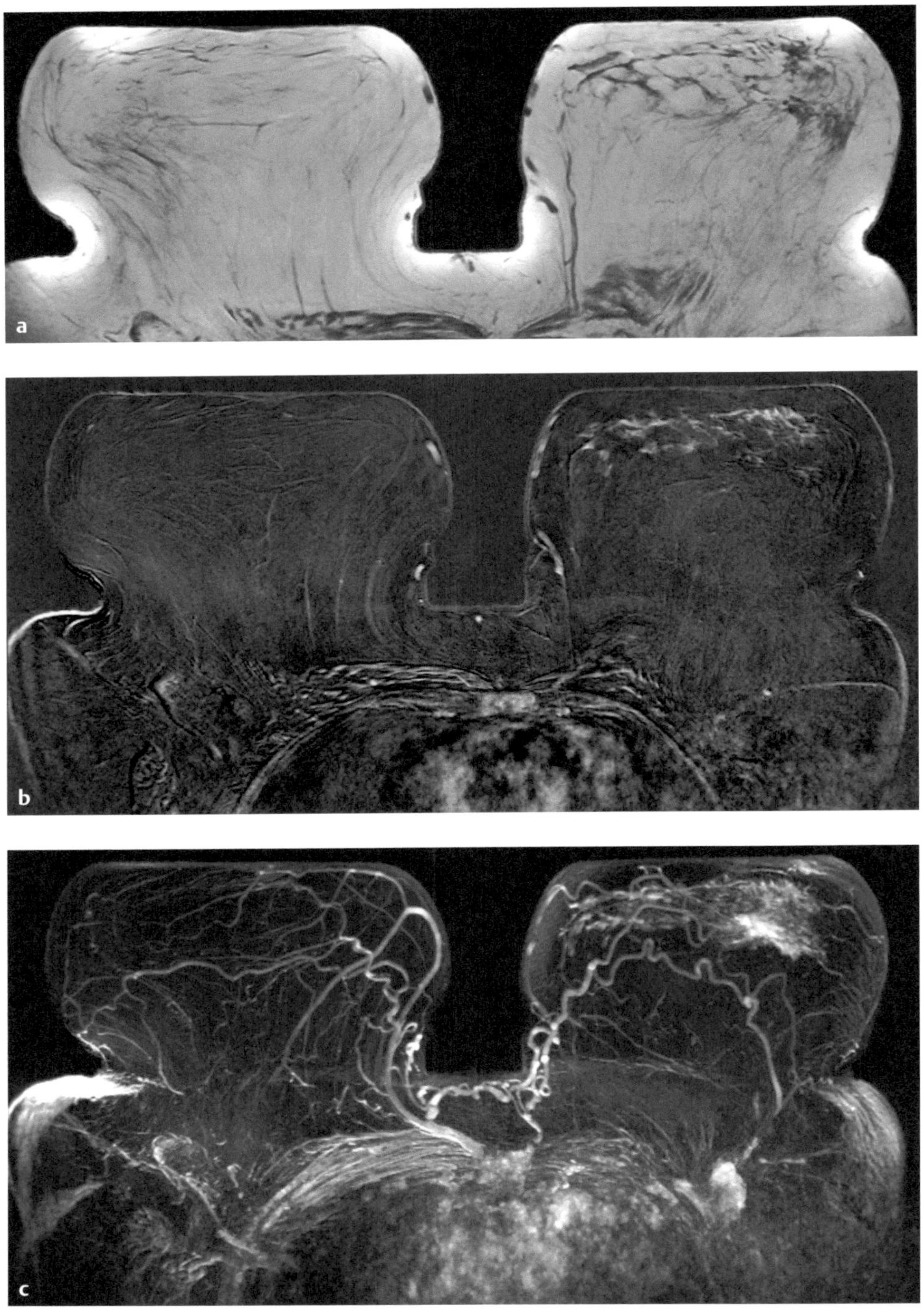

Abb. 56.12 Invasives lobuläres Mammakarzinom. Gänsemarschartige Ausbreitung in der Mamma-MRT. Histologie: invasives lobuläres Mammakarzinom.

a Im Seitenvergleich tumorbedingte Vergröberung der Gewebestrukturen im T1w MRT-Bild. Ausrichtung senkrecht zum Verlauf der Milchgänge.

b Nach Kontrastmittelgabe deutliche Anreicherung der gänsemarschartigen Tumorstraßen im Subtraktionseinzelbild.

c Befunddokumentation in der MIP der Subtraktionsaufnahmen mit maximaler Tumorausdehnung im oberen äußeren Quadranten links.

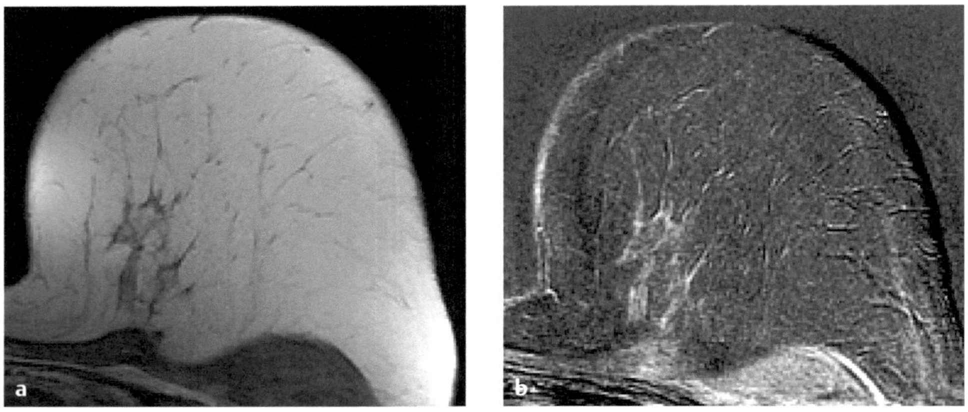

Abb. 56.13 Invasives lobuläres Mammakarzinom. Non-Mass-Läsion in der Mamma-MRT. Histologie: invasives lobuläres Mammakarzinom.

a Strukturvermehrung innerhalb des intramammären Fettgewebes unter Aussparung der einzelnen Fettareale im T1w MRT-Bild.

b Kontrastmittelanreicherung der gänsemarschartig verlaufenden Tumorzellen in der Bildsubtraktion nach Kontrastmittelgabe.

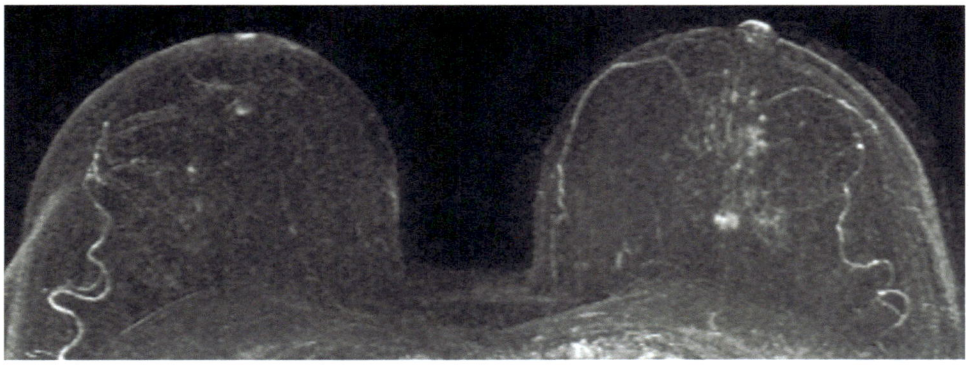

Abb. 56.14 Invasives lobuläres Mammakarzinom. Kleiner Karzinomknoten links-zentral sowie zahlreiche gänsemarschartige Ausläufer des Tumors in Richtung der Milchgänge in der MIP der Subtraktionsaufnahmen. Histologie: invasives lobuläres Mammakarzinom.

Tab. 56.1 Differenzialdiagnosen des invasiven lobulären Mammakarzinoms.

Differenzialdiagnose	Häufigkeit der Differenzialdiagnose in Hinblick auf das Krankheitsbild	Wesentliche diagnostisch richtungsweisende Anamnese, Untersuchung u./o. Befunde	Sicherung der Diagnose
sklerosierende Adenose	häufig	• Adenose eher mit monomorphen Kalzifikationen • invasives lobuläres Mammakarzinom eher ohne assoziierte Kalzifikationen • in der MRT regionale Non-Mass-Anreicherung in beiden Fällen	• Biopsie
Fibrosis mammae	gelegentlich	• mammografisch bei Fibrose eher monomorphe Kalzifikationen • invasives lobuläres Mammakarzinom eher ohne assoziierte Kalzifikationen • in der MRT regionale Non-Mass-Anreicherung in beiden Fällen	• Biopsie
lobuläre intraepitheliale Neoplasie	gelegentlich	• mammografisch, sonografisch und in der MRT kein zuverlässiges Kriterium zur Differenzierung zwischen lobulärer intraepithelialer Neoplasie und invasivem lobulärem Mammakarzinom	• Biopsie
invasives duktales Mammakarzinom	gelegentlich	• mammografisch, sonografisch und in der MRT kein zuverlässiges Kriterium zur Differenzierung zwischen diffuser Konfiguration eines invasiven duktalen und invasiven lobulären Mammakarzinoms oder einem invasiven duktalen Mammakarzinom und der knotenbildenden Form des invasiven lobulären Mammakarzinoms	• Biopsie
duktales Carcinoma in Situ	gelegentlich	• in der MRT bei beiden Entitäten Non-Mass-Charakter der Anreicherung • duktales Carcinoma in Situ eher duktal orientiert, invasives lobuläres Mammakarzinom eher entkoppelt von anatomischen Leitstrukturen	• Biopsie

MRT = Magnetresonanztomografie

Praxistipp

Checkliste für die Befundbeschreibung:

- Ausdehnung des Tumors (in Millimetern bzw. Zentimetern)
- Lage des Tumors (Quadrant)
- topografische Beziehung des Tumors zu relevanten Nachbarstrukturen (Mamille, Pektoralismuskel)
- Hinweise auf Multifokalität oder Multizentrizität
- lokoregionär vergrößerte Lymphknoten
- Hinweise auf ein kontralaterales Tumorgeschehen

56.12 Radiologische Differenzialdiagnosen

- Die bildgebend in Betracht kommenden Differenzialdiagnosen s. in ▶ Tab. 56.1.

56.13 Typische Fehler

- Fehlende Detektion des Befunds, insbesondere bei Vorliegen von kleinen Tumoren oder Karzinomen, die nicht mit Mikrokalk assoziiert sind, innerhalb dichter Parenchymstrukturen im Mammogramm
- Verzicht auf perkutan-bioptische Befundsicherung bei unklarem Befund

✔ Merke

Das invasiv-lobuläre Karzinom ist das Karzinom, das mit allen bildgebenden Verfahren am schlechtesten erkannt wird.

56.14 Was der zuweisende Kollege/Kliniker wissen muss

- Lage und Größe des invasiven lobulären Mammakarzinoms
- Rezeptorstatus zur Frage der primär operativen oder chemotherapeutischen Behandlung
- Nachweis einer extensiven intraduktalen Komponente, von Multifokalität oder Multizentrizität oder eines zusätzlichen kontralateralen Karzinoms zur Planung der therapeutischen, insbesondere der operativen Vorgehensweise
- Lymphknotenstatus zur Frage der operativen Vorgehensweise (Sentinel-Technik?)
- Hinweise auf hämatogene Metastasierung

56.15 Literatur

Quellenangaben

[726] Fischer U, Baum F. Diagnostik und Therapie des Mammakarzinoms. Stuttgart: Thieme; 2014

Literatur zur weiteren Vertiefung

[727] American College of Radiology. ACR BI-RADS® Atlas. Breast Imaging Reporting and Data System. 5. Aufl. Berlin: Springer; 2013

[728] Berg WA, Gutierrez L, NessAiver MS et al. Diagnostic accuracy of mammography, clinical examination, US, and MR imaging in preoperative assessment of breast cancer. Radiology 2004; 233: 830–849

[729] Derias M, Subramanian A, Allan S et al. The role of magnetic resonance imaging in the investigation and management of invasive lobular carcinoma – a 3-year retrospective study in two district general hospitals. Breast J 2016; 22 (4): 384–389

[730] Dietzel M, Baltzer PA, Vag T et al. Potential of MR mammography to predict tumor grading of invasive breast cancer. Röfo 2011; 183 (9): 826–833

[731] Fischer U. Röntgenmammographie. Verstehen, anwenden und optimieren. Stuttgart: Thieme; 2003

[732] Fischer U, Baum F. Diagnostik und Therapie des Mammakarzinoms. Stuttgart: Thieme; 2014

[733] Fischer U, Baum F. Mammadiagnostik für MTRA/RT. Stuttgart: Thieme; 2015

[734] Fischer U, Kuhl CK. Paradigmenwechsel in der Mammadiagnostik im Zeitalter der Mamma-MRT. Radiologie up2date 2013; 13 (03): 245–258. doi:10.1055/s-0033-1344351

[735] Fischer DR, Wurdinger S, Boettcher J. Further signs in the evaluation of magnetic resonance mammography: a retrospective study. Invest Radiol 2005; 40: 430

[736] Fortune-Greeley AK, Wheeler SB, Meyer A. Preoperative breast MRI and surgical outcomes in elderly women with invasive ductal and lobular carcinoma: a population-based study. Breast Cancer Res Treat 2014; 143: 203–212

[737] Goto M, Ito H, Akazawa K et al. Diagnosis of breast tumors by contrast-enhanced MR imaging: comparison between the diagnostic performance of dynamic enhancement patterns and morphologic features. J Magn Reson Imaging 2007; 25: 104

[738] Heywang-Köbrunner SH, Schreer I. Bildgebende Mammadiagnostik. Stuttgart: Thieme; 2003

[739] Kombar OR, Fahmy DM, Brown MV. Sonomammographic characteristics of invasive lobular carcinoma. Breast Cancer 2012; 4: 115–124

[740] Lewin JM, Hendrick RE, D'Orsi CJ et al. Comparison of full-field digital mammography with screen-film mammography for cancer detection: results of 4945 paired examinations. Radiology 2001; 218: 873–880

[741] Lewin JM, D'Orsi CJ, Hendrick RE et al. Clinical comparison of full-field digital mammography and screen-film mammography for detection of breast cancer. Am J Roentgenol 2002; 179: 671–677

[742] Liu F, Kanal KM, Stewart BK et al. Effects of lesion positioning on digital magnification mammography performance. Acad Radiol 2010; 17: 791–794

[743] Lopez KL, Bassett LW. Invasive lobular carcinoma of the breast: spectrum of mammographic, US, and MR imaging findings. Radiographics 2009; 29: 165–176

[744] McLelland R, Hendrick RE, Zinninger MD et al. The American College of Radiology mammography accreditation program. AJR Am J Roentgenol 1991; 157: 473–479

[745] Madjar H. Kursbuch Mammasonografie. 3. Aufl. Stuttgart: Thieme; 2019

[746] Mann RM, Hoogeveen YL, Blickman JG. MRI compared to conventional diagnosis work-up in the detection and evaluation of invasive lobular carcinoma of the breast: a review of existing literature. Breast Cancer Res Treat 2008; 107: 1–14

[747] Olgar T, Kahn T, Gosch D. Mittlere Parenchymdosis bei der digitalen Mammografie und der Brusttomosynthese. Röfo 2012; 184: 911–918

[748] Perry N, Broeders M, de Wolf C et al. European guidelines for quality assurance in breast cancer screening and diagnosis. Fourth edition – summary document. Ann Oncol 2008; 19: 614–622

[749] Porter AJ, Evans EB, Foxcroft LM. Mammographic and ultrasound features of invasive lobular carcinoma of the breast. J Med Imaging Radiat Oncol 2014; 58: 1–10

[750] Riedl CC, Luft N, Bernhart C et al. Triple-modality screening trial for familial breast cancer underlines the importance of magnetic resonance imaging and questions the role of mammography and ultrasound regardless of patient mutation status, age, and breast density. J Clin Oncol 2010; 33: 1128–1135

[751] Sardanelli F, Podo F, Santoro F et al. Multicenter surveillance of women at high genetic breast cancer risk using mammography, ultrasonography, and contrast-enhanced magnetic resonance imaging (the high breast cancer risk italian 1 study): final results. High Breast Cancer Risk Italian 1 (HIBCRIT-1) Study. Invest Radiol 2011; 46: 94–105

[752] Strahlenschutzkommission. Orientierungshilfe für bildgebende Untersuchungen. Änderungen zu Kapitel J. Brusterkrankung. Empfehlung der Strahlenschutzkommission, 2010. Im Internet: https://www.referenzzentrum-ms.de/site/assets/files/2132/ssk1007_kapitel_j_ueberarbeitet_2010.pdf (Stand: 07.05.2024)

[753] Watermann DO, Tempfer C, Hefler LA. Ultrasound morphology of invasive lobular breast cancer is different compared with other types of breast cancer. Ultrasound Med Biol 2005; 31: 167–174

[754] Yamada T, Ishibashi T, Sato A et al. Comparison of screen-film and full-field digital mammography: image contrast and lesion characterization. Radiat Med 2003; 21: 166–173

57 Tubuläres Karzinom

Uwe Fischer

57.1 Steckbrief

Beim tubulären Mammakarzinom handelt es sich um eine Tumorform, die in aller Regel einen hohen Differenzierungsgrad aufweist und daher gelegentlich schwer gegenüber gesundem Gewebe abzugrenzen ist. Bildgebend imponiert es oft als spikulierter Herd oder Architekturstörung, die gelegentlich mit Mikroverkalkungen assoziiert ist. Wichtige Differenzialdiagnosen betreffen daher die radiäre und die postoperative Narbe. Aufgrund des hohen Differenzierungsgrads weist das tubuläre Karzinom meist eine sehr gute Prognose auf, sodass es gemäß St.-Gallen-Klassifikation oft als Luminal A eingestuft werden kann. Das zuverlässigste Verfahren für den Nachweis ist die Mamma-MRT. Die Sicherung erfolgt typischerweise durch eine perkutane Biopsie. Histologisch ergibt sich ein Befund der Kategorie B5b.

57.2 Synonyme

- TC
- kribriformes Karzinom

57.3 Keywords

- Brustkrebs
- Mammakarzinom
- tubuläres Karzinom
- Diagnostik

57.4 Definition

Das tubuläre Karzinom ist ein aus tubulären offenen Drüsen aufgebauter, hochdifferenzierter invasiver Tumor. Dem einreihigen Epithel fehlt eine Myoepithelschicht, im Unterschied zur sklerosierenden Adenose und zur radiären Narbe (jeweils CK5/6pos). Das Epithel weist häufig sog. Apical Snouts auf. Die Zellkerne sind gering hyperchromatisch und sollten nur kleine, unauffällige Nukleolen aufweisen. Mitosen sind selten. Die Diagnose eines (reinen) tubulären Karzinoms erfordert, dass der Tumor zu mehr als 90 % aus tubulären Strukturen mit den beschriebenen strukturellen und zytologischen Kriterien besteht.

57.5 Epidemiologie

57.5.1 Häufigkeit

- Etwa 1–5 % aller Mammakarzinome, Reinform ca. 2 %
- kontralaterales Auftreten in etwa 10–15 % der Fälle

57.5.2 Altersgipfel

- Durchschnittsalter 50 Jahre (Altersspanne: 21–95 Jahre)

57.5.3 Geschlechtsverteilung

- Mehr als 99 % Frauen, weniger als 1 % Männer

57.5.4 Prädisponierende Faktoren

- Wichtige Risikofaktoren für die Entstehung eines tubulären Karzinoms:
  - Alter
  - Gewebedichte
  - Hormone
  - ionisierende Strahlung

57.6 Ätiologie und Pathogenese

- Die Zellen im menschlichen Körper unterliegen einer regelmäßigen Zellteilung. Dabei kommt es zu Mutationen, die nicht zielgerichtet sind und zu einem gewissen Teil untergehen. Mutierte Zellen mit einen Vorteil gegenüber der Ursprungszelle wachsen allerdings weiter und unterliegen weiterhin Mutationen.
- Es wird angenommen, dass sich innerhalb einer entsprechenden Kaskade bei Zellen, bei denen eine 5. oder 6. Mutation stattgefunden hat, Karzinomeigenschaften ausbilden.
- Eine wesentliche Eigenschaft, die solche Karzinomzellen nunmehr besitzen, ist der Verlust der Kontaktinhibition. Dies bedeutet, dass gesunde Nachbarzellen nicht mehr respektiert und deshalb im Rahmen des Karzinomzellwachstums infiltriert werden.
- Die vulnerabelste Lokalisation innerhalb des Brustgewebes ist die terminale duktulolobuläre Einheit. Dies ist das Verbindungsstück zwischen den Endästen der Milchgänge und den Lobuli. Dort befinden sich histopathologisch zu Beginn atypische Zellveränderungen, die zum duktalen Carcinoma in Situ und bei Verlassen des Milchgangs in Form hochdifferenzierter Tumorzellen zum tubulären Karzinom werden können.

57.7 Klassifikation und Risikostratifizierung

- **Risikostratifizierung:**
  - stärkste prognostische Faktoren:
    - Tumorgröße (Stadieneinteilung nach pT)
    - Lymphknotenstatus (Stadieneinteilung nach pN)
    - Fernmetastasierung (Stadieneinteilung nach pM)
    - histologischer Status (Grading)
    - Immunhistochemie (Ki67, Rezeptorstatus, HER2/neu)
  - Langzeitüberleben in Abhängigkeit von der Befundausdehnung bei Diagnosestellung und Durchführung adäquater therapeutischer Maßnahmen zwischen 20 und 98 %
  - Prognose oft eher günstig
  - 5-Jahres-Überlebensrate 90–98 %

57.8 Symptomatik

- Bei kleinen Tumoren in der Regel kein Korrelat in Inspektion und Palpation
- bei größeren Tumoren (2–3 cm und größer) in Abhängigkeit von der Lage des Befunds zunehmend Verhärtung oder Knoten
- möglicherweise sekundäre Symptome wie assoziierte Kutis- oder Mamillenretraktion
- selten pathologische Sekretion

57.9 Methode der Wahl

- Folgende Diagnostik ist relevant (in der Reihenfolge der Bedeutung):
  - Mamma-MRT,
  - Mammografie,
  - Sonografie,
  - klinische Untersuchung.

57.10 Pathognomonische Befunde

- Das tubuläre Karzinom imponiert in der bildgebenden Diagnostik in erster Linie als spikulierter Herd oder Architekturstörung.
- In etwa 30 % der Fälle ist es mit Mikroverkalkungen assoziiert.

57.11 Befundbeschreibung

57.11.1 Sonografie

- **B-Bild-Sonografie:**
  - bei Architekturstörung oder kleinen Herdbefunden oft kein sonografisches Korrelat
  - bei größeren Tumoren Darstellung einer gestörten Architektur oder eines hypoechogenen oder isoechogenen, selten auch eines hyperechogenen (!) Herdbefunds mit spikulierten oder ankulierten Ausziehungen (▶ Abb. 57.1, ▶ Abb. 57.2, ▶ Abb. 57.3 und ▶ Abb. 57.4)
  - gelegentlich dorsale Schallauslöschung (s. ▶ Abb. 57.2)
  - gelegentlich Unterbrechung der Cooper-Ligamente (s. ▶ Abb. 57.4)
- **farbkodierte Doppler-Sonografie:** häufig unauffällig ohne Kodierung peri- oder endotumoraler Gefäße
- **Elastografie:** tendenziell erhöhte Rigidität der Tumorregion

57.11.2 Röntgen

- **Mammografie:**
  - bei dichten Gewebestrukturen (Dichtetyp ACR C und D) und fehlenden endotumoralen Kalzifikationen kein oder nur vage abgrenzbarer Befund, gelegentlich Architekturstörung (▶ Abb. 57.5)
  - bei höherer Transparenz der Bruststrukturen (Dichtetyp ACR A und B) typischerweise Architekturstörung oder Herdbefund, in erster Linie mit irregulärer Form und spikulierter Begrenzung (▶ Abb. 57.6 und ▶ Abb. 57.7)
  - in über 50 % der Fälle assoziierte pleomorphe Mikroverkalkungen (s. ▶ Abb. 57.7)
  - gelegentlich tumorale Retraktionsphänomene (▶ Abb. 57.8)
- **Tomosynthese:** verbesserte Detektion der Architekturstörung insbesondere bei Gewebetyp ACR B und ACR C
- **kontrastmittelgestützte Mammografie:** Kontrastmittelanreicherung innerhalb der Architekturstörung oder des Herdbefunds
- **Tubuskompression:** bei ergänzendem Einsatz gelegentlich bessere Visualisierung der Architekturstörung oder des Retraktionsphänomens (s. ▶ Abb. 57.7b)

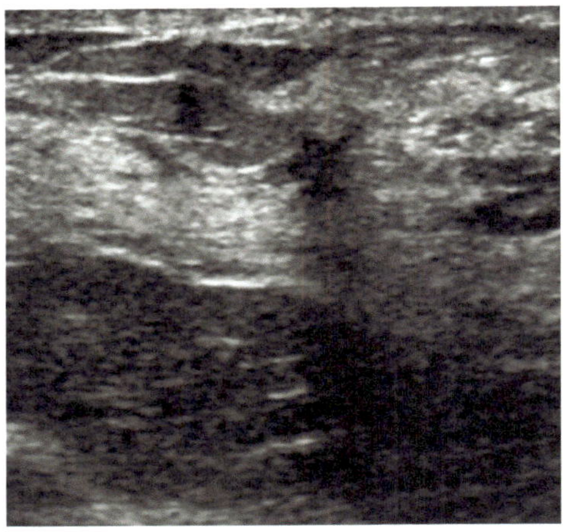

Abb. 57.1 Tubuläres Mammakarzinom. Kleine sternförmige, hypoechogene Architekturstörung innerhalb des Drüsengewebes im Sonografiebild. Histologie: tubuläres Mammakarzinom.

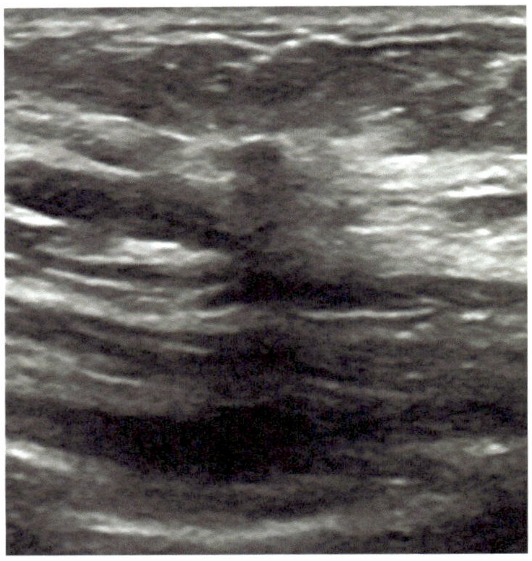

Abb. 57.2 Tubuläres Mammakarzinom. Kleine irreguläre, hypoechogene Architekturstörung innerhalb des Drüsengewebes im Sonografiebild. Geringe dorsale Schallauslöschung. Histologie: tubuläres Mammakarzinom.

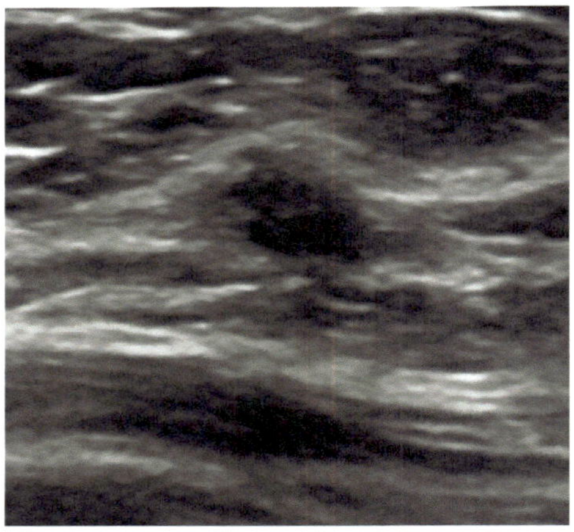

Abb. 57.3 Tubuläres Mammakarzinom. Kleiner hypoechogener Herd mit irregulärer Begrenzung im Sonografiebild. Histologie: tubuläres Mammakarzinom. (Quelle: Fischer U, Baum F. Diagnostik und Therapie des Mammakarzinoms. Stuttgart: Thieme; 2014. Abb. 8.33a)

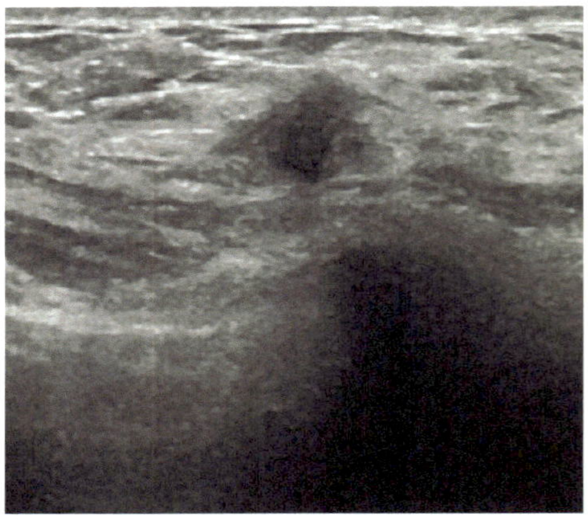

Abb. 57.4 Tubuläres Mammakarzinom. Irregulärer hypoechogener Herd mit ankulierenden Ausziehungen. Unterbrechung von Cooper-Ligamenten im Sonografiebild. Histologie: tubuläres Mammakarzinom.

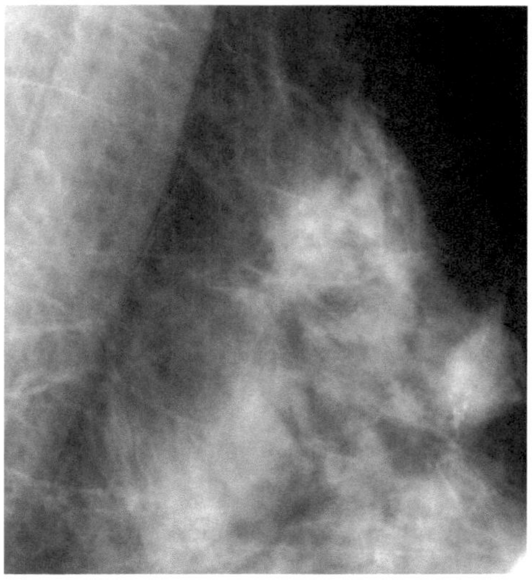

Abb. 57.5 Tubuläres Mammakarzinom. Architekturstörung im axillären Ausläufer innerhalb dichter Parenchymstrukturen im Mammogramm (Ausschnitt). Histologie: tubuläres Mammakarzinom.

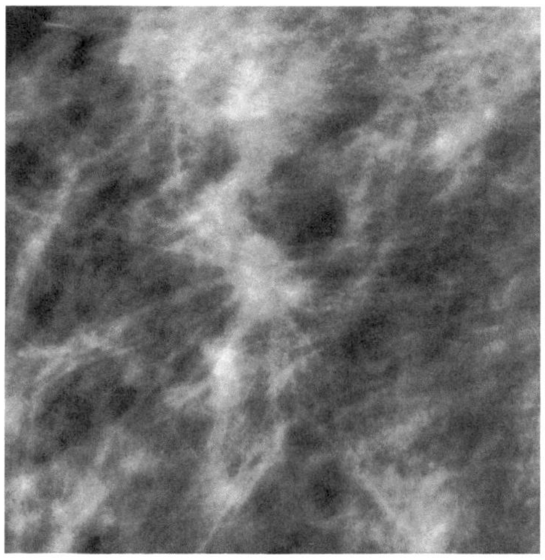

Abb. 57.6 Tubuläres Mammakarzinom. Kleiner ovaler Herdbefund mit spikulaartigen Ausziehungen in die Peripherie im Mammogramm (Ausschnitt). Histologie: tubuläres Mammakarzinom. (Quelle: Fischer U, Baum F. Diagnostik und Therapie des Mammakarzinoms. Stuttgart: Thieme; 2014. Abb. 8.33b)

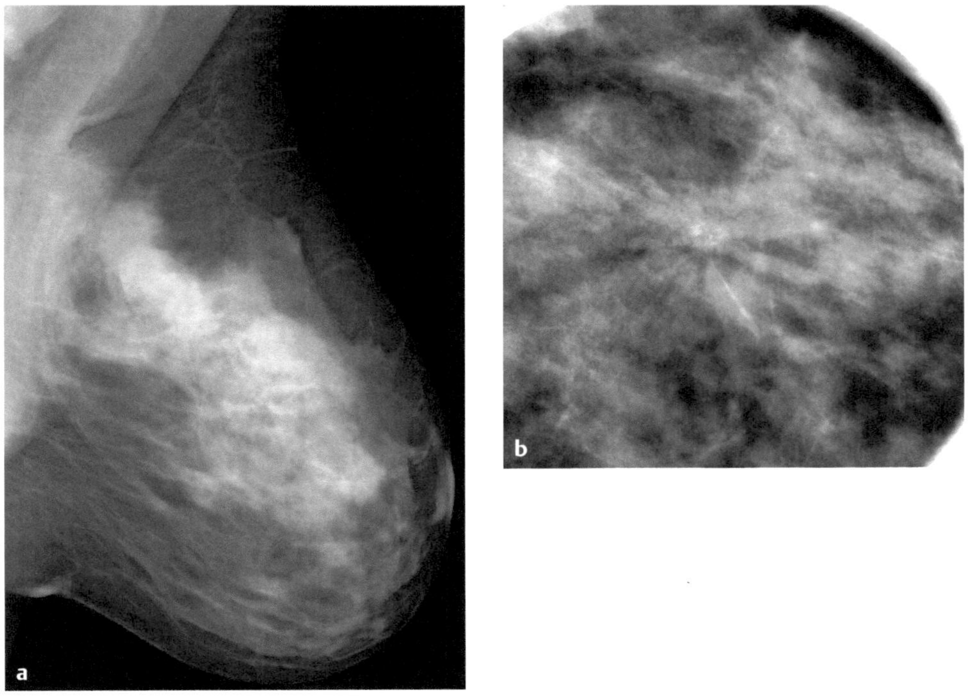

Abb. 57.7 Tubuläres Mammakarzinom. Architekturstörung mit zentralen Verkalkungen innerhalb dichter Parenchymstrukturen in der Mammografie. Histologie: tubuläres Mammakarzinom auf dem Boden einer radiären Narbe.

a MLO-Projektion der rechten Mamma mit Architekturstörung zentral.

b Tubuskompression mit besserer Visualisierung der Architekturstörung und der zentralen Verkalkungen.

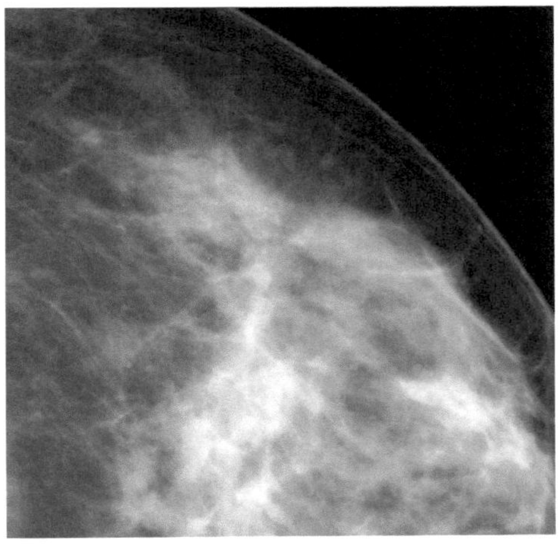

Abb. 57.8 Tubuläres Mammakarzinom. Sternförmiges Retraktionsphänomen innerhalb dichter Parenchymstrukturen im Mammogramm (Ausschnitt). Histologie: tubuläres Mammakarzinom.

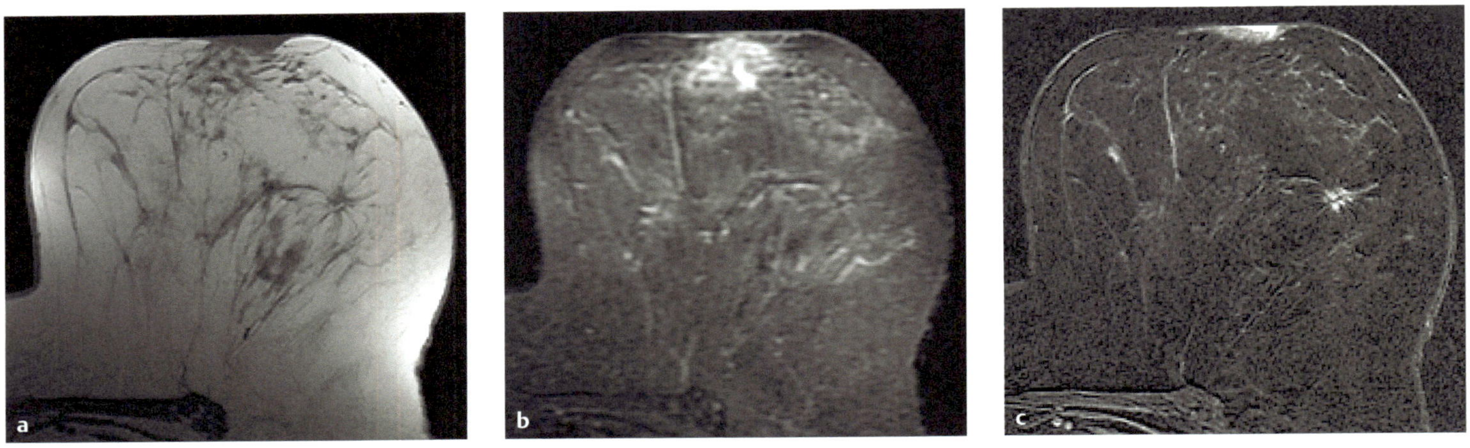

Abb. 57.9 Tubuläres Mammakarzinom. Architekturstörung mit zentralem Fetteinschluss in der Mamma-MRT. Histologie: tubuläres Mammakarzinom.
a Klare Darstellung der Architekturstörung mit zentralem Fetteinschluss im T 1w Mamma-MRT-Bild.
b Unauffälliger Befund im T 2w Mamma-MRT-Bild.
c Kontrastmittelanreicherung der Architekturstörung unter Aussparung des zentralen Fetteinschlusses in der Subtraktionsaufnahme nach Kontrastmittelgabe.

57.11.3 MRT

- **Native T 1w Sequenz:**
  - bei Lage innerhalb sehr dichter Parenchymstrukturen häufig kein Korrelat, selten Darstellung einer radiären Architekturstörung
  - bei Lage in umgebendem Fettgewebe hypointense Architekturstörung (gelegentlich mit zentralem Fetteinschluss) oder iso- bis hypointenser Herdbefund mit sternförmigen Ausziehungen in die Peripherie (▶ Abb. 57.9a, ▶ Abb. 57.10a und ▶ Abb. 57.11a)
- **T 2w Sequenz:** iso- bis leicht hyperintense Architekturstörung oder Herdbefund (▶ Abb. 57.9b und ▶ Abb. 57.10b)
- **T 1w Sequenz nach Kontrastmittelgabe:**
  - Kontrastmittelanreicherung der Architekturstörung bzw. des Herdbefunds, zentral oder auch in den peripheren Ausläufern (▶ Abb. 57.9c, ▶ Abb. 57.10c und ▶ Abb. 57.11b)
  - Herd oft spikuliert (s. ▶ Abb. 57.10c)
  - karzinomtypische Anreicherung (initial starke Kontrastmittelanreicherung, anschließend Plateau oder Wash-out), gelegentlich ringförmige Kontrastmittelanreicherung (s. ▶ Abb. 57.10c)

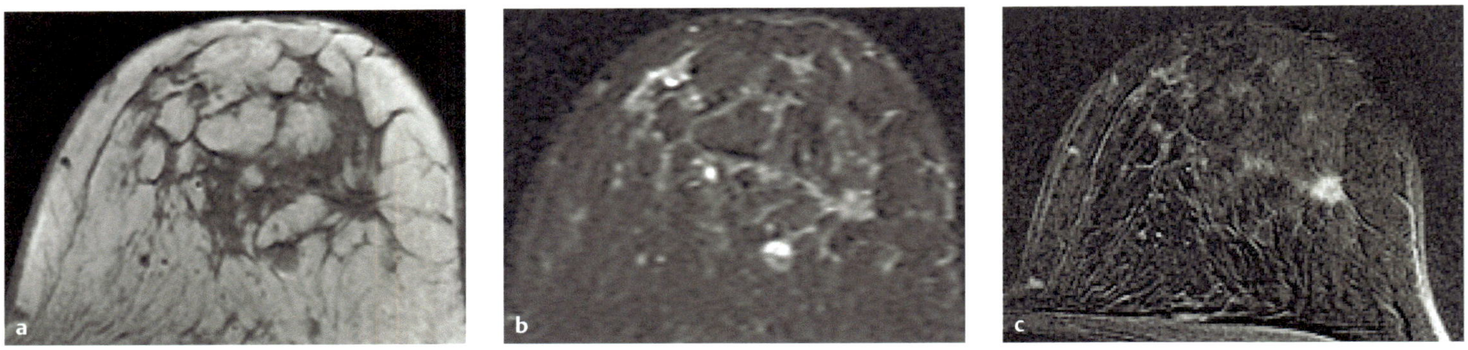

Abb. 57.10 Tubuläres Mammakarzinom. Herdbefund mit radiären Ausläufern in der Mamma-MRT. Histologie: tubuläres Mammakarzinom.
a Darstellung des Herdes mit peripheren Ausläufern im T 1w Mamma-MRT-Bild.
b Intermediäres Signal in der T 2w Messung.
c Kontrastmittelanreicherung des Herdbefunds. Rim Sign in der Subtraktionsaufnahme nach Kontrastmittelgabe.

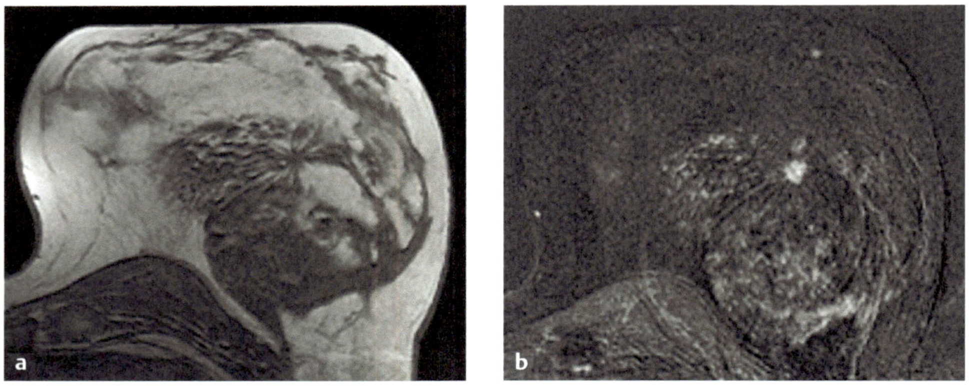

Abb. 57.11 Tubuläres Mammakarzinom. Architekturstörung mit zentralen Verkalkungen innerhalb dichter Parenchymstrukturen im Mamma-MRT. Histologie: tubuläres Mammakarzinom auf dem Boden einer radiären Narbe.
a Architekturstörung zentrolateral in der T 1w MRT-Messung.
b Zentrale Kontrastmittelanreicherung der Architekturstörung in der Subtraktion nach Kontrastmittelgabe.

Tab. 57.1 Differenzialdiagnosen des tubulären Mammakarzinoms.

Differenzialdiagnose	Häufigkeit der Differenzialdiagnose in Hinblick auf das Krankheitsbild	Wesentliche diagnostisch richtungsweisende Anamnese, Untersuchung u./o. Befunde	Sicherung der Diagnose
postoperative Narbe	häufig	• Anamnese: vorausgegangene Operation oder Biopsie • morphologisch oft keine Möglichkeit der Differenzierung	• Verlauf, Biopsie
radiäre Narbe, komplex sklerosierende Läsion	gelegentlich	• bildgebend keine zuverlässige Differenzierung zwischen tubulärem Karzinom und radiärer Narbe • bei radiärer Narbe häufiger kleines lipomatöses Zentrum des sternförmigen Befunds • Koexistenz von radiärer Narbe und tubulärem Karzinom	• Biopsie
invasiv-lobuläres Karzinom	gelegentlich	• invasiv-lobuläres Karzinom im Gegensatz zum tubulären Karzinom in aller Regel ohne definiertes Zentrum der Architekturstörung	• Biopsie

Praxistipp

Checkliste für die Befundbeschreibung:

- Ausdehnung des Tumors (in Millimetern bzw. Zentimetern)
- Lage des Tumors (Quadrant)
- topografische Beziehung des Tumors zu relevanten Nachbarstrukturen (Mamille, Pektoralismuskel)
- Hinweise auf eine umgebende Tumorkomponente eines duktalen Carcinoma in Situ (extensive intraduktale Komponente)
- Hinweise auf Multifokalität oder Multizentrizität
- lokoregionär vergrößerte Lymphknoten
- Hinweise auf ein kontralaterales Tumorgeschehen

57.12 Radiologische Differenzialdiagnosen

- Die möglichen bildgebenden Differenzialdiagnosen s. in ▸ Tab. 57.1.

57.13 Typische Fehler

- Fehlende Detektion des Befunds, insbesondere bei Vorliegen kleiner Tumoren
- Fehlinterpretation als postoperative Narbe
- Verzicht auf perkutan-bioptische Befundsicherung

57.14 Was der zuweisende Kollege/Kliniker wissen muss

- Lage und Größe des tubulären Karzinoms
- Rezeptorstatus zur Frage der primär operativen oder chemotherapeutischen Behandlung
- Nachweis einer extensiven intraduktalen Komponente, von Multifokalität oder Multizentrizität oder eines zusätzlichen kontralateralen Karzinoms zur Planung der therapeutischen, insbesondere der operativen Vorgehensweise
- Lymphknotenstatus zur Frage der operativen Vorgehensweise (Sentinel-Technik?)
- Hinweise auf hämatogene Metastasierung

57.15 Literatur

Quellenangaben

[755] Fischer U, Baum F. Diagnostik und Therapie des Mammakarzinoms. Stuttgart: Thieme; 2014

Literatur zur weiteren Vertiefung

[756] American College of Radiology. ACR BI-RADS® Atlas. Breast Imaging Reporting and Data System. 5. Aufl. Berlin: Springer; 2013

[757] Berg WA, Gutierrez L, NessAiver MS et al. Diagnostic accuracy of mammography, clinical examination, US, and MR imaging in preoperative assessment of breast cancer. Radiology 2004; 233: 830–849

[758] Elson BC, Helvie MA, Frank TS et al. Tubular carcinoma of the breast: mode of presentation, mammographic appearance, and frequency of nodal metastases. AJR Am J Roentgenol 1993; 161: 1173–1176

[759] Fischer U. Röntgenmammographie. Verstehen, anwenden und optimieren. Stuttgart: Thieme; 2003

[760] Fischer U, Baum F. Diagnostik und Therapie des Mammakarzinoms. Stuttgart: Thieme; 2014

[761] Fischer U, Baum F. Mammadiagnostik für MTRA/RT. Stuttgart: Thieme; 2015

[762] Fischer U, Kuhl CK. Paradigmenwechsel in der Mammadiagnostik im Zeitalter der Mamma-MRT. Radiologie up2date 2013; 13 (03): 245–258. doi:10.1055/s-0033-1344351

[763] Günhan-Bilgen I, Oktay A. Tubular carcinoma of the breast: mammographic, sonographic, clinical and pathologic findings. Eur J Radiol 2007; 61 (1): 158–162

[764] Heywang-Köbrunner SH, Schreer I. Bildgebende Mammadiagnostik. Stuttgart: Thieme; 2003

[765] Leibman AJ, Lewis M, Kruse B. Tubular carcinoma of the breast: mammographic appearance. AJR Am J Roentgenol 1993; 160: 263–265

[766] Linda A, Zuiani C, Girometti R et al. Unusual malignant tumors of the breast: MRI features and pathologic correlation. Eur J Radiol 2010; 75: 178–184

[767] Partyka L, Lourenco AP, Mainiero MB. Detection of mammographically occult architectural distortion on digital breast tomosynthesis screening: initial clinical experience. AJR Am J Roentgenol 2014; 203 (1): 216–222

[768] Sheppard DG, Whitman GJ, Huynh PT et al. Tubular carcinoma of the breast: mammographic and sonographic features. AJR Am J Roentgenol 2000; 174 (1): 253–257

[769] Sullivan T, Raad RA, Goldberg S et al. Tubular carcinoma of the breast: a retrospective analysis and review of the literature. Breast Cancer Res Treat 2005; 93 (3): 199–205

[770] Zandrino F, Calabrese M, Faedda C et al. Tubular carcinoma of the breast: pathological, clinical, and ultrasonographic findings. A review of the literature. Radiol Med 2006; 111 (6): 773–782

58 Muzinöses Karzinom

Uwe Fischer

58.1 Steckbrief

Beim muzinösen Mammakarzinom handelt es sich um eine eher seltenere Form (1–5 %) der malignen Tumoren in der weiblichen Brust. Muzinöse Tumoren zeigen bevorzugt eine rundliche oder lobulierte Form mit mikrolobulierter Begrenzung. Es findet sich ein hoher endotumoraler Wassergehalt aufgrund der Schleimansammlungen im Karzinom. Aufgrund morphologischer Kriterien kann es mit Fibroadenomen verwechselt werden. Das zuverlässigste Verfahren für den Nachweis des muzinösen Mammakarzinoms ist die Mamma-MRT. Die Sicherung der Diagnose erfolgt typischerweise durch eine perkutane Biopsie. Histologisch ergibt sich ein Befund der Kategorie B5b.

58.2 Synonyme

- MUC
- schleimbildendes Mammakarzinom
- Gallertkarzinom
- Kolloidkarzinom

58.3 Keywords

- Brustkrebs
- Mammakarzinom
- muzinös
- Diagnostik

58.4 Definition

Bei muzinösen Karzinomen liegen inselartig angeordnete Nester relativ gleichförmiger Tumorzellen in Seen extrazellulären Schleimes. Die Einstufung als (rein) muzinöses Karzinom setzt wie bei den anderen speziellen Karzinomtypen voraus, dass die charakteristische Morphologie in mehr als 90 % des Tumors ausgebildet ist.

58.5 Epidemiologie

58.5.1 Häufigkeit

- 1–4 % aller Brustkarzinome, Reinform 2 %
- kontralaterales Auftreten in bis zu 5 % der Fälle

58.5.2 Altersgipfel

- Durchschnittsalter 65 Jahre (Altersspanne: 21–95 Jahre)

58.5.3 Geschlechtsverteilung

- Anteil der Frauen über 99 %

58.5.4 Prädisponierende Faktoren

- Wichtige Risikofaktoren für die Entstehung eines muzinösen Karzinoms:
  - Alter
  - Gewebedichte
  - Gendefekt
  - Hormone
  - ionisierende Strahlung

58.6 Ätiologie und Pathogenese

- Die Zellen im menschlichen Körper unterliegen einer regelmäßigen Zellteilung. Dabei kommt es zu Mutationen, die nicht zielgerichtet sind und zu einem gewissen Teil untergehen. Mutierte Zellen mit einen Vorteil gegenüber der Ursprungszelle wachsen allerdings weiter und unterliegen weiterhin Mutationen.
- Es wird angenommen, dass sich innerhalb einer entsprechenden Kaskade bei Zellen, bei denen eine 5. oder 6. Mutation stattgefunden hat, Karzinomeigenschaften ausbilden.
- Eine wesentliche Eigenschaft, die solche Karzinomzellen nunmehr besitzen, ist der Verlust der Kontaktinhibition. Dies bedeutet, dass gesunde Nachbarzellen nicht mehr respektiert und deshalb im Rahmen des Karzinomzellwachstums infiltriert werden.
- Die vulnerabelste Lokalisation innerhalb des Brustgewebes ist die terminale duktulolobuläre Einheit. Dies ist das Verbindungsstück zwischen den Endästen der Milchgänge und den Lobuli. Dort befinden sich histopathologisch zu Beginn atypische Zellveränderungen, die zum duktalen Carcinoma in Situ und bei Verlassen des Milchgangs zum invasiven Karzinom, z. B. zum muzinösen Mammakarzinom, werden können.

58.7 Klassifikation und Risikostratifizierung

- **Risikostratifizierung:**
  - stärkste prognostische Faktoren:
    - Tumorgröße (Stadieneinteilung nach pT)
    - Lymphknotenstatus (Stadieneinteilung nach pN)
    - Fernmetastasierung (Stadieneinteilung nach pM)
    - histologischer Status (Grading)
    - Immunhistochemie (Ki67, Rezeptorstatus, HER2/neu)
  - Langzeitüberleben in Abhängigkeit von der Befundausdehnung bei Diagnosestellung und Durchführung adäquater therapeutischer Maßnahmen zwischen 20 und 98 %
  - Prognose tendenziell eher günstig
  - 10-Jahres-Überlebensrate bei der Reinform über 90 %

58.8 Symptomatik

- Bei kleinen Tumoren in der Regel kein Korrelat in Inspektion und Palpation
- bei größeren Tumoren (2–3 cm und größer) in Abhängigkeit von der Lage des Befunds zunehmend Verhärtung oder tendenziell eher weicher Knoten
- möglicherweise assoziierte Kutis- oder Mamillenretraktion
- selten pathologische Sekretion

58.9 Methode der Wahl

- Folgende Diagnostik ist relevant (in der Reihenfolge der Bedeutung):
  - Mamma-MRT,
  - Mammografie,
  - Sonografie,
  - klinische Untersuchung.

58.10 Pathognomonische Befunde

- Das muzinöse Karzinom imponiert in der bildgebenden Diagnostik in erster Linie als Herd.
- In etwa 30 % der Fälle ist es mit Mikroverkalkungen assoziiert.

58.11 Befundbeschreibung

58.11.1 Sonografie

- **B-Bild-Sonografie:**
  - runder, ovaler oder lobulierter Herdbefund mit glatter, mikrolobulierter oder unscharfer Begrenzung (▶ Abb. 58.1, ▶ Abb. 58.2, ▶ Abb. 58.3 und ▶ Abb. 58.4)
  - Tumormatrix selten iso-, oft hypoechogen
  - homogene Binnentextur
  - gelegentlich milde dorsale Schallverstärkung
- **farbkodierte Doppler-Sonografie:** Vaskularisationsphänomene in etwa 30 % der Fälle
- **Elastografie:**
  - identische Rigidität wie benigne Herdbefunde oder gelegentlich höhere Rigidität (Fibroadenom)
  - geringere Rigidität als invasiv-duktale Karzinome

58.11.2 Röntgen

- **Mammografie:**
  - bei dichten Gewebestrukturen (Dichtetyp ACR C und D) und fehlenden endotumoralen Kalzifikationen kein oder nur vage abgrenzbarer Befund
  - bei höherer Transparenz der Bruststrukturen (Dichtetyp ACR A und B) typischerweise Herdbefund, in erster Linie mit runder, ovaler oder lobulierter Form und scharfer oder mikrolobulierter Begrenzung (▶ Abb. 58.5a)
  - in etwa 30 % der Fälle Assoziation mit endotumoralen pleomorphen Mikroverkalkungen (▶ Abb. 58.6)
- **Tomosynthese:** verbesserte Detektion des Herdbefunds insbesondere bei Gewebetyp ACR C (▶ Abb. 58.5b)
- **kontrastmittelgestützte Mammografie:** starke endotumorale Kontrastmittelanreicherung

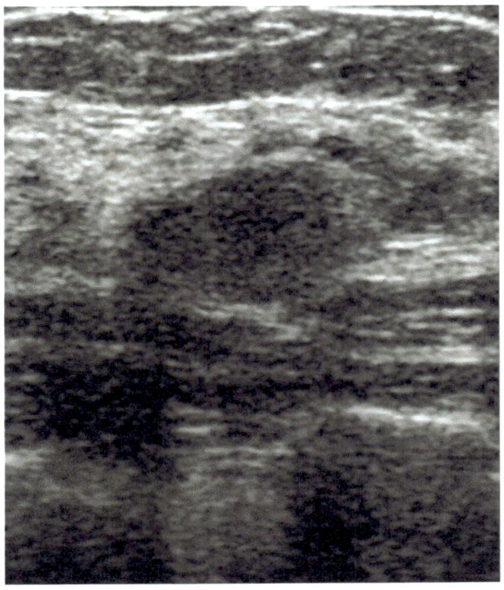

Abb. 58.1 Muzinöses Mammakarzinom. Ovaler, überwiegend glatt begrenzter, hypoechogener Herdbefund mit milder dorsaler Schallverstärkung in der Sonografie. Histologie: muzinöses Mammakarzinom.

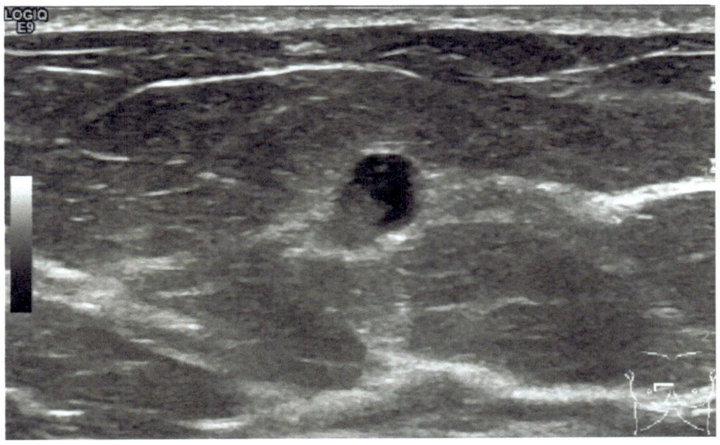

Abb. 58.2 Muzinöses Mammakarzinom. Intrazystische, solide ovale Herdsetzung mit homogenem Binnenecho. Histologie: muzinöses Mammakarzinom.

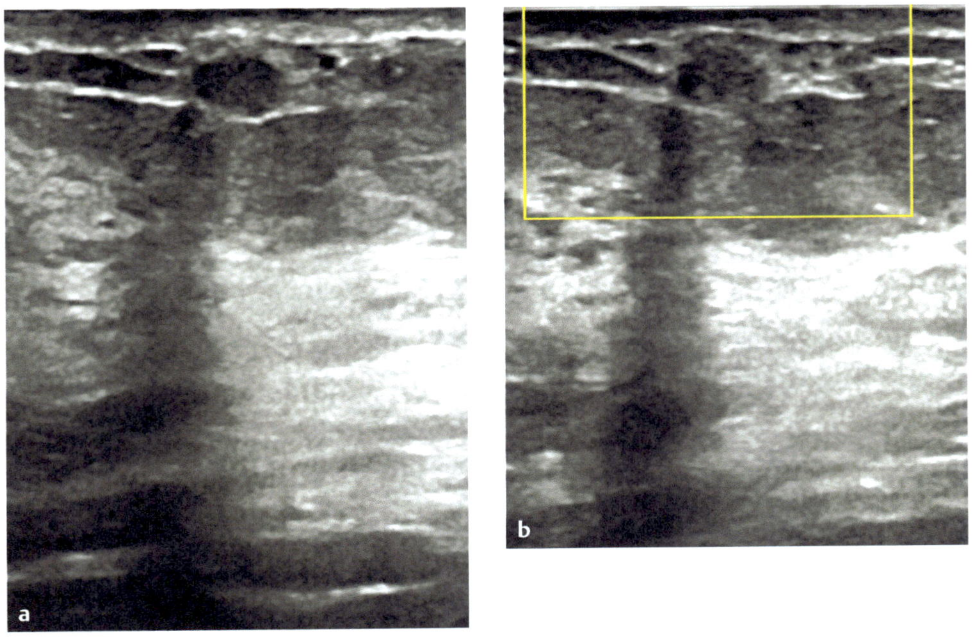

Abb. 58.3 Muzinöses Mammakarzinom. Sonografiebilder. Histologie: muzinöses Mammakarzinom.

a Ovaler, glatt begrenzter, hypoechogener Herdbefund mit milder, lateraler dorsaler Schallminderung. Verlagerung eines Cooper-Ligaments.

b Zweite Ebene.

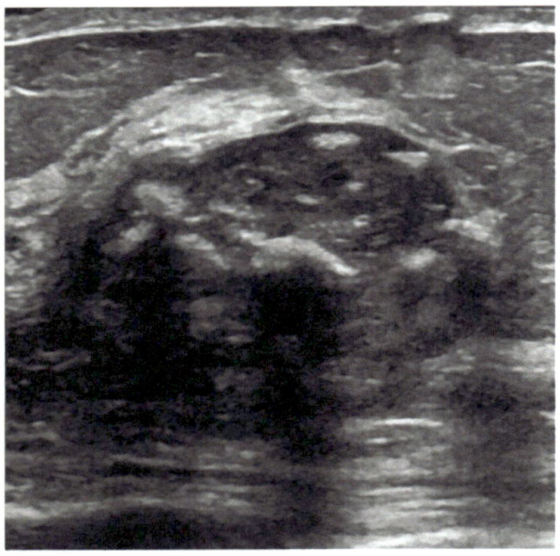

Abb. 58.4 Muzinöses Mammakarzinom. Ovaler, glatt begrenzter, hypoechogener Herdbefund mit endotumoralen Makroverkalkungen. Histologie: muzinöses Mammakarzinom.

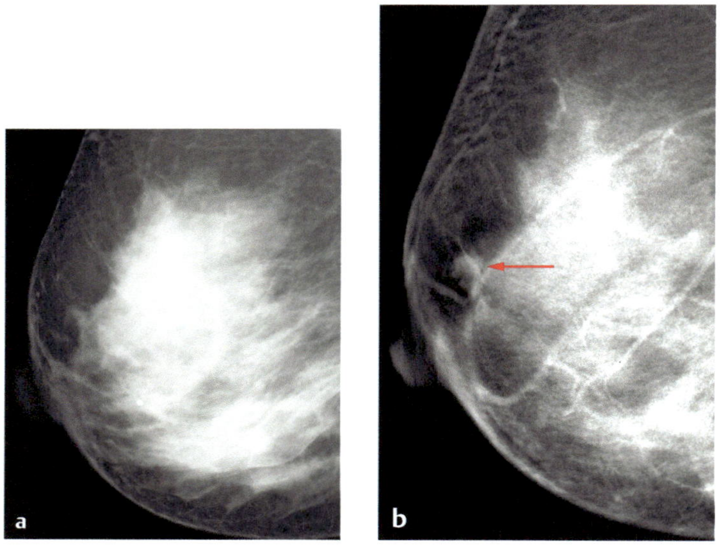

Abb. 58.5 Muzinöses Mammakarzinom. Histologie: muzinöses Mammakarzinom.

a Keine eindeutige Detektion des muzinösen Mammakarzinoms innerhalb sehr dichter Drüsenstrukturen im Mammogramm. Keine assoziierten Mikroverkalkungen.

b Bessere Erkennbarkeit des lobulierten Herdbefunds retromamillär in der Einzelschicht der Tomosynthese. Keine assoziierten Mikroverkalkungen (Pfeil).

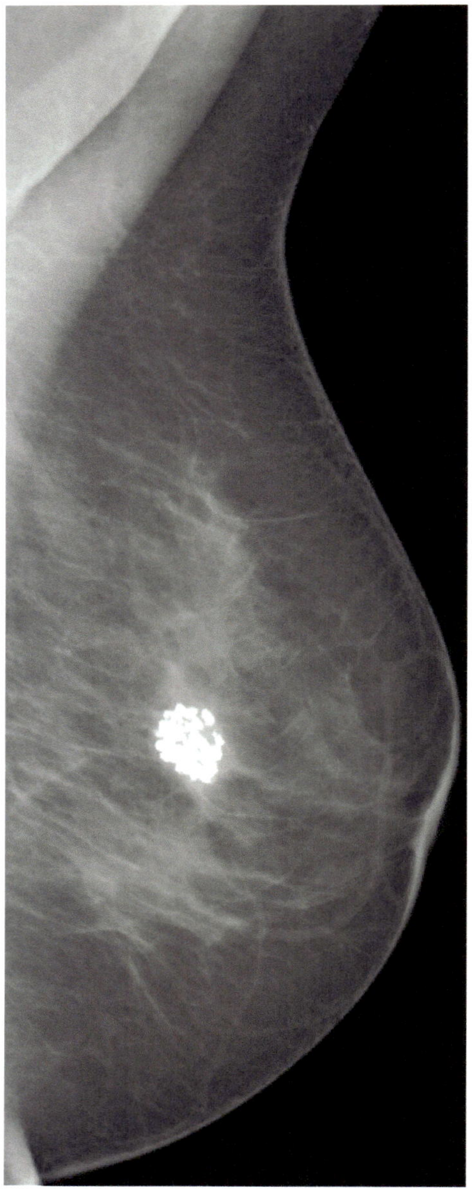

Abb. 58.6 Muzinöses Mammakarzinom. Muzinöses makroverkalktes Mammakarzinom im Mammogramm. Lobulierter Herdbefund retromamillär innerhalb fibroglandulärer Drüsenstrukturen. Endotumoral multiple Makroverkalkungen. Histologie: muzinöses Mammakarzinom.

58.11.3 MRT

- **Native T 1w Sequenz:**
  - bei Lage innerhalb des Drüsengewebes oft keine Auffälligkeiten (▸ Abb. 58.7a und ▸ Abb. 58.8a)
  - hypointenser Herdbefund
  - runde, ovale oder lobulierte Form (▸ Abb. 58.9a)
  - eher glatte, oft mikrolobulierte Begrenzung
- **T 2w Sequenz:**
  - iso- oder hyperintenser Herdbefund (▸ Abb. 58.7b, ▸ Abb. 58.8b und ▸ Abb. 58.9b)
  - runde, ovaläre oder lobulierte Form
  - eher glatte, oft mikrolobulierte Begrenzung
- **T 1w Sequenz nach Kontrastmittelgabe:**
  - bei Tumorgröße bis 2 mm typischerweise keine Auffälligkeiten, da Versorgung über Diffusion
  - bei Tumorgröße bis 5 mm typischerweise Fokus (▸ Abb. 58.7c)
  - bei Tumorgröße ab 5 mm hypervaskularisierter Herdbefund, oft runde, ovale oder lobulierte Form, scharfe oder mikrolobulierte Begrenzung
  - inhomogene oder homogene endotumorale Kontrastmittelanreicherung
  - initial häufig Kontrastmittelanreicherung, in etwa 50 % der Fälle Auswascheffekt (Wash-out), ringförmige Kontrastmittelanreicherung möglich (Rim Sign; ▸ Abb. 58.8c und ▸ Abb. 58.9c)
  - bei kleinsten Karzinomen gelegentlich keine klaren morphologischen Karzinomkriterien

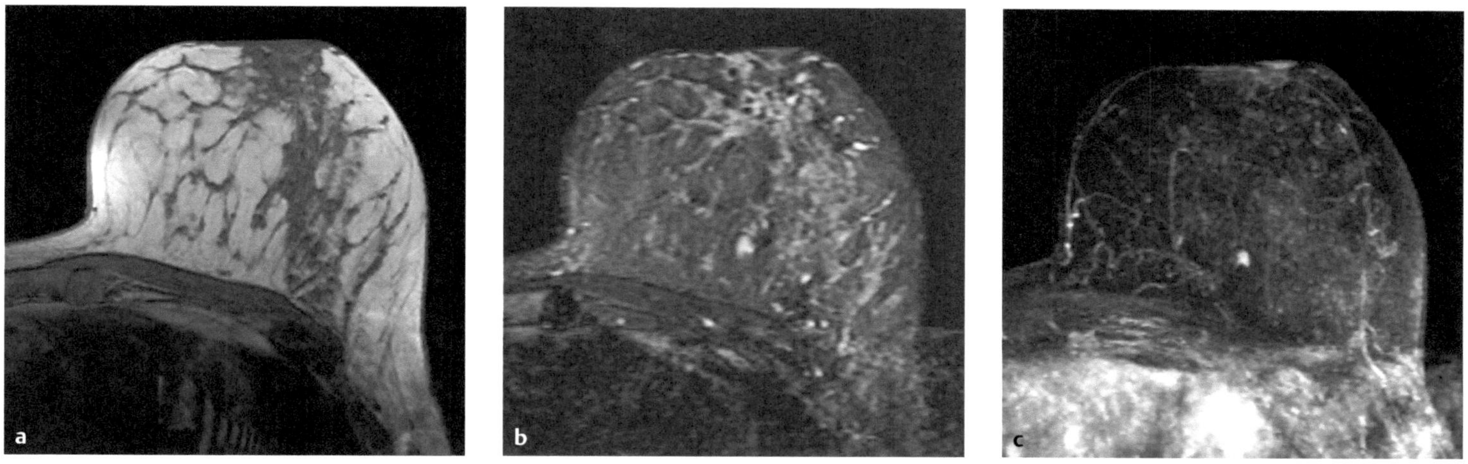

Abb. 58.7 Muzinöses Mammakarzinom. Histologie: muzinöses Mammakarzinom.

a Keine eindeutige Detektion des muzinösen Mammakarzinoms innerhalb der Drüsenstrukturen in der T 1w Einzelschicht der Mamma-MRT vor Kontrastmittelgabe.
b Signalreiche Darstellung des muzinösen Mammakarzinoms innerhalb der Drüsenstrukturen in der fettgesättigten T 2w Einzelschicht.
c Kontrastmittelanreichernder Fokus zentral als Korrelat des Tumors.

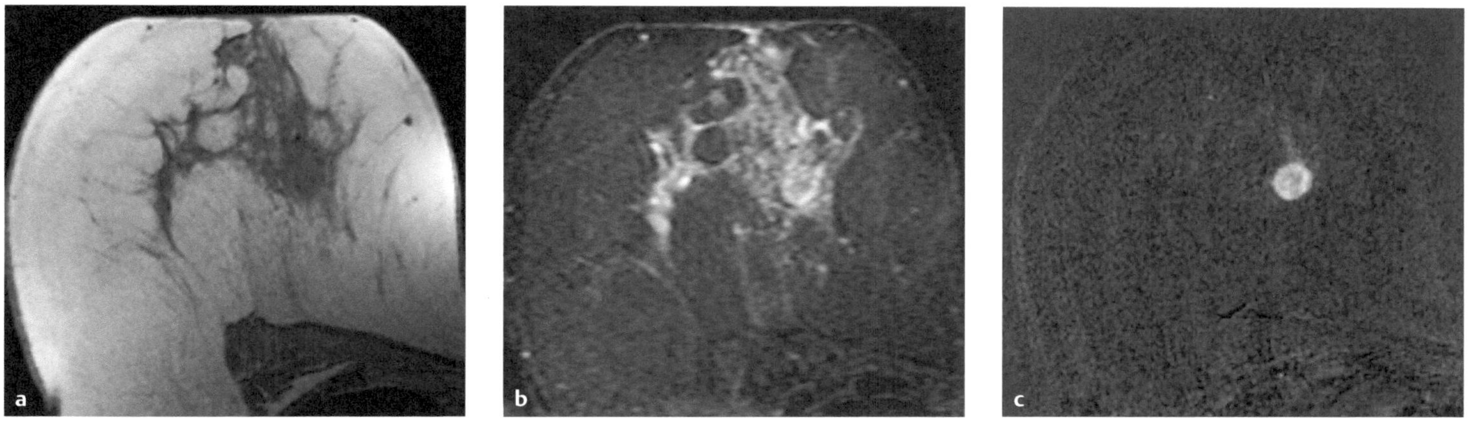

Abb. 58.8 Muzinöses Mammakarzinom. Histologie: muzinöses Mammakarzinom.

a Keine eindeutige Detektion des muzinösen Mammakarzinoms innerhalb der Drüsenstrukturen in der T 1w Einzelschicht der Mamma-MRT vor Kontrastmittelgabe. Allenfalls diskrete Signalauslöschungen als Korrelat von Makroverkalkungen.
b Keine eindeutige Detektion des muzinösen Mammakarzinoms innerhalb der Drüsenstrukturen in der fettgesättigten T 2w Einzelschicht.
c Runder, kontrastmittelanreichernder Herdbefund mit zentraler Minderdurchblutung (Rim Sign) als Korrelat des Tumors.

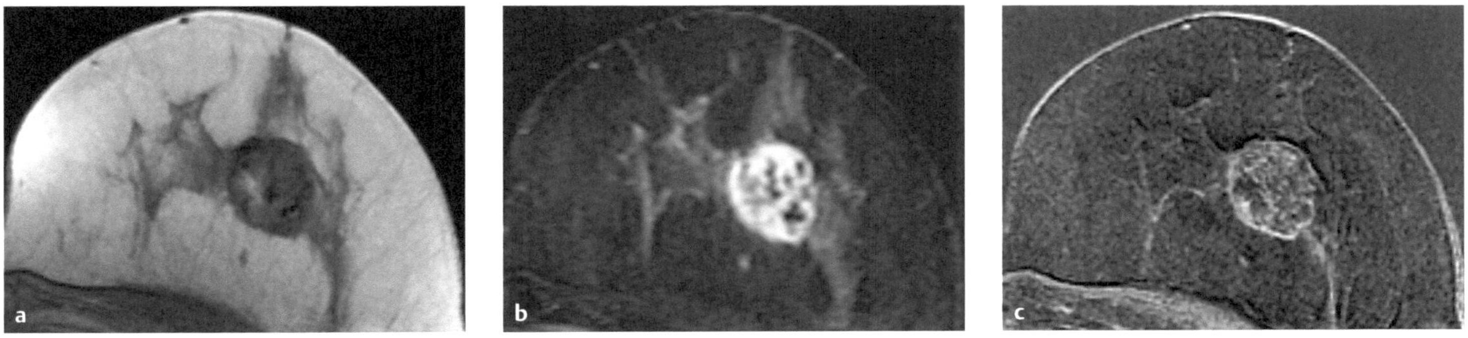

Abb. 58.9 Muzinöses Mammakarzinom. Histologie: muzinöses Mammakarzinom.

a Runder Herdbefund mit Signalverlust im Zentrum und in der Peripherie als Korrelat von Makroverkalkungen in der T 1w Einzelschicht der Mamma-MRT vor Kontrastmittelgabe.
b Hohes Signal sowie kalkbedingte Aussparungen des muzinösen Mammakarzinoms innerhalb der Drüsenstrukturen in der fettgesättigten T 2w Einzelschicht.
c Runder, am ehesten marginal kontrastmittelanreichernder Herdbefund (Rim Sign) mit inhomogener Minderdurchblutung.

Tab. 58.1 Differenzialdiagnosen des muzinösen Mammakarzinoms.

Differenzialdiagnose	Häufigkeit der Differenzialdiagnose in Hinblick auf das Krankheitsbild	Wesentliche diagnostisch richtungsweisende Anamnese, Untersuchung u./o. Befunde	Sicherung der Diagnose
Fibroadenom	gelegentlich	• bei Fibroadenomen typischerweise nicht mehr als 2–3 Lobulierungen • Begrenzung von Fibroadenomen typischerweise glatt, die des muzinösen Karzinoms eher mikrolobuliert • fibrosierte Fibroadenome oft mit endotumoralen Makroverkalkungen • Mikroverkalkungen innerhalb der Tumormatrix eher Hinweis auf ein Karzinom	• Verlauf • Biopsie
medulläres Karzinom	gelegentlich	• bildgebend keine zuverlässige Differenzierung zwischen invasiv-duktalem Karzinom und muzinösem Karzinom oder Karzinom anderer Histologie	• Biopsie
invasives duktales Mammakarzinom	gelegentlich	• Begrenzung bei invasivem duktalem Mammakarzinom eher irregulär	• Biopsie
phylloider Tumor	gelegentlich	• Begrenzung von phylloiden Tumoren typischerweise glatt, die des muzinösen Karzinoms eher mikrolobuliert	• Biopsie
Lymphom	selten	• Hodgkin-Lymphom, Non-Hodgkin-Lymphom • Lymphome eher mit mehreren Tumormanifestationen, ggf. auch bilateral	• Biopsie

Praxistipp

Checkliste für die Befundbeschreibung:
- Ausdehnung des Tumors (in Millimetern bzw. Zentimetern)
- Lage des Tumors (Quadrant)
- topografische Beziehung des Tumors zu relevanten Nachbarstrukturen (Mamille, Pektoralismuskel)
- Hinweise auf eine umgebende Tumorkomponente eines duktalen Carcinoma in Situ (extensive intraduktale Komponente)
- Hinweise auf Multifokalität oder Multizentrizität
- lokoregionär vergrößerte Lymphknoten
- Hinweise auf ein kontralaterales Tumorgeschehen

58.12 Radiologische Differenzialdiagnosen

- Welche Differenzialdiagnosen bildgebend zu beachten sind, s. in ▸ Tab. 58.1.

58.13 Typische Fehler

- Fehlende Detektion des Befunds, insbesondere bei Vorliegen kleiner Tumoren
- Fehleinschätzung des Befunds als benigne (z. B. als Fibroadenom) aufgrund der relativ glatten Begrenzung und der mit einem Fibroadenom kompatiblen Kontrastmittelanreicherung
- Verzicht auf perkutan-bioptische Befundsicherung

58.14 Was der zuweisende Kollege/Kliniker wissen muss

- Lage und Größe des muzinösen Karzinoms
- Rezeptorstatus zur Frage der primär operativen oder chemotherapeutischen Behandlung
- Nachweis einer extensiven intraduktalen Komponente, von Multifokalität oder Multizentrizität oder eines zusätzlichen kontralateralen Karzinoms zur Planung der therapeutischen, insbesondere der operativen Vorgehensweise
- Lymphknotenstatus zur Frage der operativen Vorgehensweise (Sentinel-Technik?)
- Hinweise auf hämatogene Metastasierung

58.15 Literatur

Literatur zur weiteren Vertiefung

[771] American College of Radiology. ACR BI-RADS® Atlas. Breast Imaging Reporting and Data System. 5. Aufl. Berlin: Springer; 2013

[772] Bitencourt AG, Graziano L, Osorio CA et al. MRI features of mucinous cancer of the breast: correlation with pathologic findings and other imaging methods. Am J Roentgenol 2016; 206: 238–246

[773] Fischer U. Röntgenmammographie. Verstehen, anwenden und optimieren. Stuttgart: Thieme; 2003

[774] Fischer U, Baum F. Diagnostik und Therapie des Mammakarzinoms. Stuttgart: Thieme; 2014

[775] Fischer U, Baum F. Mammadiagnostik für MTRA/RT. Stuttgart: Thieme; 2015

[776] Goto M, Ito H, Akazawa K et al. Diagnosis of breast tumors by contrast-enhanced MR imaging: comparison between the diagnostic performance of dynamic enhancement patterns and morphologic features. J Magn Reson Imaging 2007; 25: 104

[777] Heywang-Köbrunner SH, Schreer I. Bildgebende Mammadiagnostik. Stuttgart: Thieme; 2003

[778] Larribe M, Thomassin-Piana, Jalaguier-Coudray A. Breast cancers with round lumps: correlations between imaging and anatomopathology. Diagn Intervent Imaging 2014; 95: 37–46

[779] Madjar H. Kursbuch Mammasonografie. Ein Lehreratlas nach den Richtlinien der DEGUM und der KBV. Stuttgart: Thieme; 2019

[780] Memis A, Ozdemir N, Parildar M et al. Mucinous (colloid) breast cancer: mammographic and US features with histologic correlation. Eur J Radiol 2000; 35 (1): 39–43

[781] Monzawa S, Yokokawa M, Sakuma T et al. Mucinous carcinoma of the breast: MRI features of pure and mixed forms with histopathologic correlation. AJR Am J Roentgenol 2009; 192 (3): W125–W131

[782] Pintican R, Duma M, Chiorean A et al. Mucinous versus medullary breast carcinoma: mammography, ultrasound, and MRI findings. Clin Radiol 2020; 75 (7): 483–496

[783] Yoo JL, Woo OH, Kim YK et al. Can MR Imaging contribute in characterizing well-circumscribed breast carcinomas? Radiographics 2010; 30 (6): 1689–702

59 Karzinom mit medullären Merkmalen

Uwe Fischer

59.1 Steckbrief

Beim medullären Mammakarzinom handelt es sich um eine eher seltenere Form (1–5 %) der malignen Tumoren in der weiblichen Brust. Medulläre Tumoren zeigen bevorzugt eine rundliche oder lobulierte Form mit mikrolobulierter Begrenzung. Es findet sich eher ein hoher endotumoraler Wassergehalt und damit ein hohes T2w Signal in der MRT. Aufgrund morphologischer Kriterien kann es mit Fibroadenomen verwechselt werden. Das medulläre Mammakarzinom hat eine erhöhte Inzidenz bei Gendefektträgerinnen, insbesondere bei BRCA 1. Das zuverlässigste Verfahren für den Nachweis des medullären Mammakarzinoms ist die Mamma-MRT. Die Sicherung der Diagnose erfolgt typischerweise durch eine perkutane Biopsie. Histologisch ergibt sich ein Befund der Kategorie B5b.

59.2 Synonyme

- Medulläres Mammakarzinom
- MC

59.3 Keywords

- Brustkrebs
- Mammakarzinom
- medullär
- Diagnostik

59.4 Definition

Histologisch werden das medulläre Karzinom, das atypische medulläre Karzinom und das invasive Mammakarzinom mit medullären Merkmalen unterschieden. In der aktuellen Klassifikation der World Health Organization wird allerdings empfohlen, diese Begriffe zu verlassen und stattdessen die Tumoren mit allen oder einigen der folgenden Eigenschaften in der Kategorie der „Karzinome mit medullären Eigenschaften" zusammenzufassen. Typisch ist eine medulläre Form mit scharfer Begrenzung und relativ weicher Konsistenz. Mikroskopisch dominieren synzytiale, deutlich atypische Zellverbände mit dichter lymphoplasmozellulärer Stromainfiltration.

59.5 Epidemiologie

59.5.1 Häufigkeit

- 1–5 % aller Brustkarzinome, Reinform 1 %
- Häufung bei Gendefektträgerinnen (BRCA 1)
- kontralaterales Auftreten in weniger als 5 % der Fälle

59.5.2 Altersgipfel

- Durchschnittsalter 55 Jahre (Altersspanne: 21–95 Jahre)
- 10 % der Frauen mit medullärem Mammakarzinom jünger als 35 Jahre

59.5.3 Geschlechtsverteilung

- Anteil der Frauen bei über 99 %

59.5.4 Prädisponierende Faktoren

- Wichtige Risikofaktoren für die Entstehung eines medullären Karzinoms:
  - Alter
  - Gewebedichte
  - Gendefekt
  - Hormone
  - ionisierende Strahlung

59.6 Ätiologie und Pathogenese

- Die Zellen im menschlichen Körper unterliegen einer regelmäßigen Zellteilung. Dabei kommt es zu Mutationen, die nicht zielgerichtet sind und zu einem gewissen Teil untergehen. Mutierte Zellen mit einen Vorteil gegenüber der Ursprungszelle wachsen allerdings weiter und unterliegen weiterhin Mutationen.
- Es wird angenommen, dass sich innerhalb einer entsprechenden Kaskade bei Zellen, bei denen eine 5. oder 6. Mutation stattgefunden hat, Karzinomeigenschaften ausbilden.
- Eine wesentliche Eigenschaft, die solche Karzinomzellen nunmehr besitzen, ist der Verlust der Kontaktinhibition. Dies bedeutet, dass gesunde Nachbarzellen nicht mehr respektiert und deshalb im Rahmen des Karzinomzellwachstums infiltriert werden.
- Die vulnerabelste Lokalisation innerhalb des Brustgewebes ist die terminale duktulolobuläre Einheit. Dies ist das Verbindungsstück zwischen den Endästen der Milchgänge und den Lobuli. Dort befinden sich histopathologisch zu Beginn atypische Zellveränderungen, die zum duktalen Carcinoma in Situ und bei Verlassen des Milchgangs zum invasiven Karzinom werden können, z. B. zu einem medullären Karzinom.

59.7 Klassifikation und Risikostratifizierung

- **Risikostratifizierung:**
  - stärkste prognostische Faktoren:
    - Tumorgröße (Stadieneinteilung nach pT)
    - Lymphknotenstatus (Stadieneinteilung nach pN)
    - Fernmetastasierung (Stadieneinteilung nach pM)
    - histologischer Status (Grading)
    - Immunhistochemie (Ki67, Rezeptorstatus, HER2/neu)
  - Langzeitüberleben in Abhängigkeit von der Befundausdehnung bei Diagnosestellung und Durchführung adäquater therapeutischer Maßnahmen zwischen 20 und 98 %
  - Prognose tendenziell eher günstig

59.8 Symptomatik

- Bei kleinen Tumoren in der Regel kein Korrelat in Inspektion und Palpation
- Bei größeren Tumoren (2–3 cm und größer) in Abhängigkeit von der Lage des Befunds zunehmend Verhärtung oder tendenziell eher weicher Knoten
- möglicherweise assoziierte Kutis- oder Mamillenretraktion
- selten pathologische Sekretion

59.9 Methode der Wahl

- Folgende Diagnostik ist relevant (in der Reihenfolge der Bedeutung):
  - Mamma-MRT,
  - Mammografie,
  - Sonografie,
  - klinische Untersuchung.

59.10 Pathognomonische Befunde

- Das medulläre Karzinom imponiert in der bildgebenden Diagnostik in erster Linie als Herd.
- In etwa 30 % der Fälle ist es mit Mikroverkalkungen assoziiert.

59.11 Befundbeschreibung

59.11.1 Sonografie

- **B-Bild-Sonografie:**
  - runder, ovaler oder lobulierter Herdbefund mit glatter, mikrolobulierter oder unscharfer Begrenzung (▶ Abb. 59.1 und ▶ Abb. 59.2)
  - Tumormatrix selten iso-, oft hypoechogen (s. ▶ Abb. 59.1 und ▶ Abb. 59.2)
  - homogene Binnentextur (s. ▶ Abb. 59.1)
  - gelegentlich milde dorsale Schallverstärkung
- **farbkodierte Doppler-Sonografie:** Vaskularisationsphänomene in etwa 30 % der Fälle (▶ Abb. 59.3)
- **Elastografie:**
  - identische Rigidität wie benigne Herdbefunde (Fibroadenom), gelegentlich auch höhere Rigidität
  - geringere Rigidität als invasiv-duktale Karzinome

59.11.2 Röntgen

- **Mammografie:**
  - bei dichten Gewebestrukturen (Dichtetyp ACR C und D) und fehlenden endotumoralen Kalzifikationen kein oder nur vage abgrenzbarer Befund
  - bei höherer Transparenz der Bruststrukturen (Dichtetyp ACR A und B) typischerweise Herdbefund, in erster Linie mit runder, ovaler oder lobulierter Form und scharfer oder mikrolobulierter Begrenzung (▶ Abb. 59.4 und ▶ Abb. 59.5)
  - in etwa 30 % der Fälle Assoziation mit endotumoralen pleomorphen Mikroverkalkungen
- **Tomosynthese:** verbesserte Detektion des Herdbefunds insbesondere bei Gewebetyp ACR C
- **kontrastmittelgestützte Mammografie:** starke endotumorale Kontrastmittelanreicherung

59.11.3 MRT

- **Native T 1w Sequenz:**
  - bei Lage innerhalb des Drüsengewebes oft keine Auffälligkeiten
  - hypointenser Herdbefund (▶ Abb. 59.6a)
  - runde, ovale oder lobulierte Form (s. ▶ Abb. 59.6a)
  - eher glatte, oft mikrolobulierte Begrenzung (▶ Abb. 59.7a)
- **T 2w Sequenz:**
  - iso- oder hyperintenser Herdbefund (▶ Abb. 59.6b)
  - runde, ovaläre oder lobulierte Form
  - eher glatte, oft mikrolobulierte Begrenzung
- **T 1w Sequenz nach Kontrastmittelgabe:**
  - bei Tumorgröße bis 2 mm typischerweise keine Auffälligkeiten, da Versorgung über Diffusion
  - bei Tumorgröße bis 5 mm typischerweise Fokus
  - bei Tumorgröße ab 5 mm hypervaskularisierter Herdbefund, oft runde, ovale oder lobulierte Form, scharfe oder mikrolobulierte Begrenzung (▶ Abb. 59.6c und ▶ Abb. 59.7c)
  - inhomogene oder homogene endotumorale Kontrastmittelanreicherung (s. ▶ Abb. 59.6c und ▶ Abb. 59.7c)
  - initial häufig starke Kontrastmittelanreicherung, in etwa 50 % der Fälle Auswascheffekt (Wash-out; ▶ Abb. 59.7d), ringförmige Kontrastmittelanreicherung möglich (Rim Sign)
  - kleinste Karzinome gelegentlich ohne klare morphologische Karzinomkriterien

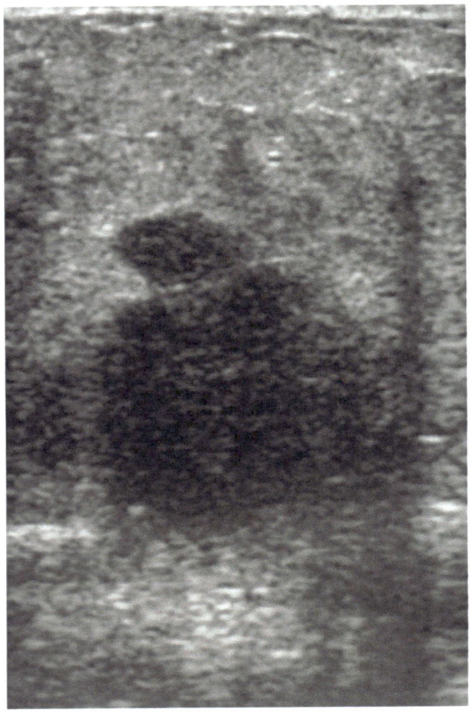

Abb. 59.1 Karzinom mit medullären Merkmalen. Runder, hypoechogener Herdbefund mit partiell mikrolobulierter, partiell glatter Begrenzung und geringer dorsaler Schallverstärkung im Sonografiebild. Histologie: medulläres Mammakarzinom.

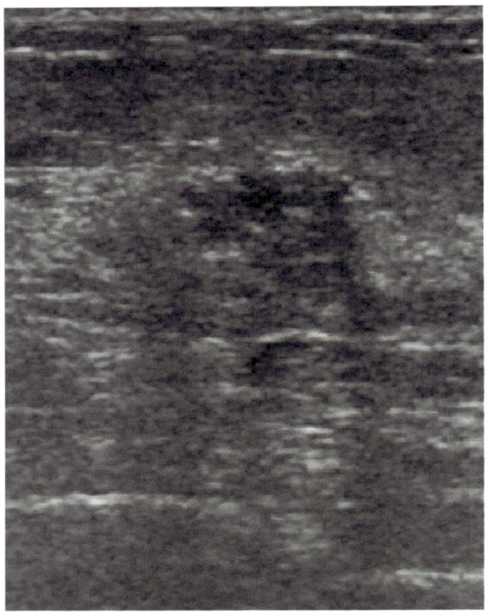

Abb. 59.2 Karzinom mit medullären Merkmalen. Irregulärer inhomogener Herdbefund mit unscharfer Begrenzung im Sonografiebild. Histologie: medulläres Mammakarzinom.

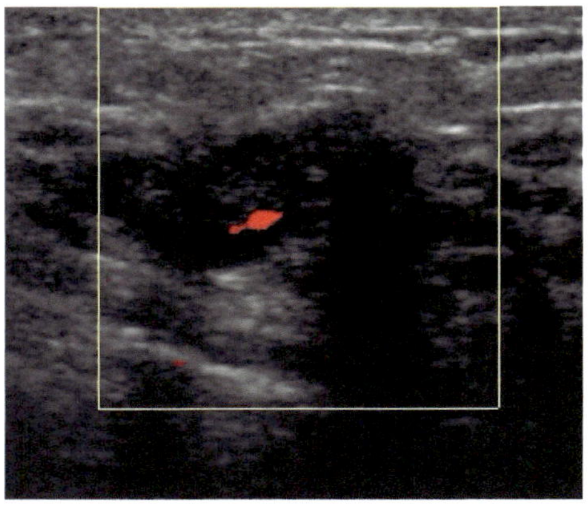

Abb. 59.3 Karzinom mit medullären Merkmalen. Irregulärer inhomogener Herdbefund mit endotumoraler Flusskodierung im farbkodierten Doppler-Sonografiebild. Histologie: medulläres Mammakarzinom.

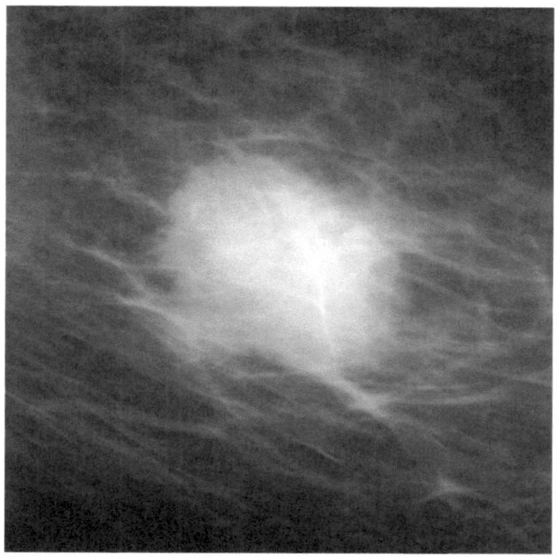

Abb. 59.4 Karzinom mit medullären Merkmalen. Ovaler, partiell mikrolobulierter Herdbefund. Überlagerung durch parenchymale Strukturen im Mammogramm. Histologie: medulläres Mammakarzinom.

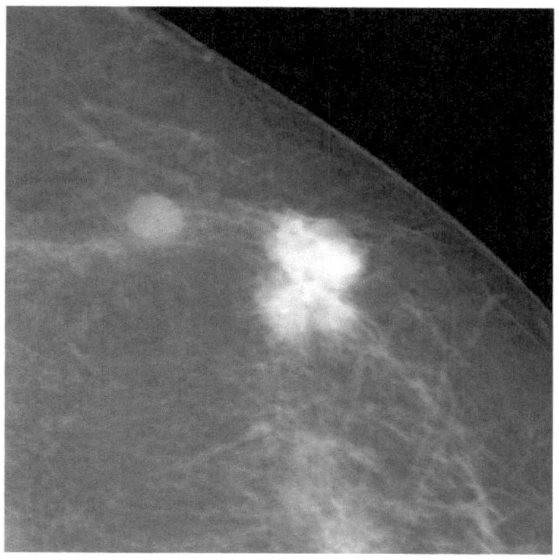

Abb. 59.5 Karzinom mit medullären Merkmalen. Zwillingsartig lobulierter Herdbefund, partiell mit glatter, partiell mit unscharfer Begrenzung im Mammogramm. Zusätzlich befallener Wächterlymphknoten. Histologie: lymphogen metastasiertes medulläres Mammakarzinom.

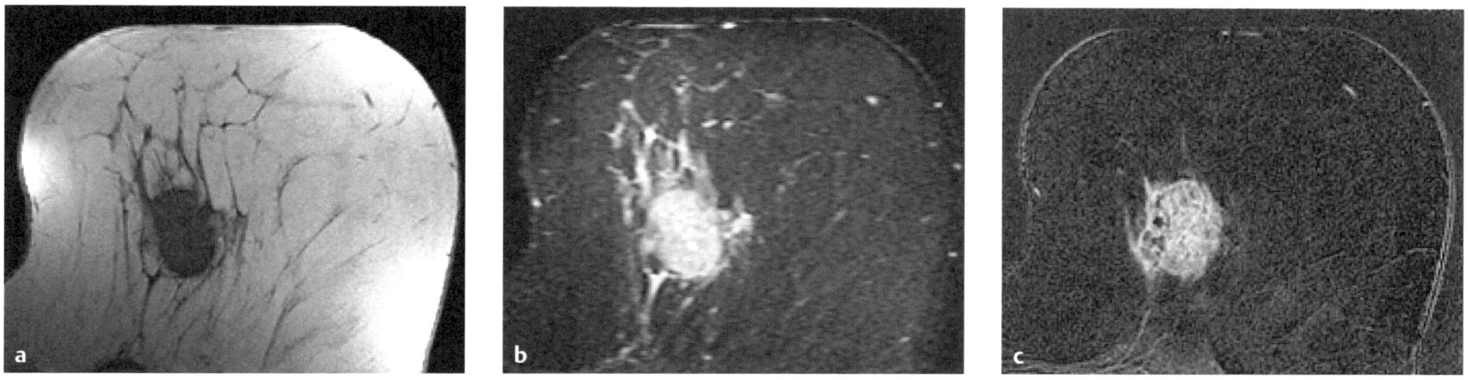

Abb. 59.6 Karzinom mit medullären Merkmalen.

a Ovaler, partiell glatter, partiell mikrolobulierter Herdbefund mit winzigen hypointensen Einschlüssen im nativen T 1w Mamma-MRT-Bild.
b Hyperintenses Signal des Herdbefunds mit Minizysten als Korrelat der winzigen Einschlüsse im T 2w Inversion-Recovery-MRT-Bild.
c Inhomogene Kontrastmittelanreicherung des Herdbefunds mit peritumoralen duktalen Anreicherungen in der Bildsubtraktion nach Kontrastmittelgabe. Histologie: medulläres Mammakarzinom mit extensiver intraduktaler Komponente.

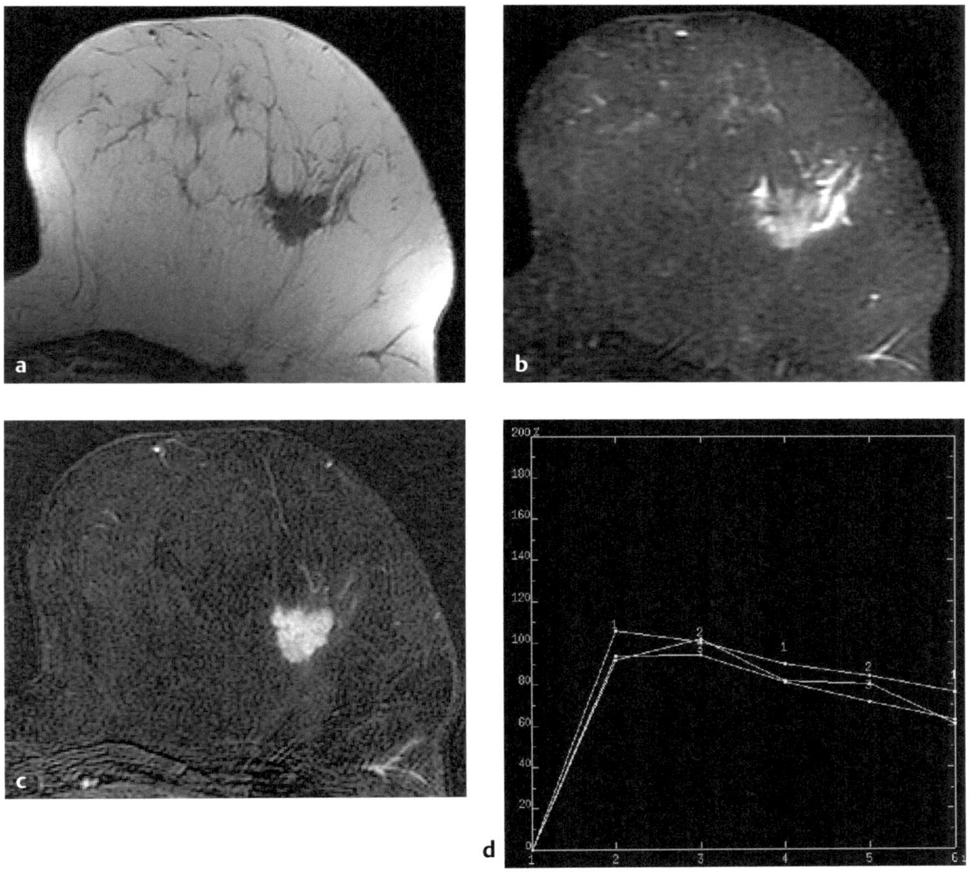

Abb. 59.7 Karzinom mit medullären Merkmalen.

a Ovaler, partiell glatter, partiell unscharfer Herdbefund im nativen T 1w Mamma-MRT-Bild.
b Isointenses Signal des Herdbefunds mit umgebenden flüssigkeitsanalogen duktalen Strukturen, passend zu einer extensiven intraduktalen Komponente, im T 2w Inversion-Recovery-MRT-Bild.
c Inhomogene Kontrastmittelanreicherung des lobulierten Herdbefunds mit peritumoralen duktalen Anreicherungen in der Bildsubtraktion nach Kontrastmittelgabe. Histologie: medulläres Mammakarzinom und extensive intraduktale Komponente.
d Signalkurve im Tumor mit steilem initialem Anstieg und anschließendem Wash-out.

Tab. 59.1 Differenzialdiagnosen des medullären Mammakarzinoms.

Differenzialdiagnose	Häufigkeit der Differenzialdiagnose in Hinblick auf das Krankheitsbild	Wesentliche diagnostisch richtungsweisende Anamnese, Untersuchung u./o. Befunde	Sicherung der Diagnose
Fibroadenom	gelegentlich	• bei Fibroadenomen typischerweise nicht mehr als 2–3 Lobulierungen • Begrenzung von Fibroadenomen typischerweise glatt, die des medullären Karzinoms eher mikrolobuliert • fibrosierte Fibroadenome oft mit endotumoralen Makroverkalkungen • Mikroverkalkungen innerhalb der Tumormatrix eher Hinweis auf ein Karzinom	• Verlauf • Biopsie
muzinöses Karzinom	gelegentlich	• bildgebend keine zuverlässige Differenzierung zwischen invasiv-duktalem Karzinom und muzinösem Karzinom oder Karzinom anderer Histologie	• Biopsie
invasives duktales Mammakarzinom	gelegentlich	• Begrenzung eher irregulär	• Biopsie
phylloider Tumor	gelegentlich	• Begrenzung von phylloiden Tumoren typischerweise glatt, die des medullären Karzinoms eher mikrolobuliert	• Biopsie
Lymphom	selten	• Hodgkin-Lymphom, Non-Hodgkin-Lymphom • Lymphome eher mit mehreren Tumormanifestationen, ggf. auch bilateral	• Biopsie

Praxistipp

Checkliste für die Befundbeschreibung:

- Ausdehnung des Tumors (in Millimetern bzw. Zentimetern)
- Lage des Tumors (Quadrant)
- topografische Beziehung des Tumors zu relevanten Nachbarstrukturen (Mamille, Pektoralismuskel)
- Hinweise auf eine umgebende Tumorkomponente eines duktalen Carcinoma in Situ (extensive intraduktale Komponente)
- Hinweise auf Multifokalität oder Multizentrizität
- lokoregionär vergrößerte Lymphknoten
- Hinweise auf ein kontralaterales Tumorgeschehen

59.12 Radiologische Differenzialdiagnosen

- Die zu berücksichtigenden Differenzialdiagnosen s. in ▶ Tab. 59.1.

59.13 Typische Fehler

- Fehlende Detektion des Befunds, insbesondere bei Vorliegen kleiner Tumoren
- Fehleinschätzung des Befunds als benigne (z. B. Fibroadenom) aufgrund der relativ glatten Begrenzung und der mit einem Fibroadenom kompatiblen Kontrastmittelanreicherung
- Verzicht auf perkutan-bioptische Befundsicherung

59.14 Was der zuweisende Kollege/Kliniker wissen muss

- Lage und Größe des medullären Mammakarzinoms
- Rezeptorstatus zur Frage der primär operativen oder chemotherapeutischen Behandlung
- Nachweis einer extensiven intraduktalen Komponente, von Multifokalität oder Multizentrizität oder eines zusätzlichen kontralateralen Karzinoms zur Planung der therapeutischen, insbesondere der operativen Vorgehensweise
- Lymphknotenstatus zur Frage der operativen Vorgehensweise (Sentinel-Technik?)
- Hinweise auf hämatogene Metastasierung

✔ Merke

Bei triple-negativem medullärem G3-Karzinom ist an die Möglichkeit eines erblichen Hintergrunds zu denken.

59.15 Literatur

Literatur zur weiteren Vertiefung

[784] American College of Radiology. ACR BI-RADS® Atlas. Breast Imaging Reporting and Data System. 5. Aufl. Berlin: Springer; 2013

[785] Bloom HJ, Richardson WW, Field JR. Host resistance and survival in carcinoma of breast: a study of 104 cases of medullary carcinoma in a series of 1.411 cases of breast cancer followed for 20 years. Br Med J 1970; 3 (5716): 181–188

[786] Cho N, Oh KK, Lee SI. Medullary carcinoma of the breast: sonographic features distinguishing it from fibroadenoma. J Medical Ultrasound 2002; 12: 191–196

[787] Eisinger F, Jacquemier J, Charpin C et al. Mutations at BRCA1: the medullary breast carcinoma revisited. Cancer Res 1998; 58 (8): 1588–1592

[788] Fischer U. Röntgenmammographie. Verstehen, anwenden und optimieren. Stuttgart: Thieme; 2003

[789] Fischer U, Baum F. Diagnostik und Therapie des Mammakarzinoms. Stuttgart: Thieme; 2014

[790] Fischer U, Baum F. Mammadiagnostik für MTRA/RT. Stuttgart: Thieme; 2015

[791] Fischer DR, Wurdinger S, Boettcher J. Further signs in the evaluation of magnetic resonance mammography: a retrospective study. Invest Radiol 2005; 40: 430

[792] Goto M, Ito H, Akazawa K et al. Diagnosis of breast tumors by contrast-enhanced MR imaging: comparison between the diagnostic performance of dynamic enhancement patterns and morphologic features. J Magn Reson Imaging 2007; 25: 104

[793] Heywang-Köbrunner SH, Schreer I. Bildgebende Mammadiagnostik. Stuttgart: Thieme; 2003

[794] Jeong SJ, Lim HS, Lee JS et al. Medullary carcinoma of the breast: MRI findings. AJR Am J Roentgenol 2012; 198 (5): W482–W487

[795] Larribe M, Thomassin-Piana J, Jalaguier-Coudray A. Breast cancers with round lumps: correlations between imaging and anatomopathology. Diagn Intervent Imaging 2014; 95: 37–46. doi:10.1016/j.diii.2013.04.003

[796] Liberman L, LaTrenta LR, Samli B et al. Overdiagnosis of medullary carcinoma: a mammographic-pathologic correlative study. Radiology 1996; 201 (2): 443–446

[797] Madjar H. Kursbuch Mammasonografie. Ein Lehreratlas nach den Richtlinien der DEGUM und der KBV. Stuttgart: Thieme; 2019

[798] Mesurolle B, Kadoch L, El-Khoury M et al. Sonographic features of breast carcinoma presenting as masses in BRCA gene mutation carriers. J Ultrasound Med 2007; 26 (6): 817–824

[799] Meyer JE, Amin E, Lindfors KK et al. Medullary carcinoma of the breast: mammographic and US appearance. Radiology 1989; 170 (1 Pt. 1): 79–82

[800] Reinfuss M, Stelmach A, Mitus J et al. Typical medullary carcinoma of the breast: a clinical and pathological analysis of 52 cases. J Surg Oncol 1995; 60 (2): 89–94

[801] Sardanelli F, Podo F, Santoro F et al. Multicenter surveillance of women at high genetic breast cancer risk using mammography, ultrasonography, and contrast-enhanced magnetic resonance imaging (the high breast cancer risk italian 1 study): final results. High Breast Cancer Risk Italian 1 (HIBCRIT-1) Study. Invest Radiol 2011; 46: 94–105

[802] Tominaga J, Hama H, Kimura N et al. MR imaging of medullary carcinoma of the breast. Eur J Radiol 2009; 70 (3): 525–529

[803] Yoo JL, Woo OH, Kim YK et al. Can MR Imaging contribute in characterizing well-circumscribed breast carcinomas? Radiographics 2010; 30 (6): 1689–1702

60 Invasives mikropapilläres Mammakarzinom

Uwe Fischer

60.1 Steckbrief

Beim invasiv-mikropapillären Mammakarzinom handelt es sich um eine seltene Form der malignen Tumoren in der weiblichen Brust. Es stellt eine besonders aggressive Form der invasiven papillären Tumoren dar. Bildgebend imponiert es in erster Linie als herdförmige Struktur. Das zuverlässigste Verfahren für den Nachweis von invasiv-papillären Mammakarzinomen ist die Mamma-MRT. Die Diagnose wird typischerweise durch eine perkutane Biopsie gesichert. Histologisch ergibt sich ein Befund der Kategorie B5b.

60.2 Synonyme

- IMPC

60.3 Keywords

- Brustkrebs
- Mammakarzinom
- invasiv-mikropapillär
- Diagnostik

60.4 Definition

Papilläre Läsionen der Brust umfassen ein breites Spektrum an Diagnosen, die sich letztendlich nur histopathologisch und immunhistochemisch differenzieren lassen. Dieses Spektrum reicht vom intraduktalen Papillom zum Papillom mit atypischer duktaler Hyperplasie oder duktalem Carcinoma in Situ bis hin zum papillären duktalen Carcinoma in Situ, dem intrazystischen papillären Karzinom, dem mikropapillären Karzinom und schlussendlich dem invasiv-papillären Karzinom. Beim invasiven mikropapillären Mammakarzinom handelt es sich um einen besonders aggressiven Subtyp mit mikropapillärem Wachstumsmuster.

60.5 Epidemiologie

60.5.1 Häufigkeit

- Weniger als 2 % aller Brustkarzinome
- kontralaterales Auftreten in weniger als 1 % der Fälle

60.5.2 Altersgipfel

- Durchschnittsalter 65–70 Jahre
- Erkrankungsrisiko mit zunehmendem Alter steigend

60.5.3 Geschlechtsverteilung

- Mehr als 99 % Frauen

60.5.4 Prädisponierende Faktoren

- Wichtige Risikofaktoren für die Entstehung eines invasiven mikropapillären Mammakarzinoms:
  - Alter
  - Gewebedichte
  - Hormone
  - ionisierende Strahlung

60.6 Ätiologie und Pathogenese

- Die Zellen im menschlichen Körper unterliegen einer regelmäßigen Zellteilung. Dabei kommt es zu Mutationen, die nicht zielgerichtet sind und zu einem gewissen Teil untergehen. Mutierte Zellen mit einen Vorteil gegenüber der Ursprungszelle wachsen allerdings weiter und unterliegen weiterhin Mutationen.
- Es wird angenommen, dass sich innerhalb einer entsprechenden Kaskade bei Zellen, bei denen eine 5. oder 6. Mutation stattgefunden hat, Karzinomeigenschaften ausbilden. Dies gilt auch für benigne intraduktale papilläre Läsionen, die als Vorstufe des invasiven mikropapillären Karzinoms betrachtet werden.

60.7 Klassifikation und Risikostratifizierung

- **Klassifikation:** Einteilung papillärer Läsionen:
  - intraduktales Papillom
  - Papillom mit atypischer duktaler Hyperplasie
  - duktales Carcinoma in Situ
  - papilläres duktales Carcinoma in Situ
  - intrazystisches papilläres Karzinom
  - mikropapilläres Karzinom
  - invasiv-papilläres Karzinom
- **Risikostratifizierung:**
  - stärkste prognostische Faktoren:
    - Tumorgröße (Stadieneinteilung nach pT)
    - Lymphknotenstatus (Stadieneinteilung nach pN)
    - Fernmetastasierung (Stadieneinteilung nach pM)
    - histologischer Status (Grading)
    - Immunhistochemie (Ki67, Rezeptorstatus, HER2/neu)
  - Langzeitüberleben in Abhängigkeit von der Befundausdehnung bei Diagnosestellung und Durchführung adäquater therapeutischer Maßnahmen
  - Prognose deutlich schlechter als beim Mammakarzinom not otherwise specified
  - bei Erstdiagnose in über 70 % der Fälle Lymphknotenbefall

60.8 Symptomatik

- Bei kleinen Tumoren in der Regel kein Korrelat in Inspektion und Palpation
- bei größeren Tumoren (2–3 cm und größer) in Abhängigkeit von der Lage des Befunds zunehmend tastbare Verhärtung oder Knoten

60.9 Methode der Wahl

- Folgende Diagnostik ist relevant (in der Reihenfolge der Bedeutung):
  - Mamma-MRT,
  - Mammografie,
  - Sonografie,
  - klinische Untersuchung.

60.10 Pathognomonische Befunde

- Das invasive papilläre Karzinom imponiert in der bildgebenden Diagnostik in erster Linie als Herd, gelegentlich assoziiert mit Mikroverkalkungen.
- Gelegentlich tritt eine intrazystische oder die Zystenwand überschreitende Proliferation auf.

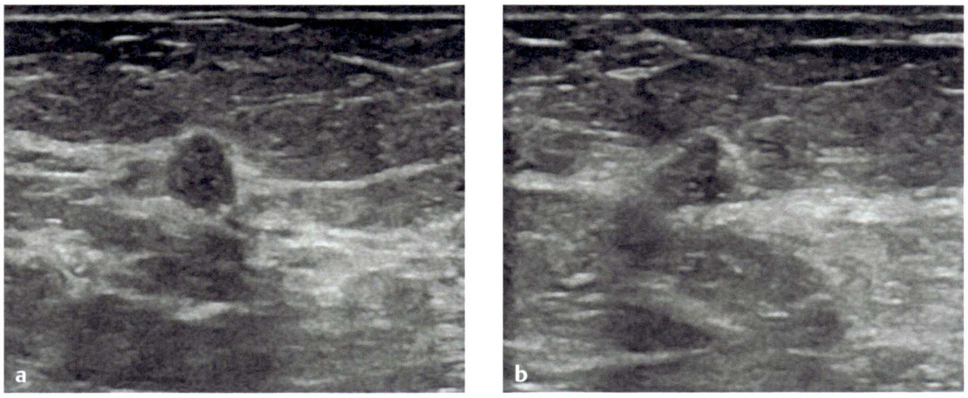

Abb. 60.1 Invasives mikropapilläres Mammakarzinom. Runder Herdbefund mit mikrolobulierter Begrenzung und inhomogenem Binnenecho in der Sonografie. Histologie: invasives mikropapilläres Mammakarzinom.
a Querschnitt.
b Längsschnitt.

60.11 Befundbeschreibung

60.11.1 Sonografie

- **B-Bild-Sonografie:**
  - häufig ovaler oder runder Herdbefund mit scharfer, gelegentlich unscharfer oder mikrolobulierter Begrenzung (▶ Abb. 60.1 und ▶ Abb. 60.2)
  - Tumormatrix hypoechogen (s. ▶ Abb. 60.1 und ▶ Abb. 60.2)
  - häufig inhomogene Binnentextur (s. ▶ Abb. 60.1)
  - selten Infiltration der Cooper-Ligamente (s. ▶ Abb. 60.2)
  - intermediäres dorsales Schallverhalten (s. ▶ Abb. 60.1 und ▶ Abb. 60.2)
- **farbkodierte Doppler-Sonografie:** Vaskularisationsphänomene in 30 % der Fälle (s. ▶ Abb. 60.2)
- **Elastografie:** höhere Rigidität als benigne Herdbefunde
- **3-D-Sonografie:** in aller Regel keine diagnoseweisenden Zusatzinformationen

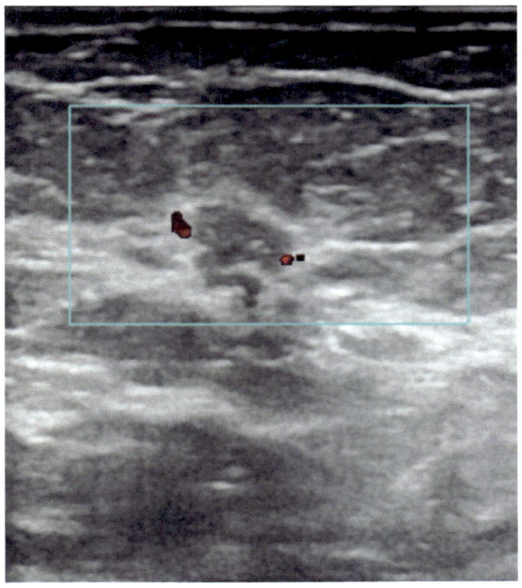

Abb. 60.2 Invasives mikropapilläres Mammakarzinom. Mikrolobulierter Herdbefund mit Infiltration der Cooper-Ligamente. Farbkodierung zuführender Blutgefäße im farbkodierten Doppler-Sonografiebild. Histologie: invasives mikropapilläres Mammakarzinom.

60.11.2 Röntgen

- **Mammografie:**
  - bei dichten Gewebestrukturen (Dichtetyp ACR C und D) und fehlenden endotumoralen Kalzifikationen kein oder nur vage abgrenzbarer Befund (▶ Abb. 60.3a)
  - bei höherer Transparenz der Bruststrukturen (Dichtetyp ACR A und B) typischerweise Herdbefund, in erster Linie mit ovaler oder runder Form und scharfer oder mikrolobulierter Begrenzung (▶ Abb. 60.3b)
  - gelegentlich Assoziation mit endotumoralen pleomorphen Mikroverkalkungen (s. ▶ Abb. 60.3)
- **Tomosynthese:** verbesserte Detektion des Herdbefunds insbesondere bei Gewebetyp ACR B und C (▶ Abb. 60.4)
- **kontrastmittelgestützte Mammografie:** verbesserte Detektion von Karzinomen insbesondere bei Gewebetyp ACR C und D aufgrund der starken endotumoralen Kontrastmittelanreicherung

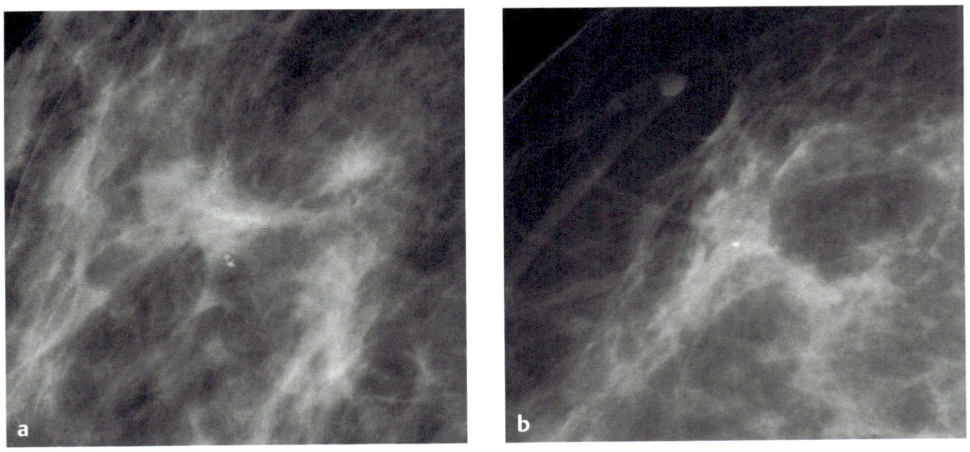

Abb. 60.3 Invasives mikropapilläres Mammakarzinom. Irregulärer isodenser Herdbefund, schwer abgrenzbar innerhalb inhomogen dichter Umgebungsstrukturen. Assoziierte Mikro- und Makroverkalkungen im Mammogramm. Histologie: invasives mikropapilläres Mammakarzinom.
a Ausschnitt in CC-Projektion.
b Ausschnitt in MLO-Projektion.

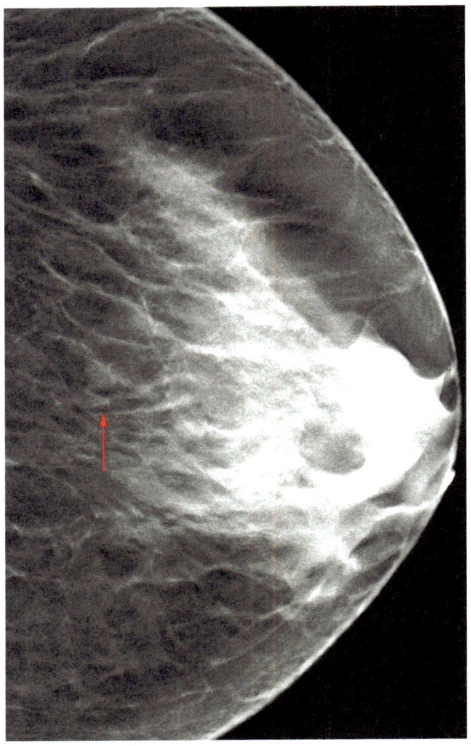

Abb. 60.4 Invasives mikropapilläres Mammakarzinom. Vage erkennbarer runder, isodenser Herdbefund (Pfeil) im Tomogramm, schwer abgrenzbar gegen die retroparenchymalen Umgebungsstrukturen. Histologie: invasives mikropapilläres Mammakarzinom.

60.11.3 MRT

- **Native T 1w Sequenz:**
  - bei Lage innerhalb des Drüsengewebes oft keine Auffälligkeiten (▶ Abb. 60.5a)
  - bei Lage außerhalb des Drüsengewebes oft hypointenser Herdbefund (▶ Abb. 60.6a)
- **T 2w Sequenz:** üblicherweise isointens (▶ Abb. 60.5b und ▶ Abb. 60.6b)
- **T 1w Sequenz nach Kontrastmittelgabe:**
  - bei Tumorgröße bis 2 mm typischerweise keine Auffälligkeiten, da Versorgung über Diffusion
  - bei Tumorgröße bis 5 mm typischerweise Fokus ohne konkrete Malignitätskriterien, Diagnosestellung bei Karzinomen um 5 mm häufig im Rahmen konsekutiver MR-Untersuchungen
  - bei Tumorgröße ab 5 mm hypervaskularisierter Herdbefund (▶ Abb. 60.5c und ▶ Abb. 60.6c)
  - oft ovale, runde oder lobulierte Form, scharfe oder gelegentlich unscharfe Begrenzung (s. ▶ Abb. 60.5b und ▶ Abb. 60.6b)
  - initial häufig starke Kontrastmittelanreicherung, in etwa 50 % der Fälle Auswascheffekt (Wash-out), endotumoral inhomogene Kontrastmittelanreicherung bis zu ringförmiger Kontrastmittelanreicherung (Rim Sign; s. ▶ Abb. 60.5b und ▶ Abb. 60.6b)

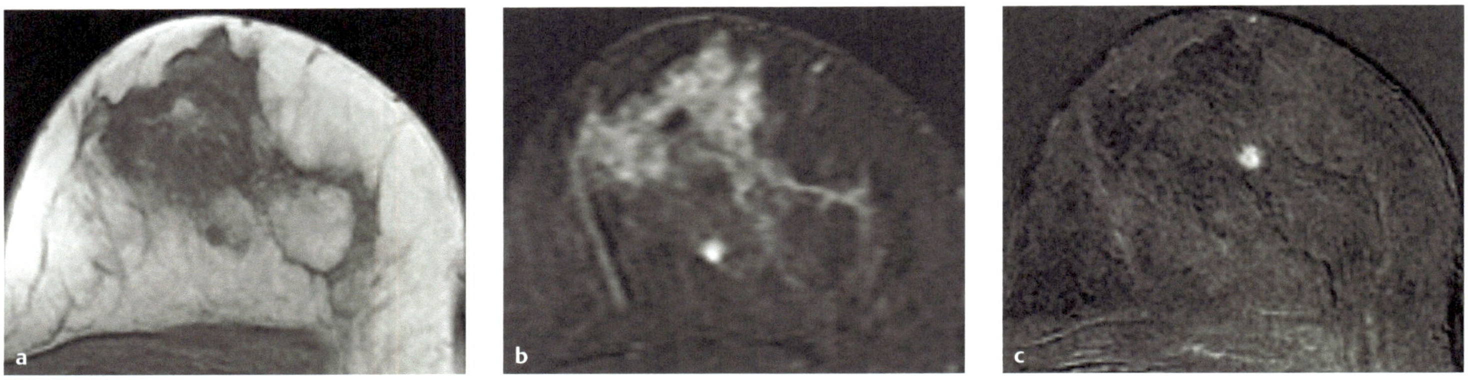

Abb. 60.5 Invasives mikropapilläres Mammakarzinom.
a In der T 1w MRT-Sequenz keine Abgrenzbarkeit des kleinen Herdbefunds innerhalb des dichten Drüsenparenchyms. Nebenbefund: retroparenchymale Zyste.
b In der T 2w MRT-Sequenz isointenses Verhalten des Herdbefunds. Nebenbefund: retroparenchymale Zyste.
c Nach Kontrastmittelgabe spikulierter Herdbefund mit ringförmiger Kontrastmittelanreicherung.

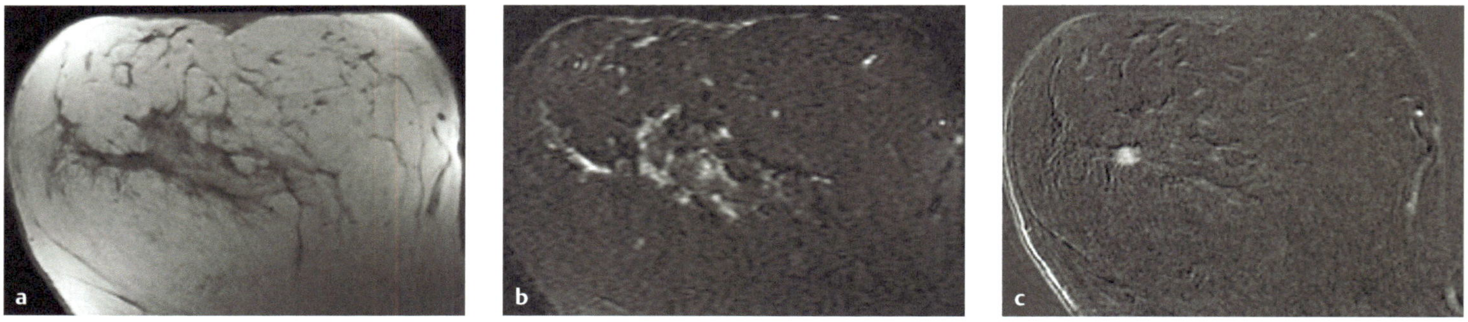

Abb. 60.6 Invasives mikropapilläres Mammakarzinom.
a Im T 1w Mamma-MRT-Bild keine Abgrenzbarkeit des kleinen ovalen Herdbefunds innerhalb des fibrös-zystischen Drüsenparenchyms.
b Im T 2w Mamma-MRT-Bild iso- bis hypointenses Verhalten des Herdbefunds.
c Nach Kontrastmittelgabe spikulierter Herdbefund mit inhomogener Kontrastmittelanreicherung.

Tab. 60.1 Differenzialdiagnosen des invasiven papillären Mammakarzinoms.

Differenzialdiagnose	Häufigkeit der Differenzialdiagnose in Hinblick auf das Krankheitsbild	Wesentliche diagnostisch richtungsweisende Anamnese, Untersuchung u./o. Befunde	Sicherung der Diagnose
Fibroadenom	gelegentlich	• weniger als 2–3 Lobulierungen eher Hinweis auf Fibroadenom • endotumorale Makroverkalkungen eher Hinweis auf fibrosiertes Fibroadenom • dunkle endotumorale Septen im MRT sehr starker Hinweis auf Fibroadenom	• Verlauf • Biopsie
andere invasive Karzinome	gelegentlich	• bildgebend keine zuverlässige Differenzierung	• Biopsie
Gesamtspektrum papillärer Neoplasien	gelegentlich	• bildgebend keine zuverlässige Differenzierung	• Biopsie
phylloider Tumor	selten	• bildgebend keine zuverlässige Differenzierung zwischen phylloidem Tumor und papillärem Karzinom	• Biopsie

MRT = Magnetresonanztomografie

Praxistipp

Checkliste für die Befundbeschreibung:

- Ausdehnung des Tumors (in Millimetern bzw. Zentimetern)
- Lage des Tumors (Quadrant)
- topografische Beziehung des Tumors zu relevanten Nachbarstrukturen (Mamille, Pektoralismuskel)
- Hinweise auf eine umgebende Tumorkomponente eines duktalen Carcinoma in Situ (extensive intraduktale Komponente)
- Hinweise auf Multifokalität oder Multizentrizität
- lokoregionär vergrößerte Lymphknoten
- Hinweise auf ein kontralaterales Tumorgeschehen

60.12 Radiologische Differenzialdiagnosen

- Wichtige bildgebende Differenzialdiagnosen s. in ▸ Tab. 60.1.

60.13 Typische Fehler

- Fehlende Detektion des Befunds, insbesondere bei Vorliegen kleiner Tumoren oder Karzinome, die nicht mit Mikrokalk assoziiert sind, innerhalb dichter Parenchymstrukturen im Mammogramm
- Verzicht auf perkutan-bioptische Befundsicherung bei unklarem Befund

60.14 Was der zuweisende Kollege/Kliniker wissen muss

- Lage und Größe des invasiven papillären Karzinoms
- Rezeptorstatus zur Frage der primär operativen oder chemotherapeutischen Behandlung
- Nachweis einer extensiven intraduktalen Komponente, von Multifokalität oder Multizentrizität oder eines zusätzlichen kontralateralen Karzinoms zur Planung der therapeutischen, insbesondere der operativen Vorgehensweise
- Lymphknotenstatus zur Frage der operativen Vorgehensweise (Sentinel-Technik?)
- Hinweise auf hämatogene Metastasierung

60.15 Literatur

Literatur zur weiteren Vertiefung

[804] Adrada B, Arribas E, Gilcrease M et al. Invasive micropapillary carcinoma of the breast: mammographic, sonographic and MRI features. AJR Am J Roentgenol 2009; 193: 58–63

[805] American College of Radiology. ACR BI-RADS® Atlas. Breast Imaging Reporting and Data System. 5. Aufl. Berlin: Springer; 2013

[806] Dogan BE, Whitman GJ, Middleton LP et al. Intracystic papillary carcinoma of the breast. AJR Am J Roentgenol 2003; 181: 186

[807] Eiada R, Chong J, Kulkarini S et al. Papillary lesions of the breast: MRI, ultrasound, and mamographic apperances. AJR Am J Roentgenol 2012; 198: 264–271

[808] Elverici E, Barça AN, Türksoy O et al. Bilateral invasive papillary carcinoma of the breast. Clin Imaging 2007; 31: 419–421

[809] Fischer U. Röntgenmammographie. Verstehen, anwenden und optimieren. Stuttgart: Thieme; 2003

[810] Fischer DR, Wurdinger S, Boettcher J. Further signs in the evaluation of magnetic resonance mammography: a retrospective study. Invest Radiol 2005; 40: 430

[811] Günhan-Bilgen I, Zekioglu O, Ustün EE et al. Invasive micropapillary carcinoma of the breast: clinical, mammographic, and sonographic findings with histopathologic correlation. AJR Am J Roentgenol 2002; 179: 927–931

[812] Heywang-Köbrunner SH, Schreer I. Bildgebende Mammadiagnostik. Stuttgart: Thieme; 2003

[813] Jagmohan P, Pool FJ, Putti TC et al. Papillary lesions of the breast: imaging findings and diagnostic challenges. Diagn Interv Radiol 2013; 19 (6): 471–478. doi:10.5152/dir.201313041

[814] Lakhani SR, Ellis IO, Schnitt SJ et al., eds. WHO classification of tumors of the breast. 4th ed. Lyon: IARC; 2012

[815] Madjar H. Kursbuch Mammasonografie. Ein Lehreratlas nach den Richtlinien der DEGUM und der KBV. Stuttgart: Thieme; 2019

[816] Muttarak M, Lerttumnongtum P, Chaiwun B et al. Spectrum of papillary lesions of breast: clinical, imaging and pathologic correlation. AJR Am J Roentgenol 2008; 191: 700–707

[817] Tavassoli FA, Eusebi V. Tumors of the mammary gland. AFIP Atlas of tumor pathology. Fourth Series, Fascicle 10. Washington DC: ARP; 2009

[818] You C, Peng W, Shen X et al. Solid papillary carcinoma of breast: magnetic resonance mamography, digital mammography, and ultrasound findings. J Comput Assist Tomogr 2018; 42: 771–775

[819] Yun SU, Choi BB, Shu KS et al. Imaging findings of invasive micropapillary carcinoma of the breast. J Breast Cancer 2012; 15: 57–64

61 Invasives papilläres Mammakarzinom

Uwe Fischer

61.1 Steckbrief

Beim invasiv-papillären Mammakarzinom handelt es sich um eine eher seltene Form der malignen Tumoren in der weiblichen Brust. Es entsteht auf dem Boden intraduktaler papillärer Läsionen. Der Altersgipfel für den Nachweis von invasiv-papillären Mammakarzinomen ist mit dem 65.–70. Lebensjahr eher spät. Bildgebend imponiert es typischerweise als herdförmige Struktur, die mit Mikroverkalkungen assoziiert sein kann. Das zuverlässigste Verfahren für den Nachweis von invasiv-papillären Mammakarzinomen ist die Mamma-MRT. Die Diagnose wird typischerweise durch eine perkutane Biopsie gesichert. Histologisch ergibt sich ein Befund der Kategorie B5b.

61.2 Synonyme

- Papilläres Karzinom
- IPC

61.3 Keywords

- Brustkrebs
- Mammakarzinom
- invasiv-papillär
- Diagnostik

61.4 Definition

Papilläre Läsionen der Brust umfassen ein breites Spektrum an Diagnosen, die sich letztendlich nur histopathologisch und immunhistochemisch differenzieren lassen. Dieses Spektrum reicht vom intraduktalen Papillom zum Papillom mit atypischer duktaler Hyperplasie oder duktalem Carcinoma in Situ bis hin zum papillären duktalen Carcinoma in Situ, dem intrazystischen papillären Karzinom, dem mikropapillären Karzinom und schlussendlich dem invasiv-papillären Karzinom. Beim invasiv-papillären Karzinom handelt es sich um eine invasive Neoplasie mit dominanter papillärer Architektur.

61.5 Epidemiologie

61.5.1 Häufigkeit

- 0,5–2,0 % aller Brustkarzinome
- kontralaterales Auftreten in weniger als 1 % der Fälle

61.5.2 Altersgipfel

- Durchschnittsalter 65–70 Jahre
- Erkrankungsrisiko mit zunehmendem Alter steigend

61.5.3 Geschlechtsverteilung

- Mehr als 99 % Frauen

61.5.4 Prädisponierende Faktoren

- Wichtige Risikofaktoren für die Entstehung eines invasiven papillären Karzinoms:
  - intraduktale papilläre Läsionen
  - Alter
  - Gewebedichte
  - Hormone
  - ionisierende Strahlung

61.6 Ätiologie und Pathogenese

- Die Zellen im menschlichen Körper unterliegen einer regelmäßigen Zellteilung. Dabei kommt es zu Mutationen, die nicht zielgerichtet sind und zu einem gewissen Teil untergehen. Mutierte Zellen mit einen Vorteil gegenüber der Ursprungszelle wachsen allerdings weiter und unterliegen weiterhin Mutationen.
- Es wird angenommen, dass sich innerhalb einer entsprechenden Kaskade bei Zellen, bei denen eine 5. oder 6. Mutation stattgefunden hat, Karzinomeigenschaften ausbilden. Dies gilt auch für benigne intraduktale papilläre Läsionen, die als Vorstufe des invasiven papillären Karzinoms betrachtet werden.

61.7 Klassifikation und Risikostratifizierung

- **Klassifikation:** Einteilung papillärer Läsionen:
  - intraduktales Papillom
  - Papillom mit atypischer duktaler Hyperplasie
  - duktales Carcinoma in Situ
  - papilläres duktales Carcinoma in Situ
  - intrazystisches papilläres Karzinom
  - mikropapilläres Karzinom
  - invasiv-papilläres Karzinom
- **Risikostratifizierung:**
  - stärkste prognostische Faktoren:
    - Tumorgröße (Stadieneinteilung nach pT)
    - Lymphknotenstatus (Stadieneinteilung nach pN)
    - Fernmetastasierung (Stadieneinteilung nach pM)
    - histologischer Status (Grading)
    - Immunhistochemie (Ki67, Rezeptorstatus, HER2/neu)
  - Langzeitüberleben in Abhängigkeit von der Befundausdehnung bei Diagnosestellung und Durchführung adäquater therapeutischer Maßnahmen zwischen 20 und 98 %
  - Prognose besser als beim Mammakarzinom not otherwise specified

61.8 Symptomatik

- Bei kleinen Tumoren in der Regel kein Korrelat in Inspektion und Palpation
- bei größeren Tumoren (2–3 cm und größer) in Abhängigkeit von der Lage des Befunds zunehmend tastbare Verhärtung oder Knoten

61.9 Methode der Wahl

- Folgende Diagnostik ist relevant (in der Reihenfolge der Bedeutung):
  - Mamma-MRT,
  - Mammografie,
  - Sonografie,
  - klinische Untersuchung.

61.10 Pathognomonische Befunde

- Das invasive papilläre Mammakarzinom imponiert in der bildgebenden Diagnostik in erster Linie als Herd, gelegentlich assoziiert mit Mikroverkalkungen.
- Gelegentlich findet sich eine intrazystische oder die Zystenwand überschreitende Proliferation.

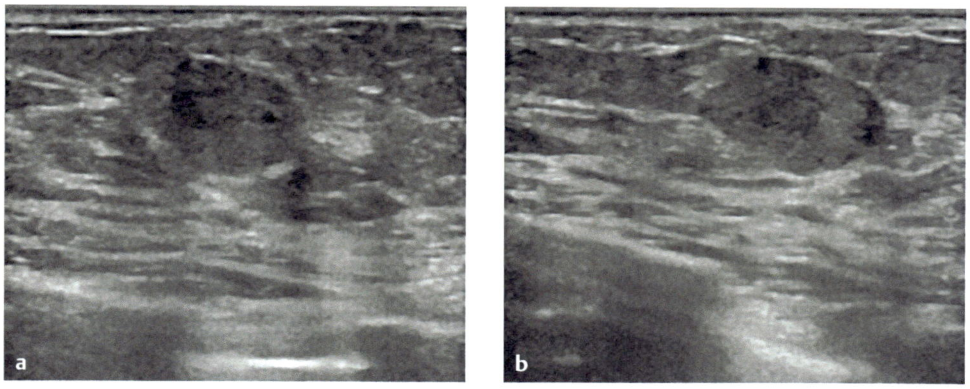

Abb. 61.1 Invasives papilläres Mammakarzinom. Ovaler Herdbefund mit glatter Begrenzung und inhomogenem Binnenecho in der Sonografie. Histologie: invasives papilläres Mammakarzinom.
a Querschnitt.
b Längsschnitt.

61.11 Befundbeschreibung

61.11.1 Sonografie

- **B-Bild-Sonografie:**
  - häufig ovaler oder runder Herdbefund mit scharfer, gelegentlich unscharfer oder mikrolobulierter Begrenzung (▸ Abb. 61.1)
  - Längsachse oft quer zur Kutis (▸ Abb. 61.2)
  - Tumormatrix selten iso-, häufiger hypoechogen (s. ▸ Abb. 61.1 und ▸ Abb. 61.2)
  - häufig inhomogene Binnentextur (s. ▸ Abb. 61.1)
  - selten Infiltration der Cooper-Ligamente (s. ▸ Abb. 61.2)
  - intermediäres dorsales Schallverhalten (s. ▸ Abb. 61.1)
  - gelegentlich endotumorale Kalzifikationen
- **farbkodierte Doppler-Sonografie:**
  - Vaskularisationsphänomene in 30 % der Fälle
  - Kodierung zuführender Arterien
- **Elastografie:** höhere Rigidität als benigne Herdbefunde
- **3-D-Sonografie:** in aller Regel keine diagnoseweisenden Zusatzinformationen

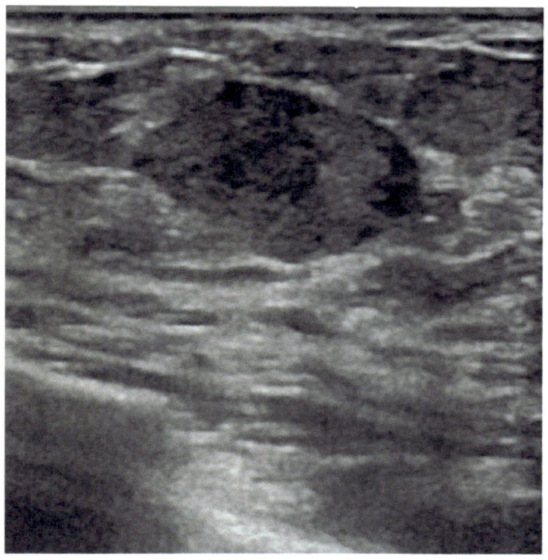

Abb. 61.2 Invasives papilläres Mammakarzinom. Herdbefund mit zartem hypoechogenem Randsaum im Sonografiebild. Infiltration von Cooper-Ligamenten. Histologie: invasives papilläres Mammakarzinom.

61.11.2 Röntgen

- **Mammografie:**
  - bei dichten Gewebestrukturen (Dichtetyp ACR C und D) und fehlenden endotumoralen Kalzifikationen kein oder nur vage abgrenzbarer Befund (▸ Abb. 61.3)
  - bei höherer Transparenz der Bruststrukturen (Dichtetyp ACR A und B) typischerweise Herdbefund, in erster Linie mit ovaler oder runder Form und scharfer oder mikrolobulierter Begrenzung (▸ Abb. 61.4a)
  - gelegentlich Assoziation mit endotumoralen pleomorphen Mikroverkalkungen (▸ Abb. 61.4b)
- **Tomosynthese:** verbesserte Detektion des Herdbefunds insbesondere bei Gewebetyp ACR B und C
- **kontrastmittelgestützte Mammografie:** verbesserte Detektion von Karzinomen insbesondere bei Gewebetyp ACR C und D aufgrund der starken endotumoralen Kontrastmittelanreicherung

61.11.3 MRT

- **Native T 1w Sequenz:**
  - bei Lage innerhalb des Drüsengewebes oft keine Auffälligkeiten
  - bei Lage außerhalb des Drüsengewebes häufig hypointenser Herdbefund (▸ Abb. 61.5a)
- **T 2w Sequenz:**
  - üblicherweise hyperintens (▸ Abb. 61.5b)
  - Abgrenzbarkeit gegenüber der umgebenden Zystenflüssigkeit bei intrazystischer Lage
- **T 1w Sequenz nach Kontrastmittelgabe:**
  - bei Tumorgröße bis 2 mm typischerweise keine Auffälligkeiten, da Versorgung über Diffusion
  - bei Tumorgröße bis 5 mm typischerweise Fokus ohne konkrete Malignitätskriterien, Diagnosestellung bei Karzinomen um 5 mm häufig im Rahmen konsekutiver MR-Untersuchungen
  - bei Tumorgröße ab 5 mm hypervaskularisierter Herdbefund (▸ Abb. 61.5c, ▸ Abb. 61.6 und ▸ Abb. 61.7)
  - oft ovale, runde oder lobulierte Form, scharfe oder gelegentlich unscharfe Begrenzung (s. ▸ Abb. 61.5c, ▸ Abb. 61.6 und ▸ Abb. 61.7)
  - initial häufig starke Kontrastmittelanreicherung, in etwa 50 % der Fälle Auswascheffekt (Wash-out), bei größeren G2- und insbesondere G3-Karzinomen häufiger ringförmige Kontrastmittelanreicherung (Rim Sign) und gelegentlich zusätzliche zentrale Kontrastmittelanreicherung (Central Enhancement; s. ▸ Abb. 61.6) oder anreichernde zentrale Septen (Bright endotumoral Septations)

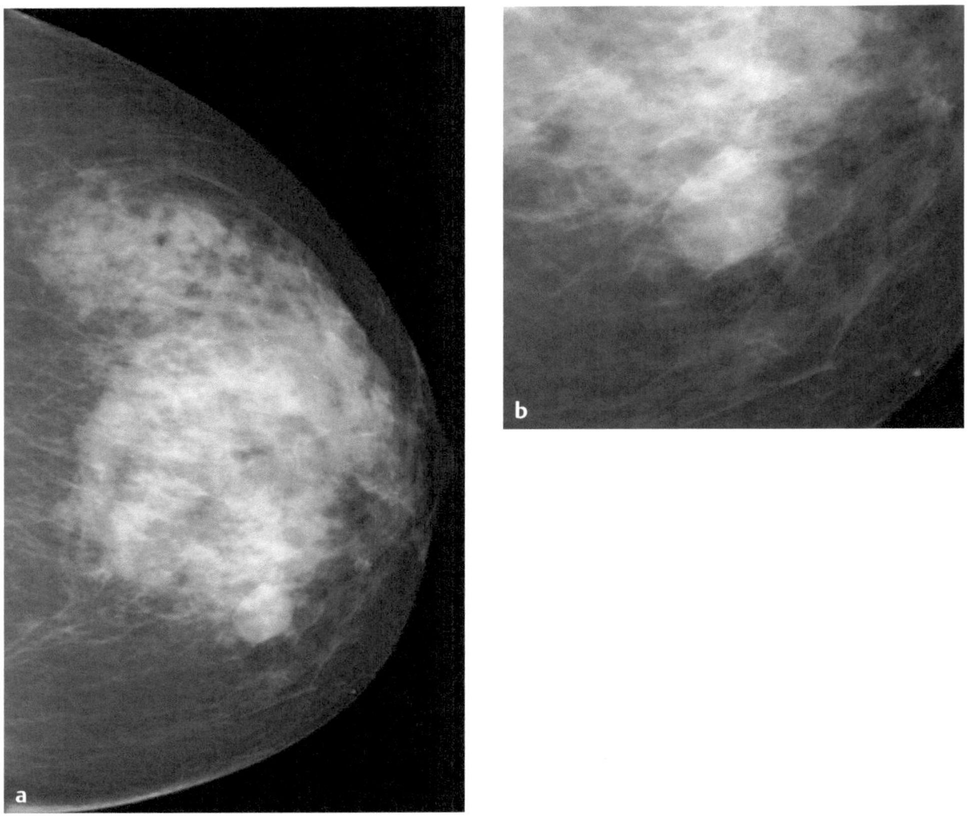

Abb. 61.3 Invasives papilläres Mammakarzinom. Herdbefund mit ovaler Form und glatter Begrenzung in der Mammografie. Keine assoziierten Mikroverkalkungen. Histologie: invasives papilläres Mammakarzinom.
a Mammogramm in CC-Projektion bei Dichtetyp ACR D: Herdbefund innen.
b Zooming.

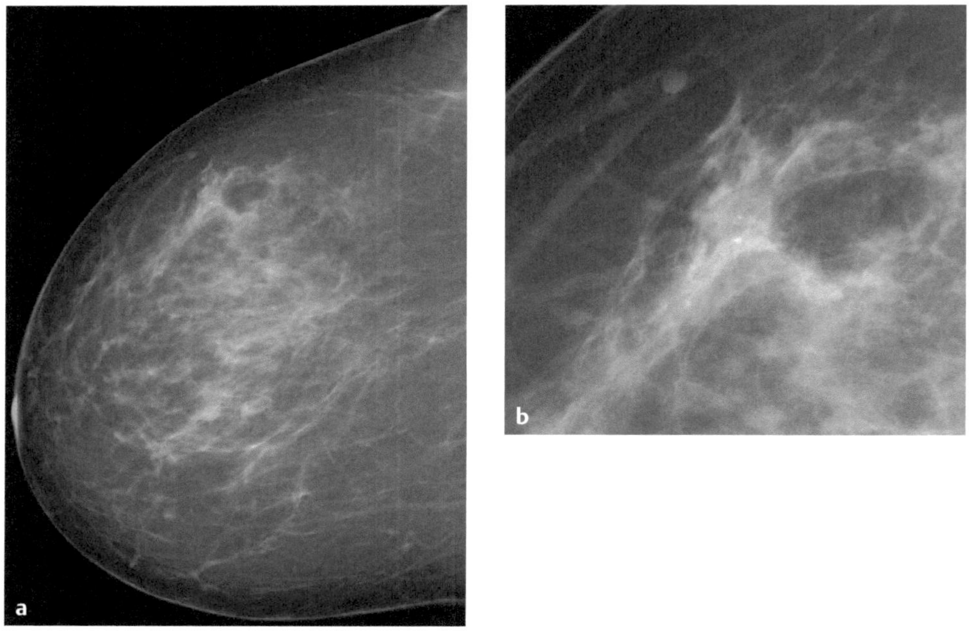

Abb. 61.4 Invasives papilläres Mammakarzinom. Herdbefund mit überlagerter rundlicher Form neben einem Lipom in der Mammografie. Einzelne assoziierte Mikroverkalkungen. Histologie: invasives papilläres Mammakarzinom.
a Mammogramm in CC-Projektion bei Dichtetyp ACR B: Herdbefund außen.
b Gezoomter Ausschnitt des Mammogramms.

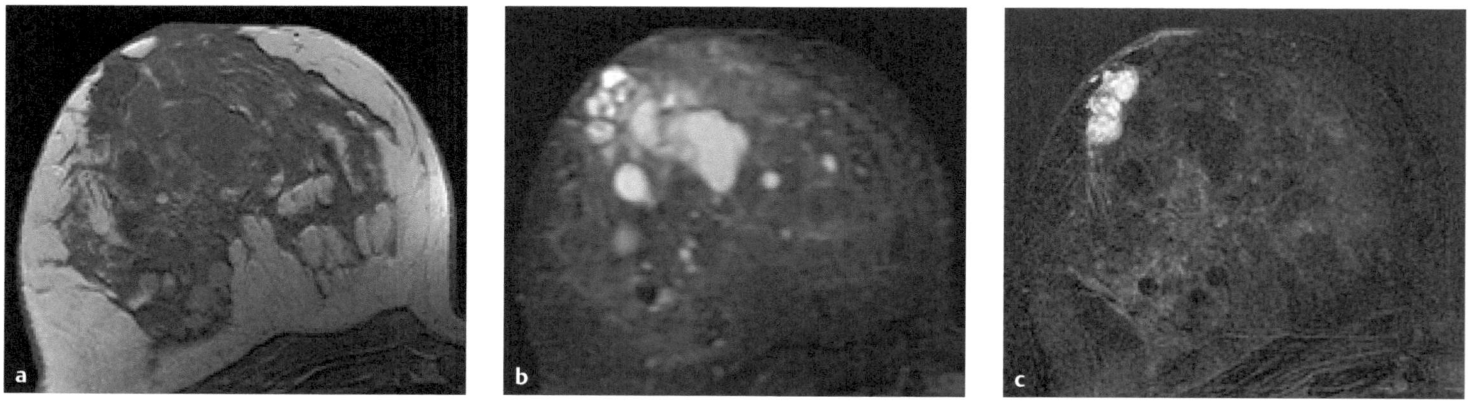

Abb. 61.5 Invasives papilläres Mammakarzinom. Lobulierter Herd in der Mamma-MRT. Histologie: invasives papilläres Mammakarzinom.
a Allenfalls vage Abgrenzbarkeit des subkutanen isodensen Herdbefunds in der T1w MRT-Messung.
b Hohes Wassersignal des Tumors in der T2w Messung. Zusätzlich Darstellung multipler umgebender Makrozysten.
c Hypervaskularisation des länglichen lobulierten Herdbefunds mit überwiegend scharfer Begrenzung in der Bildsubtraktion nach Kontrastmittelgabe.

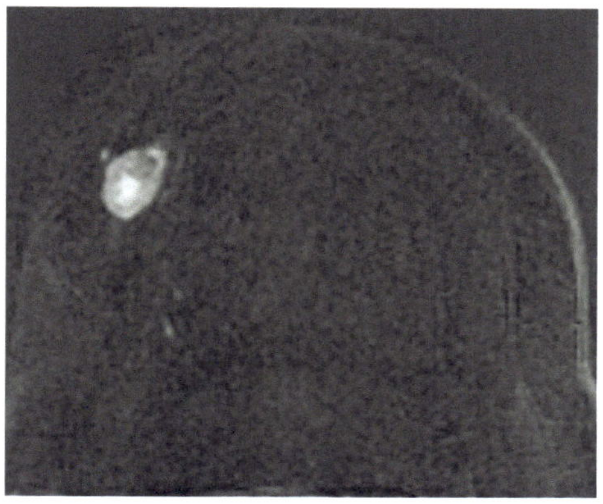

Abb. 61.6 Invasives papilläres Mammakarzinom. Ovaler Herdbefund mit ringförmiger und zentraler Kontrastmittelanreicherung in der Subtraktionsaufnahme der MRT. Histologie: invasives papilläres Mammakarzinom.

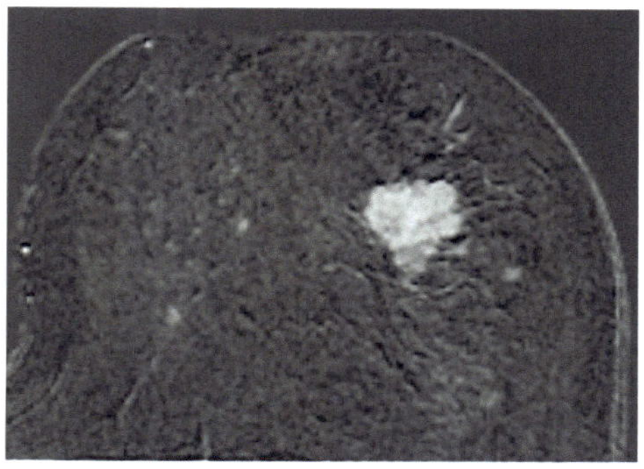

Abb. 61.7 Invasives papilläres Mammakarzinom. Großer Herdbefund in der Mamma-MRT. Lobulierter, partiell scharfer, partiell unscharfer Befund mit karzinomtypischem Anreicherungsmuster in der Bildsubtraktion nach Kontrastmittelgabe. Histologie: invasives papilläres Mammakarzinom.

Praxistipp

Checkliste für die Befundbeschreibung:

- Ausdehnung des Tumors (in Millimetern bzw. Zentimetern)
- Lage des Tumors (Quadrant)
- topografische Beziehung des Tumors zu relevanten Nachbarstrukturen (Mamille, Pektoralismuskel)
- Hinweise auf eine umgebende Tumorkomponente eines duktalen Carcinoma in Situ (extensive intraduktale Komponente)
- Hinweise auf Multifokalität oder Multizentrizität
- lokoregionär vergrößerte Lymphknoten
- Hinweise auf ein kontralaterales Tumorgeschehen

61.12 Radiologische Differenzialdiagnosen

- Mögliche Differenzialdiagnosen s. in ▸ Tab. 61.1.

61.13 Typische Fehler

- Fehlende Detektion des Befunds, insbesondere bei Vorliegen kleiner Tumoren oder Karzinome, die nicht mit Mikrokalk assoziiert sind, innerhalb dichter Parenchymstrukturen im Mammogramm
- Verzicht auf perkutan-bioptische Befundsicherung bei unklarem Befund

61.14 Was der zuweisende Kollege/Kliniker wissen muss

- Lage und Größe des invasiven papillären Mammakarzinoms
- Rezeptorstatus zur Frage der primär operativen oder chemotherapeutischen Behandlung
- Nachweis einer extensiven intraduktalen Komponente, von Multifokalität oder Multizentrizität oder eines zusätzlichen kontralateralen Karzinoms zur Planung der therapeutischen, insbesondere der operativen Vorgehensweise
- Lymphknotenstatus zur Frage der operativen Vorgehensweise (Sentinel-Technik?)
- Hinweise auf hämatogene Metastasierung

Tab. 61.1 Differenzialdiagnosen des invasiven papillären Mammakarzinoms.

Differenzialdiagnose	Häufigkeit der Differenzialdiagnose in Hinblick auf das Krankheitsbild	Wesentliche diagnostisch richtungsweisende Anamnese, Untersuchung u./o. Befunde	Sicherung der Diagnose
Fibroadenom	gelegentlich	• weniger als 2–3 Lobulierungen eher Hinweis auf Fibroadenom • intra- oder zystenwandüberschreitendes Wachstum Hinweis auf invasives papilläres Mammakarzinom • endotumorale Makroverkalkungen eher Hinweis auf fibrosiertes Fibroadenom • dunkle endotumorale Septen im MRT sehr starker Hinweis auf Fibroadenom • Mikroverkalkungen innerhalb der Tumormatrix eher Hinweis auf ein invasives papilläres Mammakarzinom	• Verlauf • Biopsie
andere invasive Karzinome	gelegentlich	• bildgebend keine zuverlässige Differenzierung	• Biopsie
Gesamtspektrum papillärer Neoplasien	gelegentlich	• bildgebend keine zuverlässige Differenzierung	• Biopsie
komplizierte Zyste	gelegentlich	• bildgebend keine zuverlässige Differenzierung	• Biopsie
phylloider Tumor	selten	• bildgebend keine zuverlässige Differenzierung zwischen phylloidem Tumor und papillärem Karzinom	• Biopsie

MRT = Magnetresonanztomografie

61.15 Literatur

Literatur zur weiteren Vertiefung

[820] Adrada B, Arribas E, Gilcrease M et al. Invasive micropapillary carcinoma of the breast: mammographic, sonographic and MRI features. AJR Am J Roentgenol 2009; 193: 58–63

[821] American College of Radiology. ACR BI-RADS® Atlas. Breast Imaging Reporting and Data System. 5. Aufl. Berlin: Springer; 2013

[822] Arora R, Gupta R, Sharma A et al. Invasive papillary carcinoma of male breast. Indian J Pathol Microbiol 2010; 53: 135–137. doi:10.4103/0377–492959206

[823] Dogan BE, Whitman GJ, Middleton LP et al. Intracystic papillary carcinoma of the breast. AJR Am J Roentgenol 2003; 181: 186

[824] Eiada R, Chong J, Kulkarini S et al. Papillary lesions of the breast: MRI, ultrasound, and mamographic apperances. AJR Am J Roentgenol 2012; 198: 264–271

[825] Elverici E, Barça AN, Türksoy O et al. Bilateral invasive papillary carcinoma of the breast. Clin Imaging 2007; 31: 419–421

[826] Fischer U. Röntgenmammographie. Verstehen, anwenden und optimieren. Stuttgart: Thieme; 2003

[827] Fischer U, Baum F. Diagnostik und Therapie des Mammakarzinoms. Stuttgart: Thieme; 2014

[828] Fischer DR, Wurdinger S, Boettcher J. Further signs in the evaluation of magnetic resonance mammography: a retrospective study. Invest Radiol 2005; 40: 430

[829] Günhan-Bilgen I, Zekioglu O, Ustün EE et al. Invasive micropapillary carcinoma of the breast: clinical, mammographic, and sonographic findings with histopathologic correlation. AJR Am J Roentgenol 2002; 179: 927–931

[830] Heywang-Köbrunner SH, Schreer I. Bildgebende Mammadiagnostik. Stuttgart: Thieme; 2003

[831] Jagmohan P, Pool FJ, Putti TC et al. Papillary lesions of the breast: imaging findings and diagnostic challenges. Diagn Interv Radiol 2013; 19 (6): 471–478. doi:10.5152/dir.201313041

[832] Kim TH, Kang DK, Kim SY et al. Sonographic differentiation of benign and malignant papillary lesions of the breast. J Ultrasound Med 2008; 27 (1): 75–82

[833] Lakhani SR, Ellis IO, Schnitt SJ et al., eds. WHO classification of tumors of the breast. 4th ed. Lyon: IARC; 2012

[834] Lam WWM, Chu WCW, Tang APY et al. Role of radiologic features in the management of papillary lesions of the breast. Am J Roentgenol 2006; 186 (5): 1322–1327

[835] Madjar H. Kursbuch Mammasonografie. Ein Lehreratlas nach den Richtlinien der DEGUM und der KBV. Stuttgart: Thieme; 2019

[836] Muttarak M, Lerttumnongtum P, Chaiwun B et al. Spectrum of papillary lesions of breast: clinical, imaging and pathologic correlation. AJR Am J Roentgenol 2008; 191: 700–707

[837] Tavassoli FA, Eusebi V. Tumors of the mammary gland. AFIP Atlas of tumor pathology. Fourth Series, Fascicle 10. Washington DC: ARP; 2009

[838] You C, Peng W, Shen X et al. Solid papillary carcinoma of breast: magnetic resonance mamography, digital mammography, and ultrasound findings. J Comput Assist Tomogr 2018; 42: 771–775

[839] Yun SU, Choi BB, Shu KS et al. Imaging findings of invasive micropapillary carcinoma of the breast. J Breast Cancer 2012; 15: 57–64

62 Metaplastisches Karzinom

Uwe Fischer

62.1 Steckbrief

Das metaplastische Mammakarzinom ist ein sehr seltener, aggressiver Subtyp des invasiven Mammakarzinoms, der sich durch ein schnelles Wachstum, eine relativ große Tumorgröße und eine Tendenz zur hämatogenen Metastasierung auszeichnet. Dabei werden die axillären Lymphknoten relativ selten befallen. Bildgebend gibt es keine spezifischen Konstellationen. Das zuverlässigste Verfahren für den Nachweis von invasiv-duktalen Mammakarzinomen ist die Mamma-MRT. Die Diagnose wird typischerweise durch eine perkutane Biopsie gesichert. Histologisch ergibt sich ein Befund der Kategorie B5b.

62.2 Synonyme

- Squamöses Zellkarzinom
- SCC
- adenosquamöses Karzinom
- ASC

62.3 Keywords

- Brustkrebs
- Mammakarzinom
- metaplastisch
- Diagnostik

62.4 Definition

Beim metaplastischen Karzinom handelt es sich um einen Tumor mit hochgradiger Zellularität und heterologer Differenzierung, einschließlich chondroider, ossärer, pleomorpher bzw. sarkomatoider, spindelförmiger und squamöser Elemente.

62.5 Epidemiologie

62.5.1 Häufigkeit

- Weit weniger als 1 % aller Brustkarzinome
- kontralaterales Auftreten in deutlich weniger als 1 % der Fälle

62.5.2 Altersgipfel

- Durchschnittsalter über 55 Jahren
- Erkrankungsrisiko mit zunehmendem Alter steigend

62.5.3 Geschlechtsverteilung

- Weit mehr als 99 % Frauen

62.5.4 Prädisponierende Faktoren

- Wichtige Risikofaktoren für die Entstehung eines metaplastischen Karzinoms:
  - Alter
  - Gewebedichte
  - Hormone
  - ionisierende Strahlung

62.6 Ätiologie und Pathogenese

- Die der Tumorbildung zugrunde liegenden Ursachen sind unbekannt.

62.7 Klassifikation und Risikostratifizierung

- **Risikostratifizierung:**
  - stärkste prognostische Faktoren:
    - Tumorgröße (Stadieneinteilung nach pT)
    - Lymphknotenstatus (Stadieneinteilung nach pN)
    - Fernmetastasierung (Stadieneinteilung nach pM)
    - histologischer Status (Grading)
  - Prognose eher ungünstig, schlechter als z. B. beim triple-negativen G3-Karzinom

62.8 Symptomatik

- Bei kleinen Tumoren in der Regel kein Korrelat in Inspektion und Palpation
- bei größeren Tumoren (2–3 cm und größer) in Abhängigkeit von der Lage des Befunds zunehmend tastbare Verhärtung oder Knoten
- in aller Regel schnell wachsender, großer beweglicher Knoten

62.9 Methode der Wahl

- Folgende Diagnostik ist relevant (in der Reihenfolge der Bedeutung):
  - Mamma-MRT,
  - Mammografie,
  - Sonografie,
  - klinische Untersuchung.

62.10 Pathognomonische Befunde

- Das metaplastische Karzinom imponiert in der bildgebenden Diagnostik in erster Linie als umschriebener Herd.

62.11 Befundbeschreibung

62.11.1 Sonografie

- **B-Bild-Sonografie:**
  - häufig rundlicher Herdbefund mit scharfer oder unscharfer Begrenzung
  - Tumormatrix selten iso-, häufiger hypoechogen
  - häufig inhomogene Binnentextur
  - Infiltration der Cooper-Ligamente
- **farbkodierte Doppler-Sonografie:**
  - Vaskularisationsphänomene
  - Kodierung zuführender Arterien
- **Elastografie:** höhere Rigidität als benigne Herdbefunde
- **3-D-Sonografie:** in aller Regel keine diagnoseweisenden Zusatzinformationen

62.11.2 Röntgen

- **Mammografie:**
  - bei dichten Gewebestrukturen (Dichtetyp ACR C und D) und fehlenden endotumoralen Kalzifikationen kein oder nur vage abgrenzbarer Befund
  - bei höherer Transparenz der Bruststrukturen (Dichtetyp ACR A und B) typischerweise Herdbefund, in erster Linie mit rundlicher Form und scharfer oder unscharfer Begrenzung
- **Tomosynthese:** verbesserte Detektion des Herdbefunds insbesondere bei Gewebetyp ACR B und C
- **kontrastmittelgestützte Mammografie:** verbesserte Detektion von Karzinomen insbesondere bei Gewebetyp ACR C und D aufgrund der starken endotumoralen Kontrastmittelanreicherung

62.11.3 MRT

- **Native T 1w Sequenz:**
  - bei Lage innerhalb des Drüsengewebes oft keine Auffälligkeiten
  - bei Lage außerhalb des Drüsengewebes oft scharfer hypointenser Herdbefund (▶ Abb. 62.1a)
- **T 2w Sequenz:** üblicherweise iso- bis hyperintens (▶ Abb. 62.1b)
- **T 1w Sequenz nach Kontrastmittelgabe:**
  - bei Tumorgröße bis 2 mm typischerweise keine Auffälligkeiten, da Versorgung über Diffusion
  - bei Tumorgröße bis 5 mm typischerweise Fokus ohne konkrete Malignitätskriterien, Diagnosestellung bei Karzinomen um 5 mm häufig im Rahmen konsekutiver MR-Untersuchungen
  - bei Tumorgröße ab 5 mm hypervaskularisierter Herdbefund (▶ Abb. 62.1c und ▶ Abb. 62.1d)
  - oft rundliche Form, scharfe oder unscharfe Begrenzung
  - initial häufig starke Kontrastmittelanreicherung, Auswascheffekt, bei G3-Karzinomen häufiger ringförmige Kontrastmittelanreicherung (Rim Sign) und gelegentlich zusätzliche zentrale Kontrastmittelanreicherung (Central Enhancement)

Praxistipp

Checkliste für die Befundbeschreibung:

- Ausdehnung des Tumors (in Millimetern bzw. Zentimetern)
- Lage des Tumors (Quadrant)
- topografische Beziehung des Tumors zu relevanten Nachbarstrukturen (Mamille, Pektoralismuskel)
- Hinweise auf eine umgebende Tumorkomponente eines duktalen Carcinoma in Situ (extensive intraduktale Komponente)
- Hinweise auf Multifokalität oder Multizentrizität
- lokoregionär vergrößerte Lymphknoten
- Hinweise auf ein kontralaterales Tumorgeschehen

62.12 Radiologische Differenzialdiagnosen

- Die zu beachtenden Differenzialdiagnosen s. in ▶ Tab. 62.1.

62.13 Typische Fehler

- Fehlende Detektion des Befunds, insbesondere bei Vorliegen kleiner Tumoren oder Karzinome, die nicht mit Mikrokalk assoziiert sind, innerhalb dichter Parenchymstrukturen im Mammogramm
- Verzicht auf perkutan-bioptische Befundsicherung bei unklarem Befund

62.14 Was der zuweisende Kollege/Kliniker wissen muss

- Lage und Größe des metaplastischen Karzinoms
- Rezeptorstatus zur Frage der primär operativen oder chemotherapeutischen Behandlung
- Nachweis einer extensiven intraduktalen Komponente, von Multifokalität oder Multizentrizität oder eines zusätzlichen kontralateralen Karzinoms zur Planung der therapeutischen, insbesondere der operativen Vorgehensweise
- Lymphknotenstatus zur Frage der operativen Vorgehensweise (Sentinel-Technik?)
- Hinweise auf hämatogene Metastasierung

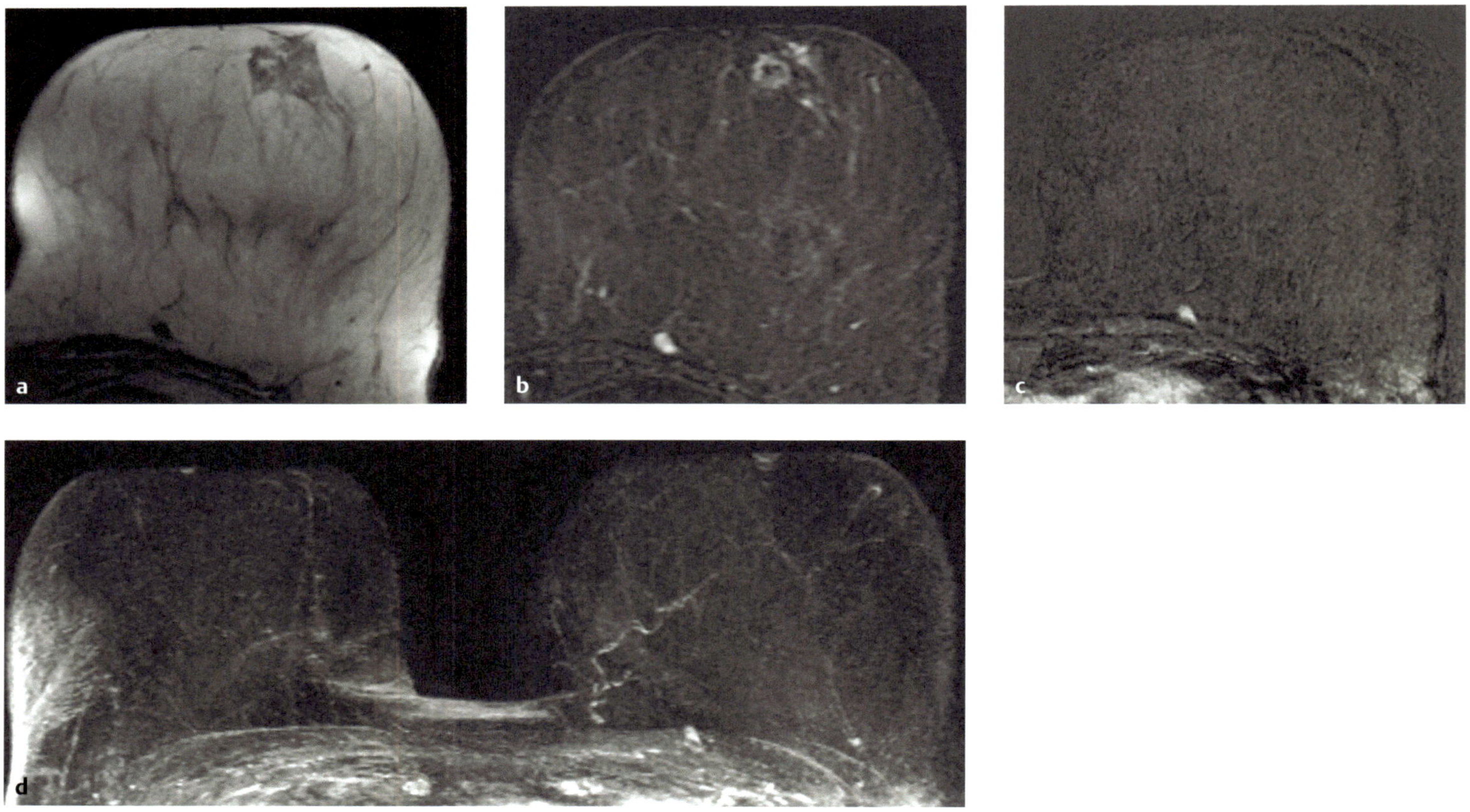

Abb. 62.1 Metaplastisches Karzinom. 6 mm großes Karzinom im Mamma-MRT. Histologie: invasives duktales Mammakarzinom Grading 3.
a Thoraxwandnah herdförmiges Karzinom innerhalb des umgebenden Fettgewebes in der T 1w Messung.
b Hyperintenses Verhalten des Karzinoms in der T 2w Messung.
c Hypervaskularisation des Karzinoms mit Darstellung in der Bildsubtraktion nach Kontrastmittelgabe.
d Präsentation des Befunds in der MIP.

Tab. 62.1 Differenzialdiagnosen des metaplastischen Mammakarzinoms.

Differenzialdiagnose	Häufigkeit der Differenzialdiagnose in Hinblick auf das Krankheitsbild	Wesentliche diagnostisch richtungsweisende Anamnese, Untersuchung u./o. Befunde	Sicherung der Diagnose
Fibroadenom	gelegentlich	• runde Form und glatte Begrenzung eher bei Fibroadenom, grobe endotumorale Kalzifikationen eher bei regressiv verändertem Fibroadenom • myxoide Fibroadenome häufig mit hohem T 2w Signal im MRT, im Gegensatz zum Karzinom • Nachweis dunkler endotumoraler Septen im MRT sehr starker Hinweis auf Fibroadenom	• Verlauf • Biopsie
invasiv-duktales Karzinom	gelegentlich	• keine zuverlässige Differenzierung anhand morphologischer Kriterien möglich	• Biopsie
andere invasive Karzinome	gelegentlich	• keine zuverlässige Differenzierung anhand morphologischer Kriterien möglich	• Biopsie
Granulom, Abszess	selten	• eher glatte Begrenzung eher Hinweis auf Granulom oder Abszess • ringförmige Kontrastmittelanreicherung als unspezifisches Zeichen	• Biopsie

MRT = Magnetresonanztomografie
T 2w = T 2-gewichtet

62.15 Literatur

Literatur zur weiteren Vertiefung

[840] American College of Radiology. ACR BI-RADS® Atlas. Breast Imaging Reporting and Data System. 5. Aufl. Berlin: Springer; 2013

[841] Berg WA, Gutierrez L, NessAiver MS et al. Diagnostic accuracy of mammography, clinical examination, US, and MR imaging in preoperative assessment of breast cancer. Radiology 2004; 233: 830–849

[842] Dietzel M, Baltzer PA, Vag T et al. Potential of MR mammography to predict tumor grading of invasive breast cancer. Röfo 2011; 183 (9): 826–833

[843] El Zein D, Hughes M, Kumar S et al. Metaplastic carcinoma of the breast is More aggressive than triple-negative breast cancer: a study from a single institution and review of literature. Clin Breast Cancer 2017; 17: 382–391

[844] Fischer U. Röntgenmammographie. Verstehen, anwenden und optimieren. Stuttgart: Thieme; 2003

[845] Fischer U, Baum F. Diagnostik und Therapie des Mammakarzinoms. Stuttgart: Thieme; 2014

[846] Fischer DR, Wurdinger S, Boettcher J. Further signs in the evaluation of magnetic resonance mammography: a retrospective study. Invest Radiol 2005; 40: 430

[847] Goto M, Ito H, Akazawa K et al. Diagnosis of breast tumors by contrast-enhanced MR imaging: comparison between the diagnostic performance of dynamic enhancement patterns and morphologic features. J Magn Reson Imaging 2007; 25: 104

[848] Heywang-Köbrunner SH, Schreer I. Bildgebende Mammadiagnostik. Stuttgart: Thieme; 2003

[849] Lewin JM, Hendrick RE, D'Orsi CJ et al. Comparison of full-field digital mammography with screen-film mammography for cancer detection: results of 4945 paired examinations. Radiology 2001; 218: 873–880

[850] Lewin JM, D'Orsi CJ, Hendrick RE et al. Clinical comparison of full-field digital mammography and screen-film mammography for detection of breast cancer. Am J Roentgenol 2002; 179: 671–677

[851] Zhou X, Wu X, Wang L et al. Metaplastic breast carcinoma: a retrospective study of 26 cases. Int J Clin Exp Pathol 2021; 14: 355–362

63 Neuroendokrines Mammakarzinom

Uwe Fischer

63.1 Steckbrief

Beim neuroendokrinen Mammakarzinom handelt es sich um eine maligne Tumorentität, die mit identischem histologischem Aufbau auch in anderen Körperregionen vorkommen kann. In der Brust handelt es sich um einen sehr seltenen Tumor. Neuroendokrine Tumoren bestehen aus hormonbildenden Zellen, die u. a. Insulin, Glukagon oder Serotonin bilden können. Bildgebend gibt es keine spezifischen Konstellationen. Das zuverlässigste Verfahren für den Nachweis des neuroendokrinen Mammakarzinoms ist wohl die Mamma-MRT. Die Diagnose wird typischerweise durch eine perkutane Biopsie gesichert. Histologisch ergibt sich ein Befund der Kategorie B5b.

63.2 Synonyme

- NECB
- hormonbildender Brustkrebs
- Karzinoid (veraltet)

63.3 Keywords

- Brustkrebs
- Mammakarzinom
- neuroendokrin
- Diagnostik

63.4 Definition

Neuroendokrine Tumoren sind maligne Tumoren, die in Aufbau und Eigenschaften den Drüsen- und Nervenzellen ähneln. Diese neuroendokrinen Zellen finden sich in allen Schleimhäuten des Magen-Darm-Traktes, der Bauchspeicheldrüse, der Lunge und in den Nebennieren sowie in Brust, Gebärmutter und Eierstöcken.

63.5 Epidemiologie

63.5.1 Häufigkeit

- Weit weniger als 1 % aller Brustkarzinome
- kontralaterales Auftreten in deutlich weniger als 1 % der Fälle

63.5.2 Altersgipfel

- Durchschnittsalter 55–65 Jahre (Altersspanne: 21–95 Jahre)

> ✔ **Merke**
>
> Bei jungem Erkrankungsalter und/oder mehreren Tumorlokalisationen muss an das Multiple-endokrine-Neoplasie-Syndrom gedacht werden (multiple endokrine Neoplasie, autosomal-dominanter Erbgang, Häufigkeitsangaben von 1:50 000–30:1 000 000, Gentest verfügbar).

63.5.3 Geschlechtsverteilung

- Mehr als 99 % Frauen, weniger als 1 % Männer

63.5.4 Prädisponierende Faktoren

- Die der Tumorbildung zugrunde liegenden Ursachen sind unbekannt.

63.6 Ätiologie und Pathogenese

- Die der Tumorbildung zugrunde liegenden Ursachen sind unbekannt.

63.7 Klassifikation und Risikostratifizierung

- **Risikostratifizierung:**
  - stärkste prognostische Faktoren:
    - Tumorgröße (Stadieneinteilung nach pT)
    - Lymphknotenstatus (Stadieneinteilung nach pN)
    - Fernmetastasierung (Stadieneinteilung nach pM)
    - histologischer Status (Grading)
  - Langzeitüberleben exzellent, in Abhängigkeit von der Befundausdehnung bei Diagnosestellung und der Durchführung adäquater therapeutischer Maßnahmen zwischen 90 und 98 %

63.8 Symptomatik

- Bei kleinen Tumoren in der Regel kein Korrelat in Inspektion und Palpation
- bei größeren Tumoren (2–3 cm und mehr) in Abhängigkeit von der Lage des Befunds zunehmend tastbare Verhärtung oder Knoten
- Symptomatik abhängig vom produzierten Hormon

63.9 Methode der Wahl

- Folgende nicht bildgebende Diagnostik ist relevant:
  - laborchemische Untersuchungen,
  - Gentestung.
- Folgende bildgebende Diagnostik ist relevant:
  - Mamma-MRT,
  - Mammografie,
  - Sonografie,
  - klinische Untersuchung.

63.10 Pathognomonische Befunde

- Das neuroendokrine Mammakarzinom imponiert in der bildgebenden Diagnostik in erster Linie als irregulärer Herd.

63.11 Befundbeschreibung

63.11.1 Sonografie

- **B-Bild-Sonografie:** lobulierter, hypoechogener Herdbefund mit scharfer oder unscharfer Begrenzung (▶ Abb. 63.1)
- **farbkodierte Doppler-Sonografie:**
  - Vaskularisationsphänomene beschrieben
  - Kodierung zuführender Arterien beschrieben
- **Elastografie:** höhere Rigidität als benigne Herdbefunde
- **3-D-Sonografie:** in aller Regel keine diagnoseweisenden Zusatzinformationen

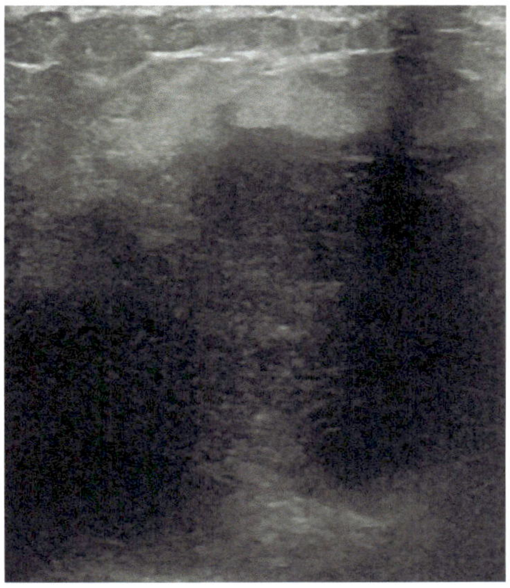

Abb. 63.1 **Neuroendokrines Mammakarzinom.** Lobulierter, partiell scharf, partiell unscharf begrenzter hypoechogener Herdbefund im Sonografiebild. Histologie: neuroendokrines Mammakarzinom.

63.11.2 Röntgen

- **Mammografie:**
  - bei dichten Gewebestrukturen (Dichtetyp ACR C und D) kein oder nur vage abgrenzbarer Befund
  - bei höherer Transparenz der Bruststrukturen (Dichtetyp ACR A und B) lobulierter iso- oder hyperdenser Herdbefund mit scharfer oder unscharfer Begrenzung (▶ Abb. 63.2)
- **Tomosynthese:** verbesserte Detektion des Herdbefunds insbesondere bei Gewebetyp ACR B und C
- **kontrastmittelgestützte Mammografie:** verbesserte Detektion von Karzinomen insbesondere bei Gewebetyp ACR C und D aufgrund der starken endotumoralen Kontrastmittelanreicherung

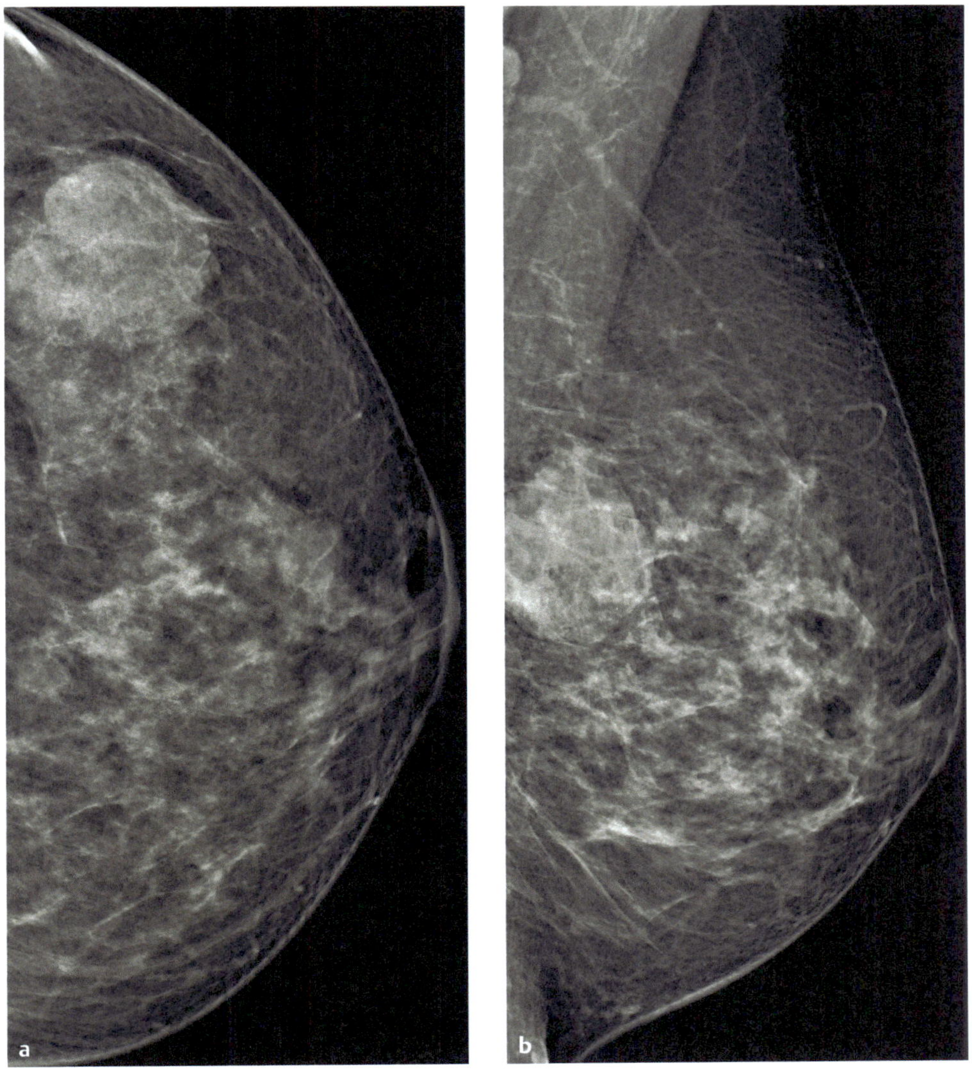

Abb. 63.2 **Neuroendokrines Mammakarzinom.** Lobulierter, partiell scharf, partiell unscharf begrenzter Herdbefund in der Mammografie. Histologie: neuroendokrines Mammakarzinom.
a CC-Projektion.
b MLO-Projektion.

63.11.3 MRT

- **Native T 1w Sequenz:**
  - bei Lage innerhalb des Drüsengewebes oft keine Auffälligkeiten
  - bei Lage außerhalb des Drüsengewebes lobulierter hypointenser Herdbefund (► Abb. 63.3a)
- **T 2w Sequenz:** üblicherweise hypo- bis isointens (► Abb. 63.3b)
- **T 1w Sequenz nach Kontrastmittelgabe:**
  - bei Tumorgröße bis 2 mm typischerweise keine Auffälligkeiten, da Versorgung über Diffusion
  - bei Tumorgröße bis 5 mm Fokus ohne konkrete Malignitätskriterien
  - bei Tumorgröße ab 5 mm hypervaskularisierter Herdbefund (► Abb. 63.3c und ► Abb. 63.3d)
  - oft lobulierte Form, scharfe oder unscharfe Begrenzung (s. ► Abb. 63.3c und ► Abb. 63.3d)
  - starke Kontrastmittelanreicherung, oft mit Rim Sign und endotumoralen Proliferationen (s. ► Abb. 63.3c und ► Abb. 63.3d)

Praxistipp

Checkliste für die Befundbeschreibung:

- Ausdehnung des Tumors (in Millimetern bzw. Zentimetern)
- Lage des Tumors (Quadrant)
- topografische Beziehung des Tumors zu relevanten Nachbarstrukturen (Mamille, Pektoralismuskel)
- Hinweise auf Multifokalität oder Multizentrizität
- lokoregionär vergrößerte Lymphknoten
- Hinweise auf ein kontralaterales Tumorgeschehen

63.12 Radiologische Differenzialdiagnosen

- Zu berücksichtigende Differenzialdiagnosen s. in ► Tab. 63.1.

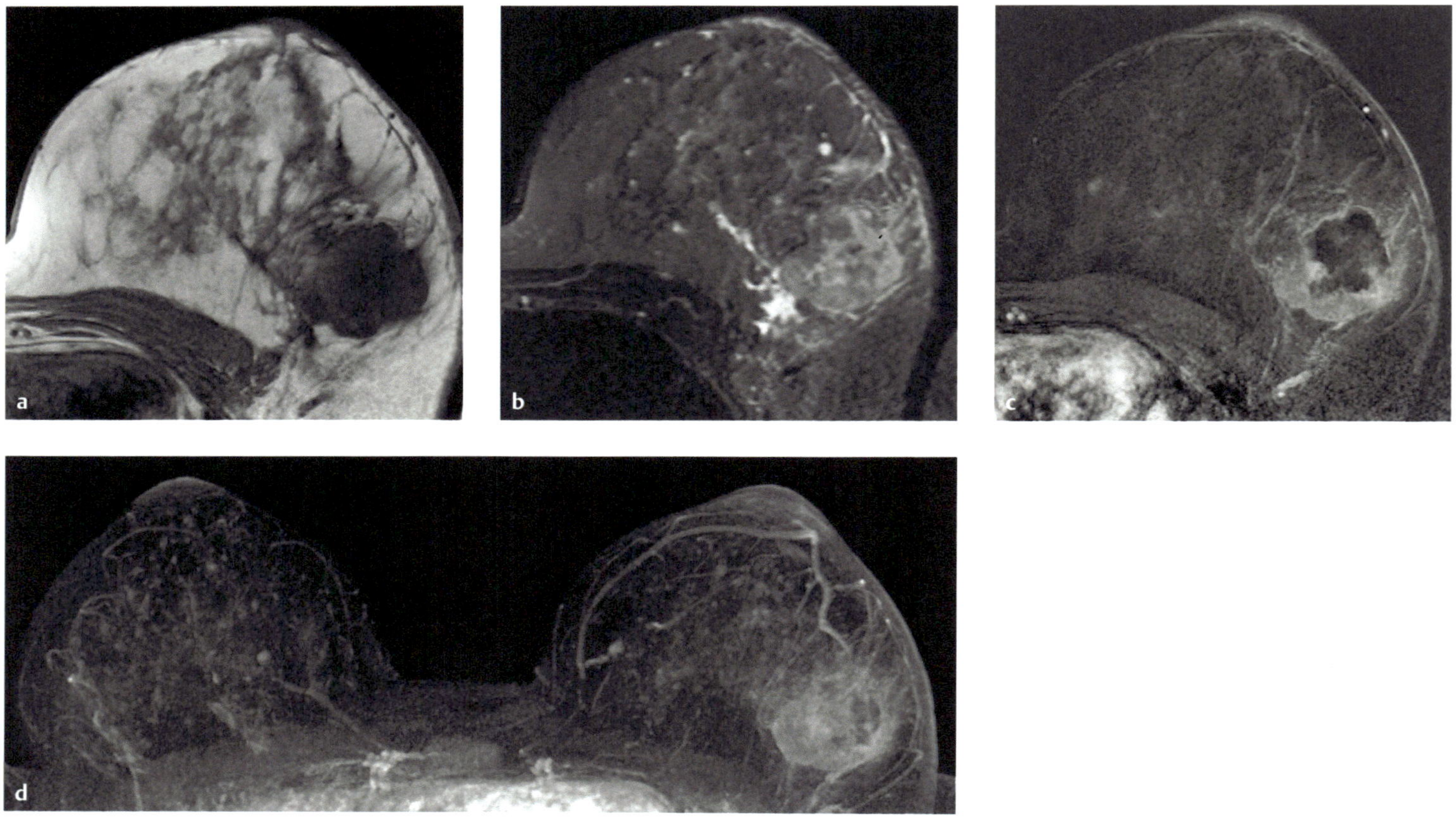

Abb. 63.3 Neuroendokrines Mammakarzinom. Lobulierter, partiell scharf, partiell unscharf begrenzter Herdbefund in der MRT. Histologie: neuroendokrines Mammakarzinom.

a Überwiegend scharf begrenzter hypointenser Herdbefund in der T 1w Messung.

b Überwiegend scharf begrenzter isointenser Herdbefund mit inhomogener Binnentextur in der T 2w Messung.

c Überwiegend scharf begrenzter Herdbefund mit schmaler ringförmiger Kontrastmittelanreicherung und beginnenden Proliferationen vom Rand in das Tumorinnere in der Subtraktion nach Kontrastmittelgabe.

d Befunddemonstration in der MIP.

Tab. 63.1 Differenzialdiagnosen des neuroendokrinen Mammakarzinoms.

Differenzialdiagnose	Häufigkeit der Differenzialdiagnose in Hinblick auf das Krankheitsbild	Wesentliche diagnostisch richtungsweisende Anamnese, Untersuchung u./o. Befunde	Sicherung der Diagnose
invasives duktales Mammakarzinom	gelegentlich	• bildgebend nicht zuverlässig differenzierbar	• Biopsie
Karzinome anderer Entität (papillär, medullär, muzinös)	gelegentlich	• bildgebend nicht zuverlässig differenzierbar	• Biopsie
phylloider Tumor	selten	• bildgebend nicht zuverlässig differenzierbar	• Biopsie

63.13 Typische Fehler

- Fehlende Detektion des Befunds, insbesondere bei Vorliegen kleiner Tumoren innerhalb dichter Parenchymstrukturen im Mammogramm
- Verzicht auf perkutan-bioptische Befundsicherung bei unklarem Befund

63.14 Was der zuweisende Kollege/Kliniker wissen muss

- Lage und Größe des Karzinoms
- Rezeptorstatus zur Frage der primär operativen oder chemotherapeutischen Behandlung (üblicherweise 3-fach negativ)
- Nachweis einer extensiven intraduktalen Komponente, von Multifokalität oder Multizentrizität oder eines zusätzlichen kontralateralen Karzinoms zur Planung der therapeutischen, insbesondere der operativen Vorgehensweise
- Lymphknotenstatus zur Frage der operativen Vorgehensweise (Sentinel-Technik?)
- Hinweise auf hämatogene Metastasierung

63.15 Literatur

Literatur zur weiteren Vertiefung

[852] American College of Radiology. ACR BI-RADS® Atlas. Breast Imaging Reporting and Data System. 5. Aufl. Berlin: Springer; 2013

[853] Bergstrom C, Porembka J, Fang Y et al. Primary neuroendocrine carcinoma of the breast. Breast J 2019; 25: 519–520

[854] Fischer U. Röntgenmammographie. Verstehen, anwenden und optimieren. Stuttgart: Thieme; 2003

[855] Fischer U, Baum F. Diagnostik und Therapie des Mammakarzinoms. Stuttgart: Thieme; 2014

[856] Heywang-Köbrunner SH, Schreer I. Bildgebende Mammadiagnostik. Stuttgart: Thieme; 2003

[857] Inno A, Bogina G, Turazza M et al. Neuroendocrine carcinoma of the breast: current evidence and future perspectives. Oncologist 2016; 21: 28–32

[858] Madjar H. Kursbuch Mammasonografie. Ein Lehreratlas nach den Richtlinien der DEGUM und der KBV. Stuttgart: Thieme; 2019

[859] Menéndez P, García E, Rabadán L et al. Primary neuroendocrine breast carcinoma. Clin Breast Cancer 2012; 12: 300–303

[860] Rosen LE, Gattuso P. Neuroendocrine tumors of the breast. Arch Pathol Lab Med 2017; 141: 1577–1581

64 Morbus Paget

Uwe Fischer

64.1 Steckbrief

„Morbus Paget“ bezeichnet einen Befall der Brustwarze mit Karzinomzellen, die im weiteren Verlauf den Areolabereich miteinbeziehen können. Es verlassen dabei intraduktale Tumorzellen das Milchgangsystem, indem sie sich nach ventralseitig in das Subkorium ausbreiten. Die Diagnose wird klinisch gestellt. Die bildgebende Diagnostik hat die Aufgabe, zusätzliche intramammäre Tumormanifestationen zu erkennen oder auszuschließen.

64.2 Synonyme

- Brustwarzenkrebs
- Paget-Karzinom

64.3 Keywords

- Brustkrebs
- Mammakarzinom
- Diagnostik

64.4 Definition

Bei Morbus Paget liegt eine intraepidermale Ausbreitung von Karzinomzellen in der Mamillenregion vor. In etwa 40 % der Fälle liegt ein intraduktales, in 60 % ein invasives Mammakarzinom mit meist hochgradigem Malignitätsgrad zugrunde. Mikroskopisch finden sich vom Stratum germinativum aufsteigende, meist einzeln oder in kleinen Gruppen liegende, große Zellen mit hellem Zytoplasma (Paget-Zellen).

64.5 Epidemiologie

64.5.1 Häufigkeit

- 1–2 % aller Brustkarzinome
- kontralaterales Auftreten in weniger als 1 % der Fälle

64.5.2 Altersgipfel

- Durchschnittsalter 63 Jahre (Altersspanne: 21–95 Jahre)
- Erkrankungsrisiko mit zunehmendem Alter steigend

64.5.3 Geschlechtsverteilung

- Mehr als 99 % Frauen, weniger als 1 % Männer

64.5.4 Prädisponierende Faktoren

- Wichtige Risikofaktoren für die Entstehung eines Morbus Paget:
  - Alter
  - Gewebedichte
  - Hormone
  - ionisierende Strahlung

64.6 Ätiologie und Pathogenese

- Die Zellen im menschlichen Körper unterliegen einer regelmäßigen Zellteilung. Dabei kommt es zu Mutationen, die nicht zielgerichtet sind und zu einem gewissen Teil untergehen. Mutierte Zellen mit einen Vorteil gegenüber der Ursprungszelle wachsen allerdings weiter und unterliegen weiterhin Mutationen.
- Es wird angenommen, dass sich innerhalb einer entsprechenden Kaskade bei Zellen, bei denen eine 5. oder 6. Mutation stattgefunden hat, Karzinomeigenschaften ausbilden.
- Eine wesentliche Eigenschaft, die solche Karzinomzellen nunmehr besitzen, ist der Verlust der Kontaktinhibition. Dies bedeutet, dass gesunde Nachbarzellen nicht mehr respektiert und deshalb im Rahmen des Karzinomzellwachstums infiltriert werden.
- Die vulnerabelste Lokalisation innerhalb des Brustgewebes ist die terminale duktulolobuläre Einheit. Dies ist das Verbindungsstück zwischen den Endästen der Milchgänge und den Lobuli. Dort befinden sich histopathologisch zu Beginn atypische Zellveränderungen, die zum duktalen Carcinoma in Situ und bei Verlassen des Milchgangs zum invasiven duktalen Karzinom werden können. Wächst ein duktales Carcinoma in Situ ventralseitig in die Mamillenvorderfläche, so resultiert ein Morbus Paget.

64.7 Klassifikation und Risikostratifizierung

- **Risikostratifizierung:**
  - stärkste prognostische Faktoren:
    - Tumorgröße (Stadieneinteilung nach pT)
    - Lymphknotenstatus (Stadieneinteilung nach pN)
    - Fernmetastasierung (Stadieneinteilung nach pM)
    - histologischer Status (Grading)
    - Immunhistochemie (Ki67, Rezeptorstatus, HER2/neu)
  - Langzeitüberleben auch in Abhängigkeit von einer potenziellen zusätzlichen intramammären Tumorausdehnung bei Diagnosestellung und Durchführung adäquater therapeutischer Maßnahmen zwischen 20 und 98 %

64.8 Symptomatik

- Erythem und Ekzem von Nippel und ggf. Areola (▶ Abb. 64.1)
- Pruritus
- Verhärtung
- Ulzeration
- bei intramammärer intraduktaler Ausdehnung üblicherweise kein palpatorisches Korrelat
- bei zusätzlicher invasiver Karzinomkomponente Knoten oder Verhärtung

64.9 Methode der Wahl

- Die Diagnose wird in aller Regel klinisch gestellt. Bildgebende Verfahren haben in erster Linie die Aufgabe, die intramammären Strukturen zu beurteilen.
- Folgende Diagnostik ist relevant:
  - klinische Untersuchung,
  - Mamma-MRT,
  - Mammografie,
  - Sonografie.

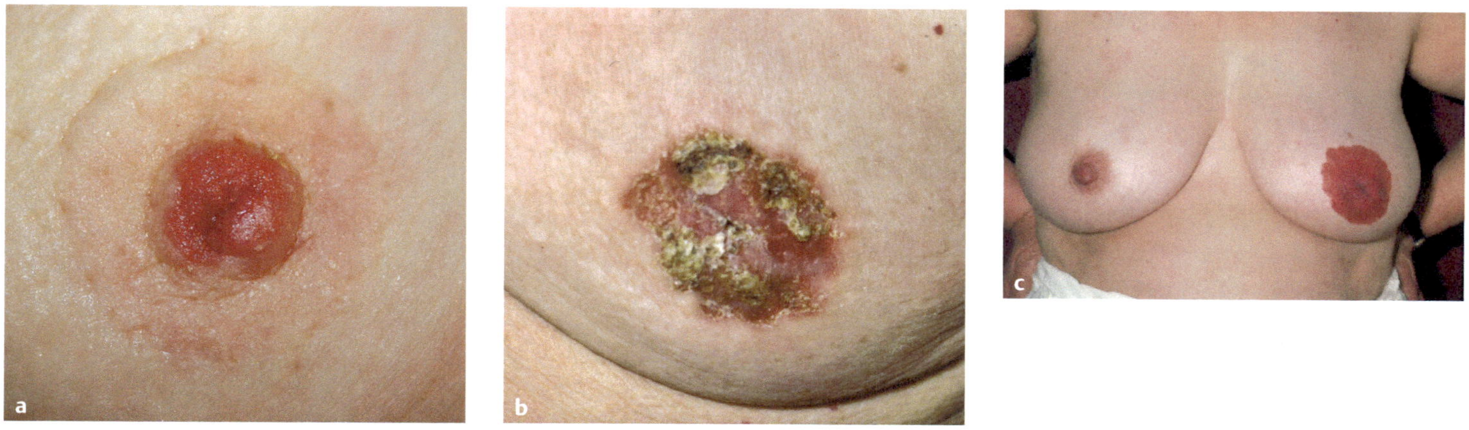

Abb. 64.1 Morbus Paget. Klinische Befunde.
a Ekzematös-ulzeröse Veränderung der Mamille. (Quelle: Fischer U, Baum F. Diagnostik und Therapie des Mammakarzinoms. Stuttgart: Thieme; 2014. Abb. 4.9a)
b Ekzem mit Krustenbildung der Mamille. (Quelle: Fischer U, Baum F. Diagnostik und Therapie des Mammakarzinoms. Stuttgart: Thieme; 2014. Abb. 4.9b)
c Erythematöse Veränderungen mit Befall der gesamten Areola.

64.10 Pathognomonische Befunde

- Üblicherweise Verdickung der mammären und evtl. areolären Strukturen
- gelegentlich intramammäre Tumorausdehnung in Form eines intraduktalen oder invasiven Mammakarzinoms

64.11 Befundbeschreibung

64.11.1 Sonografie

- **B-Bild-Sonografie:**
  - selten Zusatzinformationen hinsichtlich des Brustwarzenbefalls (▶ Abb. 64.2)
  - Zusatzinformationen zur Frage einer zusätzlichen intramammären Tumorausdehnung: malignomtypischer Herdbefund als potenzieller Hinweis auf zusätzliches invasives Karzinom
- **farbkodierte Doppler-Sonografie:** keine Zusatzinformationen hinsichtlich des Brustwarzenbefalls
- **Elastografie:** keine Zusatzinformationen hinsichtlich des Brustwarzenbefalls
- **3-D-Sonografie:** in aller Regel keine diagnoseweisenden Zusatzinformationen

64.11.2 Röntgen

- **Mammografie:**
  - selten Zusatzinformationen hinsichtlich des Brustwarzenbefalls, z. B. bei Abflachung der Mamillenregion (▶ Abb. 64.3 und ▶ Abb. 64.4) oder bei Verkalkungen im Nippel
  - Zusatzinformationen zur Frage einer zusätzlichen intramammären Tumorausdehnung: pleomorphe Mikroverkalkungen als Hinweis auf ein duktales Carcinoma in Situ (s. ▶ Abb. 64.3)
  - malignomtypischer Herdbefund als potenzieller Hinweis auf zusätzliches invasives Karzinom
- **Tomosynthese:**
  - keine Zusatzinformationen hinsichtlich des Brustwarzenbefalls
  - Zusatzinformationen zur Frage einer zusätzlichen intramammären Tumorausdehnung, bevorzugt bei Dichtetyp ACR C
- **kontrastmittelgestützte Mammografie:**
  - keine Zusatzinformationen hinsichtlich des Brustwarzenbefalls
  - Zusatzinformationen zur Frage einer zusätzlichen intramammären Tumorausdehnung: bei linear-dendritischer Kontrastmittelanreicherung (z. B. duktales Carcinoma in Situ) oder malignomtypischer Kontrastmittelanreicherung eines Herdbefunds (z. B. invasives Karzinom)

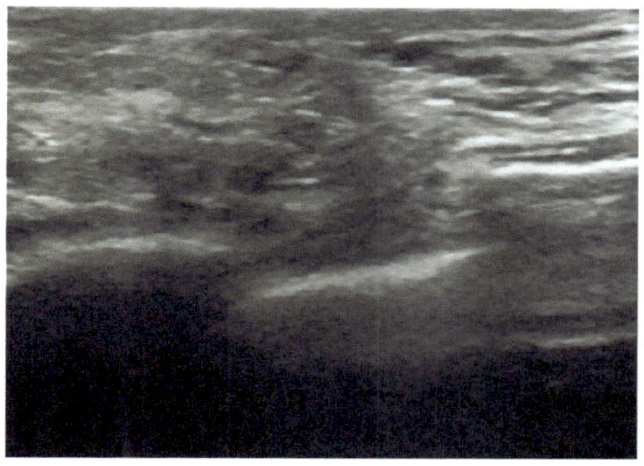

Abb. 64.2 Morbus Paget. Verdickung der unmittelbar mamillären Strukturen im Sonografiebild. Histologie: Morbus Paget der rechten Brust.

64.11.3 MRT

- **Native T 1w Sequenz:**
  - häufig keine Zusatzinformationen hinsichtlich des Brustwarzenbefalls (▶ Abb. 64.5a und ▶ Abb. 64.6a)
  - selten asymmetrische Darstellung beider Nippel
  - evtl. einseitige Nippelabflachung
- **T 2w Sequenz:** keine Zusatzinformationen hinsichtlich des Brustwarzenbefalls (▶ Abb. 64.6c)
- **T 1w Sequenz nach Kontrastmittelgabe:**
  - gelegentlich keine Zusatzinformationen hinsichtlich des Brustwarzenbefalls, da eine Kontrastmittelanreicherung der Brustwarzen physiologisch ist
  - oft jedoch Asymmetrie der Kontrastmittelanreicherung der Nippel (▶ Abb. 64.5b, ▶ Abb. 64.5c, ▶ Abb. 64.7 und ▶ Abb. 64.8)
  - selten verdickte Areolaregion mit Kontrastmittelanreicherung (s. ▶ Abb. 64.7)
  - Zusatzinformationen zur Frage einer zusätzlichen intramammären Tumorausdehnung: linear-dendritische Non-Mass-Kontrastmittelanreicherung als Hinweis auf ein duktales Carcinoma in Situ (▶ Abb. 64.6b und ▶ Abb. 64.6d)
  - malignomtypisch anreichernder Herdbefund als Hinweis auf ein zusätzliches invasives Karzinom (s. ▶ Abb. 64.8)

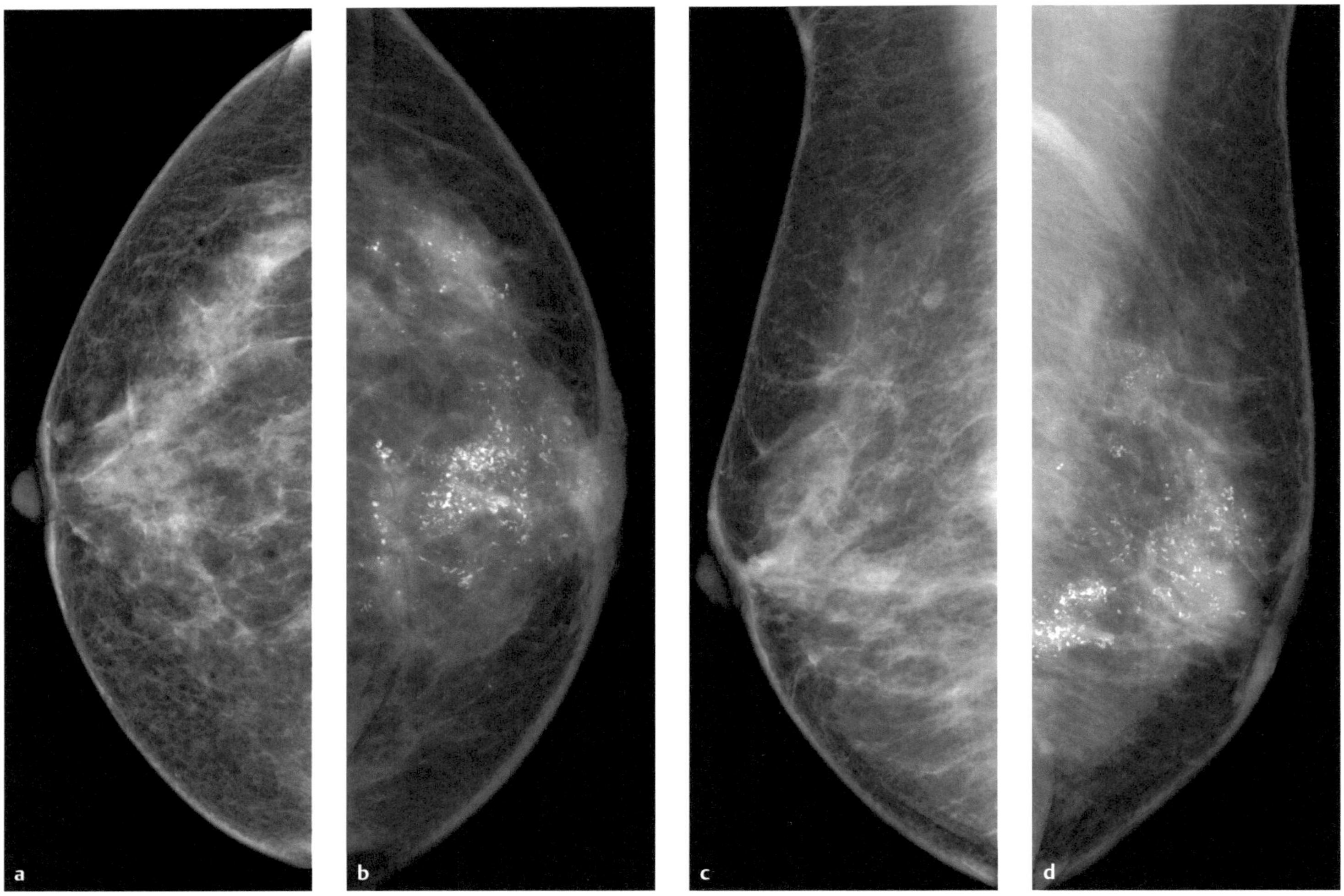

Abb. 64.3 Morbus Paget. Morbus Paget mit intramammärem duktalem Carcinoma in Situ in der Mammografie. Histologie: Morbus Paget links mit invasivem duktalem Mammakarzinom und duktalem Carcinoma in Situ der linken Brust.
a Rechts regelrechter CC-Befund.
b Links intramammär pleomorphe Kalzifikationen in diffuser Ausbreitung.
c Rechts regelrechter MLO-Befund.
d Abflachung, Einziehung und milde Verdickung der Mamillenregion links in der MLO-Projektion der Mammografie. Pleomorphe intramammäre Mikroverkalkungen.

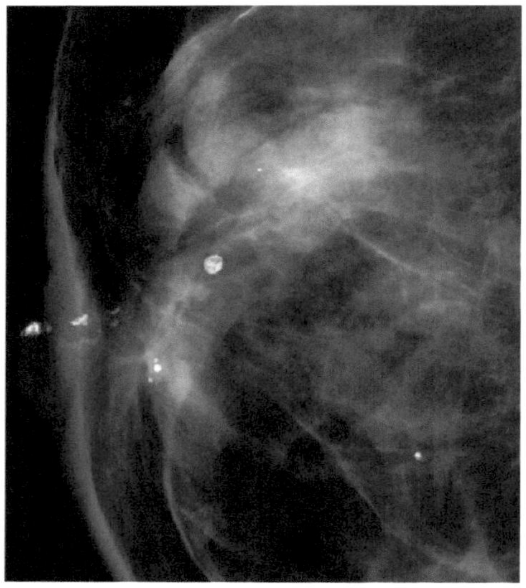

Abb. 64.4 Morbus Paget. Brustwarzenbefall im Mammogramm (Ausschnitt). Suspekte duktale Mikroverkalkungen in der Brustwarze. Assoziiert einzelne harmlose Makroverkalkungen retroareolär.

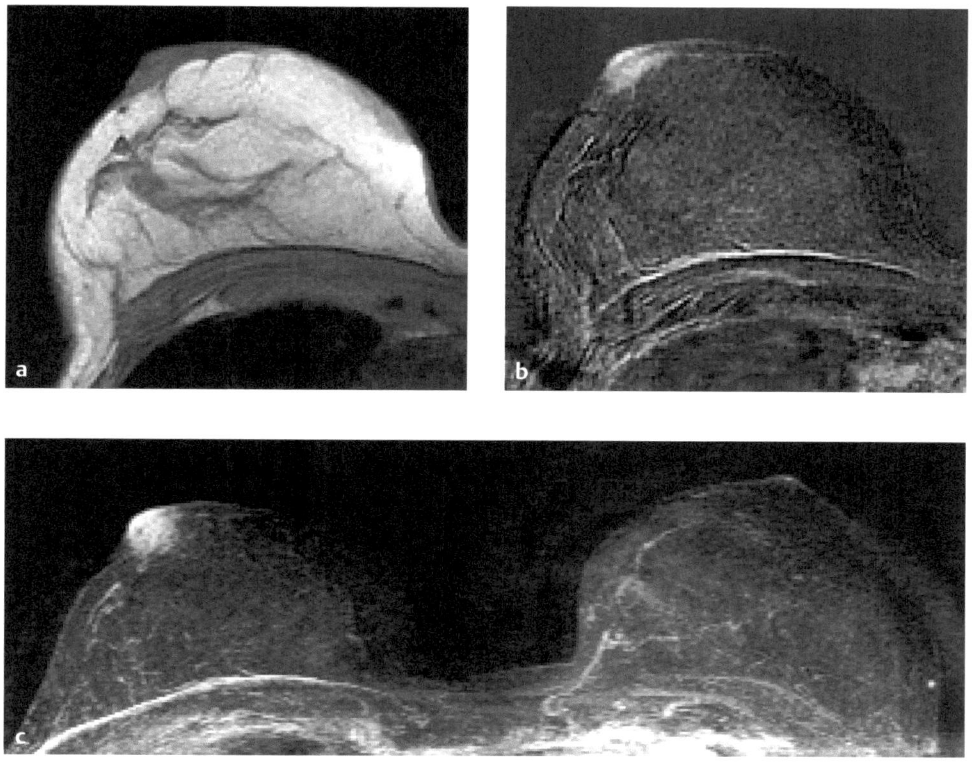

Abb. 64.5 Morbus Paget. Verdickung der unmittelbar mamillären Strukturen in der Mamma-MRT: kein intramammärer Tumornachweis. Histologie: Morbus Paget der rechten Brust.
a Verdickung der Mamillenregion rechts in der T 1w Messung.
b Mamillär und unmittelbar retromamillär gesteigerte Kontrastmittelanreicherung.
c Ausschluss weiterer intramammärer Tumormanifestationen in der Subtraktions-MIP.

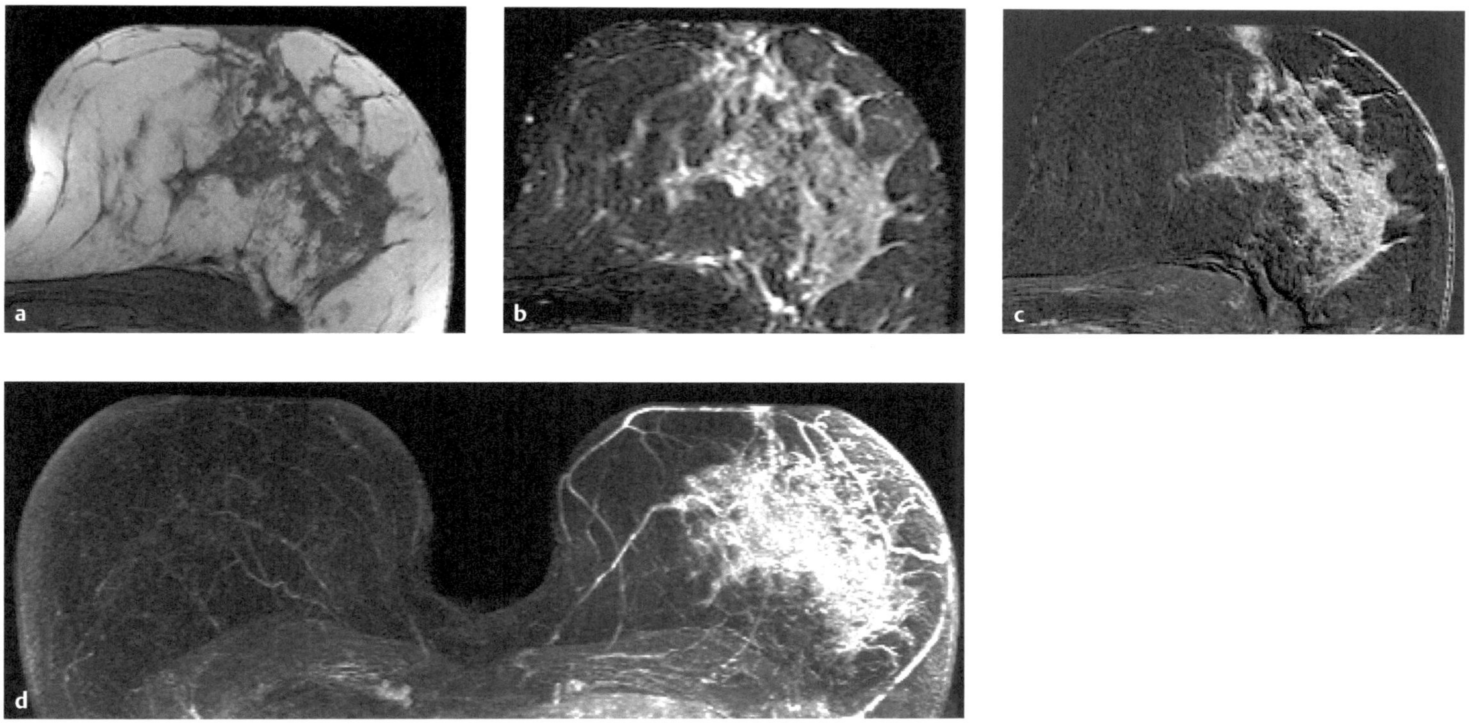

Abb. 64.6 Morbus Paget. Ausgedehntes duktales High-Grade-Carcinoma in Situ links mit tumorbedingten pagetoiden Veränderungen der linken Brustwarze in der MRT.
a Innerhalb der Untersuchungsspule aufliegende ventrale Portion der linken Brust.
b Unauffällige Darstellung in der T 2-Gewichtung.
c Nach Kontrastmittelgabe massive Kontrastmittelanreicherung der intramammären Tumoranteile mit stegartiger Verbindung zur stark vaskularisierten Mamille.
d Gesamtüberblick über das gesamte ausgedehnte Tumorgeschehen in der linken Mamma im Vergleich zu rechts in der Subtraktions-MIP.

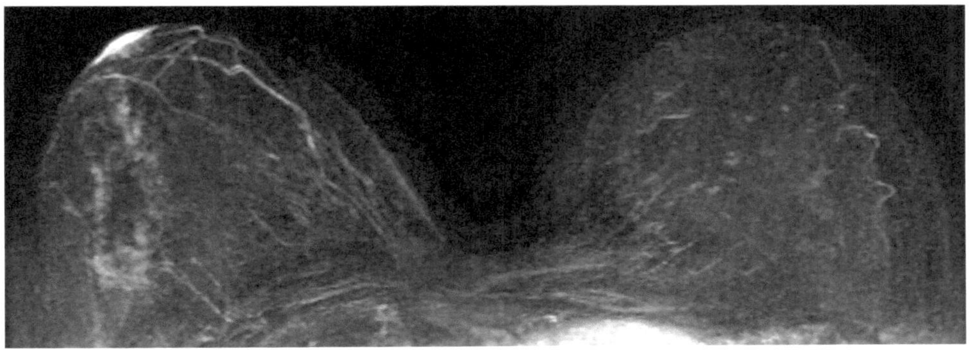

Abb. 64.7 Morbus Paget. Morbus Paget mit intramammärem duktalem Carcinoma in Situ im MRT-Bild. Vermehrte Vaskularisation der verdickten Areolaregion rechts. Segmentale Non-Mass-Kontrastmittelanreicherung innerhalb der rechten Brust. Histologie: Morbus Paget rechts mit duktalem High-Grade-Carcinoma in Situ der rechten Brust.

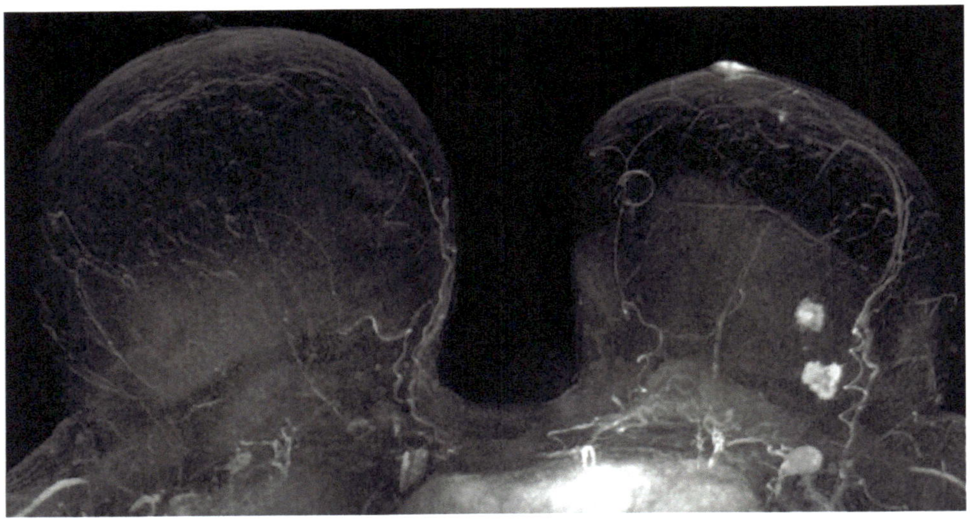

Abb. 64.8 Morbus Paget. Morbus Paget mit zusätzlichen invasiven Karzinomen im MRT-Bild. Im Seitenvergleich auffällige einseitige Kontrastmittelanreicherung der linken Brustwarze. Zusätzlich Darstellung zweier invasiver Mammakarzinome mit typischen Malignitätskriterien (ringförmige bzw. zentrale Kontrastmittelanreicherung) und pathologisch vergrößerten lokoregionären Lymphknoten. In der MIP-Darstellung keine Auffälligkeiten der Milchgänge zwischen der linken Brustwarze und den Karzinommanifestationen. Histologisch Bestätigung des Morbus Paget sowie zweier lymphogen metastasierender invasiver Karzinome.

Praxistipp

Checkliste für die Befundbeschreibung:

- Beschränkung der Erkrankung auf die Mamille oder Hinweise auf intramammäre Tumorausdehnung
- Art und Ausdehnung einer potenziellen intramammären Tumorausdehnung
- lokoregionär vergrößerte Lymphknoten
- gegenseitiger Status
- Hinweise auf ein kontralaterales Tumorgeschehen

64.12 Radiologische Differenzialdiagnosen

- Wichtige bildgebende Differenzialdiagnosen s. in ▶ Tab. 64.1.

64.13 Typische Fehler

- Fehleinschätzung des Befunds als benignes Ekzem
- Verzicht auf kutan-bioptische Befundsicherung (Punch-Biopsie, offene Exzision)

64.14 Was der zuweisende Kollege/Kliniker wissen muss

- Intramammärer Status: Hinweise auf ein duktales Carcinoma in Situ oder ein invasives Karzinom
- bei Hinweis auf duktales Carcinoma in Situ oder invasives Karzinom:
  - Rezeptorstatus zur Frage der primär operativen oder chemotherapeutischen Behandlung
  - Nachweis einer extensiven intraduktalen Komponente, von Multifokalität oder Multizentrizität oder eines zusätzlichen kontralateralen Karzinoms zur Planung der therapeutischen, insbesondere der operativen Vorgehensweise
  - Lymphknotenstatus zur Frage der operativen Vorgehensweise (Sentinel-Technik?)
  - Hinweise auf hämatogene Metastasierung

Tab. 64.1 Differenzialdiagnosen des Morbus Paget.

Differenzialdiagnose	Häufigkeit der Differenzialdiagnose in Hinblick auf das Krankheitsbild	Wesentliche diagnostisch richtungsweisende Anamnese, Untersuchung u./o. Befunde	Sicherung der Diagnose
Ekzem	häufig	• eindeutige Befundbesserung durch zeitlich begrenzte Ekzemtherapie zur Diagnosesicherung eines Ekzems • zuverlässige Abgrenzung eines benignen Ekzems gegen den Morbus Paget durch bioptische Abklärung und Histologie	• Salbentherapie • Punch-Biopsie • Biopsie
physiologische Kontrastmittelanreicherung der Nippel	gelegentlich	• Kontrastmittelanreicherung der Brustwarzen nach Kontrastmittelgabe in der MRT per se physiologisch • einseitig ggf. nach Radiatio • erst in der Zusammenschau mit dem klinischen Verlauf und der Inspektion Erhärtung der Diagnose eines Morbus Paget	• Inspektion • Seitenvergleich
Psoriasis	selten	• zuverlässige Abgrenzung durch bioptische Abklärung und Histologie	• Salbentherapie • Punch-Biopsie • Biopsie
Kontaktdermatitis	selten	• zuverlässige Abgrenzung durch bioptische Abklärung und Histologie	• Salbentherapie • Punch-Biopsie • Biopsie
Melanom	selten	• Dermatoskopie • zuverlässige Abgrenzung durch bioptische Abklärung und Histologie	• dermatologisches Konsil • Biopsie
Brustwarzenadenom	selten	• knotige Struktur im Mamillenbereich eher Hinweis auf ein Adenom • zuverlässige Abgrenzung durch bioptische Abklärung und Histologie	• Biopsie
Bowen-Hautkrebs (Morbus Bowen)	selten	• zuverlässige Abgrenzung durch bioptische Abklärung und Histologie	• Biopsie

MRT = Magnetresonanztomografie

64.15 Literatur

Quellenangaben

[861] Fischer U, Baum F. Diagnostik und Therapie des Mammakarzinoms. Stuttgart: Thieme; 2014

Literatur zur weiteren Vertiefung

[862] Chen C, Sun L, Anderson B. Paget disease of the breast: changing patterns of incidence, clinical presentation, and treatment in the U.S. Cancer 2006; 107: 1448–1458

[863] Echevarria JJ, Lopez-Ruiz JA, Martin D et al. Usefulness of MRI in detecting occult breast cancer associated with Paget's disease of the nipple-areolar complex. Br J Radiol 2004; 77: 1036–1039

[864] Fischer U. Röntgenmammographie. Verstehen, anwenden und optimieren. Stuttgart: Thieme; 2003

[865] Fischer U, Baum F. Diagnostik und Therapie des Mammakarzinoms. Stuttgart: Thieme; 2014

[866] Fischer U, Baum F. Mammadiagnostik für MTRA/RT. Stuttgart: Thieme; 2015

[867] Fischer U, Kuhl CK. Paradigmenwechsel in der Mammadiagnostik im Zeitalter der Mamma-MRT. Radiologie up2date 2013; 13 (03): 245–258. doi:10.1055/s-0033-1344351

[868] Fischer DR, Wurdinger S, Boettcher J. Further signs in the evaluation of magnetic resonance mammography: a retrospective study. Invest Radiol 2005; 40: 430

[869] Frei KA, Bonel HM, Pelte M et al. Paget disease of the breast findings at magnetic resonance imaging and histopathologic correlation. Invest Radiol2005; 40 (6): 363–367

[870] Günhan-Bilgen I, Oktay A: Paget's disease of the breast: Clinical, mammographic, sonographic and pathologic findings in 52 cases. Eur J Radiol 2006; 60: 256–263

[871] Lakhani SR, Ellis IO, Schnitt SJ et al. WHO classification of tumors of the breast. 4th ed. Lyon: IARC; 2012

[872] Robert Koch Institut. Krebs in Deutschland 2005/2006. Häufigkeiten und Trends. 7. Aufl. Berlin: GEK/D; 2010

[873] Shousha S, Eusebi V, Lester S. Paget disease of the nipple. In: Lakhani SR, Ellis IO, Schnitt SJ et al., eds. WHO classification of tumors of the breast. 4th ed. Lyon: IARC; 2012: 152–153

[874] Wittekind C, Meyer HJ. TNM Klassifikation maligner Tumoren. 7. Aufl. Weinheim: Wiley-VCH; 2010

[875] Zakaria S, Pantvaidya G, Ghosh K et al. Paget's disease of the breast: accuracy of preoperative assessment. Breast Cancer Res Treat 2007; 102: 137–142

65 Inflammatorisches Mammakarzinom

Uwe Fischer

65.1 Steckbrief

Beim inflammatorischen Mammakarzinom handelt es sich um die aggressivste Form des Mammakarzinoms, weil es dabei zu einer diffusen Aussaat von Tumorzellen in den interstitiellen Raum des Drüsengewebes im Sinne einer Lymphangiosis unter Mitbeteiligung kutaner Strukturen gekommen ist. Ein Befall lokoregionärer Lymphknoten ist eher häufig. Die Verdachtsdiagnose wird klinisch gestellt. Differenzialdiagnostisch kommt in erster Linie die non-puerperale Mastitis in Betracht. Die Sicherung der Diagnose erfolgt durch eine perkutane bzw. kutane Biopsie.

65.2 Synonyme

- Keine

65.3 Keywords

- Brustkrebs
- Mammakarzinom
- inflammatorisch
- Diagnostik

65.4 Definition

Das inflammatorische Mammakarzinom ist ein schlecht differenziertes duktales Karzinom. Es liegt eine ausgeprägte Lymphangiosis carcinomatosa mit lokalen Entzündungszeichen vor.

65.5 Epidemiologie

65.5.1 Häufigkeit

- 1–5 % aller Brustkarzinome
- kontralaterales Auftreten in etwa 1 % der Fälle

65.5.2 Altersgipfel

- Durchschnittsalter 55 Jahre (Altersspanne: 21–95 Jahre)
- Erkrankungsrisiko mit zunehmendem Alter steigend

65.5.3 Geschlechtsverteilung

- 99 % Frauen, 1 % Männer

65.5.4 Prädisponierende Faktoren

- Wichtige Risikofaktoren für die Entstehung eines inflammatorischen Mammakarzinoms:
  - Alter
  - Gewebedichte
  - Hormone
  - ionisierende Strahlung
  - Immunsuppression

65.6 Ätiologie und Pathogenese

- Die Zellen im menschlichen Körper unterliegen einer regelmäßigen Zellteilung. Dabei kommt es zu Mutationen, die nicht zielgerichtet sind und zu einem gewissen Teil untergehen. Mutierte Zellen mit einen Vorteil gegenüber der Ursprungszelle wachsen allerdings weiter und unterliegen weiterhin Mutationen.
- Es wird angenommen, dass sich innerhalb einer entsprechenden Kaskade bei Zellen, bei denen eine 5. oder 6. Mutation stattgefunden hat, Karzinomeigenschaften ausbilden.
- Eine wesentliche Eigenschaft, die solche Karzinomzellen nunmehr besitzen, ist der Verlust der Kontaktinhibition. Dies bedeutet, dass gesunde Nachbarzellen nicht mehr respektiert und deshalb im Rahmen des Karzinomzellwachstums infiltriert werden.
- Die vulnerabelste Lokalisation innerhalb des Brustgewebes ist die terminale duktulolobuläre Einheit. Dies ist das Verbindungsstück zwischen den Endästen der Milchgänge und den Lobuli. Dort befinden sich histopathologisch zu Beginn atypische Zellveränderungen, die zum duktalen Carcinoma in Situ und bei Verlassen des Milchgangs zum invasiven duktalen Karzinom werden können.
- Beim inflammatorischen Mammakarzinom kommt es darüber hinaus zu einer diffusen Tumorstreuung von Tumorzellen in den interstitiellen Raum der Brust.

65.7 Klassifikation und Risikostratifizierung

- **Risikostratifizierung:**
  - stärkste prognostische Faktoren:
    - Tumorgröße (Stadieneinteilung nach pT)
    - Lymphknotenstatus (Stadieneinteilung nach pN)
    - Fernmetastasierung (Stadieneinteilung nach pM)
    - histologischer Status (Grading)
    - Immunhistochemie (Ki67, Rezeptorstatus, HER2/neu)
  - Prognose hinsichtlich des Langzeitüberlebens eher ungünstig

65.8 Symptomatik

- Schwellung, Rötung, Schmerzen und Überwärmung (► Abb. 65.1a)
- Hautverdickung und Orangenhaut (Peau d'Orange; ► Abb. 65.1b)
- evtl. lokoregionäre Lymphadenopathie

65.9 Methode der Wahl

- Die bildgebende Diagnostik ist eher von untergeordneter Bedeutung. Bei ihr geht es in erster Linie um die Statuserhebung vor Einleitung einer systemischen Therapie.

65.10 Pathognomonische Befunde

- Das inflammatorische Mammakarzinom imponiert in erster Linie klinisch in Form der klassischen Trias (Rötung, Schwellung, Überwärmung).

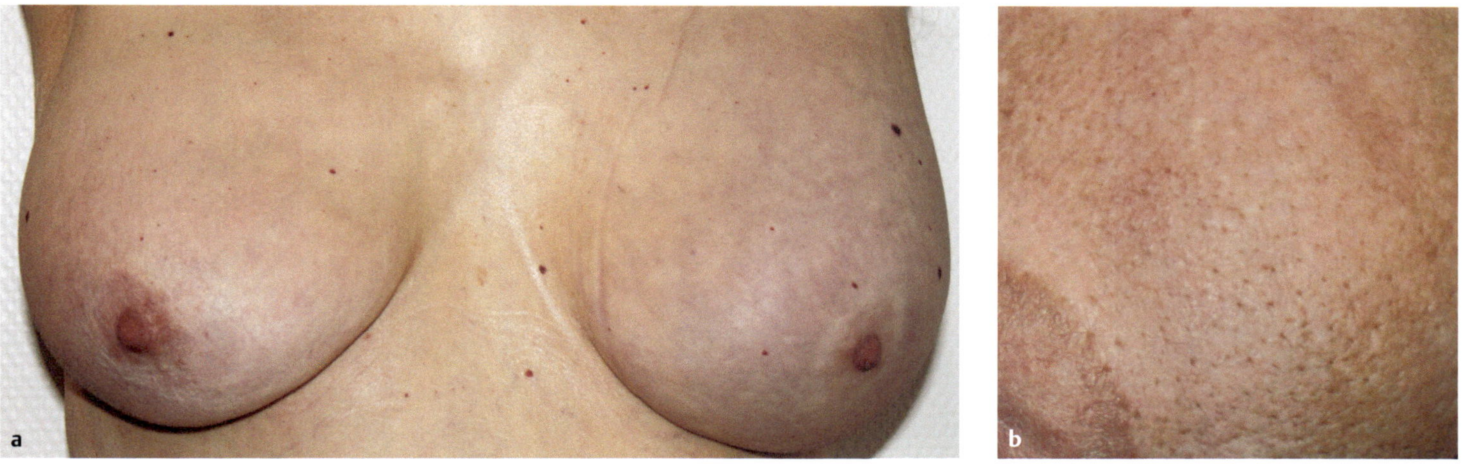

Abb. 65.1 Inflammatorisches Mammakarzinom. Klinische Befunde zweier Patientinnen.
a Schwellung und milde Rötung der linken Brust. Gering verstrichene Mamillenkonturen. Histologie: inflammatorisches Mammakarzinom. (Quelle: Fischer U, Baum F. Diagnostik und Therapie des Mammakarzinoms. Stuttgart: Thieme; 2014. Abb. 4.19)
b Vergröberung der kutanen Porenzeichnung im Sinne der Orangenhaut (Peau d'Orange). Histologie: inflammatorisches Mammakarzinom. (Quelle: Fischer U, Baum F. Diagnostik und Therapie des Mammakarzinoms. Stuttgart: Thieme; 2014. Abb. 4.11)

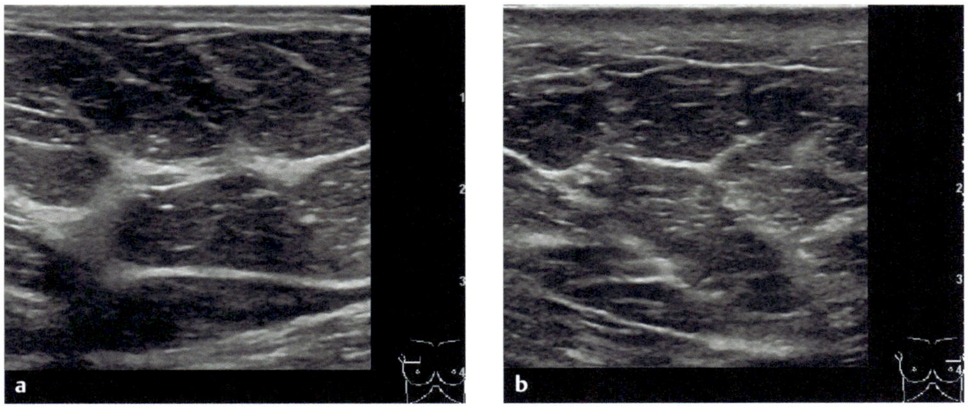

Abb. 65.2 Inflammatorisches Mammakarzinom. Kutisverdickung in der Sonografie.
a Regelrechte Darstellung der rechten Mamma: Kutis und intramammäre Strukturen unauffällig im Sonografiebild der rechten Mamma.
b Kutisverdickung und intramammär milde Erhöhung der Echogenität im Seitenvergleich im Sonografiebild der linken Mamma. Histologie: inflammatorisches Mammakarzinom.

65.11 Befundbeschreibung

65.11.1 Sonografie

- **Ultraschall:**
  - Kutisverdickung (Seitenvergleich; ▸ Abb. 65.2)
  - Lymphknotenvergrößerungen
  - gelegentlich diffus ödematöse Imbibierung der Parenchymstrukturen (Seitenvergleich; ▸ Abb. 65.3; s. auch ▸ Abb. 65.2)
  - gelegentlich Nachweis eines intramammären Indexkarzinoms mit den üblichen Karzinomkriterien
- **farbkodierte Doppler-Sonografie:**
  - in aller Regel keine Mehrinformation
  - am ehesten diffuse Vaskularisationsphänomene der betroffenen Mamma
- **Elastografie:** in aller Regel keine Mehrinformation

65.11.2 Röntgen

- **Mammografie:**
  - Kutisverdickung (Seitenvergleich; ▸ Abb. 65.4, ▸ Abb. 65.5 und ▸ Abb. 65.6)
  - Lymphknotenvergrößerungen (MLO-Projektion)
  - gelegentlich intramammäre Trabekelverdickung (s. ▸ Abb. 65.4, ▸ Abb. 65.5 und ▸ Abb. 65.6)
  - gelegentlich diffus reduzierte Transparenz der intramammären Strukturen (Seitenvergleich; s. ▸ Abb. 65.5)
  - gelegentlich Nachweis eines intramammären Indexkarzinoms mit den üblichen Karzinomkriterien (s. ▸ Abb. 65.4)
  - gelegentlich assoziierte intramammäre Kalzifikationen (s. ▸ Abb. 65.5)

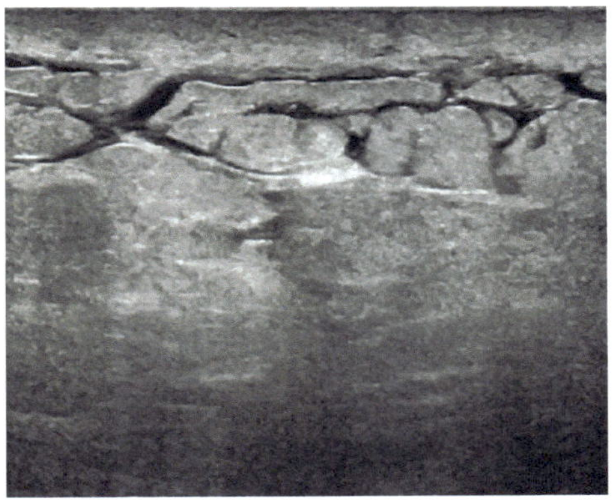

Abb. 65.3 Inflammatorisches Mammakarzinom. Flüssigkeitsimbibierung der subkutanen Strukturen im Sonografiebild. Flüssigkeitsstraßen im subkutanen Fettgewebe sowie erhöhte Echogenität der parenchymalen Strukturen als Ausdruck der ödematösen Durchtränkung bei inflammatorischem Mammakarzinom.

- **Tomosynthese:**
  - üblicherweise keine Mehrinformation
  - evtl. Vorteile beim Dichtetyp ACR C bei Vorliegen eines intramammären Indexkarzinoms
- **kontrastmittelgestützte Mammografie:**
  - gelegentlich Kontrastmittelanreicherung der verdickten Kutis
  - Kontrastmittelanreicherung der Lymphknoten (MLO-Projektion)
  - gelegentlich diffuse intramammäre Kontrastmittelanreicherung
  - gelegentlich Nachweis eines intramammären Indexkarzinoms

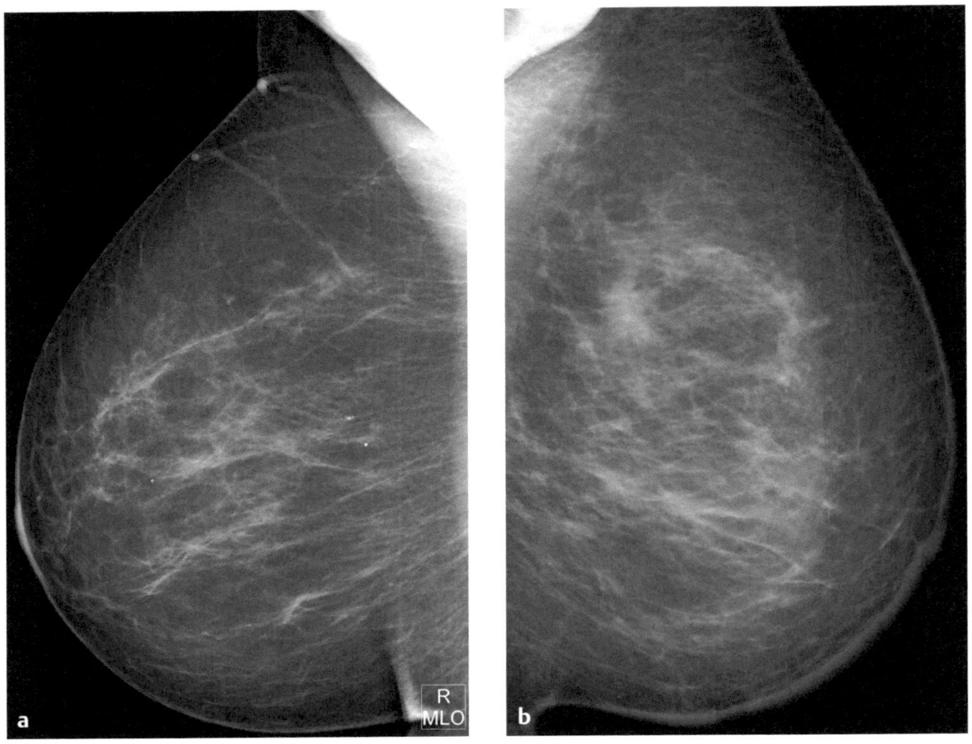

Abb. 65.4 Inflammatorisches Mammakarzinom. Mammografie.

a Regelrechte Darstellung der rechten Mamma.

b Zirkuläre Kutisverdickung und intramammäre Trabekelverdickung der gesamten linken Mamma. Pektoralisnahes Indexkarzinom. Histologie: inflammatorisches Mammakarzinom.

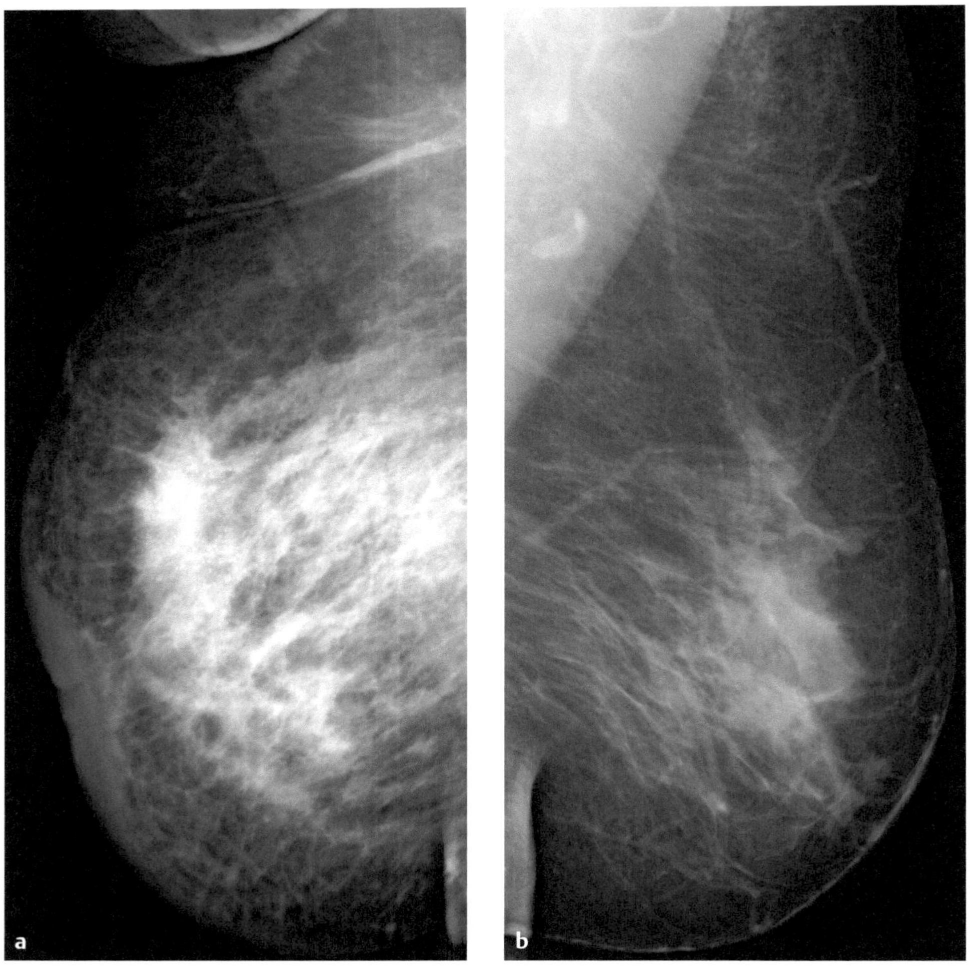

Abb. 65.5 Inflammatorisches Mammakarzinom. Mammografie.

a Massive Verdickung der Hautstrukturen sowie Trabekelverdickung. Im Seitenvergleich ausgeprägte Gewebevermehrung mit diffusen pleomorphen Mikrokalzifikationen. Histologie: inflammatorisches Mammakarzinom.

b Normalbefund der linken Brust.

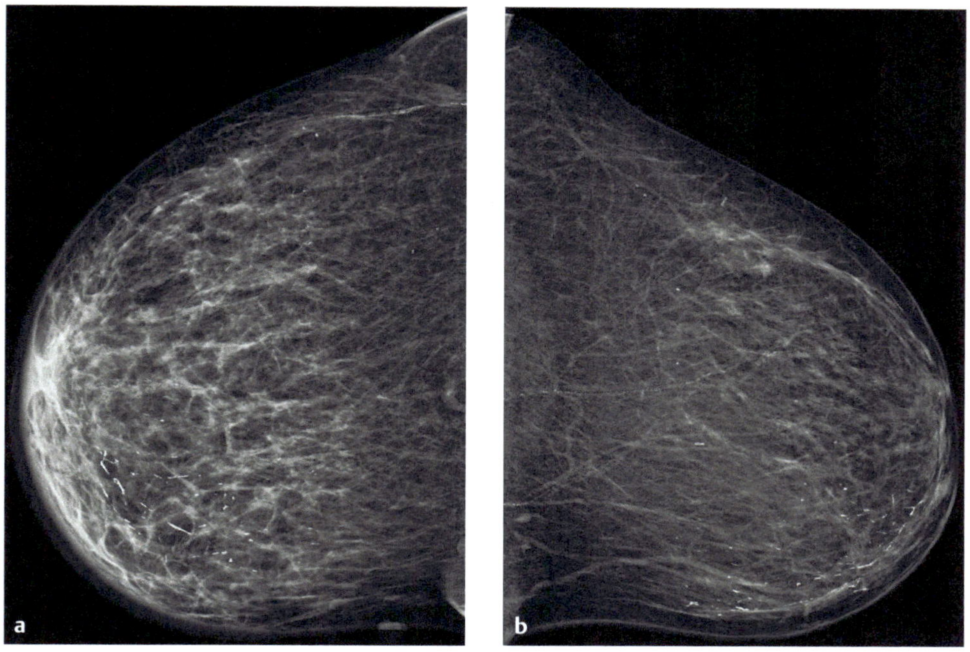

Abb. 65.6 Inflammatorisches Mammakarzinom. Mammografie.
a Verdickung der Hautstrukturen sowie Trabekelverdickung. Im Seitenvergleich mäßige Gewebevermehrung. Nebenbefund: Verkalkungen bei Plasmazellmastitis. Histologie: inflammatorisches Mammakarzinom.
b Normalbefund der linken Brust. Nebenbefund: Verkalkungen bei Plasmazellmastitis.

65.11.3 MRT

- **Native T 1w Sequenz:**
  - Kutisverdickung (Seitenvergleich; ▶ Abb. 65.7a)
  - Lymphadenopathie (▶ Abb. 65.8)
  - intramammär in aller Regel keine spezifischen Veränderungen
- **T 2w Sequenz:**
  - Kutisverdickung
  - Lymphadenopathie
  - diffuse Erhöhung des intramammären Flüssigkeitsgehalts, Lymphstau (Seitenvergleich; ▶ Abb. 65.7b, ▶ Abb. 65.7c und ▶ Abb. 65.9b)
- **T 1w Sequenz nach Kontrastmittelgabe:**
  - gelegentlich Kontrastmittelanreicherung der verdickten Kutis
  - Kontrastmittelanreicherung der Lymphknoten
  - gelegentlich Nachweis eines intramammären Indexkarzinoms mit den üblichen Karzinomkriterien (▶ Abb. 65.9a)
  - gelegentlich diffuse intramammäre Kontrastmittelanreicherung (▶ Abb. 65.10)

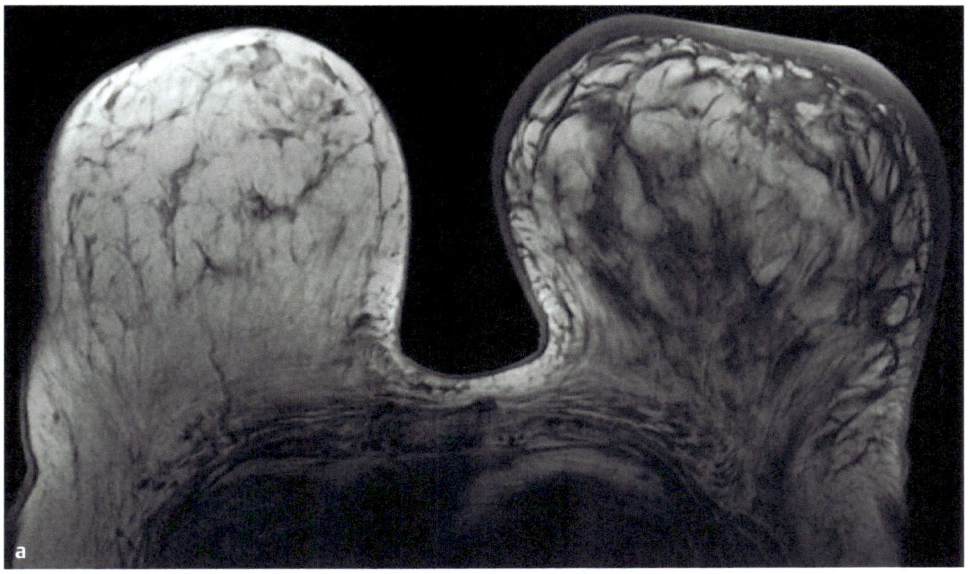

Abb. 65.7 Inflammatorisches Mammakarzinom. Kutisverdickung in der Mamma-MRT. Histologie: inflammatorisches Mammakarzinom.
a Zirkuläre Verdickung der gesamten linken Brust in der nativen T 1w MRT-Sequenz. Deutliche Trabekelvergröberung im Seitenvergleich.

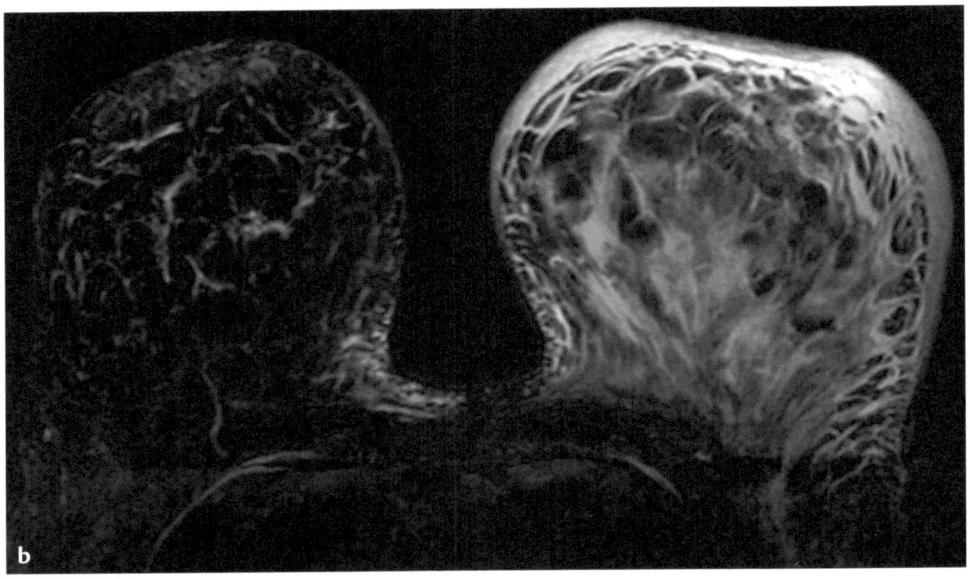

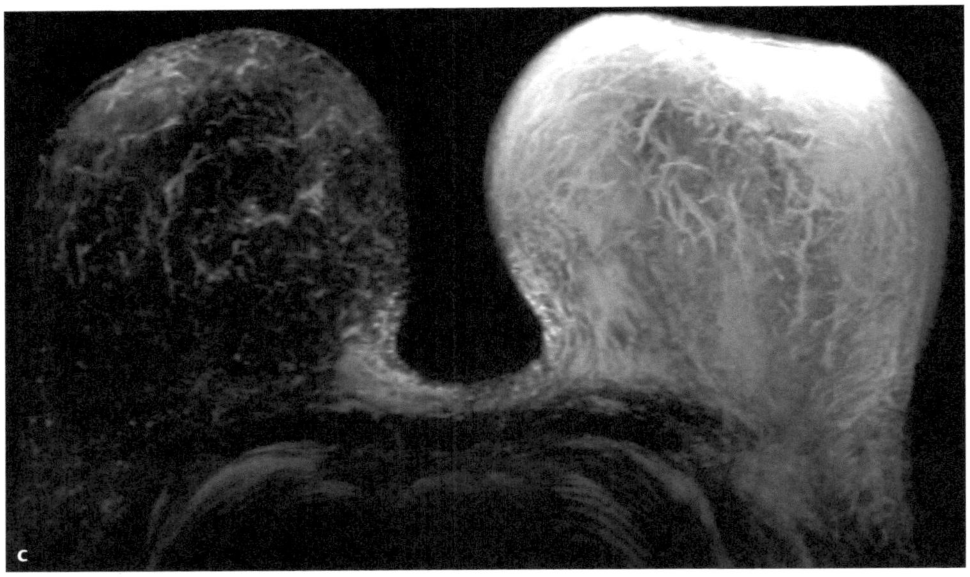

Abb. 65.7 Fortsetzung.
b Zirkuläre Verdickung der gesamten linken Brust in der T2w MRT-Sequenz. Deutliche kutane und intramammäre Flüssigkeitsimbibierung im Seitenvergleich.
c Intramammärer Flüssigkeitsstau (Lymphstau) bis in die gegenseitige Mamma in der T2w MIP.

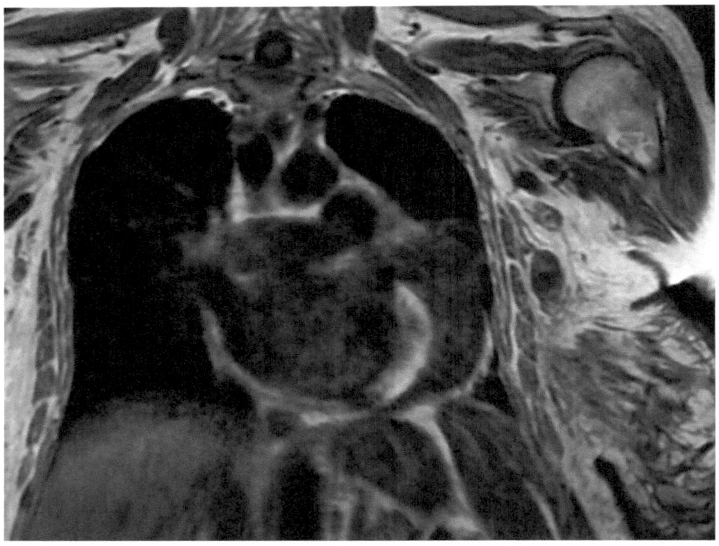

Abb. 65.8 Inflammatorisches Mammakarzinom. Lymphadenopathie lokoregionärer Lymphknoten in der MRT. Vergrößerung der axillären Lymphknoten bei metastatischem Befall in der koronaren Thorax-MRT im T1w Bild. Histologie: inflammatorisches Mammakarzinom.

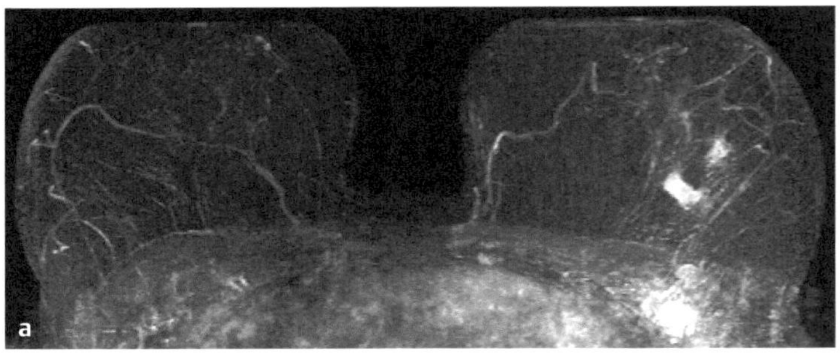

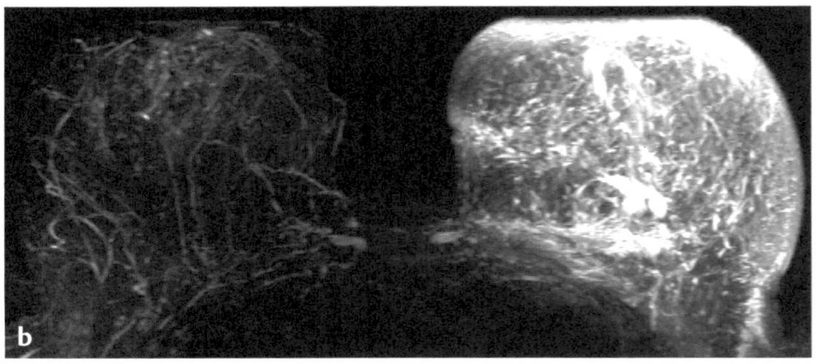

Abb. 65.9 Inflammatorisches Mammakarzinom. Histologie: inflammatorisches Mammakarzinom.
a In der MIP aller MRT-Subtraktionsaufnahmen nach Kontrastmittelgabe karzinomtypischer Herdbefund im Zentrum der linken Mamma. Keine signifikante Kontrastmittelanreicherung der gesamten parenchymalen Strukturen.
b In der wasserbetonten T2w Inversion-Recovery-MIP diffuse Imbibierung der gesamten linken Mamma als Hinweis auf die lymphangiogenetische Komponente.

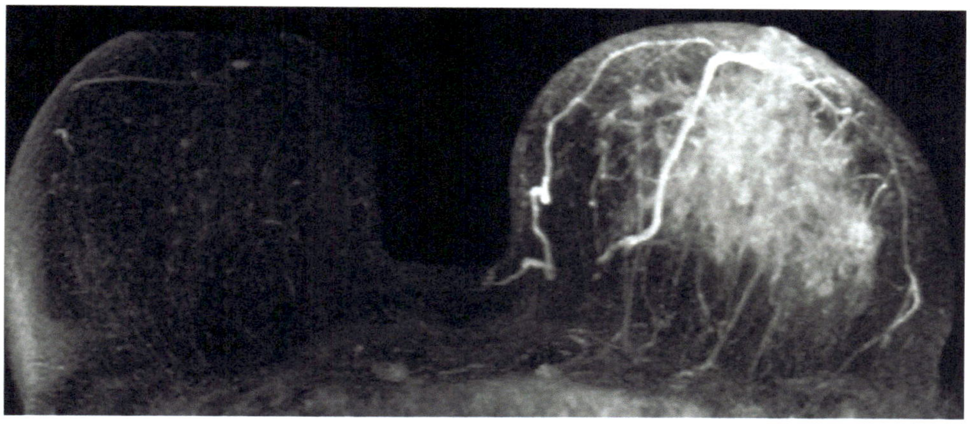

Abb. 65.10 Inflammatorisches Mammakarzinom. Diffuse intramammäre Kontrastmittelanreicherung in der kontrastmittelgestützten Mamma-MRT. In der MIP aller MRT-Subtraktionsaufnahmen nach Kontrastmittelgabe diffuse Durchblutungssteigerung der Haut- und intramammären Strukturen bei inflammatorischem Mammakarzinom.

Tab. 65.1 Differenzialdiagnosen des inflammatorischen Mammakarzinoms.

Differenzialdiagnose	Häufigkeit der Differenzialdiagnose in Hinblick auf das Krankheitsbild	Wesentliche diagnostisch richtungsweisende Anamnese, Untersuchung u./o. Befunde	Sicherung der Diagnose
non-puerperale Mastitis	häufig	• klinisch und bildgebend in aller Regel keine zuverlässige Differenzierung zwischen einem inflammatorischen Mammakarzinom und einer non-puerperalen Mastitis • zuverlässige Differenzierung durch den Verlauf nach probatorischer Therapie (Kühlung, Ruhigstellung, Antibiotika) oder eine histologische Abklärung	• probatorisch antibiotische Behandlung für maximal 10–14 Tage • bei nicht vollständiger Rückbildung der klinischen Symptome Biopsie • oder: primäre Biopsie
diffuses Karzinom	häufig	• identisches Krankheitsbild wie beim inflammatorischen Mammakarzinom, aber ohne den Aspekt der Rötung • bildgebend keine zuverlässige Differenzierung gegenüber der non-puerperalen Mastitis • Vorgehensweise wie beim inflammatorischen Mammakarzinom	• Biopsie
Lymphom	gelegentlich	• intramammärer oder kutaner Lymphombefall • Abgrenzung gegenüber dem inflammatorischen Mammakarzinom durch histologische Abklärung	• Biopsie

65.12 Radiologische Differenzialdiagnosen

- Bildgebende Differenzialdiagnosen s. in ▸ Tab. 65.1.

65.13 Typische Fehler

- Fehleinschätzung des Befunds als non-puerperale Mastitis
- Verzicht auf kutane (Punch-Biopsie) oder perkutan-bioptische Befundsicherung

65.14 Was der zuweisende Kollege/Kliniker wissen muss

- Rezeptorstatus, falls erhebbar
- Nachweis eines zusätzlichen kontralateralen Karzinoms
- Lymphknotenstatus
- Hinweise auf hämatogene Metastasierung

65.15 Literatur

Quellenangaben

[876] Fischer U, Baum F. Diagnostik und Therapie des Mammakarzinoms. Stuttgart: Thieme; 2014

Literatur zur weiteren Vertiefung

[877] Alunni JP. Imaging inflammarory breast cancer. Diagn Intervent Imaging 2012; 93: 95–103

[878] American College of Radiology. ACR BI-RADS® Atlas. Breast Imaging Reporting and Data System. 5. Aufl. Berlin: Springer; 2013

[879] Anderson WF, Chu KC, Chang S. Inflammatory breast carcinoma and noninflammatory locally advanced breast carcinoma: distinct clinicopathologic entities? J Clin Oncol 2003; 21 (12): 2254–2259

[880] Fischer U. Röntgenmammographie. Verstehen, anwenden und optimieren. Stuttgart: Thieme; 2003

[881] Fischer U, Baum F. Diagnostik und Therapie des Mammakarzinoms. Stuttgart: Thieme; 2014

[882] Fischer U, Baum F. Mammadiagnostik für MTRA/RT. Stuttgart: Thieme; 2015

[883] Fischer DR, Wurdinger S, Boettcher J. Further signs in the evaluation of magnetic resonance mammography: a retrospective study. Invest Radiol 2005; 40: 430

[884] Girardi V, Carbognin G, Camera L et al. Inflammatory breast carcinoma and locally advanced breast carcinoma: characterisation with MR imaging. Radiol Med 2011; 116 (1): 71–83

[885] Heywang-Köbrunner SH, Schreer I. Bildgebende Mammadiagnostik. Stuttgart: Thieme; 2003

[886] Kushwaha AC, Whitman GJ, Stelling CB et al. Primary inflammatory carcinoma of the breast: retrospective review of mammographic findings. AJR Am J Roentgenol 2000; 174 (2): 535–538

[887] Le-Petross CH, Bidaut L, Yang WT. Evolving role of imaging modalities in inflammatory breast cancer. Semin Oncol 2008; 35 (1): 51–63

[888] Le-Petross HT, Cristofanilli M, Carkaci S et al. MRI features of inflammatory breast cancer. AJR Am J Roentgenol 2011; 197 (4): W769–W776

[889] Madjar H. Kursbuch Mammasonografie. Ein Lehreratlas nach den Richtlinien der DEGUM und der KBV. Stuttgart: Thieme; 2019

[890] Renz DM, Baltzer PA, Böttcher J et al. Inflammatory breast carcinoma in magnetic resonance imaging: a comparison with locally advanced breast cancer. Acad Radiol 2008; 15 (2): 209–221

[891] Renz DM, Baltzer PA, Böttcher J et al. Magnetic resonance imaging of inflammatory breast carcinoma and acute mastitis. A comparative study. Eur Radiol 2008; 18 (11): 2370–2380

[892] Yang WT, Le-Petross HT, Macapinlac H et al. Inflammatory breast cancer: PET/CT, MRI, mammography, and sonography findings. Breast Cancer Res Treat 2008; 109 (3): 417–426

66 Diffuses Mammakarzinom

Uwe Fischer

66.1 Steckbrief

Beim diffusen Mammakarzinom handelt es sich um die aggressivste Form des Mammakarzinoms, weil es dabei zu einer diffusen Aussaat von Tumorzellen in den interstitiellen Raum des Drüsengewebes im Sinne einer Lymphangiosis unter Mitbeteiligung kutaner Strukturen gekommen ist. Ein Befall lokoregionärer Lymphknoten ist eher häufig. Die Verdachtsdiagnose wird klinisch gestellt. Im Gegensatz zum inflammatorischen Mammakarzinom finden sich allerdings keine Zeichen der Inflammation. Differenzialdiagnostisch kommt in erster Linie die non-puerperale Mastitis in Betracht. Die Sicherung der Diagnose erfolgt durch eine perkutane bzw. kutane Biopsie.

66.2 Synonyme

- Keine

66.3 Keywords

- Brustkrebs
- Mammakarzinom
- diffus
- Diagnostik

66.4 Definition

Das diffuse Mammakarzinom ist ein schlecht differenziertes duktales Karzinom. Es geht einher mit einer ausgeprägten Lymphangiosis carcinomatosa ohne lokale Entzündungszeichen.

66.5 Epidemiologie

66.5.1 Häufigkeit

- Weit weniger als 1 % aller Brustkarzinome
- kontralaterales Auftreten in etwa 1 % der Fälle

66.5.2 Altersgipfel

- Durchschnittsalter 55 Jahre (Altersspanne: 21–95 Jahre)
- Erkrankungsrisiko mit zunehmendem Alter steigend

66.5.3 Geschlechtsverteilung

- 99 % Frauen, 1 % Männer

66.5.4 Prädisponierende Faktoren

- Wichtige Risikofaktoren für die Entstehung eines diffusen Mammakarzinoms:
  - Alter
  - Gewebedichte
  - Hormone
  - ionisierende Strahlung
  - Immunsuppression

66.6 Ätiologie und Pathogenese

- Die Zellen im menschlichen Körper unterliegen einer regelmäßigen Zellteilung. Dabei kommt es zu Mutationen, die nicht zielgerichtet sind und zu einem gewissen Teil untergehen. Mutierte Zellen mit einen Vorteil gegenüber der Ursprungszelle wachsen allerdings weiter und unterliegen weiterhin Mutationen.
- Es wird angenommen, dass sich innerhalb einer entsprechenden Kaskade bei Zellen, bei denen eine 5. oder 6. Mutation stattgefunden hat, Karzinomeigenschaften ausbilden.
- Eine wesentliche Eigenschaft, die solche Karzinomzellen nunmehr besitzen, ist der Verlust der Kontaktinhibition. Dies bedeutet, dass gesunde Nachbarzellen nicht mehr respektiert und deshalb im Rahmen des Karzinomzellwachstums infiltriert werden.
- Die vulnerabelste Lokalisation innerhalb des Brustgewebes ist die terminale duktulolobuläre Einheit. Dies ist das Verbindungsstück zwischen den Endästen der Milchgänge und den Lobuli. Dort befinden sich histopathologisch zu Beginn atypische Zellveränderungen, die zum duktalen Carcinoma in Situ und bei Verlassen des Milchgangs zum invasiven duktalen Karzinom werden können.
- Bei diffusem Mammakarzinom kommt es darüber hinaus zu einer diffusen Tumorstreuung von Tumorzellen in den interstitiellen Raum der Brust.

66.7 Klassifikation und Risikostratifizierung

- **Risikostratifizierung:**
  - stärkste prognostische Faktoren:
    - Tumorgröße (Stadieneinteilung nach pT)
    - Lymphknotenstatus (Stadieneinteilung nach pN)
    - Fernmetastasierung (Stadieneinteilung nach pM)
    - histologischer Status (Grading)
    - Immunhistochemie (Ki67, Rezeptorstatus, HER2/neu)
  - Prognose hinsichtlich des Langzeitüberlebens eher ungünstig

66.8 Symptomatik

- Schwellung und Schmerzen
- keine Rötung oder Überwärmung
- Hautverdickung und Orangenhaut (Peau d'Orange)
- evtl. lokoregionäre Lymphadenopathie

66.9 Methode der Wahl

- Die bildgebende Diagnostik ist eher von untergeordneter Bedeutung. Es geht dabei in erster Linie um die Statuserhebung vor Einleitung einer systemischen Therapie.

66.10 Pathognomonische Befunde

- Das diffuse Mammakarzinom imponiert in erster Linie klinisch in Form einer ödematösen Schwellung und eines Gefühls der zunehmenden Schwere der Brust.

66.11 Befundbeschreibung

66.11.1 Sonografie

- **Ultraschall:**
  - Kutisverdickung (Seitenvergleich; ▸ Abb. 66.1)
  - Lymphknotenvergrößerungen
  - gelegentlich diffus ödematöse Imbibierung der Parenchymstrukturen (Seitenvergleich; s. ▸ Abb. 66.1)
  - gelegentlich Nachweis eines intramammären Indexkarzinoms mit den üblichen Karzinomkriterien
- **farbkodierte Doppler-Sonografie:**
  - in aller Regel keine Mehrinformation
  - am ehesten diffuse Vaskularisationsphänomene der betroffenen Mamma
- **Elastografie:** in aller Regel keine Mehrinformation

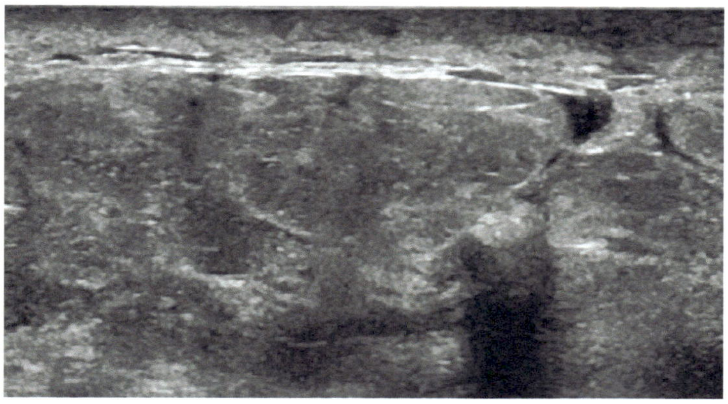

Abb. 66.1 Diffuses Mammakarzinom. Kutisverdickung und ödematöse Imbibierung des subkutanen Fettgewebes und der parenchymalen Strukturen im Sonografiebild. Histologie: Mammakarzinom mit Lymphangiosis carcinomatosa.

66.11.2 Röntgen

- **Mammografie:**
  - Kutisverdickung (Seitenvergleich; ▸ Abb. 66.2)
  - Lymphknotenvergrößerungen (MLO-Projektion)
  - gelegentlich intramammäre Trabekelverdickung (s. ▸ Abb. 66.2)
  - gelegentlich diffus reduzierte Transparenz der intramammären Strukturen (Seitenvergleich)
  - gelegentlich Nachweis eines intramammären Indexkarzinoms mit den üblichen Karzinomkriterien
  - gelegentlich assoziierte intramammäre Kalzifikationen
- **Tomosynthese:**
  - üblicherweise keine Mehrinformation
  - evtl. Vorteile beim Dichtetyp ACR C bei Vorliegen eines intramammären Indexkarzinoms
- **kontrastmittelgestützte Mammografie:**
  - gelegentlich Kontrastmittelanreicherung der verdickten Kutis
  - Kontrastmittelanreicherung der Lymphknoten (MLO-Projektion)
  - gelegentlich diffuse intramammäre Kontrastmittelanreicherung
  - gelegentlich Nachweis eines intramammären Indexkarzinoms

66.11.3 MRT

- **Native T 1w Sequenz:**
  - Kutisverdickung (Seitenvergleich; ▸ Abb. 66.3a)
  - häufig Lymphadenopathie
  - intramammär in aller Regel keine spezifischen Veränderungen
- **T 2w Sequenz:**
  - Kutisverdickung (▸ Abb. 66.3b)
  - häufig Lymphadenopathie
  - diffuse Erhöhung des intramammären Flüssigkeitsgehalts, Lymphstau (Seitenvergleich; ▸ Abb. 66.3b)
- **T 1w Sequenz nach Kontrastmittelgabe:**
  - gelegentlich Kontrastmittelanreicherung der verdickten Kutis (▸ Abb. 66.4)
  - Kontrastmittelanreicherung der Lymphknoten (s. ▸ Abb. 66.4)
  - gelegentlich Nachweis eines intramammären Indexkarzinoms mit den üblichen Karzinomkriterien
  - gelegentlich diffuse intramammäre Kontrastmittelanreicherung (s. ▸ Abb. 66.4)

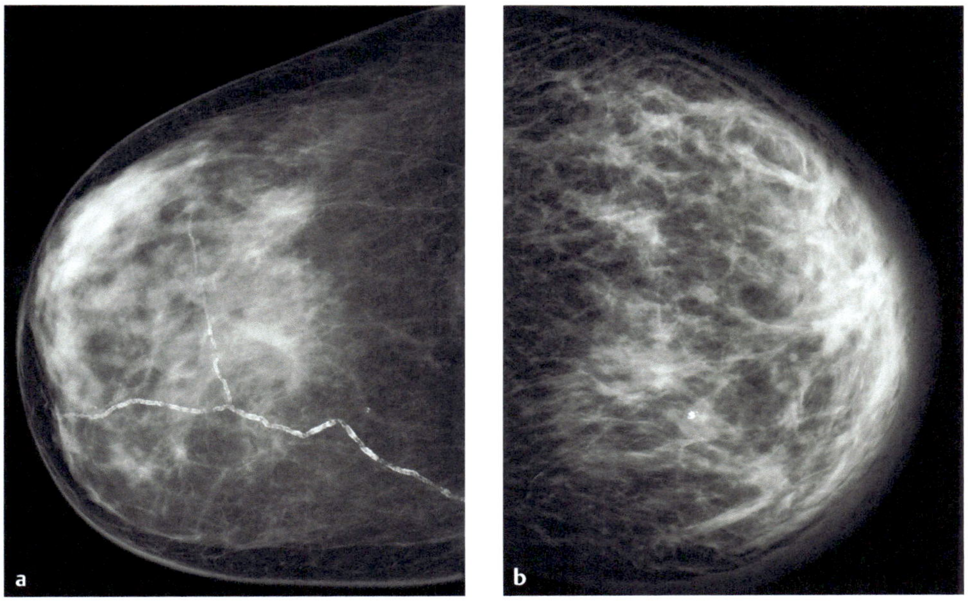

Abb. 66.2 Diffuses Mammakarzinom. Mammografie.
a Regelrechte Darstellung der rechten Mamma.
b Zirkuläre Kutisverdickung und intramammäre Trabekelverdickung der gesamten linken Mamma. Histologie: Mammakarzinom mit Lymphangiosis carcinomatosa.

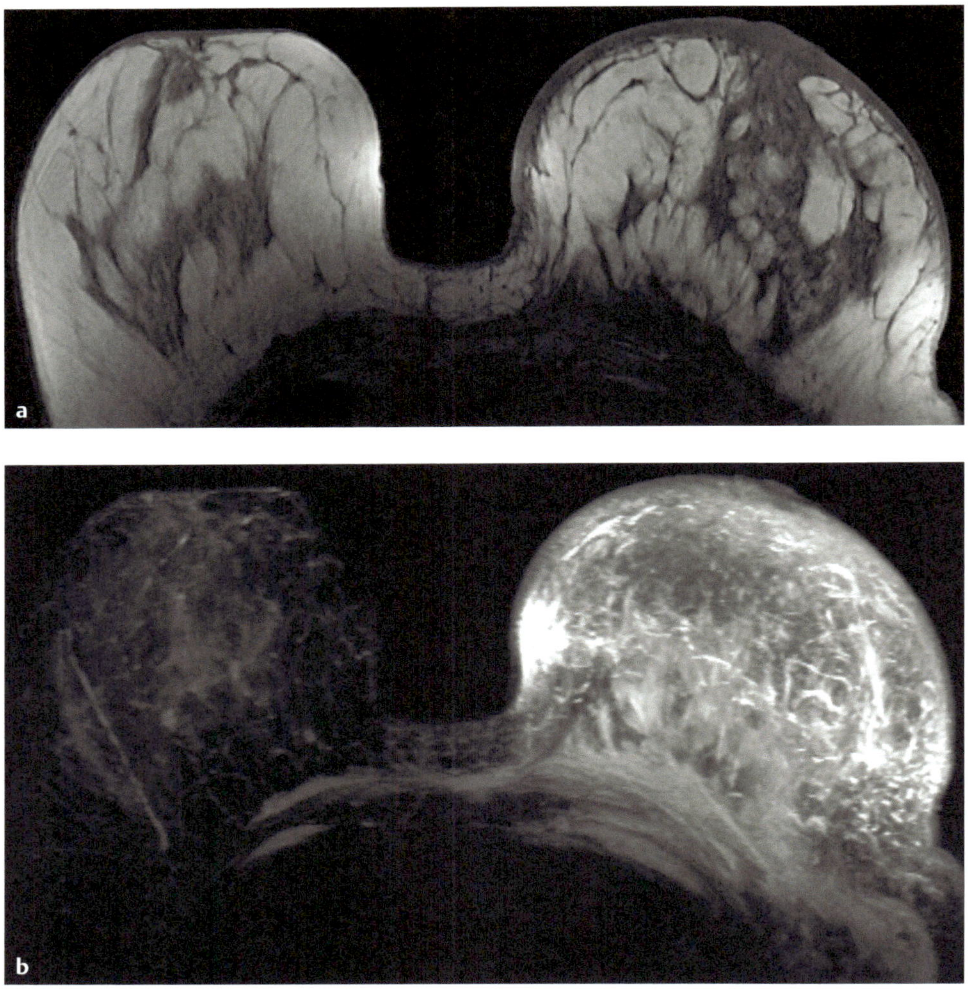

Abb. 66.3 Diffuses Mammakarzinom. Kutisverdickung und ödematöse Gewebeimbibierung in der Mamma-MRT. Histologie: Mammakarzinom mit Lymphangiosis carcinomatosa.

- **a** Zirkuläre Verdickung der gesamten linken Brust in der nativen T 1w MRT-Sequenz. Milde Trabekelvergröberung im Seitenvergleich.
- **b** Massive kutane und intramammäre Flüssigkeitsimbibierung im Seitenvergleich in der wasserbetonten, fettsuprimierten T 2-Messung.

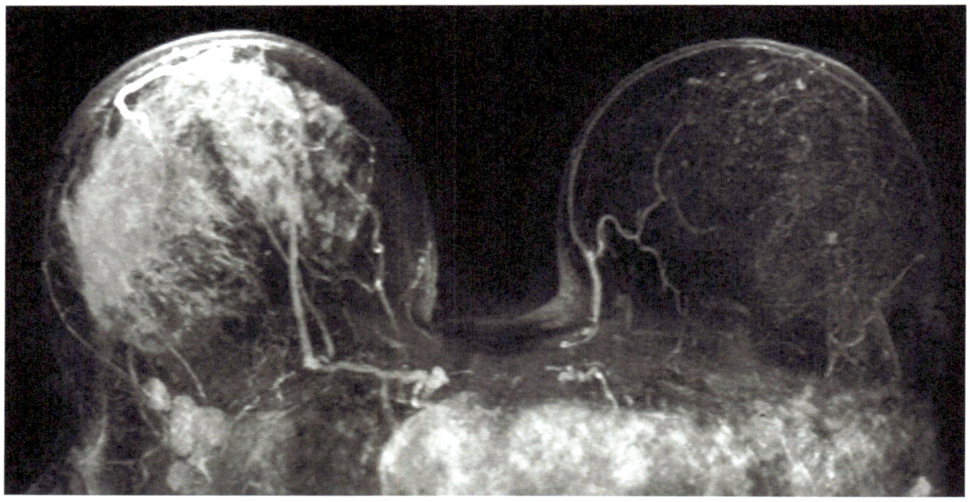

Abb. 66.4 Diffuses Mammakarzinom. Diffuse Kontrastmittelanreicherung des diffusen Mammakarzinoms sowie der metastatisch befallenen axillären Lymphknoten im kontrastmittelgestützten MRT-Bild.

66.12 Radiologische Differenzialdiagnosen

- Die möglichen Differenzialdiagnosen s. in ▸ Tab. 66.1.

66.13 Typische Fehler

- Fehleinschätzung des Befunds als non-puerperale Mastitis
- Verzicht auf kutane (Punch-Biopsie) oder perkutan-bioptische Befundsicherung

66.14 Was der zuweisende Kollege/Kliniker wissen muss

- Rezeptorstatus, falls erhebbar
- Nachweis eines zusätzlichen kontralateralen Karzinoms
- Lymphknotenstatus
- Hinweise auf hämatogene Metastasierung

Tab. 66.1 Differenzialdiagnosen des diffusen Mammakarzinoms.

Differenzialdiagnose	Häufigkeit der Differenzialdiagnose in Hinblick auf das Krankheitsbild	Wesentliche diagnostisch richtungsweisende Anamnese, Untersuchung u./o. Befunde	Sicherung der Diagnose
non-puerperale Mastitis	häufig	• klinisch und bildgebend in aller Regel keine zuverlässige Differenzierung zwischen einem diffusen oder inflammatorischen Mammakarzinom und einer non-puerperalen Mastitis • zuverlässige Differenzierung durch den Verlauf nach probatorischer Therapie (Kühlung, Ruhigstellung, Antibiotika) oder mittels histologischer Abklärung	• Biopsie
inflammatorisches Karzinom	häufig	• identisches Krankheitsbild wie das diffuse Mammakarzinom, aber mit Aspekt der Rötung • bildgebend keine zuverlässige Differenzierung von der non-puerperalen Mastitis • Vorgehensweise wie beim diffusen Mammakarzinom	• Biopsie
Lymphom	gelegentlich	• intramammärer oder kutaner Lymphombefall • Abgrenzung gegen das diffuse Mammakarzinom durch histologische Abklärung	• Biopsie

66

66.15 Literatur

Literatur zur weiteren Vertiefung

[893] Alunni JP. Imaging inflammarory breast cancer. Diagn Intervent Imaging 2012; 93: 95–103

[894] American College of Radiology. ACR BI-RADS® Atlas. Breast Imaging Reporting and Data System. 5. Aufl. Berlin: Springer; 2013

[895] Anderson WF, Chu KC, Chang S. Inflammatory breast carcinoma and noninflammatory locally advanced breast carcinoma: distinct clinicopathologic entities? J Clin Oncol 2003; 21 (12): 2254–2259

[896] Fischer U. Röntgenmammographie. Verstehen, anwenden und optimieren. Stuttgart: Thieme; 2003

[897] Fischer U, Baum F. Diagnostik und Therapie des Mammakarzinoms. Stuttgart: Thieme; 2014

[898] Fischer DR, Wurdinger S, Boettcher J. Further signs in the evaluation of magnetic resonance mammography: a retrospective study. Invest Radiol 2005; 40: 430

[899] Girardi V, Carbognin G, Camera L et al. Inflammatory breast carcinoma and locally advanced breast carcinoma: characterisation with MR imaging. Radiol Med 2011; 116 (1): 71–83

[900] Heywang-Köbrunner SH, Schreer I. Bildgebende Mammadiagnostik. Stuttgart: Thieme; 2003

[901] Madjar H. Kursbuch Mammasonografie. Ein Lehreratlas nach den Richtlinien der DEGUM und der KBV. Stuttgart: Thieme; 2019

[902] Renz DM, Baltzer PA, Böttcher J et al. Inflammatory breast carcinoma in magnetic resonance imaging: a comparison with locally advanced breast cancer. Acad Radiol 2008; 15 (2): 209–221

[903] Renz DM, Baltzer PA, Böttcher J et al. Magnetic resonance imaging of inflammatory breast carcinoma and acute mastitis. A comparative study. Eur Radiol 2008; 18 (11): 2370–2380

[904] Tot T. Diffuse invasive breast carcinoma of no special type.Virchows Arch 2016; 468: 199–206

67 Triple-negatives Mammakarzinom

Uwe Fischer

67.1 Steckbrief

Beim triple-negativen Mammakarzinom handelt es sich in aller Regel um ein invasiv-duktales Karzinom, das Besonderheiten bezüglich des Rezeptorstatus und oft auch des Gradings aufweist. Immunhistochemisch finden sich keine Rezeptoren für Östrogene und Gestagene sowie für HER2neu, das nicht amplifiziert wird – daher die Bezeichnung „triple-negativ“. Oft haben diese Tumoren zudem ein hohes Grading (Grading 3, basaler Phänotyp). Triple-negative Mammakarzinome kommen gehäuft bei Genträgerinnen vor (BRCA). Das zuverlässigste Verfahren für den Nachweis ist die Mamma-MRT. Die Sicherung der Diagnose erfolgt typischerweise durch eine perkutane Biopsie. Histologisch ergibt sich ein Befund der Kategorie B5b.

67.2 Synonyme

- Dreifach rezeptornegatives Karzinom

67.3 Keywords

- Brustkrebs
- Mammakarzinom
- triple-negativ
- Diagnostik

67.4 Definition

Das triple-negative Mammakarzinom entspricht einem invasiven Karzinom mit fehlendem Rezeptornachweis für Östrogen, Progesteron und HER2neu.

67.5 Epidemiologie

67.5.1 Häufigkeit

- Etwa 10–15 % aller Mammakarzinome
- häufiger Tumor bei Genträgerinnen (BRCA)
- kontralaterales Auftreten in weniger als 5 % der Fälle

67.5.2 Altersgipfel

- Gehäuftes Auftreten bei jungen prämenopausalen Frauen
- prinzipiell allerdings Auftreten in jeder Altersgruppe möglich

67.5.3 Geschlechtsverteilung

- Mehr als 99 % Frauen, weniger als 1 % Männer

67.5.4 Prädisponierende Faktoren

- Wichtige Risikofaktoren für die Entstehung eines triple-negativen Mammakarzinoms:
  - Gendefekt (Unfähigkeit, Mutationen in der Brustzelle zu erkennen oder zu reparieren)
  - ionisierende Strahlung
  - Gewebedichte
  - Alter

67.6 Ätiologie und Pathogenese

- Die Zellen im menschlichen Körper unterliegen einer regelmäßigen Zellteilung. Dabei kommt es zu Mutationen, die nicht zielgerichtet sind und zu einem gewissen Teil untergehen. Mutierte Zellen mit einen Vorteil gegenüber der Ursprungszelle wachsen allerdings weiter und unterliegen weiterhin Mutationen.
- Es wird angenommen, dass sich innerhalb einer entsprechenden Kaskade bei Zellen, bei denen eine 5. oder 6. Mutation stattgefunden hat, Karzinomeigenschaften ausbilden. Bei Genträgerinnen, die die Eigenschaft zur Erkennung von Mutationen bzw. zum Reparieren von erkannten Mutationen nicht angelegt haben, wird diese Kaskade der mehrfachen Mutationen deutlich schneller durchschritten als bei anderen Frauen. Daher liegt das Erkrankungsalter dieser Hochrisikofrauen um das 35. Lebensjahr.
- Eine wesentliche Eigenschaft, die solche Karzinomzellen nunmehr besitzen, ist der Verlust der Kontaktinhibition. Dies bedeutet, dass gesunde Nachbarzellen nicht mehr respektiert und deshalb im Rahmen des Karzinomzellwachstums infiltriert werden.
- Die vulnerabelste Lokalisation innerhalb des Brustgewebes ist die terminale duktulolobuläre Einheit. Dies ist das Verbindungsstück zwischen den Endästen der Milchgänge und den Lobuli. Dort befinden sich histopathologisch zu Beginn atypische Zellveränderungen, die zum duktalen Carcinoma in Situ und bei Verlassen des Milchgangs zum invasiven duktalen Karzinom werden können.

67.7 Klassifikation und Risikostratifizierung

- **Risikostratifizierung:**
  - stärkste prognostische Faktoren neben der Rezeptornegativität:
    - Tumorgröße (Stadieneinteilung nach pT)
    - Lymphknotenstatus (Stadieneinteilung nach pN)
    - Fernmetastasierung (Stadieneinteilung nach pM)
    - histologischer Status (Grading)
    - Immunhistochemie (Ki67)
  - Langzeitüberleben in Abhängigkeit von der Befundausdehnung bei Diagnosestellung und Durchführung adäquater therapeutischer Maßnahmen zwischen 20 und 98 %
  - eher ungünstiger als beim invasiven duktalen Mammakarzinom

67.8 Symptomatik

- Bei kleinen Tumoren in der Regel kein Korrelat in Inspektion und Palpation
- bei größeren Tumoren (2–3 cm und größer) in Abhängigkeit von der Lage des Befunds zunehmend Verhärtung oder Knoten
- möglicherweise sekundäre Symptome wie assoziierte Kutis- oder Mamillenretraktion
- selten pathologische Sekretion

67.9 Methode der Wahl

- Mamma-MRT
- Mammografie
- Sonografie
- klinische Untersuchung

67.10 Pathognomonische Befunde

- Das triple-negative Karzinom imponiert in der bildgebenden Diagnostik in erster Linie als Herd, in etwa 30 % der Fälle assoziiert mit Mikroverkalkungen.
- Im MRT findet sich sehr häufig eine ringförmige Kontrastmittelanreicherung als Ausdruck der proliferationsstarken marginalen Tumorzone.

67.11 Befundbeschreibung

67.11.1 Sonografie

- **B-Bild-Sonografie:**
  - häufig eher runder, gelegentlich irregulärer Herdbefund mit scharfer oder unscharfer Begrenzung (▸ Abb. 67.1, ▸ Abb. 67.2a und ▸ Abb. 67.3a)
  - Längsachse quer zur Kutis (s. ▸ Abb. 67.3a)
  - Tumormatrix hypoechogen (▸ Abb. 67.4; s. auch ▸ Abb. 67.1, ▸ Abb. 67.2a und ▸ Abb. 67.3a)
  - häufig inhomogene Binnentextur (s. ▸ Abb. 67.4)
  - hyperechogener, gelegentlich schmaler Randsaum
  - gelegentlich laterale Schallauslöschung (s. ▸ Abb. 67.3a)
  - endotumorale Kalzifikationen in 30 % der Fälle (s. ▸ Abb. 67.4)
- **farbkodierte Doppler-Sonografie:**
  - endotumorale Vaskularisationsphänomene in mehr als 50 % der Fälle (▸ Abb. 67.3b)
  - Kodierung zuführender Arterien (▸ Abb. 67.2b)
- **Elastografie:** höhere Rigidität als benigne Herdbefunde (z. B. myxoides Fibroadenom, Lipom)

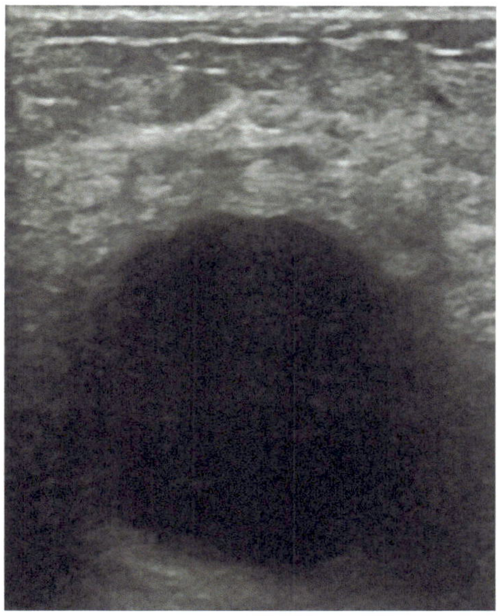

Abb. 67.1 Triple-negatives Mammakarzinom. Runder hypoechogener Herdbefund mit glatter Begrenzung im Ultraschallbild. Histologie: triple-negatives Mammakarzinom.

67

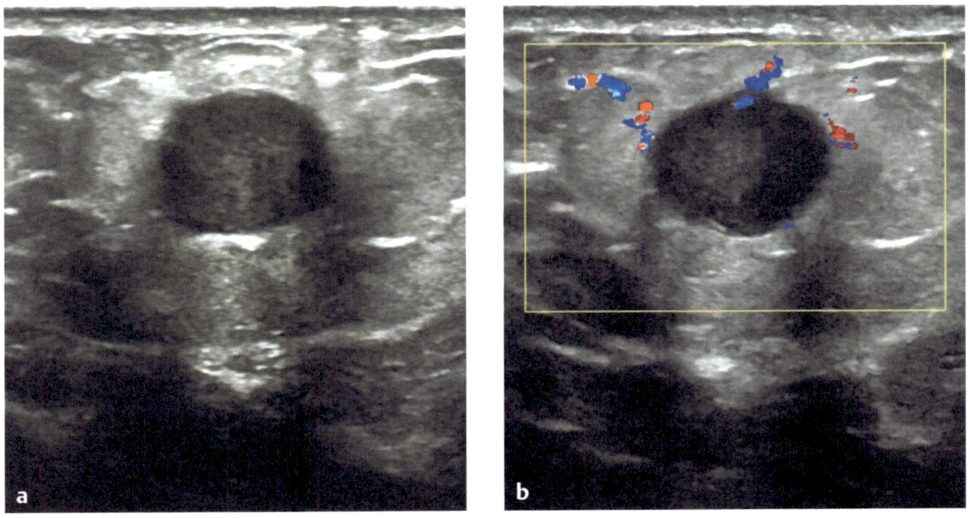

Abb. 67.2 Triple-negatives Mammakarzinom. Runder, glatt begrenzter, hypoechogener Herdbefund im Ultraschall. Histologie: triple-negatives Mammakarzinom.

a Karzinom im B-Bild des Ultraschalls.
b Deutliche Farbkodierung der zuführenden Blutgefäße im farbkodierten Doppler-Sonografiebild.

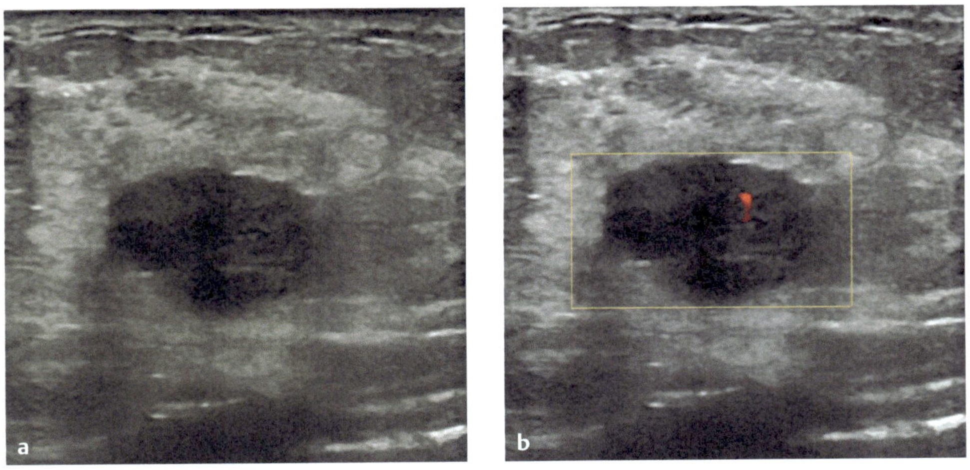

Abb. 67.3 Triple-negatives Mammakarzinom. Ovaler, glatt begrenzter, hypoechogener Herdbefund im Ultraschall. Laterale Schallauslöschung. Histologie: triple-negatives Mammakarzinom.

a Karzinom im B-Bild des Ultraschalls.
b Farbkodierung endotumoralen Blutflusses im farbkodierten Doppler-Sonografiebild.

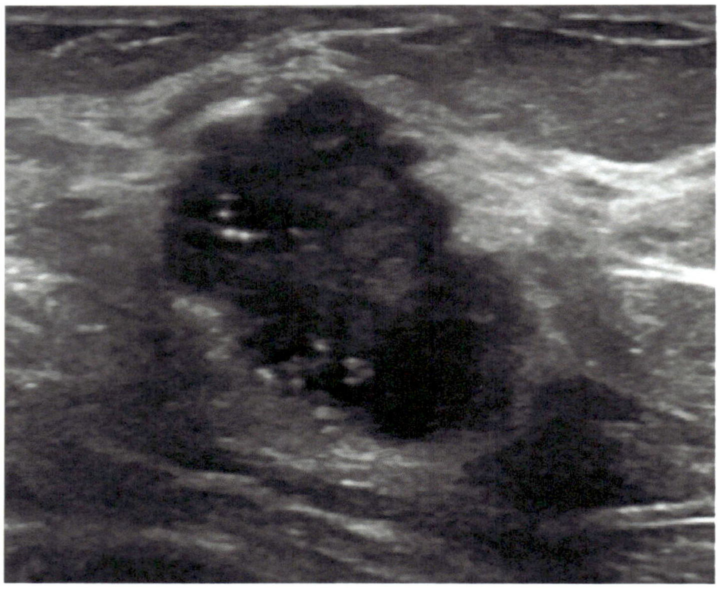

Abb. 67.4 **Triple-negatives Mammakarzinom.** Lobulierter, glatt begrenzter, hypoechogener Herdbefund mit inhomogener Binnentextur und endotumoralen Kalzifikationen im B-Bild der Sonografie. Histologie: triple-negatives Mammakarzinom.

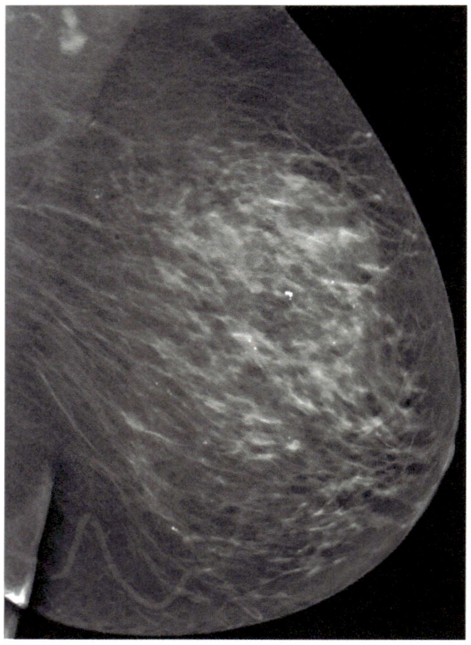

Abb. 67.5 **Triple-negatives Mammakarzinom.** Innerhalb dichter Parenchymstrukturen kaum abgrenzbarer runder, wohl glatt begrenzter, isodenser Herdbefund im Mammogramm. MLO-Aufnahme der linken Mamma mit vager Abgrenzbarkeit des Tumorknotens in den ventralen Abschnitten. Histologie: triple-negatives Mammakarzinom links. Status nach Mastektomie rechts.

67.11.2 Röntgen

- **Mammografie:**
  - bei dichten Gewebestrukturen (Dichtetyp ACR C und D) und fehlenden endotumoralen Kalzifikationen kein oder nur vage abgrenzbarer Befund (▶ Abb. 67.5)
  - bei höherer Transparenz der Bruststrukturen (Dichtetyp ACR A und B) typischerweise Herdbefund, in erster Linie mit runder Form und scharfer Begrenzung sowie hyperdenser Binnentextur (▶ Abb. 67.6, ▶ Abb. 67.7 und ▶ Abb. 67.8), gelegentlich isodens (s. ▶ Abb. 67.5)
  - in etwa 30 % der Fälle Assoziation mit endotumoralen Mikroverkalkungen (s. ▶ Abb. 67.8)
  - bei extensiver intraduktaler Komponente oft peritumorale Kalzifikationen oder Schweifbildung
- **Tomosynthese:** verbesserte Detektion des Herdbefunds insbesondere bei Gewebetyp ACR C
- **kontrastmittelgestützte Mammografie:** starke endotumorale Kontrastmittelanreicherung

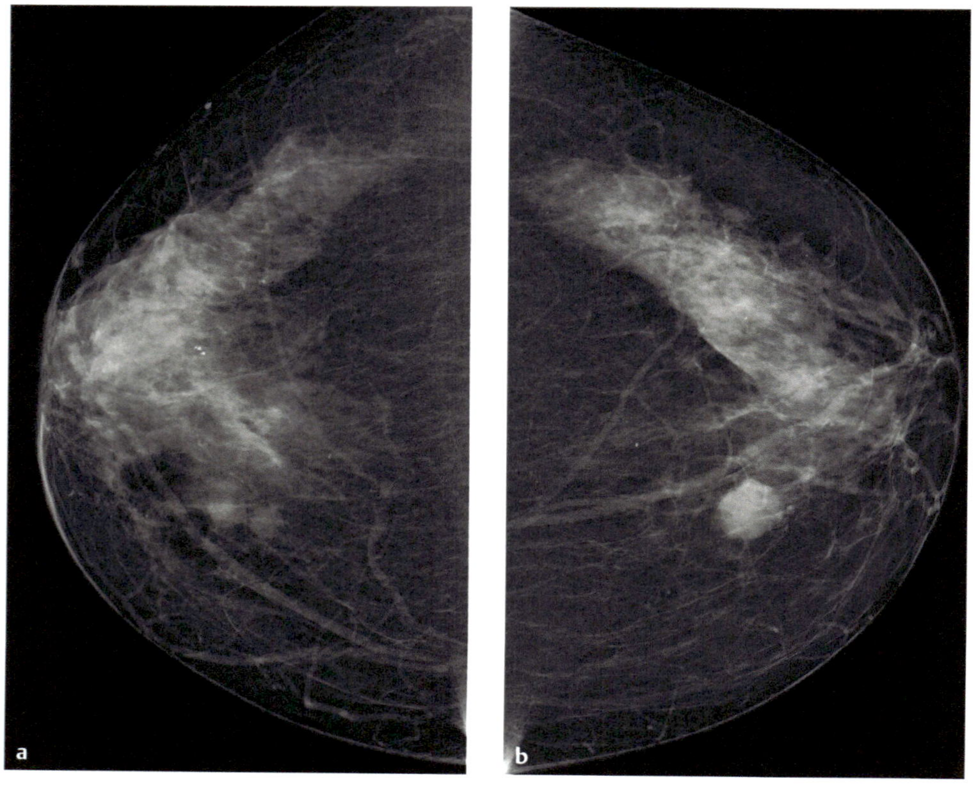

Abb. 67.6 **Triple-negatives Mammakarzinom.** Runder, glatt begrenzter, hyperdenser Herdbefund im Mammogramm. Histologie: triple-negatives Mammakarzinom links.

a CC-Aufnahme der rechten Mamma: Zwillingszyste medialseitig als Nebenbefund.

b CC-Aufnahme der linken Mamma: runder, glatt begrenzter, hyperdenser Herdbefund zentral innerhalb des umgebenden Fettgewebes.

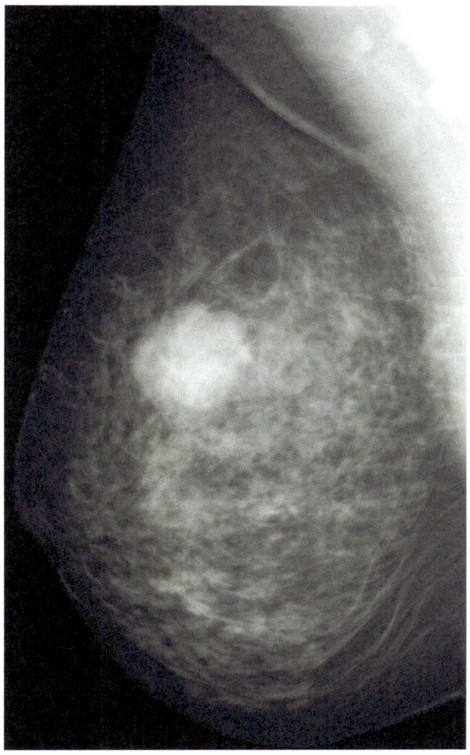

Abb. 67.7 Triple-negatives Mammakarzinom. Runder, glatt begrenzter, hyperdenser Herdbefund im Mammogramm. MLO-Aufnahme der rechten Mamma mit zentralem Tumorsitz. Histologie: triple-negatives Mammakarzinom rechts.

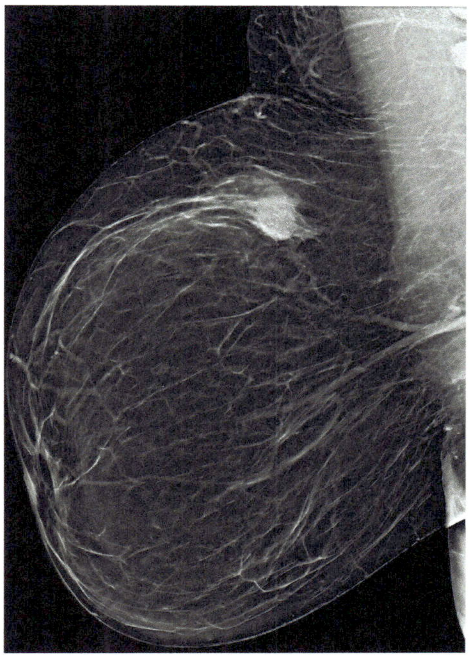

Abb. 67.8 Triple-negatives Mammakarzinom. Runder, glatt begrenzter Herdbefund mit endotumoralen Kalzifikationen im Mammogramm. MLO-Aufnahme der rechten Mamma. Histologie: triple-negatives Mammakarzinom links.

67.11.3 MRT

- **Native T 1w Sequenz:**
  - bei Lage innerhalb des Drüsengewebes oft keine Auffälligkeiten (▶ Abb. 67.9b)
  - bei Lage innerhalb von Fettgewebe hypointenser Fokus oder Herdbefund (▶ Abb. 67.10b, ▶ Abb. 67.11b und ▶ Abb. 67.12a)
- **T 2w Sequenz:**
  - üblicherweise hypo- bis isointens (▶ Abb. 67.9c, ▶ Abb. 67.10c und ▶ Abb. 67.11c)
  - bei zentraler Tumoreinschmelzung flüssigkeitsreiches, T 2w signalintenses Zentrum (▶ Abb. 67.13b)

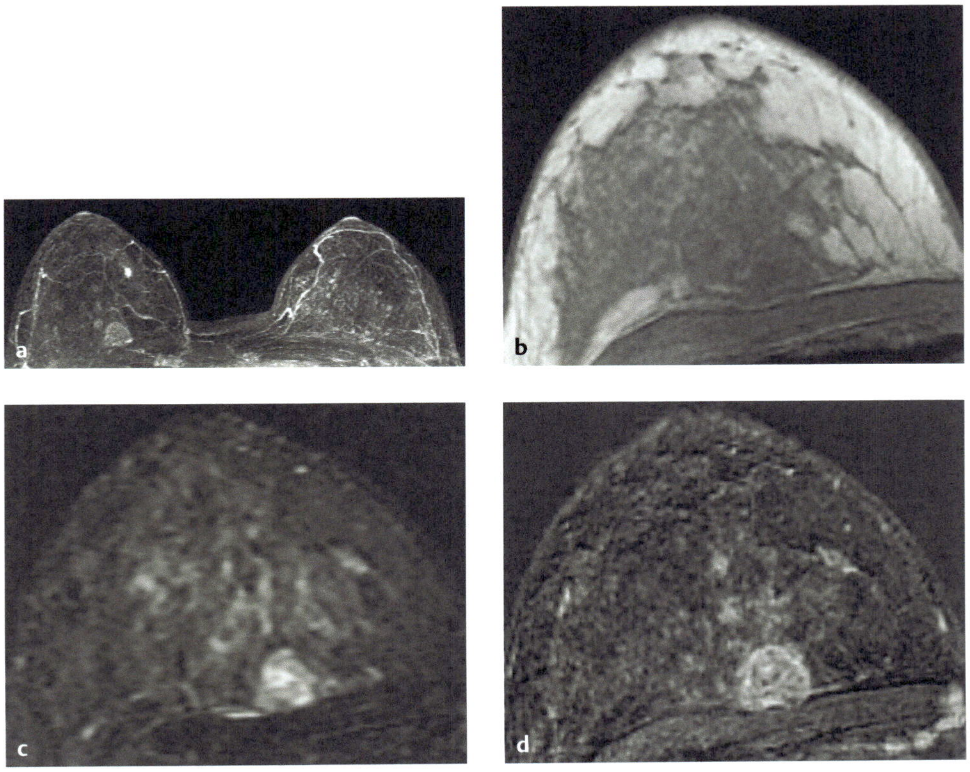

Abb. 67.9 Triple-negatives Mammakarzinom. Triple-negatives Karzinom mit betonter randständiger Kontrastmittelanreicherung in der MRT. Histologie: triple-negatives Mammakarzinom rechts.

a Hypervaskularisierter Herdbefund in den brustwandnahen Abschnitten der rechten Mamma (MIP).
b Lediglich aufgrund der Unterbrechung des retroparenchymalen Fettsaums erkennbarer Herdbefund bei dichtem Drüsengewebe in der T 1w Messung.
c Partiell hyperintenses Signal des Karzinoms in der T 2w Messung.
d In der Subtraktionseinzelschicht nach Kontrastmittelgabe bessere Charakterisierung des Herdbefunds mit peripher gesteigerter Durchblutung. Endotumoral inhomogene Kontrastmittelanreicherung.

- **T 1w Sequenz nach Kontrastmittelgabe:**
  - bei Tumorgröße bis 2 mm typischerweise keine Auffälligkeiten, da Versorgung über Diffusion
  - bei Tumorgröße bis 5 mm typischerweise Fokus
  - bei Tumorgröße ab 5 mm hypervaskularisierter Herdbefund (▶ Abb. 67.9d, ▶ Abb. 67.10a, ▶ Abb. 67.10d, ▶ Abb. 67.11a, ▶ Abb. 67.11d und ▶ Abb. 67.12b)
  - oft runde Form und scharfe oder unscharfe Begrenzung (▶ Abb. 67.9a und ▶ Abb. 67.13a; s. auch ▶ Abb. 67.9d, ▶ Abb. 67.10d, ▶ Abb. 67.11d und ▶ Abb. 67.12b)
  - initial häufig sehr starke Kontrastmittelanreicherung (▶ Abb. 67.14), in mehr als 50 % der Fälle Auswascheffekt (Washout)
  - sehr oft marginale Kontrastmittelanreicherung (s. ▶ Abb. 67.9d und ▶ Abb. 67.11d), typischerweise ringförmig (s. ▶ Abb. 67.12b und ▶ Abb. 67.13a), gelegentlich mit sehr schmalem Rim (▶ Abb. 67.15a)
  - innerhalb der ringförmigen Kontrastmittelanreicherung gelegentlich interne Proliferationen in Form von radiären Anreicherungen (endotumorale helle Septen; ▶ Abb. 67.15b) oder zielscheibenartigen ringförmigen Anreicherungen (endotumorales Target Sign; ▶ Abb. 67.15c, ▶ Abb. 67.15d und ▶ Abb. 67.15e)
- **Diffusionsgewichtung:**
  - einzelne Mitteilungen über bessere Differenzierung der Tumoren in der Diffusionsgewichtung (Spezifität)
  - Optionen allerdings nicht für kleine Tumoren unter 1 cm Durchmesser

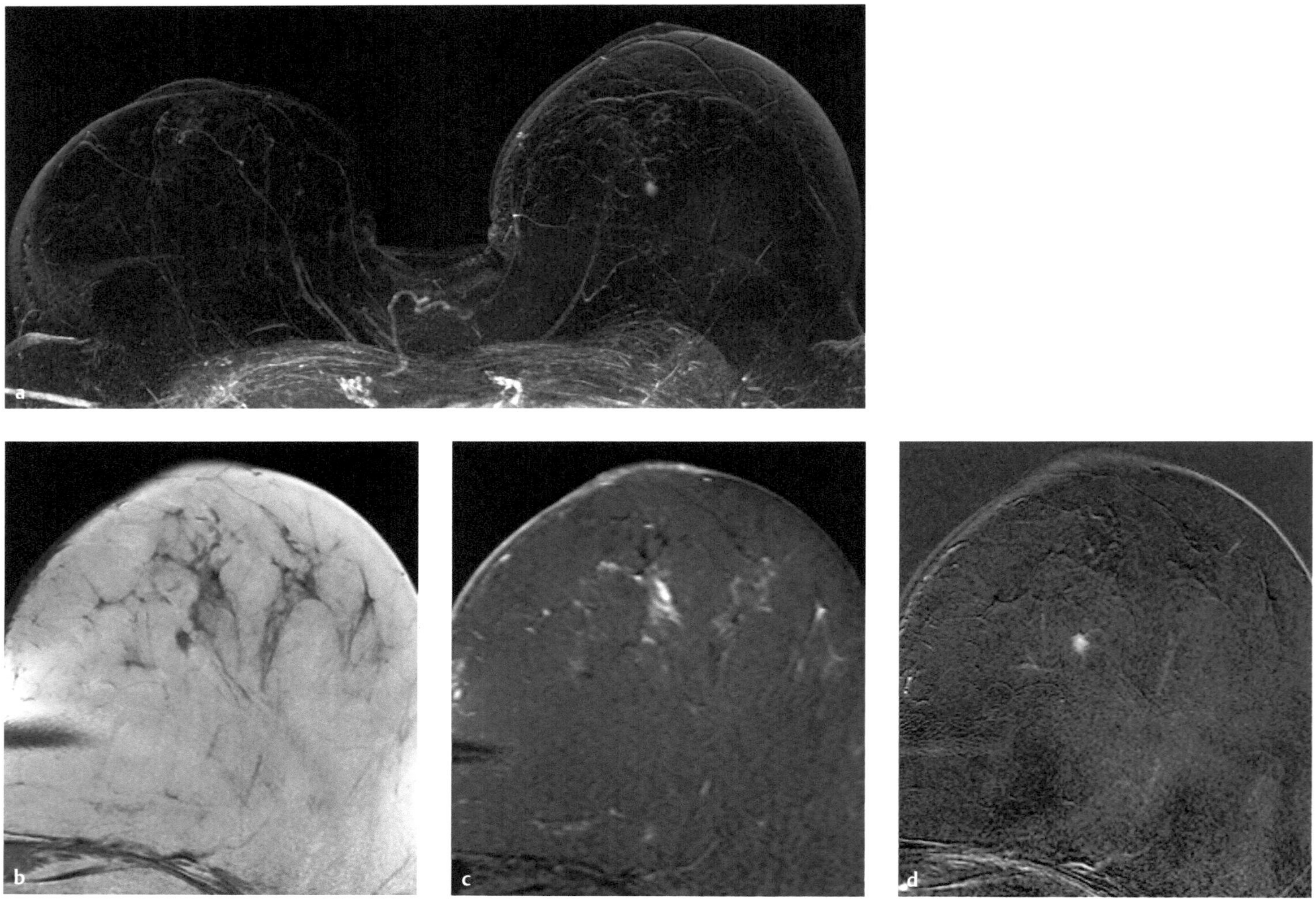

Abb. 67.10 Triple-negatives Mammakarzinom. Sehr kleines triple-negatives Karzinom (6 mm) mit starker Kontrastmittelanreicherung, aber noch ohne spezifische Anreicherungskriterien in der MRT. Histologie: triple-negatives Mammakarzinom links.
a Kleiner hypervaskularisierter Fokus in den zentralen Abschnitten der linken Mamma (MIP).
b Umschriebener rundlicher, hypointenser Fokus innerhalb des umgebenden Fettgewebes in der T 1w Messung.
c Isointenses Signal des Karzinoms in der T 2w Messung.
d In der Subtraktionseinzelschicht nach Kontrastmittelgabe bessere Charakterisierung des Fokus mit nunmehr regulärer Form und Unschärfe.

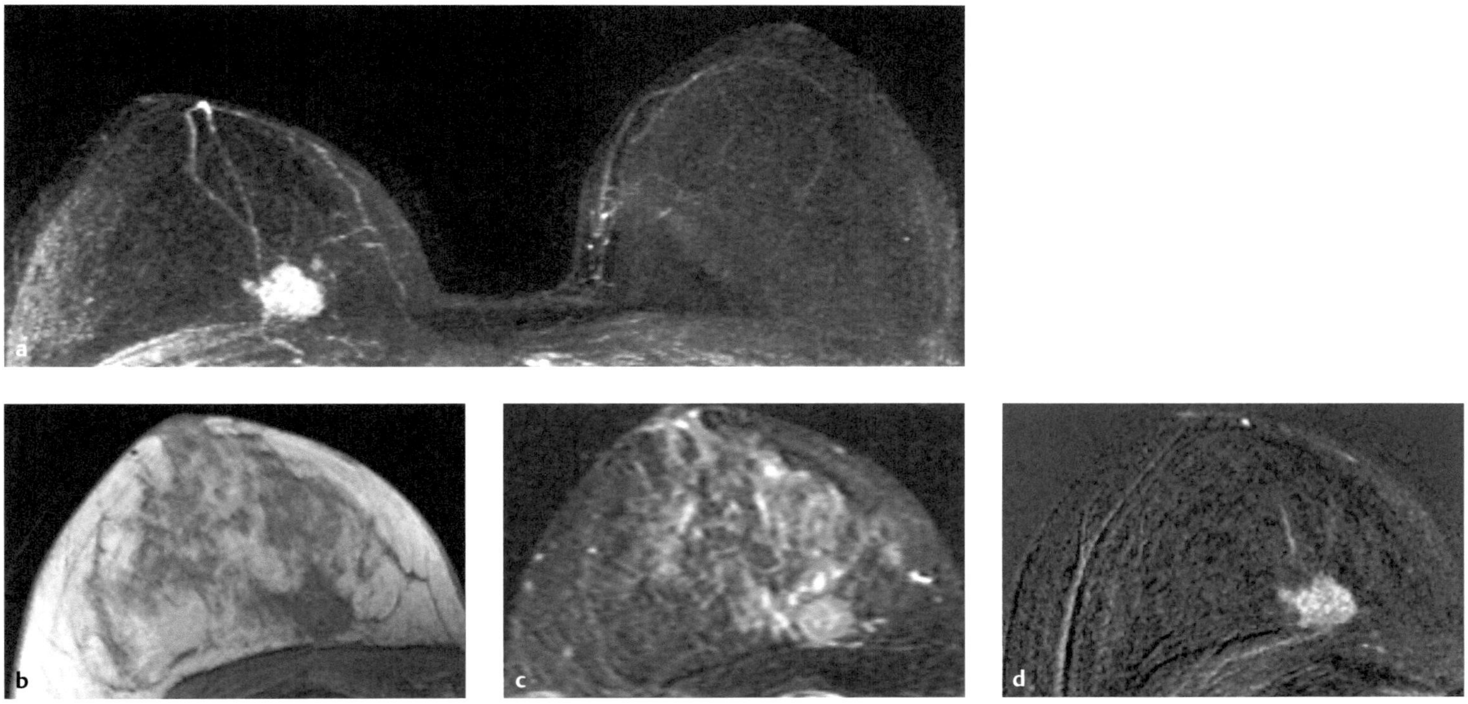

Abb. 67.11 Triple-negatives Mammakarzinom. MRT-Darstellung eines triple-negativen Karzinoms mit extensiver intraduktaler Komponente. Histologie: triple-negatives Mammakarzinom rechts.

a Hypervaskularisierter Herdbefund in den brustwandnahen Abschnitten der rechten Mamma. Umgebende intraduktale Tumorkomponente (MIP).

b Innerhalb des umgebenden Fettgewebes erkennbarer Herdbefund in der T 1w Messung.

c Inhomogen hyperintenses Signal des Karzinoms in der T 2w Messung.

d In der Subtraktionseinzelschicht nach Kontrastmittelgabe bessere Charakterisierung des Herdbefunds mit peripher gesteigerter Durchblutung. Endotumoral inhomogene Kontrastmittelanreicherung. Vom Indextumor ausgehende duktale Mehranreicherungen als Korrelat der extensiven intraduktalen Komponente.

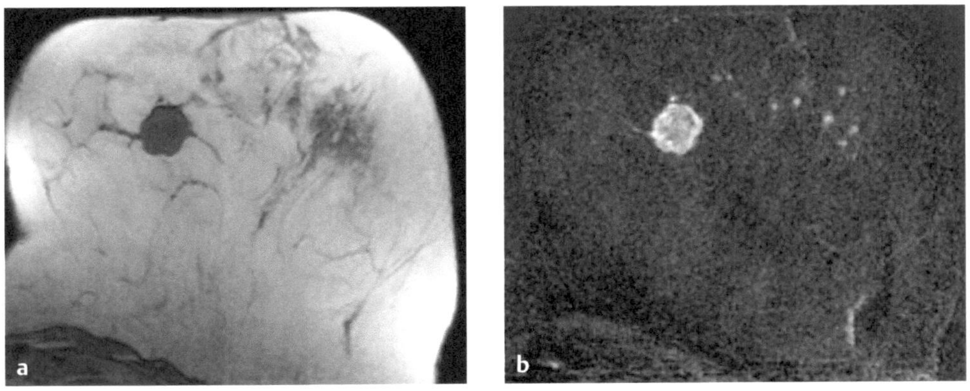

Abb. 67.12 Triple-negatives Mammakarzinom. MRT-Darstellung eines triple-negativen Karzinoms mit betonter randständiger Kontrastmittelanreicherung. Histologie: triple-negatives Mammakarzinom links.

a Hypointenser runder Herdbefund bei lipomatösem Gewebe in der T 1w Messung.

b In der Subtraktionseinzelschicht nach Kontrastmittelgabe randständig gesteigerte Durchblutung. Endotumoral inhomogene Kontrastmittelanreicherung.

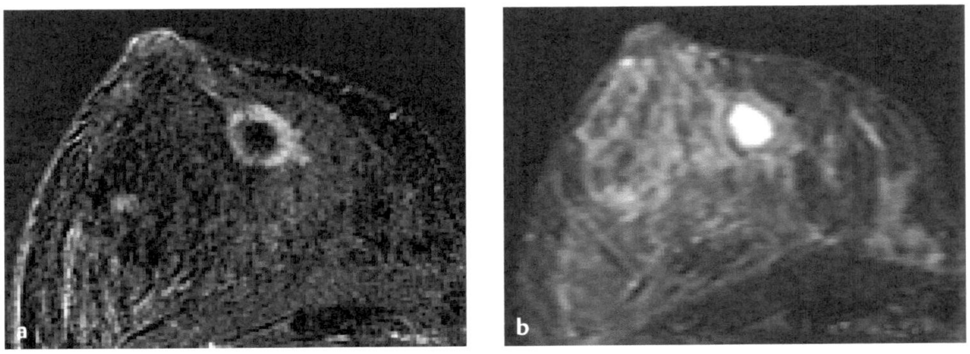

Abb. 67.13 Triple-negatives Mammakarzinom. MRT-Darstellung eines triple-negativen Karzinoms mit ringförmiger Kontrastmittelanreicherung. Histologie: triple-negatives Mammakarzinom links.

a In der Subtraktionseinzelschicht nach Kontrastmittelgabe randständig gesteigerte Durchblutung.

b Zentral infolge der Tumornekrose eingeschmolzenes Gewebe mit hohem Signal in der T 2w Messung.

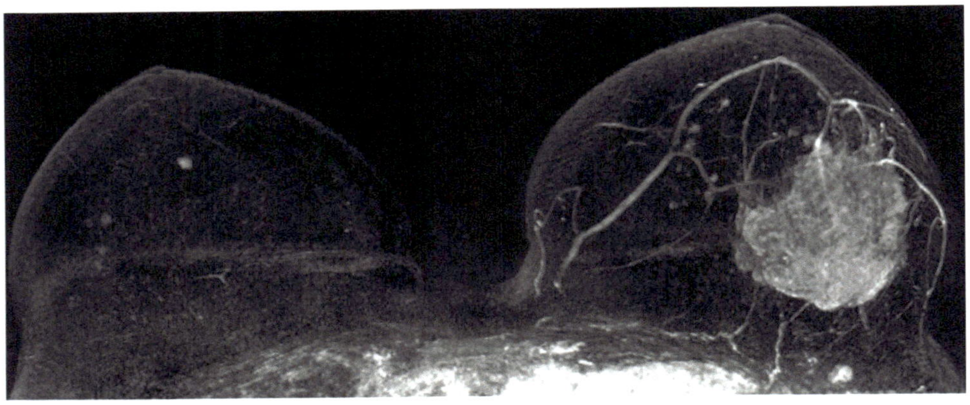

Abb. 67.14 Triple-negatives Mammakarzinom. In seiner Tumormatrix sehr homogenes Durchblutungsmuster bei ausgedehntem triple-negativem Mammakarzinom der linken Brust im MRT-Bild. Konsekutiv vermehrte Gefäßfülle der linken Brust. Histologie: triple-negatives Mammakarzinom links, Nebenbefund: Fibroadenom rechts.

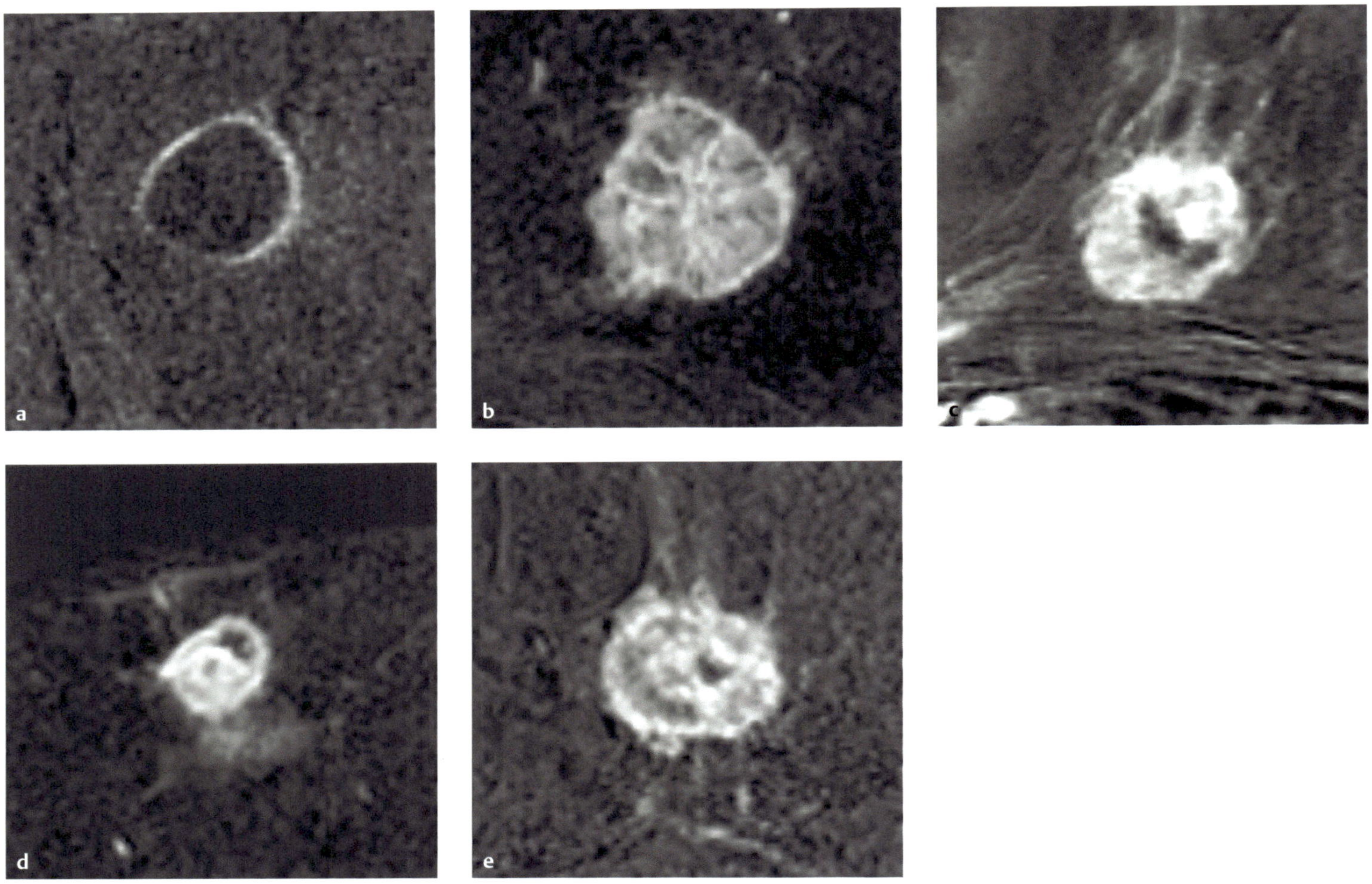

Abb. 67.15 Triple-negatives Mammakarzinom. Unterschiedliche endotumorale Durchblutungsmuster bei triple-negativen Karzinomen mit ringförmiger Kontrastmittelanreicherung in der MRT.

a Extrem dünne, ringförmige Kontrastmittelanreicherung mit fehlender Durchblutung der zentralen endotumoralen nekrotischen Tumorareale.
b Speichenartige Proliferationsstraßen innerhalb der Tumormatrix (Bright Septations, helle Septen).
c Knotige Proliferation innerhalb der ringförmigen Kontrastmittelanreicherung.
d Bereits bei sehr kleinem Karzinom ringförmige Proliferation innerhalb der ringförmigen Kontrastmittelanreicherung (Target Sign).
e Größeres Karzinom mit ringförmiger Proliferation innerhalb der ringförmigen Kontrastmittelanreicherung (Target Sign).

67.12 Radiologische Differenzialdiagnosen

- Wichtige bildgebende Differenzialdiagnosen s. in ▸ Tab. 67.1.

67.13 Typische Fehler

- Fehlende Detektion des Befunds, insbesondere bei Vorliegen kleiner Tumoren
- Fehleinschätzung des Tumors als inflammatorische, normalwandige oder wandverdickte Zyste oder als Abszess
- Verzicht auf perkutan-bioptische Befundsicherung

67.14 Was der zuweisende Kollege/Kliniker wissen muss

- Lage und Größe des Karzinoms
- Nachweis einer extensiven intraduktalen Komponente, von Multifokalität oder Multizentrizität oder eines zusätzlichen kontralateralen Karzinoms zur Planung der therapeutischen, insbesondere der operativen Vorgehensweise
- Lymphknotenstatus zur Frage der operativen Vorgehensweise (Sentinel-Technik?)
- Hinweise auf hämatogene Metastasierung

Tab. 67.1 Differenzialdiagnosen des triple-negativen Mammakarzinoms.

Differenzialdiagnose	Häufigkeit der Differenzialdiagnose in Hinblick auf das Krankheitsbild	Wesentliche diagnostisch richtungsweisende Anamnese, Untersuchung u./o. Befunde	Sicherung der Diagnose
rezeptorpositives Karzinom	häufig	• bildgebend keine zuverlässige Differenzierungsmöglichkeit • allenfalls schmaler Rim bei der ringförmigen Kontrastmittelanreicherung als Hinweis auf potenziell rezeptornegatives G3-Karzinom	• Biopsie
inflammatorisch veränderte oder komplizierte Zyste	gelegentlich	• Zyste mit zirkulär verdickter Bewandung mit ähnlichem morphologischem Bild wie ein zentral nekrotisches, hormonrezeptornegatives G3-Karzinom	• Biopsie
Abszess	selten	• Abszess mit Kontrastmittelanreicherung der Wand mit ähnlichem morphologischem Bild wie ein zentral nekrotisches, hormonrezeptornegatives G3-Karzinom	• Biopsie

67.15 Literatur

Literatur zur weiteren Vertiefung

[905] American College of Radiology. ACR BI-RADS® Atlas. Breast Imaging Reporting and Data System. 5. Aufl. Berlin: Springer; 2013

[906] Angelini G, Marini C, Iacconi C et al. Magnetic resonance (MR) features in triple negative breast cancer (TNBC) vs receptor positive cancer (nTNBC). Clin Imaging 2018; 49: 12–16

[907] Bae MS, Park SY, Song SE et al. Heterogeneity of triple-negative breast cancer: mammographic, US, and MR imaging features according to androgen receptor expression. Eur Radiol 2015; 25 (2): 419–427

[908] Berg WA, Gutierrez L, NessAvier MS et al. Diagnostic accuracy of mammography, clinical examination, US, and MR imaging in preoperative assessment of breast cancer. Radiology 2004; 233: 830–849

[909] Chen JH, Agrawal G, Feig B et al. Triple-negative breast cancer: MRI features in 29 patients. Ann Oncol 2007; 18: 2042–2043

[910] Dietzel M, Baltzer PA, Vag T et al. Potential of MR mammography to predict tumor grading of invasive breast cancer. Röfo 2011; 183 (9): 826–833

[911] Du HY, Lin BR, Huang DP. Ultrasonographic findings of triple-negative breast cancer. Int J Clin Exp Med 2015; 8: 10040–10043

[912] Fischer U. Röntgenmammographie. Verstehen, anwenden und optimieren. Stuttgart: Thieme; 2003

[913] Fischer U, Baum F. Diagnostik und Therapie des Mammakarzinoms. Stuttgart: Thieme; 2014

[914] Fischer DR, Wurdinger S, Boettcher J. Further signs in the evaluation of magnetic resonance mammography: a retrospective study. Invest Radiol 2005; 40: 430

[915] Goto M, Ito H, Akazawa K et al. Diagnosis of breast tumors by contrast-enhanced MR imaging: comparison between the diagnostic performance of dynamic enhancement patterns and morphologic features. J Magn Reson Imaging 2007; 25: 104

[916] Jinguji M, Kajiya Y, Kamimura K. ,Rim enhancement of breast cancers on contrast-enhanced MR imaging: relationship with prognostic factors. Breast Cancer 2006; 13: 64–73

[917] Ko ES, Lee BH, Kim HA et al. Triple-negative breast cancer: correlation between imaging and pathological findings. Eur Radiol 2010; 20 (5): 1111–1117

[918] Teifke A, Behr O, Schmidt M et al. Dynamic MR imaging of breast lesions: correlation with microvessel distribution pattern and histologic characteristics of prognosis. Radiology 2006; 239: 351–360

[919] Uematsu T, Kasami M, Yuen S. Triple-negative breast cancer: correlation between MR findings and pathological findings. Radiology 2009; 250: 638–647

[920] Youk JH, Son EJ, Chung J et al. Triple-negative invasive breast cancer on dynamic contrast-enhanced and diffusion-weighted MR imaging: comparison with other breast cancer subtypes. Eur Radiol 2012; 22: 1724–1734

68 Maligner phylloider Tumor

Uwe Fischer

68.1 Steckbrief

Beim malignen phylloiden Tumor handelt es sich um eine sehr seltene Form des ohnehin seltenen Phylloidestumors in der weiblichen Brust. Viele Tumoren werden als Sonderform des Fibroadenoms angesehen. Phylloidestumoren sind aber oft größer als diese und wachsen mit fingerartigen Ausläufern in das umgebende Brustgewebe. Die maligne Form des phylloiden Tumors kann Gewebeeigenschaften ähnlich denen des Sarkoms haben. Das zuverlässigste Verfahren für den Nachweis von phylloiden Tumoren ist die Mamma-MRT. Die Diagnose wird typischerweise durch eine perkutane Biopsie gesichert. Histologisch ergibt sich ein Befund der Kategorie B5b.

68.2 Synonyme

- Cystosarcoma phylloides (alte Bezeichnung)
- Phylloidestumor

68.3 Keywords

- Brustkrebs
- Mammakarzinom
- Phylloidestumor
- Diagnostik

68.4 Definition

Beim malignen Phylloidestumor handelt es sich um einen fibroepithelialen Tumor, der vorwiegend in der Brust vorkommt. Der maligne Charakter definiert sich über die Zelldichte, die Mitoserate und die Invasivität des Tumors. Der frühere Name war „Cystosarcoma phylloides".

68.5 Epidemiologie

68.5.1 Häufigkeit

- Deutlich weniger als 1 % aller Brustkarzinome
- kontralaterales Auftreten in weniger als 1 % der Fälle

68.5.2 Altersgipfel

- Durchschnittsalter ca. 60 Jahre (Altersspanne: 30–70 Jahre)
- Erkrankungsrisiko mit zunehmendem Alter steigend

68.5.3 Geschlechtsverteilung

- 99 % Frauen, 1 % Männer

68.5.4 Prädisponierende Faktoren

- Wichtige Risikofaktoren für die Entstehung eines malignen Phylloidestumors:
  - Alter
  - Gewebedichte
  - Hormone
  - ionisierende Strahlung

68.6 Ätiologie und Pathogenese

- Die Ätiologie der phylloiden Tumoren ist nicht abschließend geklärt.
- Einige Autoren führen aus, dass es sich bei den phylloiden Tumoren um eine schnell wachsende Sonderform des Fibroadenoms handeln könnte.

68.7 Klassifikation und Risikostratifizierung

- **Risikostratifizierung:**
  - stärkste prognostische Faktoren:
    - Tumorgröße (Stadieneinteilung nach pT)
    - Lymphknotenstatus (Stadieneinteilung nach pN)
    - Fernmetastasierung (Stadieneinteilung nach pM)
    - histologischer Status (Grading)
  - Langzeitüberleben in Abhängigkeit von der Befundausdehnung bei Diagnosestellung und Durchführung adäquater therapeutischer Maßnahmen zwischen 50 und 98 %

68.8 Symptomatik

- Bei kleinen Tumoren in der Regel kein Korrelat in Inspektion und Palpation
- bei größeren Tumoren (2–3 cm und größer) in Abhängigkeit von der Lage des Befunds zunehmend tastbarer Knoten
- Knotengröße bis 20 cm möglich

68.9 Methode der Wahl

- Folgende Diagnostik ist relevant (in der Reihenfolge der Bedeutung):
  - Mamma-MRT,
  - Mammografie,
  - Sonografie,
  - klinische Untersuchung.

68.10 Pathognomonische Befunde

- Der maligne phylloide Tumor imponiert in der bildgebenden Diagnostik in erster Linie als Herd.
- Er ist gelegentlich mit Mikroverkalkungen assoziiert.

68.11 Befundbeschreibung

68.11.1 Sonografie

- **B-Bild-Sonografie:**
  - häufig runder oder gelappter Herdbefund mit scharfer Begrenzung
  - Tumormatrix oft hypoechogen, inhomogen und gelegentlich mit zystischen Einschlüssen (▸ Abb. 68.1)
  - Schallverstärkung im Bereich der endotumoralen zystischen Einschlüsse
  - gelegentlich endotumorale Kalzifikationen
- **farbkodierte Doppler-Sonografie:**
  - Vaskularisationsphänomene in 30–50 % der Fälle
  - Kodierung zuführender Arterien
- **Elastografie:** Rigidität wie benigne Herdbefunde
- **3-D-Sonografie:** in aller Regel keine diagnoseweisenden Zusatzinformationen

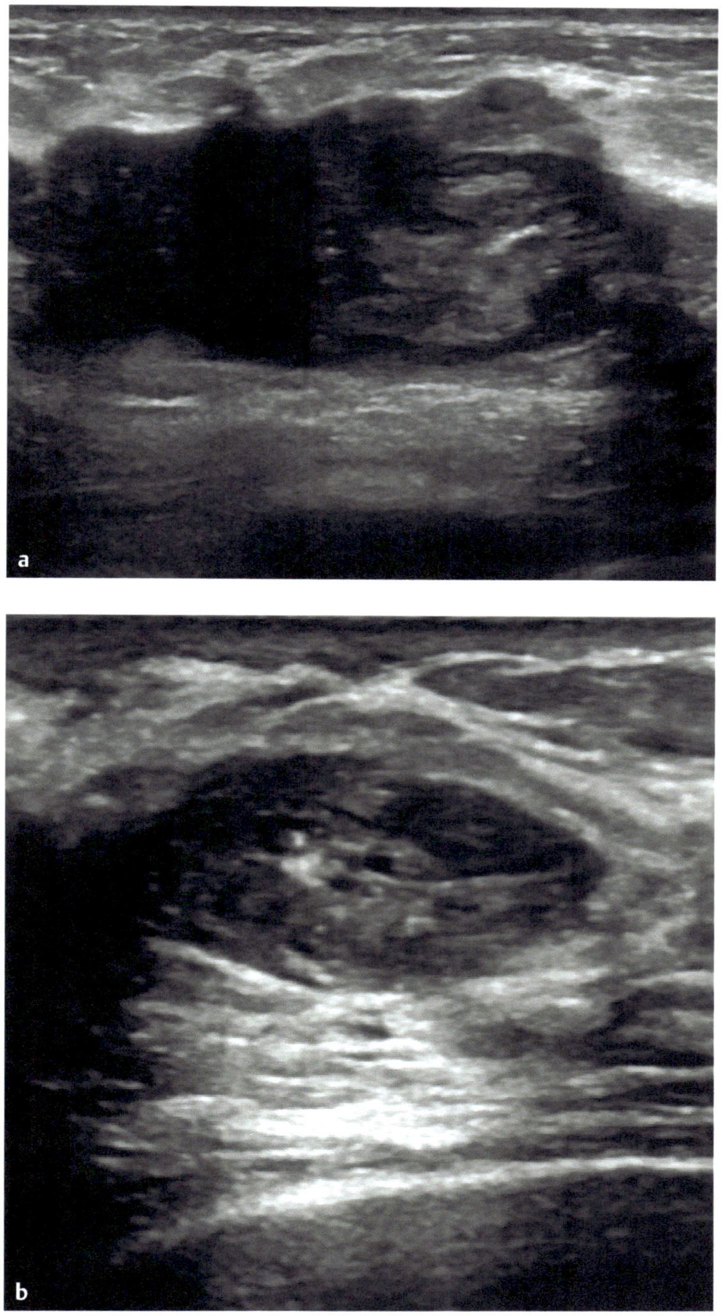

Abb. 68.1 Maligner phylloider Tumor. Scharf begrenzter, lobulierter Herdbefund mit inhomogener Binnentextur in der Sonografie. Histologie: maligner phylloider Mammatumor.
a Längsschnitt im Ultraschall.
b Querschnitt im Ultraschall.

68.11.2 Röntgen

- **Mammografie:**
  - bei dichten Gewebestrukturen (Dichtetyp ACR C und D) und fehlenden endotumoralen Kalzifikationen kein oder nur vage abgrenzbarer Befund
  - bei höherer Transparenz der Bruststrukturen (Dichtetyp ACR A und B) typischerweise Herdbefund, in erster Linie mit lobulierter oder runder Form und scharfer Begrenzung
  - in etwa 30 % der Fälle Assoziation mit endotumoralen Mikroverkalkungen
- **Tomosynthese:** verbesserte Detektion des Herdbefunds insbesondere bei Gewebetyp ACR B und C
- **kontrastmittelgestützte Mammografie:** verbesserte Detektion von Karzinomen insbesondere bei Gewebetyp ACR C und D aufgrund der starken endotumoralen Kontrastmittelanreicherung

68.11.3 MRT

- **Native T 1w Sequenz:**
  - bei Lage innerhalb des Drüsengewebes oft keine Auffälligkeiten, schwierige Abgrenzbarkeit (▸ Abb. 68.2a)
  - bei Lage außerhalb des Drüsengewebes oft scharf begrenzter, hypointenser Herdbefund
- **T 2w Sequenz:** üblicherweise hyperintens mit endotumoralen zystischen Einschlüssen (▸ Abb. 68.2b)
- **T 1w Sequenz nach Kontrastmittelgabe:**
  - bei Tumorgröße bis 2 mm typischerweise keine Auffälligkeiten, da Versorgung über Diffusion
  - bei Tumorgröße bis 5 mm typischerweise Fokus ohne konkrete Malignitätskriterien
  - bei Tumorgröße ab 5 mm hypervaskularisierter Herdbefund (▸ Abb. 68.2c und ▸ Abb. 68.2d)
  - oft lobulierte oder rundliche Form (s. ▸ Abb. 68.2c und ▸ Abb. 68.2d)
  - gelegentlich Zeichen der peritumoralen Durchblutungssteigerung (s. ▸ Abb. 68.2c und ▸ Abb. 68.2d)

> **Praxistipp**
> Checkliste für die Befundbeschreibung:
> - Ausdehnung des Tumors (in Millimetern bzw. Zentimetern)
> - Lage des Tumors (Quadrant)
> - topografische Beziehung des Tumors zu relevanten Nachbarstrukturen (Mamille, Pektoralismuskel)
> - Hinweise auf Multifokalität oder Multizentrizität
> - lokoregionär vergrößerte Lymphknoten
> - Hinweise auf ein kontralaterales Tumorgeschehen

68.12 Radiologische Differenzialdiagnosen

- Zu den bildgebenden Differenzialdiagnosen s. in ▸ Tab. 68.1.

68.13 Typische Fehler

- Fehlende Detektion des Befunds, insbesondere bei Vorliegen von kleinen Tumoren oder Karzinomen, die nicht mit Mikrokalk assoziiert sind, innerhalb dichter Parenchymstrukturen im Mammogramm
- Verzicht auf perkutan-bioptische Befundsicherung bei unklarem Befund

68.14 Was der zuweisende Kollege/Kliniker wissen muss

- Lage und Größe des malignen phylloiden Tumors
- Nachweis einer extensiven intraduktalen Komponente, von Multifokalität oder Multizentrizität oder eines zusätzlichen kontralateralen Karzinoms zur Planung der therapeutischen, insbesondere der operativen Vorgehensweise
- Lymphknotenstatus zur Frage der operativen Vorgehensweise (Sentinel-Technik?)
- Hinweise auf hämatogene Metastasierung

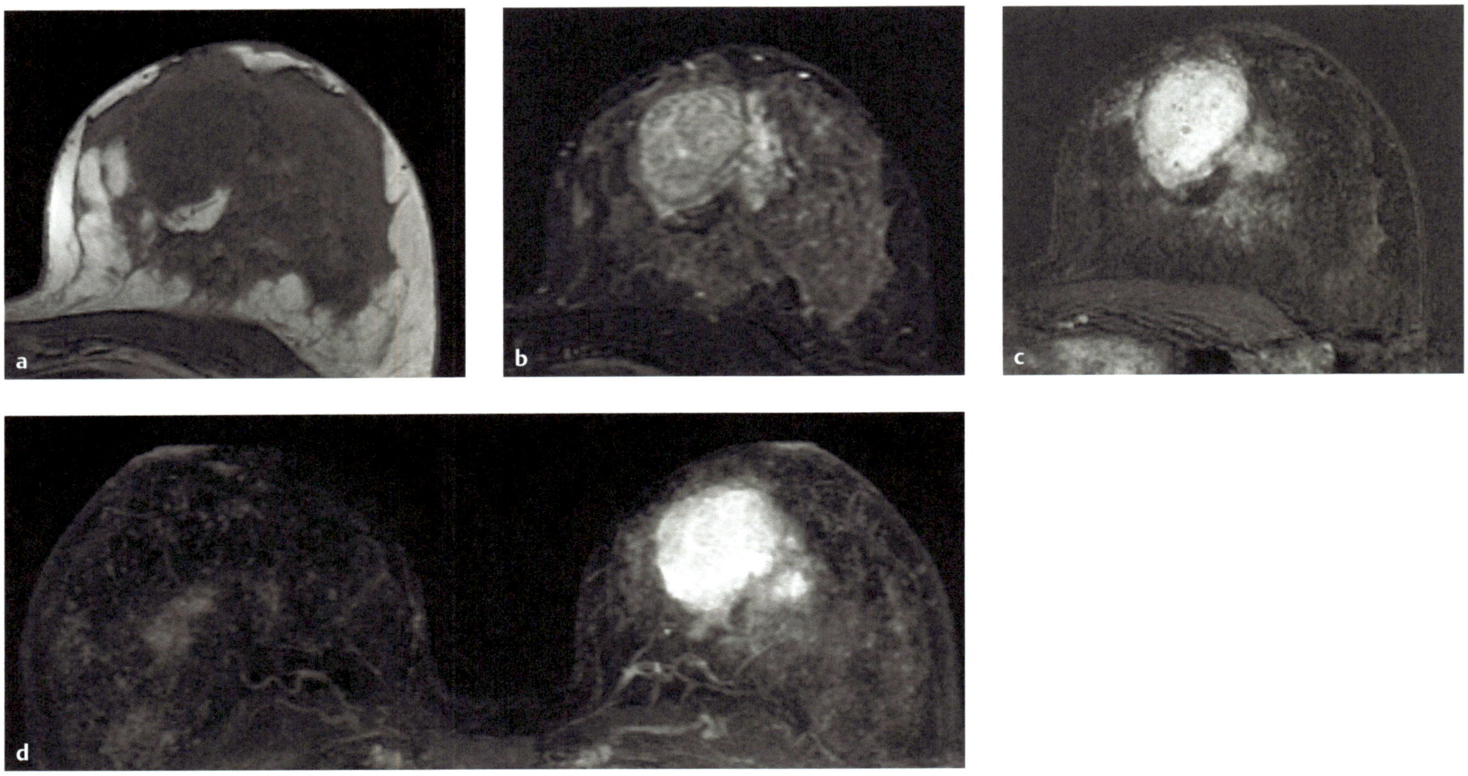

Abb. 68.2 Maligner phylloider Tumor. Scharf begrenzter, rundlicher Herdbefund mit inhomogener Binnentextur und kleinen zystischen Einschlüssen in der MRT. Histologie: maligner phylloider Mammatumor.
a Kaum abgrenzbarer hypointenser Herdbefund in der T 1-Gewichtung.
b Hyperintensität des Herdbefunds in der T 2-Gewichtung.
c Starke Kontrastmittelanreicherung des Herdbefunds mit feinen zystischen Einschlüssen sowie gesteigerter peritumoraler Durchblutung in der Einzelbildsubtraktion.
d MIP-Darstellung.

Tab. 68.1 Differenzialdiagnosen des malignen phylloiden Tumors.

Differenzialdiagnose	Häufigkeit der Differenzialdiagnose in Hinblick auf das Krankheitsbild	Wesentliche diagnostisch richtungsweisende Anamnese, Untersuchung u./o. Befunde	Sicherung der Diagnose
benigner phylloider Tumor	immer	• morphologisch keine zuverlässigen Kriterien zur Differenzierung	• Biopsie
Fibroadenom	gelegentlich	• morphologisch keine zuverlässigen Kriterien zur Differenzierung • Nachweis dunkler endotumoraler Septen im MRT eher Hinweis auf Fibroadenom	• Verlauf • Biopsie
andere invasive Karzinome	gelegentlich	• mikrolobulierte Begrenzung als Hinweis auf ein eher medulläres Karzinom	• Biopsie
Hamartom	gelegentlich	• endotumorale lipomatöse Einschlüsse Hinweis auf bzw. Beweis für Hamartom	• Biopsie • Verlauf

MRT = Magnetresonanztomografie

68.15 Literatur

Literatur zur weiteren Vertiefung

[921] American College of Radiology. ACR BI-RADS® Atlas. Breast Imaging Reporting and Data System. 5. Aufl. Berlin: Springer; 2013

[922] Fede ABS, Pereira Souza R, Doi M et al. Malignant phyllodes tumor of the breast: a practice review. Clin Pract 2021; 11 (2): 205–215

[923] Fischer U. Röntgenmammographie. Verstehen, anwenden und optimieren. Stuttgart: Thieme; 2003

[924] Fischer U, Baum F. Diagnostik und Therapie des Mammakarzinoms. Stuttgart: Thieme; 2014

[925] Guo Y, Tang WJ, Kong QC et al. Can wholetumor apparent diffusion coefficient histogram analysis be helpful to evaluate breast phyllode tumor grades? Eur J Radiol 2019; 114: 25–31

[926] Heywang-Köbrunner SH, Schreer I. Bildgebende Mammadiagnostik. Stuttgart: Thieme; 2003

[927] Lifshitz OH, Whitman GJ, Sahin AA et al. Radiologic-pathologic conferences of the University of Texas M.D. Anderson Cancer Center. Phyllodes tumor of the breast. AJR Am J Roentgenol 2003; 180: 332

[928] Madjar H. Kursbuch Mammasonografie. Ein Lehreratlas nach den Richtlinien der DEGUM und der KBV. Stuttgart: Thieme; 2019

[929] Souza JA, Marques EF, Guatelli C et al. Malignant phyllodes tumor of the breast: case report. Rev Assoc Med Bras 2011; 57 (5): 495–497

[930] Tan H, Zhang S, Liu H et al. Imaging findings in phyllodes tumors of the breast. Eur J Radiol 2012; 81: e62–e69

[931] Yabuuchi H, Soeda H, Matsuo Y et al. Phyllodes tumor of the breast: correlation between MR findings and histologic grade. Radiology 2006; 241 (3): 702–709

69 Mammakarzinom in der Gravidität und Laktation

Uwe Fischer

69.1 Steckbrief

Karzinome in der Schwangerschaft werden innerhalb der hormonstimulierten Brust oft erst sehr spät entdeckt und weisen häufig aggressive Wuchsformen auf. Das zuverlässigste Verfahren für den Nachweis von Karzinomen in der Schwangerschaft ist die Kombination aus Ultraschall und perkutaner Biopsie. Histologisch ergibt sich ein Befund der Kategorie B5a oder b. Die Mammografie kann zum Ausschluss von Mikrokalzifikationen als Ein-Ebenen-Technik zum Einsatz kommen. Ansonsten ist sie aufgrund der extrem hohen Dichte der Brust in der Schwangerschaft kaum aussagekräftig. Die MRT kann bei beschränkter Aussagekraft während der Laktation zum Einsatz kommen. Während der Gravidität ist sie nicht indiziert, da das Kontrastmittel für Frauen in der Schwangerschaft nicht zugelassen ist.

69.2 Synonyme

- Brustkrebs in der Schwangerschaft

69.3 Keywords

- Brustkrebs
- Mammakarzinom
- Schwangerschaft
- Stillzeit
- Diagnostik

69.4 Definition

Ein Karzinom in der Gravidität oder Laktation ist ein Brustkrebs, der während der Schwangerschaft oder in der anschließenden Laktationsphase diagnostiziert wird.

69.5 Epidemiologie

69.5.1 Häufigkeit

- Weniger als 1 % aller Brustkarzinome
- kontralaterales Auftreten in weniger als 1 % der Fälle

69.5.2 Altersgipfel

- Durchschnittsalter 25–45 Jahre
- Erkrankungsrisiko bei genetischer Disposition oder Gendefekt erhöht

69.5.3 Geschlechtsverteilung

- Frauen

69.5.4 Prädisponierende Faktoren

- Wichtige Risikofaktoren für die Entstehung eines Karzinoms in der Schwangerschaft:
  - Gendefekt, z. B. BRCA
  - starke genetische Disposition
  - ionisierende Strahlung

69.6 Ätiologie und Pathogenese

- Die Zellen im menschlichen Körper unterliegen einer regelmäßigen Zellteilung. Dabei kommt es zu Mutationen, die nicht zielgerichtet sind und zu einem gewissen Teil untergehen. Mutierte Zellen mit einen Vorteil gegenüber der Ursprungszelle wachsen allerdings weiter und unterliegen weiterhin Mutationen.
- Es wird angenommen, dass sich innerhalb einer entsprechenden Kaskade bei Zellen, bei denen eine 5. oder 6. Mutation stattgefunden hat, Karzinomeigenschaften ausbilden.
- Eine wesentliche Eigenschaft, die solche Karzinomzellen nunmehr besitzen, ist der Verlust der Kontaktinhibition. Dies bedeutet, dass gesunde Nachbarzellen nicht mehr respektiert und deshalb im Rahmen des Karzinomzellwachstums infiltriert werden.
- Die vulnerabelste Lokalisation innerhalb des Brustgewebes ist die terminale duktulolobuläre Einheit. Dies ist das Verbindungsstück zwischen den Endästen der Milchgänge und den Lobuli. Dort befinden sich histopathologisch zu Beginn atypische Zellveränderungen, die zum duktalen Carcinoma in Situ und bei Verlassen des Milchgangs zum invasiven duktalen Karzinom werden können.

69.7 Klassifikation und Risikostratifizierung

- **Risikostratifizierung:**
  - stärkste prognostische Faktoren:
    - Tumorgröße (Stadieneinteilung nach pT)
    - Lymphknotenstatus (Stadieneinteilung nach pN)
    - Fernmetastasierung (Stadieneinteilung nach pM)
    - histologischer Status (Grading)
    - Immunhistochemie (Ki67, Rezeptorstatus, HER2/neu)
  - Langzeitüberleben in Abhängigkeit von der Befundausdehnung bei Diagnosestellung und der Durchführung adäquater therapeutischer Maßnahmen zwischen 20 und 98 %

69.8 Symptomatik

- Bei kleineren Tumoren in der Regel kein Korrelat in Inspektion und Palpation
- bei großen Tumoren (3–5 cm und größer) in Abhängigkeit von der Lage des Befunds zunehmend tastbare Verhärtung oder Knoten
- möglicherweise sekundäre Symptome wie assoziierte Kutis- oder Mamillenretraktion
- selten pathologische Sekretion

69.9 Methode der Wahl

- Folgende Diagnostik ist relevant (in der Reihenfolge der Bedeutung):
  - Sonografie,
  - Biopsie,
  - Mammografie,
  - Mamma-MRT.

69.10 Pathognomonische Befunde

- Das Karzinom in der Schwangerschaft imponiert in der bildgebenden Diagnostik in erster Linie als Herd oder Konglomerat von Karzinomherden.
- In etwa 30 % der Fälle ist es mit Mikroverkalkungen assoziiert.

69.11 Befundbeschreibung

69.11.1 Sonografie

- **B-Bild-Sonografie:**
  - häufig runder oder lobulierter Herdbefund oder Konglomerat von Karzinomherden mit scharfer Begrenzung (▶ Abb. 69.1 und ▶ Abb. 69.2)
  - Tumormatrix selten iso-, häufiger hypoechogen (s. ▶ Abb. 69.2)
  - häufig inhomogene Binnentextur (s. ▶ Abb. 69.1)
  - hyperdenser Randsaum
  - gelegentlich endotumorale Kalzifikationen
- **farbkodierte Doppler-Sonografie:** endotumorale Vaskularisationsphänomene innerhalb der allerdings ohnehin stark perfundierten Brust
- **Elastografie:** keine wegweisenden Mehrinformationen
- **3-D-Sonografie:** keine wegweisenden Mehrinformationen

69.11.2 Röntgen

- **Mammografie:**
  - bei üblicherweise vorliegenden dichten Gewebestrukturen (Dichtetyp ACR C und D) und fehlenden endotumoralen Kalzifikationen kein oder nur vage abgrenzbarer Befund (▶ Abb. 69.3 und ▶ Abb. 69.4)
  - in etwa 30 % der Fälle assoziierte endotumorale pleomorphe Mikroverkalkungen
- **Tomosynthese:** oft keine verbesserte Detektion aufgrund der hohen Gewebedichte
- **kontrastmittelgestützte Mammografie:** verbesserte Detektion von Karzinomen bei allerdings ohnehin starker Durchblutung der Brust

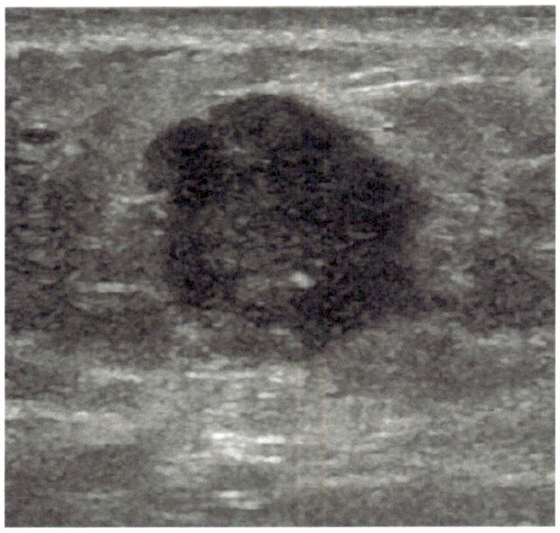

Abb. 69.1 Mammakarzinom in der Gravidität. Lobulierter, scharf begrenzter Herdbefund mit inhomogener Binnentextur im Sonografiebild. Histologie: invasives duktales Mammakarzinom während der Gravidität.

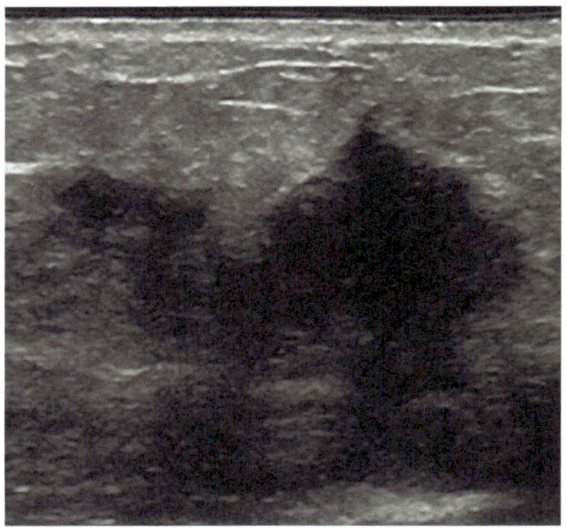

Abb. 69.2 Mammakarzinom in der Laktation. Großer, überwiegend unscharf begrenzter, irregulärer Herdbefund mit inhomogener Binnentextur im Sonografiebild. Histologie: invasives duktales Mammakarzinom während der Stillzeit.

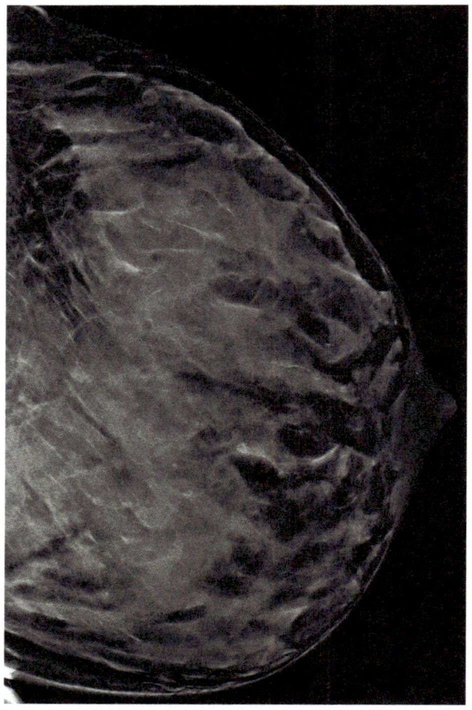

Abb. 69.3 Mammakarzinom in der Laktation. Im Mammogramm extrem hohe Gewebedichte ohne Möglichkeit einer Differenzierung eines nicht mit Verkalkungen assoziierten Tumors. Histologie: invasives duktales Karzinom in der Laktation.

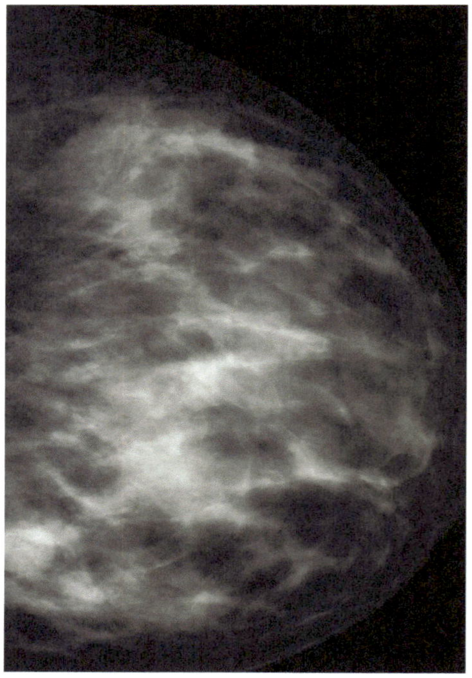

Abb. 69.4 Mammakarzinom in der Laktation. Herdbefund mit scharfer Begrenzung unten innen links bei inhomogen dichtem Parenchym im Mammogramm. Keine assoziierten Mikroverkalkungen. Histologie: invasives duktales Mammakarzinom in der Gravidität.

69.11.3 MRT

- **Native T 1w Sequenz:** knotenbildende Veränderungen nur bei großen Tumoren (▸ Abb. 69.5b)
- **T 2w Sequenz:** üblicherweise iso- oder hyperintens (▸ Abb. 69.5c)
- **T 1w Sequenz nach Kontrastmittelgabe:**
  - bei großen Tumoren Abgrenzung hypervaskularisierter rundlicher Herdbefunde (▸ Abb. 69.5a, ▸ Abb. 69.5d, ▸ Abb. 69.6 und ▸ Abb. 69.7)
  - scharfe oder unscharfe Begrenzung (s. ▸ Abb. 69.5d, ▸ Abb. 69.6 und ▸ Abb. 69.7)
  - initial häufig starke Kontrastmittelanreicherung, in etwa 50 % der Fälle Auswascheffekt (Wash-out; ▸ Abb. 69.7b)
  - häufig ringförmige Kontrastmittelanreicherung (Rim Sign; ▸ Abb. 69.6b und ▸ Abb. 69.7a)
  - gelegentlich zusätzliche zentrale Kontrastmittelanreicherung (Central Enhancement) oder anreichernde zentrale Septen (Bright endotumoral Septations; s. ▸ Abb. 69.5d)

Praxistipp

Checkliste für die Befundbeschreibung:

- Ausdehnung des Tumors (in Millimetern bzw. Zentimetern)
- Lage des Tumors (Quadrant)
- topografische Beziehung des Tumors zu relevanten Nachbarstrukturen (Mamille, Pektoralismuskel)
- Hinweise auf eine umgebende Tumorkomponente eines duktalen Carcinoma in Situ (extensive intraduktale Komponente)
- Hinweise auf Multifokalität oder Multizentrizität
- lokoregionär vergrößerte Lymphknoten
- Hinweise auf ein kontralaterales Tumorgeschehen

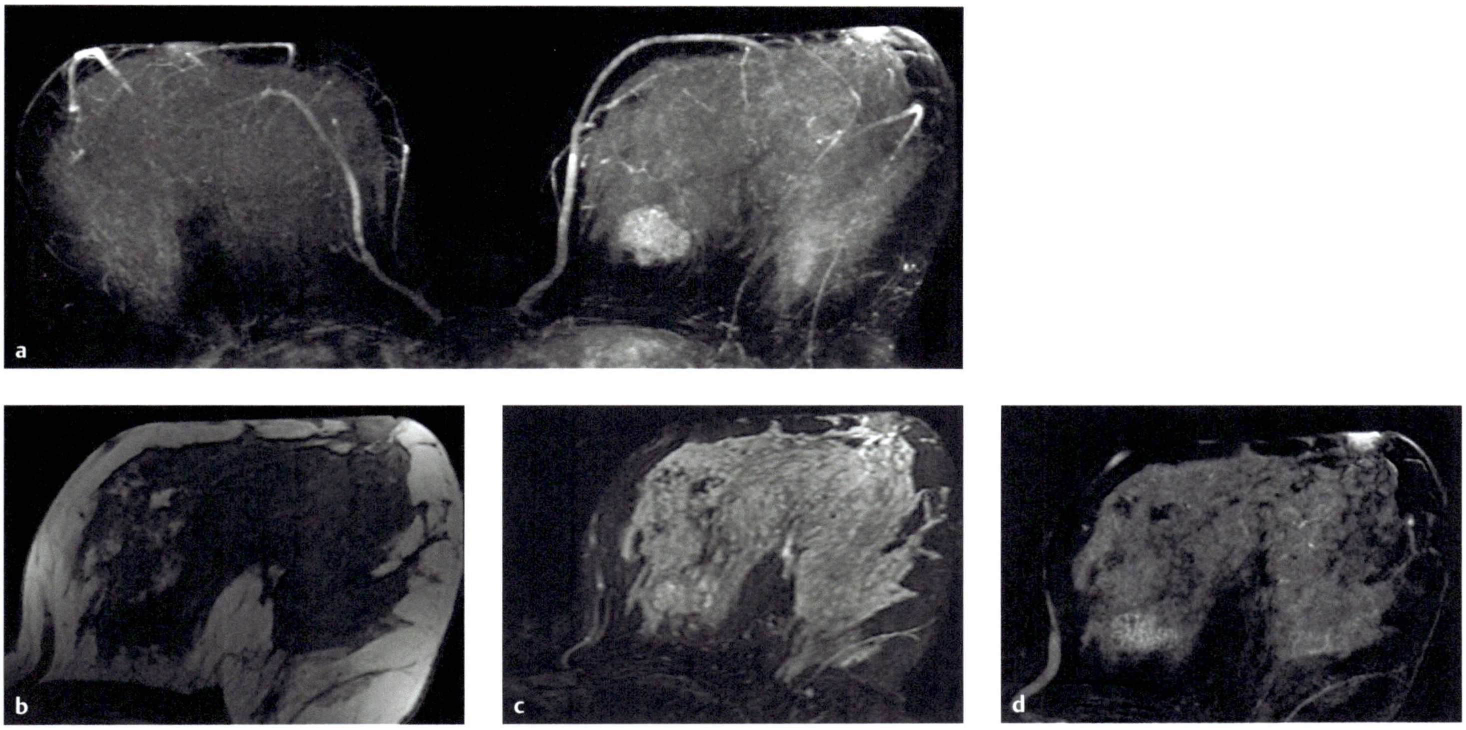

Abb. 69.5 Mammakarzinom in der Laktation. Karzinomknoten links innen im Mamma-MRT. Histologie: triple-negatives Mammakarzinom.
a Lobulierter, glatt begrenzter Knoten mit gesteigerter Kontrastmittelanreicherung links innen. Starkes Durchblutungsmuster der Drüsenkörper beidseits (MIP).
b Vage Abgrenzbarkeit des Tumorknotens in der T 1w Untersuchung vor Kontrastmittelgabe.
c Vage Abgrenzbarkeit des Tumorknotens in der T 2w Untersuchung.
d Stärkere Kontrastmittelanreicherung des Tumorknotens im Vergleich zum umgebenden, ebenfalls sehr stark durchbluteten Drüsengewebe (Subtraktionsbild). Endotumorale helle Septen innerhalb des Tumorknotens.

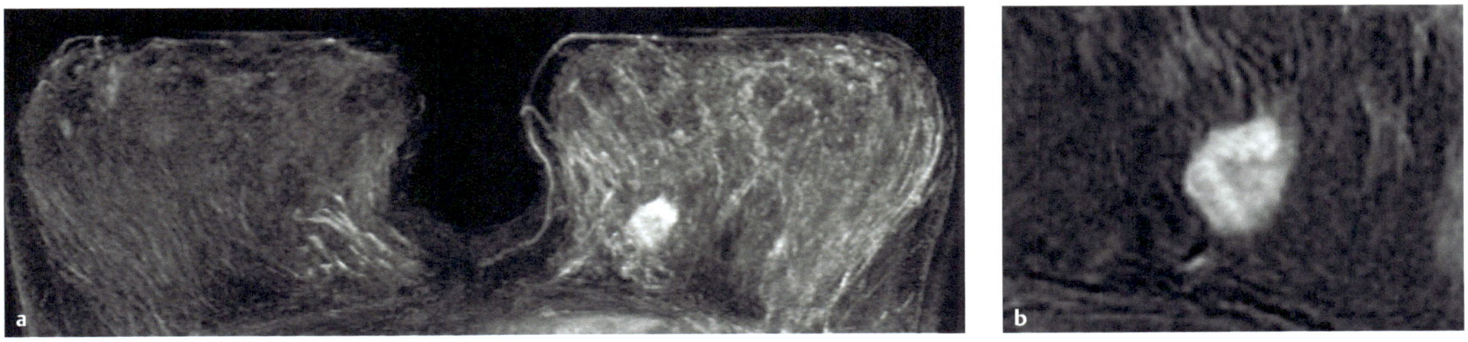

Abb. 69.6 Mammakarzinom in der Spätschwangerschaft. Karzinomknoten links innen im Mamma-MRT. Histologie: invasives duktales Mammakarzinom.
a Lobulierter, partiell glatt begrenzter Knoten mit gesteigerter Kontrastmittelanreicherung links innen (MIP). Starkes Durchblutungsmuster der Drüsenkörper beidseits.
b Ringförmige Kontrastmittelanreicherung des Tumorknotens in der Subtraktion nach Kontrastmittelgabe.

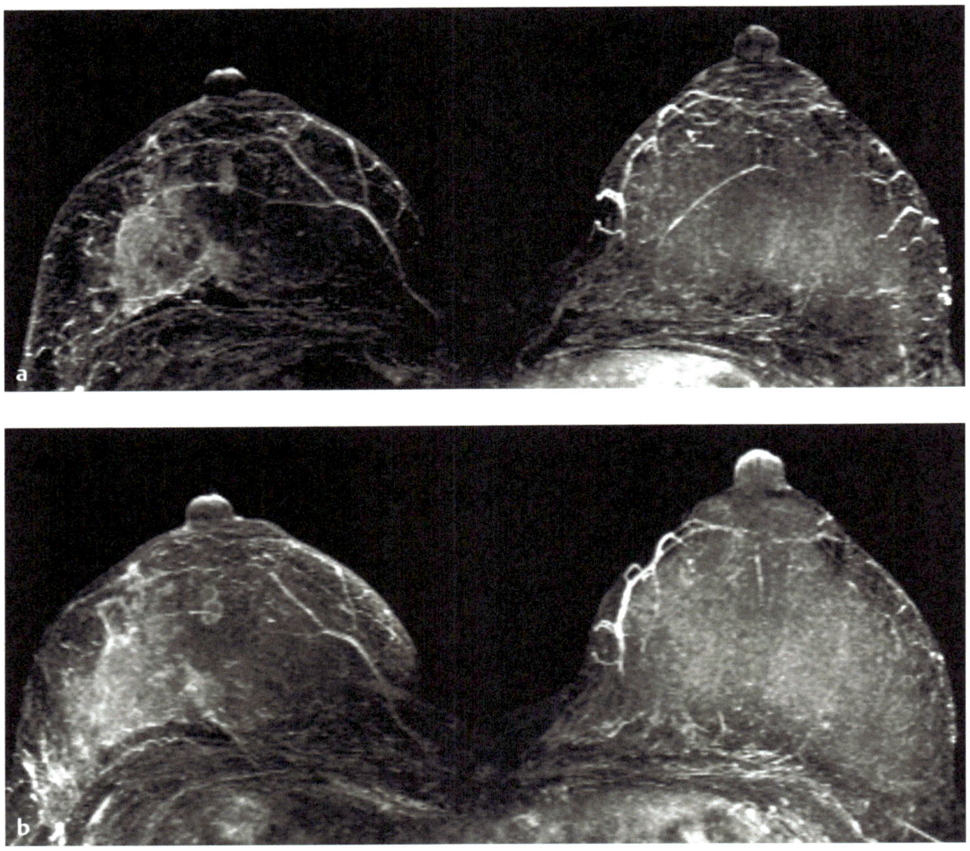

Abb. 69.7 Mammakarzinom post partum. Multizentrisches Karzinom rechts außen und zentral eine Woche post partum im Mamma-MRT. Histologie: triple-negatives Mammakarzinom.

a Großer rundlicher, partiell unscharf begrenzter Knoten mit gesteigerter Kontrastmittelanreicherung inklusive Rim Sign rechts außen (Frühest-MIP). Kleine rundliche Tumormanifestationen mit ringförmiger Kontrastmittelanreicherung retromamillär. Konsekutiv reduziertes parenchymales Durchblutungsmuster rechts im Vergleich zur Gegenseite.

b Beginnendes Auswaschen der Tumormanifestationen im weiteren Verlauf der Untersuchung (Früh-MIP).

Tab. 69.1 Differenzialdiagnosen des Karzinoms in Gravidität und Laktation.

Differenzialdiagnose	Häufigkeit der Differenzialdiagnose in Hinblick auf das Krankheitsbild	Wesentliche diagnostisch richtungsweisende Anamnese, Untersuchung u./o. Befunde	Sicherung der Diagnose
Fibroadenom, Riesenfibroadenom	gelegentlich	• runde Form und glatte Begrenzung eher bei Fibroadenomen • myxoide Fibroadenome häufig mit hohem T 2w Signal im MRT, im Gegensatz zum Karzinom • Nachweis dunkler endotumoraler Septen im MRT sehr starker Hinweis auf Fibroadenom	• Biopsie
Granulom, Abszess (puerperal)	gelegentlich	• eher glatte Begrenzung eher Hinweis auf Granulom oder Abszess • ringförmige Kontrastmittelanreicherung als unspezifisches Zeichen	• Biopsie
Galaktozele	gelegentlich	• homogene Binnentextur eher mit Galaktozele vereinbar	• Biopsie

MRT = Magnetresonanztomografie
T 2w = T 2-gewichtet

69.12 Radiologische Differenzialdiagnosen

- Zu berücksichtigende Differenzialdiagnosen in der Bildgebung s. in ▶ Tab. 69.1.

69.13 Typische Fehler

- Fehlinterpretation des üblicherweise vorliegenden Tastbefunds als schwangerschafts- oder stillzeitbedingt
- Verzicht auf perkutan-bioptische Befundsicherung bei unklarem Befund

69.14 Was der zuweisende Kollege/Kliniker wissen muss

- Histologie inklusive Rezeptorstatus zur Frage der primär operativen oder chemotherapeutischen Behandlung
- Nachweis einer extensiven intraduktalen Komponente, von Multifokalität oder Multizentrizität oder eines zusätzlichen kontralateralen Karzinoms zur Planung der therapeutischen, insbesondere der operativen Vorgehensweise
- Lymphknotenstatus zur Frage der operativen Vorgehensweise (Sentinel-Technik?)
- Hinweise auf hämatogene Metastasierung

69.15 Literatur

Literatur zur weiteren Vertiefung

[932] American College of Radiology. ACR BI-RADS® Atlas. Breast Imaging Reporting and Data System. 5. Aufl. Berlin: Springer; 2013

[933] Baltzer PA, Dietzel M, Vag T et al. Clinical MR mammography: impact of hormonal status on background enhancement and diagnostic accuracy. Röfo 2011; 183: 441–447

[934] Dietzel M, Baltzer PA, Vag T et al. Potential of MR mammography to predict tumor grading of invasive breast cancer. Röfo 2011; 183 (9): 826–833

[935] Fischer U. Röntgenmammographie. Verstehen, anwenden und optimieren. Stuttgart: Thieme; 2003

[936] Fischer U, Baum F. Diagnostik und Therapie des Mammakarzinoms. Stuttgart: Thieme; 2014

[937] Fischer U, Kuhl CK. Paradigmenwechsel in der Mammadiagnostik im Zeitalter der Mamma-MRT. Radiologie up2date 2013; 13 (03): 245-258. doi:10.1055/s-0033-1344351

[938] Fischer DR, Wurdinger S, Boettcher J. Further signs in the evaluation of magnetic resonance mammography: a retrospective study. Invest Radiol 2005; 40: 430

[939] Heywang-Köbrunner SH, Schreer I. Bildgebende Mammadiagnostik. Stuttgart: Thieme; 2003

[940] Kuhl CK, Bieling HB, Gieseke J et al. Healthy premenopausal breast parenchyma in dynamic contrast-enhanced MR imaging of the breast: normal contrast medium enhancement and cyclical-phase dependency. Radiology 1997; 203: 137–144

[941] Madjar H. Kursbuch Mammasonografie. Ein Lehreratlas nach den Richtlinien der DEGUM und der KBV. Stuttgart: Thieme; 2019

[942] Veselý F, Pelikán A, Laca L et al. Carcinoma of the breast during pregnancy and lactation Bratisl Lek Listy 1994; 95 (6): 264–266

70 Mammakarzinom beim Mann

Uwe Fischer

70.1 Steckbrief

Brustkrebs beim Mann ist eher selten. Es wird davon ausgegangen, dass auf 100 weibliche Fälle ein Mann kommt. Histologisch wird bei etwa 90 % der männlichen Patienten ein invasives duktales Karzinom gefunden. Das duktale Carcinoma in Situ macht 5–10 % der Diagnosen bei klinischem und/oder bildgebendem Verdacht auf ein Mammakarzinom aus. Die Tumoren werden in aller Regel primär klinisch durch einen Tastbefund oder eine tumorbedingte Symptomatik erkannt. Die weitere Abklärung erfolgt durch Mammografie, Sonografie und ggf. Mamma-MRT, die Befundsicherung durch die Biopsie. Histologisch ergibt sich ein Befund der Kategorie B5a oder 5b.

70.2 Synonyme

- Brustkrebs beim Mann

70.3 Keywords

- Brustkrebs
- Mammakarzinom
- Männer
- invasives duktales Karzinom
- Diagnostik

70.4 Definition

In aller Regel handelt es sich beim männlichen Brustkrebs um ein invasives duktales Mammakarzinom (in 90 % der Fälle). Andere Tumorstadien (z. B. duktales Carcinoma in Situ) oder -entitäten (z. B. invasives lobuläres Mammakarzinom) sind möglich.

70.5 Epidemiologie

70.5.1 Häufigkeit

- 1 % aller Brustkarzinome
- kontralaterales Auftreten in weniger als 1 % der Fälle

70.5.2 Altersgipfel

- Durchschnittsalter 70 Jahre
- Erkrankungsrisiko mit zunehmendem Alter steigend

70.5.3 Geschlechtsverteilung

- Männer

70.5.4 Prädisponierende Faktoren

- Wichtige Risikofaktoren für die Entstehung eines invasiven duktalen Mammakarzinoms:
  - Alter
  - afroamerikanische Abstammung
  - Gendefekt, z. B. BRCA 2, Klinefelter-Syndrom
  - echte Gynäkomastie
  - Hormone
  - ionisierende Strahlung
  - fraglich Medikamente, z. B. Digitalis, Amphetamine

70.6 Ätiologie und Pathogenese

- Die Zellen im menschlichen Körper unterliegen einer regelmäßigen Zellteilung. Dabei kommt es zu Mutationen, die nicht zielgerichtet sind und zu einem gewissen Teil untergehen. Mutierte Zellen mit einen Vorteil gegenüber der Ursprungszelle wachsen allerdings weiter und unterliegen weiterhin Mutationen.
- Es wird angenommen, dass sich innerhalb einer entsprechenden Kaskade bei Zellen, bei denen eine 5. oder 6. Mutation stattgefunden hat, Karzinomeigenschaften ausbilden.
- Eine wesentliche Eigenschaft, die solche Karzinomzellen nunmehr besitzen, ist der Verlust der Kontaktinhibition. Dies bedeutet, dass gesunde Nachbarzellen nicht mehr respektiert und deshalb im Rahmen des Karzinomzellwachstums infiltriert werden.
- Es finden sich histopathologisch zu Beginn atypische Zellveränderungen, die zum duktalen Carcinoma in Situ und bei Verlassen des Milchgangs zum invasiven duktalen Karzinom werden können.

70.7 Klassifikation und Risikostratifizierung

- **Risikostratifizierung:**
  - stärkste prognostische Faktoren:
    - Tumorgröße (Stadieneinteilung nach pT)
    - Lymphknotenstatus (Stadieneinteilung nach pN)
    - Fernmetastasierung (Stadieneinteilung nach pM)
    - histologischer Status (Grading)
    - Immunhistochemie (Ki67, Rezeptorstatus, HER2/neu)
  - Prognose in aller Regel schlechter als bei Frauen mit Mammakarzinom, da Brustkrebs beim Mann oft nicht in frühen Stadien entdeckt wird

70.8 Symptomatik

- Oft bereits bei kleinen Tumoren Korrelat in der Palpation, gelegentlich auch der Inspektion
- mit dem Wachstum zunehmend tastbare Verhärtung oder Knoten
- möglicherweise sekundäre Symptome wie assoziierte Kutis- oder Mamillenretraktion
- selten pathologische Sekretion als Hinweis auf das Karzinom

70.9 Methode der Wahl

- Folgende Diagnostik ist relevant (in der Reihenfolge der Bedeutung):
  - klinische Untersuchung,
  - Mammografie,
  - Sonografie,
  - Mamma-MRT.

70.10 Pathognomonische Befunde

- Das Mammakarzinom beim Mann imponiert primär oft als knotiger Tastbefund.
- In der bildgebenden Diagnostik stellt es sich in erster Linie als Herdbefund dar.

70.11 Befundbeschreibung

70.11.1 Sonografie

- **B-Bild-Sonografie:**
  - häufig irregulärer, seltener runder Herdbefund mit unscharfer, gelegentlich mikrolobulierter Begrenzung (▶ Abb. 70.1 und ▶ Abb. 70.2a)
  - Tumormatrix selten iso-, häufiger hypoechogen (s. ▶ Abb. 70.1 und ▶ Abb. 70.2a)
  - häufig inhomogene Binnentextur (s. ▶ Abb. 70.1 und ▶ Abb. 70.2a)
  - hyperdenser Randsaum (s. ▶ Abb. 70.1)
- **farbkodierte Doppler-Sonografie:** Kodierung zuführender oder endotumoraler Arterien (▶ Abb. 70.2b)
- **Elastografie:** höhere Rigidität als benigne Herdbefunde
- **3-D-Sonografie:** in aller Regel keine diagnoseweisenden Zusatzinformationen

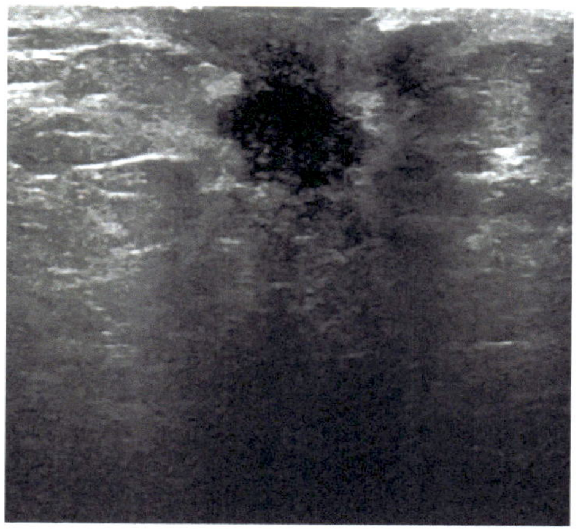

Abb. 70.1 Mammakarzinom beim Mann. Runder, unscharf begrenzter, retromamillärer Herdbefund mit zartem hypoechogenem Randsaum im Sonogramm. Infiltration von Cooper-Ligamenten. Histologie: invasives duktales Mammakarzinom.

70.11.2 Röntgen

- **Mammografie** (typischerweise MLO Projektion beidseits):
  - typischerweise Herdbefund, in erster Linie mit irregulärer Form und unscharfer oder spikulierter Begrenzung (▶ Abb. 70.3 und ▶ Abb. 70.4), seltener runde Form (s. ▶ Abb. 70.3 und ▶ Abb. 70.4), sehr selten glatte Begrenzung
  - in etwa 30 % der Fälle Assoziation mit endotumoralen pleomorphen Mikroverkalkungen
- **Tomosynthese:** in aller Regel keine diagnoseweisenden Zusatzinformationen
- **kontrastmittelgestützte Mammografie:** in aller Regel keine diagnoseweisenden Zusatzinformationen

70.11.3 MRT

- **Native T 1w Sequenz:** oft runder oder irregulärer, unscharfer hypointenser Herdbefund (▶ Abb. 70.5b)
- **T 2w Sequenz:** in aller Regel keine diagnoseweisenden Zusatzinformationen (▶ Abb. 70.5c)
- **T 1w Sequenz nach Kontrastmittelgabe:**
  - häufig hypervaskularisierter Herdbefund (▶ Abb. 70.5a und ▶ Abb. 70.5d)
  - oft runde oder irreguläre Form, unscharfe oder spikulierte Begrenzung (s. ▶ Abb. 70.5a und ▶ Abb. 70.5d)
  - initial häufig starke Kontrastmittelanreicherung, in etwa 50 % der Fälle Auswascheffekt (Wash-out)
  - bei größeren G2- und insbesondere G3-Karzinomen häufiger ringförmige Kontrastmittelanreicherung (Rim Sign; s. ▶ Abb. 70.5d) und gelegentlich zusätzliche zentrale Kontrastmittelanreicherung (Central Enhancement) oder anreichernde zentrale Septen (Bright endotumoral Septations; ▶ Abb. 70.5a und ▶ Abb. 70.5d)

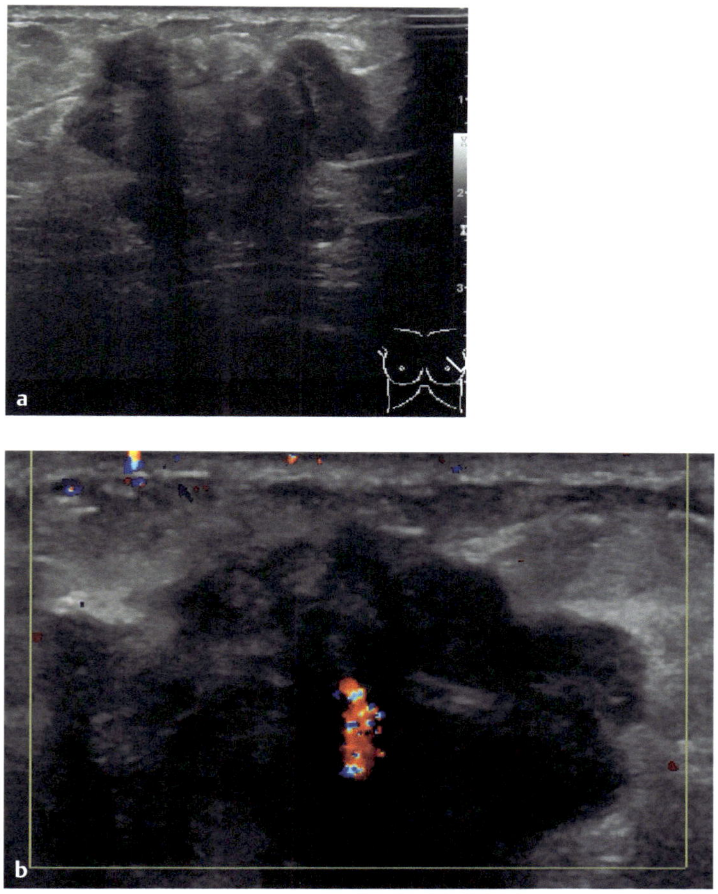

Abb. 70.2 Mammakarzinom beim Mann. Irregulärer, partiell unscharf, partiell glatt begrenzter Herdbefund in der Sonografie. Unterbrechung von Cooper-Ligamenten. Histologie: invasives duktales Mammakarzinom.
a B-Bild der Sonografie.
b Farbkodiertes Doppler-Sonografiebild mit Kodierung endotumoraler Flussphänomene.

> **Praxistipp**
>
> Checkliste für die Befundbeschreibung:
> - Ausdehnung des Tumors (in Millimetern bzw. Zentimetern)
> - Lage des Tumors (Quadrant)
> - lokoregionär vergrößerte Lymphknoten
> - Hinweise auf ein kontralaterales Tumorgeschehen

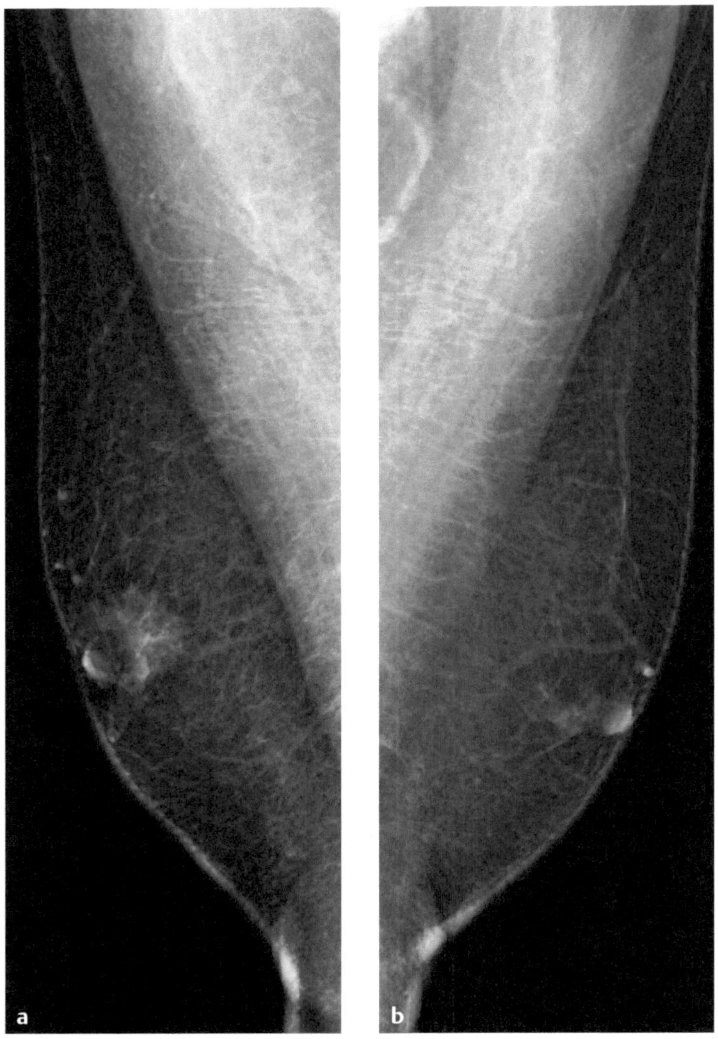

Abb. 70.3 Mammakarzinom beim Mann. Retromamillärer runder Herdbefund mit unscharfer Begrenzung und Mamillenretraktion in der Mammografie. Keine assoziierten Mikroverkalkungen.
a Karzinom in der rechten Brust (MLO-Aufnahme). Histologie: invasives duktales Mammakarzinom.
b Gesunde linke Brust (MLO-Aufnahme).

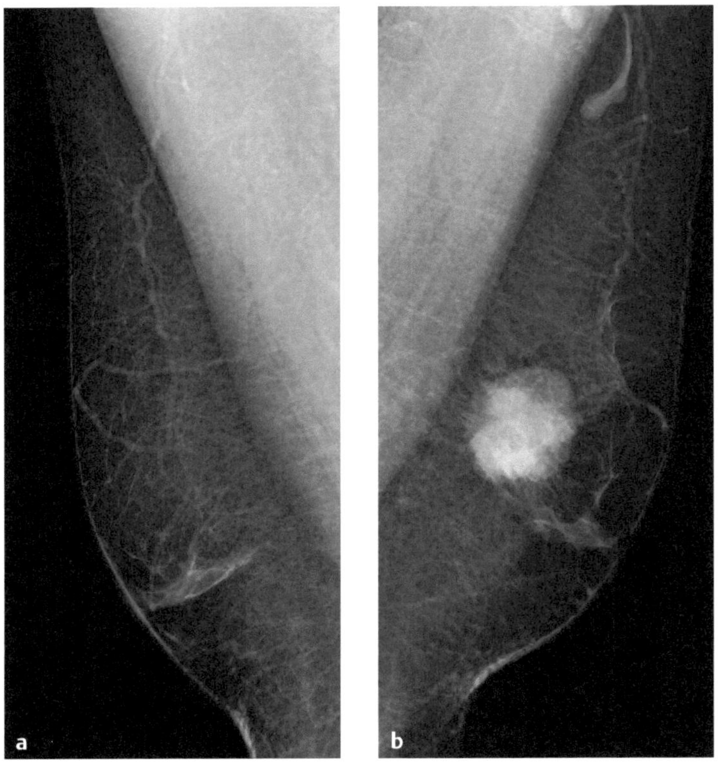

Abb. 70.4 Mammakarzinom beim Mann. Runder Herdbefund mit teils unscharfer, teils glatter Begrenzung und stegartiger Verbindung zur Mamille in der Mammografie. Keine assoziierten Mikroverkalkungen.
a Gesunde rechte Brust (MLO-Aufnahme).
b Karzinom in der linken Brust (MLO-Aufnahme). Histologie: invasives duktales Mammakarzinom.

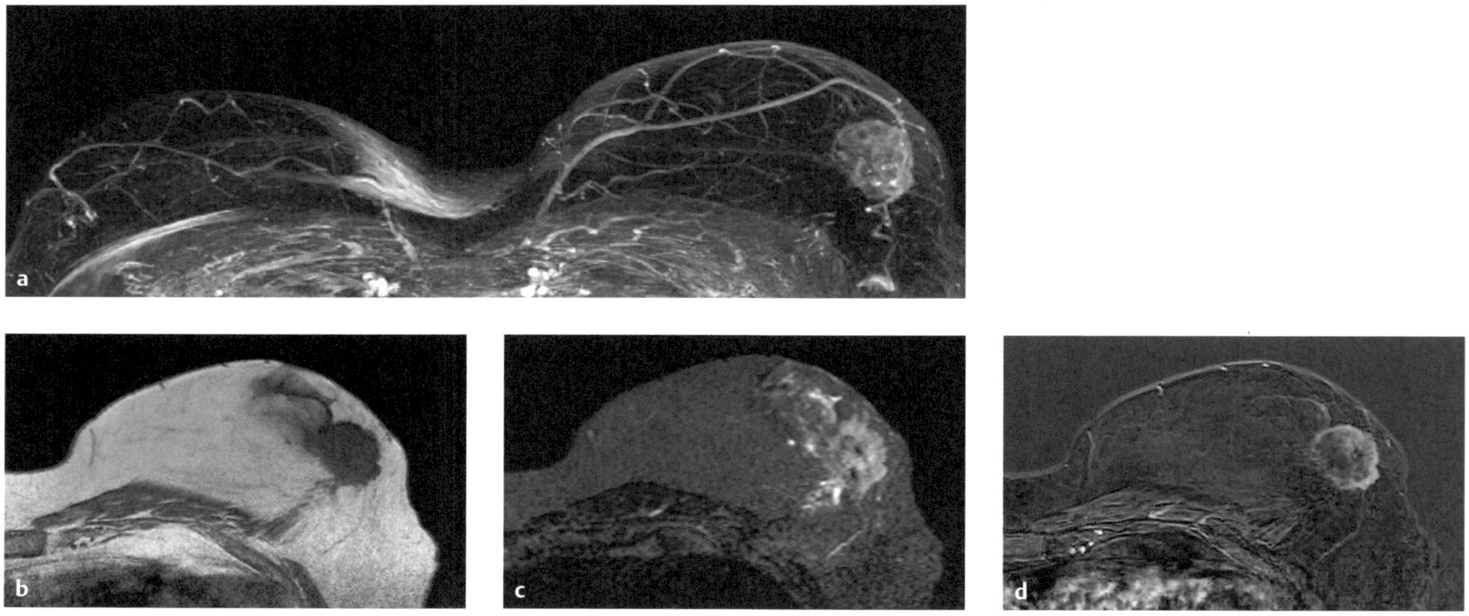

Abb. 70.5 Mammakarzinom beim Mann. Mamma-MRT. Histologie: invasives duktales Mammakarzinom.
a Herdförmiges rundes Karzinom mit lobulierter, glatter Begrenzung und inhomogener Kontrastmittelanreicherung in der kontrastmittelverstärkten MIP.
b Hypointenses Karzinom in der T 1w Messung.
c Gering erhöhter Flüssigkeitsgehalt des Karzinoms sowie peritumoral in der T 2w Messung.
d Ringförmige Kontrastmittelanreicherung sowie endotumoral weiße Septen in der Subtraktionseinzelschicht.

Tab. 70.1 Differenzialdiagnosen des Mammakarzinoms beim Mann.

Differenzialdiagnose	Häufigkeit der Differenzialdiagnose in Hinblick auf das Krankheitsbild	Wesentliche diagnostisch richtungsweisende Anamnese, Untersuchung u./o. Befunde	Sicherung der Diagnose
Gynäkomastie	gelegentlich	• assoziierte Mikroverkalkungen eher bei Karzinom • Einseitigkeit eher bei Karzinom, aber nicht beweisend	• Verlauf • Biopsie
Adenom, Hamartom	selten	• endotumoraler Fettnachweis beweisend für benignen Befund	• Verlauf • Biopsie
Lymphom	selten	• keine zuverlässige Differenzierung	• Biopsie
Granulom, Abszess	selten	• eher glatte Begrenzung eher Hinweis auf Granulom oder Abszess • ringförmige Kontrastmittelanreicherung als unspezifisches Zeichen	• Biopsie

70.12 Radiologische Differenzialdiagnosen

- Die möglichen Differenzialdiagnosen s. in ▸ Tab. 70.1.

70.13 Typische Fehler

- Fehlinterpretation des Befunds als Gynäkomastie oder benigner Knoten
- Verzicht auf perkutan-bioptische Befundsicherung bei unklarem Befund

70.14 Was der zuweisende Kollege/Kliniker wissen muss

- Lage und Größe des Karzinoms
- Rezeptorstatus zur Frage der primär operativen oder chemotherapeutischen Behandlung
- Nachweis einer extensiven intraduktalen Komponente, von Multifokalität oder Multizentrizität oder eines zusätzlichen kontralateralen Karzinoms zur Planung der therapeutischen, insbesondere der operativen Vorgehensweise
- Lymphknotenstatus zur Frage der operativen Vorgehensweise (Sentinel-Technik?)
- Hinweise auf hämatogene Metastasierung

70.15 Literatur

Literatur zur weiteren Vertiefung

[943] American College of Radiology. ACR BI-RADS® Atlas. Breast Imaging Reporting and Data System. 5. Aufl. Berlin: Springer; 2013

[944] Bagnera S, Campanino P, Barisone F et al. Imaging, histology and hormonal features of five cases of male breast cancer observed in a single year: comparison with the literature. Radiol Med 2008; 113: 1096–1109

[945] Chen L, Chantra PK, Larsen LH et al. Imaging characteristics of malignant lesions of the male breast. Radiographics 2006; 26: 993–1006

[946] Doyle S, Steel J, Porter G. Imaging male breast cancer. Clin Radiol 2011; 66 (11): 1079–1085

[947] Fentiman IS, Fourquet A, Hortobagyi GN. Male breast cancer. Lancet 2006; 9510: 595–604

[948] Fischer U. Röntgenmammographie. Verstehen, anwenden und optimieren. Stuttgart: Thieme; 2003

[949] Fischer U, Baum F. Diagnostik und Therapie des Mammakarzinoms. Stuttgart: Thieme; 2014

[950] Fischer DR, Wurdinger S, Boettcher J. Further signs in the evaluation of magnetic resonance mammography: a retrospective study. Invest Radiol 2005; 40: 430

[951] Goto M, Ito H, Akazawa K et al. Diagnosis of breast tumors by contrast-enhanced MR imaging: comparison between the diagnostic performance of dynamic enhancement patterns and morphologic features. J Magn Reson Imaging 2007; 25: 104

[952] Heywang-Köbrunner SH, Schreer I. Bildgebende Mammadiagnostik. Stuttgart: Thieme; 2003

[953] Jellici E, Malagò R, Remo A et al. Imaging of male breast. Radiology 2005; 110: 570–588

[954] Madjar H. Kursbuch Mammasonografie. Ein Lehreratlas nach den Richtlinien der DEGUM und der KBV. Stuttgart: Thieme; 2019

[955] Sanchez AG, Villanueva AG, Redondo C. Lobular carcinoma of the breast in a patient with Klinefelter's syndrome. Cancer 1986; 57: 1181–1183

[956] Shin K, Martaindale S, Whitman GJ. Male breast magnetic resonance imaging: When is it helpful? Our experience over the last decade. Curr Probl Diagn Radiol 2019; 48: 196–203

[957] Stewart RAL, Howlett DC, Hearn FJ. Pictorial review: the imaging features of male breast disease. Clin Radiol 1997; 52: 739–744

[958] Westerland O, Shaw A, Howlett DR. Imaging male breast cancer. Clin Radiol 2012; 67 (5): 512–513

[959] Yang WT, Whitman GJ, Yuen EHY et al. Sonographic features of primary breast cancer in men. AJR Am J Roentgenol 2001; 176: 413–416

[960] Yousef AJ. Male breast cancer: epidemiology and risk factors. Sem Oncol 2017; 44: 267–272

71 Rezidiv

Uwe Fischer

71.1 Steckbrief

Unter einem Rezidiv bzw. einem In-Brust-Rezidiv versteht man das Wiederauftreten von Brustkrebs in der ipsilateralen Brust in der näheren Umgebung der primären Tumorlage. Ursache für das Rezidiv ist in aller Regel ein primär belassener Tumoranteil, der durch die adjuvante Behandlung nicht endgültig therapiert werden konnte. Üblicherweise handelt es sich bei den belassenen Tumoranteilen um eine extensive intraduktale Komponente. Bildgebend imponiert das Rezidiv typischerweise als herdförmige Struktur, die in 30 % der Fälle mit Mikroverkalkungen assoziiert ist. Das zuverlässigste Verfahren für den Nachweis eines Rezidivs ist die Mamma-MRT. Die Diagnose wird typischerweise durch eine perkutane Biopsie gesichert. Histologisch ergibt sich ein Befund der Kategorie B5b.

71.2 Synonyme

- In-Brust-Rezidiv

71.3 Keywords

- Brustkrebs
- Mammakarzinom
- Rezidiv
- Diagnostik

71.4 Definition

Beim Rezidiv handelt es sich um das Wiederauftreten eines malignen Brusttumors in den Jahren nach der Primärbehandlung eines Mammakarzinoms. Rezidive sind auch nach Mastektomie möglich. Die Histologie stimmt mit der des Indextumors überein, andernfalls muss von einem metachronen Zweitkarzinom ausgegangen werden. Im weitesten Sinne fallen unter Rezidive auch das Kutis- und das Thoraxwandrezidiv.

71.5 Epidemiologie

71.5.1 Häufigkeit

- 4–5 % aller Brustkarzinome in den ersten 5 Jahren nach brusterhaltender Therapie, bei Mastektomie weniger
- 2 % nach brusterhaltender Therapie bei prätherapeutischem lokalem MR-Staging
- Auftreten immer ipsilateral

71.5.2 Altersgipfel

- Maligne Tumorzellen des Rezidivs schon zum Zeitpunkt der Behandlung des Indextumors vorhanden
- Detektion des Rezidivs in Abhängigkeit vom diagnostischen Verfahren üblicherweise im 1.–5. Jahr nach Behandlung des Indextumors
- Auftreten von Rezidiven prinzipiell auch nach 5–20 Jahren noch möglich

71.5.3 Geschlechtsverteilung

- Auftreten von Rezidiven prinzipiell bei allen Geschlechtern möglich

71.5.4 Prädisponierende Faktoren

- Ein wichtiger Risikofaktoren für die Entstehung eines Rezidivs ist die inkomplette operative Entfernung des primären Indextumors, insbesondere bei Vorliegen einer extensiven intraduktalen Komponente.

71.6 Ätiologie und Pathogenese

- Typischerweise entwickelt sich das Rezidiv aus einer belassenen extensiven intraduktalen Komponente, d. h. aus tumorbefallenen Milchgängen in der unmittelbaren Umgebung des Indextumors.

71.7 Klassifikation und Risikostratifizierung

- **Risikostratifizierung:**
  - stärkste prognostische Faktoren identisch wie beim Indextumor:
    - Tumorgröße (Stadieneinteilung nach rT)
    - Lymphknotenstatus (Stadieneinteilung nach rN)
    - Fernmetastasierung (Stadieneinteilung nach rM)
    - histologischer Status (Grading)
    - Immunhistochemie (Ki67, Rezeptorstatus, HER2/neu)
  - Langzeitüberleben durch das Auftreten eines Rezidivs, sofern dies früh erkannt wird, üblicherweise nicht verringert

71.8 Symptomatik

- Bei kleinen Tumoren in der Regel kein Korrelat im Narbenbereich des Indextumors in Inspektion und Palpation
- bei größeren Tumoren (2–3 cm und größer) in Abhängigkeit von der Lage des Befunds zunehmend tastbare Verhärtung oder Knoten im Narbenbereich des Indextumors
- möglicherweise sekundäre Symptome wie assoziierte Kutis- oder Mamillenretraktion

71.9 Methode der Wahl

- Folgende Diagnostik ist relevant (in der Reihenfolge der Bedeutung):
  - Mamma-MRT,
  - Mammografie,
  - Sonografie,
  - klinische Untersuchung.

71.10 Pathognomonische Befunde

- Das Rezidiv imponiert in der bildgebenden Diagnostik in erster Linie als hypervaskularisierter Herd oder Non-Mass-Läsion.
- In etwa 30 % der Fälle ist es mit Mikroverkalkungen assoziiert.

71.11 Befundbeschreibung

71.11.1 Sonografie

- **B-Bild-Sonografie:**
  - häufig irregulärer, selten runder Herdbefund mit scharfer oder unscharfer Begrenzung (▸ Abb. 71.1, ▸ Abb. 71.2, ▸ Abb. 71.3 und ▸ Abb. 71.4)
  - Tumormatrix selten iso-, häufiger hypoechogen (s. ▸ Abb. 71.1, ▸ Abb. 71.2, ▸ Abb. 71.3 und ▸ Abb. 71.4)
  - häufig inhomogene Binnentextur (s. ▸ Abb. 71.2)
  - gelegentlich hyperdenser Randsaum (s. ▸ Abb. 71.3)
  - gelegentlich Infiltration der Cooper-Ligamente (s. ▸ Abb. 71.3)
  - gelegentlich dorsale Schallauslöschung (s. ▸ Abb. 71.1 und ▸ Abb. 71.2)
  - gelegentlich endotumorale Kalzifikationen
- **farbkodierte Doppler-Sonografie:**
  - Vaskularisationsphänomene in 30–50 % der Fälle
  - Kodierung zuführender Arterien
- **Elastografie:** höhere Rigidität als benigne Herdbefunde
- **3-D-Sonografie:** in aller Regel keine diagnoseweisenden Zusatzinformationen

71.11.2 Röntgen

- **Mammografie:**
  - bei dichten Gewebestrukturen (Dichtetyp ACR C und D) und fehlenden endotumoralen Kalzifikationen kein oder nur vage abgrenzbarer Befund
  - bei höherer Transparenz der Bruststrukturen (Dichtetyp ACR A und B) typischerweise Herdbefund, in erster Linie mit irregulärer Form und unscharfer oder spikulierter Begrenzung, seltener runde Form, seltener glatte Begrenzung (▸ Abb. 71.5, ▸ Abb. 71.6 und ▸ Abb. 71.7)
  - Aspekt der im Verlauf größenprogredienten Narbe (sog. wachsende Narbe)
  - gelegentlich Verdichtung in Form einer fokalen Asymmetrie
  - in etwa 30 % der Fälle Assoziation mit endotumoralen pleomorphen Mikroverkalkungen (▸ Abb. 71.8; s. ▸ Abb. 71.6)
- **Tomosynthese:** verbesserte Detektion des Herdbefunds insbesondere bei Gewebetyp ACR B und C
- **kontrastmittelgestützte Mammografie:** verbesserte Detektion von Karzinomen insbesondere bei Gewebetyp ACR C und D aufgrund der starken endotumoralen Kontrastmittelanreicherung (s. ▸ Abb. 71.7b)

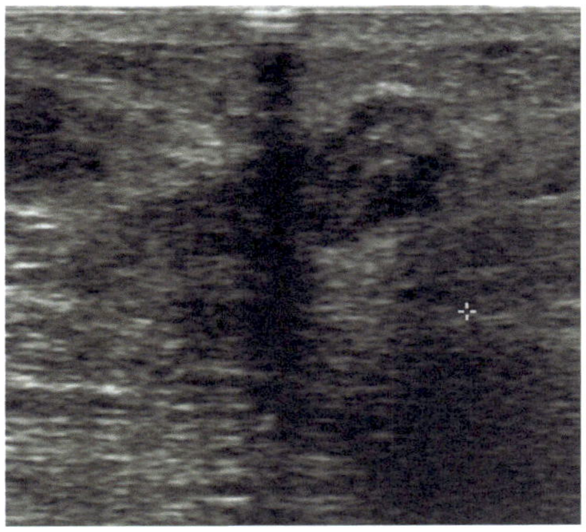

Abb. 71.1 In-Brust-Rezidiv. Irreguläre, unscharf begrenzte Echoalteration im unmittelbaren Narbenbereich nach brusterhaltender Therapie. Unspezifischer Befund im Sonografiebild. Histologie: Rezidiv eines invasiven duktalen Mammakarzinoms.

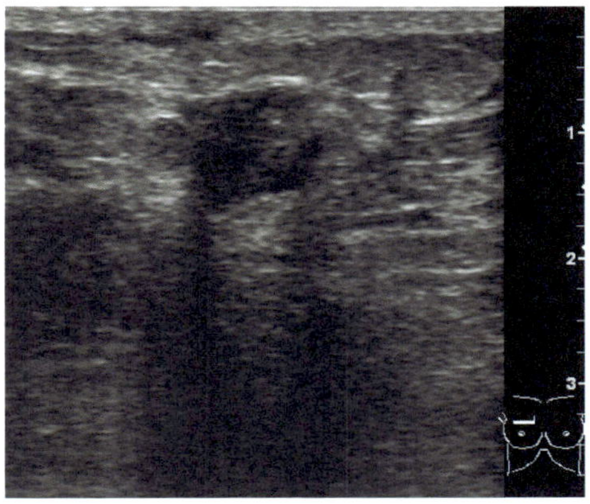

Abb. 71.2 In-Brust-Rezidiv. Runder, teilweise unscharfer hypoechogener Herdbefund mit bilateral randständiger Echoauslöschung im Sonografiebild. Histologie: Rezidiv eines invasiven duktalen Mammakarzinoms.

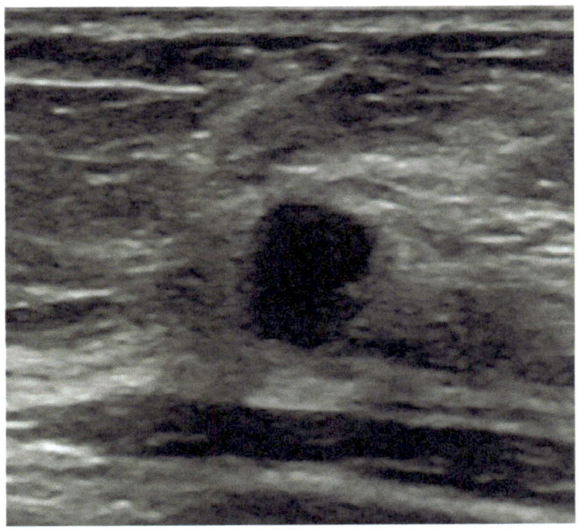

Abb. 71.3 In-Brust-Rezidiv. Runder, partiell unscharfer, hypoechogener Herdbefund mit mildem hyperechogenem Randsaum und Unterbrechung von Cooper-Ligamenten im Sonografiebild. Histologie: Rezidiv eines invasiven duktalen G3-Mammakarzinoms.

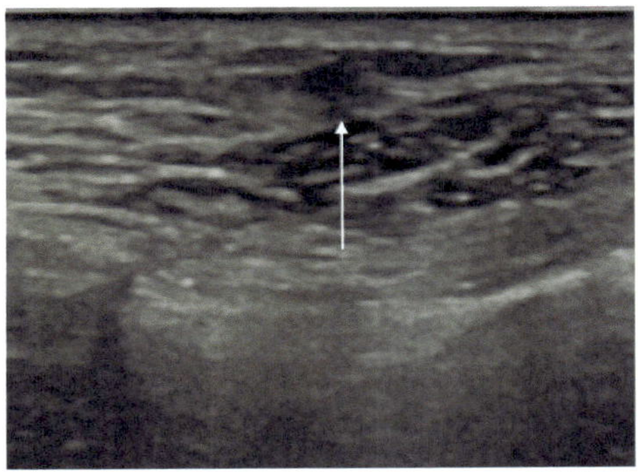

Abb. 71.4 Thoraxwandrezidiv. Ovale, unscharf begrenzte, hypoechogene Raumforderung (Pfeil) im kutanen Niveau nach Mastektomie im Sonografiebild. Histologie: subkutanes Rezidiv eines invasiven duktalen Mammakarzinoms.

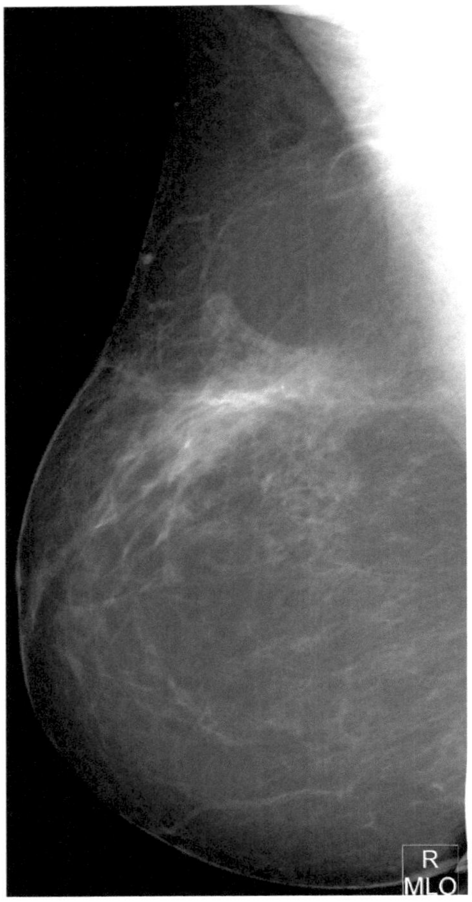

Abb. 71.5 **In-Brust-Rezidiv.** Irregulär konfigurierte, hyperdense Herdsetzung mit Kutiseinziehung im Bereich des operativen Zugangs im Mammogramm. Assoziiert solitäre Mikroverkalkung. Unspezifischer Befund. Histologie: Rezidiv eines invasiven duktalen Mammakarzinoms.

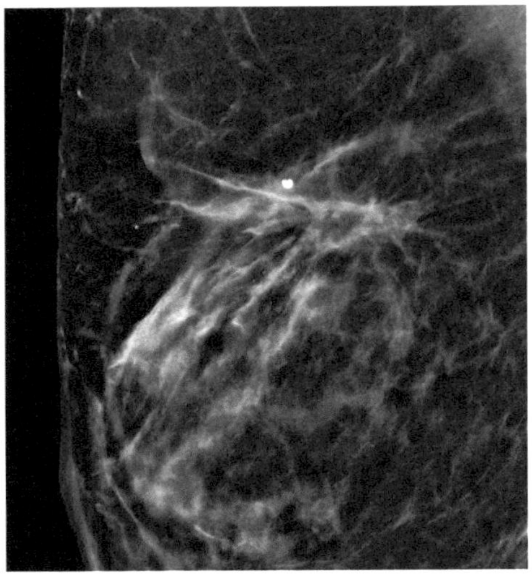

Abb. 71.6 In-Brust-Rezidiv. Spikulierte hyperdense Läsion im Mammogramm. Assoziiert solitäre Mikro- und Makroverkalkung sowie linear angeordnete monomorphe Mikroverkalkungen. Unspezifischer Befund. Histologie: Rezidiv eines duktalen Carcinoma in Situ.

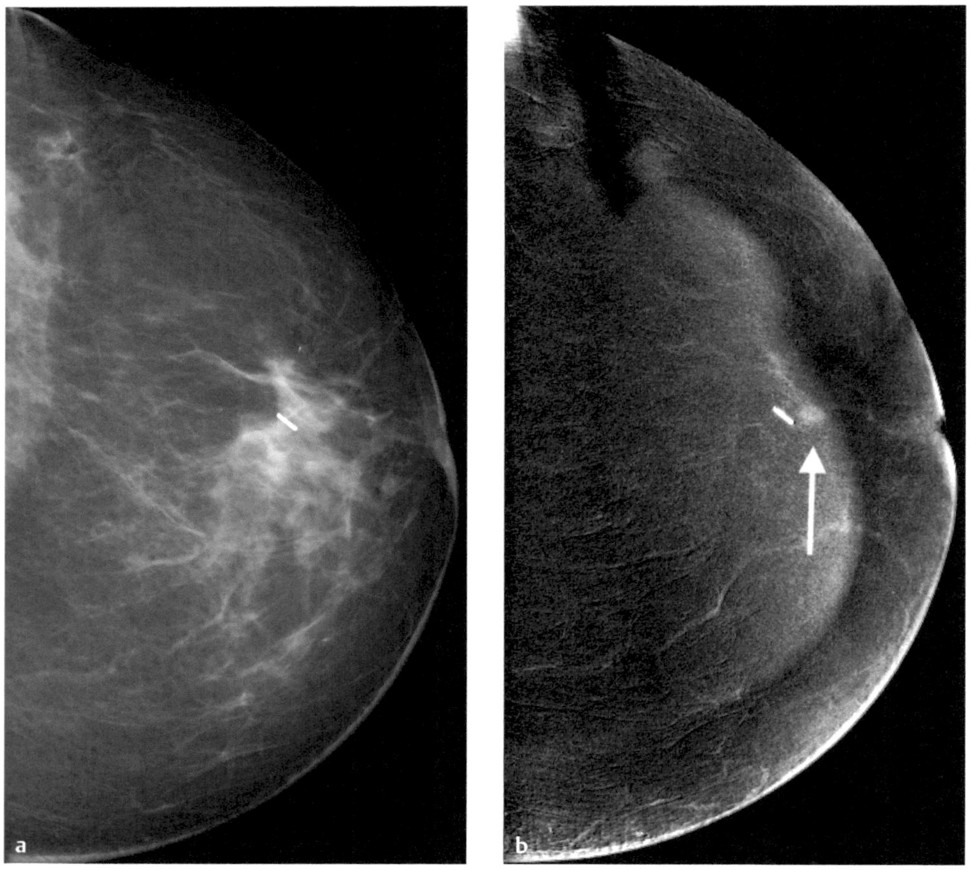

Abb. 71.7 In-Brust-Rezidiv. Histologie: Rezidiv eines invasiven duktalen Mammakarzinoms.

a Dichte, per se unauffällige Gewebestrukturen nach brusterhaltender Therapie. Clip-markierte Operationsregion (digitales Mammografiebild).

b Nach Kontrastmittelgabe ovaler Fokus mit vermehrter Kontrastmittelanreicherung mamillenseitig des Clips (kontrastmittelgestützte Spektralmammografie).

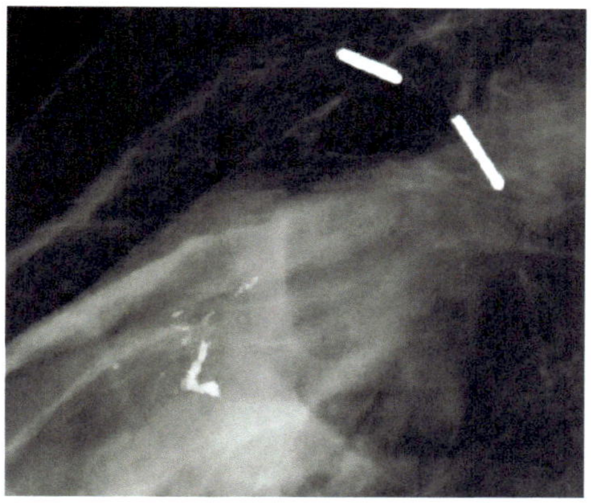

Abb. 71.8 In-Brust-Rezidiv. Pleomorphe Mikroverkalkung in topografischer Nähe zur Clip-markierten Operationsregion nach brusterhaltender Therapie (Ausschnitt aus einem Mammogramm). Histologie: Rezidiv eines duktalen Carcinoma in Situ.

71.11.3 MRT

- **Native T 1w Sequenz:**
  - bei Lage innerhalb des Drüsengewebes oft keine Auffälligkeiten (► Abb. 71.9a)
  - bei Lage außerhalb des Drüsengewebes oft unscharfer hypointenser Herdbefund oder unspezifische Non-Mass-Läsion (► Abb. 71.10a, ► Abb. 71.11a, ► Abb. 71.12a und ► Abb. 71.13a)
- **T 2w Sequenz:** üblicherweise hypo- bis isointens, unspezifisch
- **T 1w Sequenz nach Kontrastmittelgabe:**
  - bei Tumorgröße bis 2 mm typischerweise keine Auffälligkeiten, da Versorgung über Diffusion
  - bei Tumorgröße bis 5 mm typischerweise Fokus ohne konkrete Malignitätskriterien (► Abb. 71.9b und ► Abb. 71.12b), Diagnosestellung bei Karzinomen um 5 mm häufig im Rahmen konsekutiver MR-Untersuchungen
  - bei Tumorgröße ab 5 mm hypervaskularisierter Herdbefund, seltener Non-Mass-Läsion (► Abb. 71.10b, ► Abb. 71.11a, ► Abb. 71.13b und ► Abb. 71.14)
  - runde oder irreguläre Form, unscharfe oder spikulierte Begrenzung, ggf. ringförmige Kontrastmittelanreicherung (s. ► Abb. 71.10b, ► Abb. 71.11b und ► Abb. 71.14)
  - initial häufig starke Kontrastmittelanreicherung (s. ► Abb. 71.9b, ► Abb. 71.10b, ► Abb. 71.11b, ► Abb. 71.13b und ► Abb. 71.14)

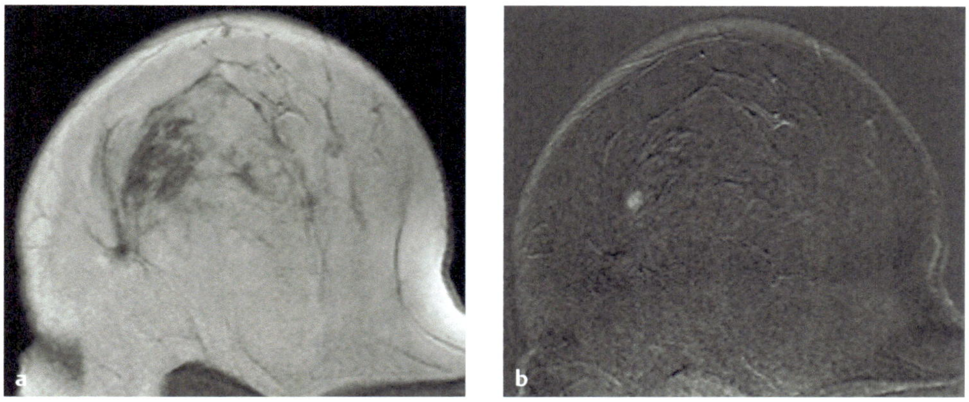

Abb. 71.9 In-Brust-Rezidiv. Histologie: Rezidiv eines invasiven duktalen Mammakarzinoms.
a Architekturstörung als Korrelat der Narbe nach brusterhaltender Therapie in der T 1w MRT-Messung.
b Ovaler Fokus mit gesteigerter Anreicherung nach Kontrastmittelgabe in der Bildsubtraktion.

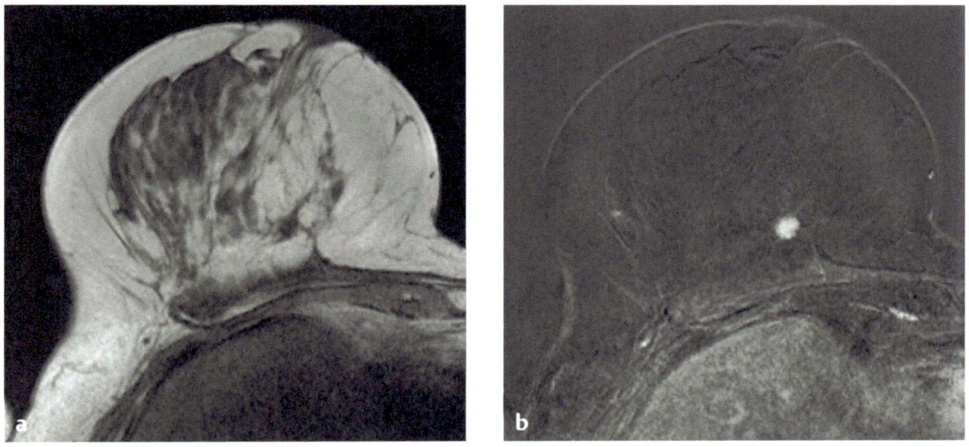

Abb. 71.10 In-Brust-Rezidiv. Histologie: Rezidiv eines invasiven duktalen Mammakarzinoms.
a Unspezifischer, unscharf begrenzter, hypointenser Herdbefund pektoralisnah als Korrelat der Narbe nach brusterhaltender Therapie in der T 1w MRT-Messung.
b Runder, unscharf begrenzter Herd mit gesteigerter Anreicherung nach Kontrastmittelgabe in der Bildsubtraktion.

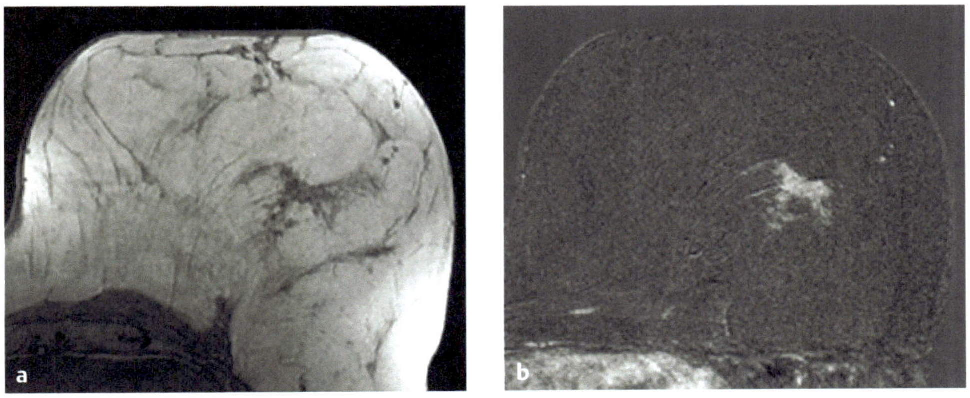

Abb. 71.11 In-Brust-Rezidiv. Histologie: Rezidiv eines invasiven lobulären Mammakarzinoms.
a Unspezifische, irregulär konfigurierte Gewebeformation mit begleitenden Suszeptibilitätsartefakten als Korrelat der Narbe nach brusterhaltender Therapie in der T 1w MRT-Messung.
b Irregulär geformte Non-Mass-Läsion mit gesteigerter Anreicherung nach Kontrastmittelgabe in der Bildsubtraktion.

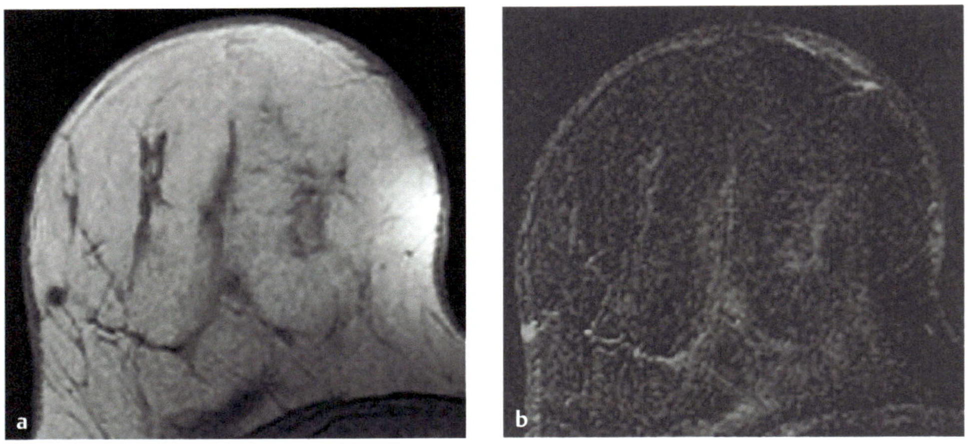

Abb. 71.12 Kutanes Rezidiv. Histologie: kutanes Rezidiv eines invasiven duktalen Mammakarzinoms.
- **a** Milde Kutisverdickung nach brusterhaltender Therapie und Bestrahlung sowie solitäres Suszeptibilitätsartefakt in der T 1w MRT-Messung.
- **b** Fokal gesteigerte Kontrastmittelanreicherung in der mild verdickten Kutis nach Kontrastmittelgabe in der Bildsubtraktion.

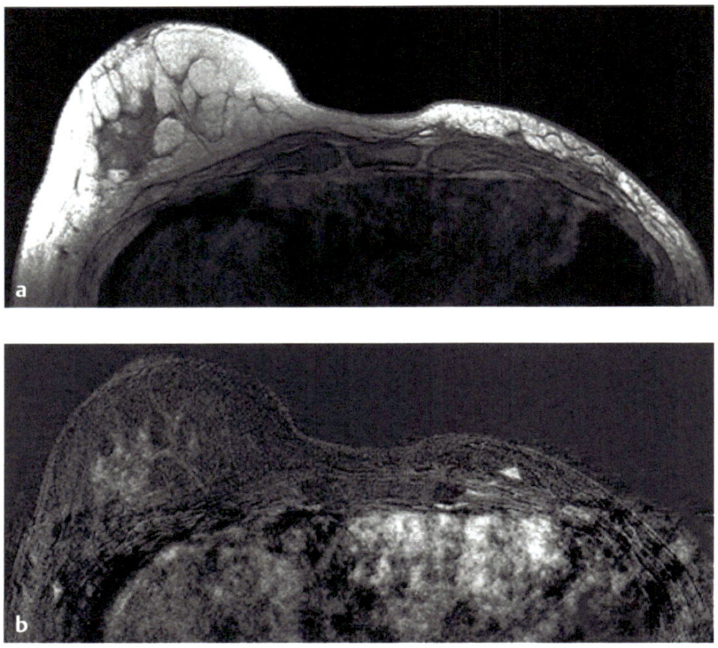

Abb. 71.13 Thoraxwandrezidiv. Histologie: Rezidiv eines invasiven duktalen Mammakarzinoms.
- **a** Triangulärer hypointenser Herd subkutan innerhalb des Unterhautfettgewebes der Thoraxwand nach Mastektomie in der T 1w MRT-Messung.
- **b** Gesteigerte Kontrastmittelanreicherung des Herdbefund nach Kontrastmittelgabe in der Bildsubtraktion.

Praxistipp

Checkliste für die Befundbeschreibung:
- Ausdehnung des Tumors (in Millimetern bzw. Zentimetern)
- Lage des Tumors (Quadrant)
- topografische Beziehung des Tumors zu relevanten Nachbarstrukturen (Mamille, Pektoralismuskel)
- Hinweise auf Multifokalität oder Multizentrizität
- lokoregionär vergrößerte Lymphknoten
- Hinweise auf ein kontralaterales Tumorgeschehen

71.12 Radiologische Differenzialdiagnosen

- Welche Differenzialdiagnosen bildgebend zu beachten sind, s. in ▸ Tab. 71.1.

71.13 Typische Fehler

- Fehlende Detektion des Befunds, insbesondere bei Untersuchung ohne Kontrastmittel (Sonografie, Mammografie)
- Verzicht auf perkutan-bioptische Befundsicherung bei unklarem Befund

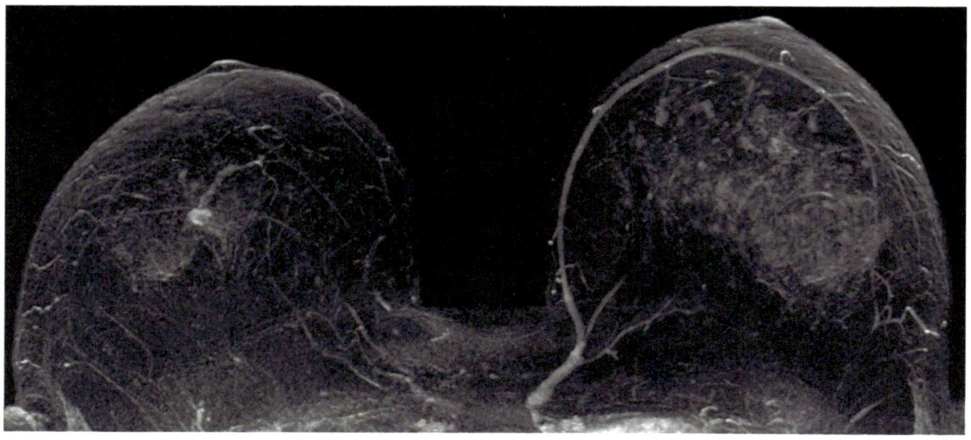

Abb. 71.14 In-Brust-Rezidiv. Runder Herdbefund mit unscharfer Begrenzung und gesteigerter peripherer Anreicherung nach Kontrastmittelgabe in der MIP der Bildsubtraktion. Histologie: Rezidiv eines invasiven duktalen Mammakarzinoms.

Tab. 71.1 Differenzialdiagnosen des Rezidivs.

Differenzialdiagnose	Häufigkeit der Differenzialdiagnose in Hinblick auf das Krankheitsbild	Wesentliche diagnostisch richtungsweisende Anamnese, Untersuchung u./o. Befunde	Sicherung der Diagnose
postoperative Narbe	häufig	• sonografisch und mammografisch kaum oder nicht differenzierbar • an Größe zunehmende, „wachsende" Narbenregion eher Hinweis auf ein Rezidiv • Kontrastmittelanreicherung gegen reine Narbe sprechend (Kontrastmittel-Mamma-MRT, Kontrastmittel-Mammografie, Kontrastmittel-Brust-CT)	• Verlauf • Biopsie
granulomatöse Veränderungen	gelegentlich	• nicht zuverlässig differenzierbar	• Verlauf • Biopsie
metachrones Zweitkarzinom	selten	• vom Indextumor abweichende Histologie als Hinweis auf Zweitbefund • deutlich vom Lagebereich des Indextumors abweichende Lokalisation als Hinweis auf Zweittumor	• Biopsie
radiäre Narbe	selten	• nicht mit ehemaliger Lokalisation des Indextumors übereinstimmende Lage eher für radiäre Narbe sprechend • assoziierte Mikroverkalkungen unspezifisch	• Biopsie

CT = Computertomografie
MRT = Magnetresonanztomografie

71.14 Was der zuweisende Kollege/Kliniker wissen muss

- Lage und Größe des Rezidivs
- Rezeptorstatus zur Frage der primär operativen oder chemotherapeutischen Behandlung
- Nachweis einer extensiven intraduktalen Komponente, von Multifokalität oder Multizentrizität oder eines zusätzlichen kontralateralen Karzinoms zur Planung der therapeutischen, insbesondere der operativen Vorgehensweise
- im Falle einer qualitativ hochwertigen Mamma-MRT, hoher Transparenz und Ausschluss weiterer Tumormanifestationen Diskussion einer erneuten brusterhaltenden Befundentfernung ohne Nachbestrahlung
- Lymphknotenstatus zur Frage der operativen Vorgehensweise (Sentinel-Technik?)
- Hinweise auf hämatogene Metastasierung

71.15 Literatur

Literatur zur weiteren Vertiefung

[961] American College of Radiology. ACR BI-RADS® Atlas. Breast Imaging Reporting and Data System. 5. Aufl. Berlin: Springer; 2013

[962] Cho N, Han W, Han BK et al. Breast cancer screening with mammography plus ultrasonography or magnetic resonance imaging in women 50 years or younger at diagnosis and treated with breast conservation therapy. JAMA Oncol 2017; 3: 1495–1502

[963] Eriksson L, Czene K, Rosenberg L et al. Possible influence of mammographic density on local and locoregional recurrence of breast cancer. Breast Cancer Res 2013; 15: R56

[964] Fischer U. Röntgenmammographie. Verstehen, anwenden und optimieren. Stuttgart: Thieme; 2003

[965] Fischer U, Baum F. Diagnostik und Therapie des Mammakarzinoms. Stuttgart: Thieme; 2014

[966] Fischer DR, Wurdinger S, Boettcher J. Further signs in the evaluation of magnetic resonance mammography: a retrospective study. Invest Radiol 2005; 40: 430

[967] Gluskin J, Rossi Saccarelli C, Avendano D et al. Contrast-enhanced mammography for screening women after breast conserving surgery. Cancers (Basel) 2020; 12: 3495

[968] Heywang-Köbrunner SH, Schreer I. Bildgebende Mammadiagnostik. Stuttgart: Thieme; 2003

[969] Houssami N, Abraham LA, Miglioretti DL et al. Accuracy and outcomes of screening mammography in women with a personal history of early-stage breast cancer. JAMA 2011; 305: 790–799

[970] Lewin JM, Hendrick RE, D'Orsi CJ et al. Comparison of full-field digital mammography with screen-film mammography for cancer detection: results of 4945 paired examinations. Radiology 2001; 218: 873–880

[971] Madjar H. Kursbuch Mammasonografie. Ein Lehreratlas nach den Richtlinien der DEGUM und der KBV. Stuttgart: Thieme; 2019

[972] Preda L, Villa G, Rizzo S et al. Magnetic resonance mammography in the evaluation of recurrence at the prior lumpectomy site after conservative surgery and radiotherapy. Breast Cancer Res 2006; 8: R53

[973] Yeom YK, Chae EY, Kim HH et al. Screening mammography for second breast cancers in women with history of early-stage breast cancer: factors and causes associated with non-detection. Med Imaging 2019; 19: 2

72 Sarkom

Uwe Fischer

72.1 Steckbrief

Beim Sarkom der Brust handelt es sich um eine extrem seltene Tumorform innerhalb der Gruppe der malignen Tumoren der weiblichen Brust. Ausgangspunkt der Sarkome sind bindegewebige Strukturen innerhalb der Brust. Histologisch handelt es sich um eine heterogene Gruppe; an erster Stelle steht das Angiosarkom. Bildgebend imponiert das Sarkom in erster Linie als ein unscharf begrenzter Herdbefund ohne weitere malignomtypische Kriterien. Studien an größeren Sarkomkollektiven zum Stellenwert der unterschiedlichen bildgebenden Verfahren liegen nicht vor. Die Diagnose wird typischerweise durch eine perkutane Biopsie gesichert. Histologisch ergibt sich ein Befund der Kategorie B5b.

72.2 Synonyme

- Sarcoma

72.3 Keywords

- Brustkrebs
- Mammakarzinom
- Sarkom
- Diagnostik

72.4 Definition

Sarkome der Mamma sind maligne mesenchymale Neubildungen ausgehend vom Bindegewebe innerhalb der Brust. Sie schließen das Angiosarkom, das pleomorphe High-Grade-Sarkom, das Liposarkom, das Rhabdomyosarkom, das Leiomyosarkom und das maligne fibröse Histiozytom ein.

72.5 Epidemiologie

72.5.1 Häufigkeit

- Weniger als 1 % aller malignen Brustkarzinome
- Inzidenz unter 5:1 000 000 Frauen pro Jahr
- kontralaterales Auftreten in deutlich weniger als 1 % der Fälle

72.5.2 Altersgipfel

- Durchschnittsalter 55–65 Jahre
- Erkrankungsrisiko mit zunehmendem Alter steigend

72.5.3 Geschlechtsverteilung

- Mehr als 99 % Frauen

72.5.4 Prädisponierende Faktoren

- Wichtige Risikofaktoren für die Entstehung eines Sarkoms:
  - Alter
  - ionisierende Strahlung

72.6 Ätiologie und Pathogenese

- Maligne Entartung der verschiedenen, nicht mammaspezifischen Gewebetypen innerhalb der Mamma, z. B. des Stromas der Blutgefäße, der Ligamente, der Muskulatur oder des Fettgewebes

72.7 Klassifikation und Risikostratifizierung

- **Risikostratifizierung:**
  - Langzeitüberleben in Abhängigkeit des konkreten Sarkomtyps und dessen Befundausdehnung bei Diagnosestellung
  - häufig frühzeitige hämatogene Metastasierung in Lunge, Knochen oder Leber
  - Gesamtprognose eher schlecht

72.8 Symptomatik

- Bei kleinen Tumoren in der Regel kein Korrelat in Inspektion und Palpation
- bei größeren Tumoren (2–3 cm und größer) in Abhängigkeit von der Lage des Befunds zunehmend tastbare Verhärtung oder Knoten
- möglicherweise sekundäre Symptome wie assoziierte Kutis- oder Mamillenretraktion

72.9 Methode der Wahl

- Folgende Diagnostik ist relevant (in der Reihenfolge der Bedeutung):
  - Mamma-MRT,
  - Mammografie,
  - Sonografie,
  - klinische Untersuchung.

72.10 Pathognomonische Befunde

- Sarkome imponieren in der bildgebenden Diagnostik in erster Linie als Herd.

72.11 Befundbeschreibung

72.11.1 Sonografie

- **B-Bild-Sonografie:**
  - häufig runder oder ovaler, seltener irregulärer Herdbefund mit scharfer, gelegentlich lobulierter Begrenzung (▸ Abb. 72.1, ▸ Abb. 72.2 und ▸ Abb. 72.3)
  - Tumormatrix selten iso-, häufiger hypoechogen (s. ▸ Abb. 72.1, ▸ Abb. 72.2 und ▸ Abb. 72.3)
  - häufig inhomogene, seltener homogene Binnentextur (s. ▸ Abb. 72.1, ▸ Abb. 72.2 und ▸ Abb. 72.3)
- **farbkodierte Doppler-Sonografie:** abhängig vom Sarkomtyp Vaskularisationsphänomene
- **Elastografie:** eher höhere Rigidität als benigne Herdbefunde
- **3-D-Sonografie:** in aller Regel keine diagnoseweisenden Zusatzinformationen

72.11.2 Röntgen

- **Mammografie:**
  - bei dichten Gewebestrukturen (Dichtetyp ACR C und D) und fehlenden endotumoralen Kalzifikationen kein oder nur vage abgrenzbarer Befund
  - bei höherer Transparenz der Bruststrukturen (Dichtetyp ACR A und B) typischerweise Herdbefund, in erster Linie mit runder oder ovaler Form und scharfer Begrenzung (▸ Abb. 72.4)
- **Tomosynthese:** verbesserte Detektion des Herdbefunds insbesondere bei Gewebetyp ACR B und C
- **kontrastmittelgestützte Mammografie:** verbesserte Detektion von Sarkomen insbesondere bei Gewebetyp ACR C und D aufgrund der gesteigerten endotumoralen Kontrastmittelanreicherung

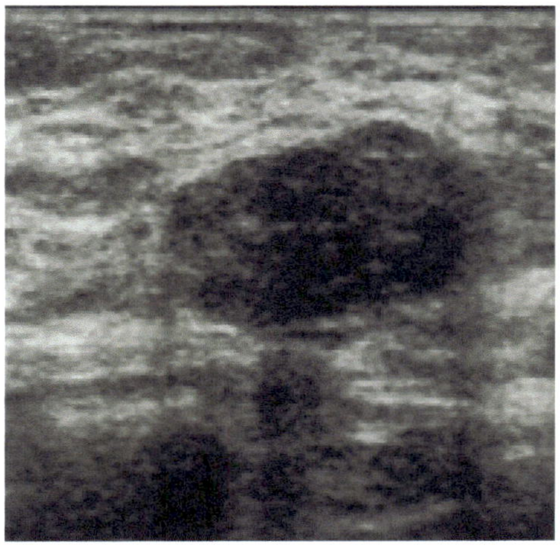

Abb. 72.1 **Sarkom.** Ovaler, überwiegend glatt begrenzter Herdbefund mit inhomogener Binnenechotextur im Sonografiebild. Histologie: Sarkom.

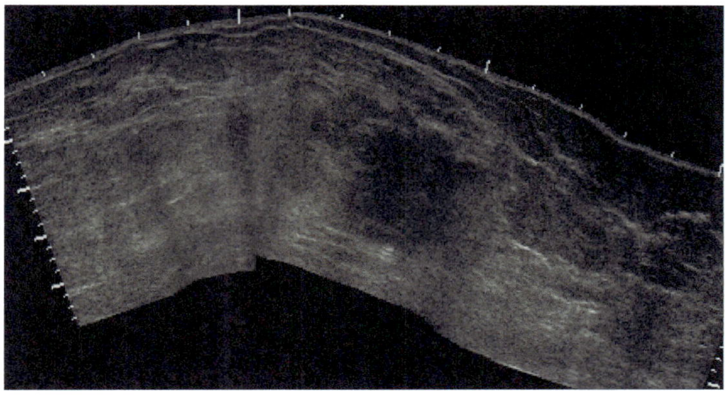

Abb. 72.2 **Sarkom.** Runder, überwiegend glatt begrenzter, lobulierter Herdbefund mit inhomogener Binnenechotextur im Sonografiebild. Histologie: Sarkom.

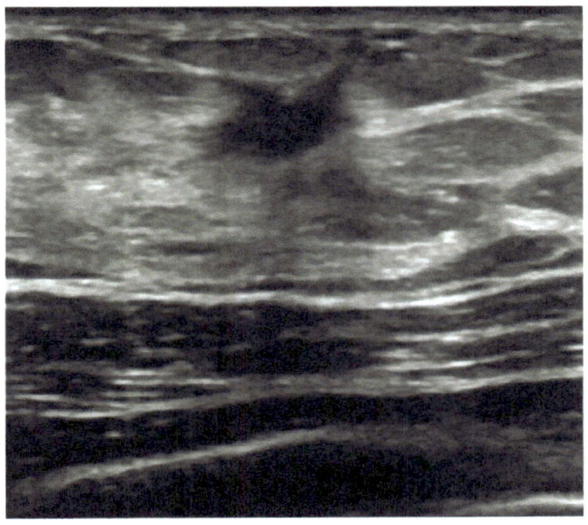

Abb. 72.3 **Sarkom.** Irregulärer, überwiegend glatt begrenzter Herdbefund mit eher homogener Binnenechotextur im Sonografiebild. Histologie: Sarkom.

72.11.3 MRT

- **Native T1w Sequenz:**
  - bei Lage innerhalb des Drüsengewebes oft keine Auffälligkeiten
  - bei Lage außerhalb des Drüsengewebes oft scharf oder unscharf begrenzter, hypointenser Herdbefund (▶ Abb. 72.5b)
- **T2w Sequenz:**
  - üblicherweise hyper- bis isointens
  - keine Zusatzinformation (▶ Abb. 72.5d)
- **T1w Sequenz nach Kontrastmittelgabe:**
  - bei Tumorgröße bis 2 mm typischerweise keine Auffälligkeiten
  - bei Tumorgröße bis 5 mm typischerweise Fokus ohne konkrete Malignitätskriterien
  - bei Tumorgröße ab 5 mm hypervaskularisierter Herdbefund (▶ Abb. 72.5a, ▶ Abb. 72.5c und ▶ Abb. 72.6)
  - oft runde oder ovale Form mit scharfer Begrenzung (s. ▶ Abb. 72.5a, ▶ Abb. 72.5c und ▶ Abb. 72.6)
  - initial häufig starke Kontrastmittelanreicherung, bei größeren Sarkomen oft ringförmige Kontrastmittelanreicherung (Rim Sign; s. ▶ Abb. 72.5c und ▶ Abb. 72.6) und gelegentlich zusätzlich zentrale Kontrastmittelanreicherung (Central Enhancement)

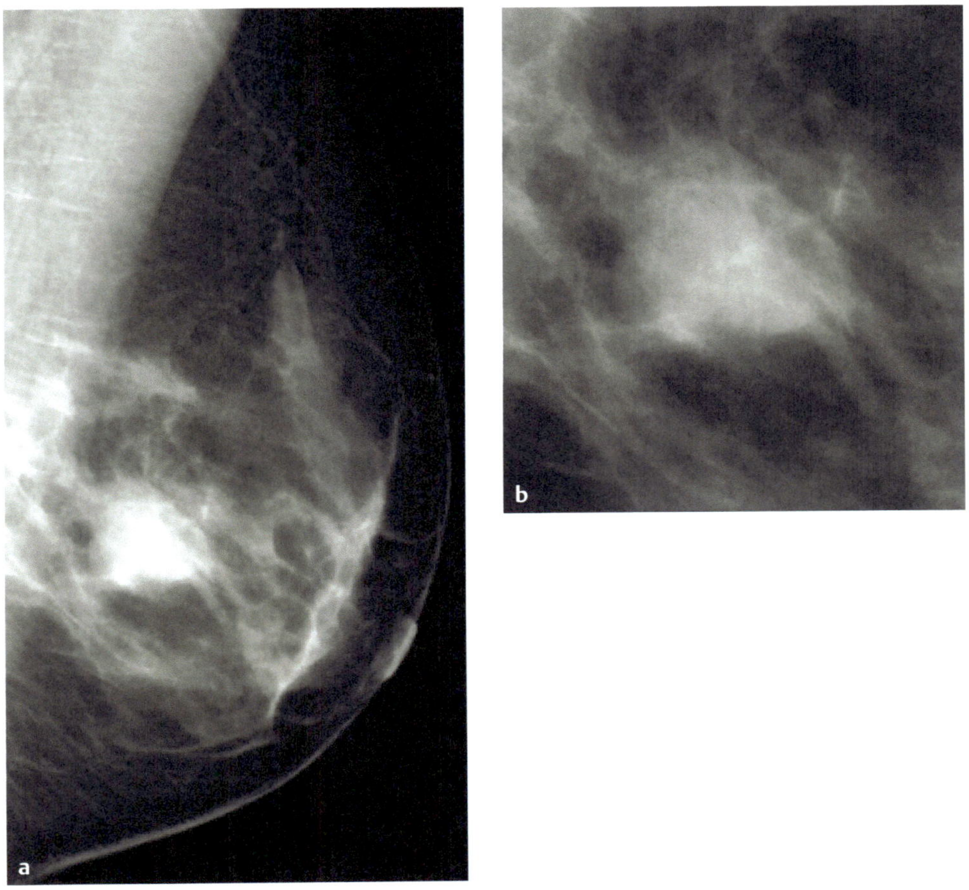

Abb. 72.4 **Sarkom.** Histologie: Sarkom.
a Rundlicher Herdbefund mit scharfer Begrenzung im Mammogramm. Keine assoziierten Mikroverkalkungen.
b Ausschnitt aus dem Mammogramm.

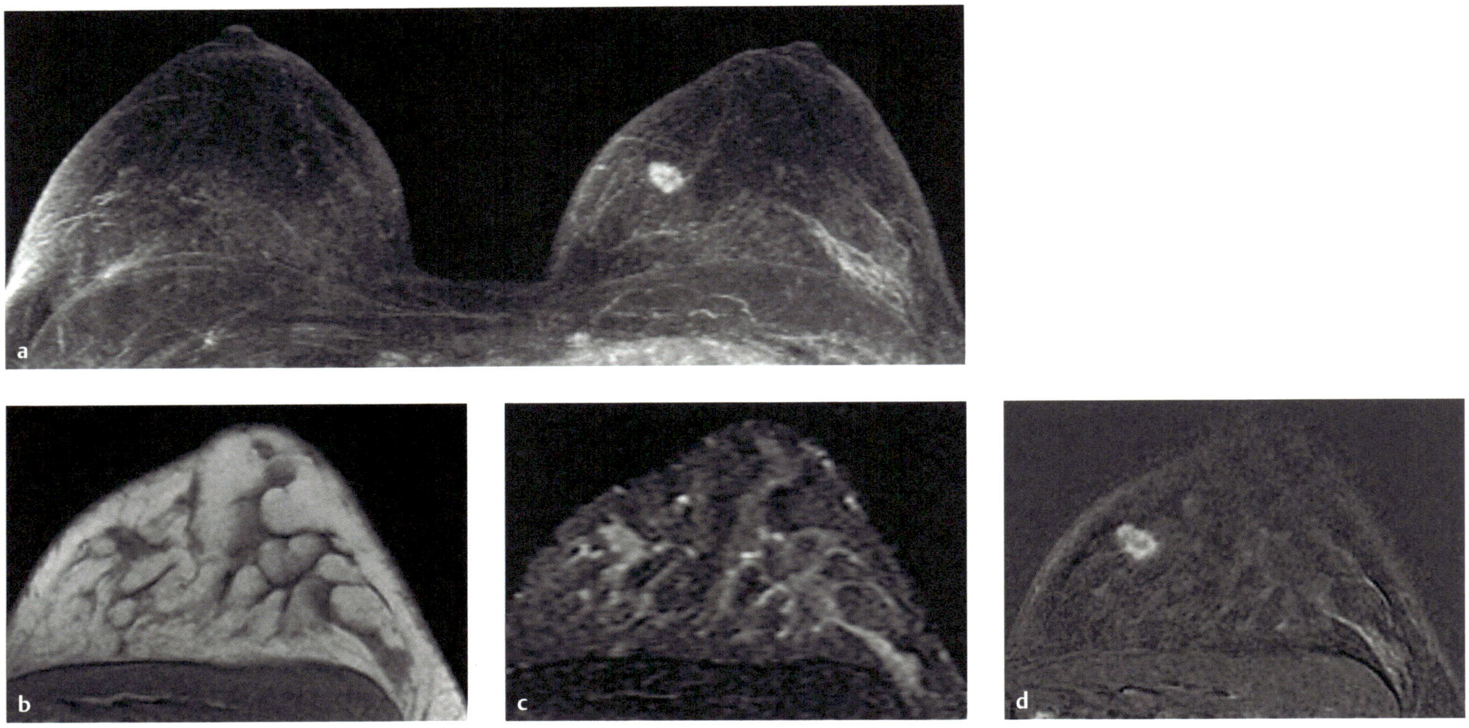

Abb. 72.5 Sarkom. Mamma-MRT. Histologie: Sarkom.
a Ovalärer, unscharf begrenzter Herdbefund mit ringförmiger Kontrastmittelanreicherung in der MIP der Bildsubtraktionen nach Kontrastmittelgabe.
b Vage Erkennbarkeit des Herdbefunds in der T 1w Sequenz medialseitig.
c Intermediäres Signal des Herdbefunds in der T 2w Sequenz.
d Kontrastmittelanreicherung des vitalen Sarkomgewebes mit ringförmiger Anreicherung in der Einzelbildsubtraktion nach Kontrastmittelgabe.

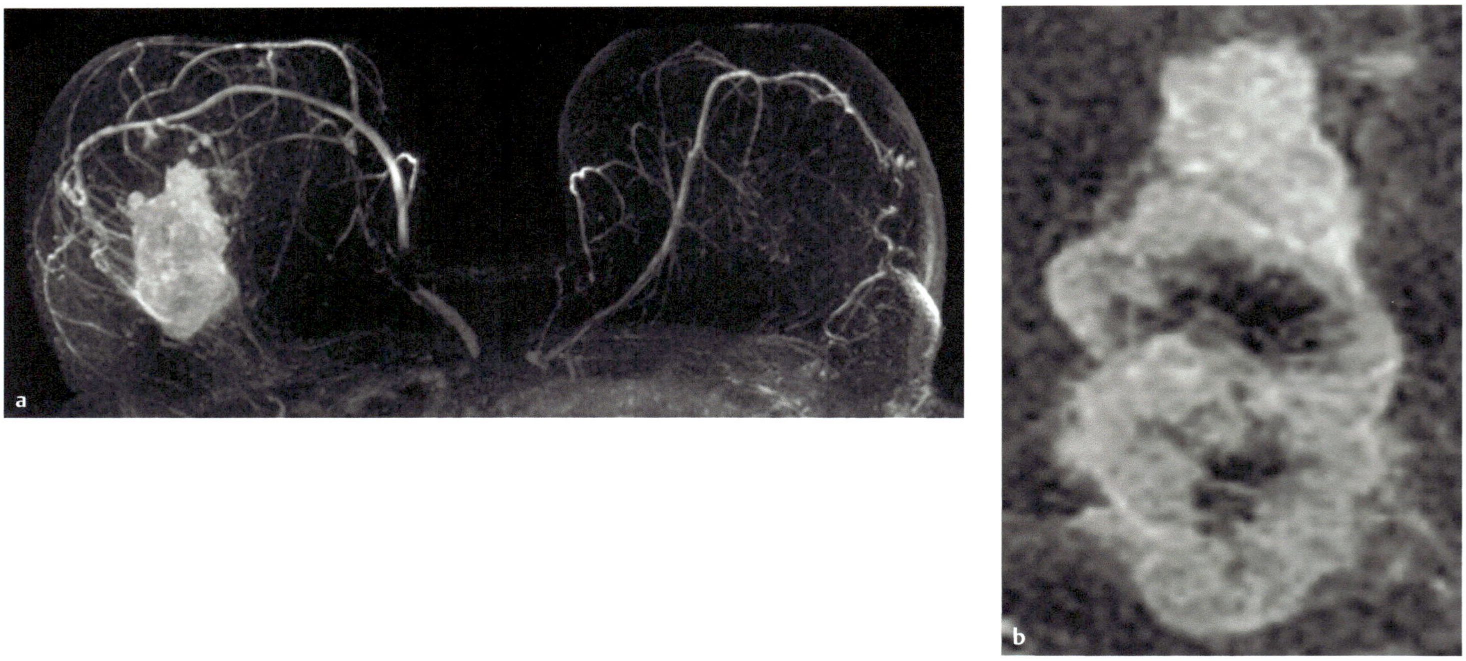

Abb. 72.6 Sarkom. Mamma-MRT. Histologie: Sarkom.
a Ovalärer, überwiegend glatt begrenzter Herdbefund mit ausgeprägter Kontrastmittelanreicherung in der MIP der Bildsubtraktionen nach Kontrastmittelgabe.
b Kontrastmittelanreicherung des vitalen Sarkomgewebes mit extrem schmalem Rim und zentraler Nekrose im Zoom des Einzelsubtraktionsbilds.

Praxistipp

Checkliste für die Befundbeschreibung:

- Ausdehnung des Tumors (in Millimetern bzw. Zentimetern)
- Lage des Tumors (Quadrant)
- topografische Beziehung des Tumors zu relevanten Nachbarstrukturen (Mamille, Pektoralismuskel)
- Hinweise auf Multifokalität oder Multizentrizität
- lokoregionär vergrößerte Lymphknoten
- Hinweise auf ein kontralaterales Tumorgeschehen

72.12 Radiologische Differenzialdiagnosen

- Zu berücksichtigende Differenzialdiagnosen in der Bildgebung s. in ▶ Tab. 72.1.

72.13 Typische Fehler

- Fehlende Detektion des Befunds, insbesondere bei Vorliegen kleiner Sarkome innerhalb dichter Parenchymstrukturen im Mammogramm
- Verzicht auf perkutan-bioptische Befundsicherung bei unklarem Befund

Tab. 72.1 Differenzialdiagnosen des Sarkoms.

Differenzialdiagnose	Häufigkeit der Differenzialdiagnose in Hinblick auf das Krankheitsbild	Wesentliche diagnostisch richtungsweisende Anamnese, Untersuchung u./o. Befunde	Sicherung der Diagnose
invasives duktales Mammakarzinom	gelegentlich	• Sarkom eher schnell wachsend, vergleichbar mit G3-Karzinom • Sarkom eher glatt begrenzt	• Biopsie
phylloider Tumor	sehr selten	• keine	• Biopsie
metaplastisches Karzinom	sehr selten	• keine	• Biopsie

72.14 Was der zuweisende Kollege/Kliniker wissen muss

- Lage und Größe des Sarkoms
- Nachweis von Multifokalität, Multizentrizität oder zusätzlichem kontralateralem Karzinom zur Planung der therapeutischen, insbesondere der operativen Vorgehensweise
- Lymphknotenstatus zur Frage der operativen Vorgehensweise (Sentinel-Technik?)
- Hinweise auf hämatogene Metastasierung

72.15 Literatur

Literatur zur weiteren Vertiefung

[974] American College of Radiology. ACR BI-RADS® Atlas. Breast Imaging Reporting and Data System. 5. Aufl. Berlin: Springer; 2013

[975] Coarasa-Cerdan A, Palomo-Jimenez M, Montero-Montero A et al. Hemangiopericytoma of the breast: mammographic and sonographic findings. J Clin Ultrasound 1998; 26: 155–158

[976] Fischer U. Röntgenmammographie. Verstehen, anwenden und optimieren. Stuttgart: Thieme; 2003

[977] Fischer U, Baum F. Diagnostik und Therapie des Mammakarzinoms. Stuttgart: Thieme; 2014

[978] Heywang-Köbrunner SH, Schreer I. Bildgebende Mammadiagnostik. Stuttgart: Thieme; 2003

[979] Madjar H. Kursbuch Mammasonografie. Ein Lehreratlas nach den Richtlinien der DEGUM und der KBV. Stuttgart: Thieme; 2019

[980] Matsumoto RAEK, Hsieh SJK, Chala LF et al. Sarcomas of the breast: findings on mammography, ultrasound, and magnetic resonance imaging. Radiol Bras 2018; 51: 401–406

[981] Nica RE, Şerbănescu MS, Florescu LM et al. Imaging features of rare breast lesions in young women. Curr Health Sci J 2021; 47 (2): 314–321

[982] Rai MP, Mannelli VK, Kandola S et al. Pleomorphic sarcoma of the breast. BMJ Case Rep 2017; 2017: bcr2017223106. doi:10.1136/bcr-2017-223106

73 Lymphom

Uwe Fischer

73.1 Steckbrief

Beim Lymphom der weiblichen Brüste handelt es sich in erster Linie um eine sekundäre Absiedlung von Lymphommanifestationen im Sinne eines Stadiums IV bei in aller Regel bekannter lymphatischer Systemerkrankung. Selten erfolgt die Diagnosestellung eines intramammären Lymphoms aufgrund einer primären lymphoiden Proliferation in der Mamma. Die Altersgipfel liegen im Bereich der 4. und der 7. Lebensdekade. Die intramammären Veränderungen können diffuser, aber auch knotiger Natur sein. Das zuverlässigste Verfahren für den Nachweis eines intramammären Lymphoms ist die Mamma-MRT. Die Sicherung erfolgt typischerweise durch eine perkutane Biopsie. Dabei ergibt sich histologisch ein Befund der Kategorie B5d.

73.2 Synonyme

- Lymphknotenkrebs

73.3 Keywords

- Lymphom
- Mammatumor
- Diagnostik

73.4 Definition

Die meisten malignen Lymphome der Mamma sind sekundärer Genese. Primäre lymphoide Proliferationen in der Mamma sind eher selten.

73.5 Epidemiologie

73.5.1 Häufigkeit

- Sehr selten
- weniger als 0,5 % aller malignen Brusttumoren
- Auftreten oft multipel und kontralateral

73.5.2 Altersgipfel

- Altersgipfel um die 4. und die 7. Lebensdekade

73.5.3 Geschlechtsverteilung

- Anteil der Frauen deutlich überwiegend
- Anteil der Männer gering

73.5.4 Prädisponierende Faktoren

- Allgemeine Risikofaktoren für die Entstehung eines Lymphoms

73.6 Ätiologie und Pathogenese

- Allgemeine Ätiologie und Pathogenese eines Lymphoms

73.7 Klassifikation und Risikostratifizierung

- **Klassifikation:**
  - Generell werden 4 Subtypen unterschieden:
    - diffuses großzelliges B-Zell-Lymphom,
    - anaplastisches großzelliges Lymphom,
    - peripheres T-Zell-Lymphom,
    - kutanes B-Zell-Lymphom.
  - Üblicherweise wird der sekundäre Befall, aber auch das primäre Lymphom der Mamma, als Organbefall dieser Systemerkrankung verstanden. Die Klassifikation sieht dafür das Stadium IV vor.
- **Risikostratifizierung:** Die Prognose ist abhängig vom konkreten Lymphomsubtyp und vom Stadium der Erkrankung. Bei primärem Mammabefall ist sie in aller Regel gut.

73.8 Symptomatik

- Bei kleinen Manifestationen in der Regel kein Korrelat in Inspektion und Palpation
- bei größerem Ausmaß der Lymphome in Abhängigkeit von der Lage des Befunds tastbare Verhärtung oder Knoten
- gelegentlich kutane Veränderungen
- axilläre Lymphknotenvergrößerung in 30–50 % der Fälle

73.9 Methode der Wahl

- Folgende Diagnostik ist relevant (in der Reihenfolge der Bedeutung):
  - Mamma-MRT,
  - Mammografie,
  - Sonografie,
  - klinische Untersuchung.

73.10 Pathognomonische Befunde

- Das intramammäre Lymphom stellt in der bildgebenden Diagnostik ein Chamäleon dar. Es kann in Form knotiger, aber auch diffuser Veränderungen auftreten.
- Mikroverkalkungen finden sich allerdings so gut wie nie.

73.11 Befundbeschreibung

73.11.1 Sonografie

- **B-Bild-Sonografie:**
  - runder oder gelappter Herdbefund mit scharfer Begrenzung, auch multiples Auftreten möglich (▸ Abb. 73.1 und ▸ Abb. 73.2)
  - Tumormatrix iso- oder hypoechogen (s. ▸ Abb. 73.1 und ▸ Abb. 73.2)
  - homogene oder inhomogene Binnentextur (s. ▸ Abb. 73.1 und ▸ Abb. 73.2)
  - dorsale Schallauslöschung (s. ▸ Abb. 73.2)
  - axilläre Lymphadenopathie
- **farbkodierte Doppler-Sonografie:** selten Vaskularisationsphänomene
- **Elastografie:** eher geringe Rigidität der Herdbefunde

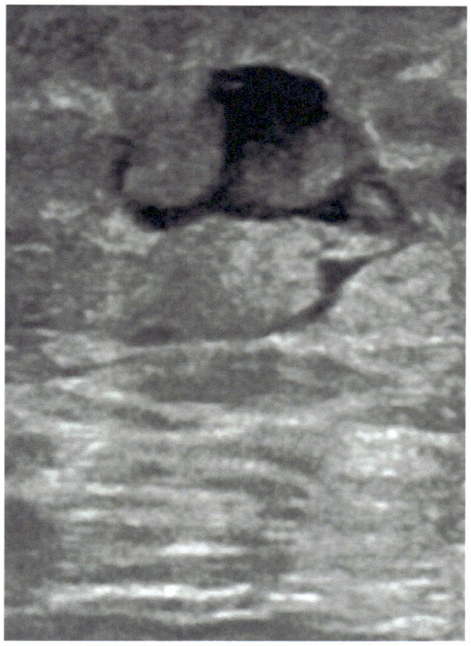

Abb. 73.1 Lymphom. B-Zell-Lymphom im Sonografiebild: konglomeratartige Darstellung des Lymphomknotens.

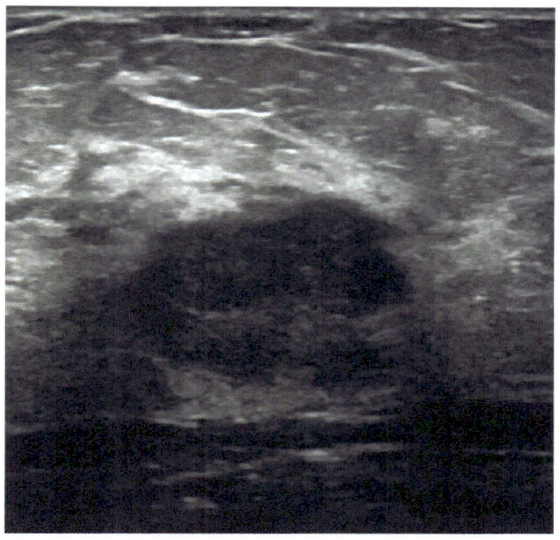

Abb. 73.2 Lymphom. Großzelliges Zelllymphom in der bildgebenden Diagnostik: hypoechogener Herdbefund mit milder dorsaler Schallauslöschung im Sonografiebild.

73.11.2 Röntgen

- **Mammografie:**
  - bei dichten Gewebestrukturen (Dichtetyp ACR C und D) kein oder nur vage abgrenzbarer Befund
  - bei höherer Transparenz der Bruststrukturen (Dichtetyp ACR A und B) runder oder ovaler Herdbefund, auch multipel, gelegentlich konfluierende Herdbefunde mit scharfer Begrenzung (▸ Abb. 73.3), gelegentlich gelappt (▸ Abb. 73.4)
  - bei diffusem Befall Verdichtungen in Form einer fokalen oder regionalen Asymmetrie (s. ▸ Abb. 73.3)
  - keine Assoziation mit pleomorphen Mikroverkalkungen
  - mögliche Kutisverdickung
  - axilläre Lymphadenopathie (▸ Abb. 73.5 und ▸ Abb. 73.6)
- **Tomosynthese:** verbesserte Detektion von Herdbefunden insbesondere bei Gewebetyp ACR C
- **kontrastmittelgestützte Mammografie:** endotumorale Kontrastmittelanreicherung

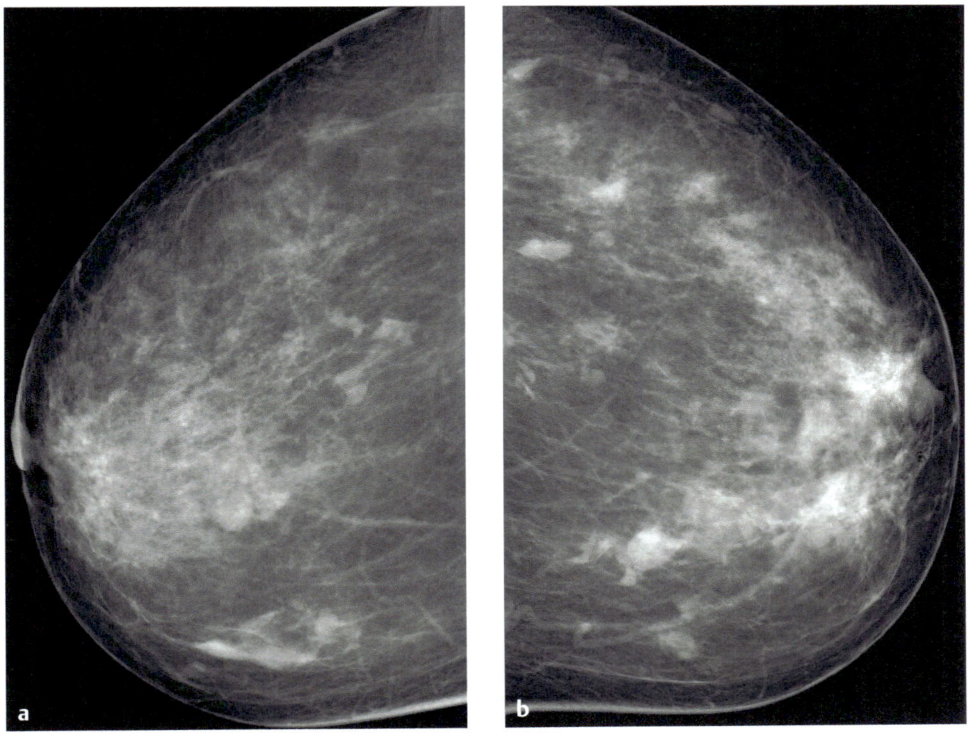

Abb. 73.3 Lymphom. Bilaterales Non-Hodgkin-Lymphom in der Mammografie.

a Im Seitenvergleich teils rundliche, teils irreguläre Herdsetzungen mit überwiegend glatter Begrenzung im Mammogramm rechts.

b Im Seitenvergleich teils rundliche, teils irreguläre Herdsetzungen mit überwiegend glatter Begrenzung im Mammogramm links.

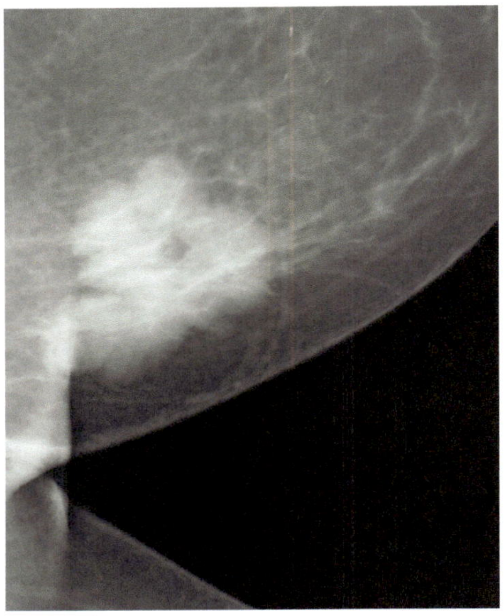

Abb. 73.4 Lymphom. B-Zell-Lymphom in der Mammografie. Lobulierter Konglomeratknoten links weit innen (Cleavage-Aufnahme).

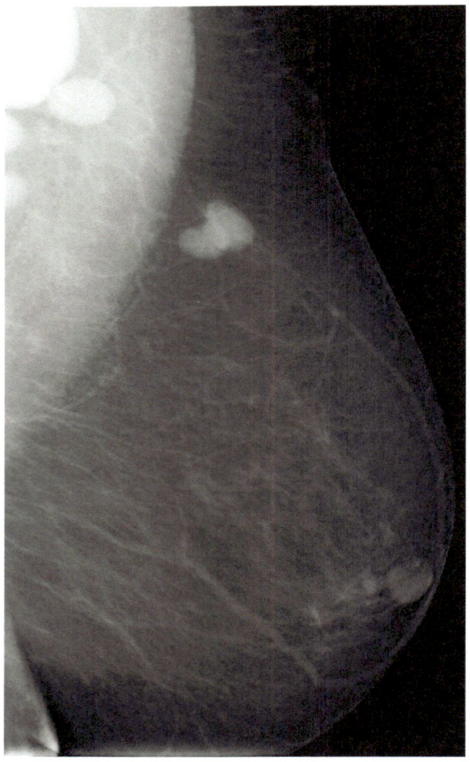

Abb. 73.5 Lymphom. Axilläre Manifestation eines Non-Hodgkin-Lymphoms im Mammogramm: axillär deutlich vergrößerte Lymphknoten.

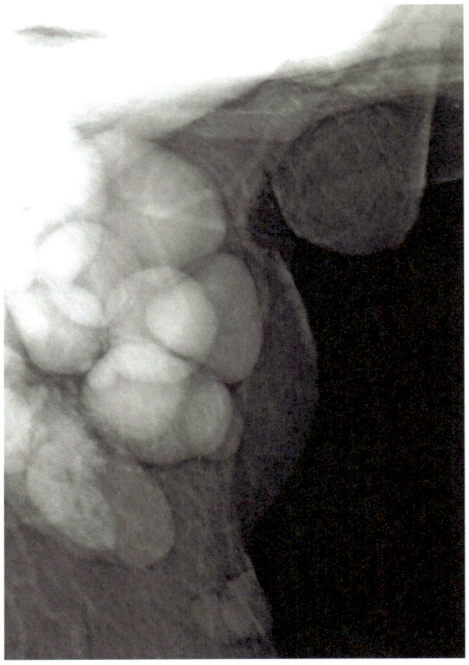

Abb. 73.6 Lymphom. Axilläre Manifestation einer chronisch-lymphatischen Leukämie im Mammogramm: axillär massiv vergrößerte, konglomeratartige Lymphknoten.

73.11.3 MRT

- **Native T1w Sequenz:**
  - bei Lage innerhalb des Drüsengewebes oft keine Auffälligkeiten
  - Herdebefunde hypointens, oft glatt, selten unscharf begrenzt (▶ Abb. 73.7a und ▶ Abb. 73.8a)
  - axilläre Lymphadenopathie
- **T2w Sequenz:** üblicherweise iso- oder hyperintens (▶ Abb. 73.7b und ▶ Abb. 73.9b)
- **T1w Sequenz nach Kontrastmittelgabe:**
  - entweder hypervaskularisierter Herdbefund (einzeln oder multipel) oder diffuse Ausbreitung des Lymphoms (▶ Abb. 73.7c, ▶ Abb. 73.8b, ▶ Abb. 73.9a und ▶ Abb. 73.10)
  - typischerweise runde oder ovale Form der Herde mit scharfer Begrenzung (s. ▶ Abb. 73.7c, ▶ Abb. 73.9a und ▶ Abb. 73.10)
  - konglomeratartiges Auftreten der Herdbefunde möglich (s. ▶ Abb. 73.10)
  - initial häufig starke Kontrastmittelanreicherung (s. ▶ Abb. 73.7c, ▶ Abb. 73.9a und ▶ Abb. 73.10), selten Auswascheffekt, bei diffusem Befall der Mamma auch nicht raumfordernde flächige Mehranreicherungen (Non-Mass-like Lesion; ▶ Abb. 73.10)
  - axilläre Lymphadenopathie mit Kontrastmittelanreicherung (▶ Abb. 73.11)

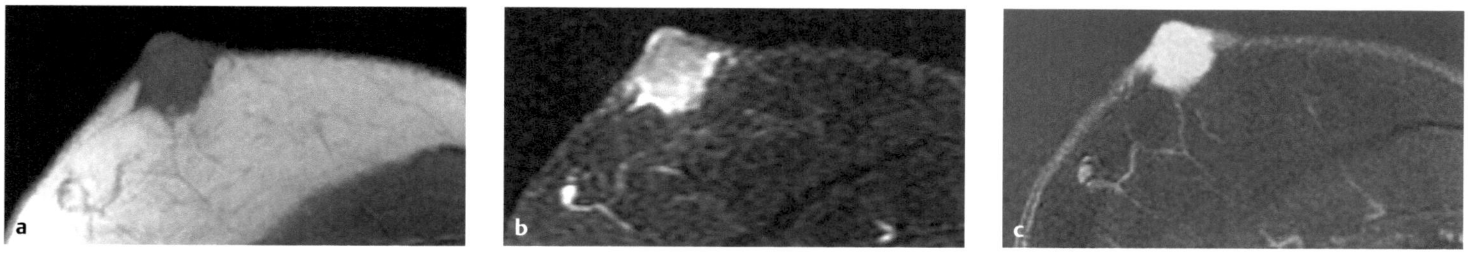

Abb. 73.7 Lymphom. Follikuläres Lymphom beim Mann in der Mamma-MRT.
a Mamilläre bzw. retromamilläre knotenförmige Manifestation des Lymphoms im T1w MRT-Bild.
b Hyperintense Abbildung des Lymphoms im T2w MRT-Bild.
c Frühzeitig starke Kontrastmittelanreicherung der Mamillar- bzw. Retromamillarregion in der Subtraktion nach Kontrastmittelgabe in der MRT.

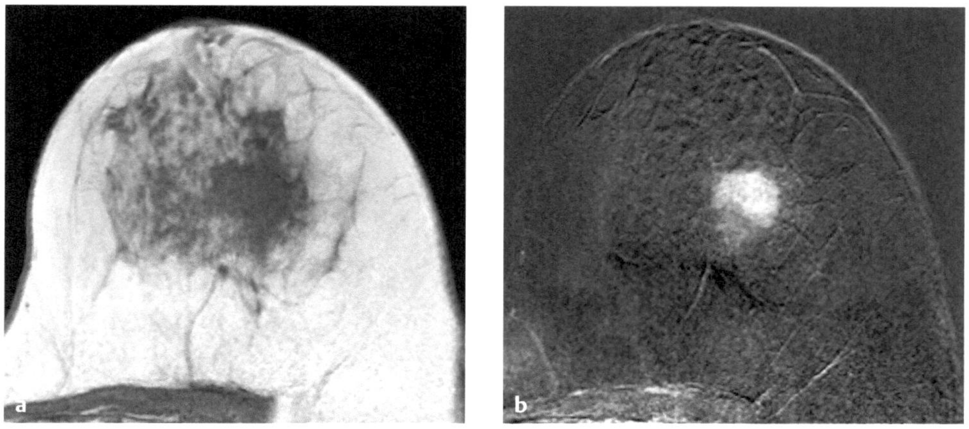

Abb. 73.8 Lymphom. Großzelliges Zelllymphom in der bildgebenden Diagnostik.
a Unscharf begrenzter, hypointenser Herdbefund in den zentralen Abschnitten der linken Mamma in der T1-Gewichtung der Mamma-MRT.
b Inhomogene Kontrastmittelanreicherung des unscharf begrenzten Herdbefunds nach Kontrastmittelgabe.

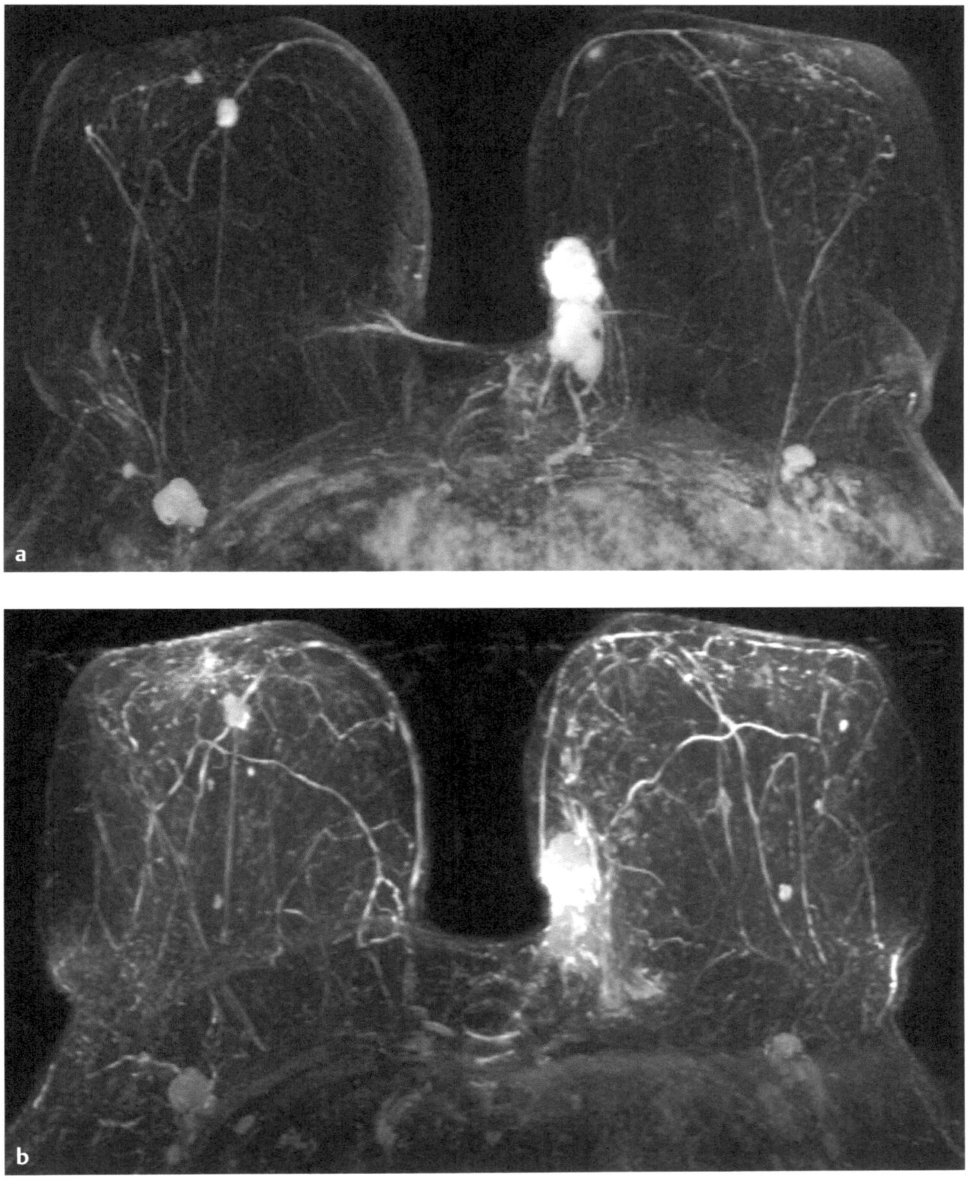

Abb. 73.9 Lymphom. B-Zell-Lymphom in der Mamma-MRT.
a Mamma-MRT mit MIP-Darstellung nach Kontrastmittelgabe: Konglomeratknoten in den medialen Abschnitten der linken Mamma. Solitäre Lymphommanifestation rechts-retromamillär. Bilateral von Lymphom befallene axilläre Lymphknoten.
b Befunddokumentation in der T2w Inversion-Recovery-MIP.

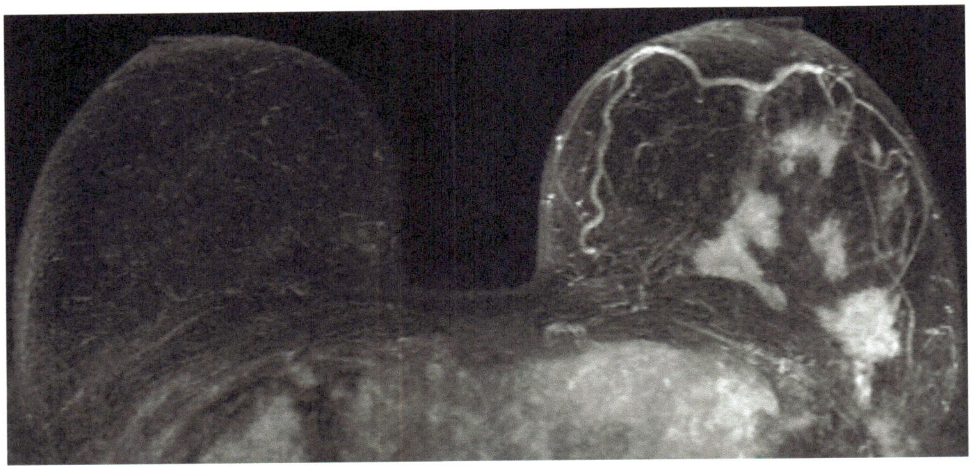

Abb. 73.10 Lymphom. Hochmalignes B-Zell-Lymphom in der MRT. Teils herdförmige, überwiegend jedoch diffuse Mehrdurchblutungen in der linken Mamma in der MIP-Darstellung nach Kontrastmittelgabe. Ektasie der versorgenden Gefäße als Hinweis auf die starke Perfusionsleistung der Lymphommanifestationen.

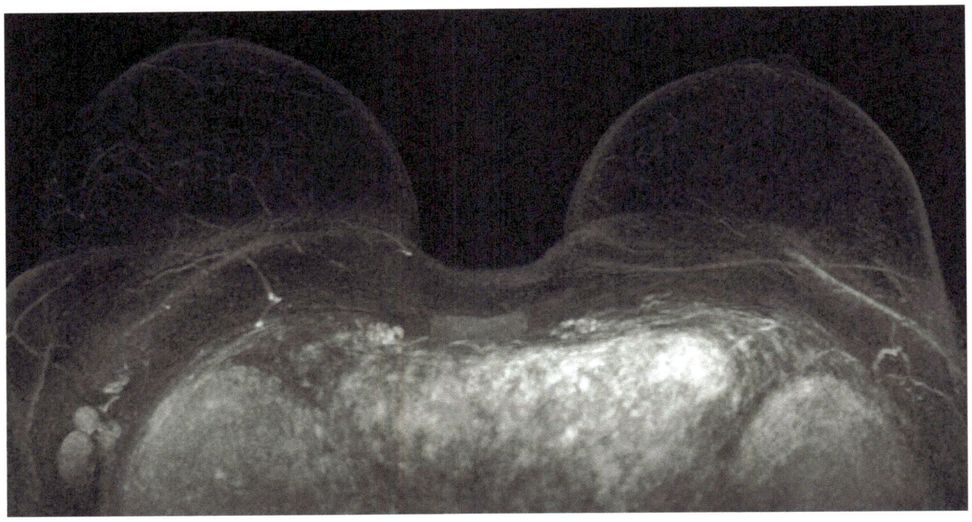

Abb. 73.11 Lymphom. Non-Hodgkin-Lymphombefall der Axilla in der MRT. Pathologisch vergrößerte axilläre Lymphknoten rechts in der MIP-Darstellung nach Kontrastmittelgabe. Intramammär keine Auffälligkeiten.

Tab. 73.1 Differenzialdiagnosen des Lymphoms der Mamma.

Differenzialdiagnose	Häufigkeit der Differenzialdiagnose in Hinblick auf das Krankheitsbild	Wesentliche diagnostisch richtungsweisende Anamnese, Untersuchung u./o. Befunde	Sicherung der Diagnose
primäres Mammakarzinom	häufig	• insbesondere bei diffusem Befall ähnliche Bildgebung des Lymphoms wie beim invasiven lobulären Mammakarzinom • bei knotenförmigem Befall ähnliche Bildgebung des Lymphoms wie beim invasiven duktalen Mammakarzinom • bei Lymphadenopathie möglicherweise Stauungssymptomatik der Mamma, ähnlich wie beim inflammatorischen Mammakarzinom	• Biopsie
intramammäre Metastasen	selten	• bei Nachweis multipler Rundherde uni- oder bilateral	• Biopsie

73.12 Radiologische Differenzialdiagnosen

- Wichtige Differenzialdiagnosen s. in ▸ Tab. 73.1.

73.13 Typische Fehler

- Fehlende Detektion des Befunds, insbesondere bei Vorliegen kleiner Lymphommanifestationen, die nicht mit Mikrokalk assoziiert sind, innerhalb dichter Parenchymstrukturen im Mammogramm
- Verzicht auf perkutan-bioptische Befundsicherung bei unklarem Befund

73.14 Was der zuweisende Kollege/Kliniker wissen muss

- Nachweis von zusätzlichen kontralateralen Lymphommanifestationen
- axillärer und retrosternaler Lymphknotenstatus

73.15 Literatur

Literatur zur weiteren Vertiefung

[983] Avenia N, Sanguinetti A, Cirocchi R et al. Primary breast lymphomas: a multicentric experience. World J Surg Oncol 2010; 8: 53

[984] Brogi E, Harris NL. Lymphomas of the breast: pathology and clinical behavior. Semin Oncol 1999; 26 (3): 357–364

[985] Duncan VE, Reddy VV, Jhala NC et al. Non-Hodgkin's lymphoma of the breast: a review of 18 primary and secondary cases. Ann Diagn Pathol 2006; 10 (3): 144–148

[986] Fatnassi F, Bellara I. Primary non-Hodgkinian's lymphomas of the breast: report of two cases. J Gynecol Obstet Biol Reprod 2005; 34 (7 Pt. 1): 721–724
[987] Fischer U. Röntgenmammographie. Verstehen, anwenden und optimieren. Stuttgart: Thieme; 2003
[988] Fischer U, Baum F. Mammadiagnostik für MTRA/RT. Stuttgart: Thieme; 2015
[989] Giardini R, Piccolo C, Rilke F. Primary non-Hodgkin's lymphomas of the female breast. Cancer 1992; 69 (3): 725–735
[990] Hugh JC, Jackson FI, Hanson J et al. Primary breast lymphoma; an immunohistologic study of 20 new cases. Cancer 1990; 66 (12): 2602–2611
[991] Liu MT, Hsieh CY, Wang AY et al. Primary breast lymphoma: a pooled analysis of prognostic factors and survival in 93 cases. Ann Saudi Med 2005; 25 (4): 288–293
[992] Virginia E, Vishnu VB, Nirag C et al. Non Hodgkin's lymphoma of the breast: a review of 18 primary and secondary cases. Ann Diagnost Pathol 2006; 10 (3): 144–148
[993] Wiseman C, Liao KT. Primary lymphoma of the breast. Cancer 1972; 29 (6): 1705–1712
[994] Wong WW, Schild SE, Halyard MY et al. Primary non-Hodgkin lymphoma of the breast: the Mayo clinic experience. J Surg Oncol 2002; 80 (1): 19–25
[995] Zhao S, Zhang QY, Ma WJ et al. Analysis of 31 cases of primary breast lymphoma: the effect of nodal involvement and microvascular density. Clin Lymphoma Myeloma Leuk 2011; 11 (1): 33–37

74 Intramammäre Metastasen

Uwe Fischer

74.1 Steckbrief

Metastasen in der Brust stellen einen sehr seltenen Befund dar. Sie sind Ausdruck einer hämatogenen Streuung von malignen Organtumoren. In Betracht kommen dabei in erster Linie das Magen-, das Lungen- und das Nierenkarzinom sowie das maligne Melanom. Es werden auch intramammäre Tumorabsiedelungen von Plasmozytom und Morbus Waldenström beschrieben. Bildgebend finden sich in erster Linie rundliche Herdsitzungen in einer Brust oder beiden Brüsten. Das zuverlässigste Verfahren für den Nachweis von intramammären Metastasen ist die Mamma-MRT. Die Diagnose wird typischerweise durch eine perkutane Biopsie gesichert oder ergibt sich bereits aus dem Metastasierungsbild in anderen Organen. Histologisch liegt ein Befund der Kategorie B5d vor.

74.2 Synonyme

- Metastasen in der Brust

74.3 Keywords

- Metastasen
- Mamma
- Diagnostik

74.4 Definition

Intramammäre Metastasen sind metastatische Absiedlungen in der Brust infolge einer hämatologischen Filialisierung maligner Organtumoren.

74.5 Epidemiologie

74.5.1 Häufigkeit

- Weit weniger als 1 % aller malignen Brusttumoren
- kontralaterales Auftreten in etwa 50 % der Fälle

74.5.2 Altersgipfel

- Durchschnittsalter in Abhängigkeit vom metastasierenden Organtumor

74.5.3 Geschlechtsverteilung

- Mehr als 99 % Frauen

74.5.4 Prädisponierende Faktoren

- Ein wichtiger Risikofaktor für die Entstehung einer intramammären Metastasierung ist ein fortgeschrittener metastasierender Organtumor.

74.6 Ätiologie und Pathogenese

- Hämatogene Metastasierung eines malignen Organtumors, z. B. aus Magen, Lunge oder Niere
- mögliche Metastasierung auch z. B. bei malignem Melanom, Plasmozytom oder Morbus Waldenström

74.7 Klassifikation und Risikostratifizierung

- **Klassifikation:** positives M-Stadium in der TNM-Klassifikation
- **Risikostratifizierung:**
  - in Abhängigkeit von der Histologie des Primärtumors eher schlechte Prognose
  - Langzeitüberleben abhängig von der Aggressivität des Primärtumors

74.8 Symptomatik

- Bei kleinen Tumoren in der Regel kein Korrelat in Inspektion und Palpation
- bei größeren Tumoren (2–3 cm und größer) in Abhängigkeit von der Lage des Befunds zunehmend tastbare Knoten

74.9 Methode der Wahl

- Folgende Diagnostik ist relevant (in der Reihenfolge der Bedeutung):
  - Mamma-MRT,
  - Mammografie,
  - Sonografie,
  - klinische Untersuchung.

74.10 Pathognomonische Befunde

- Intramammäre Metastasen imponieren in der bildgebenden Diagnostik in erster Linie als multiple ein- oder beidseitige Rundherde.

74.11 Befundbeschreibung

74.11.1 Sonografie

- **B-Bild-Sonografie:**
  - häufig runder Herdbefund mit scharfer Begrenzung, multiple Herdbefunde
  - Tumormatrix selten iso-, häufiger hypoechogen
  - häufig inhomogene Binnentextur
- **farbkodierte Doppler-Sonografie:** Vaskularisationsphänomene in Abhängigkeit von der Histologie
- **Elastografie:** höhere Rigidität als benigne Herdbefunde
- **3-D-Sonografie:** in aller Regel keine diagnoseweisenden Zusatzinformationen

74.11.2 Röntgen

- **Mammografie:**
  - bei dichten Gewebestrukturen (Dichtetyp ACR C und D) kein oder nur vage abgrenzbarer Befund
  - bei höherer Transparenz der Bruststrukturen (Dichtetyp ACR A und B) typischerweise runder Herdbefund oder multiple Herde (▶ Abb. 74.1)
- **Tomosynthese:** verbesserte Detektion des Herdbefunds insbesondere bei Gewebetyp ACR B und C
- **kontrastmittelgestützte Mammografie:** verbesserte Detektion der Metastasierung insbesondere bei Gewebetyp ACR C und D aufgrund der in aller Regel starken endotumoralen Kontrastmittelanreicherung

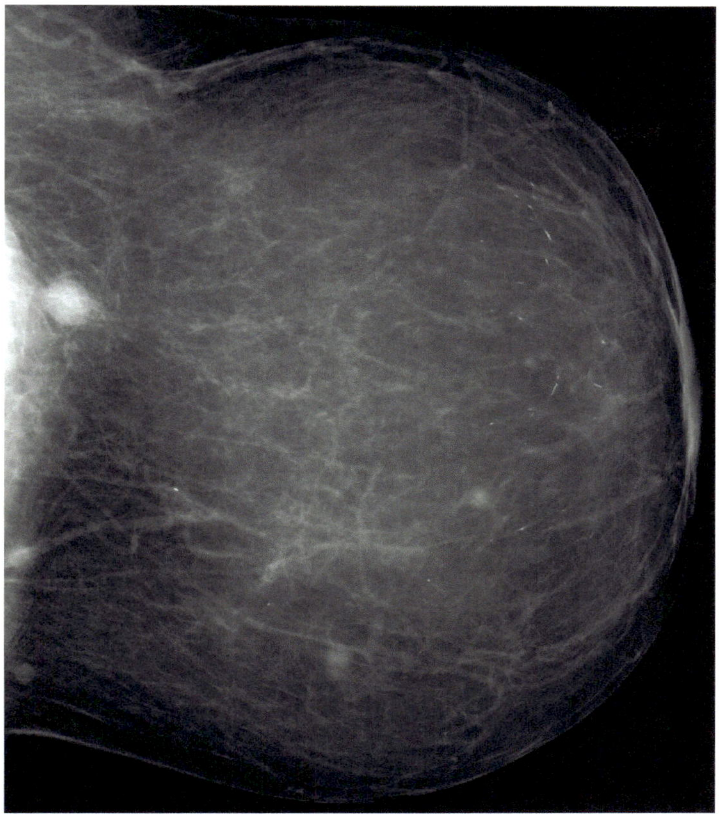

Abb. 74.1 **Intramammäre Metastasen.** Hypoechogene Rundherde im Mammogramm. Histologie: Metastasen bei malignem Melanom.

74.11.3 MRT

- **Native T 1w Sequenz:**
  - bei Lage innerhalb des Drüsengewebes oft keine Auffälligkeiten
  - bei Lage außerhalb des Drüsengewebes oft scharfer hypointenser Herdbefund (▶ Abb. 74.2b)
- **T 2w Sequenz:** üblicherweise iso- oder hyperintens (▶ Abb. 74.2c)
- **T 1w Sequenz nach Kontrastmittelgabe:**
  - bei Metastasengröße bis 2 mm typischerweise keine Auffälligkeiten, da Versorgung über Diffusion
  - bei Metastasengröße bis 5 mm typischerweise Fokus ohne konkrete Malignitätskriterien
  - bei Metastasengröße ab 5 mm hypervaskularisierter runder Herdbefund, gelegentlich mit ringförmiger Kontrastmittelanreicherung, solitär oder multipel, häufig bilateraler Befall (▶ Abb. 74.2a, ▶ Abb. 74.2d und ▶ Abb. 74.3)
  - initial häufig starke Kontrastmittelanreicherung, in etwa 50 % der Fälle Auswascheffekt (Wash-out)

Praxistipp

Checkliste für die Befundbeschreibung:

- Benennung der Anzahl und der Verteilung der Herdbefunde und der Größe der größten Einzelmetastase
- Hinweise auf eine kontralaterale Metastasierung

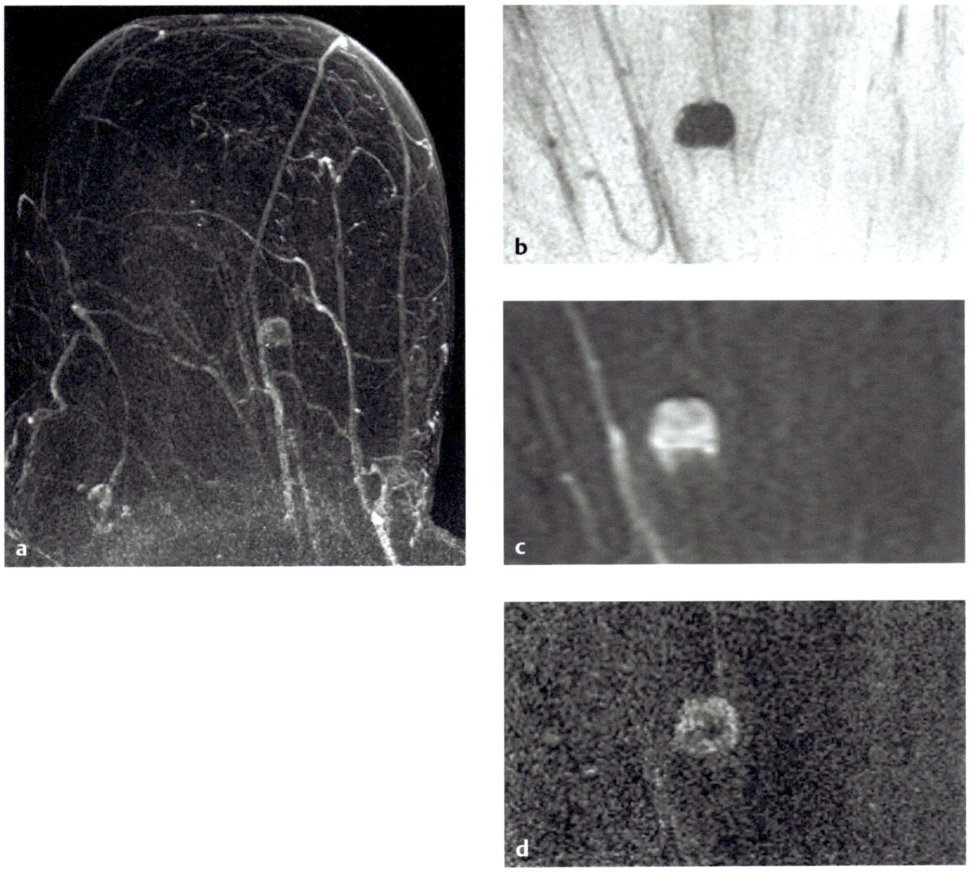

Abb. 74.2 Intramammäre Metastasen.
a Metastase eines Bronchialkarzinoms in der rechten Mamma (MIP).
b Hypointenser Rundherd in der T 1w MRT-Sequenz.
c Inhomogen iso- und hyperintenser Herd in der T 2w MRT-Sequenz.
d Ringförmige Kontrastmittelanreicherung der Metastase im Subtraktionsbild.

74

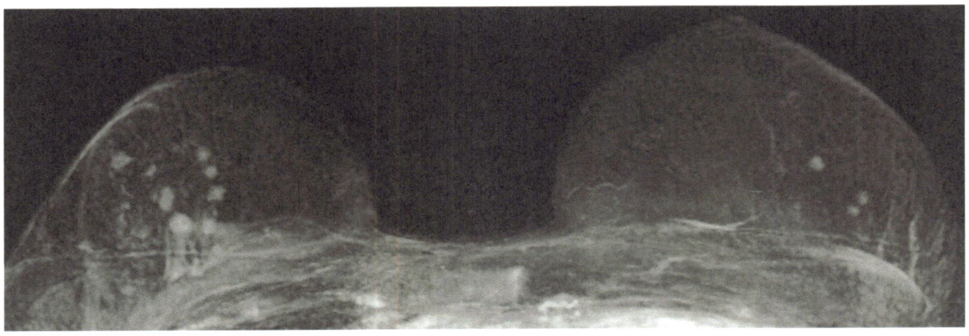

Abb. 74.3 Intramammäre Metastasen. Bilaterale Metastasen eines Mammakarzinoms in der MRT. Ungewöhnlicher Fall multipler intramammärer Metastasen beidseits bei anamnestisch bekanntem, invasiv-lobulärem Mammakarzinom (MIP). Befund histologisch gesichert.

Tab. 74.1 Differenzialdiagnosen intramammärer Metastasen.

Differenzialdiagnose	Häufigkeit der Differenzialdiagnose in Hinblick auf das Krankheitsbild	Wesentliche diagnostisch richtungsweisende Anamnese, Untersuchung u./o. Befunde	Sicherung der Diagnose
Fibroadenom	gelegentlich	• ovale Form eher bei Fibroadenom, grobe endotumorale Kalzifikationen eher bei regressiv verändertem Fibroadenom • myxoide Fibroadenome häufig mit hohem T 2w Signal im MRT, im Gegensatz zur Metastase • Nachweis dunkler endotumoraler Septen im MRT sehr starker Hinweis auf Fibroadenom	• Verlauf, Biopsie
invasive Karzinome	gelegentlich	• mikrolobulierte Begrenzung eher Hinweis auf medulläres oder muzinöses Karzinom	• Biopsie
phylloider Tumor	selten	• ovale Form eher bei phylloidem Tumor	• Biopsie

MRT = Magnetresonanztomografie
T 2w = T 2-gewichtet

74.12 Radiologische Differenzialdiagnosen

- Die möglichen Differenzialdiagnosen s. in ▸ Tab. 74.1.

74.13 Typische Fehler

- Fehlende Detektion des Befunds, insbesondere bei Vorliegen kleiner Metastasen innerhalb dichter Parenchymstrukturen im Mammogramm
- Verzicht auf perkutan-bioptische Befundsicherung bei unklarem Befund

74.14 Was der zuweisende Kollege/Kliniker wissen muss

- Benennung der Anzahl der Herdbefunde und der Größe der größten Einzelmetastase
- Hinweise auf eine kontralaterale Metastasierung
- Hinweise auf Metastasierung in anderen Körperregionen (z. B. Lunge, Knochen, Leber)

74.15 Literatur

Literatur zur weiteren Vertiefung

[996] American College of Radiology. ACR BI-RADS® Atlas. Breast Imaging Reporting and Data System. 5. Aufl. Berlin: Springer; 2013
[997] Bartella L, Kaye J, Perry NM et al. Metastases to the breast revisited: radiological-histopathological correlation. Clin Radiol 2003; 58 (7): 524–533
[998] Canda AE, Sevinc AI, Kocdor MA et al. Metastatic tumors in the breast: a report of 5 cases and review of the literature. Clin Breast Cancer 2007; 7 (8): 638–643
[999] Fischer U. Röntgenmammographie. Verstehen, anwenden und optimieren. Stuttgart: Thieme; 2003
[1000] Fischer U, Baum F, Hrsg. Diagnostik und Therapie des Mammakarzinoms. Stuttgart: Thieme; 2014
[1001] Fischer U, Baum F. Mammadiagnostik für MTRA/RT. Stuttgart: Thieme; 2015
[1002] Fischer DR, Wurdinger S, Boettcher J. Further signs in the evaluation of magnetic resonance mammography: a retrospective study. Invest Radiol 2005; 40: 430
[1003] Madjar H. Kursbuch Mammasonografie. 3. Aufl. Stuttgart: Thieme; 2019
[1004] Wienbeck S, Meyer HJ, Uhlig J et al. Radiological imaging characteristics of intramammary hematological malignancies: results from a german multicenter study. Sci Rep 2017; 7: 7435–7447

75 Lymphknotenmetastasen

Uwe Fischer

75.1 Steckbrief

Lokoregionäre Lymphknotenmetastasen sind Ausdruck einer lymphogenen Metastasierung eines Mammakarzinoms in axilläre oder retrosternale Lymphknoten. Bildgebend sind kleinere Tumorzellansammlungen innerhalb eines nicht vergrößerten Lymphknotens nicht erkennbar. Kriterien eines Lymphknotenbefalls sind die Verformung, die Hilusverschiebung und die generelle Vergrößerung der entsprechenden Lymphknoten. Der axilläre Lymphknotenstatus ist sonografisch, in der MRT und gelegentlich in der Schrägaufnahme der Mammografie zu beurteilen. Die A.-mammaria-Lymphknoten sind in aller Regel nur in der Schnittbildgebung beurteilbar (MRT, CT). Die Diagnose wird typischerweise durch eine perkutane Biopsie oder die operative Entfernung des Wächterlymphknotens respektive weiterer Lymphknoten gesichert.

75.2 Synonyme

- Lokoregionäre Lymphknotenmetastasierung
- nodal positiver Status

75.3 Keywords

- Brustkrebs
- Mammakarzinom
- lokoregionäre Lymphknotenmetastasierung
- Diagnostik

75.4 Definition

Lokoregionäre Lymphknotenmetastasen sind Ausdruck einer lymphogenen Metastasierung eines Mammakarzinoms in axilläre oder retrosternale Lymphknoten. Eine potenzielle Metastasierung findet in erster Linie in die Lymphknoten in der Achselhöhle statt. Der dabei funktionell zuerst entsorgende Lymphknoten wird als „Wächterlymphknoten" (Sentinel Node) bezeichnet.

75.5 Epidemiologie

75.5.1 Häufigkeit

- In Abhängigkeit von der Aggressivität und Größe des intramammären Karzinoms bei Diagnosestellung
- kontralaterales Auftreten in deutlich weniger als 1 % der Fälle

75.5.2 Altersgipfel

- Durchschnittsalter 55–65 Jahre

75.5.3 Geschlechtsverteilung

- 99 % Frauen, 1 % Männer

75.5.4 Prädisponierende Faktoren

- Wichtige Risikofaktoren für eine lokoregionäre Metastasierung in Lymphknoten:
  - Tumoraggressivität
  - Tumorgröße
  - Tumorstadium bei Diagnosestellung
  - inadäquate Behandlung des Indextumors

75.6 Ätiologie und Pathogenese

- Abwanderung maligner Tumorzellen aus der Brust über Lymphgefäße in die zuständigen Lymphknoten

75.7 Klassifikation und Risikostratifizierung

- **Klassifikation:** Der Lymphknotenstatus wird nach histologischer Sicherung mittels pN-Klassifikation beschrieben:
  - *pN0:* keine lokoregionären Lymphknotenmetastasen (pN0 [sn]),
  - *pN1:*
    - pN1mi: Mikrometastase(-n) (entweder größer als 0,2 mm [und/oder mehr als 200 Tumorzellen] oder maximal 0,2 cm groß),
    - pN1a: Metastase(-n) in 1–3 ipsilateralen axillären Lymphknoten, mindestens eine größer als 0,2 cm,
    - pN1b: mikroskopische Metastase(-n) in Lymphknoten entlang der A. mammaria interna, nachgewiesen durch Untersuchung des Wächterlymphknotens, aber nicht klinisch erkennbar,
    - pN1c: pN1a und pN1b,
  - *pN2:*
    - pN2a: Metastase(-n) in 4–9 axillären Lymphknoten, mindestens eine größer als 0,2 cm,
    - pN2b: Metastase(-n) in klinisch erkennbaren Lymphknoten entlang der A. mammaria interna ohne axilläre Lymphknotenmetastasen,
  - *pN3:*
    - pN3a: Metastase(-n) in 10 oder mehr ipsilateralen axillären Lymphknoten, mindestens eine größer als 0,2 cm, oder in ipsilateralen infraklavikulären Lymphknoten,
    - pN3b: Metastase(-n) in klinisch erkennbaren Lymphknoten entlang der A. mammaria interna mit mindestens einer axillären Lymphknotenmetastase oder Lymphknotenmetastasen in mehr als 3 axillären Lymphknoten und in Lymphknoten entlang der A. mammaria interna, nachgewiesen durch Untersuchung des Wächterlymphknotens bzw. der Wächterlymphknoten, aber nicht klinisch erkennbar,
    - pN3c: Metastase(-n) in ipsilateralen supraklavikulären Lymphknoten.
- **Risikostratifizierung:**
  - Lymphknotenmetastasierung führt zu einer Verschlechterung des Langzeitüberlebens.
  - Lymphknotenmetastasierung bedeutet ein kuratives Therapieziel.

75.8 Symptomatik

- Bei kleinen Tumoren in der Regel kein Korrelat in Inspektion und Palpation
- bei größeren Tumoren (größer als 3 cm) zunehmend tastbarer vergrößerter axillärer Lymphknoten

75.9 Methode der Wahl

- Folgende Diagnostik ist relevant (in der Reihenfolge der Bedeutung):
  - klinische Untersuchung,
  - Sonografie,
  - Mamma-MRT,
  - Mammografie.

75.10 Pathognomonische Befunde

- Lymphknotenmetasen führen ab einer gewissen Anzahl an Tumorzellen zur Vergrößerung und Verformung eines Lymphknotens in der Bildgebung.

75.11 Befundbeschreibung

75.11.1 Sonografie

- **B-Bild-Sonografie:**
  - Verschiebung des lipomatösen Hilus (▶ Abb. 75.1)
  - umschriebene Verdickung des lymphatischen Gewebes (▶ Abb. 75.2)
  - Verlust des lipomatösen Hilus (▶ Abb. 75.3)
  - Verformung und Vergrößerung des Lymphknotens (s. ▶ Abb. 75.3)
- **farbkodierte Doppler-Sonografie:** vermehrte Vaskularisationsphänomene des lymphatischen Gewebes
- **Elastografie:** höhere Rigidität als nicht befallene Lymphknoten
- **3-D-Sonografie:** in aller Regel keine diagnoseweisenden Zusatzinformationen

75.11.2 Röntgen

- **Mammografie:**
  - Verformung und Vergrößerung des Lymphknotens (▶ Abb. 75.4 und ▶ Abb. 75.5)
  - selten Mikroverkalkungen im vergrößerten Lymphknoten
- **Tomosynthese:** üblicherweise keine Zusatzinformation
- **kontrastmittelgestützte Mammografie:** üblicherweise keine Zusatzinformation

75.11.3 MRT

- **Native T 1w Sequenz:**
  - umschriebene Verdickung des lymphatischen Kortex (▶ Abb. 75.6a)
  - Verschiebung (s. ▶ Abb. 75.6a) oder Verlust des lipomatösen Hilus
  - Verformung und Vergrößerung des Lymphknotens (▶ Abb. 75.7, ▶ Abb. 75.8a und ▶ Abb. 75.9a)
- **T 2w Sequenz:** üblicherweise hyperintens (▶ Abb. 75.6b, ▶ Abb. 75.8b und ▶ Abb. 75.9b)
- **T 1w Sequenz nach Kontrastmittelgabe:**
  - Verformung und Vergrößerung axillärer oder retrosternaler Lymphknoten (▶ Abb. 75.6c und ▶ Abb. 75.9c)
  - initial häufig starke Kontrastmittelanreicherung (▶ Abb. 75.8c; s. auch ▶ Abb. 75.6c und ▶ Abb. 75.9c)
  - in der koronaren T 1w Sandwich-MRT nach Kontrastmitteldynamik pathologisch vergrößerte axilläre Lymphknoten (▶ Abb. 75.10), verformte Lymphknoten (▶ Abb. 75.11) oder Lymphknotenkonglomerat (▶ Abb. 75.12)

> **Praxistipp**
>
> Checkliste für die Befundbeschreibung:
> - Hinweis auf vergrößerte Lymphknoten axillär oder retrosternal
> - Hinweis auf intramammären Indextumor, ansonsten CUP-Syndrom

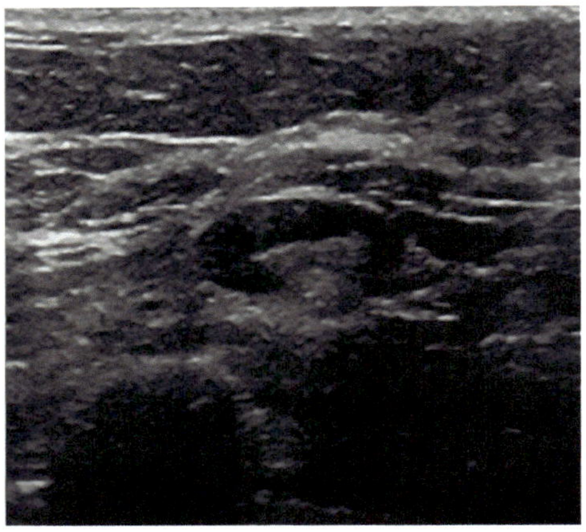

Abb. 75.1 Lymphknotenmetastasen. Axilläre Lymphknotenmetastase im B-Bild der Sonografie. Umschriebene Verdickung des lymphatischen Kortex als Hinweis auf eine Metastasierung. Milde Hilusverschiebung. Befund histologisch gesichert.

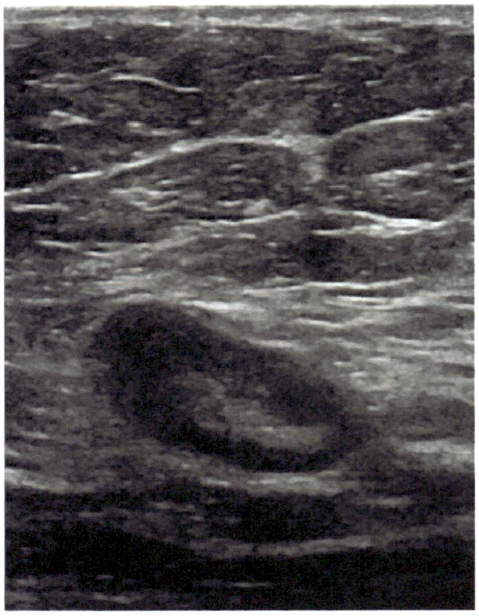

Abb. 75.2 Lymphknotenmetastasen. Axilläre Lymphknotenmetastase im B-Bild der Sonografie. Umschriebene Verdickung des lymphatischen Kortex als vager Hinweis auf eine Metastasierung. Befund histologisch gesichert.

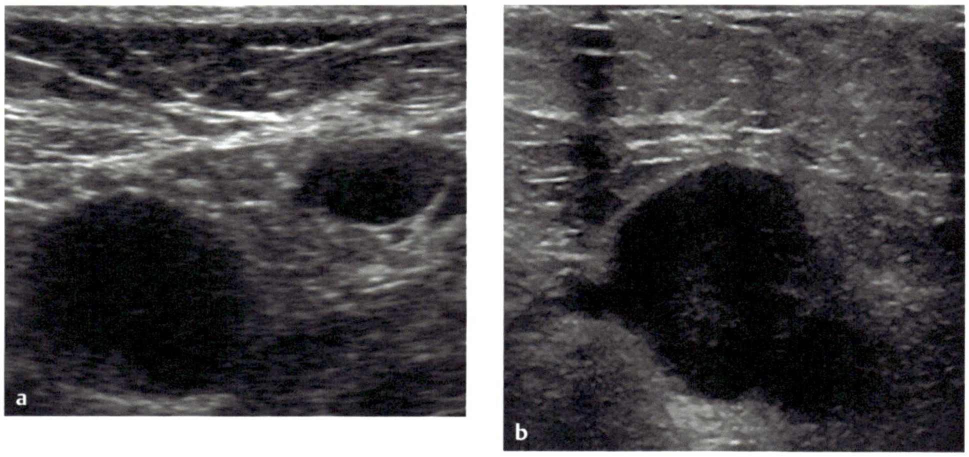

Abb. 75.3 Lymphknotenmetastasen. Axilläre Lymphknotenmetastase im B-Bild der Sonografie. Fehlende Abbildung des zentralen Fetthilus sowie Verformung und Vergrößerung der Lymphknoten. Befund histologisch gesichert.

a Zwei metastatisch befallene axilläre Lymphknoten. Hilus in beiden Lymphknoten nicht mehr erkennbar. Einer der beiden Lymphknoten grenzwertig groß, der andere deutlich über die Größennorm hinausgehend. Histologie: Lymphknotenmetastasen.

b Auffällig runder, vergrößerter, echoarmer axillärer Lymphknoten ohne abgrenzbare Hilusstrukturen. Histologie: Lymphknotenmetastase.

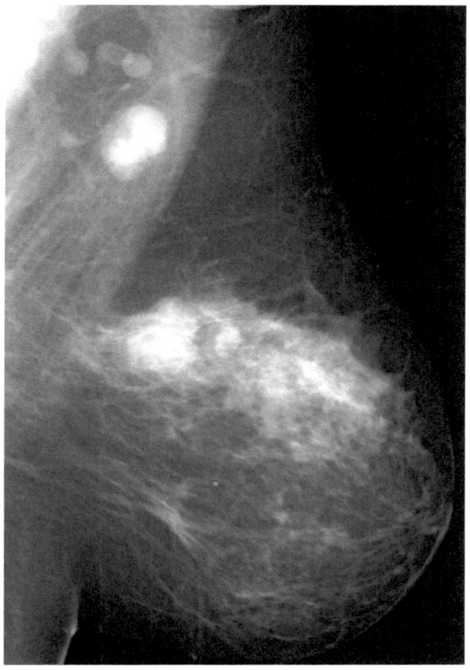

Abb. 75.4 Lymphknotenmetastasen. Axilläre Lymphknotenmetastase in der Mammografie. Verformung und Vergrößerung einzelner axillärer Lymphknoten in der MLO-Aufnahme. Befund histologisch gesichert.

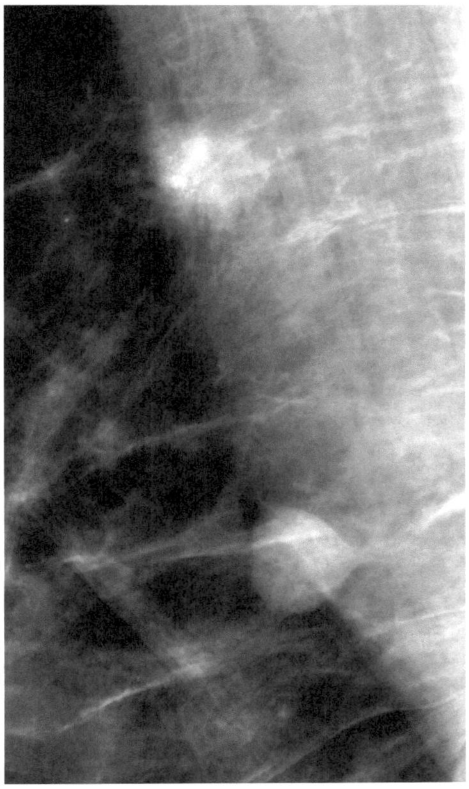

Abb. 75.5 Lymphknotenmetastasen. Axilläre Lymphknotenmetastase in der Mammografie. Verformung und Vergrößerung des Wächterlymphknotens bei verkalktem Indexkarzinom weit axillär in der MLO-Aufnahme (Ausschnitt). Befund histologisch gesichert.

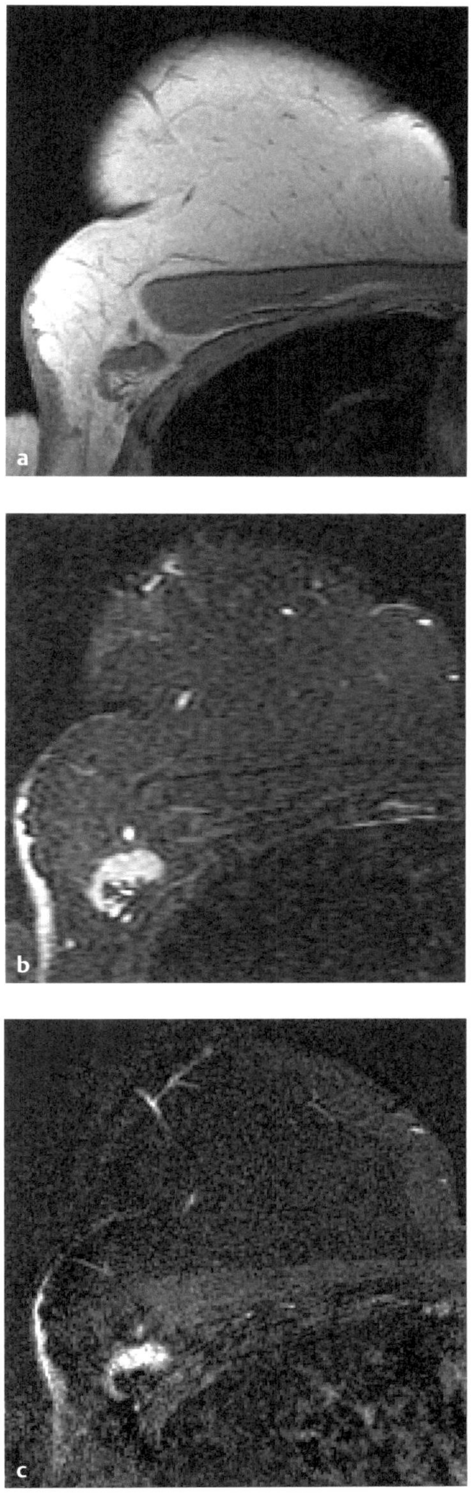

Abb. 75.6 Lymphknotenmetastasen. Axilläre Lymphknotenmetastase in der Mamma-MRT. Umschriebene Verdickung des lymphatischen Kortex als Hinweis auf eine Metastasierung. Verschiebung des Hilus. Befund histologisch gesichert.
a T 1w MRT-Bild.
b T 2w MRT-Bild.
c Subtraktion nach Kontrastmittelgabe (Einzelbild).

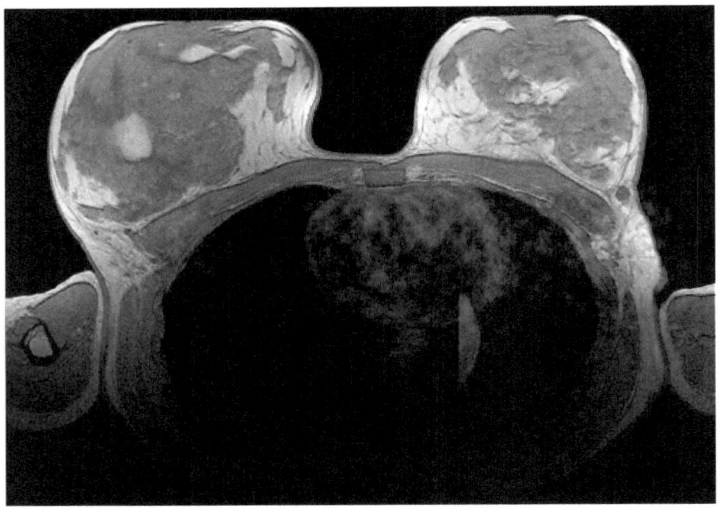

Abb. 75.7 Lymphknotenmetastase. Axilläre Lymphknotenmetastase links in der Mamma-MRT. Verformung eines solitären axillären Lymphknotens in der T1w Aufnahme. Befund histologisch gesichert.

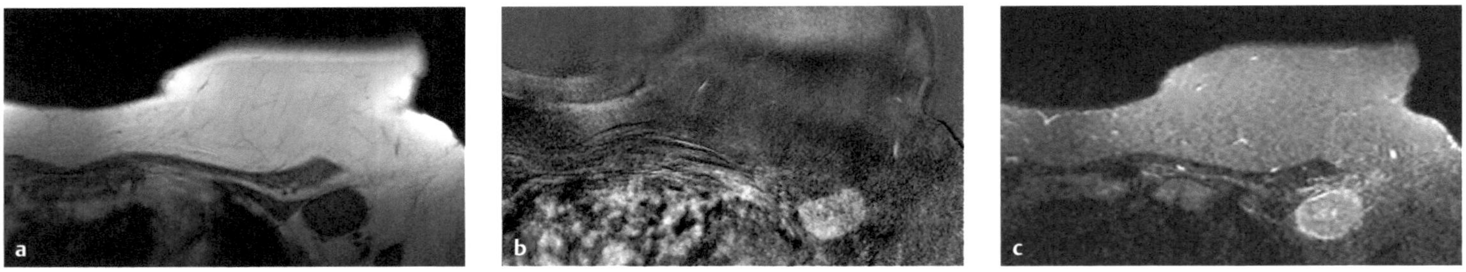

Abb. 75.8 Lymphknotenmetastase. Axilläre Lymphknotenmetastase. Verformung und Vergrößerung eines axillären Lymphknotens in der MRT. Befund histologisch gesichert.

a T1w MRT-Bild.
b T2w MRT-Bild.
c Subtraktion nach Kontrastmittelgabe (Einzelbild).

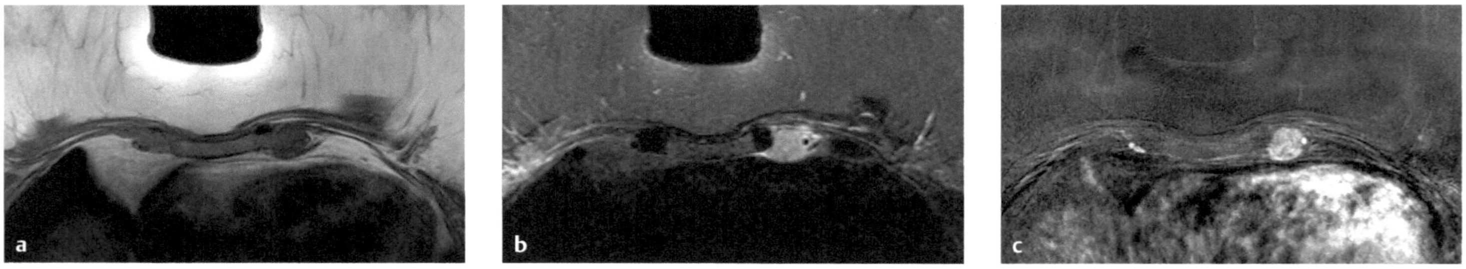

Abb. 75.9 Lymphknotenmetastase. Verformung und Vergrößerung eines retrosternalen Lymphknotens in der MRT-Aufnahme. Befund histologisch nicht gesichert.

a T1w MRT-Bild.
b T2w MRT-Bild.
c Subtraktion nach Kontrastmittelgabe (Einzelbild).

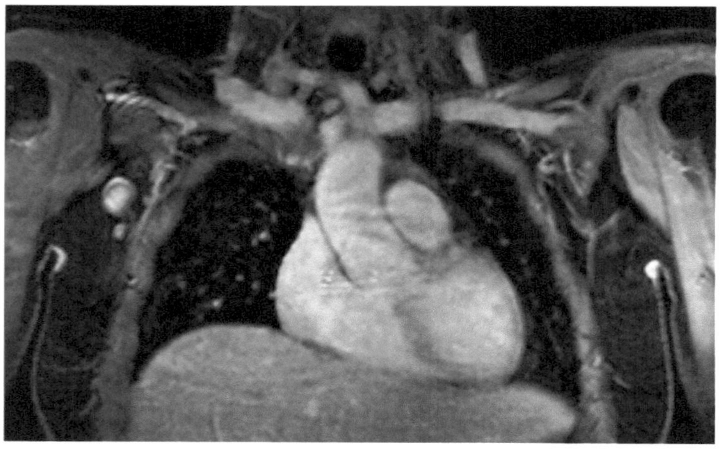

Abb. 75.10 Lymphknotenmetastase. Im Sandwich-Protokoll erkennbare Vergrößerung eines Lymphknotens rechts axillär. Befund histologisch gesichert.

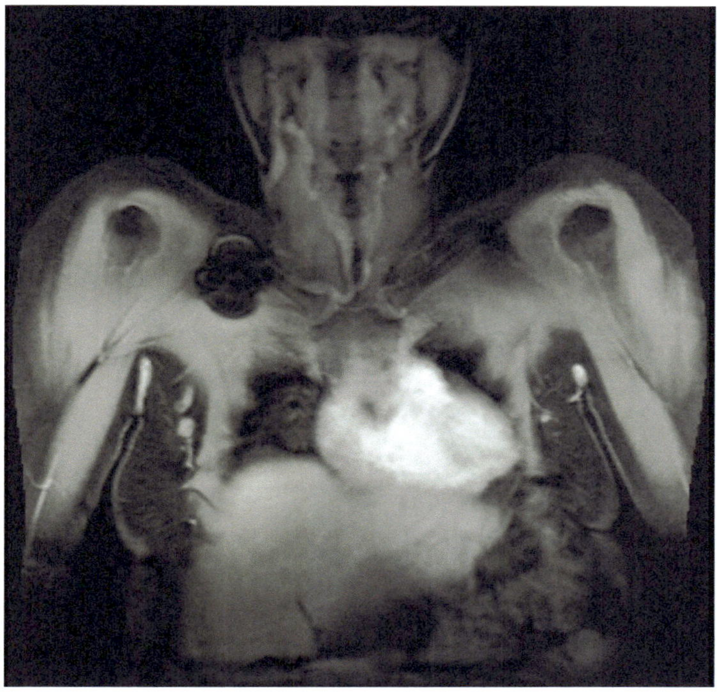

Abb. 75.11 Lymphknotenmetastasen. Im Sandwich-Protokoll sichtbare Verformung zweier Lymphknoten rechts axillär. Befund histologisch gesichert.

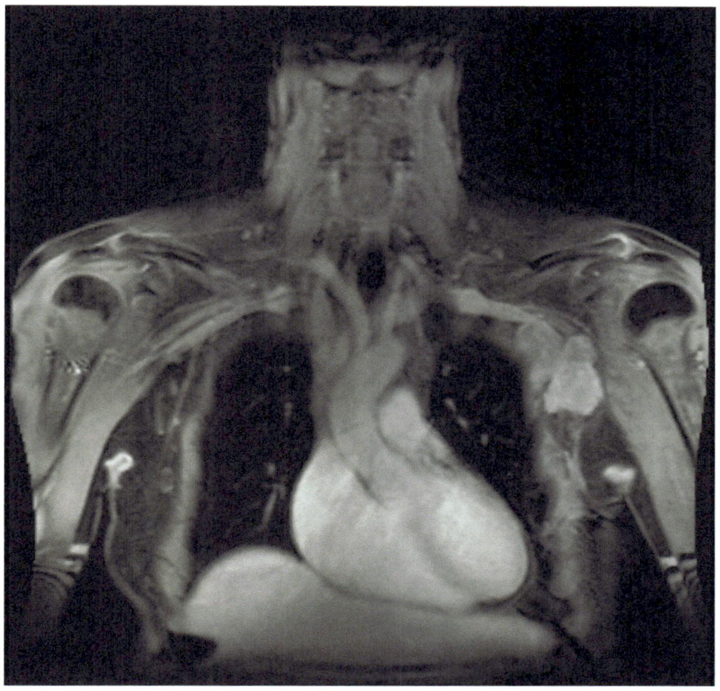

Abb. 75.12 Lymphknotenmetastasen. Im Sandwich-Protokoll Konglomerat pathologisch vergrößerter Lymphknoten links axillär. Befund histologisch gesichert.

Tab. 75.1 Differenzialdiagnosen von Lymphknotenmetastasen.

Differenzialdiagnose	Häufigkeit der Differenzialdiagnose in Hinblick auf das Krankheitsbild	Wesentliche diagnostisch richtungsweisende Anamnese, Untersuchung u./o. Befunde	Sicherung der Diagnose
Lymphadenitis	häufig	• bildgebend keine Unterscheidung • ätiologisch Hinweise auf Entzündung • Status nach Impfung in den entsprechenden Arm im zeitlichen Zusammenhang	• Feinnadelaspiration • Biopsie
Lymphom	selten	• bildgebend keine Unterscheidung • Hinweise auf Lymphome in anderen Körperregionen	• Biopsie

75.12 Radiologische Differenzialdiagnosen

- Zu berücksichtigende Differenzialdiagnosen s. in ▶ Tab. 75.1.

75.13 Typische Fehler

- Fehlende Beachtung und Bewertung verformter oder vergrößerter axillärer oder retrosternaler Lymphknoten
- Verzicht auf perkutan-bioptische Befundsicherung bei unklarem Befund

75.14 Was der zuweisende Kollege/Kliniker wissen muss

- Hinweis auf auffällige lokoregionäre Lymphknoten axillär oder retrosternal
- Verdacht auf Lymphknotenmetastasierung vage oder stark

75.15 Literatur

Literatur zur weiteren Vertiefung

[1005] American College of Radiology. ACR BI-RADS® Atlas. Breast Imaging Reporting and Data System. 5. Aufl. Berlin: Springer; 2013

[1006] Fischer U. Röntgenmammographie. Verstehen, anwenden und optimieren. Stuttgart: Thieme; 2003

[1007] Fischer U, Baum F. Diagnostik und Therapie des Mammakarzinoms. Stuttgart: Thieme; 2014

[1008] Fischer U, Baum F. Mammadiagnostik für MTRA/RT. Stuttgart: Thieme; 2015

[1009] Goto M, Ito H, Akazawa K et al. Diagnosis of breast tumors by contrast-enhanced MR imaging: comparison between the diagnostic performance of dynamic enhancement patterns and morphologic features. J Magn Reson Imaging 2007; 25: 104

[1010] Heywang-Köbrunner SH, Schreer I. Bildgebende Mammadiagnostik. Stuttgart: Thieme; 2003

[1011] Madjar H. Kursbuch Mammasonografie. Ein Lehreratlas nach den Richtlinien der DEGUM und der KBV. Stuttgart: Thieme; 2019

V Postoperative Befunde

76 Serom

Friedemann Baum

76.1 Steckbrief

Das Serom ist eine Flüssigkeitsansammlung von Lymphe oder Wundsekret in zuvor nicht existierenden Gewebehohlräumen. Im Allgemeinen tritt es durch mechanische Schädigung der Lymphgefäße nach einer Operation auf, kann aber auch infolge eines Traumas entstehen. Infolgedessen ist der Abfluss der Lymphe eingeschränkt. Diese sammelt sich in operationsbedingt entstandenen Hohlräumen. Wichtigste Differenzialdiagnosen sind neben der Zyste das Hämatom und der Abszess. Die zuverlässigsten Abbildungsverfahren zum Nachweis von Seromen sind Ultraschall und Mamma-MRT. Üblicherweise wird versucht, mithilfe von Operationsdrainagen die Bildung von Seromen zu vermeiden. Entstehen im postoperativen Heilungsverlauf größere Serome, werden diese gelegentlich abpunktiert.

76.2 Synonyme

- Pseudozyste

76.3 Keywords

- Postoperativ
- posttraumatisch
- Flüssigkeitsansammlung

76.4 Definition

Das Serom ist eine Flüssigkeitsansammlung von Lymphe oder Wundsekret in zuvor nicht existierenden Gewebehohlräumen. Im Allgemeinen tritt es nach einer Operation auf, kann aber auch infolge eines Traumas entstehen.

76.5 Epidemiologie

76.5.1 Häufigkeit

- Üblicherweise nach operativem Eingriff

76.5.2 Altersgipfel

- Postoperativ bei allen Altersgruppen

76.5.3 Geschlechtsverteilung

- Überwiegend Frauen

76.5.4 Prädisponierende Faktoren

- Nicht bekannt

76.6 Ätiologie und Pathogenese

- Durch mechanische Schädigung der Lymphgefäße im Rahmen operativer Eingriffe wird das Lymphsystem im Operationsgebiet erheblich beeinträchtigt. Infolgedessen ist der Abfluss der Lymphe eingeschränkt. Diese sammelt sich in operationsbedingt entstandenen Hohlräumen.
- Üblicherweise wird versucht, mithilfe von Operationsdrainagen die Entstehung von Seromen zu vermeiden.

76.7 Klassifikation und Risikostratifizierung

- **Risikostratifizierung:**
  - günstige Prognose
  - keine maligne Entartung

76.8 Symptomatik

- Meist unauffällig
- bei größeren Befunden tastbare Resistenz
- gelegentlich Schmerzen
- je nach Art der operativen Eingriffe multifokal oder bilateral

76.9 Methode der Wahl

- Mamma-MRT
- Mammografie
- Sonografie

76.10 Pathognomonische Befunde

- **Charakteristik:** Herdbefund
- **Form:** oval
- **Begrenzung:** scharf
- **Binnentextur:** flüssigkeitsäquivalent, homogen

76.11 Befundbeschreibung

76.11.1 Sonografie

- **Ultraschall:**
  - wasseräquivalent, echofrei
  - gelegentlich solide Binnenechos (Granulationsgewebe)
  - ovaler oder lobulierter Herdbefund mit glatter Begrenzung (▶ Abb. 76.1a)
  - gelegentlich zottenartige Echoalterationen im Serom
  - dorsale Schallverstärkung
- **farbkodierte Doppler-Sonografie:** keine Vaskularisationsphänomene
- **Elastografie:** geringere Rigidität als benigne und maligne Herdbefunde

✔ Merke

Serome können sonografisch sichtbare solide Gewebeanteile im flüssigen Inneren beinhalten.

76.11.2 Röntgen

- **Mammografie:** ovaler oder lobulierter, hyperdenser Herdbefund mit glatter Begrenzung (▶ Abb. 76.1b)
- **Tomosynthese:** verbesserte Detektion des Herdbefunds insbesondere bei Gewebetyp ACR C
- **kontrastmittelgestützte Mammografie:** keine Kontrastmittelanreicherung

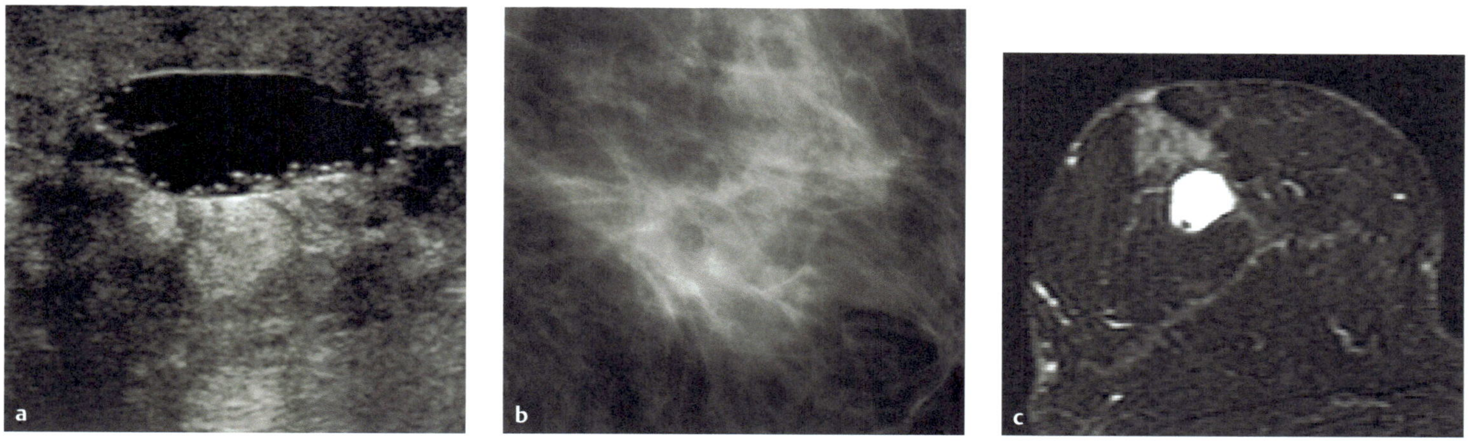

Abb. 76.1 **Serom.** Postoperatives Serom.
a Sonografiebild. (Quelle: Fischer U, Baum F. Diagnostik und Therapie des Mammakarzinoms. Stuttgart: Thieme; 2014. Abb. 8.17a)
b Mammogramm. (Quelle: Fischer U, Baum F. Diagnostik und Therapie des Mammakarzinoms. Stuttgart: Thieme; 2014. Abb. 8.17b)
c T2w Bild der Mamma-MRT. (Quelle: Fischer U, Baum F. Diagnostik und Therapie des Mammakarzinoms. Stuttgart: Thieme; 2014. Abb. 8.17c)

76.11.3 MRT

- **Native T1w Sequenz:**
  - hypointenser Herdbefund
  - ovaläre oder lobulierte Form
  - glatte Begrenzung
- **T2w Sequenz:**
  - hyperintenser, wasseräquivalenter Herdbefund
  - ovaläre oder lobulierte Form
  - glatte Begrenzung (▶ Abb. 76.1c)
- **T1w Sequenz nach Kontrastmittelgabe:**
  - keine Kontrastmittelanreicherung
  - selten milde Kontrastmittelanreicherung der Serombewandung

76.12 Radiologische Differenzialdiagnosen

- Zu berücksichtigende Differenzialdiagnosen s. in ▶ Tab. 76.1.

76.13 Typische Fehler

- **Feinnadelpunktion eines kleinen Seroms:** Serome bilden sich im längeren Heilungsverlauf meist zurück. Besonders bei kleineren Befunden sollte man abwarten, da die Feinnadelpunktion immer auch ein Infektionsrisiko birgt.

76.14 Was der zuweisende Kollege/Kliniker wissen muss

- Serome sind häufige, postoperative Veränderungen, die sich im längeren Heilungsverlauf meist zurückbilden. Besonders bei kleineren Befunden sollte man abwarten, da die Feinnadelpunktion immer auch ein Infektionsrisiko birgt.
- Große Serome sollten durch Punktion entlastet werden, um den Heilungsverlauf zu beschleunigen.

76.15 Therapie

- Große Serome sollten durch Punktion entlastet werden, um den Heilungsverlauf zu beschleunigen.
- Bei kleineren Seromen sollte man abwarten, da die Feinnadelpunktion immer auch ein Infektionsrisiko birgt.
- Bei Beschwerden wird die Flüssigkeit ggf. abpunktiert.

Tab. 76.1 Differenzialdiagnosen von Seromen.

Differenzialdiagnose	Häufigkeit der Differenzialdiagnose in Hinblick auf das Krankheitsbild	Wesentliche diagnostisch richtungsweisende Anamnese, Untersuchung u./o. Befunde	Sicherung der Diagnose
Zyste	häufig	• identisches Erscheinungsbild	• Sicherung nicht nötig
inflammatorische Zyste	selten	• Kontrastmittelanreicherung der Zystenwand	• Sicherung nicht nötig
Zyste mit intrazystischer Proliferation	sehr selten	• schwer zu differenzieren • bei Zustand nach BET und Radiotherapie Auftreten von Zysten selten	• Biopsie oder Feinnadelpunktion • (üblicherweise in der präoperativen Diagnostik auffallend)
Hämatom	sehr selten	• meist nicht echofrei • selten mit wasseräquivalentem Signal	• Punktion
Abszess	extrem selten	• meist nicht echofrei • üblicherweise mit Kontrastmittelanreicherung der Wand • selten mit wasseräquivalentem Signal	• Punktion

BET = brusterhaltende Therapie

76.16 Literatur

Quellenangaben

[1012] Fischer U, Baum F. Diagnostik und Therapie des Mammakarzinoms. Stuttgart: Thieme; 2014

Literatur zur weiteren Vertiefung

[1013] American College of Radiology. ACR BI-RADS® Atlas. Breast Imaging Reporting and Data System. 5. Aufl. Berlin: Springer; 2013

[1014] Fischer U. Röntgenmammographie. Verstehen, anwenden und optimieren. Stuttgart: Thieme; 2003

[1015] Fischer U, Baum F. Diagnostik und Therapie des Mammakarzinoms. Stuttgart: Thieme; 2014

[1016] Fischer U, Baum F. Mammadiagnostik für MTRA/RT. Stuttgart: Thieme; 2015

[1017] Gonzalez EA, Seltzstein EC, Riedner CS et al. Seroma formation following breast cancer surgery. Breast J 2003; 9 (5): 385–388. doi: 10.1046/j.1524-47412003.09504.x

[1018] Heywang-Köbrunner SH, Schreer I. Bildgebende Mammadiagnostik. Stuttgart: Thieme; 2003

[1019] Kuroi K, Shimozuma K, Taguchi T et al. Evidence-based risk factors for seroma formation in breast surgery. Jpn J Clin Oncol 2006; 36 (4): 197–206. doi:10.1093/jjco/hyl019

[1020] Li J, Dershaw DD, Lee CH et al. Breast MRI after conservation therapy: usual findings in routine follow-up examinations. AJR Am J Roentgenol 2010; 195 (3): 799–807. doi:10.2214/AJR.10.4305

[1021] Madjar H. Kursbuch Mammasonografie. Ein Lehreratlas nach den Richtlinien der DEGUM und der KBV. Stuttgart: Thieme; 2019

Wichtige Internetadressen

- Deutsches Krebsforschungszentrum in der Helmholtz-Gemeinschaft – Krebsinformationsdienst: https://www.krebsinformationsdienst.de

77 Hämatom

Friedemann Baum

77.1 Steckbrief

Das Hämatom entspricht einer Einblutung in die Brust nach Verletzung von Blutgefäßen, typischerweise infolge interventioneller Eingriffe oder Operationen, seltener auch nach Traumen. Hämatome sind meist schmerzhafte Tastbefunde, die im Rahmen einer Entzündungsreaktion langsam zersetzt und abgebaut werden. Die wichtigste Differenzialdiagnose des Hämatoms ist das Serom, sehr viel seltener ist es der Abszess. Das zuverlässigste Abbildungsverfahren zum Nachweis von Hämatomen ist die Mamma-MRT.

77.2 Synonyme

- Einblutung
- Bluterguss
- blauer Fleck

77.3 Keywords

- Blutung
- Bluterguss
- postoperativ
- postinterventionell

77.4 Definition

Das Hämatom entspricht einer Einblutung in die Brust nach Verletzung von Blutgefäßen, typischerweise infolge interventioneller Eingriffe oder Operationen, selten nach Traumen. Hämatome sind meist schmerzhafte Tastbefunde, die im Rahmen einer Entzündungsreaktion zersetzt und abgebaut werden.

77.5 Epidemiologie

77.5.1 Häufigkeit

- Sehr selten
- üblicherweise nach Trauma bzw. operativem Eingriff
- häufig nach Biopsie

77.5.2 Altersgipfel

- Alle Altersgruppen

77.5.3 Geschlechtsverteilung

- Meist Frauen

77.5.4 Prädisponierende Faktoren

- Gerinnungsstörungen wie z. B. Faktor-V-Mangel
- Einnahme von Antikoagulanzien, z. B. Azetylsalizylsäure

77.6 Ätiologie und Pathogenese

- Zur Bildung von Hämatomen kommt es durch Einblutungen infolge von Gefäßverletzungen im Rahmen interventioneller Eingriffe oder Operationen.

77.7 Klassifikation und Risikostratifizierung

- **Risikostratifizierung:**
  - günstige Prognose
  - keine maligne Entartung

77.8 Symptomatik

- Primär unauffällig
- bei größeren Befunden tastbare Resistenz
- im Heilungsverlauf meist schmerzhaft
- im Heilungsverlauf kutane Verfärbung (von schwarz und violett über rot bis blau, grün und gelb)

77.9 Methode der Wahl

- Mamma-MRT
- Mammografie
- Sonografie

77.10 Pathognomonische Befunde

- **Charakteristik:** Herdbefund
- **Form:**
  - rund, oval
  - irregulär bei diffuser Einblutung
- **Begrenzung:**
  - scharf
  - bei diffuser Einblutung unscharf
- **Binnentextur:** Blutbestandteile, inhomogen

77.11 Befundbeschreibung

77.11.1 Sonografie

- **Ultraschall:**
  - hypoechogen
  - gelegentlich inhomogene Binnentextur
  - Sedimentationseffekte (▸ Abb. 77.1a)
- **farbkodierte Doppler-Sonografie:** keine Vaskularisationsphänomene
- **Elastografie:** geringere Rigidität als benigne und maligne Herdbefunde

77.11.2 Röntgen

- **Mammografie:**
  - ovaler, lobulierter oder irregulärer hyperdenser Herdbefund mit glatter bis unscharfer Begrenzung
  - unspezifisch (▸ Abb. 77.1b)
- **Tomosynthese:** verbesserte Detektion des Herdbefunds insbesondere bei Gewebetyp ACR C
- **kontrastmittelgestützte Mammografie:** keine Kontrastmittelanreicherung

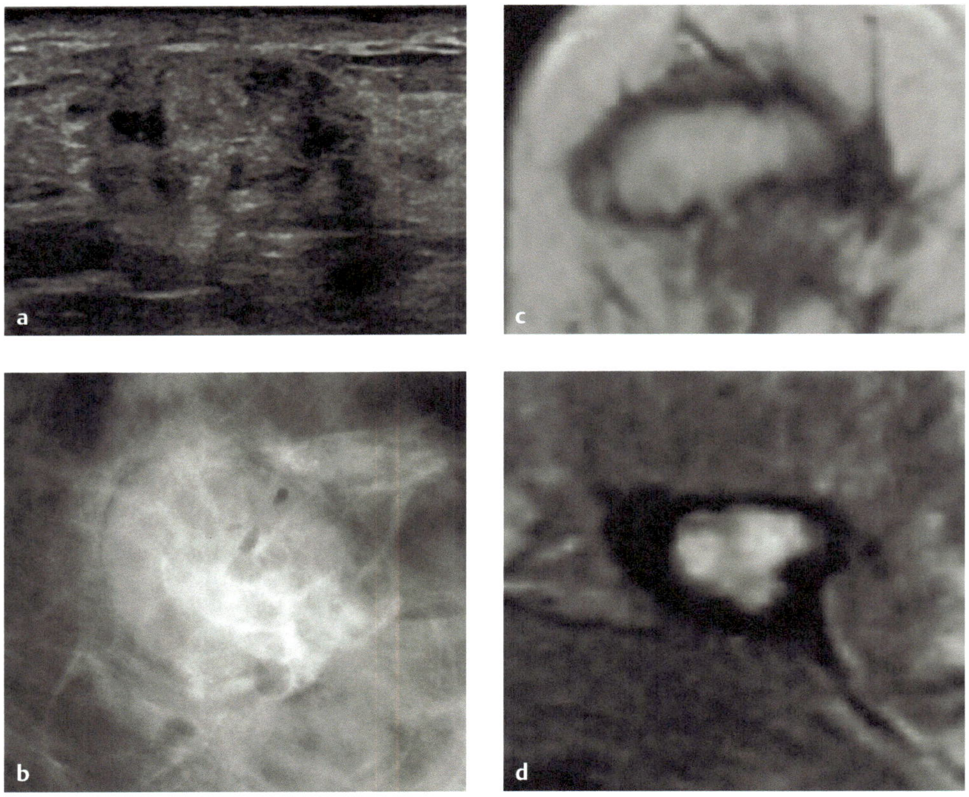

Abb. 77.1 Hämatom. Intramammäres umschriebenes Hämatom nach Vakuumbiopsie.

a Sonografiebild. (Quelle: Fischer U, Baum F. Diagnostik und Therapie des Mammakarzinoms. Stuttgart: Thieme; 2014. Abb. 8.18b)

b Mammogramm. (Quelle: Fischer U, Baum F. Diagnostik und Therapie des Mammakarzinoms. Stuttgart: Thieme; 2014. Abb. 8.18a)

c Frisches Hämatom im T 1w Bild der Mamma-MRT. (Quelle: Fischer U, Baum F. Diagnostik und Therapie des Mammakarzinoms. Stuttgart: Thieme; 2014. Abb. 8.18c)

d Altes Hämatom im T 2w Bild der Mamma-MRT. (Quelle: Fischer U, Baum F. Diagnostik und Therapie des Mammakarzinoms. Stuttgart: Thieme; 2014. Abb. 8.18c)

77.11.3 MRT

- **Native T 1w Sequenz:**
  - ovaler, lobulierter oder irregulärer Herdbefund
  - Signalverhalten vom Alter des Hämatoms abhängig:
    - hyperintens (frisches Hämatom; ▶ Abb. 77.1c)
    - hyperintenser Ring (subakutes Hämatom)
    - signalfrei aufgrund der Bildung von Methämoglobin (altes Resthämatom)
- **T 2w Sequenz:**
  - Hypointensität (frisches Hämatom)
  - hypointenser Ring (altes Hämatom)
- **T 1w Sequenz nach Kontrastmittelgabe:** milde reaktive Kontrastmittelanreicherung in der Peripherie eines Hämatoms

✔ Merke

Durch die Bildung von Methämoglobin ändern Hämatome ihr Signalverhalten im MRT in Abhängigkeit ihres Alters.

77.12 Radiologische Differenzialdiagnosen

- Zu beachtende Differenzialdiagnosen s. in ▶ Tab. 77.1.

Tab. 77.1 Differenzialdiagnosen von Hämatomen.

Differenzialdiagnose	Häufigkeit der Differenzialdiagnose in Hinblick auf das Krankheitsbild	Wesentliche diagnostisch richtungsweisende Anamnese, Untersuchung u./o. Befunde	Sicherung der Diagnose
Serom	selten	• meist wasseräquivalentes Binnensignal ohne Kontrastmittelanreicherung der Wandstrukturen	• ggf. Punktion
Abszess	sehr selten	• üblicherweise ausgeprägtere Kontrastmittelanreicherung der Wand	• Feinnadelpunktion

77.13 Typische Fehler

- **Abpunktieren eines keine Beschwerden verursachenden Hämatoms:** Hämatome bilden sich im Allgemeinen von selbst zurück. Akute arterielle Einblutungen infolge minimalinvasiver Stanzbiopsien sind extrem selten. Deshalb sollte man die Patienten beruhigen und im weiteren Heilungsverlauf begleiten. Eine aktive Entlastung der Hämatome ist in den allermeisten Fällen nicht notwendig.

77.14 Was der zuweisende Kollege/Kliniker wissen muss

- Hämatome bilden sich in der Regel von selbst zurück.

77.15 Therapie

- Keine
- bei Beschwerden ggf. Abpunktieren des Hämatoms (mit kaliberstarker Kanüle!)

77.16 Literatur

Quellenangaben

[1022] Fischer U, Baum F. Diagnostik und Therapie des Mammakarzinoms. Stuttgart: Thieme; 2014

Literatur zur weiteren Vertiefung

[1023] American College of Radiology. ACR BI-RADS® Atlas. Breast Imaging Reporting and Data System. 5. Aufl. Berlin: Springer; 2013

[1024] Fischer U. Röntgenmammographie. Verstehen, anwenden und optimieren. Stuttgart: Thieme; 2003

[1025] Fischer U, Baum F. Diagnostik und Therapie des Mammakarzinoms. Stuttgart: Thieme; 2014

[1026] Fischer U, Baum F. Mammadiagnostik für MTRA/RT. Stuttgart: Thieme; 2015

[1027] Fischer U, Vosshenrich R, Kopfka L et al. Contrast medium assisted dynamic MR-mammography after diagnostic and therapeutic interventions on the breast. Bildgebung 1996; 63 (2): 94–100

[1028] Heywang-Köbrunner SH, Schreer I. Bildgebende Mammadiagnostik. Stuttgart: Thieme; 2003

[1029] Heywang-Köbrunner SH, Schlegel A, Beck R et al. Contrast-enhanced MRI of the breast after limited surgery and radiation therapy. J Comput Assist Tomogr 1993; 17 (6): 891–900. doi:10.1097/00004728-199311000-00009

[1030] Madjar H. Kursbuch Mammasonografie. Ein Lehreratlas nach den Richtlinien der DEGUM und der KBV. Stuttgart: Thieme; 2019

[1031] Whitehouse GH, Moore NR. MR imaging of the breast after surgery for breast cancer. Magn Reson Imaging Clin N Am 1994; 2 (4): 591–603

[1032] Zagouri F, Gounaris A, Liakou P et al. Vacuum-assisted breast biopsy: more cores, more hematomas? In Vivo 2011; 25 (4): 703–705

Wichtige Internetadressen

- Deutsches Krebsforschungszentrum in der Helmholtz-Gemeinschaft – Krebsinformationsdienst: https://www.krebsinformationsdienst.de

78 Fettgewebsnekrose

Friedemann Baum

78.1 Steckbrief

Die Fettgewebsnekrose entspricht dem Untergang von Fettgewebe durch mechanische Verletzungen der Lipozyten. Seltener entsteht sie nach einer Bestrahlung. Durch ein hämorrhagisches Infiltrat kommt es zu einer Schädigung der Adipozyten. Es bilden sich Vakuolen mit dem Inhalt der geplatzten Fettzellen und Entzündungszellen in ihrer Umgebung. Am Ende findet sich ein Hohlraum mit den öligen Resten des untergegangenen Fettgewebes. In dessen Umgebung ist eine Fibrose zu beobachten, die die flüssigen Fettanteile bindegewebig eingekapselt. Es entsteht eine Ölzyste. Das zuverlässigste Abbildungsverfahren der Fettgewebsnekrose ist die Mamma-MRT. Die wichtigsten Differenzialdiagnosen sind die Adenose, die fokale Mastitis und das Karzinomrezidiv. Histologisch ergibt sich ein Befund der Kategorie B2.

78.2 Synonyme

- Fettnekrose
- Liponecrosis microcystica

78.3 Keywords

- Postoperativ
- posttraumatisch
- Fettgewebsnekrose

78.4 Definition

Die Fettgewebsnekrose stellt einen umschriebenen Untergang von Fettgewebe dar, einhergehend mit leukozytären und histiozytären Infiltraten. Der flüssige Fettanteil wird im Rahmen einer Entzündungsreaktion bindegewebig eingekapselt. So entsteht eine Ölzyste, in deren Umfeld die entzündliche Fettgewebsnekrose über Jahre fortschreiten kann.

78.5 Epidemiologie

78.5.1 Häufigkeit

- Häufig postoperativ
- selten traumatisch

78.5.2 Altersgipfel

- Alle Altersgruppen

78.5.3 Geschlechtsverteilung

- Fast ausschließlich Frauen

78.5.4 Prädisponierende Faktoren

- Große, sehr lipomatöse Brüste

78.6 Ätiologie und Pathogenese

- Die Fettgewebsnekrose stellt einen umschriebenen Untergang von Fettgewebe dar.
- Sie ist meistens Folge mechanischer Verletzungen der Lipozyten. Selten tritt sie auch nach einer Bestrahlung der Brust auf.
- Zunächst kommt es zu einem hämorrhagisch-entzündlichen Infiltrat des Fettgewebes, das zu einem Platzen der Adipozyten führt. Es bilden sich Vakuolen mit dem Inhalt der geplatzten Fettzellen, in deren Umgebung Entzündungszellen zu finden sind. Diese Phase endet in der Bildung eines Hohlraums, der die öligen Reste des untergegangenen Fettgewebes enthält. Im Endstadium ist die Entwicklung einer Fibrose zu beobachten, die zur Bildung von Narbengewebe führt. Der flüssige Fettanteil wird im Rahmen dieser Reaktion bindegewebig eingekapselt.
- Es entsteht eine Ölzyste, deren Bindegewebskapsel im Laufe der Zeit schalenartig verkalken kann. Die entzündliche Fettgewebsnekrose kann in der Nachbarschaft der Ölzyste noch über Jahre fortschreiten.

78.7 Klassifikation und Risikostratifizierung

- **Risikostratifizierung:**
  - günstige Prognose
  - keine maligne Entartung

78.8 Symptomatik

- Oft asymptomatisch
- in der Frühphase selten Schmerzen, meist ohne Tastbefund
- nach Bildung der Ölzyste gelegentlich derber Tastbefund, selten auch schmerzhaft
- je nach Eingriff auch multifokal oder bilateral

78.9 Methode der Wahl

- Mamma-MRT
- Mammografie
- Sonografie

78.10 Pathognomonische Befunde

- **Fettgewebsnekrose:**
  - *Charakteristik:* Non-Mass-Läsion
  - *Form:* irregulär
  - *Begrenzung:* unscharf
  - *Binnentextur:* Infiltrat
- **Ölzyste:**
  - *Charakteristik:* Herdbefund
  - *Form:* rund, oval
  - *Begrenzung:* scharf
  - *Binnentextur:* Fett bzw. Öl

78.11 Befundbeschreibung

78.11.1 Sonografie

- **Fettgewebsnekrose:**
  - *Ultraschall:*
    - hypoechogen
    - oft unspezifisch, meist okkult (▶ Abb. 78.1a)
  - *farbkodierte Doppler-Sonografie:* keine Vaskularisationsphänomene
  - *Elastografie:* geringere Rigidität als benigne und maligne Herdbefunde
- **Ölzyste:**
  - *Ultraschall:*
    - echoarm bis echofrei
    - oft inhomogen (▶ Abb. 78.2a)
  - *farbkodierte Doppler-Sonografie:* keine Vaskularisationsphänomene
  - *Elastografie:* höhere Rigidität als benigne und geringere Rigidität als maligne Herdbefunde

78.11.2 Röntgen

- **Fettgewebsnekrose:**
  - *Mammografie:*
    - iso- bis hyperdens
    - oft unspezifisch, meist okkult (▶ Abb. 78.1b)
  - *Tomosynthese:* verbesserte Detektion des Herdbefunds insbesondere bei Gewebetyp ACR C
  - *kontrastmittelgestützte Mammografie:* meist keine Kontrastmittelanreicherung
- **Ölzyste:**
  - *Mammografie:*
    - hypodens mit Zystenwand
    - oft mit pathognomonischen Wandverkalkungen (▶ Abb. 78.2b und ▶ Abb. 78.2c)
  - *Tomosynthese:* ohne Verkalkungen verbesserte Detektion des Befunds insbesondere bei Gewebetyp ACR C
  - *kontrastmittelgestützte Mammografie:* keine Kontrastmittelanreicherung

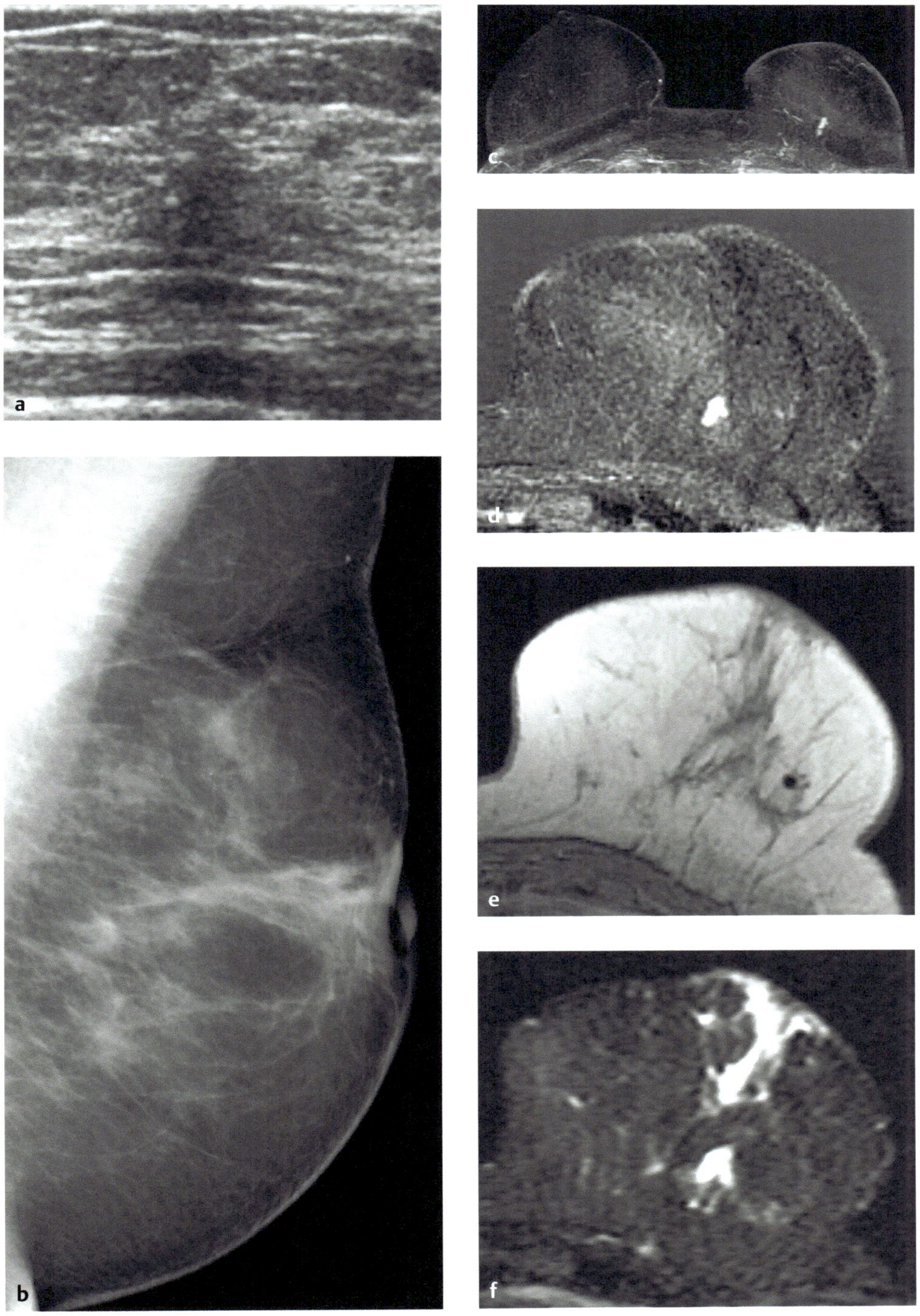

Abb. 78.1 Fettgewebsnekrose. Zustand 1,5 Jahre nach brusterhaltender Therapie.
a Sonografiebild mit echoarmem Narbenareal.
b Mammogramm mit diskreter Narbe oben mittig.
c Kontrastmittelsubtraktionsbild der Mamma-MRT (MIP).
d Mamma-MRT (Subtraktion, Einzelschicht).
e Narbe mit Suszeptibilitätsartefakt im T1w Bild der Mamma-MRT.
f T2w Bild der Mamma-MRT.

78.11.3 MRT

- **Fettgewebsnekrose:**
  - *native T 1w Sequenz:*
    - isointens
    - unspezifisch (▸ Abb. 78.1e und ▸ Abb. 78.2f)
  - *T 2w Sequenz:*
    - hyperintens
    - unspezifisch (▸ Abb. 78.1f und ▸ Abb. 78.2g)
  - *T 1w Sequenz nach Kontrastmittelgabe:*
    - mäßige bis starke Kontrastmittelanreicherung (frische Fettgewebsnekrose)
    - später eher milde reaktive Kontrastmittelanreicherung (▸ Abb. 78.1c, ▸ Abb. 78.1d, ▸ Abb. 78.2d und ▸ Abb. 78.2e)
- **Ölzyste:**
  - *native T 1w Sequenz:*
    - hyperintens
    - spezifisch (s. ▸ Abb. 78.2f)
  - *T 2w Sequenz:*
    - hyperintens
    - unspezifisch
    - hypointens in der T 2w Inversion-Recovery-Sequenz (s. ▸ Abb. 78.2g)
  - *T 1w Sequenz nach Kontrastmittelgabe:*
    - keine Kontrastmittelanreicherung
    - gelegentlich milde Kontrastmittelanreicherung der Zystenwand (s. ▸ Abb. 78.2d und ▸ Abb. 78.2e)

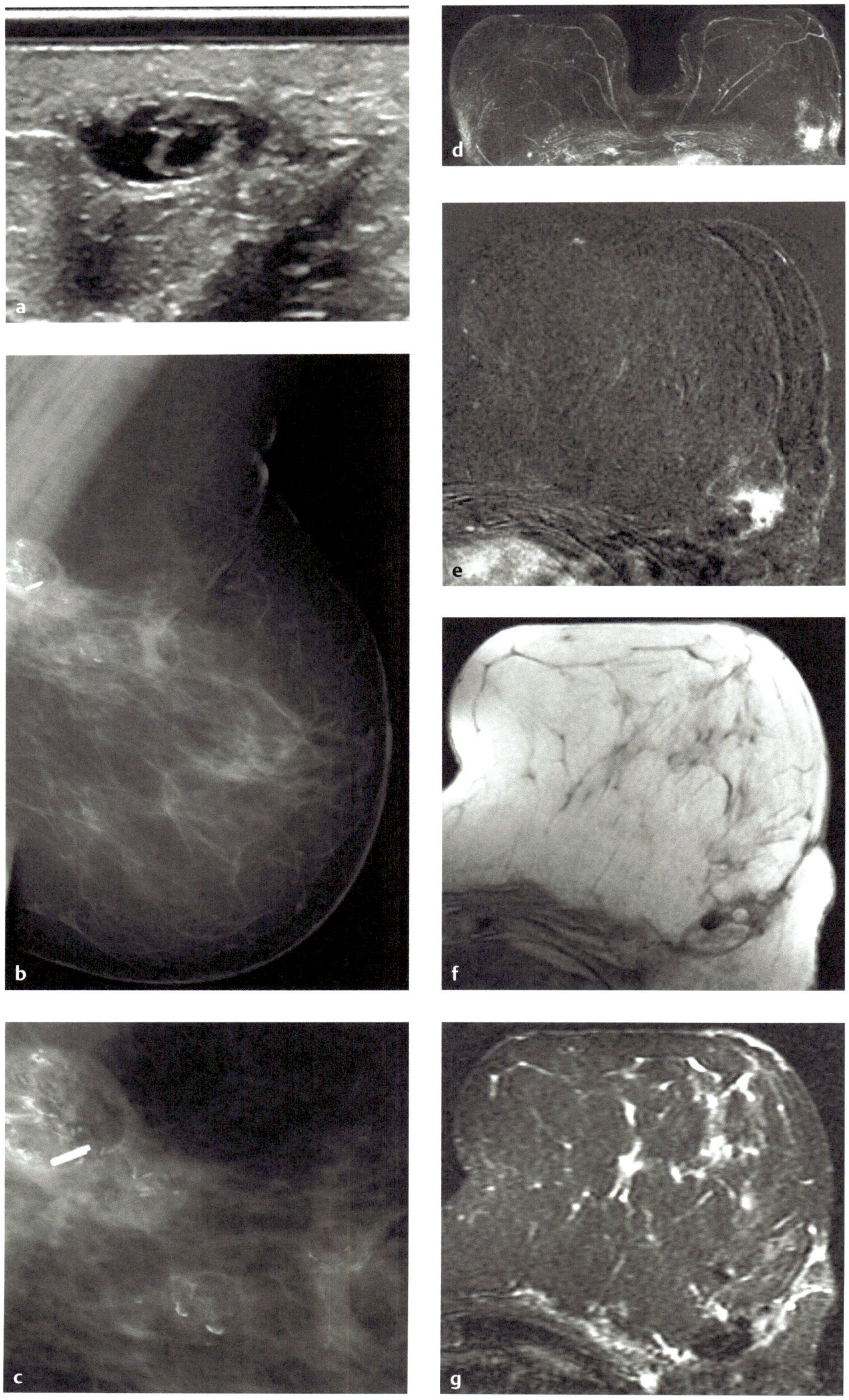

Abb. 78.2 Fettgewebsnekrose. Zustand 2,5 Jahre nach brusterhaltender Therapie, Bildung einer Ölzyste.
a Sonografiebild. (Quelle: Fischer U, Baum F. Diagnostik und Therapie des Mammakarzinoms. Stuttgart: Thieme; 2014. Abb. 8.19a)
b Mammogramm mit Narbe, Clip-Markierung und Ölzyste mit partieller Wandverkalkung oben außen.
c Ausschnittsvergrößerung von **b**.
d Kontrastmittelsubtraktionsbild der Mamma-MRT (MIP): Non-Mass-Kontrastmittelanreicherung.
e Mamma-MRT (Subtraktion, Einzelschicht).
f Narbe und Ölzyste im T 1w Bild der Mamma-MRT: postoperatives Suszeptibilitätsartefakt.
g T 2w Bild der Mamma-MRT.

Tab. 78.1 Differenzialdiagnosen einer Fettgewebsnekrose.

Differenzialdiagnose	Häufigkeit der Differenzialdiagnose in Hinblick auf das Krankheitsbild	Wesentliche diagnostisch richtungsweisende Anamnese, Untersuchung u./o. Befunde	Sicherung der Diagnose
Adenose	häufig	• hormonbedingte Aktivierung des Drüsenparenchyms mit Ödem und Hypervaskularisation	• Biopsie
fokale Mastitis	selten	• seltene Reaktion im Heilungsprozess nach Operation (z. B. granulomatöse Mastitis)	• Biopsie
Mammakarzinom bzw. Tumorrezidiv	selten	• sowohl sonografisch als auch mammografisch Abgrenzung gegen das Malignom gelegentlich schwierig • bei der Ölzyste MRT-Nachweis des zentralen Fettanteils pathognomonisch	• Biopsie

MRT = Magnetresonanztomografie

78.12 Radiologische Differenzialdiagnosen

- Wichtige Differenzialdiagnosen s. in ▸ Tab. 78.1.

✔ Merke

Nach brusterhaltender Therapie liegt die frische Fettgewebsnekrose meist nahe der ehemaligen Tumorlokalisation. In der frühen Phase ist sie oft schwer von einem Rezidiv zu unterscheiden.

78.13 Typische Fehler

- Im Falle einer Fettgewebsnekrose Unterlassung der Biopsie zum Ausschluss des Rezidivs

78.14 Was der zuweisende Kollege/Kliniker wissen muss

- Fettgewebsnekrosen, besonders wenn sie sich nahe der ehemaligen Tumorlokalisation befinden, sind oft nur durch eine Biopsie von einem Lokalrezidiv zu unterscheiden.

78.15 Therapie

- Keine

Praxistipp

Wenn die Therapie einer Ölzyste gewünscht wird, ist es ratsam, die Ölzyste zu punktieren, da bei der operativen Revision häufig neue Fettgewebsnekrosen und in der Folge Ölzysten entstehen.

78.16 Literatur

Quellenangaben

[1033] Fischer U, Baum F. Diagnostik und Therapie des Mammakarzinoms. Stuttgart: Thieme; 2014

Literatur zur weiteren Vertiefung

[1034] American College of Radiology. ACR BI-RADS® Atlas. Breast Imaging Reporting and Data System. 5. Aufl. Berlin: Springer; 2013

[1035] Bilgen IG, Ustun EE, Memis A. Fat necrosis of the breast: clinical, mammographic and sonographic features. Eur J Radiol 2001; 39 (2): 92–99

[1036] Chala LF, de Barros N, de Camargo Moraes P et al. Fat necrosis of the breast: mammographic, sonographic, computed tomography, and magnetic resonance imaging findings. Curr Probl Diagn Radiol 2004; 33 (3): 106–126. doi:10.1067/j.cpradiol.2004.01.001

[1037] Fischer U. Röntgenmammographie. Verstehen, anwenden und optimieren. Stuttgart: Thieme; 2003

[1038] Fischer U, Baum F. Diagnostik und Therapie des Mammakarzinoms. Stuttgart: Thieme; 2014

[1039] Fischer U, Baum F. Mammadiagnostik für MTRA/RT. Stuttgart: Thieme; 2015

[1040] Gatta G, Pinto A, Romano S et al. Clinical, mammographic and ultrasonographic features of blunt breast trauma. Eur J Radiol 2006; 59 (3): 327–330. doi:10.1016/j.ejrad.2006.04.024

[1041] Heywang-Köbrunner SH, Schreer I. Bildgebende Mammadiagnostik. Stuttgart: Thieme; 2003

[1042] Hogge JP, Robinson RE, Magnant CM et al. The mammographic spectrum of fat necrosis of the breast. Radiographics 1995; 15 (6): 1347–1356

[1043] Kerridge WD, Kryvenko ON, Thompson A et al. Fat necrosis of the breast: a pictorial review of the mammographic, ultrasound, CT, and MRI findings with histopathologic correlation. Radiol Res Pract 2015; 2015: 613139. doi:10.1155/2015/613139

[1044] Kinoshita T, Yashiro N, Yoshigi J et al. Fat necrosis of breast: a potential pitfall in breast MRI. Clin Imaging 2002; 26 (4): 250–253

[1045] Madjar H. Kursbuch Mammasonografie. Ein Lehreratlas nach den Richtlinien der DEGUM und der KBV. Stuttgart: Thieme; 2019

[1046] Pui MH, Movson IJ. Fatty tissue breast lesions. Clin Imaging 2003; 27 (3): 150–155

79 Ölzyste

Friedemann Baum

79.1 Steckbrief

Infolge mechanischer Verletzungen der Brust (Operation, Trauma), seltener nach einer Strahlentherapie, kommt es zum Platzen von Lipozyten (Fettgewebsnekrose). Es bilden sich Vakuolen mit dem Inhalt geplatzter Fettzellen und Entzündungszellen in ihrer Umgebung. Durch eine Fibrose infolge der anhaltenden Entzündung in der Umgebung der Vakuole wird diese bindegewebig eingekapselt. Es bildet sich eine Ölzyste. In der Zystenwand kommt es häufig zu schalenförmigen Verkalkungen. Im Umfeld von Ölzysten kann die Fettgewebsnekrose über Jahre fortschreiten. Die zuverlässigsten Abbildungsverfahren sind die Mammografie und die Mamma-MRT. Die wichtigsten Differenzialdiagnosen der Ölzyste sind das Serom und die Zyste. Histologisch ergibt sich ein Befund der Kategorie B2.

79.2 Synonyme

- Keine

79.3 Keywords

- Postoperativ
- posttraumatisch
- Ölzyste

79.4 Definition

Eine Ölzyste ist ein mit fettigem Inhalt gefüllter Hohlraum, der von einer Bindegewebskapsel umgeben ist. Ölzysten treten infolge mechanischer Verletzungen der Brust auf (Operation, Trauma), seltener nach einer Strahlentherapie. Durch Platzen von Lipozyten (Fettgewebsnekrose) bilden sich Vakuolen mit dem Inhalt geplatzter Fettzellen und Entzündungszellen in ihrer Umgebung. Durch eine Fibrose infolge der anhaltenden Entzündung in der Umgebung der Vakuole wird diese bindegewebig eingekapselt.

79.5 Epidemiologie

79.5.1 Häufigkeit

- Etwa 30 % der Frauen nach operativen Eingriffen an der Mamma

79.5.2 Altersgipfel

- Alle Altersgruppen

79.5.3 Geschlechtsverteilung

- Meist Frauen

79.5.4 Prädisponierende Faktoren

- Operative Eingriffe
- Lipofilling

79.6 Ätiologie und Pathogenese

- Infolge mechanischer Verletzungen der Brust (Operation, Trauma), seltener einer Strahlentherapie, kommt es zum Platzen von Lipozyten (Fettgewebsnekrose).
- Es bilden sich Vakuolen mit dem Inhalt geplatzter Fettzellen und Entzündungszellen in ihrer Umgebung. Die Hydrolyse durch Lipasen spaltet die Triglyzeride aus den Lipozyten in Fettsäuren (Verseifung).
- Durch eine Fibrose infolge der anhaltenden Entzündung in der Umgebung der Vakuole wird diese bindegewebig eingekapselt. Es bildet sich eine Ölzyste.
- In der Zystenwand kommt es häufig zu schalenförmigen Verkalkungen.
- Im Umfeld von Ölzysten kann die Fettgewebsnekrose über Jahre fortschreiten.

✔ Merke

Die Fettgewebsnekrose ist eine Entzündungsreaktion, die sich über Jahre fortsetzen kann. Die Ölzyste, die durch die bindegewebige Einkapselung des flüssigen Fettanteils entsteht, kann deshalb im Verlauf an Größe weiter zunehmen.

79.7 Klassifikation und Risikostratifizierung

- **Risikostratifizierung:**
  - günstige Prognose
  - keine maligne Entartung

79.8 Symptomatik

- Oft asymptomatisch
- gelegentlich derber, möglicherweise schmerzhafter Tastbefund, je nach Eingriff auch multifokal oder bilateral

79.9 Methode der Wahl

- Mamma-MRT
- Mammografie

79.10 Pathognomonische Befunde

- **Charakteristik:** Herdbefund
- **Form:** rund, lobuliert
- **Begrenzung:** scharf, häufig verkalkt (Eierschalenkalk)
- **Binnentextur:** Öl bzw. Fettsäuren

79.11 Befundbeschreibung

79.11.1 Sonografie

- **Ultraschall:**
  - runder, ovaler oder lobulierter Herdbefund mit glatter Begrenzung
  - oft inhomogene, echoarme bis echofreie Matrix
  - gelegentlich mit dorsalem Schallschatten (▸ Abb. 79.1a)
- **farbkodierte Doppler-Sonografie:** keine Vaskularisationsphänomene
- **Elastografie:** höhere Rigidität als benigne und geringere Rigidität als maligne Herdbefunde

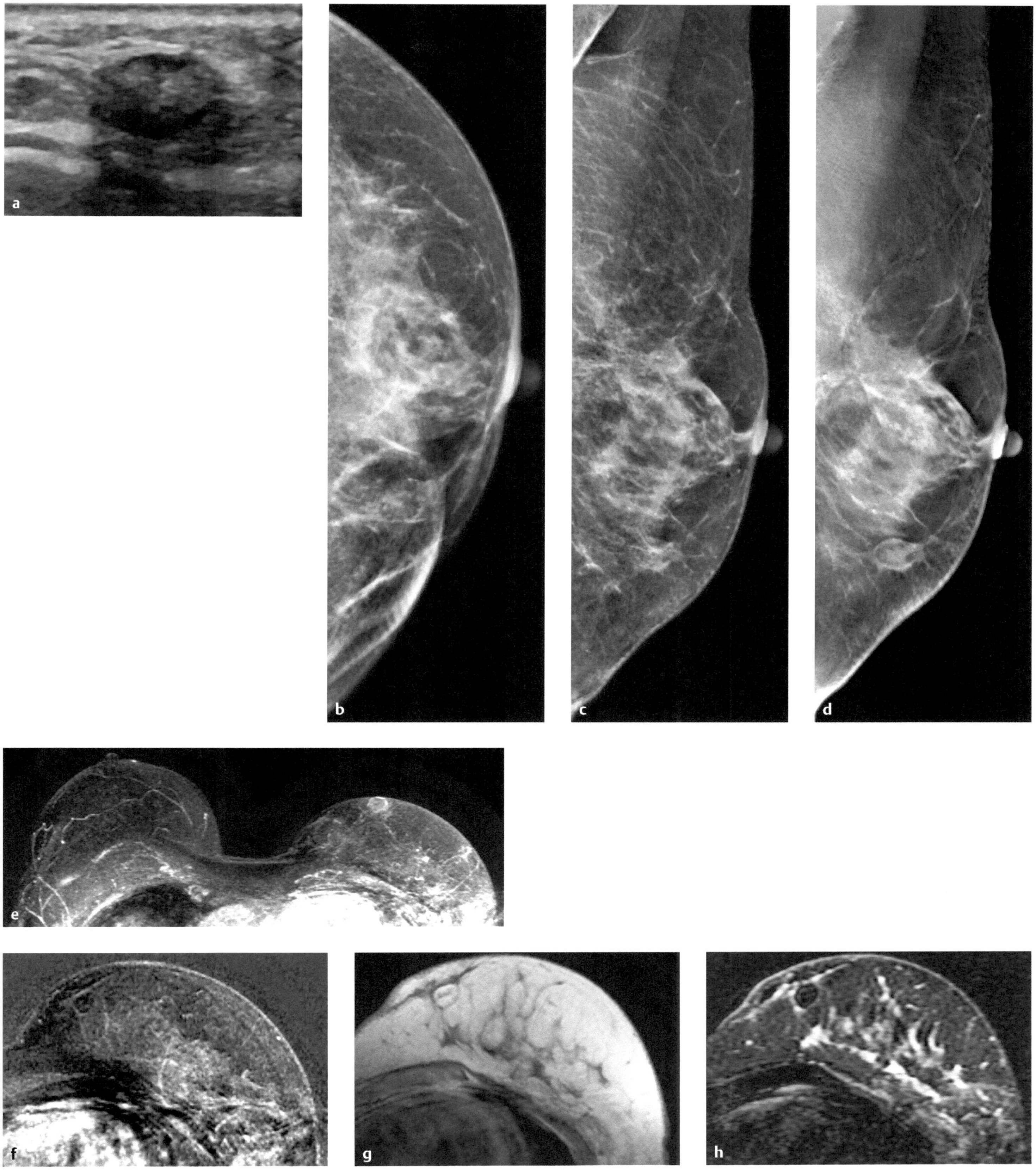

Abb. 79.1 Ölzyste. Alte Fettgewebsnekrose in der Bildgebung.
a Sonografiebild. (Quelle: Fischer U, Baum F. Diagnostik und Therapie des Mammakarzinoms. Stuttgart: Thieme; 2014. Abb. 8.19a)
b Mammogramm (CC-Summation). (Quelle: Fischer U, Baum F. Diagnostik und Therapie des Mammakarzinoms. Stuttgart: Thieme; 2014. Abb. 8.19b)
c Mammogramm (MLO-Summation). (Quelle: Fischer U, Baum F. Diagnostik und Therapie des Mammakarzinoms. Stuttgart: Thieme; 2014. Abb. 8.19c)
d Mammogramm (MLO-Tomosynthese).
e Mamma-MRT-MIP (Kontrastmittelsubtraktion).
f Mamma-MRT (Subtraktion, Einzelschicht).
g T1w MRT-Bild (Einzelschicht).
h T2w MRT-Bild (Einzelschicht).

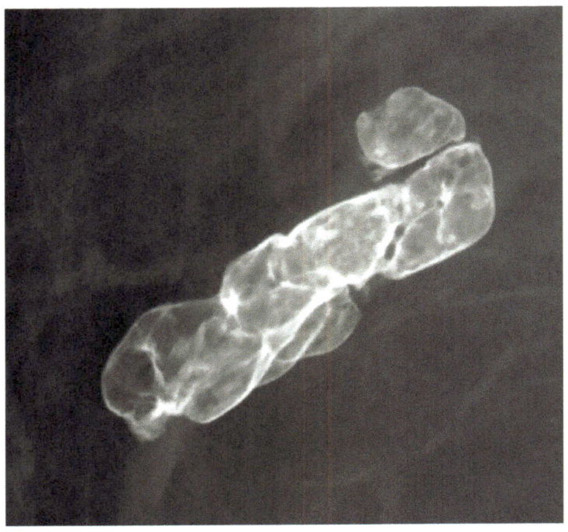

Abb. 79.2 Ölzyste. Verkalkungen in den Zystenwänden (Eierschalenkalk). (Quelle: Fischer U, Baum F. Diagnostik und Therapie des Mammakarzinoms. Stuttgart: Thieme; 2014. Abb. 8.19b)

79.11.2 Röntgen

- **Mammografie:**
  - runder, ovaler oder lobulierter, fettäquivalenter bis hypodenser Herdbefund mit glatter Begrenzung (▸ Abb. 79.1b und ▸ Abb. 79.1c)
  - meist isodense Zystenwand
  - im Verlauf in ca. 50 % der Fälle Bildung pathognomonischer, feiner Verkalkungen der Zystenwände (Eierschalenkalk; ▸ Abb. 79.2)
- **Tomosynthese:** verbesserte Detektion nicht verkalkter Ölzysten, insbesondere bei Gewebetyp ACR C (▸ Abb. 79.1d)
- **kontrastmittelgestützte Mammografie:** keine Kontrastmittelanreicherung

✔ Merke

Nach brusterhaltender Therapie ist das Auftreten von Ölzysten häufig, meist im Narbenbereich. Patienten sind durch derbe, gelegentlich auch schmerzhafte Tastbefunde nahe der ehemaligen Tumorlokalisation extrem verunsichert. Der sonografische Befund ist nicht immer eindeutig. Das Erscheinungsbild mit zentralem Ölanteil und umgebender Bindegewebskapsel in der Mamma-MRT, in der Mammografie ggf. sogar mit Eierschalenkalk, ist jedoch pathognomonisch.

79.11.3 MRT

- **Native T 1w Sequenz:**
  - hyperintenser, fettäquivalenter Herdbefund
  - spezifisch
  - runde, ovale oder lobulierte Form
  - glatte hypointense Zystenwand (Kapsel; ▸ Abb. 79.1g)
- **T 2w Sequenz:**
  - hyperintenser, fettäquivalenter Herdbefund
  - unspezifisch
  - hypointens in der Inversion-Recovery-Sequenz (▸ Abb. 79.1h)
  - runde, ovaläre oder lobulierte Form
  - glatte Begrenzung
- **T 1w Sequenz nach Kontrastmittelgabe:**
  - keine Kontrastmittelanreicherung des Herdes (▸ Abb. 79.1e und ▸ Abb. 79.1f)
  - gelegentlich milde Kontrastmittelanreicherung der Kapsel

79.12 Radiologische Differenzialdiagnosen

- Zu den Differenzialdiagnosen s. in ▸ Tab. 79.1.

79.13 Typische Fehler

- Vermutung einer Ölzyste bei Zustand nach brusterhaltender Therapie, ohne sie durch adäquate Bildgebung diagnostisch zu sichern und damit das Rezidiv auszuschließen

✔ Merke

Wird die Entfernung einer Ölzyste gewünscht, sollte dies, wenn möglich, durch eine Punktion geschehen, da im Rahmen der operativen Revision oft neue Fettgewebsnekrosen und in der Folge Ölzysten entstehen.

79.14 Was der zuweisende Kollege/Kliniker wissen muss

- Ölzysten haben kein Entartungsrisiko.

79.15 Literatur

Quellenangaben

[1047] Fischer U, Baum F. Diagnostik und Therapie des Mammakarzinoms. Stuttgart: Thieme; 2014

Literatur zur weiteren Vertiefung

[1048] American College of Radiology. ACR BI-RADS® Atlas. Breast Imaging Reporting and Data System. 5. Aufl. Berlin: Springer; 2013
[1049] Fischer U. Röntgenmammographie. Verstehen, anwenden und optimieren. Stuttgart: Thieme; 2003
[1050] Fischer U, Baum F. Diagnostik und Therapie des Mammakarzinoms. Stuttgart: Thieme; 2014
[1051] Fischer U, Baum F. Mammadiagnostik für MTRA/RT. Stuttgart: Thieme; 2015
[1052] Harvey JA, Moran RE, Maurer EJ et al. Sonographic features of mammary oil cysts. J Ultrasound Med 1997; 16 (11): 719–724
[1053] Heywang-Köbrunner SH, Schreer I. Bildgebende Mammadiagnostik. Stuttgart: Thieme; 2003
[1054] Lenker M. Sonographic appearance of mammary oil cysts. J Ultrasound Med 1998; 17 (5): 302
[1055] Madjar H. Kursbuch Mammasonografie. Ein Lehreratlas nach den Richtlinien der DEGUM und der KBV. Stuttgart: Thieme; 2019
[1056] Orguc S, Basara I, Coskun T et al. Oil cyst mimicking intracystic neoplasm. Breast J 2009; 15 (5): 542–543
[1057] Pui MH, Movson IJ. Fatty tissue breast lesions. Clin Imaging 2003; 27 (3): 150–155
[1058] Ruch M, Brade J, Schoeber C et al. Long-term follow-up-findings in mammography and ultrasound after intraoperative radiotherapy (IORT) for breast cancer. Breast 2009; 18 (5): 327–334. doi:10.1016/j.breast.2009.09.010

Tab. 79.1 Differenzialdiagnosen von Ölzysten.

Differenzialdiagnose	Häufigkeit der Differenzialdiagnose in Hinblick auf das Krankheitsbild	Wesentliche diagnostisch richtungsweisende Anamnese, Untersuchung u./o. Befunde	Sicherung der Diagnose
Mammakarzinom bzw. Tumorrezidiv	selten	• Diagnose der Ölzyste sonografisch gelegentlich schwierig • mammografischer und MRT-Nachweis des zentralen Fettanteils pathognomonisch	• bei pathognomonischer Bildgebung meist nicht nötig • ggf. Punktion bzw. Biopsie

MRT = Magnetresonanztomografie

80 Postoperative Narbe

Friedemann Baum

80.1 Steckbrief

Narben sind das Resultat der Wundheilung nach Verletzungen der Brust, meist infolge von Operationen. Sie bestehen aus kollagenreichem, zell- und gefäßarmem Ersatzgewebe und können insbesondere nach operativen Eingriffen zu erheblichen Architekturstörungen führen. Lokale Narbenbildungen sind meist 3-dimensional und aus diesem Grund gelegentlich nur sehr schwer von Herdbefunden zu unterscheiden. Aufgrund ihrer geringeren Elastizität sind sie häufig tastbar und führen gelegentlich zu Einziehungen der Brust. Das zuverlässigste Abbildungsverfahren zum Nachweis von Narben ist die Mamma-MRT. Die wichtigsten Differenzialdiagnosen sind neben dem Rezidiv die Ölzyste und die radiäre Narbe. Histologisch ergibt sich ein Befund der Kategorie B2.

80.2 Synonyme

- Postoperative Architekturstörung

80.3 Keywords

- Narbe
- Narbenbildung
- Architekturstörung
- postoperativ

80.4 Definition

Narben sind das Resultat der Wundheilung nach Verletzungen der Brust. Sie bestehen aus faserreichem, zell- und gefäßarmem Bindegewebe und können insbesondere nach operativen Eingriffen zu erheblichen Architekturstörungen führen. Lokale Narbenbildungen sind meist 3-dimensional und aus diesem Grund gelegentlich nur sehr schwer von Herdbefunden zu unterscheiden. Die Narbenbildung ist etwa 3–6 Monate nach der Operation abgeschlossen.

80.5 Epidemiologie

80.5.1 Häufigkeit

- Obligat nach Operation

80.5.2 Altersgipfel

- Überwiegend ältere Altersgruppen

80.5.3 Geschlechtsverteilung

- Ganz überwiegend Frauen

80.5.4 Prädisponierende Faktoren

- Operation
- Trauma

80.6 Ätiologie und Pathogenese

- In der Folge traumatischer Verletzungen der Brust, ganz besonders nach Operationen, setzt ein Heilungsprozess ein. Darin kommt es in der Defektzone des Wundbereichs zur Bildung kollagenreichen Ersatzgewebes.
- Diese bindegewebige Narbe ist aufgrund ihrer geringeren Elastizität häufig tastbar, führt gelegentlich zu Einziehungen der Brust und kann wetterfühlig sein.

80.7 Klassifikation und Risikostratifizierung

- **Risikostratifizierung:**
  - günstige Prognose
  - keine Entartung

80.8 Symptomatik

- Meist Verhärtung
- gelegentlich knotiger Tastbefund
- gelegentlich Einziehung

80.9 Methode der Wahl

- Mamma-MRT
- Mammografie
- Sonografie

80.10 Pathognomonische Befunde

- **Charakteristik:** Non-Mass-Läsion, gelegentlich Herdbefund
- **Form:** irregulär, gelegentlich rund
- **Begrenzung:** meist unscharf, gelegentlich spikuliert
- **Binnentextur:** homogen, solide

80.11 Befundbeschreibung

80.11.1 Sonografie

- **Ultraschall:** üblicherweise echoarme, unscharf begrenzte, irreguläre Narbe (▸ Abb. 80.1a)
- **farbkodierte Doppler-Sonografie:** keine Vaskularisationsphänomene
- **Elastografie:** höhere Rigidität als benigne Herdbefunde

80.11.2 Röntgen

- **Mammografie:**
  - gelegentlich erhebliche Architekturstörungen oder ausgeprägt iso- bis hyperdense, herdartige Narbenbildung mit ausgeprägten Spikuli (▸ Abb. 80.1b)
  - bisweilen Ausbildung von Mikro- und Makroverkalkungen
- **Tomosynthese:** verbesserte Detektion, insbesondere bei Gewebetyp ACR C (▸ Abb. 80.1c)
- **kontrastmittelgestützte Mammografie:** keine Kontrastmittelanreicherung

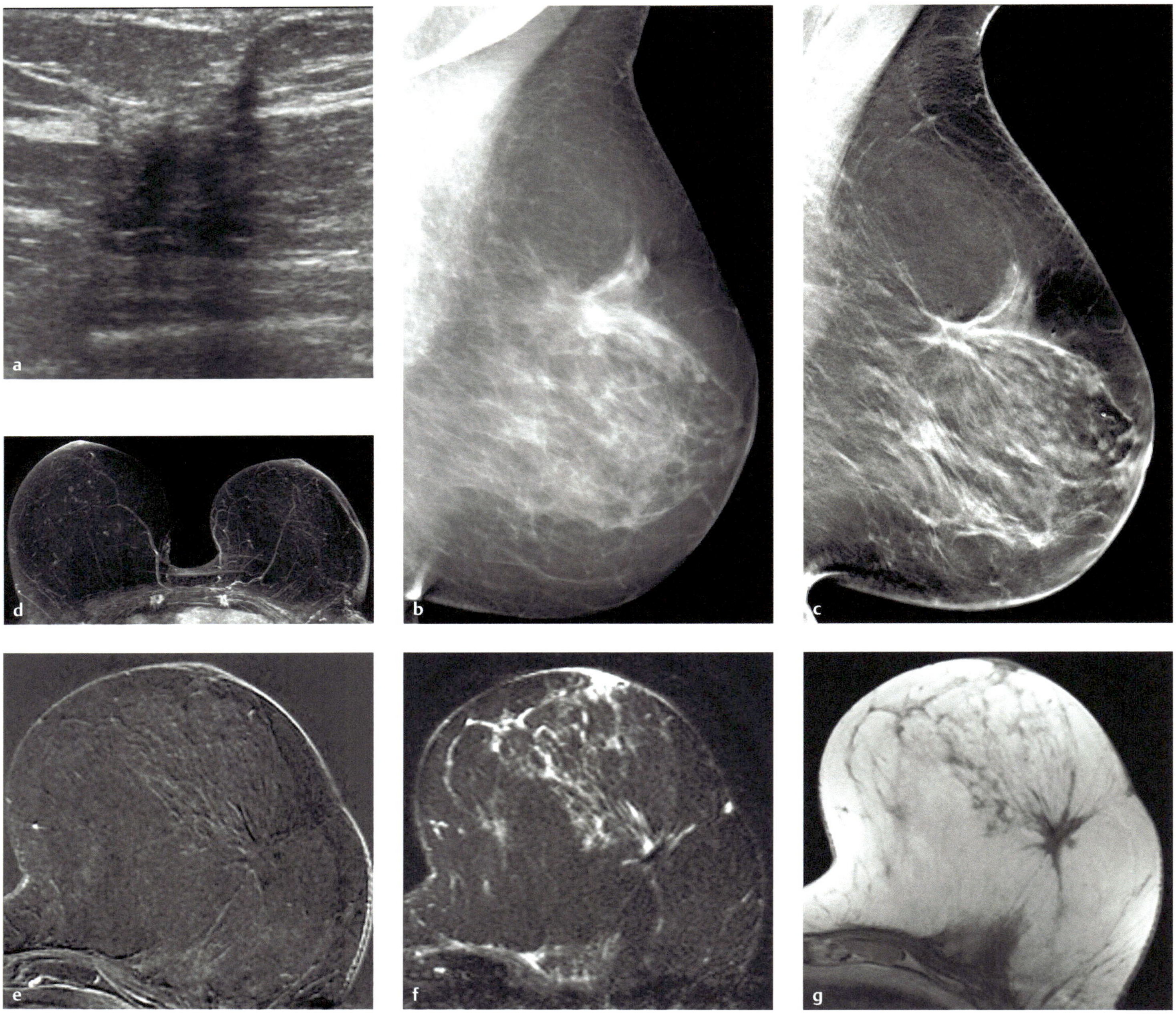

Abb. 80.1 Postoperative Narbe.
a Sonografiebild.
b Mammogramm (MLO-Summation).
c Mammogramm (MLO-Tomosynthese).
d Kontrastmittelsubtraktionsbild der Mamma-MRT (MIP).
e Mamma-MRT (Einzelschicht).
f T 2w Bild der Mamma-MRT.
g T 1w Bild der Mamma-MRT.

80.11.3 MRT

- **Native T 1w Sequenz:**
  - hypointens
  - meist irregulär
  - oft assoziierte Suszeptibilitätsartefakte durch perioperative Elektrokautertätigkeit (▸ Abb. 80.1g)
- **T 2w Sequenz:**
  - hypo-, gelegentlich isointens
  - selten Signalsteigerung (▸ Abb. 80.1f)
- **T 1w Sequenz nach Kontrastmittelgabe:**
  - üblicherweise keine Kontrastmittelanreicherung (▸ Abb. 80.1d und ▸ Abb. 80.1e)
  - gelegentlich diskrete Kontrastmittelanreicherung bei protrahierter Wundheilung oder begleitend granulomatös-entzündlichen Veränderungen

80.12 Radiologische Differenzialdiagnosen

- Relevante Differenzialdiagnosen s. in ▸ Tab. 80.1.

80.13 Typische Fehler

- Bei Unklarheit bzw. eingeschränkter Beurteilbarkeit keine Durchblutungsanalyse durch kontrastmittelgestützte Mammografie oder Mamma-MRT
- keine Durchführung einer Biopsie in Zweifelsfällen

Tab. 80.1 Differenzialdiagnosen einer postoperativen Narbe.

Differenzialdiagnose	Häufigkeit der Differenzialdiagnose in Hinblick auf das Krankheitsbild	Wesentliche diagnostisch richtungsweisende Anamnese, Untersuchung u./o. Befunde	Sicherung der Diagnose
Ölzyste	häufig	• meist glatt begrenzt, mit begleitender Architekturstörung • oft inhomogenes Binnenecho ohne Vaskularisationsphänomene	• bei pathognomonischem Befund in Mammografie und Mamma-MRT nicht nötig
Rezidiv	gelegentlich	• irreguläres, oft spikuliertes Erscheinungsbild • obligat gesteigerte Vaskularisation	• Biopsie
radiäre Narbe	sehr selten	• bildgebend nicht zu differenzieren • keine Suszeptibilitätsartefakte oder Traumaanamnese	• Biopsie

MRT = Magnetresonanztomografie

80.14 Was der zuweisende Kollege/Kliniker wissen muss

- Die Beurteilung einer Narbe in der Mammografie und der Sonografie ist sehr schwer.
- Die zuverlässigste Differenzierung zwischen einer postoperativen Narbe und einem potenziellen Tumorrezidiv im Narbenbereich erlauben nur die kontrastmittelgestützte Mammografie und die Mamma-MRT.

80.15 Therapie

- Keine
- bei differenzialdiagnostischer Unsicherheit Diagnosesicherung durch perkutane Biopsie

80.16 Literatur

Literatur zur weiteren Vertiefung

[1059] American College of Radiology. ACR BI-RADS® Atlas. Breast Imaging Reporting and Data System. 5. Aufl. Berlin: Springer; 2013

[1060] Drukteinis JS, Gombos EC, Raza S et al. MR imaging assessment of the breast after breast conservation therapy: distinguishing benign from malignant lesions. Radiographics 2012; 32 (1): 219–234. doi: 10.1148/rg.321115016

[1061] Fischer U. Röntgenmammographie. Verstehen, anwenden und optimieren. Stuttgart: Thieme; 2003

[1062] Fischer U, Baum F. Diagnostik und Therapie des Mammakarzinoms. Stuttgart: Thieme; 2014

[1063] Fischer U, Baum F. Mammadiagnostik für MTRA/RT. Stuttgart: Thieme; 2015

[1064] Heywang-Köbrunner SH, Schreer I. Bildgebende Mammadiagnostik. Stuttgart: Thieme; 2003

[1065] Li J, Dershaw DD, Lee CH et al. Breast MRI after conservation therapy: usual findings in routine follow-up examinations. AJR Am J Roentgenol 2010; 195 (3): 799–807. doi:10.2214/AJR.10.4305

[1066] Madjar H. Kursbuch Mammasonografie. Ein Lehreratlas nach den Richtlinien der DEGUM und der KBV. Stuttgart: Thieme; 2019

[1067] Ramani SK, Rastogi A, Mahajan A et al. Imaging of the treated breast post breast conservation surgery/oncoplasty: pictorial review. World J Radiol 2017; 9 (8): 321–329. doi:10.4329/wjr.v9.i8.321

81 Postradiogene Veränderungen

Friedemann Baum

81.1 Steckbrief

Teil der adjuvanten Therapie des invasiven Mammakarzinoms nach brusterhaltender Behandlung ist die Bestrahlung mit einer Dosis von 50 Gy plus 10 Gy Boost. Der beschleunigte Zellzyklus maligner Zellen macht diese besonders strahlenempfindlich. Jedoch reagiert auch das gesunde Drüsengewebe. Früh kommt es zu einer hyperämischen Entzündungsreaktion mit begleitendem Ödem, später zur Rötung und häufig auch zu einer Pigmentierung der Haut, die über Jahre anhalten kann. Die Stoffwechselaktivität der bestrahlten Brust ist in der Folge reduziert. Die wichtigsten Differenzialdiagnosen sind die non-puerperale Mastitis und das inflammatorische Mammakarzinom. Die Abbildung radiogener Veränderungen gelingt in Mammografie, Ultraschall und Mamma-MRT. Histologisch ergibt sich ein Befund der Kategorie B2.

81.2 Synonyme

- Radiogene Mastitis
- postradiogene Mastitis

81.3 Keywords

- Radiogen
- postradiogen
- Mastitis
- Ödem
- Lymphödem
- Kutisverdickung
- Pigmentierung

81.4 Definition

Im Anschluss an die brusterhaltende Behandlung des invasiven Mammakarzinoms ist die adjuvante Bestrahlung der Brust ein Standard aktueller Therapiekonzepte. Der beschleunigte Zellzyklus der malignen Zellen macht diese besonders empfindlich für die Bestrahlungsbehandlung. Nach einer Strahlendosis von 50 Gy plus 10 Gy Boost-Behandlung gehen mikroskopische Tumorreste normalerweise zugrunde. Jedoch reagiert neben möglichen Tumorresten auch das gesunde Brustgewebe auf die Bestrahlung. Schon im Rahmen der Behandlung kommt es zu einer hyperämischen Entzündungsreaktion mit begleitendem Ödem. Am Ende der Behandlung tritt neben der Rötung der Brust häufig noch eine Pigmentierung der Haut auf. Dieses Bild kann über mehrere Monate, ja, sogar Jahre fortbestehen. Nur langsam erholt sich das Gewebe von den Bestrahlungsfolgen. Dabei bilden sich Hyperämie und Ödem langsam zurück. Die Stoffwechselaktivität der bestrahlten Brust ist in der Folge oft reduziert. Dies hat eine verringerte Perfusion des Parenchyms in der Mamma-MRT zur Folge. Sehr selten werden anhaltende radiogene, abakterielle Mastitiden beobachtet.

81.5 Epidemiologie

81.5.1 Häufigkeit

- Immer

81.5.2 Altersgipfel

- Behandlungsabhängig

81.5.3 Geschlechtsverteilung

- Fast nur Frauen

81.5.4 Prädisponierende Faktoren

- Sehr große, adipöse Brüste

81.6 Ätiologie und Pathogenese

- Die adjuvante oder neoadjuvante Bestrahlung der Brust ist ein wichtiger Bestandteil aktueller Therapiekonzepte des Mammakarzinoms.
- Aufgrund ihres beschleunigten Zellzyklus sind die malignen Zellen besonders empfindlich für die Bestrahlungsbehandlung. Da bei der Bestrahlung die gesamte Brust mit einer Strahlendosis von 50 Gy und das Tumorbett mit weiteren 10 Gy Boost behandelt werden, reagiert auch das gesunde Gewebe. Jedoch ist die Fraktionierung der Strahlentherapie genau so gewählt, dass die gesunden Zellen die Schäden, die durch die ionisierenden Strahlen entstehen, wieder reparieren können.
- Schon im Rahmen der Behandlung kommt es zu einer hyperämischen Entzündungsreaktion mit begleitendem Ödem. Dieses Bild kann über mehrere Monate, ja, sogar Jahre fortbestehen. Am Ende der Behandlung tritt neben der Rötung der Brust häufig noch eine Pigmentierung der Haut auf.
- Nur langsam erholt sich das Gewebe von den Bestrahlungsfolgen. Dabei bilden sich Hyperämie und Ödem langsam zurück.

81.7 Klassifikation und Risikostratifizierung

- **Risikostratifizierung:** nach 20–25 Jahren gehäuft maligne Entartung aufgrund der Strahlenbelastung, vor allem bei Sarkomen

81.8 Symptomatik

- Primär akut entzündlich
- oft prall elastisch
- schmerzhafter Tastbefund
- in der Akutphase Peau d'Orange
- in den Folgemonaten und Jahren langsamer Rückgang der Entzündungssymptome

> ✔ **Merke**
> Frauen mit lipomatös-voluminösen Brüsten neigen zu starken klinischen Beschwerden im Rahmen der Bestrahlungsbehandlung, insbesondere bei Vorliegen von ausgeprägten Hautfalten.

81.9 Methode der Wahl

- Mamma-MRT
- Mammografie
- Sonografie

81.10 Pathognomonische Befunde

- **Charakteristik:** Non-Mass-Läsion
- **Form:**
  - diffus
  - zunächst wie non-puerperale Mastitis
- **Begrenzung:** unscharf
- **Binnentextur:** inhomogen

81.11 Befundbeschreibung

81.11.1 Sonografie

- **Ultraschall:**
  - primär ödembedingt hyperechogen mit Kutisverdickung (▶ Abb. 81.1c)
  - im posttherapeutischen Verlauf bei abnehmendem Ödem zunehmend echoärmer (▶ Abb. 81.2a)
- **farbkodierte Doppler-Sonografie:** auch initial meist keine Vaskularisationsphänomene
- **Elastografie:** geringere Rigidität als benigne und maligne Herdbefunde

81.11.2 Röntgen

- **Mammografie:**
  - primär ödembedingt hyperdens mit Kutisverdickung (▶ Abb. 81.1a und ▶ Abb. 81.1b)
  - im posttherapeutischen Verlauf bei abnehmendem Ödem zunehmende Transparenz des Parenchyms
- **Tomosynthese:** kein Informationsgewinn
- **kontrastmittelgestützte Mammografie:**
  - primär diffus gesteigerte Kontrastmittelaufnahme
  - im Verlauf der Jahre nach Bestrahlung oft reduzierte Kontrastmittelaufnahme des Parenchyms

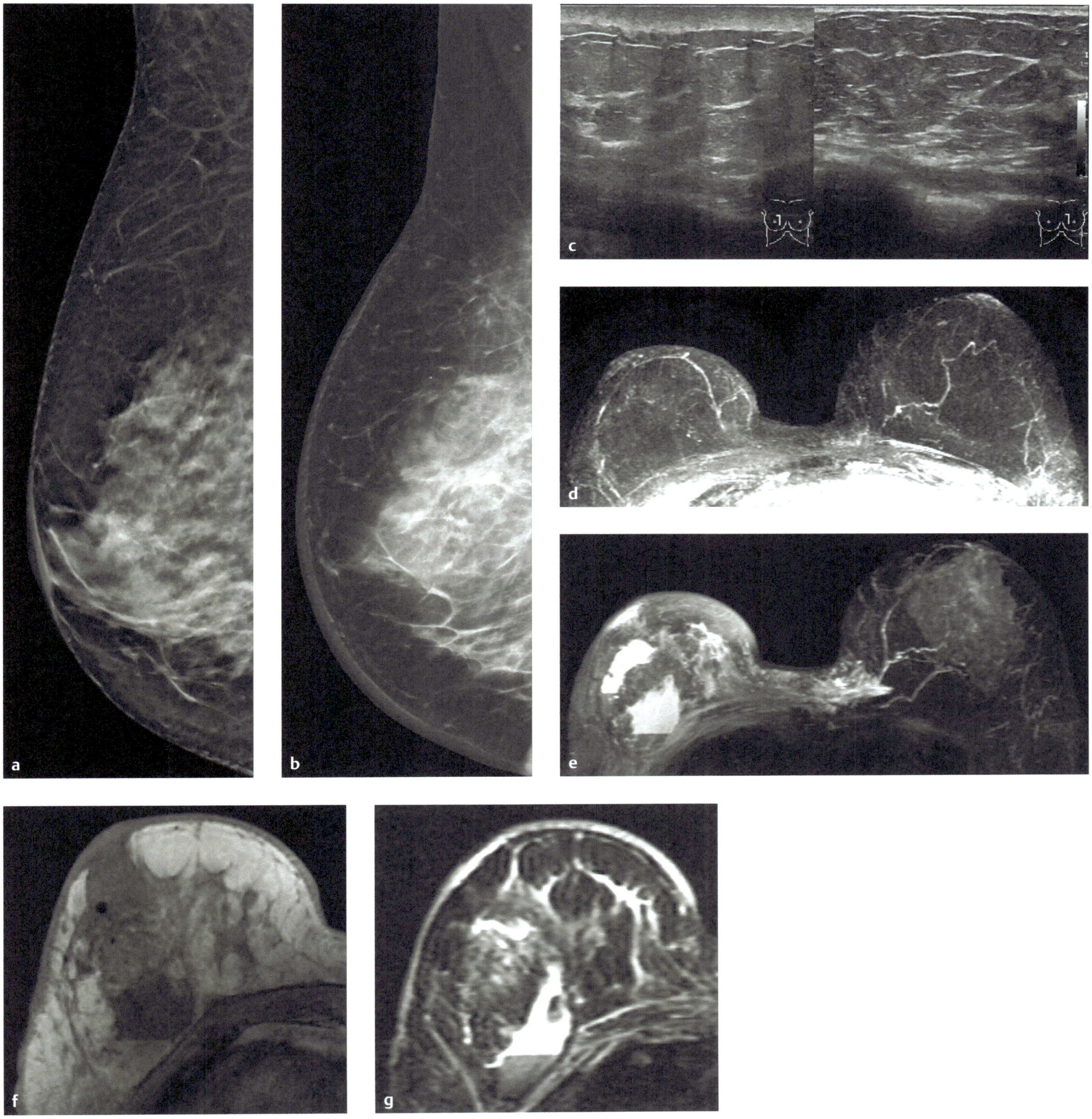

Abb. 81.1 Postradiogene Veränderungen. Zustand vor (**a**) und nach Bestrahlung (**b–g**).
a Mammogramm in ML-Projektion vor Bestrahlung.
b Mammogramm in ML-Projektion nach Bestrahlung mit Ödem und Kutisverdickung.
c Sonografiebild mit diffus echogenem Ödem und Kutisverdickung im Seitenvergleich.
d Kontrastmittelsubtraktionsbild der Mamma-MRT (MIP) mit diffuser, diskret gesteigerter Kontrastmittelanreicherung des Parenchyms.
e T2w Bild der Mamma-MRT (MIP): ausgeprägtes Ödem der rechten Mamma.
f T1w Bild der Mamma-MRT (Einzelschicht).
g T2w Bild der Mamma-MRT (Einzelschicht) mit diffusem Ödem sowie postoperativem Serom mit Sedimentationsspiegel.

81.11.3 MRT

- **Native T 1w Sequenz:** hypointens mit Kutisverdickung (► Abb. 81.1f und ► Abb. 81.2f)
- **T 2w Sequenz:**
  - akut hyperintens (► Abb. 81.1e, ► Abb. 81.1g und ► Abb. 81.3b)
  - im posttherapeutischen Verlauf Hyperintensität abnehmend
  - gelegentlich anhaltend signalintense Kutisverdickung (► Abb. 81.2d, ► Abb. 81.2e, ► Abb. 81.3d und ► Abb. 81.3f)
- **T 1w Sequenz nach Kontrastmittelgabe:**
  - primär vermehrte (► Abb. 81.1a und ► Abb. 81.1d), im posttherapeutischen Verlauf abnehmende Kontrastmittelanreicherung (► Abb. 81.3c)
  - Jahre nach Bestrahlung oft reduzierte Kontrastmittelaufnahme des Parenchyms (► Abb. 81.2b, ► Abb. 81.2c und ► Abb. 81.3e)

81.12 Radiologische Differenzialdiagnosen

- Zu den bildgebenden Differenzialdiagnosen s. in ► Tab. 81.1.

81.13 Typische Fehler

- Keine

81.14 Was der zuweisende Kollege/Kliniker wissen muss

- Postradiogene Veränderungen können über Jahre fortbestehen.
- Im Zweifel muss ein Malignom durch Biopsie ausgeschlossen werden.

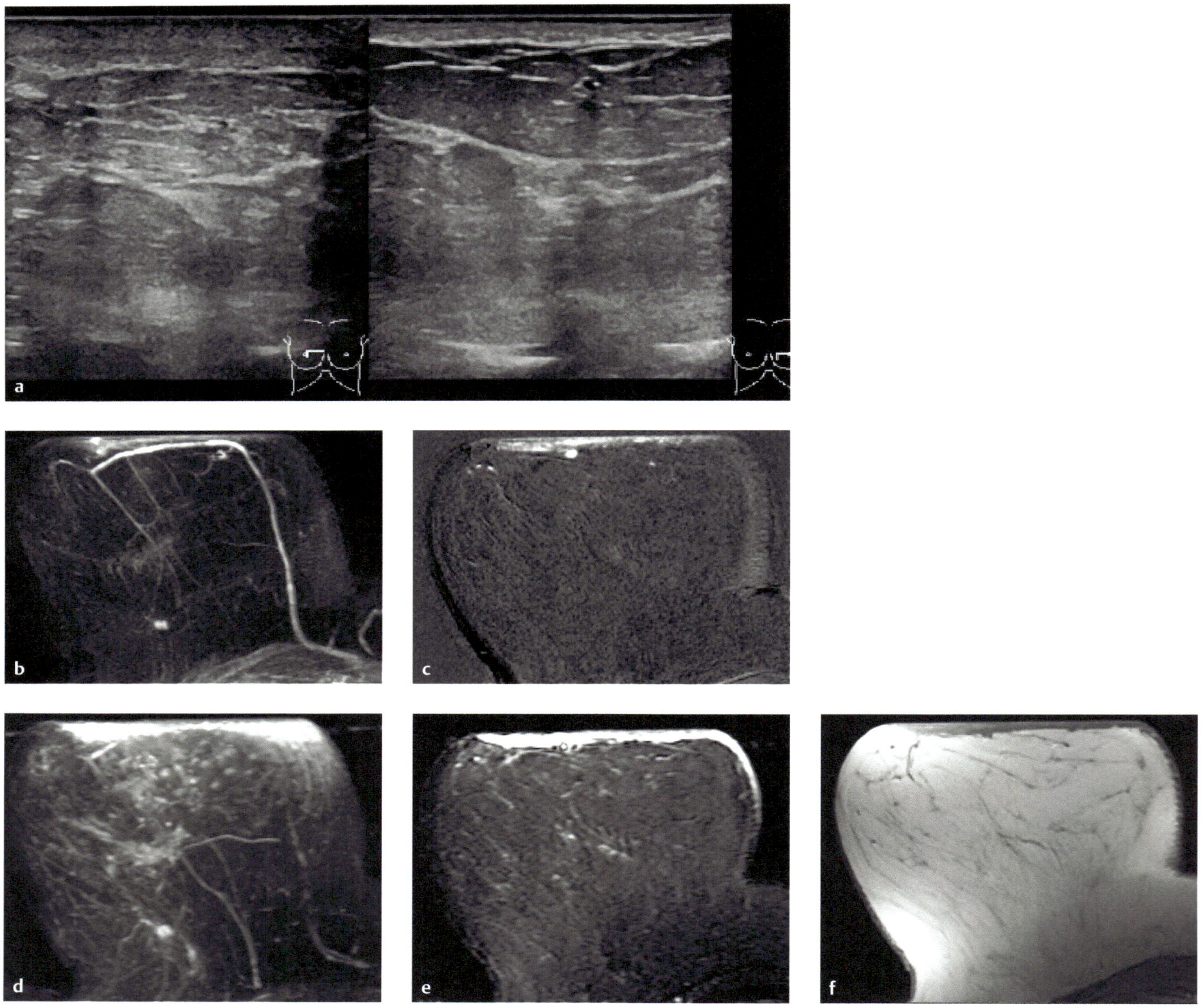

Abb. 81.2 Postradiogene Veränderungen. Anhaltende Veränderungen nach Bestrahlung.
a Sonografiebilder im Seitenvergleich: Kutisverdickung rechts.
b Kontrastmittelsubtraktionsbild der Mamma-MRT (MIP) mit diskreter Kontrastmittelanreicherung der Kutis rechts innen.
c Kontrastmittelsubtraktionsbild der Mamma-MRT (Einzelschicht) mit diskreter Kontrastmittelanreicherung der Kutis rechts innen.
d T 2w Bild der Mamma-MRT (MIP) mit Kutisödem rechts innen.
e T 2w Bild der Mamma-MRT mit Kutisödem rechts (Einzelschicht).
f T 1w Bild der Mamma-MRT mit Hautverdickung rechts (Einzelschicht).

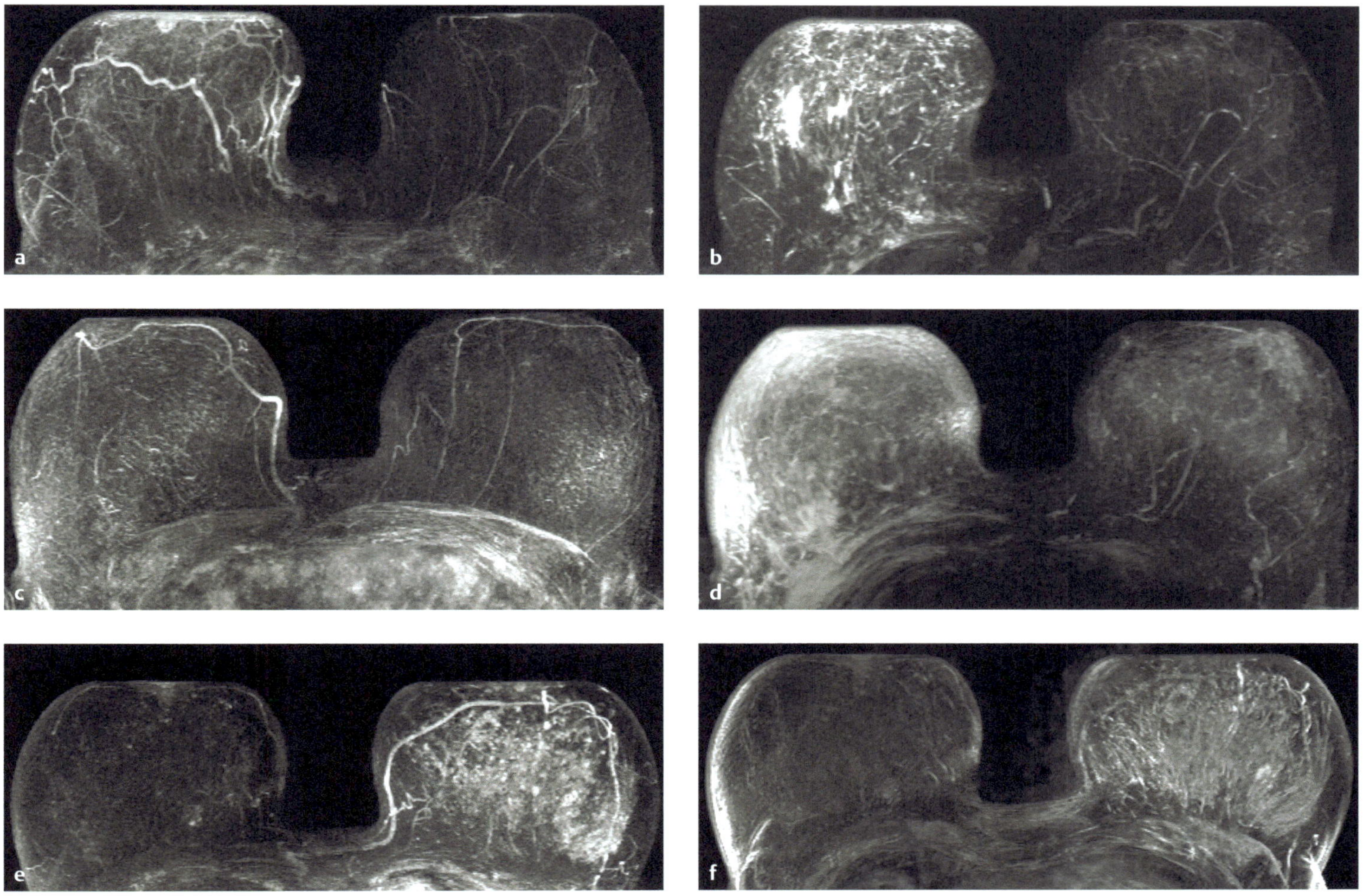

Abb. 81.3 Postradiogene Veränderungen. Veränderungen nach Bestrahlung im Verlauf.
a Sechs Monate nach Radiatio: Kontrastmittelsubtraktionsbild der Mamma-MRT (MIP) mit diffus gesteigerter Kontrastmittelanreicherung des Parenchyms.
b Sechs Monate nach Radiatio: T2w Bild der Mamma-MRT (MIP) mit begleitendem diffusem Ödem.
c Zwölf Monate nach Radiatio: Kontrastmittelsubtraktionsbild der Mamma-MRT (MIP) mit rückläufiger Kontrastmittelanreicherung des Parenchyms.
d Zwölf Monate nach Radiatio: T2w Bild der Mamma-MRT (MIP) mit begleitendem diffusem, subkutan betontem Ödem.
e 24 Monate nach Radiatio: Kontrastmittelsubtraktionsbild der Mamma-MRT (MIP) mit reduzierter Kontrastmittelanreicherung des Parenchyms.
f 24 Monate nach Radiatio: T2w Bild der Mamma-MRT (MIP) mit verbliebenem Kutisödem, jedoch ohne Ödem des Drüsenparenchyms.

Tab. 81.1 Differenzialdiagnosen von postradiogenen Veränderungen.

Differenzialdiagnose	Häufigkeit der Differenzialdiagnose in Hinblick auf das Krankheitsbild	Wesentliche diagnostisch richtungsweisende Anamnese, Untersuchung u./o. Befunde	Sicherung der Diagnose
non-puerperale Mastitis	selten	• oft geringere Kutisverdickung • ansonsten nicht zu unterscheiden	• antibiotische Behandlung • ggf. Biopsie
inflammatorisches Mammakarzinom	extrem selten	• oft geringere Kutisverdickung • ansonsten nicht zu unterscheiden	• Biopsie

81.15 Therapie

- Keine

✔ Merke

Entzündliche Veränderungen nach Bestrahlung können über Jahre bestehen, bilden sich aber meist zurück. In seltenen Fällen kann dies mehrere Jahre dauern.

81.16 Literatur

Literatur zur weiteren Vertiefung

[1068] Ahmed HM, Dipiro PJ, Devlin PM et al. Mammographic appearance following accelerated partial breast irradiation by using MammoSite brachytherapy. Radiology 2010; 255 (2): 362–368. doi:10.1148/radiol.10091625

[1069] American College of Radiology. ACR BI-RADS® Atlas. Breast Imaging Reporting and Data System. 5. Aufl. Berlin: Springer; 2013

[1070] Bagnera S, Milanesio L, Brachet Cota PB et al. Does accelerated hypofractionated adjuvant whole-breast radiotherapy increase mammographic density or change mammographic features? Br J Radiol 2015; 88 (1055): 20150312. doi:10.1259/bjr.20150312

[1071] Elsberger B, Romsauerova A, Vinnicombe S et al. Comparison of mammographic findings after intraoperative radiotherapy or external beam whole breast radiotherapy. Eur J Surg Oncol 2014; 40 (2): 163–167. doi:10.1016/j.ejso.2013.11.011

[1072] Fischer U. Röntgenmammographie. Verstehen, anwenden und optimieren. Stuttgart: Thieme; 2003

[1073] Fischer U, Baum F. Diagnostik und Therapie des Mammakarzinoms. Stuttgart: Thieme; 2014

[1074] Fischer U, Baum F. Mammadiagnostik für MTRA/RT. Stuttgart: Thieme; 2015

[1075] Heywang-Köbrunner SH, Schreer I. Bildgebende Mammadiagnostik. Stuttgart: Thieme; 2003

[1076] Ibrahim NB, Anandan S, Hartman AL et al. Radiographic findings after treatment with balloon brachytherapy accelerated partial breast irradiation. Radiographics 2015; 35 (1): 6–13. doi:10.1148/rg.351140131

[1077] Kraus-Tiefenbacher U, Bauer L, Scheda A et al. Long-term toxicity of an intraoperative radiotherapy boost using low energy X-rays during breast-conserving surgery. Int J Radiat Oncol Biol Phys 2006; 66 (2): 377–381. doi:10.1016/j.ijrobp.2006.05.042

[1078] Kraus-Tiefenbacher U, Sfintizky A, Welzel G et al. Factors of influence on acute skin toxicity of breast cancer patients treated with standard three-dimensional conformal radiotherapy (3D-CRT) after breast conserving surgery (BCS). Radiat Oncol 2012; 7: 217. doi:10.1186/1748-717X-7-217

[1079] Madjar H. Kursbuch Mammasonografie. Ein Lehreratlas nach den Richtlinien der DEGUM und der KBV. Stuttgart: Thieme; 2019

[1080] Ramani SK, Rastogi A, Mahajan A et al. Imaging of the treated breast post breast conservation surgery/oncoplasty: pictorial review. World J Radiol 2017; 9 (8): 321–329. doi:10.4329/wjr.v9.i8.321

82 Fremdkörper

Friedemann Baum

82.1 Steckbrief

Trotz großer Gewissenhaftigkeit bei der Durchführung von Operationen werden in extrem seltenen Fällen Gegenstände in der Brust zurückgelassen. In anderen Fällen werden Gegenstände zu therapeutischen oder diagnostischen Zwecken in der Brust platziert. Je nach der Beschaffenheit der Fremdkörper sind die zuverlässigsten Verfahren zu ihrem Nachweis die Mammografie, der Ultraschall und die Mamma-MRT.

82.2 Synonyme

- Corpus alienum

82.3 Keywords

- Fremdkörper

82.4 Definition

Fremdkörper sind absichtlich in die Brust eingebrachte oder dort versehentlich zurückgelassene Gegenstände.

82.5 Epidemiologie

82.5.1 Häufigkeit

- Extrem selten

82.5.2 Altersgipfel

- Ältere Altersgruppen

82.5.3 Geschlechtsverteilung

- Unbekannt

82.5.4 Prädisponierende Faktoren

- Operative Eingriffe

82.6 Ätiologie und Pathogenese

- Trotz großer Gewissenhaftigkeit bei der Durchführung von Operationen werden in extrem seltenen Fällen Gegenstände in der Brust zurückgelassen.
- In anderen Fällen werden Gegenstände zu therapeutischen oder diagnostischen Zwecken in der Brust platziert.

82.7 Klassifikation und Risikostratifizierung

- **Risikostratifizierung:** keine maligne Entartung

82.8 Symptomatik

- Meist asymptomatisch
- gelegentlich Tastbefund, möglicherweise auch schmerzhaft, durch granulomatöse Reaktionen

82.9 Methode der Wahl

- Mamma-MRT
- Mammografie
- Sonografie

82.10 Pathognomonische Befunde

- **Charakteristik:** Fremdkörper
- **Form:** unspezifisch
- **Begrenzung:** unspezifisch
- **Binnentextur:** unspezifisch

82.11 Befundbeschreibung

82.11.1 Sonografie

- **Ultraschall:**
  - unspezifisch
  - je nach Beschaffenheit des Fremdkörpers
- **farbkodierte Doppler-Sonografie:** keine Vaskularisationsphänomene
- **Elastografie:**
  - unspezifisch
  - je nach Beschaffenheit des Fremdkörpers

82.11.2 Röntgen

- **Mammografie:**
  - unspezifisch
  - je nach Beschaffenheit des Fremdkörpers (► Abb. 82.1, ► Abb. 82.2, ► Abb. 82.3a und ► Abb. 82.3b)
- **Tomosynthese:** gelegentlich verbesserte Detektion je nach Beschaffenheit des Fremdkörpers (► Abb. 82.3c)
- **kontrastmittelgestützte Mammografie:** keine Kontrastmittelanreicherung

82.11.3 MRT

- **Native T 1w Sequenz:**
  - unspezifisch
  - je nach Beschaffenheit des Fremdkörpers
  - gelegentlich mit hypointenser Kapsel
- **T 2w Sequenz:**
  - unspezifisch
  - gelegentlich mit hyperintenser Kapsel
- **T 1w Sequenz nach Kontrastmittelgabe:** gelegentlich milde Kontrastmittelanreicherung der Kapsel

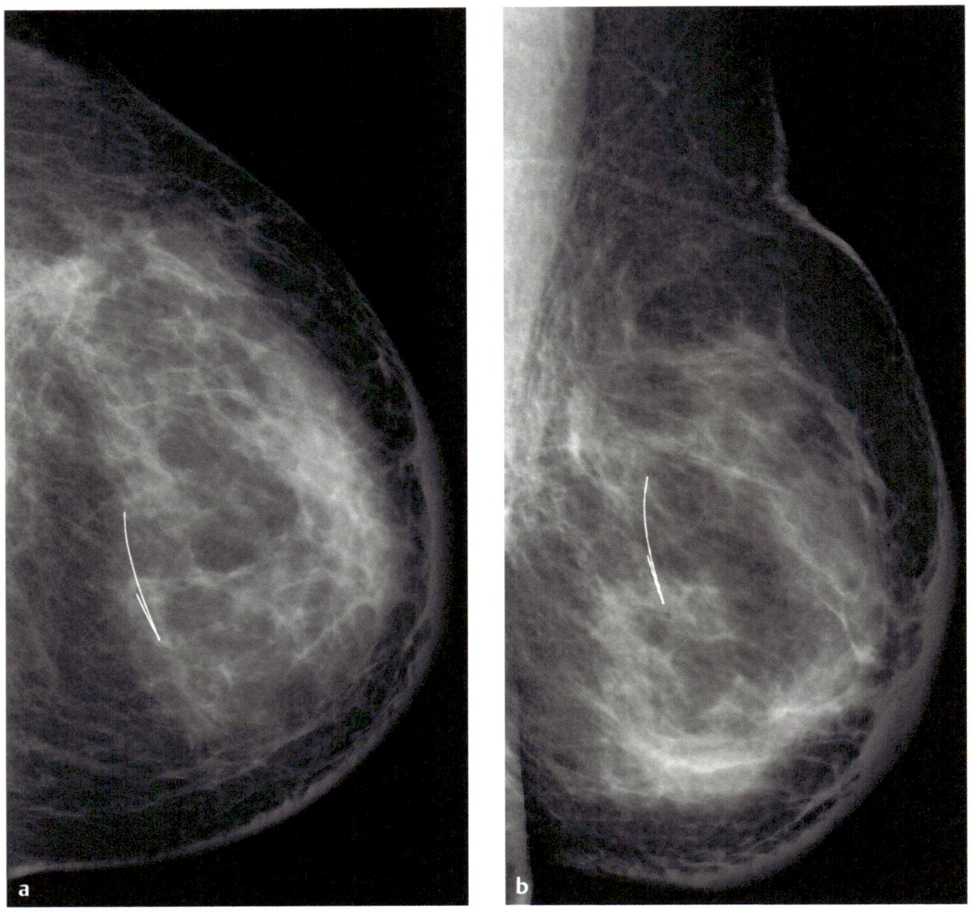

Abb. 82.1 Fremdkörper. Abgeschnittener Hakendraht nach brusterhaltender Therapie und Radiatio.
a Mammogramm in CC-Projektion.
b Mammogramm in LM-Projektion.

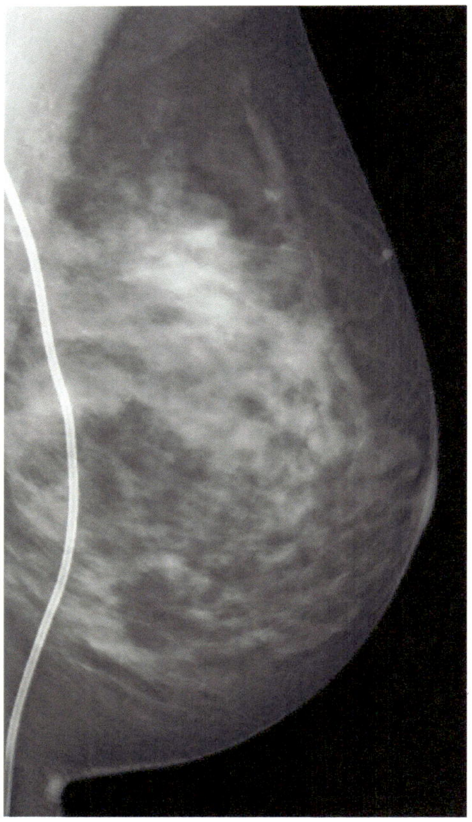

Abb. 82.2 Fremdkörper. Ventrikuloperitonealer Shunt im Mammogramm in ML-Projektion.

82.12 Radiologische Differenzialdiagnosen

- Keine

82.13 Typische Fehler

- Keine

82.14 Was der zuweisende Kollege/Kliniker wissen muss

- Die meisten Fremdkörper sind zu therapeutischen oder diagnostischen Zwecken absichtlich platziert.
- Ist ein Fremdkörper versehentlich verblieben, sollte mit dem zuständigen Operateur über die Beschaffenheit des Fremdkörpers wie auch über das weitere Vorgehen Rücksprache gehalten werden.

82.15 Therapie

- Keine

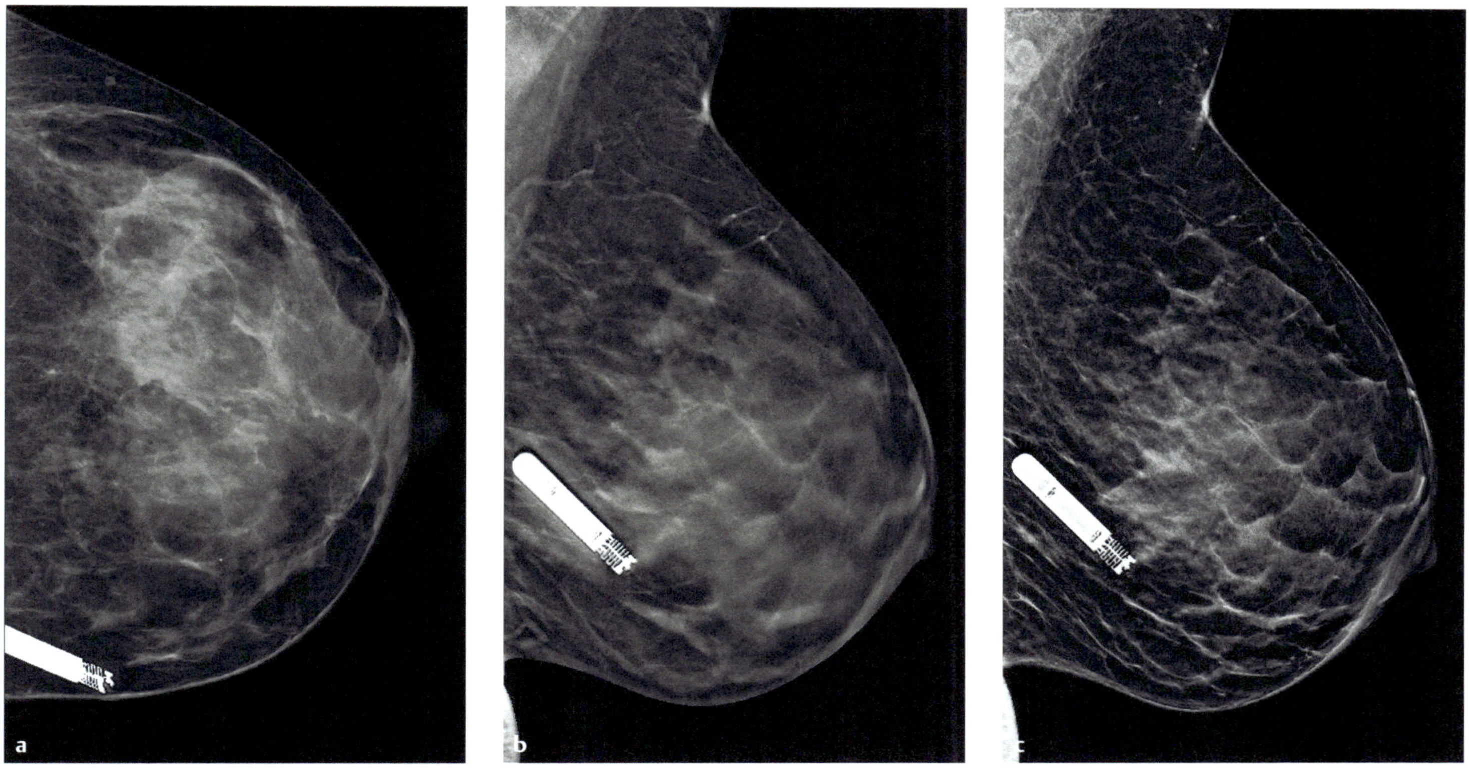

Abb. 82.3 Fremdkörper. Eventrekorder rechts unten innen.
a Mammografie (CC-Summation).
b Mammografie (MLO-Summation).
c Mammografie (MLO-Tomografie).

82.16 Literatur

Literatur zur weiteren Vertiefung

[1081] American College of Radiology. ACR BI-RADS® Atlas. Breast Imaging Reporting and Data System. 5. Aufl. Berlin: Springer; 2013

[1082] Fischer U. Röntgenmammographie. Verstehen, anwenden und optimieren. Stuttgart: Thieme; 2003

[1083] Fischer U, Baum F. Diagnostik und Therapie des Mammakarzinoms. Stuttgart: Thieme; 2014

[1084] Fischer U, Baum F. Mammadiagnostik für MTRA/RT. Stuttgart: Thieme; 2015

[1085] Heywang-Köbrunner SH, Schreer I. Bildgebende Mammadiagnostik. Stuttgart: Thieme; 2003

[1086] Madjar H. Kursbuch Mammasonografie. Ein Lehreratlas nach den Richtlinien der DEGUM und der KBV. Stuttgart: Thieme; 2019

VI Implantate und Plastiken

83 Implantate: Normalbefund

Uwe Fischer

83.1 Steckbrief

Die prothetische Versorgung der Brust zur Organvergrößerung erfolgt einerseits mit plastisch-ästhetischer Zielsetzung, andererseits zur Herstellung der normalen anatomischen Verhältnisse nach onkologischer Brustdrüsen- oder Brustdrüsenteilentfernung. Bei der bildgebenden Diagnostik von Frauen mit Implantaten muss prinzipiell unterschieden werden, ob eine Implantatkomplikation ausgeschlossen werden soll oder ob es um den Nachweis von Brustkrebs geht. An bildgebenden Verfahren stehen dafür die Mammografie, die Sonografie und die Mamma-MRT zur Verfügung.

83.2 Synonyme

- Prothesen

83.3 Keywords

- Brust
- Implantat
- Normalbefund
- Diagnostik

83.4 Definition

Die prothetische Versorgung der Brust zur Organvergrößerung gehört seit den 1960er-Jahren des letzten Jahrhunderts zum medizinischen Routineeingriff. Dieses Thema betrifft in überwiegendem Maße Frauen, aber auch Transsexuelle. Diese Operationen erfolgen einerseits mit plastisch-ästhetischer Zielsetzung, andererseits zur Herstellung der normalen anatomischen Verhältnisse nach onkologischer Brustdrüsen- oder Brustdrüsenteilentfernung. Zum Einsatz kamen dabei anfänglich in erster Linie Silikonprothesen, später wurden auch Kochsalz- und Polyacrylimplantate genutzt. Beim Aufbau eines Implantats muss prinzipiell zwischen der Form, der Hülle und der Hüllenbeschichtung sowie der Füllung des Implantats unterschieden werden. In Deutschland werden jährlich schätzungsweise 15 000–20 000 Brustvergrößerungen vorgenommen. Laut Implantatherstellern werden in Deutschland jährlich 30 000–45 000 Brustimplantate verkauft. Ein Normalbefund liegt bei aus Gründen der Brustvergrößerung oder -rekonstruktion eingebrachten Brustimplantaten ohne Auffälligkeiten vor.

83.5 Epidemiologie

83.5.1 Häufigkeit

- Zwischen 20 000 und 30 000 Brustvergrößerungen mit einem Implantat pro Jahr in Deutschland
- Silikonimplantat häufigster Implantattyp, Kochsalzimplantat eher selten

83.5.2 Altersgipfel

- Entsprechend dem Altersgipfel der Personen mit Implantat

83.5.3 Geschlechtsverteilung

- Alle Personen mit Brustimplantaten

83.5.4 Prädisponierende Faktoren

- Keine

83.6 Ätiologie und Pathogenese

- Normalbefund

83.7 Klassifikation und Risikostratifizierung

- Keine

83.8 Symptomatik

- Keine

83.9 Methode der Wahl

- Folgende Diagnostik ist relevant (in der Reihenfolge der Bedeutung):
  - Mamma-MRT,
  - Sonografie,
  - MRT,
  - Mammografie.

83.10 Pathognomonische Befunde

- **Implantatfüllung:** Silikon, Kochsalz, Silikon plus Kochsalz
- **Implantathülle:** Silikon
- **Implantatbeschichtung:** glatt oder texturiert
- **Kapsel:** körpereigenes Granulationsgewebe

83.11 Befundbeschreibung

83.11.1 Sonografie

- **B-Bild-Sonografie:**
  - *Implantatfüllung:* echofrei, homogen (▸ Abb. 83.1)
  - *Implantathülle:* Einfaltungen und diskrete Abhebungen
  - *Implantatbeschichtung:* keine Information
  - *Kapsel:* hypoechogen
- **farbkodierte Doppler-Sonografie:** nicht indiziert
- **Elastografie:** nicht indiziert

83.11.2 Röntgen

- **Mammografie:**
  - *Implantatfüllung:*
    - Silikon: Transparenz (▸ Abb. 83.2)
    - Kochsalz: hohe Transparenz (▸ Abb. 83.3)
  - *Implantathülle:*
    - bei Silikon: keine Darstellung
    - bei Kochsalz: sichtbare Hülleneinfaltungen
  - *Implantatbeschichtung:* keine Information
  - *Kapsel:* hyperdens
- **Tomosynthese:** nicht indiziert
- **kontrastmittelgestützte Mammografie:** nicht indiziert

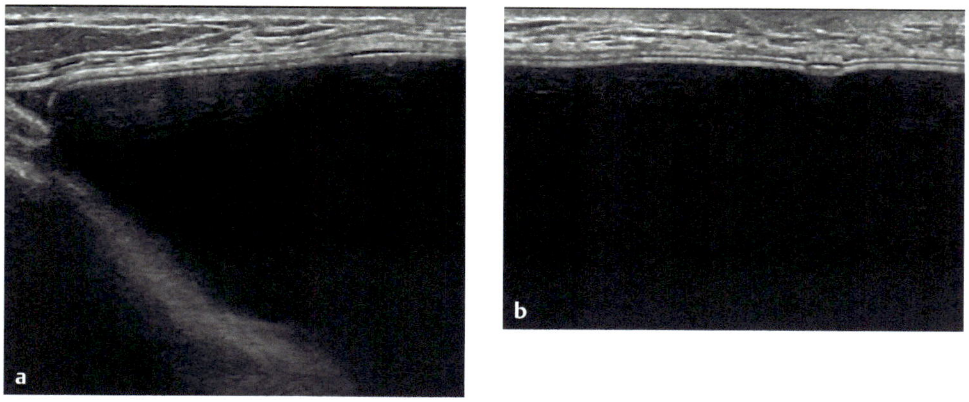

Abb. 83.1 Implantate: Normalbefund. Unauffälliges Silikonimplantat in der Sonografie.
a Ansicht im Randbereich.
b Ansicht im zentralen Implantatbereich.

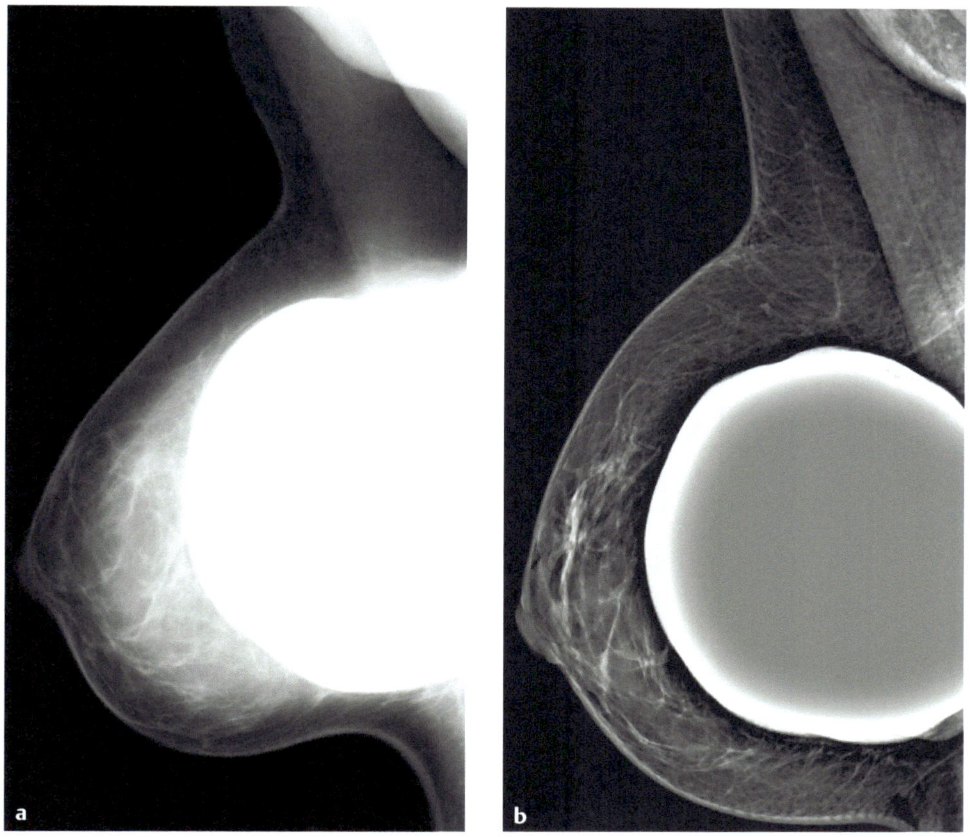

Abb. 83.2 Implantate: Normalbefund. Nicht transparentes Silikonimplantat in der Mammografie.
a Normale Ausspielung der Dichtestufen im digitalen Mammogramm mit nur begrenzter Beurteilbarkeit der Drüsenstrukturen.
b Modifizierte Ausspielung der Dichtestufen im digitalen Mammogramm mit ausreichend guter Beurteilbarkeit der Drüsenstrukturen.

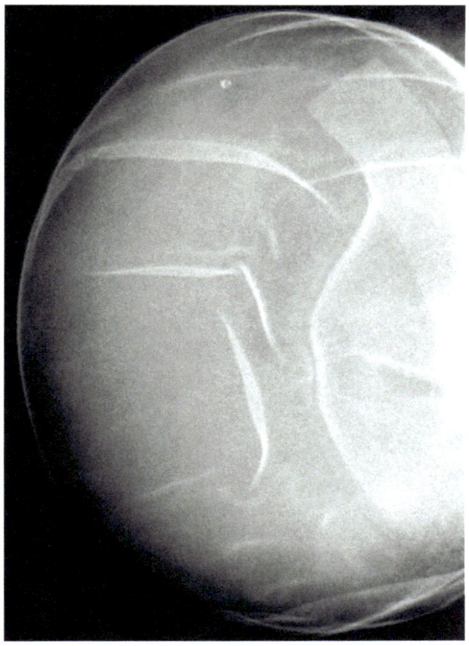

Abb. 83.3 Implantate: Normalbefund. Transparentes Kochsalzimplantat mit typischen Einfaltungen im Mammogramm.

83.11.3 MRT

- **Native T1w Sequenz:**
  - *Implantatfüllung:*
    - isointens
    - keine sichere Differenzierung zwischen Silikon und Kochsalz (▸ Abb. 83.4a)
  - *Implantathülle:* hypointens.
  - *Implantatbeschichtung:* keine Information
  - *Kapsel:* hypointens
  - *Implantatlage:* subpektoral bis subglandulär
- **T2w Sequenz:**
  - *Implantatfüllung:*
    - Silikon: mild hyperintens (▸ Abb. 83.4b und ▸ Abb. 83.5)
    - Kochsalz: stark hyperintens (▸ Abb. 83.6)
  - *Implantathülle:* Einfaltungen und diskrete Abhebungen
  - *Implantatbeschichtung:* keine Information
  - *Kapsel:* hypointens
- **T1w Sequenz nach Kontrastmittelgabe:** nicht indiziert

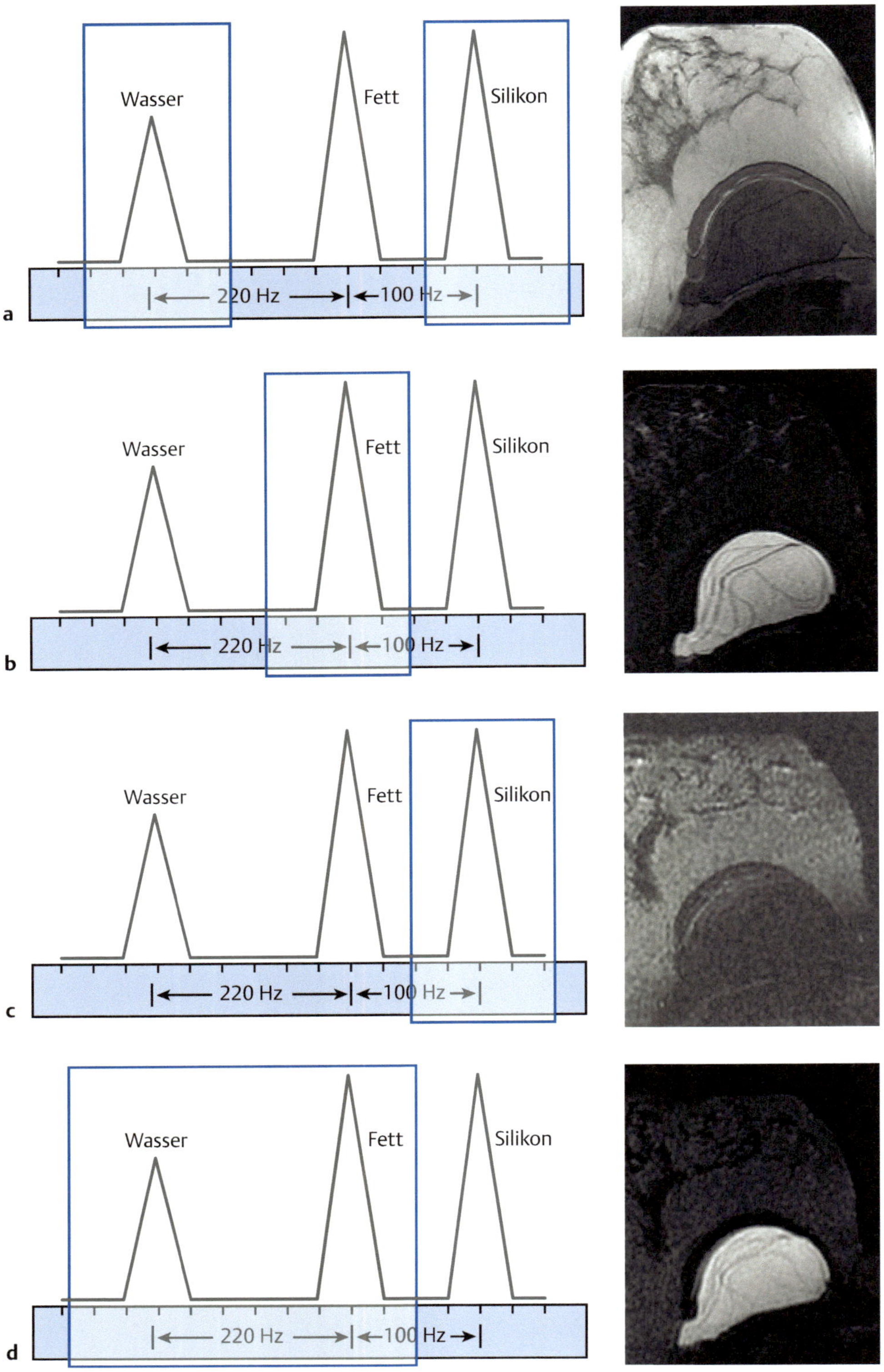

Abb. 83.4 Implantate: Normalbefund. Unterdrückung unterschiedlicher Gewebe-Peaks (von Wasser, Fett und Silikon) zur Darstellung der verschiedenen Gewebekomponenten in der Mamma-MRT.

- **a** T 1w Gradienten-Echo-Sequenz mit signalintenser Darstellung von Fettgewebe und Unterdrückung des Signals von wasserhaltigen Strukturen und Silikon.
- **b** T 2w Inversion-Recovery-Sequenz mit signalintenser Darstellung von wasserhaltigen Strukturen (Protheseninneres; intramammäre Zysten, Gefäße) und Unterdrückung des Signals von Fett und Silikon.
- **c** Silikonsignalunterdrückte Sequenz mit signalintenser Darstellung von wasserhaltigen Strukturen (Protheseninneres; intramammäre Zysten, Gefäße), intermediärem Signal von Fettgewebe und selektiver Unterdrückung des Signals von Silikon.
- **d** Silikonsignalbetonte Sequenz mit signalintenser Darstellung von silikonhaltigen Strukturen und Unterdrückung sämtlicher nicht silikonhaltiger Strukturen (Fett und Wasser).

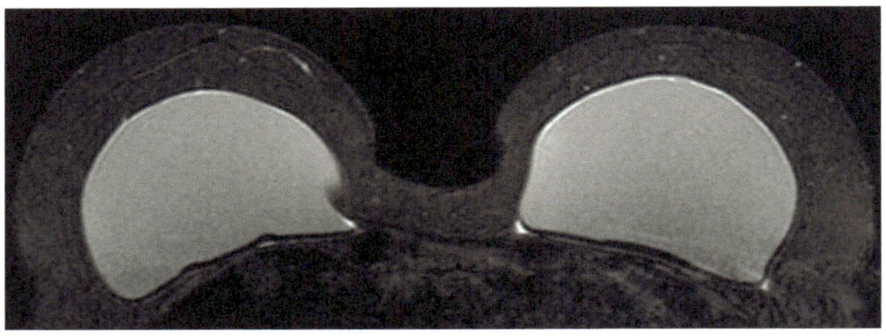

Abb. 83.5 Implantate: Normalbefund. Repräsentative Einzelschicht eines Einzellumenimplantats aus Silikon in der T 2w MRT-Messung.

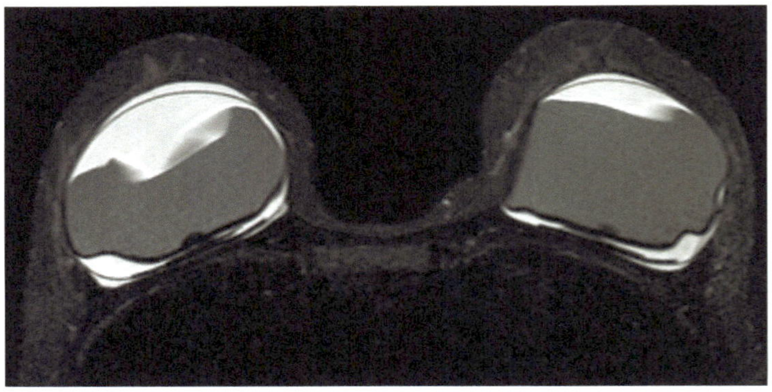

Abb. 83.6 Implantate: Normalbefund. Repräsentative Einzelschicht eines Doppellumenimplantats aus Silikon und Kochsalz in der T 2w MRT-Messung.

- **Silikonspezialprotokoll** (▸ Tab. 83.1):
  - *Implantatfüllung:*
    - Silikon: hyperintens in der silikonbetonten Messung (▸ Abb. 83.4d) und hypointens bzw. signalfrei in der silikonunterdrückten Messsequenz (▸ Abb. 83.4c)
    - Kochsalz: keine Indikation für Silikonspezialprotokoll
    - damit Option zur Differenzierung zwischen Silikon und Kochsalz
  - *Implantathülle:* Einfaltungen und diskrete Abhebungen (▸ Abb. 83.7)
  - *Implantatbeschichtung:* keine Information
  - *Kapsel:* hypointens

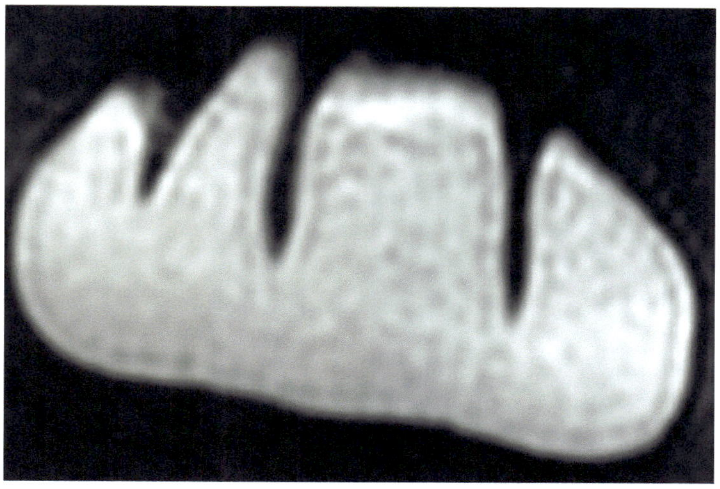

Abb. 83.7 Implantate: Normalbefund. Insbesondere in den kaudalen Anteilen des Implantats nachweisbare radiäre Einfaltungen in der silikonsensitiven MRT-Messung.

Tab. 83.1 Beispielhafte Auflistung geeigneter Messparameter im Rahmen eines MR-Untersuchungsprotokolls zum Nachweis von Implantatkomplikationen.

Parameter	STIR T 2w	Silikonbetont, wassersupprimiert	Wasserbetont, silikonsupprimiert
Repetitionszeit (TR) (ms)	5550	9625	9625
Echozeit (TE) (ms)	67	67	67
Field of View (FOV) (mm)	380	380	380
Schichtdicke (mm)	2	2	2
Space	0,8	0,8	0,8
Schichtanzahl	32	32	32
Orientierung	transversal	transversal bzw. sagittal	transversal

STIR = Short-Tau Inversion-Recovery
T 2w = T 2-gewichtet

Tab. 83.2 Differenzialdiagnosen des Implantats.

Differenzialdiagnose	Häufigkeit der Differenzialdiagnose in Hinblick auf das Krankheitsbild	Wesentliche diagnostisch richtungsweisende Anamnese, Untersuchung u./o. Befunde	Sicherung der Diagnose
intrakapsuläre Ruptur	selten	• Verwechslung der radiären Hülleneinfaltungen mit Rupturzeichen	• Einholung einer Zweitmeinung

Praxistipp

Checkliste für die Befundbeschreibung:
- Lage und Form des Implantats
- Intaktheit der Hülle
- Intaktheit der Kapsel
- Entzündungshinweise der Kapsel
- extrakapsulärer Silikonnachweis

83.12 Radiologische Differenzialdiagnosen

- Die möglichen Differenzialdiagnosen s. in ▸ Tab. 83.2.

83.13 Typische Fehler

- Technische und/oder methodische Mängel mit Qualitätsverlust in der Bildgebung
- Verzicht auf spezielles Silikonprotokoll für eine subtilere Diagnostik

83.14 Was der zuweisende Kollege/Kliniker wissen muss

- Intaktheit des Implantats
- Hinweise auf eine sich ankündigende Ruptur

83.15 Literatur

Literatur zur weiteren Vertiefung

[1087] Amano Y, Aoki R, Kumita S et al. Silicone-selective multishot echo-planar imaging for rapid MRI survey of breast implants. Eur Radiol 2007; 17: 1875–1878

[1088] Cronin TD. Surgically implantable human breast prosthesis. US 3293663A. Alexandria, VA: United States Patent Office; 1963

[1089] Cronin TD, Gerow FJ. Augmentation mammoplasty: a new 'natural feel' prosthesis. Transactions of the Third International Congress of Plastic Surgery. Amsterdam: Excerpta Medica Foundation; 1964: 41–49

[1090] Deutsche Gesellschaft für Ästhetisch-Plastische Chirurgie. DGÄPC ermittelt Zahlen zur Brustvergrößerung in Deutschland. Presseinformation vom 02.02.2012

[1091] Eklund GW, Busby RC, Miller SH et al. Improved imaging of the augmented breast. AJR Am J Roentgenol 1988; 151: 469–473

[1092] Fischer U, Baum F. Diagnostik und Therapie des Mammakarzinoms. Stuttgart: Thieme; 2014

[1093] Fischer U, Baum F. Mammadiagnostik für MTRA/RT. Stuttgart: Thieme; 2015

[1094] Fischer U, Said H. Implantate der weiblichen Brust. Teil 1: Normalbefund in der MRT. Senologie 2020; 17: 197–206

[1095] Lindenblatt N, El-Rabadi K, Helbich TH et al. Correlation between MRI results and intraoperative findings in patients with silicone breast implants. Int J Womens Health 2014; 6: 703–709

[1096] Madjar H. Kursbuch Mammasonografie. Ein Lehreratlas nach den Richtlinien der DEGUM und der KBV. Stuttgart: Thieme; 2019

[1097] Pudenz RH. Augmentation mammaplasty. Internal Heyer-Schulte document dated July 1978 about polyurethane-coated silicone gel-filled breast implant (Bates no. MB 104861)

[1098] Venkataraman S, Hines N, Slanetz PJ. Challenges in mammography: Part 2, multimodality review of breast augmentation – imaging findings and complications. AJR Am J Roentgenol 2011; 197: W1031–W1045

84 Implantatkomplikation: Kapsulitis

Uwe Fischer

84.1 Steckbrief

Bei der Diagnostik von Implantaten wird zwischen frühen postoperativen und späten Komplikationen differenziert. Bei später auftretenden Komplikationen kann zwischen solchen unterschieden werden, die frühzeitig nach Implantation entstehen (Rotation, Hernierung, Kapsulitis und Kapselfibrose), und solchen, die sich im Rahmen der Materialermüdung typischerweise erst 10–20 Jahre später ausbilden. Bei der Kapsulitis handelt es sich um eine protrahierte Abwehrreaktion des Körpers gegen das Implantat als Fremdkörper. Bildgebendes Verfahren für den Nachweis einer Kapsulitis ist insbesondere die kontrastmittelgestützte Mamma-MRT.

84.2 Synonyme

- Prothesenkomplikationen

84.3 Keywords

- Brust
- Implantat
- Komplikation
- Kapsulitis
- Diagnostik

84.4 Definition

Bei der Kapsulitis handelt es sich um eine inflammatorische Abwehrreaktion des Körpers gegen das Implantat. Dabei kommt es zur Einwanderung von Entzündungszellen, bestehend aus Granulozyten, Lymphozyten sowie Makrophagen, und anschließend zur Einwanderung von Fibroblasten. Diese Immunreaktion beginnt bei den Abwehrzellen des unspezifischen Immunsystems, den Phagozyten. Diese erkennen die Fremdkörper, nehmen sie auf und transportieren sie in das umgebende Lymphsystem. Fremdkörper, die für eine Phagozytose zu groß sind, kapseln sich im Rahmen der Abwehrreaktion ab. Die Ausbildung einer implantatumgebenden Kapsel in Form einer granulomatösen Entzündungsreaktion stellt einen physiologischen Abwehrprozess dar. Hingegen geht die überschießende Reaktion auf den Fremdkörper „Implantat“ mit einer gesteigerten und persistierenden Mehrdurchblutung der fibrotischen Kapselstrukturen einher. Die reaktive Mehrdurchblutung kapsulärer Strukturen kann Teile der Kapsel oder die Kapsel in der gesamten Zirkumferenz betreffen.

84.5 Epidemiologie

84.5.1 Häufigkeit

- In den ersten Monaten nach Protheseneinbringung sehr häufiger Befund in der MRT
- danach keine konkreten Angaben

84.5.2 Altersgipfel

- Entsprechend dem Altersgipfel der Personen mit Implantat

84.5.3 Geschlechtsverteilung

- Personen mit Brustimplantat

84.5.4 Prädisponierende Faktoren

- Langanhaltende, möglicherweise auch durch Erreger unterhaltene Reiz- und Entzündungsprozesse der Kapsel stellen wahrscheinlich einen wesentlichen Faktor in der Ätiologie der persistierenden Kapsulitis und der später gelegentlich daraus entstehenden Kapselfibrose dar.

84.6 Ätiologie und Pathogenese

- Langanhaltende, möglicherweise auch durch Erreger unterhaltene Reiz- und Entzündungsprozesse der Kapsel

84.7 Klassifikation und Risikostratifizierung

- **Klassifikation:** keine

84.8 Symptomatik

- Oft klinisch okkult
- gelegentlich Schmerzen

84.9 Methode der Wahl

- Folgende Diagnostik ist relevant (in der Reihenfolge der Bedeutung):
  - kontrastmittelgestützte Mamma-MRT,
  - Sonografie.

84.10 Pathognomonische Befunde

- Kontrastmittelanreicherung der Kapsel in der kontrastmittelgestützten Mamma-MRT
- gelegentlich Kapselverdickung

84.11 Befundbeschreibung

84.11.1 Sonografie

- **B-Bild-Sonografie:** möglicherweise Kapselunschärfe und/oder -verdickung
- **farbkodierte Doppler-Sonografie:** keine Mehrinformation
- **Elastografie:** keine Mehrinformation

84.11.2 Röntgen

- **Mammografie:**
  - oft okkult
  - möglicherweise Kapselverkalkung bei ausgebrannter Kapsulitis
- **Tomosynthese:** keine Mehrinformation
- **kontrastmittelgestützte Mammografie:** Kontrastmittelanreicherung der Kapsel

84.11.3 MRT

- **Native T 1w Sequenz:** möglicherweise Kapselverdickung
- **T 2w Sequenz:** gelegentlich diskret erhöhte Signalintensität der Kapsel
- **T 1w Sequenz nach Kontrastmittelgabe:**
  - fokale (▸ Abb. 84.1), semizirkuläre (▸ Abb. 84.2) oder zirkuläre, die gesamte Kapsel betreffende Kontrastmittelanreicherung (▸ Abb. 84.3) der implantatumgebenden Kapsel nach Kontrastmittelgabe
  - Kapsel von normaler Stärke oder verdickt
- **Silikonspezialprotokoll:** keine Mehrinformation

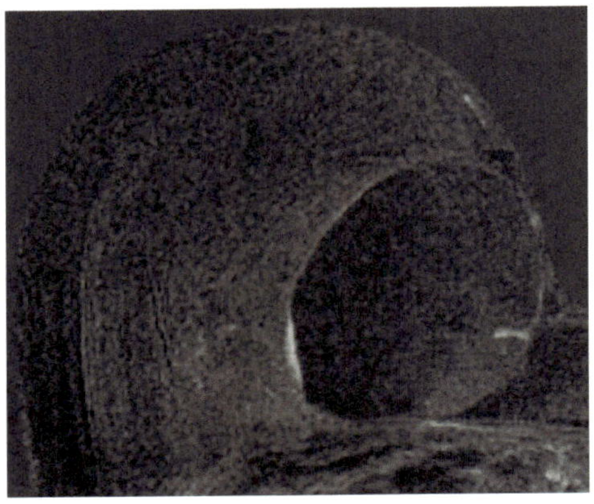

Abb. 84.1 Implantatkomplikation: Kapsulitis. Fokal gesteigerte Kontrastmittelanreicherung der in diesem Bereich mild verdickten Kapsel im Kontrastmittel-MRT-Bild bei fokaler Kapsulitis.

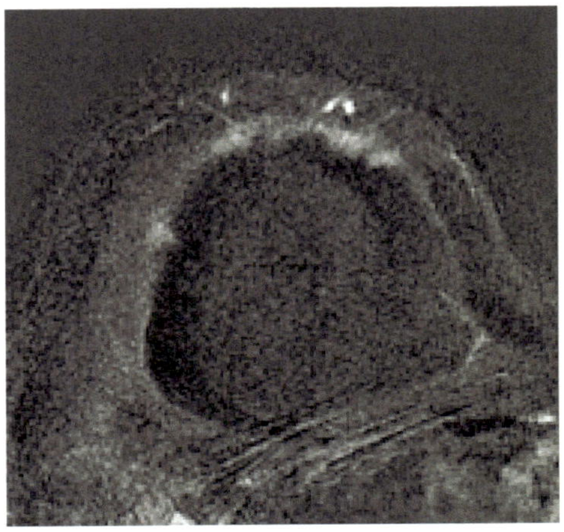

Abb. 84.2 Implantatkomplikation: Kapsulitis. Semizirkulär gesteigerte Kontrastmittelanreicherung der in diesem Bereich verdickten Kapsel im Kontrastmittel-MRT-Bild bei semizirkulärer Kapsulitis.

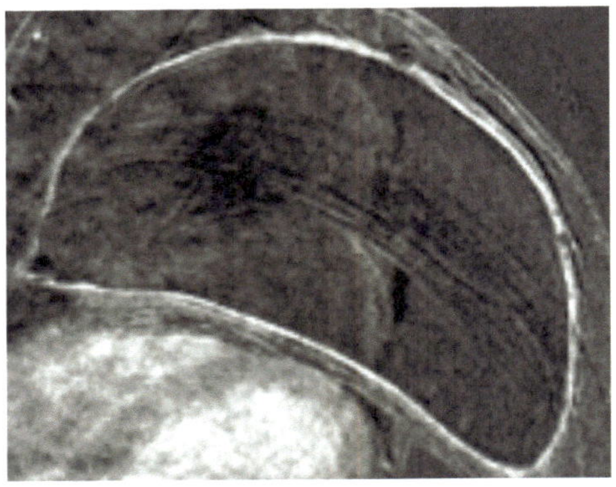

Abb. 84.3 Implantatkomplikation: Kapsulitis. Zirkulär gesteigerte Kontrastmittelanreicherung der Kapsel im Kontrastmittel-MRT-Bild bei zirkulärer Kapsulitis.

Praxistipp

Checkliste für die Befundbeschreibung:

- Lage und Form des Implantats
- Intaktheit der Hülle
- Intaktheit der Kapsel
- Entzündungshinweise der Kapsel (Kapsulitis)
- extrakapsulärer Silikonnachweis

84.12 Radiologische Differenzialdiagnosen

- Die möglichen Differenzialdiagnosen s. in ▸ Tab. 84.1.

84.13 Typische Fehler

- Keine, zumal kaum klinische Konsequenzen

84.14 Was der zuweisende Kollege/Kliniker wissen muss

- Befundbeschreibung und bei fehlender klinischer Symptomatik Bewertung als Nebenbefund
- bei ausgeprägter klinischer Symptomatik evtl. Versuch der Therapie mit einem antiphlogistisch wirksamen Medikament

84.15 Literatur

Literatur zur weiteren Vertiefung

[1099] Fischer U, Baum F. Diagnostik und Therapie des Mammakarzinoms. Stuttgart: Thieme; 2014

[1100] Fischer U, Said H. Implantate der weiblichen Brust. Teil 1: Normalbefund in der MRT. Senologie 2020; 17: 197–206

[1101] Gorczyca DP. MR imaging of breast implants. Magn Reson Imaging Clin N Am 1994; 2: 659–672

[1102] Gorczyca DP, Brenner RJ. The augmented breast. Radiologic & clinical perspectives. New York: Thieme; 1997

[1103] Madjar H. Kursbuch Mammasonografie. Ein Lehreratlas nach den Richtlinien der DEGUM und der KBV. Stuttgart: Thieme; 2019

Tab. 84.1 Differenzialdiagnosen der Kapsulitis.

Differenzialdiagnose	Häufigkeit der Differenzialdiagnose in Hinblick auf das Krankheitsbild	Wesentliche diagnostisch richtungsweisende Anamnese, Untersuchung u./o. Befunde	Sicherung der Diagnose
BIA-ALCL	sehr selten	• mehr als ein Jahr nach Implantation auftretende Hüllenabhebung mit subkapsulärem Serom als Hinweis auf ALCL	• Biopsie
kapselnahes Karzinom	sehr selten	• irreguläre, raumfordernde Kontrastmittelanreicherung	• Biopsie
SIGBIC	sehr selten	• irreguläre, raumfordernde Kontrastmittelanreicherung, eher zwischen Kapsel und Hülle	• abwartendes Verhalten

BIA-ALCL = brustimplantatassoziiertes anaplastisches großzelliges Lymphom
SIGBIC = silikoninduziertes Granulom der Brustimplantatkapsel

85 Implantatkomplikation: silikoninduziertes Granulom der Brustimplantatkapsel

Uwe Fischer

85.1 Steckbrief

Bei der Diagnostik von Implantaten wird zwischen frühen postoperativen und späten Komplikationen differenziert. Bei später auftretenden Komplikationen kann zwischen solchen unterschieden werden, die frühzeitig nach Implantation entstehen (Rotation, Hernierung, Kapsulitis, SIGBIC und Kapselfibrose), und solchen, die sich im Rahmen der Materialermüdung typischerweise erst 10–20 Jahre später ausbilden. Bei den SIGBIC handelt es sich um eine autoimmun-entzündliche Abwehrreaktion des Körpers gegen Silikon als Fremdkörper, die üblicherweise in den ersten Jahren nach Implantation entsteht. Bildgebendes Verfahren für den Nachweis von SIGBIC sind die Sonografie und insbesondere die kontrastmittelgestützte Mamma-MRT.

85.2 Synonyme

- Prothesenkomplikationen
- SIGBIC
- Silikonimplantat-Inkompatibilitätssyndrom
- SIIS

85.3 Keywords

- Brust
- Implantat
- Komplikation
- SIGBIC
- Diagnostik

85.4 Definition

Bei SIGBIC handelt es sich um eine inflammatorische Abwehrreaktion des Körpers gegen das Silikon im Implantat. Dabei kommt es zur Einwanderung von Entzündungszellen, bestehend aus Granulozyten, Lymphozyten sowie Makrophagen, und anschließend zur Einwanderung von Fibroblasten. Diese Immunreaktion beginnt bei den Abwehrzellen des unspezifischen Immunsystems, den Phagozyten. Diese granulomatöse Entzündungsreaktion im Sinne einer überschießenden Reaktion auf den Fremdkörper „Implantat" geht mit einer gesteigerten und persistierenden Mehrdurchblutung sowie der Ausbildung von fibrotischem Gewebe einher, das sich der Implantathülle anlagert. Es werden Zusammenhänge zwischen dem autoimmun-entzündlichen Syndrom, den silikoninduzierten Granulomen und der Ausbildung des großzelligen Lymphoms BIA-ALCL diskutiert. Aufgrund der geringen Fallzahl an implantatinduzierten Lymphomen gibt es dazu allerdings keine größeren Studien. Bei einem SIGBIC wird im Allgemeinen davon ausgegangen, dass es einen benignen Verlauf hat.

85.5 Epidemiologie

85.5.1 Häufigkeit

- In den ersten Jahren nach Protheseneinbringung sehr seltener Befund in der MRT

85.5.2 Altersgipfel

- Entsprechend dem Altersgipfel der Personen mit Implantat

85.5.3 Geschlechtsverteilung

- Personen mit Brustimplantat

85.5.4 Prädisponierende Faktoren

- Langanhaltende, möglicherweise auch durch Erreger unterhaltene Autoimmun- und Entzündungsprozesse im Zusammenhang mit dem Silikon in der Implantathülle – möglicherweise im Zusammenhang mit Erregern – stellen wahrscheinlich einen wesentlichen Faktor in der Ätiologie der granulomatösen Wucherungen dar.

85.6 Ätiologie und Pathogenese

- Langanhaltende, möglicherweise auch durch Erreger unterhaltene Autoimmun- und Entzündungsprozesse im Bereich der Kapsel

85.7 Klassifikation und Risikostratifizierung

- **Klassifikation:** keine

85.8 Symptomatik

- Oft klinisch okkult
- gelegentlich Schmerzen oder Verhärtung

85.9 Methode der Wahl

- Folgende Diagnostik ist relevant (in der Reihenfolge der Bedeutung):
  - kontrastmittelgestützte Mamma-MRT,
  - Sonografie.

85.10 Pathognomonische Befunde

- Proliferationen der hüllenumgebenden Kapsel
- Kontrastmittelanreicherung granulomatösen Gewebes zwischen Kapsel und Hülle in der kontrastmittelgestützten Mamma-MRT
- gelegentlich Hüllenimpression

85.11 Befundbeschreibung

85.11.1 Sonografie

- **B-Bild-Sonografie:**
  - möglicherweise Kapselunschärfe und/oder -verdickung
  - hüllenumgebende Proliferationen (► Abb. 85.1 und ► Abb. 85.2)
  - intrakapsuläre Flüssigkeitsvermehrung möglich (s. ► Abb. 85.2)
- **farbkodierte Doppler-Sonografie:** keine Mehrinformation
- **Elastografie:** keine Mehrinformation

85.11.2 Röntgen

- **Mammografie:**
  - oft okkult
  - möglicherweise Kapselverkalkung bei ausgebrannter Entzündung
- **Tomosynthese:** keine Mehrinformation
- **kontrastmittelgestützte Mammografie:** Kontrastmittelanreicherung der Kapsel

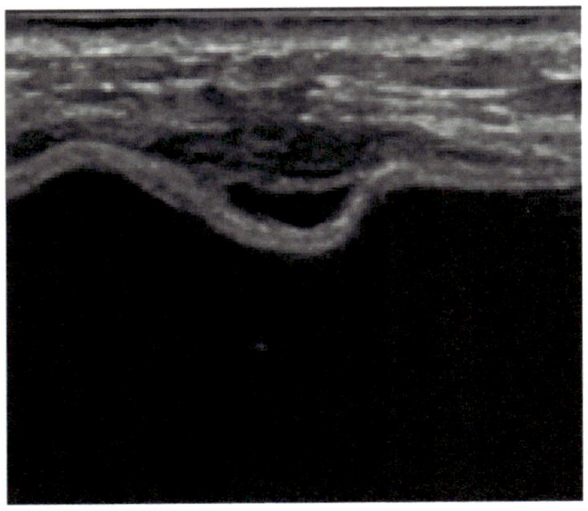

Abb. 85.1 Implantatkomplikation: SIGBIC. Isoechogene Gewebewucherung im Bereich einer angedeuteten radiären Einfaltung der Hülle im Sonografiebild.

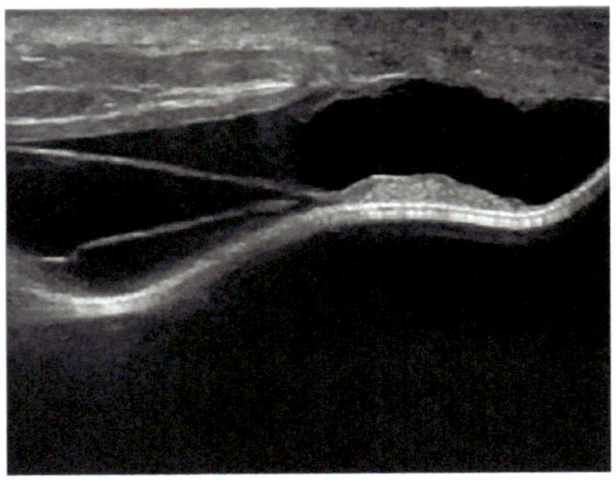

Abb. 85.2 Implantatkomplikation: SIGBIC. Isoechogene, der Hülle anliegende Gewebewucherung sowie erhöhter Flüssigkeitsgehalt zwischen Kapsel und Hülle im Sonografiebild.

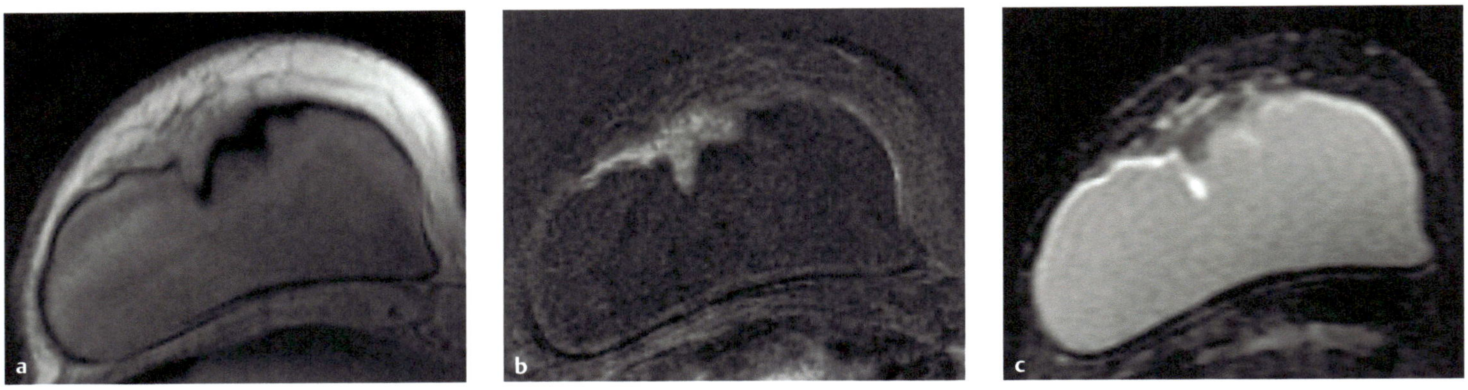

Abb. 85.3 Implantatkomplikation: SIGBIC. Gewebewucherung im Bereich einer angedeuteten radiären Einfaltung der Hülle in der MRT.
a Isointense Gewebevermehrung zwischen Hülle und Kapsel in der nativen T 1w MRT-Sequenz.
b Hypointense Gewebevermehrung zwischen Hülle und Kapsel in der T 2w MRT-Sequenz.
c Kontrastmittelanreicherung dieser Gewebevermehrung nach Kontrastmittelgabe (Subtraktionsaufnahme).

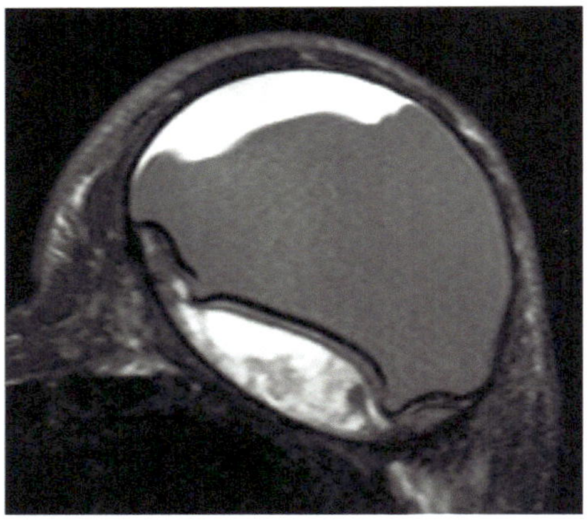

Abb. 85.4 Implantatkomplikation: SIGBIC. Gewebewucherungen zwischen Kapsel und Hülle mit begleitender deutlicher Flüssigkeitsansammlung und konsekutiver Pelottierung des Implantats im MRT-Bild.

85.11.3 MRT

- **Native T 1w Sequenz:** möglicherweise Proliferationen der hüllenumgebenden Kapselverdickung, evtl. auch im Bereich radiärer Einfaltungen (▸ Abb. 85.3a)
- **T 2w Sequenz:** gelegentlich diskret erhöhte Signalintensität der Proliferationen (▸ Abb. 85.3b)
- **T 1w Sequenz nach Kontrastmittelgabe:** Kontrastmittelanreicherung der granulomatösen Proliferationen (▸ Abb. 85.3c und ▸ Abb. 85.4)
- **Silikonspezialprotokoll:** keine Mehrinformation

Praxistipp

Checkliste für die Befundbeschreibung:

- Lage und Form des Implantats
- Intaktheit der Hülle
- Intaktheit der Kapsel
- Proliferationen zwischen Hülle und Kapsel (SIGBIC)
- extrakapsulärer Silikonnachweis

85.12 Radiologische Differenzialdiagnosen

- Die möglichen Differenzialdiagnosen in der Bildgebung s. in ▸ Tab. 85.1.

85.13 Typische Fehler

- Keine, zumal kaum klinische Konsequenzen

85.14 Was der zuweisende Kollege/Kliniker wissen muss

- Befundbeschreibung und bei fehlender klinischer Symptomatik Bewertung als Nebenbefund
- bei ausgeprägter klinischer Symptomatik evtl. Versuch der Therapie mit einem antiphlogistisch wirksamen Medikament
- bei Zweifel an der Benignität bioptische Abklärung

Tab. 85.1 Differenzialdiagnosen von SIGBIC.

Differenzialdiagnose	Häufigkeit der Differenzialdiagnose in Hinblick auf das Krankheitsbild	Wesentliche diagnostisch richtungsweisende Anamnese, Untersuchung u./o. Befunde	Sicherung der Diagnose
Kapsulitis	selten	• Kontrastmittelanreicherung • ggf. auch Verdickung der Kapsel	• abwartendes Verhalten
BIA-ALCL	sehr selten	• mehr als ein Jahr nach Implantation auftretende Hüllenabhebung mit subkapsulärem Serom als Hinweis auf ALCL	• Verlauf • Biopsie
kapselnahes Karzinom	sehr selten	• irreguläre, raumfordernde Kontrastmittelanreicherung	• Biopsie

BIA-ALCL = brustimplantatassoziiertes anaplastisches großzelliges Lymphom

85.15 Literatur

Literatur zur weiteren Vertiefung

[1104] Cohen Tervaert JW, Kappel RM. Silicone implant incompatibility syndrome (SIIS): a frequent cause of ASIA (Shoenfeld's syndrome). Immunol Res 2013; 56 (2–3): 293–298

[1105] de Faria Castro Fleury E, Gianini AC, Ayres V et al. Magnetresonanztomographie der Brust: Tipps zur Diagnose eines silikoninduzierten Granuloms einer Brustimplantatkapsel (SIGBIC). Insights Bildgeb 2017; 8: 439–446

[1106] de Faria Castro Fleury E, D'Alessandro GS, Lordelo Wludarski SCJ. Silikoninduziertes Granulom der Brustimplantatkapsel (SIGBIC): Histopathologie und radiologische Korrelation. Immunol Res 2018; 20: 6784–6797

[1107] Fischer U, Baum F. Diagnostik und Therapie des Mammakarzinoms. Stuttgart: Thieme; 2014

[1108] Fischer U, Said H. Implantate der weiblichen Brust. Teil 1: Normalbefund in der MRT. Senologie 2020; 17: 197–206

[1109] Gorczyca DP. MR imaging of breast implants. Magn Reson Imaging Clin N Am 1994; 2: 659–672

[1110] Gorczyca DP, Brenner RJ. The augmented breast. Radiologic & clinical perspectives. New York: Thieme; 1997

[1111] Madjar H. Kursbuch Mammasonografie. Ein Lehreratlas nach den Richtlinien der DEGUM und der KBV. Stuttgart: Thieme; 2019

86 Implantatkomplikation: Kapselfibrose

Uwe Fischer

86.1 Steckbrief

Bei der Diagnostik von Implantaten wird zwischen frühen postoperativen und späten Komplikationen differenziert. Unmittelbar postoperative Komplikationen betreffen die Nachblutung, die Wundheilung und die Wundheilungsstörung, die üblicherweise klinisch oder durch Ultraschall zu diagnostizieren sind. Zu den meistens eher früher auftretenden Komplikationen gehört die Kapselfibrose. Sie stellt die häufigste Komplikation nach Implantation dar. Wahrscheinlich ist die Kapsulitis eine Vorstufe zur Kapselfibrose. Die Kapselfibrose wird klinisch diagnostiziert und nach Baker klassifiziert. Bildgebenden Verfahren kommt für den Nachweis der Kapselfibrose keine Bedeutung zu. Die Kapselfibrose im Stadium Baker IV führt in aller Regel zur Implantatentfernung.

86.2 Synonyme

- Prothesenkomplikationen

86.3 Keywords

- Brust
- Implantat
- Komplikation
- Kapselfibrose
- Diagnostik

86.4 Definition

Die Kapselfibrose ist eine überschießende autoimmun-inflammatorische Abwehrreaktion des Körpers gegen das Implantat mit Ausbildung einer retrahierenden bindegewebigen Kapsel.

86.5 Epidemiologie

86.5.1 Häufigkeit

- Kapselfibrose sowie intra- und extrakapsuläre Ruptur stellen die häufigsten und relevantesten Komplikationen nach Implantation dar.
- Die Kapselfibrose hat eine Inzidenz von 0,6–7,4 % alle Implantate.

86.5.2 Altersgipfel

- Entsprechend dem Altersgipfel der Personen mit Implantat

86.5.3 Geschlechtsverteilung

- Personen mit Brustimplantat
- Anteil Frauen von mehr als 95 %

86.5.4 Prädisponierende Faktoren

- Wichtige Risikofaktoren für die Entstehung einer Kapselfibrose nach Implantation:
  - Implantate der älteren Generation (glatte Oberfläche, Silikonaustritt)
  - Kontamination, bakterielle Infektion
  - postoperatives Hämatom
  - Position der Implantate über dem Brustmuskel
  - Bestrahlung bei Brustkrebs

86.6 Ätiologie und Pathogenese

- Autoimmun-entzündliche Reaktion gegenüber dem Silikon in der Implantathülle (wohl auch im Zusammenhang mit Erregern)
- Oberflächenbeschaffenheit des Implantats für die Entwicklung einer Kapselfibrose wichtig:
  - durch aufgeraute Oberflächen der Implantathülle eher Verhindern einer Kapselfibrose
  - durch glatte Hülle eher Förderung dieses Prozesses
- Rate an Kapselfibrosen zudem bei subglandulärer Lage deutlich höher als bei subpektoral positionierten Implantaten
- Entwicklung von Kapselfibrosen meist in den ersten Monaten nach einer Implantation
- gehäuftes Auftreten einer Kapselfibrose nach Bestrahlungsbehandlung und nach Silikonaustritt infolge einer Hüllenruptur

86.7 Klassifikation und Risikostratifizierung

- **Klassifikation:** Die klinische Klassifikation der Kapselfibrose erfolgt nach Baker:
  - *Baker I:*
    - Das Implantat ist nicht tastbar und nicht sichtbar.
    - Die Brust ist weich und erscheint hinsichtlich ihrer Form natürlich.
  - *Baker II:*
    - Das Implantat ist tastbar, aber nicht sichtbar.
    - Die Brust fühlt sich etwas fester an, erscheint aber hinsichtlich der Form noch normal.
  - *Baker III:*
    - Das Implantat ist tastbar und unter der Haut sichtbar.
    - Die Brust fühlt sich fest an und ihre Form wirkt unnatürlich.
  - *Baker IV:*
    - Das Implantat ist disloziert und deformiert.
    - Die Brust ist hart, unnatürlich und deformiert, mit Beschwerden.

86.8 Symptomatik

- Stadienabhängige Beschwerden
- Schmerzen

86.9 Methode der Wahl

- Folgende Diagnostik ist relevant (in der Reihenfolge der Bedeutung):
  - Inspektion,
  - Palpation,
  - Sonografie,
  - MRT.

86.10 Pathognomonische Befunde

- Stadienabhängiger Inspektions- und Palpationsbefund (▸ Abb. 86.1 und ▸ Abb. 86.2)

86.11 Befundbeschreibung

86.11.1 Sonografie

- **B-Bild-Sonografie:** möglicherweise Kapselverdickung
- **farbkodierte Doppler-Sonografie:** keine Mehrinformation
- **Elastografie:** keine Mehrinformation

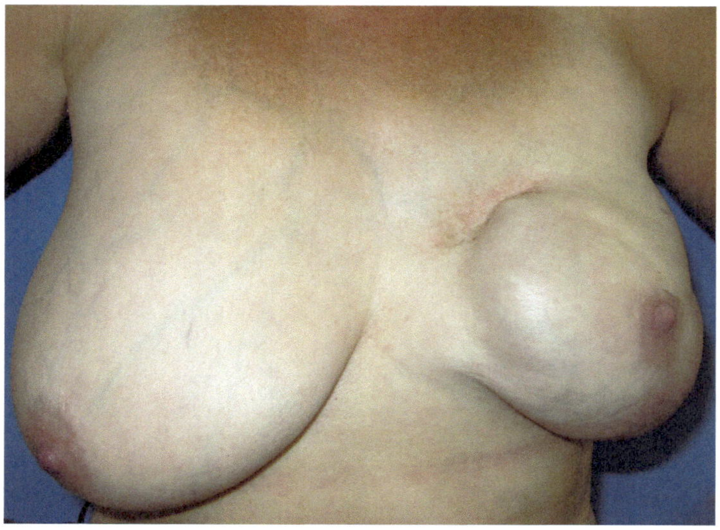

Abb. 86.1 Implantatkomplikation: Kapselfibrose. Typisches klinische Bild einer einseitigen Kapselfibrose mit extremer Kutisretraktion und Strukturverformung im Stadium Baker IV.

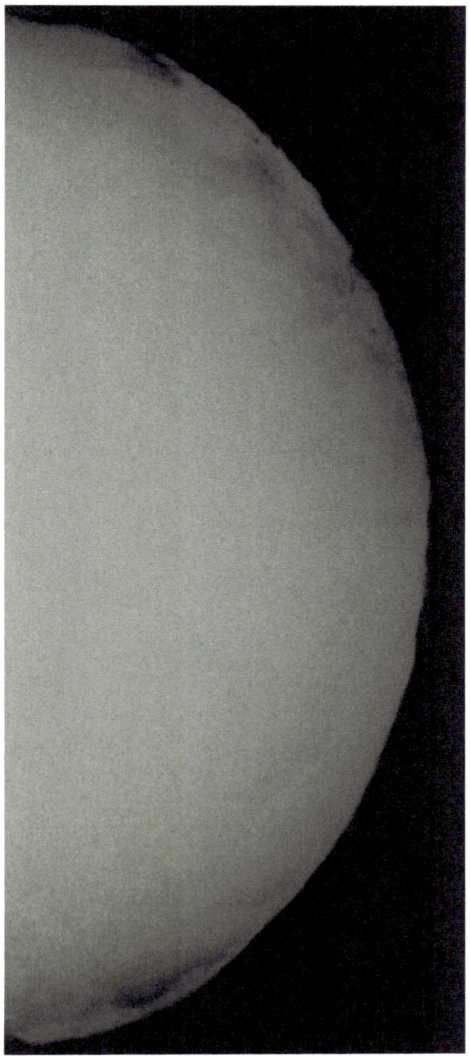

Abb. 86.3 Implantatkomplikation: Kapselfibrose. Kapselverkalkungen im digitalen Mammogramm mit spezieller Graustufenausspielung.

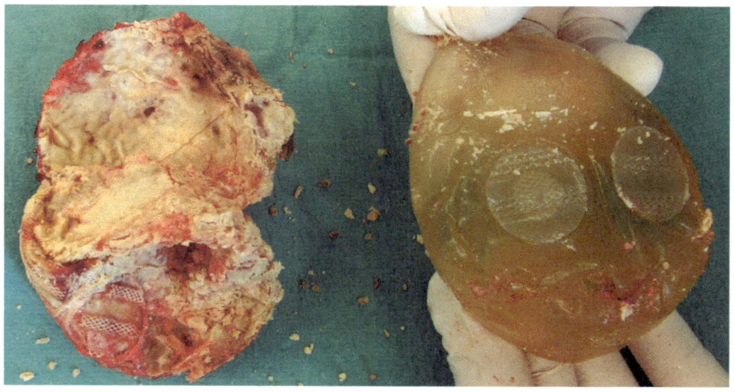

Abb. 86.2 Implantatkomplikation: Kapselfibrose. Intraoperativer Status nach Implantat- und Kapselentfernung. Massiv verdickte Kapsel.

86

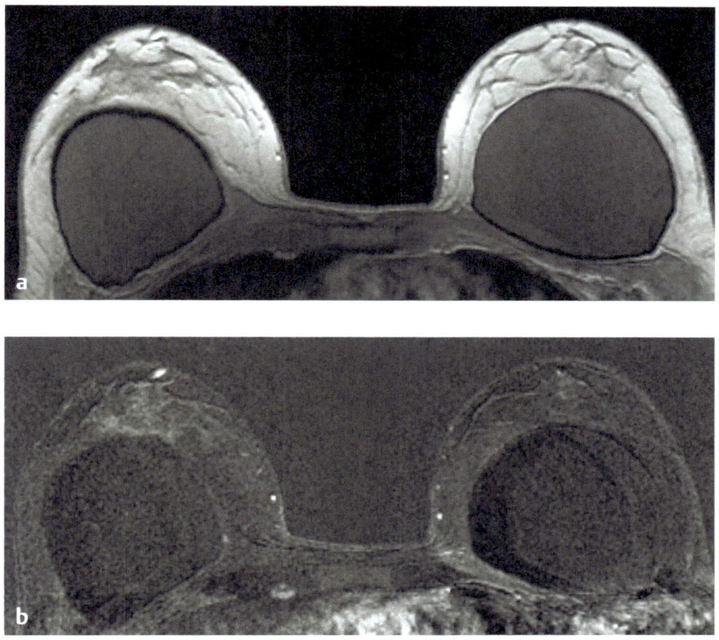

Abb. 86.4 Implantatkomplikation: Kapselfibrose. Unspezifische Befunde in der MRT.

a In der T 1w Sequenz semizirkuläre Kapselverdickung ventralseitig.

b In der Bildsubtraktion der kontrastmittelgestützten Untersuchung keine signifikante Kontrastmittelanreicherung der Kapselstrukturen als Hinweis auf eine nicht mehr bestehende floride Komponente.

86.11.2 Röntgen

- **Mammografie:** möglicherweise Kapselverkalkung (▸ Abb. 86.3)
- **Tomosynthese:** keine Mehrinformation
- **kontrastmittelgestützte Mammografie:** keine Mehrinformation

86.11.3 MRT

- **Native T 1w Sequenz:**
  - möglicherweise Kapselverdickung und Konturirregularitäten (▸ Abb. 86.4a)
  - gelegentlich rundliche Verformung des Implantats
- **T 2w Sequenz:**
  - möglicherweise Kapselverdickung
  - keine Mehrinformation
- **T 1w Sequenz nach Kontrastmittelgabe:**
  - nach Kontrastmittelgabe bei abgeschlossenem Entzündungsprozess keine Kontrastmittelanreicherung (▸ Abb. 86.4b)
  - keine Mehrinformation
- **Silikonspezialprotokoll:** keine Mehrinformation

Tab. 86.1 Differenzialdiagnosen der Kapselfibrose.

Differenzialdiagnose	Häufigkeit der Differenzialdiagnose in Hinblick auf das Krankheitsbild	Wesentliche diagnostisch richtungsweisende Anamnese, Untersuchung u./o. Befunde	Sicherung der Diagnose
Kapsulitis	gelegentlich	• Vorliegen von Baker-Kriterien	• Klinik
SIGBIC	selten	• Vorliegen von Baker-Kriterien	• Klinik

SIGBIC = silikoninduziertes Granulom der Brustimplantatkapsel

Praxistipp

Checkliste für die Befundbeschreibung:

- Lage und Form des Implantats
- Intaktheit der Hülle
- Intaktheit der Kapsel
- Entzündungshinweise der Kapsel
- extrakapsulärer Silikonnachweis

86.12 Radiologische Differenzialdiagnosen

- Die möglichen Differenzialdiagnosen s. in ▶ Tab. 86.1.

86.13 Typische Fehler

- Keine

86.14 Was der zuweisende Kollege/Kliniker wissen muss

- Hinweise auf eine zusätzliche intra- oder extrakapsuläre Ruptur
- Silikonom vorhanden

86.15 Literatur

Literatur zur weiteren Vertiefung

[1112] Fischer U. Röntgenmammographie. Verstehen, anwenden und optimieren. Stuttgart: Thieme; 2003

[1113] Fischer U, Baum F. Diagnostik und Therapie des Mammakarzinoms. Stuttgart: Thieme; 2014

[1114] Fischer U, Baum F. Mammadiagnostik für MTRA/RT. Stuttgart: Thieme; 2015

[1115] Gayou RM. A histological comparison of contracted and non-contracted capsules around silicone breast implants. Plast Reconstr Surg 1979; 59: 700

[1116] Gorczyca DP. MR imaging of breast implants. Magn Reson Imaging Clin N Am 1994; 2: 659–672

[1117] Gorczyca DP, Brenner RJ. The augmented breast. Radiologic & clinical perspectives. New York: Thieme; 1997

[1118] Gorczyca DP, Sinha S, Ahn CY et al. Silicone breast implants in vivo: MR imaging. Radiology 1992; 185: 407

[1119] Madjar H. Kursbuch Mammasonografie. Ein Lehreratlas nach den Richtlinien der DEGUM und der KBV. Stuttgart: Thieme; 2019

[1120] Middleton MS, McNamara MP. Breast implant imaging. Philadelphia: Lippincott Williams & Wilkins; 2003

87 Implantatkomplikation: Hüllenveränderungen

Uwe Fischer

87.1 Steckbrief

Bei der Diagnostik von Implantaten wird zwischen frühen postoperativen und späten Komplikationen differenziert. Bei später auftretenden Komplikationen kann zwischen solchen unterschieden werden, die frühzeitig nach Implantation entstehen, und solchen, die sich im Rahmen der Materialermüdung erst 10–20 Jahre später ausbilden. Jederzeit– früher oder später – kann es zur vermehrten Flüssigkeitsansammlung zwischen Hülle und umgebender Kapsel kommen. Daraus resultiert eine Hüllenabhebung. Diese kann harmloser Genese sein. Sie kann allerdings auch Vorstufe zur späteren intrakapsulären Ruptur oder – extrem selten – Hinweis auf ein Lymphom (BIA-ALCL) sein. Bildgebende Verfahren für den Nachweis von Hüllenveränderungen nach Implantation sind die Sonografie und insbesondere die Mamma-MRT.

87.2 Synonyme

- Prothesenkomplikationen

87.3 Keywords

- Brust
- Implantat
- Komplikation
- Hüllenabhebung
- Diagnostik

87.4 Definition

Eine Flüssigkeitsansammlung zwischen der Hülle und der Kapsel kann zu einer Hüllenabhebung führen. Die Flüssigkeit entspricht einem Serom, es handelt sich ausdrücklich nicht um Silikon.

87.5 Epidemiologie

87.5.1 Häufigkeit

- Konkrete Zahlen zur Häufigkeit von Hüllenabhebungen liegen nicht vor.
- Sie sind in Abhängigkeit von der Ätiologie zu sehen.

87.5.2 Altersgipfel

- Entsprechend dem Altersgipfel der Personen mit Implantat

87.5.3 Geschlechtsverteilung

- Personen mit Brustimplantat
- Anteil Frauen von mehr als 95 %

87.5.4 Prädisponierende Faktoren

- Wichtige Risikofaktoren für die Entstehung einer Hüllenabhebung nach Implantation sind in Abhängigkeit von der Ätiologie zu sehen:
  - Zeitdauer nach Implantation,
  - Beschaffenheit des Implantats,
  - Lymphom.

87.6 Ätiologie und Pathogenese

- Zunehmende Seromansammlungen mit konsekutiver Distanzierung der Hülle von der Kapsel

87.7 Klassifikation und Risikostratifizierung

- **Klassifikation:** Es existiert keine Klassifikation für die Graduierung der Hüllenabhebung.

87.8 Symptomatik

- Üblicherweise keine klinische Symptomatik
- keine Beschwerden

87.9 Methode der Wahl

- Folgende Diagnostik ist relevant (in der Reihenfolge der Bedeutung):
  - Sonografie,
  - Mamma-MRT.

87.10 Pathognomonische Befunde

- Flüssigkeitsnachweis (Cave: Kein Silikon!) zwischen Implantathülle und umgebender Kapsel

87.11 Befundbeschreibung

87.11.1 Sonografie

- **B-Bild-Sonografie:** Abhebung der Hülle von der Kapsel (▸ Abb. 87.1)
- **farbkodierte Doppler-Sonografie:** keine Mehrinformation
- **Elastografie:** keine Mehrinformation

87.11.2 Röntgen

- **Mammografie:** keine Befunddarstellung
- **Tomosynthese:** keine Mehrinformation
- **kontrastmittelgestützte Mammografie:** keine Mehrinformation

87.11.3 MRT

- **Native T 1w Sequenz:** keine Mehrinformation
- **T 2w Sequenz:** Flüssigkeitssignal zwischen Hülle und Kapsel (▸ Abb. 87.2)
- **T 1w Sequenz nach Kontrastmittelgabe:** keine Mehrinformation
- **Silikonspezialprotokoll:** bessere Spezifizierung der Flüssigkeit zwischen Hülle und Kapsel mit definitivem Ausschluss von Silikonanteilen in der Flüssigkeit (▸ Abb. 87.3)

> **Praxistipp**
> Checkliste für die Befundbeschreibung:
> - Lage und Form des Implantats
> - Intaktheit der Hülle
> - Intaktheit der Kapsel
> - Entzündungshinweise der Kapsel
> - extrakapsulärer Silikonnachweis

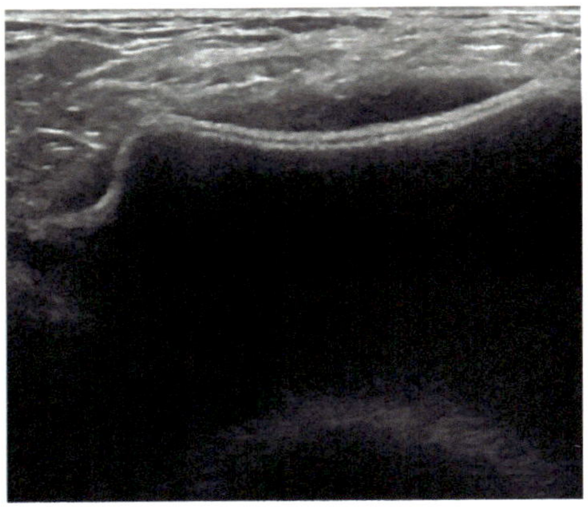

Abb. 87.1 Implantatkomplikation: Hüllenveränderungen. Hüllenabhebung: schmaler Flüssigkeitssaum zwischen Kapsel und Implantathülle im B-Bild der Sonografie.

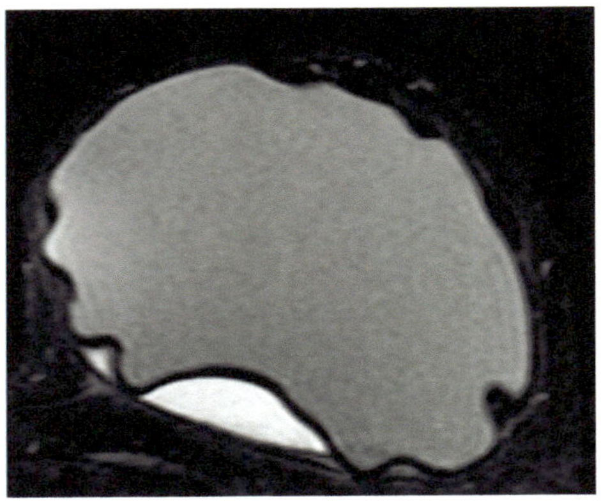

Abb. 87.2 Implantatkomplikation: Hüllenveränderungen. Hüllenabhebung: umschriebener Flüssigkeitssaum zwischen Kapsel und Implantathülle im T2w MRT-Bild.

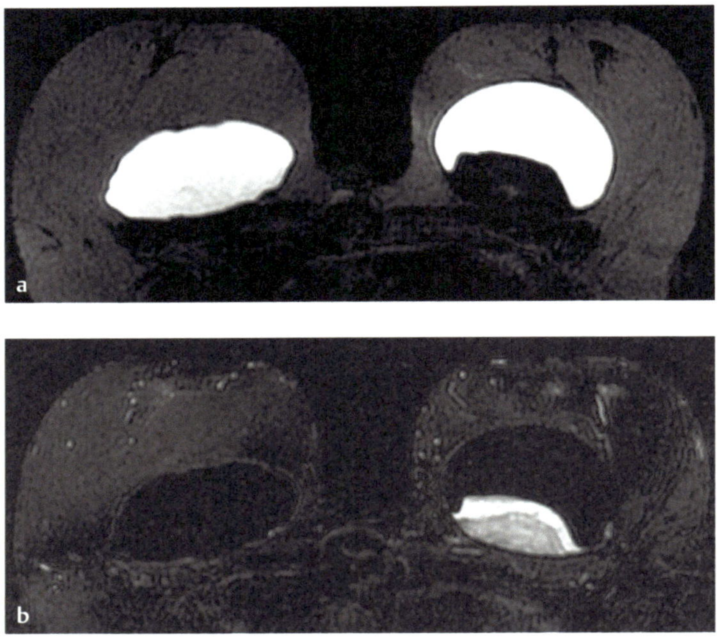

Abb. 87.3 Implantatkomplikation: Hüllenveränderungen. Hüllenabhebung: breiter semizirkulärer Flüssigkeitssaum zwischen Kapsel und Implantathülle in der silikonspezifischen MRT.
a Silikonbetonte Messung.
b Silikonunterdrückte Messung.

87.12 Radiologische Differenzialdiagnosen

- Die zu berücksichtigenden Differenzialdiagnosen s. in ▶ Tab. 87.1.

87.13 Typische Fehler

- Fehlende Detektion der Hüllenabhebung
- Verzicht auf Punktion der Flüssigkeit bei zusätzlichen Kriterien für das Vorliegen eines Lymphoms

87.14 Was der zuweisende Kollege/Kliniker wissen muss

- Befundbeschreibung und Bewertung als Nebenbefund
- bei Zweifel an der Benignität Flüssigkeitsaspiration und zytologische Untersuchung

87.15 Literatur

Literatur zur weiteren Vertiefung

[1121] Fischer U, Baum F. Diagnostik und Therapie des Mammakarzinoms. Stuttgart: Thieme; 2014

[1122] Fischer U, Said H. Implantate der weiblichen Brust. Teil 2: Implantatkomplikationen. Senologie 2020; 17: 273–286

[1123] Gorczyca DP. MR imaging of breast implants. Magn Reson Imaging Clin N Am 1994; 2: 659–672

[1124] Gorczyca DP, Brenner RJ. The augmented breast. Radiologic & clinical perspectives. New York: Thieme; 1997

[1125] Madjar H. Kursbuch Mammasonografie. Ein Lehreratlas nach den Richtlinien der DEGUM und der KBV. Stuttgart: Thieme; 2019

Tab. 87.1 Differenzialdiagnosen der Hüllenabhebung.

Differenzialdiagnose	Häufigkeit der Differenzialdiagnose in Hinblick auf das Krankheitsbild	Wesentliche diagnostisch richtungsweisende Anamnese, Untersuchung u./o. Befunde	Sicherung der Diagnose
intrakapsuläre Ruptur	gelegentlich	• Silikonsignal innerhalb der Flüssigkeit zwischen Hülle und Kapsel	• MRT silikonsensitiv und silikonunterdrückend
BIA-ALCL	extrem selten	• mehr als ein Jahr nach Implantation auftretende Hüllenabhebung mit subkapsulärem Serom als Hinweis auf ALCL	• zytologische Untersuchung der Flüssigkeit (Lymphomzellen, CD30, ALK)

ALK = anaplastische Lymphomkinase
BIA-ALCL = brustimplantatassoziiertes anaplastisches großzelliges Lymphom
MRT = Magnetresonanztomografie

88 Implantatkomplikation: intrakapsuläre Ruptur

Uwe Fischer

88.1 Steckbrief

Bei der Diagnostik von Implantaten wird zwischen frühen postoperativen und späten Komplikationen differenziert. Bei später auftretenden Komplikationen kann zwischen solchen unterschieden werden, die frühzeitig nach Implantation entstehen, und solchen, die sich im Rahmen der Materialermüdung typischerweise erst 10–20 Jahre später ausbilden (Gelbluten, Hüllenabhebung, intrakapsuläre und extrakapsuläre Ruptur). Die intrakapsuläre Ruptur, bei der die implantatumgebende Hülle zerrissen ist, stellt mit zunehmender Zeit nach Implantation eine relativ häufige Komplikation dar. Bildgebende Verfahren für den Nachweis von Hüllenveränderungen nach Implantation sind die Sonografie und insbesondere die Mamma-MRT.

88.2 Synonyme

- Prothesenkomplikationen

88.3 Keywords

- Brust
- Implantat
- Komplikation
- Ruptur
- intrakapsulär
- Diagnostik

88.4 Definition

Bei einer intrakapsulären Ruptur zerreißt die kapselumgebende Hülle.

88.5 Epidemiologie

88.5.1 Häufigkeit

- Eher selten
- mit zunehmendem Alter der Implantate zunehmend

88.5.2 Altersgipfel

- Entsprechend dem Altersgipfel der Personen mit Implantat

88.5.3 Geschlechtsverteilung

- Personen mit Brustimplantat
- Anteil Frauen von mehr als 99 %

88.5.4 Prädisponierende Faktoren

- Wichtige Risikofaktoren für die Entstehung einer intrakapsulären Ruptur nach Implantation:
  - Zeitdauer nach Implantation
  - Beschaffenheit des Implantats
  - externe Krafteinwirkungen auf das Implantat

88.6 Ätiologie und Pathogenese

- Bei einer intrakapsulären Ruptur zerreißt die kapselumgebende Hülle.

88.7 Klassifikation und Risikostratifizierung

- **Klassifikation:** keine

88.8 Symptomatik

- Üblicherweise keine Symptomatik

88.9 Methode der Wahl

- Folgende Diagnostik ist relevant (in der Reihenfolge der Bedeutung):
  - Mamma-MRT,
  - Sonografie.

88.10 Pathognomonische Befunde

- Gerissene Hülle in Ultraschall oder MRT

88.11 Befundbeschreibung

88.11.1 Sonografie

- **B-Bild-Sonografie:** möglicherweise zerrissene Hüllenanteile innerhalb der intakten Kapsel (▶ Abb. 88.1)
- **farbkodierte Doppler-Sonografie:** keine Zusatzinformation
- **Elastografie:** keine Zusatzinformation

88.11.2 Röntgen

- **Mammografie:** kein mammografisches Korrelat
- **Tomosynthese:** keine Zusatzinformation
- **kontrastmittelgestützte Mammografie:** keine Zusatzinformation

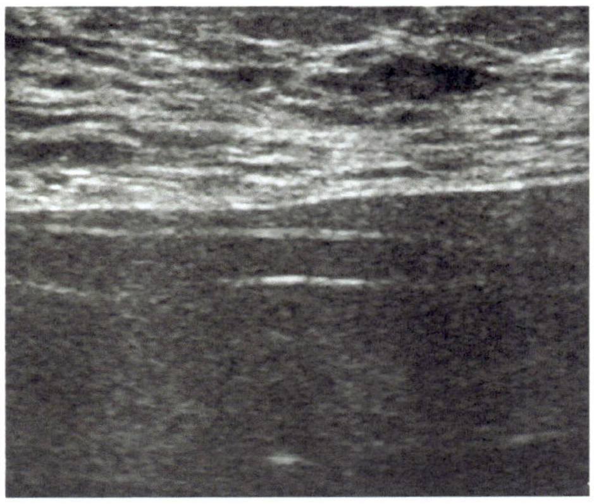

Abb. 88.1 Implantatkomplikation: intrakapsuläre Ruptur. Lineare hyperechogene Strukturen innerhalb des Implantatlumens bei intakter Kapsel im B-Bild der Sonografie.

88.11.3 MRT

- **Native T 1w Sequenz:** gelegentlich zerrissene Hüllenanteile innerhalb der intakten Kapsel
- **T 2w Sequenz und Silikonspezialprotokoll:**
  - zerrissene Hüllenanteile innerhalb der intakten Kapsel
  - potenzielle Zeichen einer Hüllenruptur:
    - *Gelbluten* (Gel Bleeding): Silikonsignal zwischen nicht abgehobener Hülle und Kapsel und/oder innerhalb radiärer Einfaltungen (▶ Abb. 88.2)
    - *subkapsulär abgehobene Hülle* (Subcapsular Line Sign): Silikonsignal zwischen gering abgehobener Hülle und Kapsel (▶ Abb. 88.3)
    - *Schlüsselloch- oder Schlingenzeichen* (Keyhole Sign, Noose Sign): Silikonsignal innerhalb der kapselnahen Einfaltungen der Hülle ohne Berührung der Hüllenstrukturen (▶ Abb. 88.4)
    - *Tränenzeichen* (Teardrop Sign): Silikonsignal innerhalb der nach zentral eingefalteten Hülle mit Berührung der Hüllenstrukturen (▶ Abb. 88.5)
  - sichere Zeichen einer Hüllenruptur:
    - *Spaghettizeichen* (Linguini Sign): bandartige, geschlängelt verlaufende, signalarme Struktur (als Korrelat zur kollabierten Prothesenhülle) innerhalb der mit Silikon oder Kochsalz gefüllten fibrösen Kapsel (▶ Abb. 88.6)
    - *Zeichen des freien Hüllenendes* (Ending Line Sign): Nachweis von freien Enden der im Silikon schwimmenden Hülle (▶ Abb. 88.7)
    - *Salatölzeichen* (Salad-Oil Sign): tröpfchenförmige Signalalterationen mit serumäquivalentem Signal innerhalb des intrakapsulären Silikons als Hinweis auf eine Vermischung von Silikon und Serum (▶ Abb. 88.8)
- **T 1w Sequenz nach Kontrastmittelgabe:** keine Zusatzinformation

Praxistipp

Checkliste für die Befundbeschreibung:

- Lage und Form des Implantats
- Intaktheit der Hülle
- Intaktheit der Kapsel
- Entzündungshinweise der Kapsel
- extrakapsulärer Silikonnachweis

88.12 Radiologische Differenzialdiagnosen

- Die möglichen Differenzialdiagnosen s. in ▶ Tab. 88.1.

88.13 Typische Fehler

- Fehlende Detektion des Befunds, insbesondere bei schlechter Fensterung der Aufnahmen
- Fehleinschätzung des Befunds als defekte Hülle bei Doppellumenimplantat

88.14 Was der zuweisende Kollege/Kliniker wissen muss

- Zuverlässigkeit der Einschätzung der Befunde als intrakapsuläre Ruptur (potenzielle Zeichen, sichere Zeichen)
- Ausschluss einer extrakapsulären Ruptur

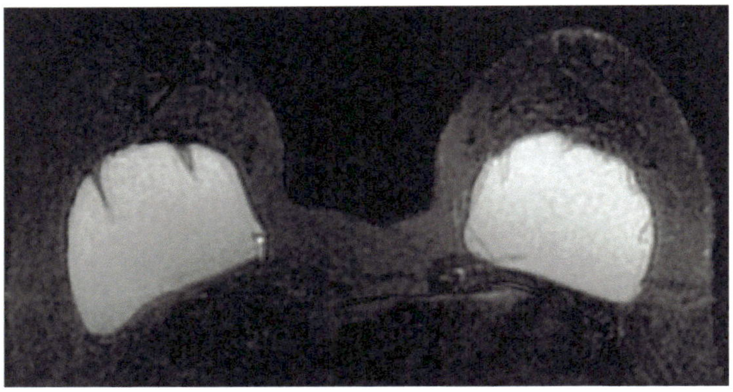

Abb. 88.2 Implantatkomplikation: intrakapsuläre Ruptur. Gelbluten: Silikonsignal innerhalb der radiären Einfaltungen in der silikonsensitiven MRT-Einzelschicht der linken Brust. Normalbefund der rechten Mamma.

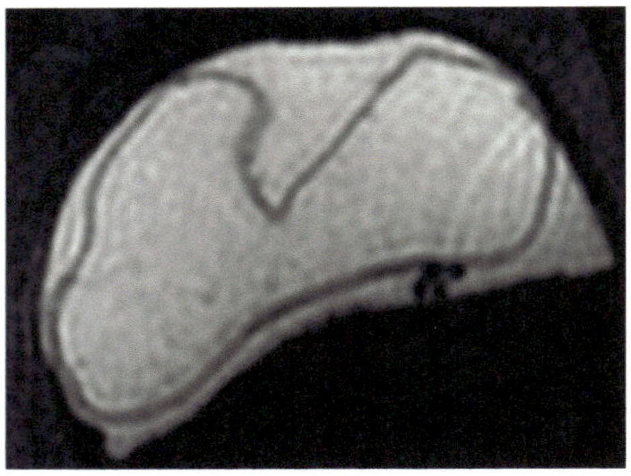

Abb. 88.3 Implantatkomplikation: intrakapsuläre Ruptur. Subcapsular Line Sign: Silikonsignal zwischen Hülle und intakter Kapsel in der silikonsensitiven MRT-Einzelschicht.

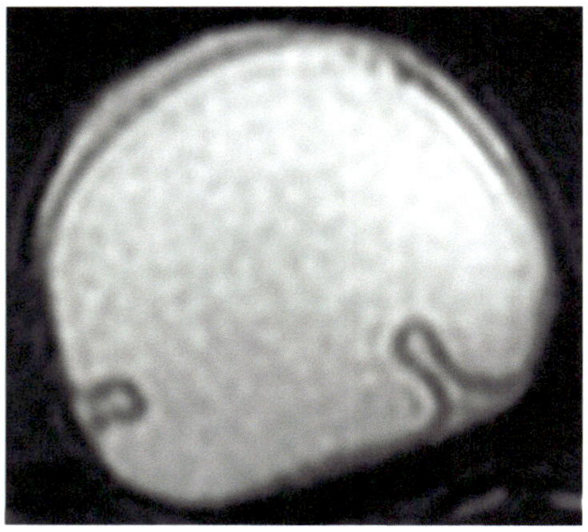

Abb. 88.4 Implantatkomplikation: intrakapsuläre Ruptur. Schlüsselloch- oder Schlingenzeichen: Silikonsignal innerhalb der aufgeweiteten radiären Einfaltungen der Hülle in der silikonsensitiven MRT-Einzelschicht.

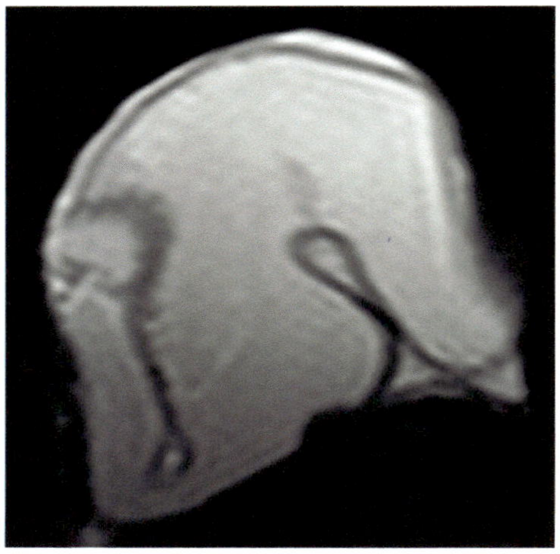

Abb. 88.5 Implantatkomplikation: intrakapsuläre Ruptur. Tränenzeichen: Silikonsignal innerhalb der aufgeweiteten radiären Einfaltungen mit Berührung der basalen Hüllenanteile in der silikonsensitiven MRT-Einzelschicht.

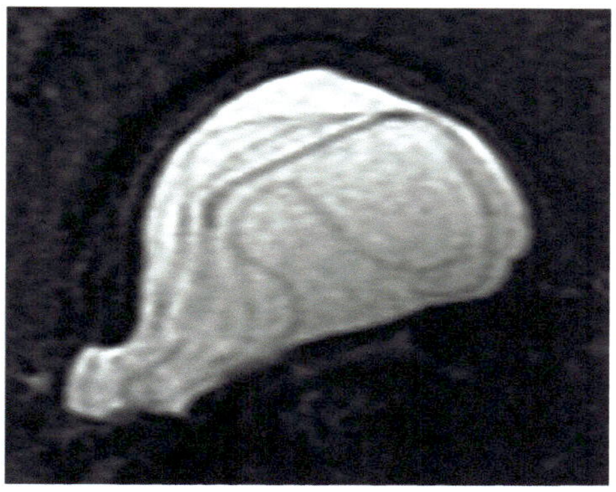

Abb. 88.6 Implantatkomplikation: intrakapsuläre Ruptur. Spaghettizeichen: frei im Implantat schwimmende, spaghettiförmige Hülle in der silikonsensitiven MRT-Einzelschicht.

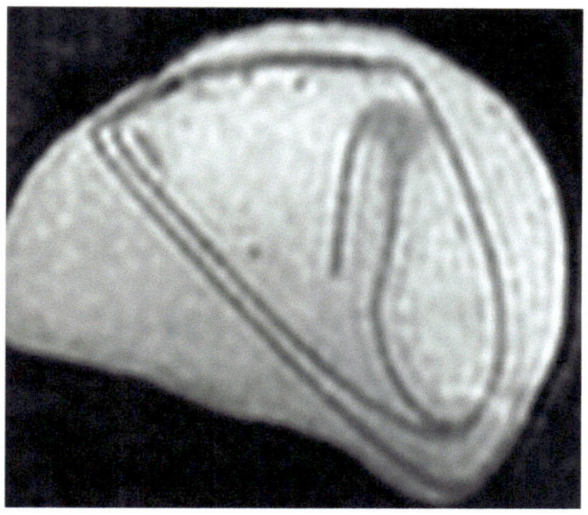

Abb. 88.7 Implantatkomplikation: intrakapsuläre Ruptur. Ending Line Sign: frei im Implantat schwimmende Hülle mit frei endenden Hüllenanteilen in der silikonsensitiven MRT-Einzelschicht.

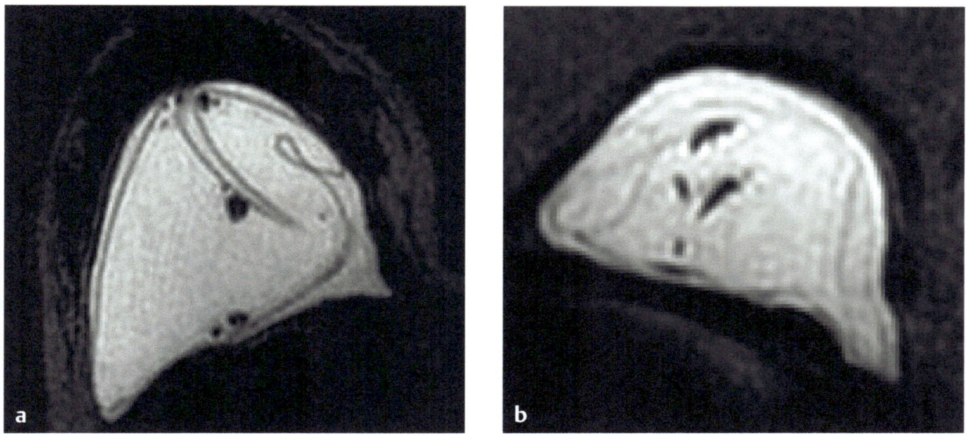

Abb. 88.8 Implantatkomplikation: intrakapsuläre Ruptur. Salatölzeichen: tröpfchenförmige Vermischung der hüllenumgebenden Serumflüssigkeit mit dem Silikon des Implantats innerhalb der intakten Kapsel.
a Silikonbetontes MRT-Bild.
b Silikonunterdrücktes MRT-Bild.

88

Tab. 88.1 Differenzialdiagnosen intrakapsulärer Rupturen.

Differenzialdiagnose	Häufigkeit der Differenzialdiagnose in Hinblick auf das Krankheitsbild	Wesentliche diagnostisch richtungsweisende Anamnese, Untersuchung u./o. Befunde	Sicherung der Diagnose
Permeabilitätsstörung der Hülle	gelegentlich	• intrakapsuläre Ruptur bei Vorliegen eines oder mehrerer der sicheren Zeichen bewiesen • bei ausschließlichem Vorliegen potenziell auf eine Hüllenruptur hinweisender Zeichen nur Mutmaßung einer intrakapsulären Ruptur möglich	• Analyse der vorliegenden Zeichen
Doppellumenimplantat	gelegentlich	• Verwechslung des inneren intakten Implantats mit einer Hüllenabhebung	• Kenntnis des Implantattyps

88.15 Literatur

Literatur zur weiteren Vertiefung

[1126] Berg WA, Caskey CI, Hamper UM et al. Diagnosing breast implant rupture with MR imaging, US, and mammography. Radiographics 1993; 13: 1323

[1127] Berg WA, Anderson ND, Zerhouni EA et al. MR imaging of the breast in patients with silicone breast implants: normal postoperative variants and diagnostic pitfalls. AJR Am J Roentgenol 1994; 163: 575

[1128] Berg WA, Caskey CI, Hamper UM et al. Single- and double-lumen silicone breast implant integrity: prospective evaluation of MR and US criteria. Radiology 1995; 197: 45

[1129] Fischer U, Said H. Implantate der weiblichen Brust. Teil 2: Implantatkomplikationen. Senologie 2020; 17: 273–286

[1130] Gorczyca DP. MR imaging of breast implants. Magn Reson Imaging Clin N Am 1994; 2: 659–672

[1131] Gorczyca DP, Brenner RJ. The augmented breast. Radiologic & clinical perspectives. New York: Thieme; 1997

[1132] Huch RA, Kunzi W, Debatin JF et al. MR imaging of the augmented breast. Eur Radiol 1998; 8: 371

[1133] Middleton MS, McNamara MP. Breast implant imaging. Philadelphia: Lippincott Williams & Wilkins; 2003

[1134] Monticciolo DL, Nelson RC, Dixon WT et al. MR detection of leakage from silicone breast implants: value of a silicone-selective pulse sequence. AJR Am J Roentgenol 1994; 163: 51

[1135] Morgan DE, Kenney PJ, Meeks MC et al. MR imaging of breast implants and their complications. AJR Am J Roentgenol 1996; 167: 1271

[1136] Mund DF, Farria DM, Gorczyca DP et al. MR imaging of the breast in patients with silicone-gel implants: spectrum of findings. AJR Am J Roentgenol 1993; 161: 773

[1137] Piccoli CW, Greer JG, Mitchell DG. Breast MR imaging for cancer detection and implant evaluation: potential pitfalls. Radiographics 1996; 16: 63

[1138] Soo MS, Kornguth PJ, Walsh R et al. Complex radial folds versus subtle signs of intracapsular rupture of breast implants: MR findings with surgical correlation. AJR Am J Roentgenol 1996; 166: 1421

[1139] Stroman PW, Rolland C, Dufour M et al. Appearance of low signal intensity lines in MRI of silicone breast implants. Biomaterials 1996; 17: 983

[1140] Youk JH, Son EJ, Kim EK et al. Diagnosis of breast cancer at dynamic MRI in patients with breast augmentation by paraffin or silicone injection. Clin Radiol 2009; 64 (12): 1175

89 Implantatkomplikation: extrakapsuläre Ruptur

Uwe Fischer

89.1 Steckbrief

Bei der Diagnostik von Implantaten wird zwischen frühen postoperativen und späten Komplikationen differenziert. Zu den später auftretenden Komplikationen zählen solche, die sich im Rahmen der Materialermüdung typischerweise erst 10–20 Jahre später ausbilden (Gelbluten, Hüllenabhebung, intrakapsuläre und extrakapsuläre Ruptur). Die extrakapsuläre Ruptur, bei der üblicherweise eine intrakapsuläre Ruptur vorausgegangen ist, definiert sich durch die Ruptur der umgebenden Kapsel und den konsekutiven Austritt von Silikon im Sinne eines Silikonoms. Sie stellt üblicherweise eine Indikation zur operativen Implantatentfernung dar. Bildgebende Verfahren für den Nachweis einer extrakapsulären Ruptur sind Sonografie und Mamma-MRT.

89.2 Synonyme

- Prothesenkomplikationen

89.3 Keywords

- Brust
- Implantat
- Komplikation
- Ruptur
- extrakapsulär
- Diagnostik

89.4 Definition

Eine extrakapsuläre Ruptur ist ein Defekt der implantatumgebenden Kapsel, meistens im Zusammenhang mit einer vorausgegangenen intrakapsulären Ruptur.

89.5 Epidemiologie

89.5.1 Häufigkeit

- Sehr selten

89.5.2 Altersgipfel

- Entsprechend dem Altersgipfel der Personen mit Implantat

89.5.3 Geschlechtsverteilung

- Personen mit Brustimplantat
- Anteil Frauen von mehr als 99 %

89.5.4 Prädisponierende Faktoren

- Wichtige Risikofaktoren für die Entstehung einer extrakapsulären Ruptur nach Implantation:
  - externe Krafteinwirkungen auf das Implantat
  - Zeitdauer nach Implantation
  - Beschaffenheit des Implantats

89.6 Ätiologie und Pathogenese

- Bei einer extrakapsulären Ruptur liegt ein Defekt der implantatumgebenden Kapsel vor.

89.7 Klassifikation und Risikostratifizierung

- **Klassifikation:** keine

89.8 Symptomatik

- Meist keine Symptomatik
- bei Austritt größerer Silikonmengen evtl. palpable Resistenz
- Volumenverlust der Brust bei Kochsalzimplantat

89.9 Methode der Wahl

- Folgende Diagnostik ist relevant (in der Reihenfolge der Bedeutung):
  - Sonografie,
  - Mamma-MRT,
  - klinische Untersuchung.

89.10 Pathognomonische Befunde

- **Silikonimplantat:** defekte Kapsel mit Silikonaustritt in Ultraschall oder MRT
- **Kochsalzimplantat:** Implantatverformung

89.11 Befundbeschreibung

89.11.1 Sonografie

- **B-Bild-Sonografie:**
  - Silikonaustritt aus dem Implantat
  - Schneegestöberphänomen (▶ Abb. 89.1)
  - möglicherweise zerrissene Hüllenanteile innerhalb der defekten Kapsel
- **farbkodierte Doppler-Sonografie:** keine Zusatzinformation
- **Elastografie:** keine Zusatzinformation

89.11.2 Röntgen

- **Mammografie:**
  - kapselüberschreitender Silikonaustritt aus dem Implantat (▶ Abb. 89.2a)
  - Verformung (▶ Abb. 89.2b)
  - oft kein mammografisches Korrelat
- **Tomosynthese:** keine Zusatzinformation
- **kontrastmittelgestützte Mammografie:** ausgetretenes Silikon ohne Kontrastmittelanreicherung

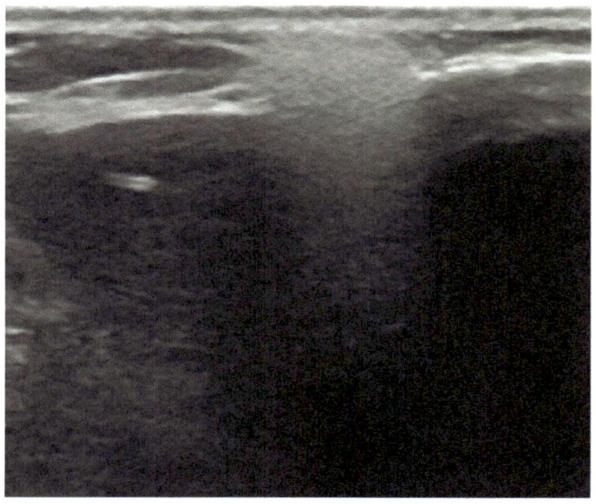

Abb. 89.1 Implantatkomplikation: extrakapsuläre Ruptur. Gering kapselüberschreitende hyperechogene Raumforderung im B-Bild der Sonografie (Schneegestöberphänomen).

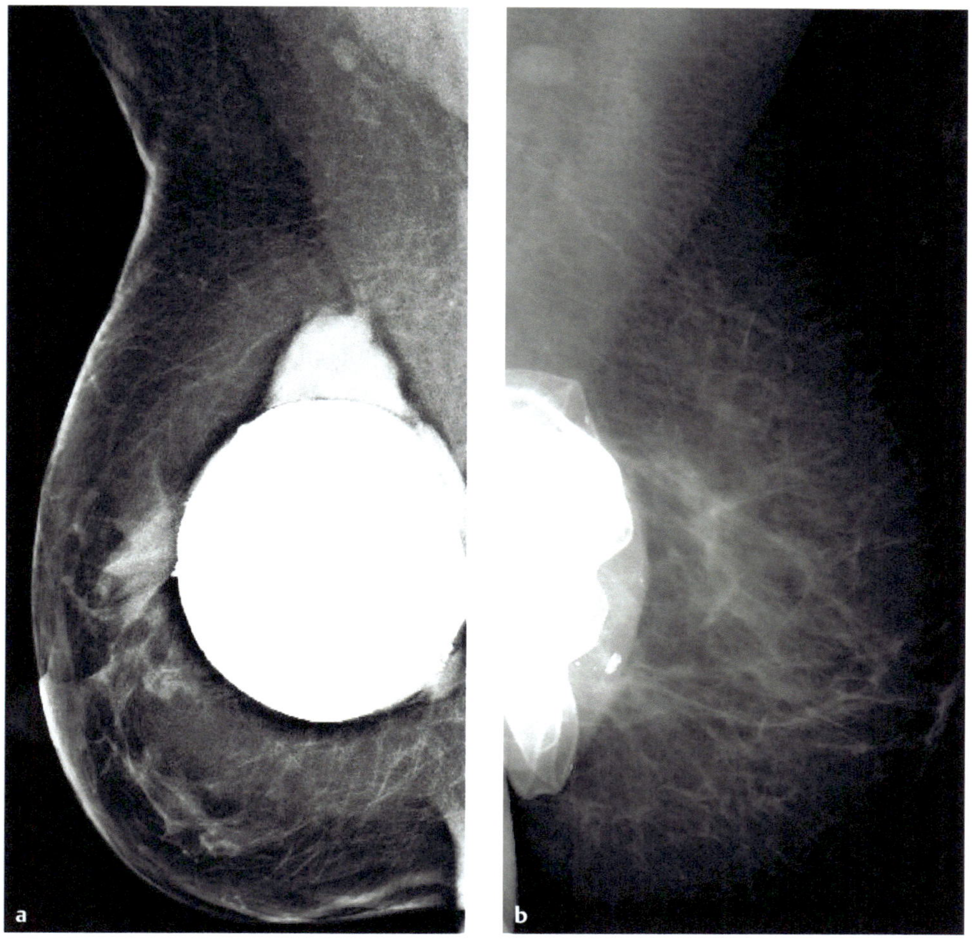

Abb. 89.2 Implantatkomplikation: extrakapsuläre Ruptur. Mammografie zweier verschiedener Implantattypen.
a Ausgeprägte hyperdense Raumforderung, kranial dem Silikonimplantat aufsitzend.
b Verformtes, subtotal ausgelaufenes Kochsalzimplantat.

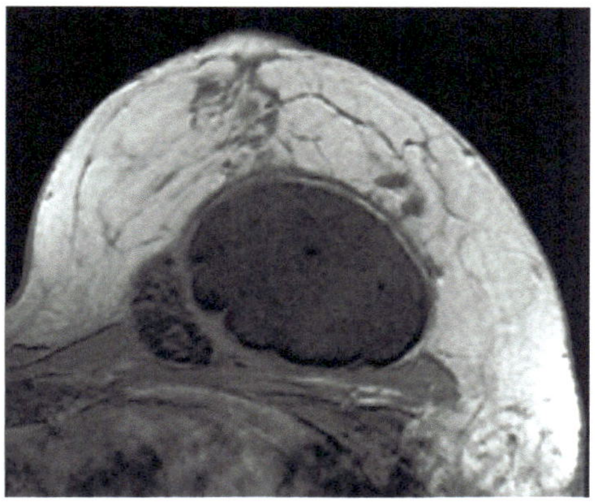

Abb. 89.3 Implantatkomplikation: extrakapsuläre Ruptur. Medialseitig herdförmig kapselüberschreitende, isointense Raumforderung im nativen T 1w Mamma-MRT-Bild.

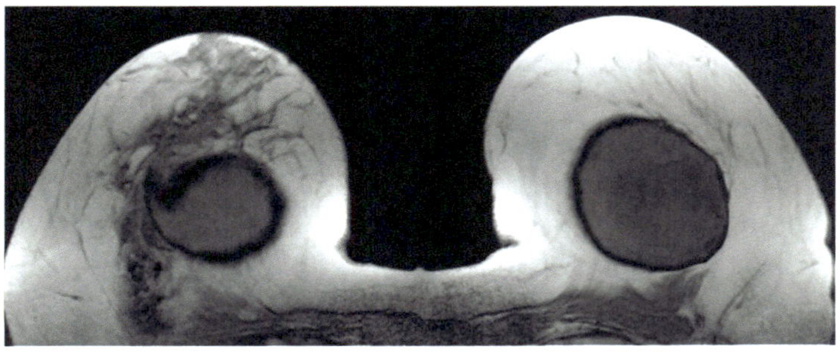

Abb. 89.4 Implantatkomplikation: extrakapsuläre Ruptur. Lateralseitig des deformierten Implantats diffuser Austritt von Silikon in der T 1w MRT-Sequenz der rechten Mamma.

89.11.3 MRT

- **Native T 1w Sequenz:**
  - kapselüberschreitender Silikonaustritt (► Abb. 89.3 und ► Abb. 89.4)
  - Verformung des Implantats (► Abb. 89.5; s. auch ► Abb. 89.4)
- **T 2w Sequenz und Silikonspezialprotokoll:**
  - herdförmiger oder diffuser Silikonnachweis außerhalb der defekten Kapsel (► Abb. 89.6, ► Abb. 89.7 und ► Abb. 89.8)
  - sehr selten intakte Hülle (► Abb. 89.9)
- **T 1w Sequenz nach Kontrastmittelgabe:** keine Zusatzinformation

Praxistipp

Checkliste für die Befundbeschreibung:
- Lage und Form des Implantats
- Intaktheit der Hülle
- Intaktheit der Kapsel
- Entzündungshinweise der Kapsel
- extrakapsulärer Silikonnachweis

89.12 Radiologische Differenzialdiagnosen

- Bildgebend zu beachtende Differenzialdiagnosen s. in ► Tab. 89.1.

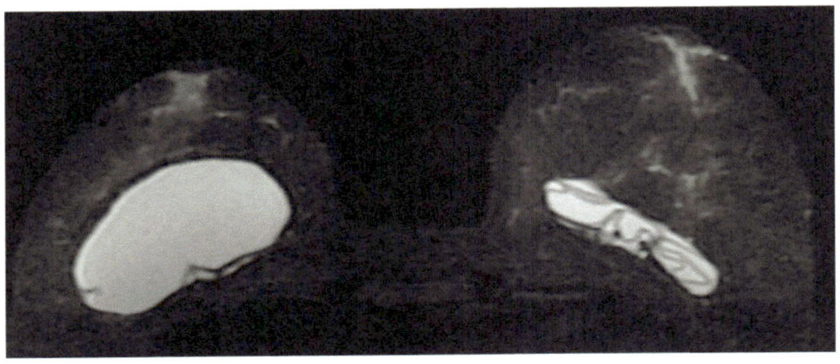

Abb. 89.5 **Implantatkomplikation: extrakapsuläre Ruptur.** Verformung und subtotaler Flüssigkeitsverlust bei Ruptur eines Kochsalzimplantats in der nativen T 1w Mamma-MRT-Sequenz.

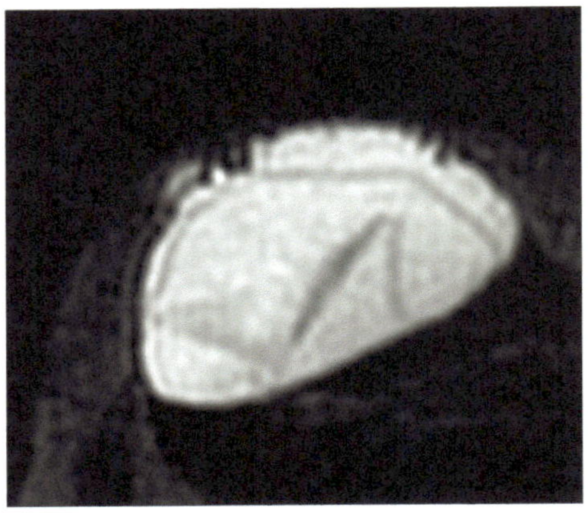

Abb. 89.6 **Implantatkomplikation: extrakapsuläre Ruptur.** Diskreter Austritt von Silikon ventralseitig im silikonsensitiven MRT-Bild.

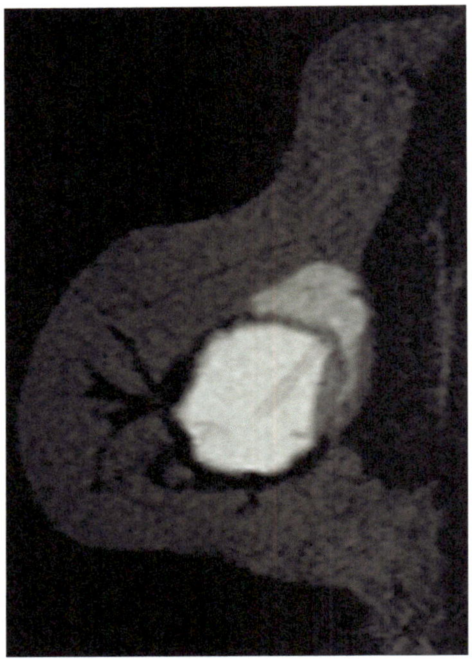

Abb. 89.7 **Implantatkomplikation: extrakapsuläre Ruptur.** Kranialseitig herdförmige, kapselüberschreitende, silikonisointense Raumforderung in der Mamma-MRT.

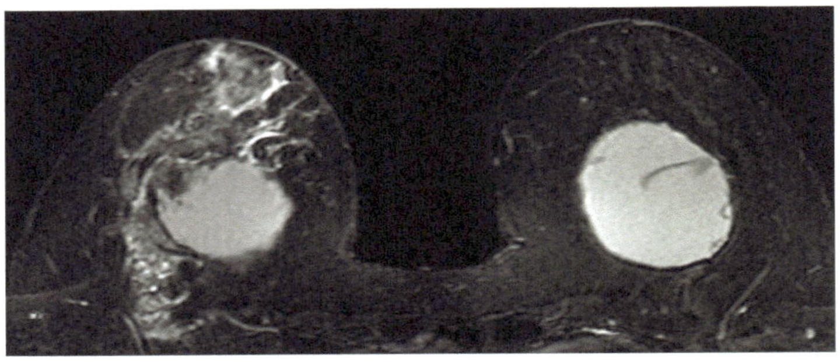

Abb. 89.8 **Implantatkomplikation: extrakapsuläre Ruptur.** Lateralseitig des deformierten Implantats diffuser Austritt von Silikon im T 2w MRT-Bild der rechten Mamma.

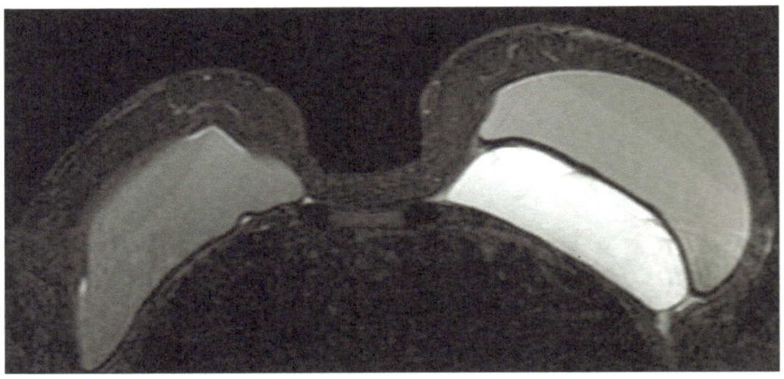

Abb. 89.9 **Implantatkomplikation: extrakapsuläre Ruptur.** Seltener Fall einer extrakapsulären Ruptur bei intakter Hülle, also ohne begleitende intrakapsuläre Ruptur, in der T 2w MRT-Sequenz. In der Folge kein Silikonaustritt.

Tab. 89.1 Differenzialdiagnosen der extrakapsulären Ruptur.

Differenzialdiagnose	Häufigkeit der Differenzialdiagnose in Hinblick auf das Krankheitsbild	Wesentliche diagnostisch richtungsweisende Anamnese, Untersuchung u./o. Befunde	Sicherung der Diagnose
Karzinom	gelegentlich	• Differenzierung durch Einsatz silikonbetonter Sequenzen • Karzinom mit Kontrastmittelanreicherung, ausgetretenes Silikon ohne Kontrastmittelanreicherung	• Bildgebung • Biopsie
umschriebene Kapselverdickungen	selten	• Differenzierung durch Einsatz silikonbetonter Sequenzen • Kapsel in T 1w Sequenzen hypointens	• Bildgebung • Biopsie

T 1w = T 1-gewichtet

89.13 Typische Fehler

- Fehlende Detektion des Befunds
- schlechte Fensterung der Aufnahmen in der Mammografie
- Fehleinschätzung des Befunds als umschriebene Kapselverdickung

89.14 Was der zuweisende Kollege/Kliniker wissen muss

- Lokalisation des ausgetretenen Silikons

89.15 Literatur

Literatur zur weiteren Vertiefung

[1141] Berg WA, Caskey CI, Hamper UM et al. Diagnosing breast implant rupture with MR imaging, US, and mammography. Radiographics 1993; 13: 1323

[1142] Berg WA, Anderson ND, Zerhouni EA et al. MR imaging of the breast in patients with silicone breast implants: normal postoperative variants and diagnostic pitfalls. AJR Am J Roentgenol 1994; 163: 575

[1143] Berg WA, Caskey CI, Hamper UM et al. Single- and double-lumen silicone breast implant integrity: prospective evaluation of MR and US criteria. Radiology 1995; 197: 45

[1144] Fischer U, Said H. Implantate der weiblichen Brust. Teil 2: Implantatkomplikationen. Senologie 2020; 17: 273–286

[1145] Monticciolo DL, Nelson RC, Dixon WT et al. MR detection of leakage from silicone breast implants: value of a silicone-selective pulse sequence. AJR Am J Roentgenol 1994; 163: 51

[1146] Morgan DE, Kenney PJ, Meeks MC et al. MR imaging of breast implants and their complications. AJR Am J Roentgenol 1996; 167: 1271

[1147] Mund DF, Farria DM, Gorczyca DP et al. MR imaging of the breast in patients with silicone-gel implants: spectrum of findings. AJR Am J Roentgenol 1993; 161: 773

[1148] Piccoli CW, Greer JG, Mitchell DG. Breast MR imaging for cancer detection and implant evaluation: potential pitfalls. Radiographics 1996; 16: 63

[1149] Soo MS, Kornguth PJ, Walsh R et al. Complex radial folds versus subtle signs of intracapsular rupture of breast implants: MR findings with surgical correlation. AJR Am J Roentgenol 1996; 166: 1421

[1150] Stroman PW, Rolland C, Dufour M et al. Appearance of low signal intensity lines in MRI of silicone breast implants. Biomaterials 1996; 17: 983

[1151] Youk JH, Son EJ, Kim EK et al. Diagnosis of breast cancer at dynamic MRI in patients with breast augmentation by paraffin or silicone injection. Clin Radiol 2009; 64 (12): 1175

90 Implantatkomplikation: Silikonom

Uwe Fischer

90.1 Steckbrief

Bei der Diagnostik von Implantaten wird zwischen frühen postoperativen und späten Komplikationen differenziert. Bei später auftretenden Komplikationen kann zwischen solchen unterschieden werden, die frühzeitig nach Implantation entstehen, und solchen, die sich im Rahmen der Materialermüdung typischerweise erst 10–20 Jahre später ausbilden (intrakapsuläre und extrakapsuläre Ruptur). In der Folge einer extrakapsulären Ruptur kann es zum Silikonaustritt und zur Ausbildung eines Silikonoms kommen. Silikonome resultieren aber auch nach freier Silikoneinspritzung in die Brust oder bei inkompletter Implantatentfernung. Bildgebende Verfahren für den Nachweis von Komplikationen nach Implantation sind die Sonografie und insbesondere die Mamma-MRT.

90.2 Synonyme

- Prothesenkomplikationen

90.3 Keywords

- Brust
- Implantat
- Komplikation
- Ruptur
- Silikonom
- Diagnostik

90.4 Definition

Durch Austritt von freiem Silikon bei extrakapsulärer Ruptur kommt es zur Bildung eines Silikonoms. Ein Silikonom kann auch im Rahmen der inkompletten Entfernung eines Implantats oder bei Einbringung von freiem Silikon in die Brust entstehen.

90.5 Epidemiologie

90.5.1 Häufigkeit

- Sehr selten

90.5.2 Altersgipfel

- Entsprechend dem Altersgipfel von Personen mit Implantat

90.5.3 Geschlechtsverteilung

- Personen mit Brustimplantat
- Anteil Frauen von mehr als 99 %

90.5.4 Prädisponierende Faktoren

- Wichtige Risikofaktoren für die Entstehung eines Silikonoms:
  - Zeitdauer nach Implantation
  - Beschaffenheit des Implantats
  - externe Krafteinwirkungen auf das Implantat

90.6 Ätiologie und Pathogenese

- Austritt von Silikon aus der Hülle
- selten frei eingebrachtes Silikon

90.7 Klassifikation und Risikostratifizierung

- **Klassifikation:** keine

90.8 Symptomatik

- Bei kleineren Silikonomen keine Symptomatik
- bei größeren Silikonomen knotiger Tastbefund

90.9 Methode der Wahl

- Folgende Diagnostik ist relevant (in der Reihenfolge der Bedeutung):
  - Mamma-MRT,
  - Sonografie,
  - klinische Untersuchung.

90.10 Pathognomonische Befunde

- Silikonnachweis in Ultraschall oder MRT

90.11 Befundbeschreibung

90.11.1 Sonografie

- **B-Bild-Sonografie:**
  - Schneegestöber (hyperechogene Läsion mit dorsaler Schallverstärkung; ▶ Abb. 90.1)
  - bei älterem Silikonom hypoechogene Läsion mit dorsaler Schallauslöschung durch silikonumgebende Verkalkungen (▶ Abb. 90.2)
- **farbkodierte Doppler-Sonografie:** keine Flusskodierung
- **Elastografie:** erhöhte Rigidität des Silikonoms

90.11.2 Röntgen

- **Mammografie:**
  - hyperdense unspezifische Raumforderung (▶ Abb. 90.3)
  - bei älteren Silikonansammlungen reaktive umgebende Verkalkungen (▶ Abb. 90.4)
- **Tomosynthese:** keine Zusatzinformation
- **kontrastmittelgestützte Mammografie:** keine Kontrastmittelanreicherung

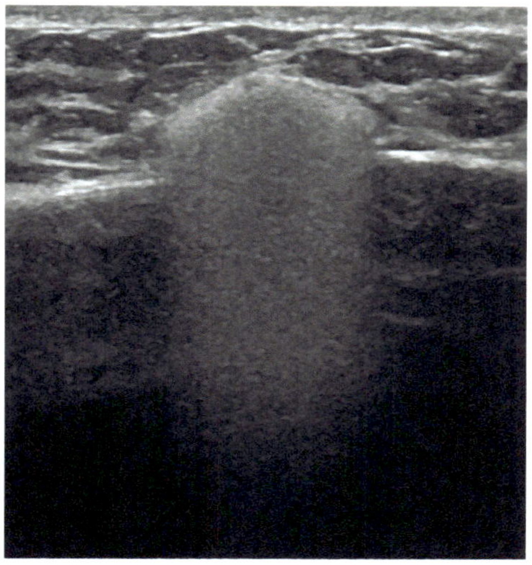

Abb. 90.1 Implantatkomplikation: Silikonom. Frisches Silikonom: Schneegestöberphänomen mit dorsaler Schallverstärkung im Sonografiebild.

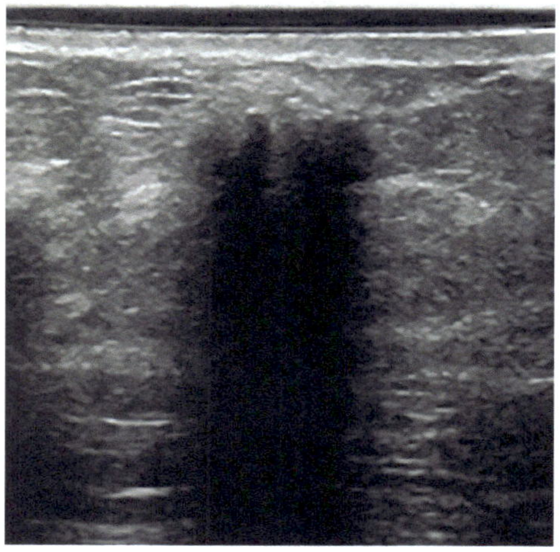

Abb. 90.2 Implantatkomplikation: Silikonom. Älteres, peripher verkalktes Silikonom: hypoechogener Herd mit dorsaler Schallauslöschung aufgrund der Verkalkungen im Sonografiebild.

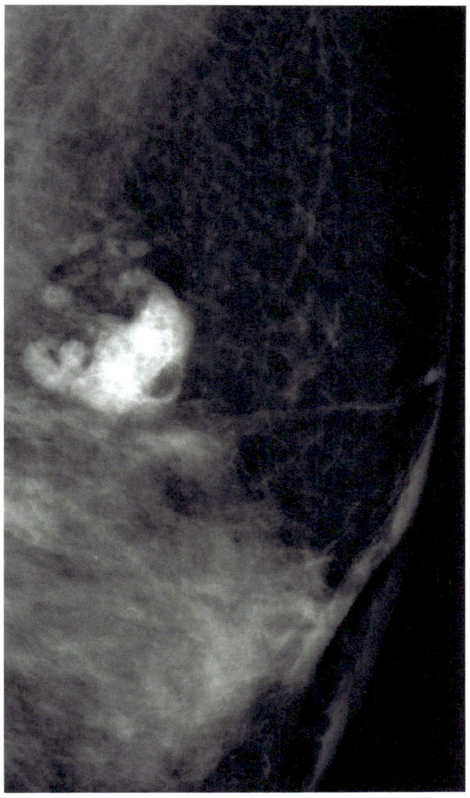

Abb. 90.3 Implantatkomplikation: Silikonom. Frisches Silikonom: hyperdense Raumforderung als Korrelat von verbliebenem Silikon nach Implantatentfernung im Mammogramm.

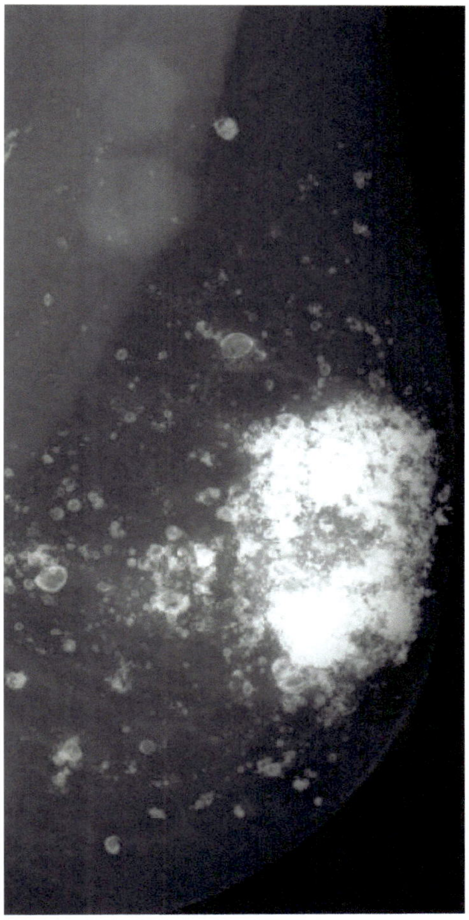

Abb. 90.4 Implantatkomplikation: Silikonom. Multiple, peripher verkalkte Silikonome: diffuse Makroverkalkungen im Mammogramm nach freier Injektion von Silikon vor vielen Jahren.

90

90.11.3 MRT

- **Native T 1w Sequenz:** hypointense Raumforderung
- **T 2w Sequenz und Silikonspezialprotokoll:**
  - signalintense Raumforderung (▸ Abb. 90.5 und ▸ Abb. 90.6)
  - gelegentlich extramammäre Lage (▸ Abb. 90.7)
- **T 1w Sequenz nach Kontrastmittelgabe:** umgebende Kontrastmittelanreicherung bei frischem Silikonom

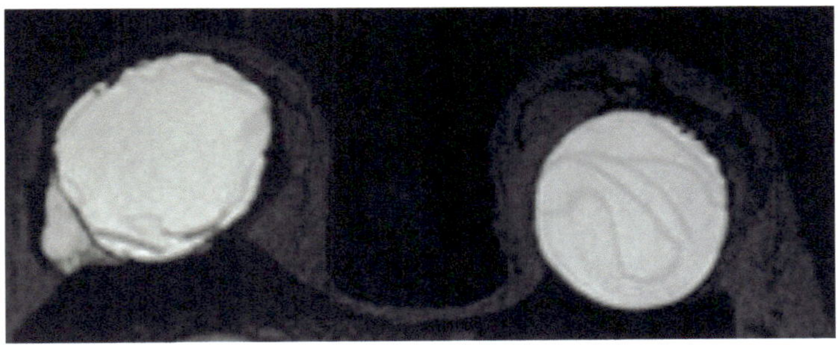

Abb. 90.5 Implantatkomplikation: Silikonom. Umschriebene freie Silikonansammlung (Silikonom) neben dem rupturierten Implantat rechts im T 2w MRT-Bild.

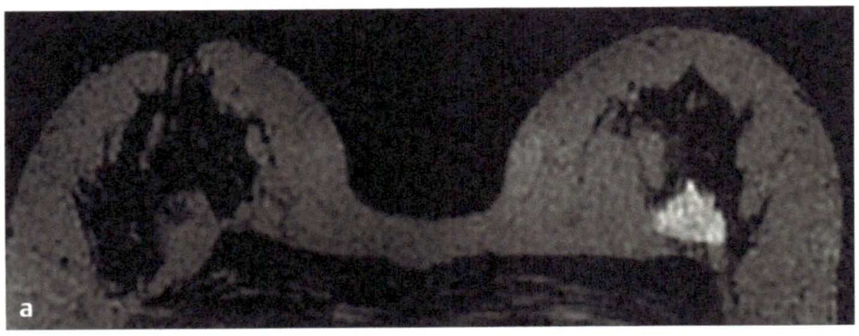

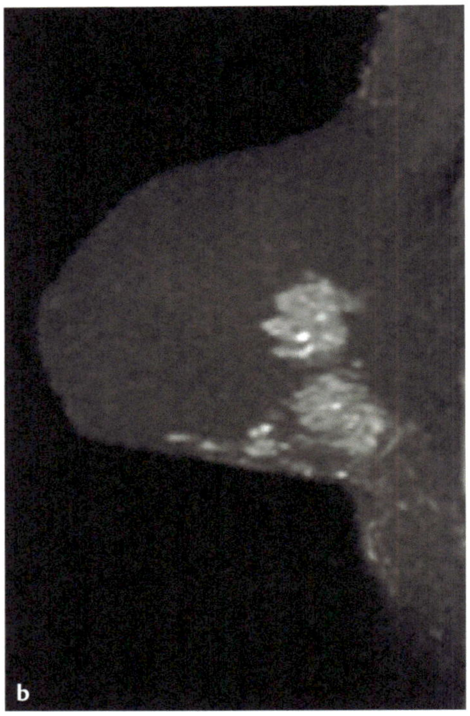

Abb. 90.6 Implantatkomplikation: Silikonom. Frisches Silikonom: hyperintense Raumforderung als Korrelat von verbliebenem Silikon nach Implantatentfernung in der silikonsensitiven MRT.
a Einzelschicht.
b Sagittale MIP.

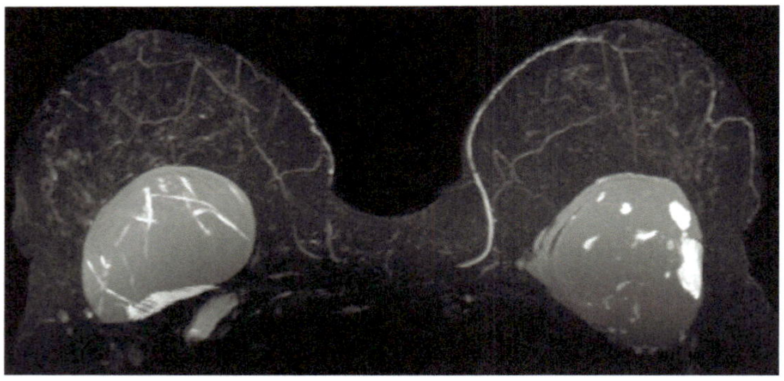

Abb. 90.7 Implantatkomplikation: Silikonom. Umschriebene freie Silikonansammlung (Silikonom) unter dem M. pectoralis rechts zur Brustanhebung im MRT-Bild.

Praxistipp

Checkliste für die Befundbeschreibung:

- Lage und Größe des Silikonoms
- Nachweis mehrerer Silikonome

90.12 Radiologische Differenzialdiagnosen

- Die wichtigen Differenzialdiagnosen s. in ▶ Tab. 90.1.

90.13 Typische Fehler

- Fehlende Detektion des Befunds, insbesondere bei Vorliegen kleiner Silikonome

90.14 Was der zuweisende Kollege/Kliniker wissen muss

- Zuverlässigkeit der Einschätzung der Befunde als Silikonom

90.15 Literatur

Literatur zur weiteren Vertiefung

[1152] Berg WA, Caskey CI, Hamper UM et al. Diagnosing breast implant rupture with MR imaging, US, and mammography. Radiographics 1993; 13: 1323

[1153] Berg WA, Anderson ND, Zerhouni EA et al. MR imaging of the breast in patients with silicone breast implants: normal postoperative variants and diagnostic pitfalls. AJR Am J Roentgenol 1994; 163: 575

[1154] Fischer U, Said H. Implantate der weiblichen Brust. Teil 2: Implantatkomplikationen. Senologie 2020; 17: 273–286

[1155] Gorczyca DP. MR imaging of breast implants. Magn Reson Imaging Clin N Am 1994; 2: 659–672

[1156] Gorczyca DP, Brenner RJ. The augmented breast. Radiologic & clinical perspectives. New York: Thieme; 1997

[1157] Huch RA, Kunzi W, Debatin JF et al. MR imaging of the augmented breast. Eur Radiol 1998; 8: 371

[1158] Middleton MS, McNamara MP. Breast implant imaging. Philadelphia: Lippincott Williams & Wilkins; 2003

[1159] Monticciolo DL, Nelson RC, Dixon WT et al. MR detection of leakage from silicone breast implants: value of a silicone-selective pulse sequence. AJR Am J Roentgenol 1994; 163: 51

[1160] Morgan DE, Kenney PJ, Meeks MC et al. MR imaging of breast implants and their complications. AJR Am J Roentgenol 1996; 167: 1271

[1161] Mund DF, Farria DM, Gorczyca DP et al. MR imaging of the breast in patients with silicone-gel implants: spectrum of findings. AJR Am J Roentgenol 1993; 161: 773

[1162] Piccoli CW, Greer JG, Mitchell DG. Breast MR imaging for cancer detection and implant evaluation: potential pitfalls. Radiographics 1996; 16: 63

[1163] Soo MS, Kornguth PJ, Walsh R et al. Complex radial folds versus subtle signs of intracapsular rupture of breast implants: MR findings with surgical correlation. AJR Am J Roentgenol 1996; 166: 1421

[1164] Stroman PW, Rolland C, Dufour M et al. Appearance of low signal intensity lines in MRI of silicone breast implants. Biomaterials 1996; 17: 983

[1165] Youk JH, Son EJ, Kim EK et al. Diagnosis of breast cancer at dynamic MRI in patients with breast augmentation by paraffin or silicone injection. Clin Radiol 2009; 64 (12): 1175

Tab. 90.1 Differenzialdiagnosen des Silikonoms.

Differenzialdiagnose	Häufigkeit der Differenzialdiagnose in Hinblick auf das Krankheitsbild	Wesentliche diagnostisch richtungsweisende Anamnese, Untersuchung u./o. Befunde	Sicherung der Diagnose
Karzinom	gelegentlich	• Schneegestöberphänomen im Ultraschall beweisend für Silikonom • silikonsensitive Intensität im MRT beweisend für Silikon	• Bildgebung • Biopsie

MRT = Magnetresonanztomografie

91 Implantatkomplikation: brustimplantatassoziiertes anaplastisches großzelliges Lymphom

Uwe Fischer

91.1 Steckbrief

Bei der Diagnostik von Implantaten wird zwischen Komplikationen und der Entstehung von malignen Tumoren unterschieden. Dabei geht es in aller Regel um Mammakarzinome, die nach Implantation zur Brustvergrößerung, aber auch nach Mastektomie im implantatumgebenden Gewebe entstehen können. Das BIA-ALCL stellt in diesem Kontext eine eigene Tumorentität dar, deren Ursache ätiologisch auf die Oberflächenbeschichtung der Implantate zurückgeführt wird. Das BIA-ALCL kommt nur extrem selten vor. Eine zunehmende subkapsuläre Flüssigkeitsansammlung sowie hüllenassoziierte Proliferationen sollten jedoch an eine entsprechende Entartung denken lassen. Bildgebende Verfahren für den Nachweis von Komplikationen nach Implantation sind die Sonografie und insbesondere die Mamma-MRT.

91.2 Synonyme

- Implantatassoziiertes Lymphom
- BIA-ALCL

91.3 Keywords

- Brust
- Implantat
- Lymphom
- BIA-ALCL
- Diagnostik

91.4 Definition

Das anaplastische großzellige Lymphom ist eine seltene Art eines peripheren T-Zell-Lymphoms, das in seiner systemischen Form in den Lymphknoten, der Haut, den Knochen, den Weichteilen, der Lunge oder der Leber auftreten kann. In dieser Form stellt es eine seltene, wenngleich aggressive Erkrankung dar.

91.5 Epidemiologie

91.5.1 Häufigkeit

- Keine einheitlichen Daten
- Angaben zur Inzidenz von 1:5000 bis 1:35 000

91.5.2 Altersgipfel

- Typischerweise etwa 7–10 Jahre nach Implantation

91.5.3 Geschlechtsverteilung

- Bisherige Mitteilungen betreffen ausschließlich Frauen.

91.5.4 Prädisponierende Faktoren

- Wichtige Risikofaktoren für die Entstehung einer der relevanten Komplikationen nach Implantation:
  - Zeitdauer nach Implantation
  - Beschaffenheit des Implantats (texturierte Implantate)

91.6 Ätiologie und Pathogenese

- Entstehung des BIA-ALCL wohl in Verbindung mit texturierten Brustimplantaten

91.7 Klassifikation und Risikostratifizierung

- **Klassifikation:** peripheres, großzelliges anaplastisches T-Zell-Lymphom

91.8 Symptomatik

- Üblicherweise keine Symptomatik
- möglicherweise Volumenzunahme der betroffenen Brust
- bei generalisiertem Lymphombefall Symptomatik in Abhängigkeit vom Befallsmuster

91.9 Methode der Wahl

- Folgende bildgebende Diagnostik ist relevant (in der Reihenfolge der Bedeutung):
  - Mamma-MRT,
  - Sonografie.

91.10 Pathognomonische Befunde

- Zunehmendes intrakapsuläres Serom (ca. 60 % der Fälle) oder
- kapsuläre bzw. intrakapsuläre Proliferation (ca. 17 % der Fälle) oder
- Kombination aus beiden Symptomen (ca. 20 % der Fälle)

91

91.11 Befundbeschreibung

91.11.1 Sonografie

- **B-Bild-Sonografie:** zunehmendes intrakapsuläres Serom und/oder kapsuläre bzw. intrakapsuläre Proliferation
- **farbkodierte Doppler-Sonografie:** Flussphänomene in den Proliferationen möglich
- **Elastografie:** keine Mehrinformation

91.11.2 Röntgen

- **Mammografie:** keine diagnoseweisenden Befunde
- **Tomosynthese:** keine Mehrinformation
- **kontrastmittelgestützte Mammografie:** mögliche Kontrastmittelanreicherung der Proliferationen

91.11.3 MRT

- **Native T 1w Sequenz:** zunehmendes intrakapsuläres Serom und/oder kapsuläre bzw. intrakapsuläre Proliferation
- **T 2w Sequenz und Silikonspezialprotokoll:** zunehmendes intrakapsuläres Serom und/oder kapsuläre bzw. intrakapsuläre Proliferation (▸ Abb. 91.1b)
- **T 1w Sequenz nach Kontrastmittelgabe:** mögliche Kontrastmittelanreicherung der Proliferationen (▸ Abb. 91.1a und ▸ Abb. 91.1c)

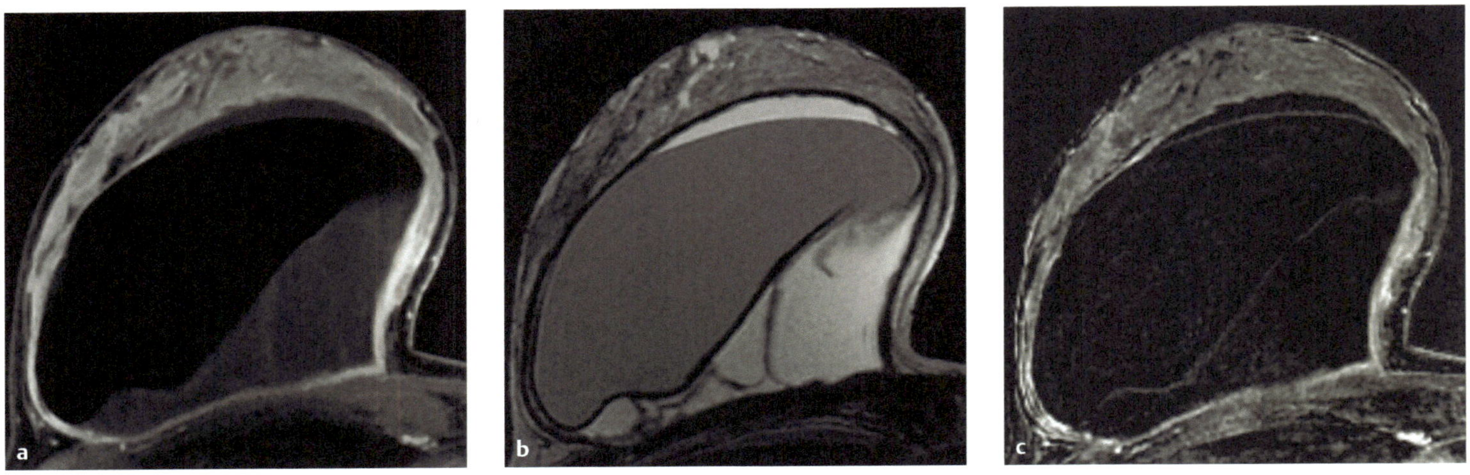

Abb. 91.1 Implantatkomplikation: BIA-ALCL. Mammaaugmentation vor 11 Jahren. Zunehmendes subkapsuläres Serom, keine signifikanten subkapsulären Proliferationen. (Quelle: mit freundlicher Genehmigung von Dr. Dabbatin, Minden)
a T 1w MRT-Bild nach Kontrastmittelgabe.
b T 2w MRT-Bild.
c Subtraktionsaufnahme nach Kontrastmittelgabe.

Tab. 91.1 Differenzialdiagnosen des BIA-ALCL.

Differenzialdiagnose	Häufigkeit der Differenzialdiagnose in Hinblick auf das Krankheitsbild	Wesentliche diagnostisch richtungsweisende Anamnese, Untersuchung u./o. Befunde	Sicherung der Diagnose
harmloses subkapsuläres Serom	selten	• mehr als ein Jahr nach Implantation auftretende Hüllenabhebung mit subkapsulärem Serom als Hinweis auf BIA-ALCL	• Zytologie
SIGBIC	selten	• SIGBIC eher ohne zunehmendes Serom	• Zytologie

BIA-ALCL = brustimplantatassoziiertes anaplastisches großzelliges Lymphom
SIGBIC = silikoninduziertes Granulom der Brustimplantatkapsel

Praxistipp

Checkliste für die Befundbeschreibung:

- Ausmaß des Seroms bzw. der Proliferationen
- lokoregionärer Lymphknotenstatus
- Hinweis auf Abklärungsbedürftigkeit durch zytologische Untersuchung von Seromflüssigkeit auf Lymphomzellen, CD30 und ALK

91.12 Radiologische Differenzialdiagnosen

- Zu beachtende Differenzialdiagnosen s. in ▶ Tab. 91.1.

91.13 Typische Fehler

- Fehleinschätzung des Befunds als harmloses subkapsuläres Serom oder SIGBIC

91.14 Was der zuweisende Kollege/Kliniker wissen muss

- Befundabklärung durch ultraschallgesteuerte Serom- oder Proliferatpunktion und zytologische Untersuchung des gewonnenen Materials
- zytologische Untersuchung von Seromflüssigkeit auf Lymphomzellen, CD30 und ALK
- bei Bestätigung eines BIA-ALCL peripheres Lymphom-Staging

91.15 Literatur

Literatur zur weiteren Vertiefung

[1166] Clemens MW, Medeiros LJ, Butler CE et al. Complete surgical excision is essential for the management of patients with breast implant-associated anaplastic large-cell lymphoma. J Clin Oncol 2016; 34: 160–168

[1167] Clemens MW, Jacobsen ED, Horwitz SM. 2019 NCCN Consensus Guidelines on the diagnosis and treatment of breast implant-associated anaplastic large cell lymphoma (BIA-ALCL). Aesthet Surg J 2019; 39: S 3–S 13

[1168] Doren EL, Miranda RN, Selber JC et al. Epidemiology of breast implant-associated anaplastic large cell lymphoma. Plast Reconstr Surg 2017; 139: 1042–1050

[1169] Fischer U, Baum F, Hrsg. Diagnostik und Therapie des Mammakarzinoms. Stuttgart: Thieme; 2014

[1170] Fischer U, Said H. Implantate der weiblichen Brust – Teil 3: Malignome. Senologie 2021; 18: 59–65

[1171] Keech JA Jr., Creech BJ. Anaplastic T-cell lymphoma in proximity to a saline-filled breast implant. Plast Reconstr Surg 1997; 100: 554–555

[1172] Kricheldorf J, Fallenberg EM, Solbach C et al. Brustimplantat-assoziiertes Lymphom. Dtsch Ärztebl 2018; 38: 628–635

[1173] Loch-Wilkinson A, Beath KJ, Knight RJW et al. Breast implant-associated anaplastic large cell lymphoma in Australia and New Zealand: High-surface-area textured implants are associated with increased risk. Plast Reconstr Surg 2017; 140: 645–654

[1174] Messingschlager J, Mamarvar M. Brustimplantat-assoziiertes anaplastisches großzelliges Lymphom (BIA-ALCL) bei laktierender Patientin. Handchir Mikrochir Plast Chir 2019; 51: 1–2

[1175] U.S. Food & Drug Administration (FDA). Questions and answers about breast implant-associated anaplastic large cell lymphoma (BIA-ALCL), 2019. Im Internet: https://www.fda.gov/medical-devices/breast-implants/questions-and-answers-about-breast-implant-associated-anaplastic-large-cell-lymphoma-bia-alcl (Stand: 05.06.2024)

92 Karzinom nach Implantation bzw. Plastik

Uwe Fischer

92.1 Steckbrief

Sowohl im Zusammenhang mit einer Brustvergrößerung, z. B. durch Implantation, als auch nach Mastektomie mit anschließendem Wiederaufbau besteht die Möglichkeit, dass sich ein Karzinom im verbliebenen Gewebe ausbildet. Es wird davon ausgegangen, dass das Risiko verbliebenen Brustwarzengewebes nach Mastektomie in einer Größenordnung von 3–5 % liegt. Das zuverlässigste Verfahren für den Nachweis entsprechender Mammakarzinome ist die Mamma-MRT. Die Diagnose wird typischerweise durch eine perkutane Biopsie gesichert. Histologisch ergibt sich ein Befund der Kategorie B5b.

92.2 Synonyme

- Periprothetisches Karzinom
- Rezidiv

92.3 Keywords

- Mammakarzinom
- Implantat
- Wiederaufbau
- Karzinom
- Diagnostik

92.4 Definition

Nach Implantateinbringung oder autologem Aufbau kann sich ein Mammakarzinom im verbliebenen Gewebe ausbilden.

92.5 Epidemiologie

92.5.1 Häufigkeit

- Nach Mastektomie bei Hochrisikofrauen 3–5 %, bei moderatem Risikoprofil geringer
- kontralaterales Auftreten in etwa 5 % der Fälle

92.5.2 Altersgipfel

- Durchschnittsalter 55–65 Jahre (Altersspanne: 21–95 Jahre), bei Hochrisikofrauen deutlich früher
- Erkrankungsrisiko mit zunehmendem Alter steigend

92.5.3 Geschlechtsverteilung

- Mehr als 99 % Frauen

92.5.4 Prädisponierende Faktoren

- Wichtige Risikofaktoren für die Entstehung eines entsprechenden Karzinoms:
  - bei Karzinomoperation Ausmaß der Operation
  - individuelles Risikoprofil

92.6 Ätiologie und Pathogenese

- Innerhalb verbliebener Brustdrüsenabschnitte oder innerhalb der duktalen Strukturen bei belassenen Brustwarzen im Rahmen einer Mastektomie finden folgende Vorgänge statt:
  - Die Zellen im menschlichen Körper unterliegen einer regelmäßigen Zellteilung. Dabei kommt es zu Mutationen, die nicht zielgerichtet sind und zu einem gewissen Teil untergehen. Mutierte Zellen mit einen Vorteil gegenüber der Ursprungszelle wachsen allerdings weiter und unterliegen weiterhin Mutationen.
  - Es wird angenommen, dass sich innerhalb einer entsprechenden Kaskade bei Zellen, bei denen eine 5. oder 6. Mutation stattgefunden hat, Karzinomeigenschaften ausbilden.
  - Eine wesentliche Eigenschaft, die solche Karzinomzellen nunmehr besitzen, ist der Verlust der Kontaktinhibition. Dies bedeutet, dass gesunde Nachbarzellen nicht mehr respektiert und im Rahmen des Karzinomzellwachstums infiltriert werden.
  - Die vulnerabelste Lokalisation innerhalb des Brustgewebes Ist die terminale duktulolobuläre Einheit. Sie ist das Verbindungsstück zwischen den Endästen der Milchgänge und den Lobuli. Dort befinden sich histopathologisch zu Beginn atypische Zellveränderungen, die zum duktalen Carcinoma in Situ und bei Verlassen des Milchgangs zum invasiven duktalen Karzinom werden können.

92.7 Klassifikation und Risikostratifizierung

- **Risikostratifizierung:**
  - stärkste prognostische Faktoren:
    - Tumorgröße (Stadieneinteilung nach pT)
    - Lymphknotenstatus (Stadieneinteilung nach pN)
    - Fernmetastasierung (Stadieneinteilung nach pM)
    - histologischer Status (Grading)
    - Immunhistochemie (Ki67, Rezeptorstatus, HER2/neu)
  - Langzeitüberleben in Abhängigkeit von der Befundausdehnung bei Diagnosestellung und Durchführung adäquater therapeutischer Maßnahmen zwischen 20 und 98 %

92.8 Symptomatik

- Bei kleinen Tumoren in der Regel kein Korrelat in Inspektion und Palpation
- bei größeren Tumoren (2–3 cm und größer) in Abhängigkeit von der Lage des Befunds zunehmend tastbare Verhärtung oder Knoten
- möglicherweise sekundäre Symptome wie assoziierte Kutis- oder Mamillenretraktion
- selten pathologische Sekretion

92.9 Methode der Wahl

- Folgende Diagnostik ist relevant (in der Reihenfolge der Bedeutung):
  - Mamma-MRT,
  - Mammografie,
  - Sonografie,
  - klinische Untersuchung.

92.10 Pathognomonische Befunde

- Das periprothetische Rezidiv imponiert in der bildgebenden Diagnostik in erster Linie als Herd.
- In etwa 30 % der Fälle ist es mit Mikroverkalkungen assoziiert.

92.11 Befundbeschreibung

92.11.1 Sonografie

- **B-Bild-Sonografie:**
  - häufig irregulärer, gelegentlich runder Herdbefund mit unscharfer, manchmal mikrolobulierter Begrenzung (▸ Abb. 92.1, ▸ Abb. 92.2 und ▸ Abb. 92.3)
  - Tumormatrix selten iso-, häufiger hypoechogen (s. ▸ Abb. 92.1, ▸ Abb. 92.2 und ▸ Abb. 92.3)
  - häufig inhomogene Binnentextur (s. ▸ Abb. 92.1, ▸ Abb. 92.2 und ▸ Abb. 92.3)
- **farbkodierte Doppler-Sonografie:**
  - Vaskularisationsphänomene in 30–50 % der Fälle
  - Kodierung zuführender Arterien
- **Elastografie:** höhere Rigidität als benigne Herdbefunde
- **3-D-Sonografie:** in aller Regel keine diagnoseweisenden Zusatzinformationen

92.11.2 Röntgen

- **Mammografie:**
  - dem Implantat anliegender Herdbefund, oft nur bei tangentialer Sicht erkennbar (▸ Abb. 92.4)
  - in etwa 30 % der Fälle Assoziation mit endotumoralen pleomorphen Mikroverkalkungen
- **Tomosynthese:** Detektion gelegentlich verbessert
- **kontrastmittelgestützte Mammografie:** endotumorale Kontrastmittelanreicherung

92.11.3 MRT

- **Native T 1w Sequenz:** scharf oder unscharf begrenzter, hypointenser Herdbefund (▸ Abb. 92.5a und ▸ Abb. 92.6a)
- **T 2w Sequenz:** üblicherweise hypo- bis isointens
- **T 1w Sequenz nach Kontrastmittelgabe:**
  - bei Tumorgröße bis 5 mm typischerweise Fokus ohne konkrete Malignitätskriterien (▸ Abb. 92.8a)
  - bei Tumorgröße ab 5 mm hypervaskularisierter Herdbefund (▸ Abb. 92.5b, ▸ Abb. 92.6b und ▸ Abb. 92.7)
  - oft irreguläre Form, unscharfe oder spikulierte Begrenzung (s. ▸ Abb. 92.6b und ▸ Abb. 92.7)
  - initial häufig starke Kontrastmittelanreicherung, in etwa 50 % der Fälle Auswascheffekt (Wash-out)
  - bei G3-Karzinomen häufiger ringförmige Kontrastmittelanreicherung (Rim Sign; ▸ Abb. 92.8b) und gelegentlich zusätzliche zentrale Kontrastmittelanreicherung (Central Enhancement; s. ▸ Abb. 92.7)
  - gelegentlich Multizentrizität (s. ▸ Abb. 92.7)

Praxistipp

Checkliste für die Befundbeschreibung:

- Ausdehnung des Tumors (in Millimetern bzw. Zentimetern)
- Lage des Tumors (Quadrant)
- topografische Beziehung des Tumors zu relevanten Nachbarstrukturen (Mamille, Pektoralismuskel, Implantatkapsel)
- Hinweise auf eine umgebende Tumorkomponente eines duktalen Carcinoma in Situ (extensive intraduktale Komponente)
- Hinweise auf Multifokalität oder Multizentrizität
- lokoregionär vergrößerte Lymphknoten
- Hinweise auf ein kontralaterales Tumorgeschehen

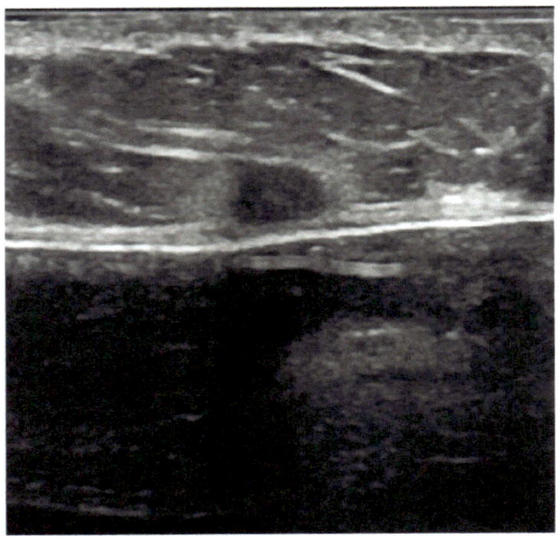

Abb. 92.1 Karzinom nach Implantation bzw. Plastik. Rezidiv nach Implantation nach Mastektomie. Scharf begrenzter, runder Herdbefund mit breitem hyperechogenem Randsaum im Sonografiebild. Histologie: invasives duktales Mammakarzinom.

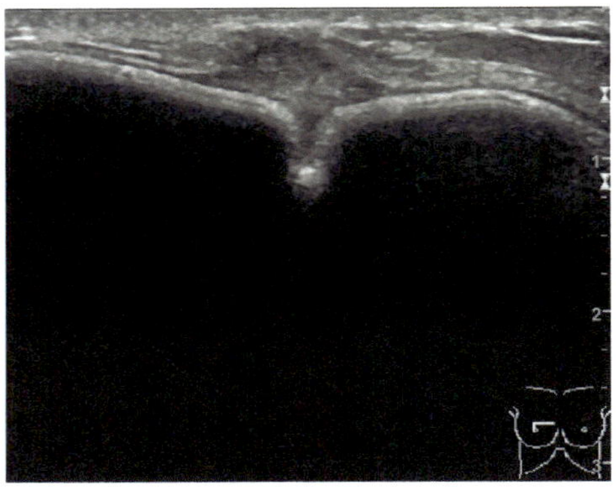

Abb. 92.2 Karzinom nach Implantation bzw. Plastik. Rezidiv nach Implantation nach Mastektomie. Mikrolobuliert begrenzter, irregulärer Herdbefund, in eine radiäre Einfaltung hineinwachsend, im Sonografiebild. Histologie: triple-negatives invasives duktales Mammakarzinom.

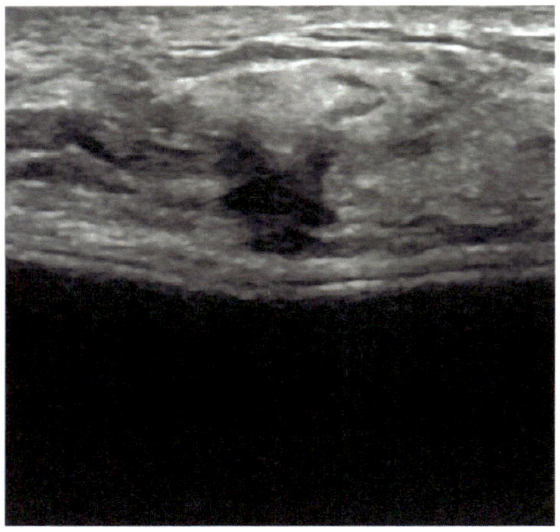

Abb. 92.3 Karzinom nach Implantation bzw. Plastik. Mammakarzinom nach Implantation zur Brustvergrößerung. Lobulierter Herdbefund mit Unterbrechung von Cooper-Ligamenten im Sonografiebild. Histologie: invasives lobuläres Mammakarzinom.

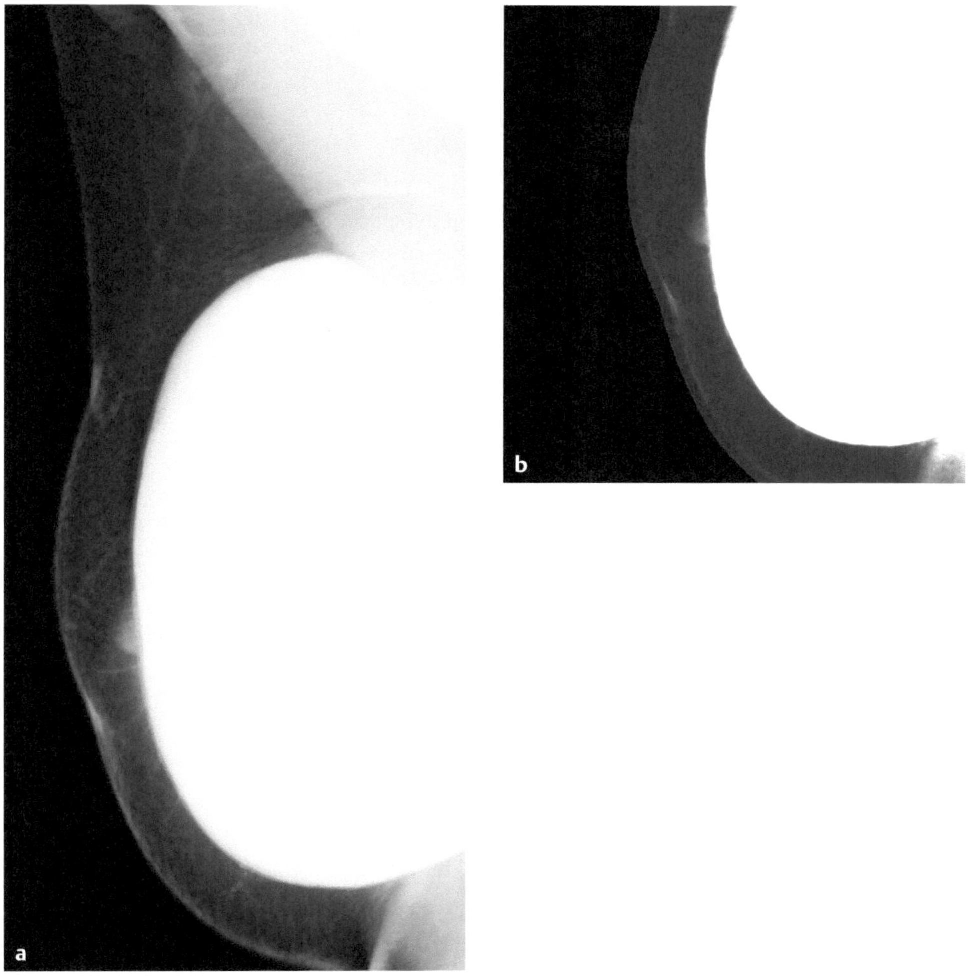

Abb. 92.4 Karzinom nach Implantation bzw. Plastik. Rezidiv nach Implantation nach Mastektomie. Kleiner rundlicher Herdbefund ventral des Implantats in der digitalen Mammografie. Keine assoziierten Mikroverkalkungen. Histologie: invasives duktales Mammakarzinom.

a Mammogramm.
b Zoom des Befunds.

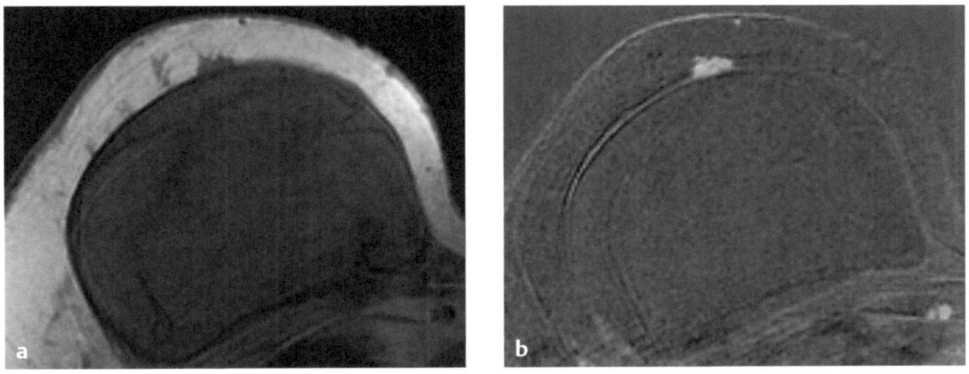

Abb. 92.5 Karzinom nach Implantation bzw. Plastik. Rezidiv nach Implantation nach Mastektomie. Implantatständiger spikulierter Herdbefund im Mamma-MRT. Histologie: invasives duktales Mammakarzinom.

a Hypointens im T1w Bild.
b Homogene Kontrastmittelanreicherung im Subtraktionsbild nach Kontrastmittelgabe.

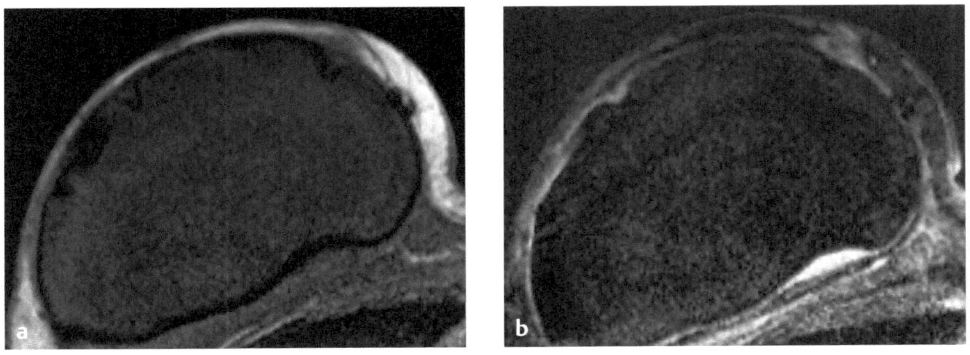

Abb. 92.6 Karzinom nach Implantation bzw. Plastik. Rezidiv nach Implantation nach Mastektomie. Implantatständiger irregulärer Herdbefund im Mamma-MRT. Histologie: invasives duktales Mammakarzinom.

a Hypointens im T1w Bild.
b Inhomogene Kontrastmittelanreicherung im Subtraktionsbild nach Kontrastmittelgabe.

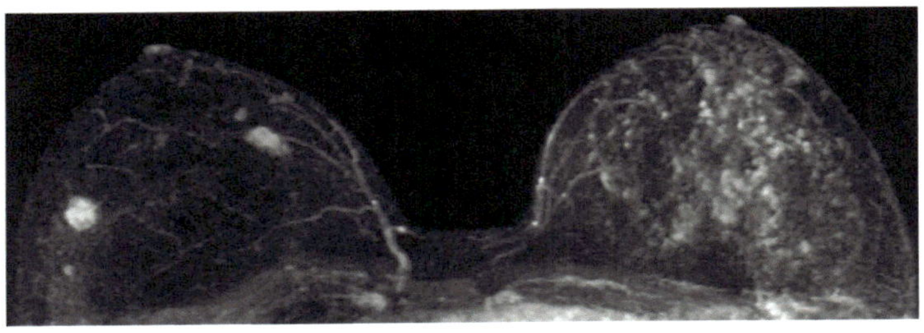

Abb. 92.7 Karzinom nach Implantation bzw. Plastik. Rezidiv nach Implantation nach Mastektomie. Rundlicher und ovalärer Herdbefund, zentrale Kontrastmittelanreicherung des lateralen Befunds. Weitere Foki im Mamma-MIP. Histologie: invasives duktales Mammakarzinom, multizentrisch.

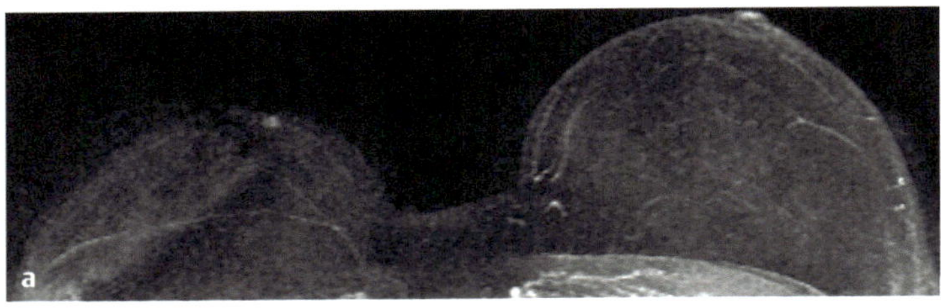

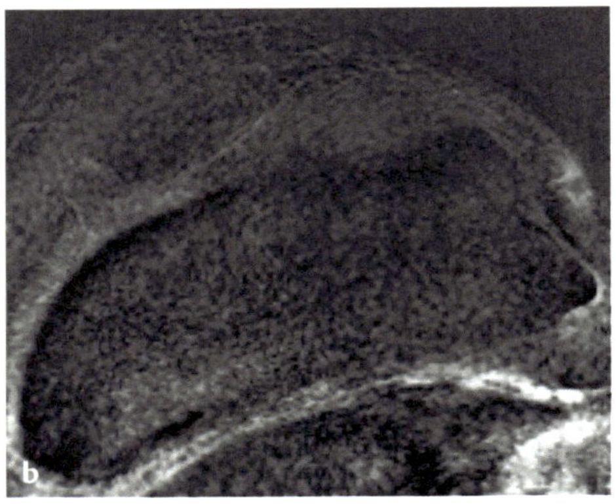

Abb. 92.8 Karzinom nach Implantation bzw. Plastik. Kutanes Rezidiv nach Implantation nach Mastektomie. Im Kutisniveau rundlicher Fokus im Mamma-MRT. Histologie: Hautmetastase.

a MIP.

b Ringförmige Kontrastmittelanreicherung des Befunds im Subtraktionseinzelbild nach Kontrastmittelgabe.

92.12 Radiologische Differenzialdiagnosen

- Die möglichen bildgebenden Differenzialdiagnosen s. in ▸ Tab. 92.1.

92.13 Typische Fehler

- Fehlende Detektion des Befunds, insbesondere bei Vorliegen kleiner Tumoren oder Karzinome, die nicht mit Mikrokalk assoziiert sind, innerhalb dichter Parenchymstrukturen im Mammogramm
- Verzicht auf perkutan-bioptische Befundsicherung bei unklarem Befund

92.14 Was der zuweisende Kollege/Kliniker wissen muss

- Lage und Größe des Karzinoms, topografische Beziehung zu Umgebungsstrukturen
- Nachweis einer extensiven intraduktalen Komponente, von Multifokalität oder Multizentrizität oder eines zusätzlichen kontralateralen Karzinoms zur Planung der therapeutischen, insbesondere der operativen Vorgehensweise
- Lymphknotenstatus zur Frage der operativen Vorgehensweise (Sentinel-Technik)
- Hinweise auf hämatogene Metastasierung

92.15 Literatur

Literatur zur weiteren Vertiefung

[1176] American College of Radiology. ACR BI-RADS® Atlas. Breast Imaging Reporting and Data System. 5. Aufl. Berlin: Springer; 2013

Tab. 92.1 Differenzialdiagnosen des Karzinoms nach Implantation oder autologer Plastik.

Differenzialdiagnose	Häufigkeit der Differenzialdiagnose in Hinblick auf das Krankheitsbild	Wesentliche diagnostisch richtungsweisende Anamnese, Untersuchung u./o. Befunde	Sicherung der Diagnose
Fettgewebsnekrose	gelegentlich	• endotumoraler Fettnachweis Beweis für Fettgewebsnekrose • grobe periphere Kalzifikationen eher Hinweis auf Fettgewebsnekrose • Kontrastmittelanreicherung der Fettgewebsnekrose in der Frühphase	• Verlauf • Biopsie
Granulom, Abszess	selten	• eher glatte Begrenzung eher Hinweis auf Granulom oder Abszess • ringförmige Kontrastmittelanreicherung als unspezifisches Zeichen	• Verlauf • Biopsie

93 Autologe Plastik: Normalbefund

Uwe Fischer

93.1 Steckbrief

Von autologen Mammaplastiken wird gesprochen, wenn nach einer Brustentfernung oder bei fehlender Brustanlage ein Wiederaufbau der Brust mittels Eigengewebe erfolgt. Dabei wird Gewebe aus anderen Körperregionen im Brustbereich eingebracht und eine „neue" Brust geformt. Es kommen verschiedene Lappenplastiken zum Einsatz, beispielhaft vom Latissimuslappen über den TRAM- bis zum DIEP-Lappen reichend. Das typische Erscheinungsbild dieser Plastiken in der Bildgebung wird präsentiert. Darüber hinaus werden auch die typischen Befunde nach Interventionen zur Verschönerung der Brust (Hyaluron- oder Fetteinspritzung, Mastopexie) und das Bild nach Reduktionsplastik illustriert.

93.2 Synonyme

- Brustaufbau mit körpereigenem Gewebe
- Eigenaufbau
- Mammaaugmentation

93.3 Keywords

- Brust
- Brustaufbau
- Brustoperation
- Plastik
- autolog
- Diagnostik

93.4 Definition

Zielsetzungen autologer Implantate sind der Aufbau bzw. die Vergrößerung der Brust unter Nutzung von körpereigenem Gewebe. Es werden unterschiedliche Techniken differenziert:

- Latissimus-dorsi-Lappenplastik,
- TRAM-Lappenplastik gestielt (Transverse Rectus Abdominis myocutaneous Flap),
- DIEP-Lappenplastik (Deep inferior epigastric Perforator Flap),
- weitere DIEP-Entnahmestellen:
  - PAP-Flap (Profunda Artery Perforator Flap),
  - TUG-Flap (Transverse upper Gracilis myocutaneous Flap),
  - TMG-Flap (Transverse myocutaneous Gracilis Flap),
  - S-GAP-Flap (Superior gluteal Artery Perforator Flap),
  - I-GAP-Flap (Inferior gluteal Artery Perforator Flap),
  - FCI-Flap (Fasciocutaneous infragluteal Flap).

93.5 Epidemiologie

93.5.1 Häufigkeit

- Keine definitiven Angaben

93.5.2 Altersgipfel

- Entsprechend dem Altersgipfel der Personen mit autologem Implantat

93.5.3 Geschlechtsverteilung

- Personen nach einer Brustentfernung oder mit fehlender Brustanlage

93.5.4 Prädisponierende Faktoren

- Ausreichendes Volumen an körpereigenem Gewebe im Bereich der vorgesehenen Entnahmestelle
- adäquate Präparierbarkeit und Güte der gewebeversorgenden Gefäße im Falle einer DIEP-Plastik

93.6 Ätiologie und Pathogenese

- Keine

93.7 Klassifikation und Risikostratifizierung

- **Klassifikation:** keine Klassifikation der autologen Plastiken

93.8 Symptomatik

- Typischerweise bei komplikationslosem Verlauf keine Symptomatik

93.9 Methode der Wahl

- Folgende Faktoren sind für die Wahl der entsprechenden Plastik relevant:
  - Wunsch der betroffenen Person,
  - ausreichendes Volumen an körpereigenem Gewebe im Bereich der vorgesehenen Entnahmestelle,
  - Erfahrung und Spektrum der Operateurin bzw. des Operateurs.

93.10 Pathognomonische Befunde

- Abhängig von der Wahl der Plastik bzw. der Operationsmethode

93.11 Befundbeschreibung

93.11.1 Sonografie

- **B-Bild-Sonografie:**
  - *Latissismusplastik:* intramammär gefiedertes Muskel- und Fettgewebe (▸ Abb. 93.1a)
  - *Rektus-TRAM:*
    - intramammär Fettgewebe
    - evtl. Gefäß- und Gewebestiel pektoralisnah
  - *DIEP:*
    - intramammär Fettgewebe (▸ Abb. 93.2a)
    - evtl. Gefäßstiel pektoralisnah innen
  - *Fettunterspritzung:* lipodense Fettareale, zunehmend peripher verkalkend (▸ Abb. 93.3a)
  - *Hyaluronunterspritzung:* hyperdense Raumforderungen
  - *Silikonunterspritzung:* Schneegestöberphänomen wie bei Silikonom (▸ Abb. 93.4a)
  - *Netzstabilisierung:* tangential linienförmige Verdichtung, in der Aufsicht Netzmuster
  - *Reduktionsplastik:* intramammär rundlich eingeschlagenes Fettgewebe mit kapselartiger Abgrenzung
- **farbkodierte Doppler-Sonografie:** üblicherweise keine Mehrinformation
- **Elastografie:** üblicherweise keine Mehrinformation

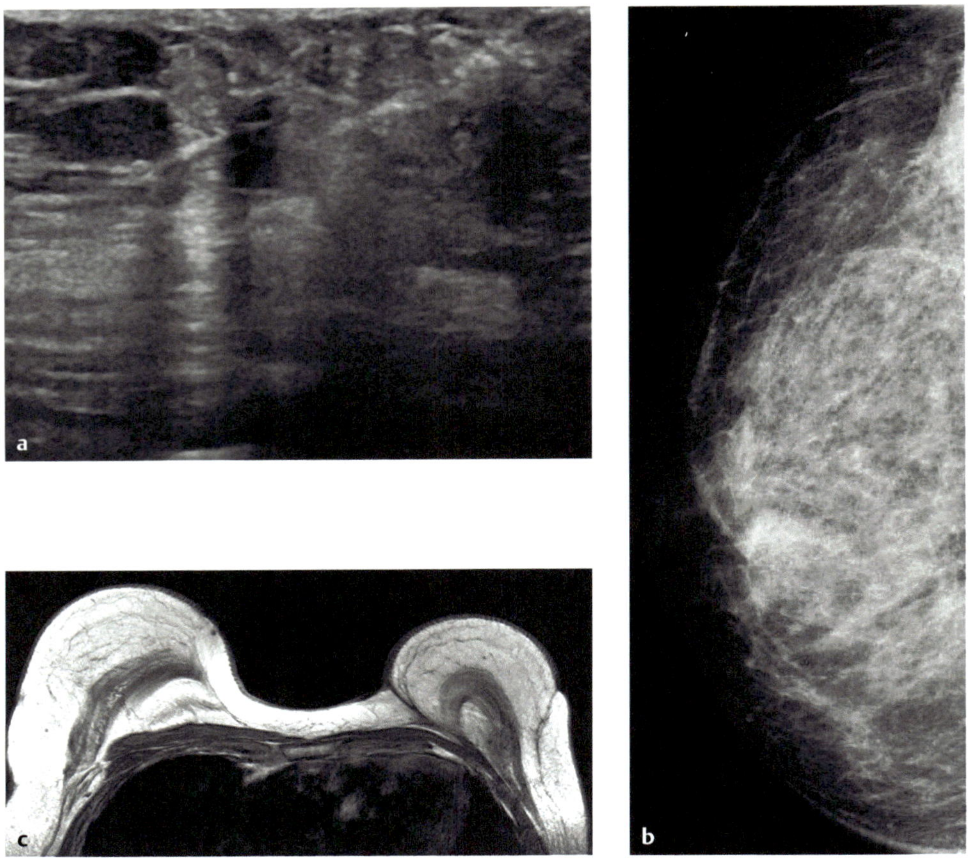

Abb. 93.1 Autologe Plastik: Normalbefund. Latissimusplastik.
a Sonografiebild: intraamammäre Muskelfiederung.
b Mammogramm: intraamammäre Muskelfiederung.
c MRT-Bild: bilaterale Muskelfiederung, von lateral nach intramammär ziehend.

93.11.2 Röntgen

- **Mammografie:**
  - *Latissismusplastik:* intramammär gefiedertes Muskel- und Fettgewebe (▶ Abb. 93.1b)
  - *Rektus-TRAM:*
    - intramammär Fettgewebe (▶ Abb. 93.5a)
    - evtl. Gefäß- und Gewebestiel pektoralisnah
  - *DIEP:*
    - intramammär Fettgewebe (▶ Abb. 93.2b und ▶ Abb. 93.2c)
    - evtl. Gefäßstiel pektoralisnah innen
  - *Fettunterspritzung:* lipodense Fettareale, zunehmend peripher verkalkend (▶ Abb. 93.3b und ▶ Abb. 93.3c)
  - *Hyaluronunterspritzung:* hyperdense Raumforderungen (▶ Abb. 93.6a)
  - *Silikonunterspritzung:*
    - hyperdense Raumforderungen, diffus oder knotig (▶ Abb. 93.4b, ▶ Abb. 93.4c, ▶ Abb. 93.4d und ▶ Abb. 93.4e)
    - zunehmend umgebende verkalkende Kapselbildung
  - *Netzstabilisierung:* tangential linienförmige Verdichtung, in der Aufsicht Netzmuster (▶ Abb. 93.7a und ▶ Abb. 93.7b)
  - *Reduktionsplastik:* intramammär rundlich eingeschlagenes Fettgewebe mit kapselartiger Abgrenzung (▶ Abb. 93.8a und ▶ Abb. 93.8b)
- **Tomosynthese:** üblicherweise keine Mehrinformation
- **kontrastmittelgestützte Mammografie:** üblicherweise keine Mehrinformation

93.11.3 MRT

- **Native T 1w Sequenz, T 2w Sequenz und Silikonspezialprotokoll:**
  - *Latissismusplastik:* intramammär gefiedertes Muskel- und Fettgewebe (▶ Abb. 93.1c)
  - *Rektus-TRAM:*
    - intramammär Fettgewebe (▶ Abb. 93.5b)
    - evtl. Gefäß- und Gewebestiel pektoralisnah (▶ Abb. 93.5c)
  - *DIEP:*
    - intramammär Fettgewebe (▶ Abb. 93.2d, ▶ Abb. 93.2e und ▶ Abb. 93.2f)
    - evtl. Gefäßstiel pektoralisnah innen
  - *Fettunterspritzung:* lipodense Fettareale, zunehmend peripher verkalkend (▶ Abb. 93.3d und ▶ Abb. 93.3e)
  - *Hyaluronunterspritzung:* hyperdense Raumforderungen (▶ Abb. 93.6b und ▶ Abb. 93.6c)
  - *Silikonunterspritzung:*
    - hyperintense Raumforderungen, diffus oder knotig (▶ Abb. 93.4f und ▶ Abb. 93.4g)
    - zunehmend umgebende signalfreie Kapselbildung
  - *Netzstabilisierung:* tangential linienförmige Signalauslöschung, in der Aufsicht mit Netzmuster (▶ Abb. 93.7c und ▶ Abb. 93.7d)
  - *Reduktionsplastik:* intramammär rundlich eingeschlagenes Fettgewebe mit signalarmer kapselartiger Abgrenzung (▶ Abb. 93.8c)
- **T 1w Sequenz nach Kontrastmittelgabe:** üblicherweise keine Mehrinformation

Praxistipp

Checkliste für die Befundbeschreibung:

- Beschreibung der typischen Veränderungen in Abhängigkeit von der jeweils durchgeführten Operation
- Hinweise auf assoziierte Tumoren

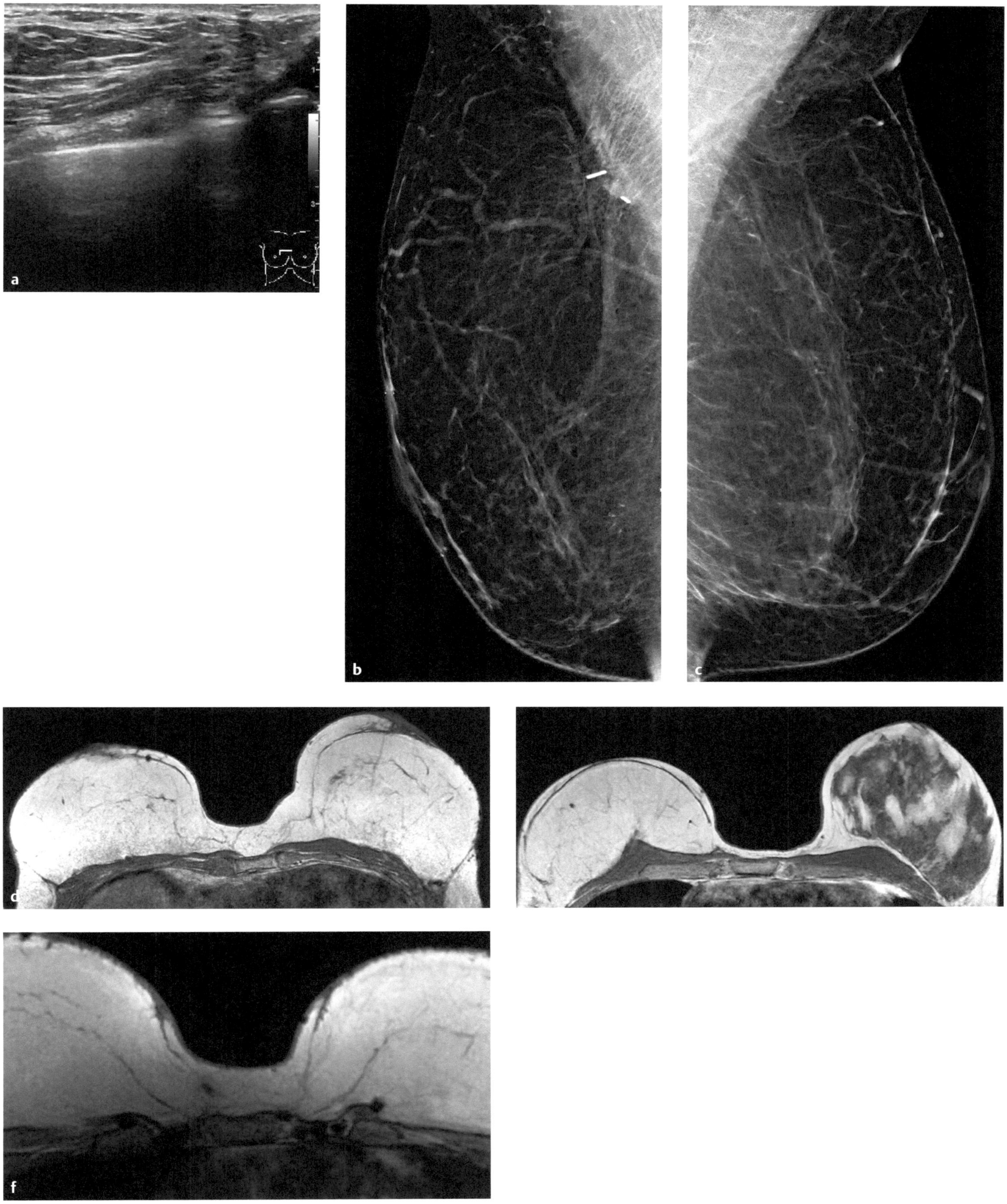

Abb. 93.2 Autologe Plastik: Normalbefund. DIEP-Lappen beidseits.

a Sonografiebild: intramammär medialer Bereich der Anastomosierung.

b Mammogramm rechts in MLO-Projektion: intramammär eingebrachtes lipomatöses Gewebe. Clip-Marker im Bereich der Anastomosierung.

c Mammogramm links in MLO-Projektion.

d MRT-Bild: intramammär eingebrachtes lipomatöses Gewebe. Abgrenzende Faszie, Suszeptibilitätsartefakte.

e MRT-Bild: intramammär eingebrachtes lipomatöses Gewebe rechts. Abgrenzende Faszie, Normalbefund links.

f Ausschnitt aus dem MRT-Bild: intramammär medialseitig einsehbare Anastomosen auf die A. mammaria interna beidseits. Suszeptibilitätsartefakte.

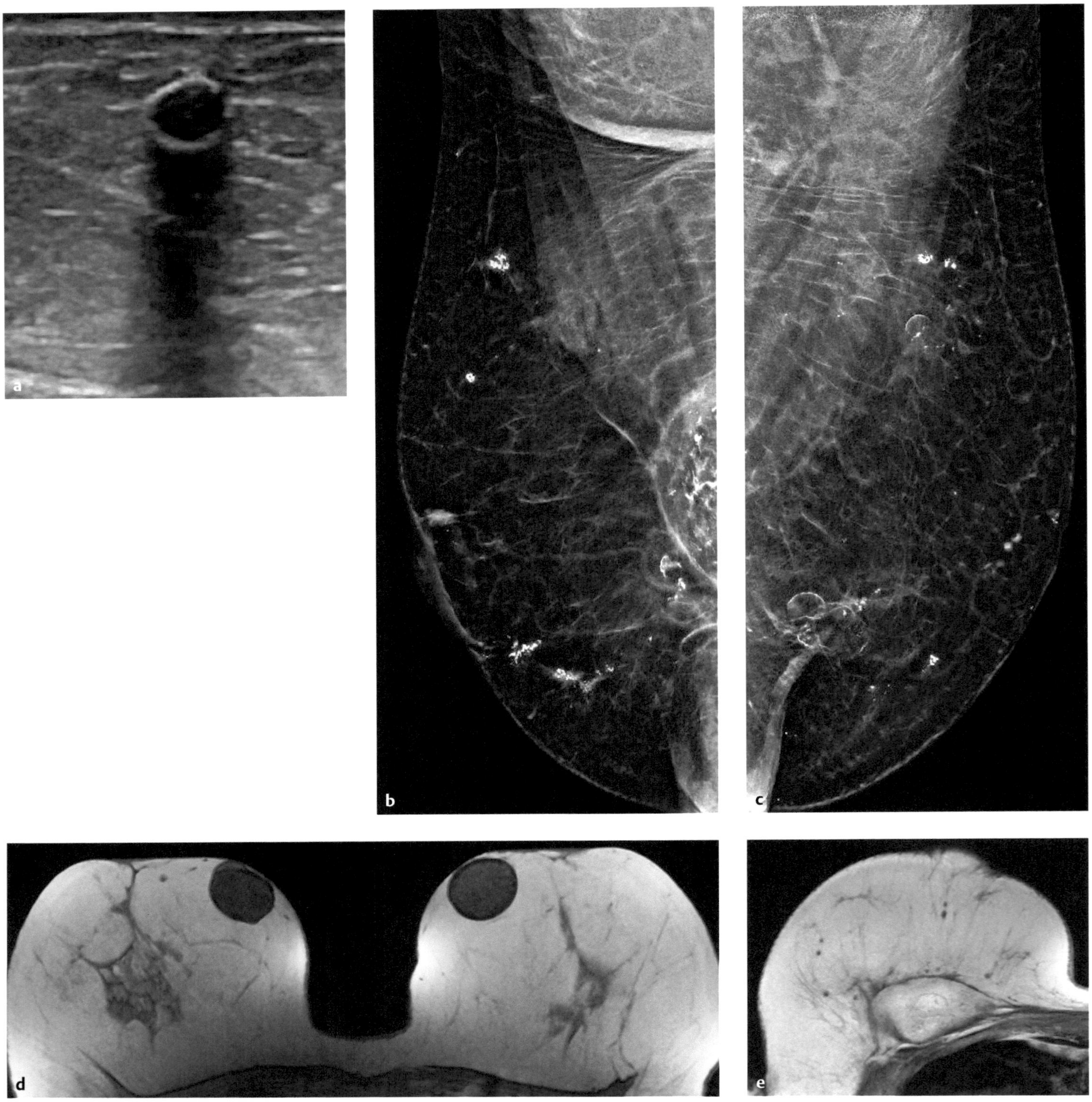

Abb. 93.3 Autologe Plastik: Normalbefund. Lipofilling beidseits.

a Sonografiebild: Verkalkung der eingebrachten Fettansammlung mit dorsalem Schallverlust wegen des Kalkes.
b Mammogramm rechts in MLO-Projektion: pektoral und intramammär eingebrachte Fettdepots mit Verkalkung der eingebrachten Fettansammlung.
c Mammogramm links in MLO-Projektion.
d MRT-Bild: bilateral intramammär eingebrachte Fettdepots.
e MRT-Bild: pektoral eingebrachtes Fettdepot.

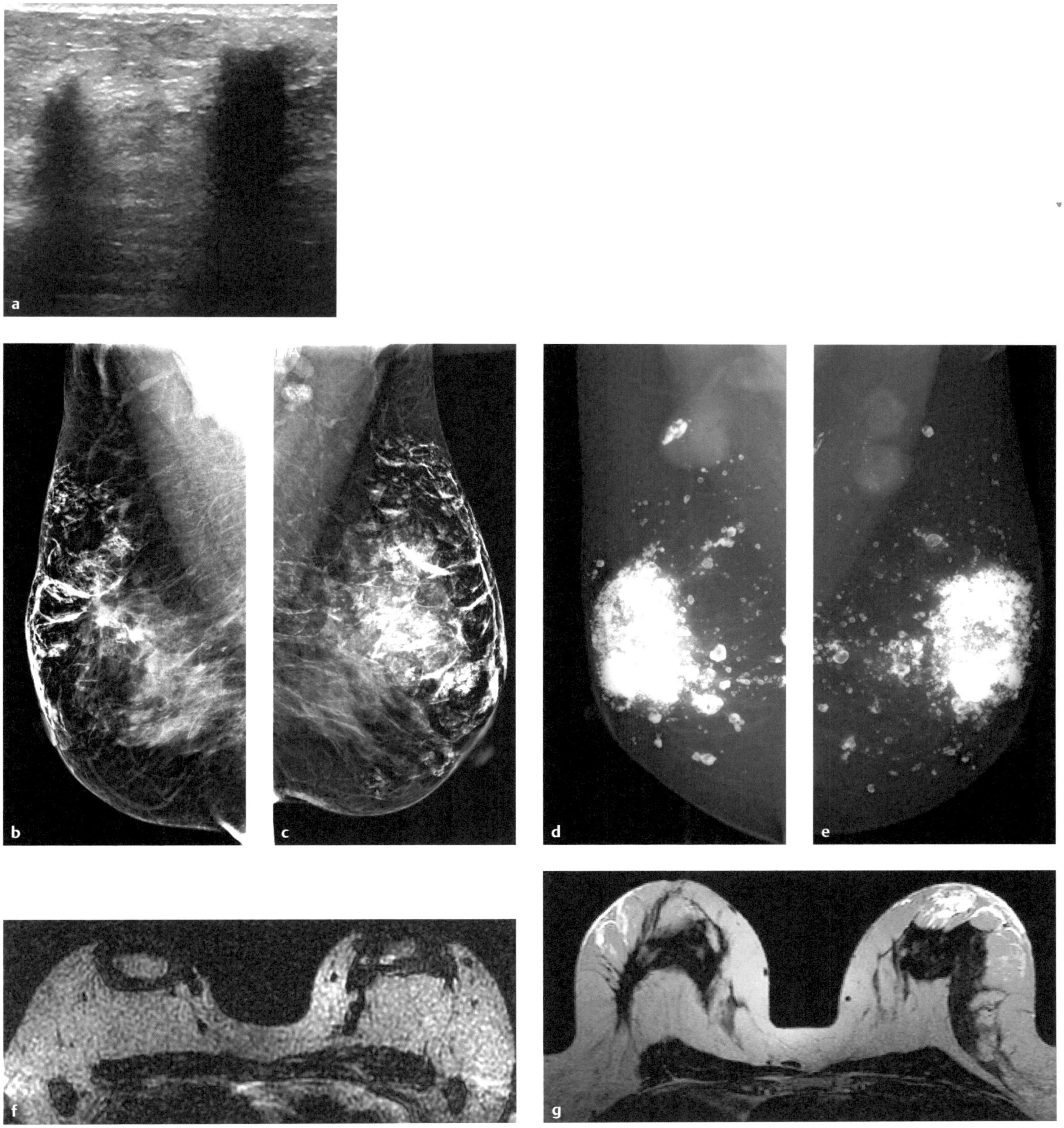

Abb. 93.4 Autologe Plastik: Normalbefund. Silikoneinspritzung vor vielen Jahren.

a Sonografiebild: hypoechogene Läsionen als Korrelat des vor Jahren eingebrachten Silikons.

b Mammogramm rechts in MLO-Projektion: diffus eingebrachtes, hyperdenses Silikon. Beachte: Silikon in axillären Lymphknoten.

c Mammogramm links in MLO-Projektion, korrespondierend zu **b**.

d Mammogramm rechts in MLO-Projektion: nodulär eingebrachtes Silikon. Multiple verkalkte Abkapselungen.

e Mammogramm links in MLO-Projektion, korrespondierend zu **d**.

f MRT-Bild: retromamillär nodulär eingebrachtes Silikon. Breite signalfreie, verkalkte Kapseln, Lymphadenopathie.

g Silikonsensitives MRT-Bild: diffus eingebrachtes Silikon.

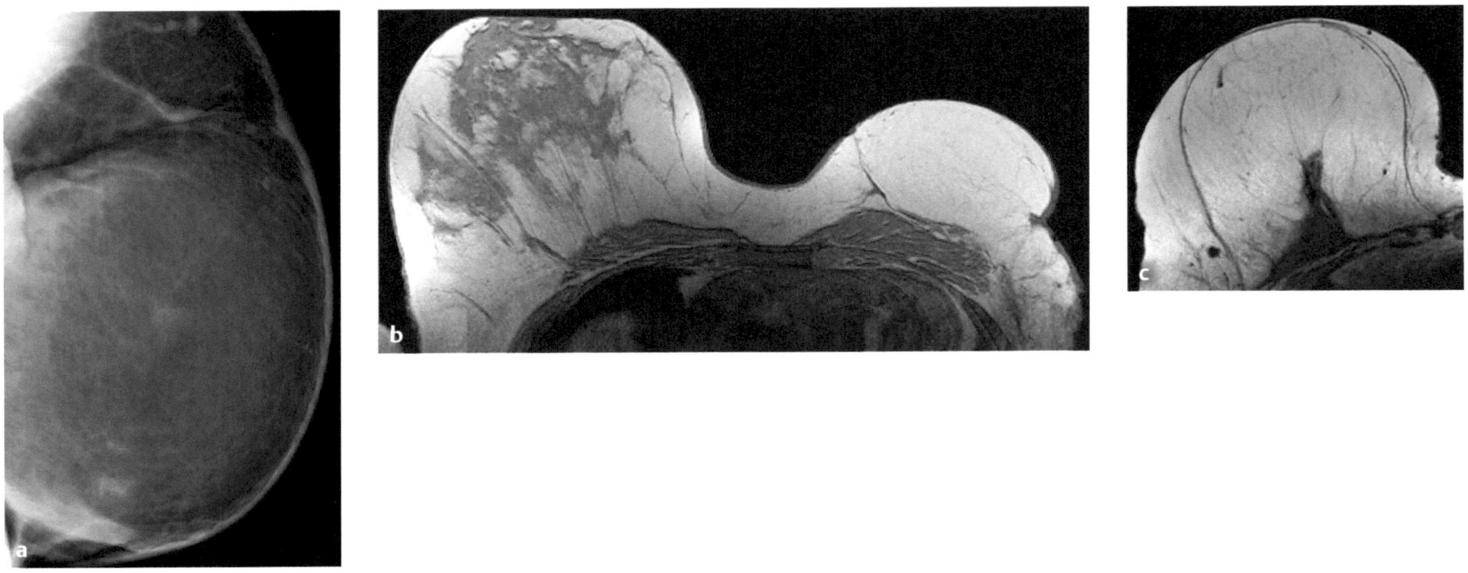

Abb. 93.5 Autologe Plastik: Normalbefund. TRAM-Plastik.
a Mammogramm: eingeschlagener intramammärer, lipomatöser Lappen.
b MRT-Bild: eingeschlagener intramammärer, lipomatöser Lappen links. Normalbefund rechts.
c MRT-Bild: eingeschlagener intramammärer, lipomatöser Lappen links. Pektoralisnaher hochgeschlagener Lappenstiel.

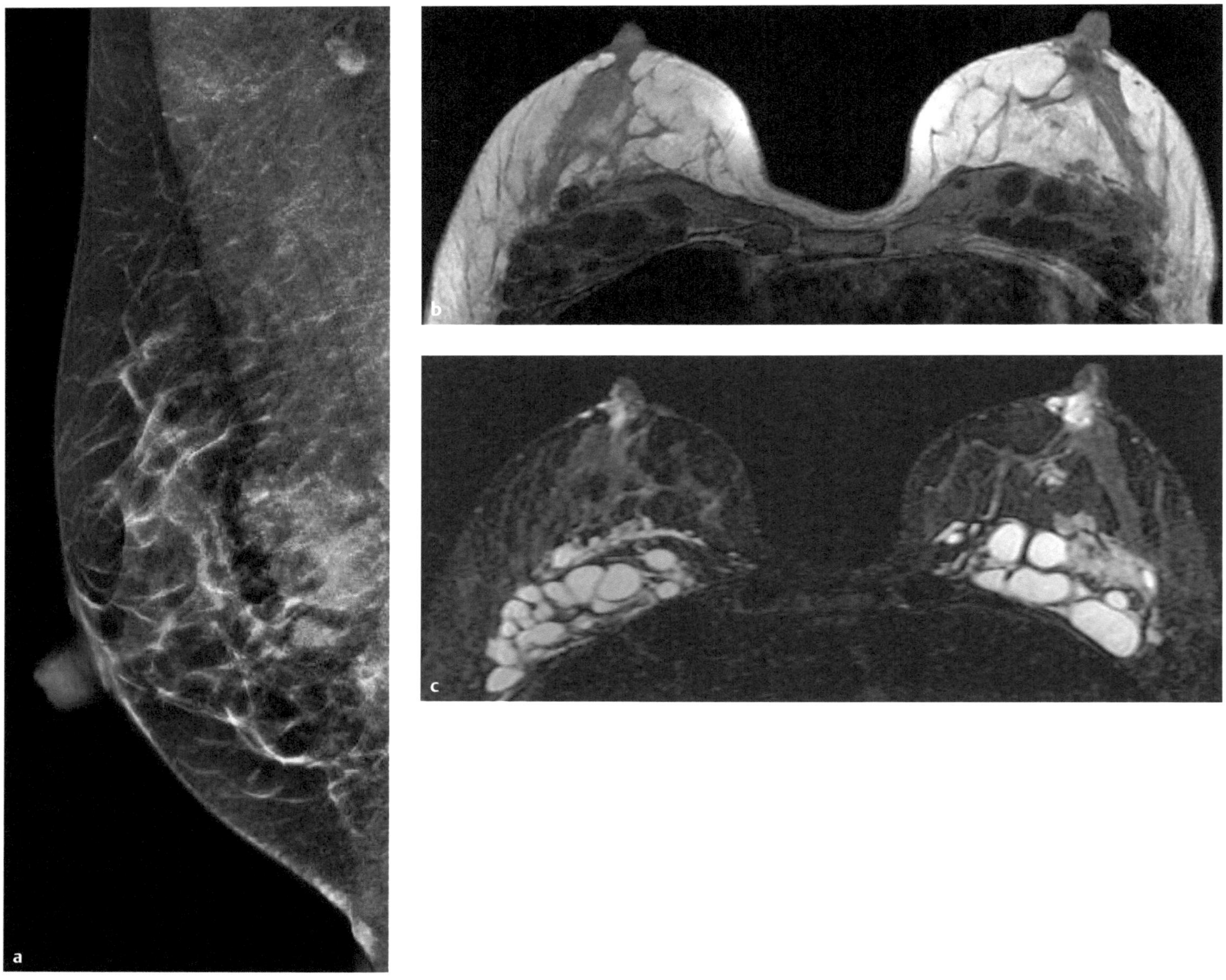

Abb. 93.6 Autologe Plastik: Normalbefund. Hyaluronsäureauffüllung.
a Mammogramm: pektoral eingebrachtes Hyaluronsäuredepot.
b T 1w MRT-Sequenz: pektoral und retromamillär eingebrachte Hyaluronsäuredepots.
c Fettgesättigte T 2w MRT-Sequenz, korrespondierend zu **b**.

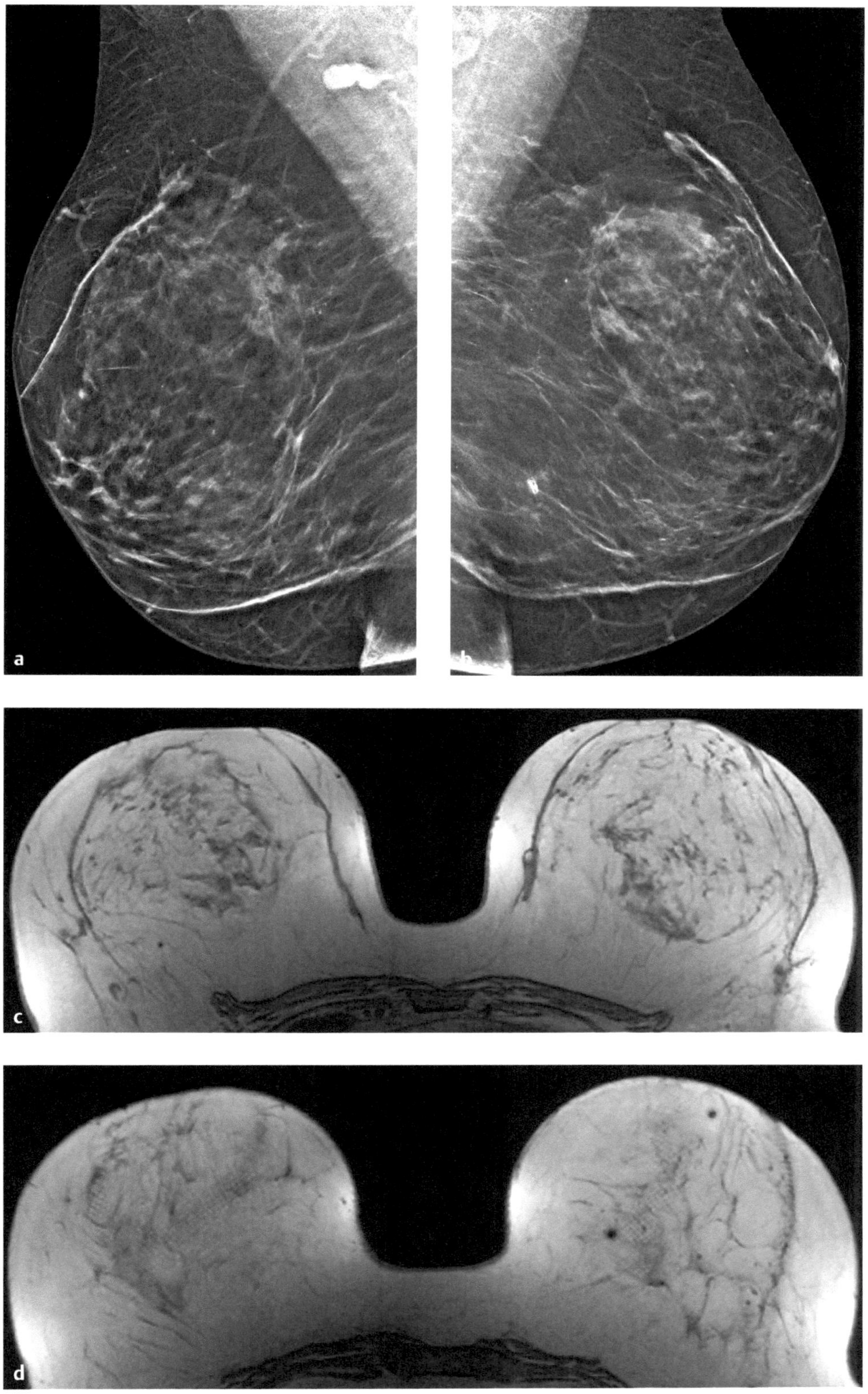

Abb. 93.7 Autologe Plastik: Normalbefund. Netzstabilisierung.

a Mammogramm rechts in MLO-Projektion: bandförmiges, in der Mammografie hyperdenses Netz beidseits.

b Mammogramm links in MLO-Projektion.

c T1w MRT-Sequenz: tangential bandförmige Struktur.

d T1w MRT-Sequenz: peripher typische Netzstruktur.

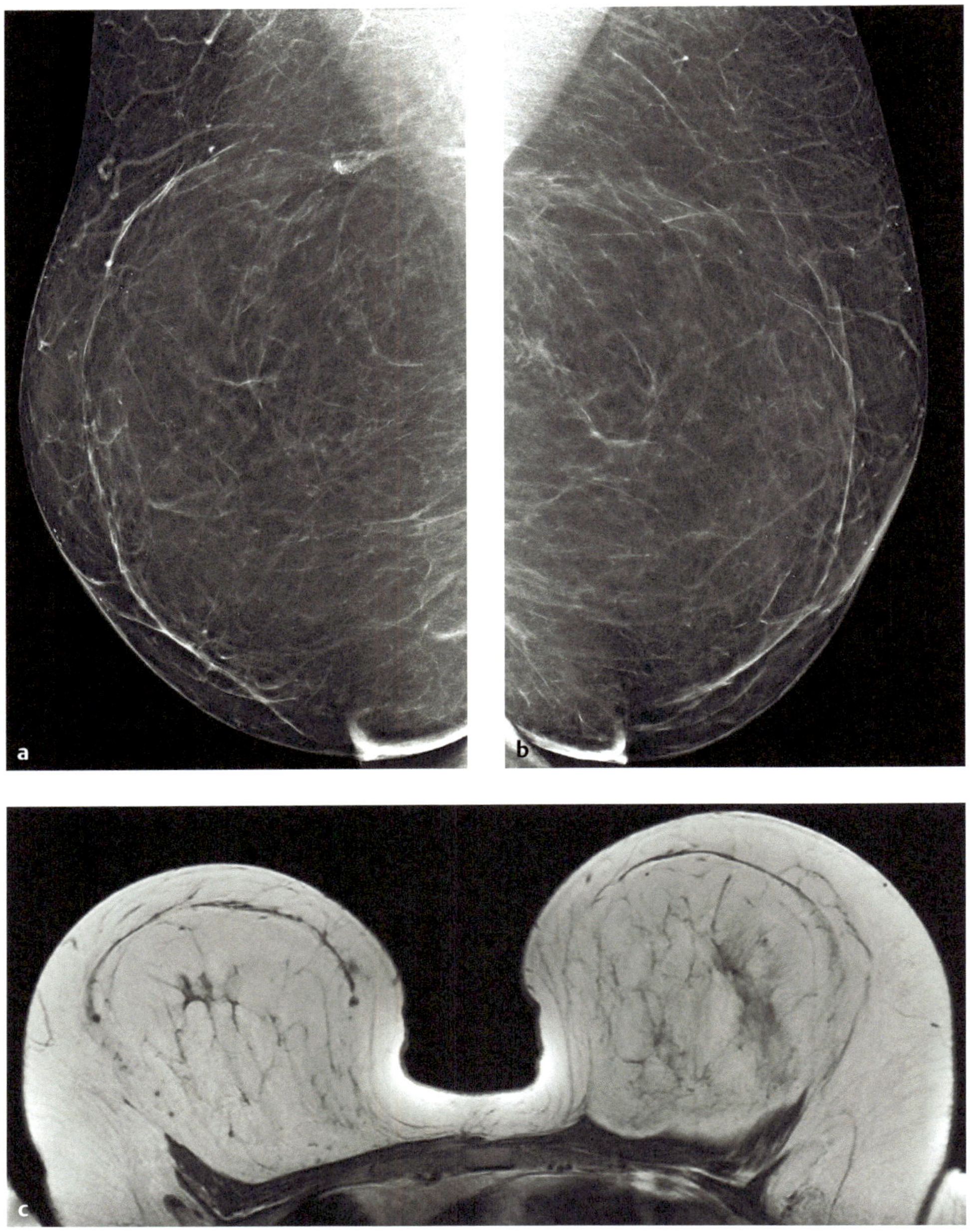

Abb. 93.8 Autologe Plastik: Normalbefund. Reduktionsplastik: verbliebenes Fettgewebe nach Verkleinerungsoperation.
a Mammogramm rechts in MLO-Projektion.
b Mammogramm links in MLO-Projektion.
c MRT.

93.12 Radiologische Differenzialdiagnosen

- Keine relevanten Differenzialdiagnosen

93.13 Typische Fehler

- Keine

93.14 Was der zuweisende Kollege/Kliniker wissen muss

- Hinweis auf möglicherweise assoziierte Tumoren

93.15 Literatur

Literatur zur weiteren Vertiefung

[1177] Adrada BE, Whitman GJ, Crosby MA et al. Multimodality imaging of the reconstructed breast. Curr Probl Diagn Radiol 2015; 44: 487–495

[1178] Al-Khalili R, Wynn RT, Ha R. The contact zone: a common site of tumor recurrence in a patient who underwent skin-sparing mastectomy and myocutaneous flap reconstruction. Curr Probl Diagn Radiol 2016; 45: 233–234

[1179] Devon RK, Rosen MA, Mies C et al. Breast reconstruction with a transverse rectus abdominis myocutaneous flap: spectrum of normal and abnormal MR imaging findings. Radiographics 2004; 24: 1287–1299

[1180] Edeiken BS, Fornage BD, Bedi DG et al. Recurrence in autogenous myocutaneous flap reconstruction after mastectomy for primary breast cancer: US diagnosis. Radiology 2003; 227: 542–548

[1181] Fischer U. Röntgenmammographie. Verstehen, anwenden und optimieren. Stuttgart: Thieme; 2003

[1182] Golan O, Amitai Y, Barnea Y et al. Yield of surveillance magnetic resonance imaging after bilateral mastectomy and reconstruction: a retrospective cohort study. Breast Cancer Res Treat 2019; 174: 463–468

[1183] Green LA, Karow JA, Toman JE et al. Review of breast augmentation and reconstruction for the radiologist with emphasis on MRI. Clin Imaging 2018; 47: 101–117

[1184] Hedegard W, Niell B, Specht M et al. Breast reconstruction with a deep inferior epigastric perforator flap: imaging appearances of the normal flap and common complications. AJR Am J Roentgenol 2013; 200: W75–W84

[1185] Helvie MA, Bailey JE, Roubidoux MA et al. Mammographic screening of TRAM flap breast reconstructions for detection of nonpalpable recurrent cancer. Radiology 2002; 224: 211–216

[1186] Noroozian M, Carlson LW, Savage JL et al. Use of screening mammography to detect occult malignancy in autologous breast reconstructions: a 15-year experience. Radiology 2018; 289: 39–48

[1187] Patterson SG, Teller P, Iyengar R et al. Locoregional recurrence after mastectomy with immediate transverse rectus abdominis myocutaneous (TRAM) flap reconstruction. Ann Surg Oncol 2012; 19: 2679–2684

[1188] Rieber A, Schramm K, Helms G et al. Breast-conserving surgery and autogenous tissue reconstruction in patients with breast cancer: efficacy of MRI of the breast in the detection of recurrent disease. Eur Radiol 2003; 13: 780–787

[1189] Rissanen TJ, Makarainen HP, Mattila SI et al. Breast cancer recurrence after mastectomy: diagnosis with mammography and US. Radiology 1993; 188: 463–467

Sachverzeichnis

A

B

C

H

I

J

K

L